JN232142

看護がみえる vol.1

VISUAL GUIDE to NURSING

基礎看護技術

第1版

『**看護がみえる**』シリーズは，
読者の皆さまの“声”を反映した書籍づくりを目指しています．
わかりやすいと言っていただける書籍のために，
アンケートへのご協力をお願いいたします．
右記のQRコードか，書籍についているハガキからお送りください．
アンケート回答者の中から，毎月抽選で若干名様に3,000円分の図書カードを進呈します．

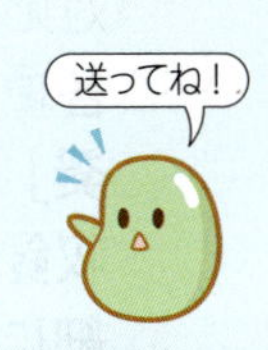

※QRコードは（株）デンソーウェーブの登録商標です．

MEDIC MEDIA

はじめに

メディックメディアはこれまで，2013年に『看護技術がみえるvol.2』，2014年に『看護技術がみえるvol.1』，2015年に『フィジカルアセスメントがみえる』と看護の技術に焦点を当てた“みえる”シリーズを発行してまいりました．これらはお陰様で看護学生や教員の皆様のご支持を頂き，2018年現在では全国の大学，専門学校のうち5校に1校で採用されております．また，教育現場のみならず臨床現場で働く看護師の方々にもご好評を頂き，書店での売り上げも好調です．これは，写真やイラストを多く使ったビジュアル表現が初学者のニーズに合致した結果だと思います．“みえる”シリーズが皆様に受け入れられたというこの事実から，我々は看護教育における「ビジュアル化」の必要性をより強く感じました．当然のことながら，看護技術は看護を行うための1つのツールであって，看護そのものではありません．そこで，看護技術からスタートした看護の“みえる”シリーズのラインナップを，看護領域を広く包括したものに発展させ，新しい『看護がみえる』シリーズを立ち上げることにいたしました．そのスタートを切るのは，このvol.1基礎看護技術です．

本書は旧『看護技術がみえるvol.1』の内容を引き継ぎ，ベッドメーキングや全身清拭，車いす移乗など日常生活の援助に関する看護技術を中心に解説しています．日常生活への援助は，患者さんの生活の質（QOL）や日常生活活動（ADL）を向上させるために欠かせないものです．日常生活への援助と聞くと，患者さんへの侵襲が少なく，一見簡単なケアに思えるかもしれません．しかし，関連する解剖知識や，一つ一つの動作の根拠を理解することによって，提供するケアの姿は大きく変わってくるのです．食事援助ひとつに関しても，患者さんの麻痺や摂食嚥下障害の有無など様々な要因によって，援助の方法や食事中に注意すべきポイントなどが変化します．本書では，そのような患者さんの状況に合わせたケアを，読者の皆様が根拠を持って実施できるような内容を収録していると自負しております．

『看護がみえるvol.1』では，旧『看護技術がみえるvol.1』の各章の情報を更新するだけではなく，例えば与薬章では「塗布剤の使用方法」，罨法章では「温湿布」，清潔ケア章では「洗髪車・洗髪台での洗髪方法」といった看護技術の追加や応用的な知識の充実もはかりました．また，創傷管理章では「スキン-テア」や「医療関連機器圧迫創傷（MDRPU）」といった新しい知識も追加しています．

最後に，診察や講義などでご多忙ななか丁寧にご指導くださった監修の先生方，一緒にアイディアを練ってくださった看護師や看護学生，医学生の方々，様々なご意見をくださった読者の皆様にこの場を借りて厚く御礼申し上げます．

2018年10月吉日

編者一同

監修者一覧

監　修

（掲載順）

藤本真記子（ふじもと まきこ）　青森県立保健大学　健康科学部　看護学科　准教授

佐藤　久美（さとう くみ）　ケアファシリティリサーチラボ　感染管理認定看護師　特定看護師

菊地　由美（きくち ゆみ）　駒沢女子大学　看護学部　看護学科　講師

水戸　優子（みと ゆうこ）　神奈川県立保健福祉大学　保健福祉学部　看護学科　教授

三鬼　達人（みき たつと）　藤田医科大学病院　看護長
摂食嚥下障害看護認定看護師

野崎真奈美（のざき まなみ）　順天堂大学　医療看護学部　教授

鈴木小百合（すずき さゆり）　順天堂大学　医療看護学部　助教

川島　悠（かわしま ゆう）　順天堂大学　医療看護学部　助教

佐居　由美（さきょ ゆみ）　聖路加国際大学　基礎看護学　准教授

栗原　博之（くりはら ひろゆき）　公益財団法人　日本医療機能評価機構教育研修事業部　部長

渡部　一郎（わたなべ いちろう）　青森県立保健大学　健康科学部　理学療法学科　教授

大浦　紀彦（おおうら のりひこ）　杏林大学　医学部形成外科　教授

丹波　光子（たんば みつこ）　杏林大学医学部付属病院　看護部　師長
皮膚・排泄ケア認定看護師

協　力

近藤（こんどう）　一郎（いちろう）　東京慈恵会医科大学　麻酔科学講座　准教授

小林（こばやし）　友恵（ともえ）　東京慈恵会医科大学附属病院　看護部

美甘（みかも）　直実（なおみ）

小林（こばやし）　由実（よしみ）　神奈川県立保健福祉大学　保健福祉学部　看護学科　助教

松尾（まつお）浩一郎（こういちろう）　藤田医科大学　医学部　歯科・口腔外科学講座　教授

大石（おおいし）　朋子（ともこ）　東京情報大学　看護学部

長瀬（ながせ）　祐子（ゆうこ）　聖路加国際病院　整形外科

別府（べっぷ）　朋子（ともこ）　日本運動器看護学会認定運動器看護師

看護がみえる vol.1
基礎看護技術

目次

Contents

誌面の見方

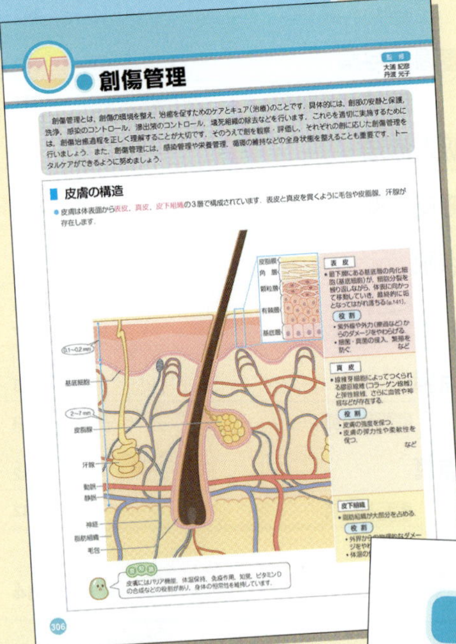

1 全体像を把握する

総論では，その章に含まれる技術の紹介や，それらに共通する事項をまとめています．

2 技術に関わる周辺知識を知る

各論の前半では，目的や，意義，必要物品など，実際に行う前に知っておくべき情報がまとまっています．

創および創周囲の洗浄

監修 大浦 紀彦 丹波 光子

創および創周囲の洗浄は，創傷管理において重要な処置の1つです．これは，創内の感染・壊死した組織の除去や創周囲の皮膚の清潔保持が，創傷治癒を促進するからです．洗浄に対する不十分な理解や不適切な実施は，二次感染や皮膚障害につながります．正しい洗浄方法を身につけましょう．

目的

- 創および創周囲には，滲出液，膿，細菌，外用薬，溶解したドレッシング材，汗，便など様々なものが付着しており，炎症や感染を引き起こします．
- 炎症や感染は，細胞の増殖や活性化を阻害するため，創傷の治癒を遅延する原因となります．そのため，創傷管理において創および創周囲の洗浄は非常に重要となります．

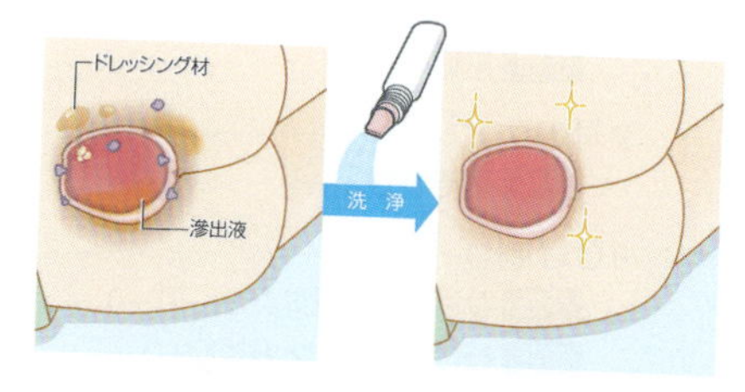

ポイント：創傷治癒に有効な環境をつくるために，1日1回もしくはドレッシング材の交換時〔p.321〕に，創および創周囲の洗浄を行いましょう．

注意：創傷管理において，基本的に消毒は必要ありません．ただし，明らかな感染創の場合は必要に応じて消毒を行うこともあります．その際は消毒後に消毒薬を生理食塩水でよく洗い流しましょう．

必要物品 創および創周囲の洗浄

個人防護具

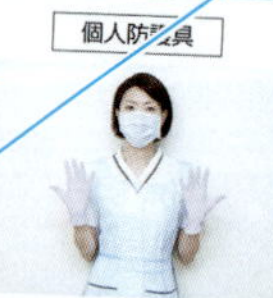

- マスク，手袋，エプロンなどを用意する．手袋は処置中に交換できるよう，何組か用意する．

バスタオル

- 保温，羞恥心への配慮のため，バスタオルやタオルケットを用意する．

処置用シーツ

- ベッドの汚染を防ぐために用いる．

吸水パッド

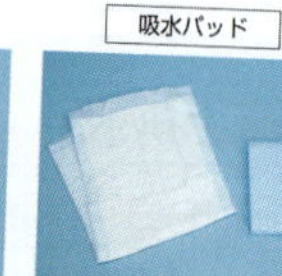

- 洗浄水を吸収させるために用いる．

剥離剤　微温湯　洗浄剤　ガーゼ

…後，創および創周囲の水分を拭き取るため…いる．

各論タイトル

イントロ
この章で紹介する技術の概要を簡潔にまとめています．

監修者名
各技術における監修者名を掲載しています．

項目タイトル
項目の意義やポイントがタイトルになっています．

解　説
その項目で解説すべき内容を簡潔にまとめています．ビジュアル資料を補足する内容も含まれています．

必要物品
各技術に必要な物品を掲載しています．

参照ページ
関連ページへのリンクが示されているので，横断的な学習が可能です．

他書籍への参照ページ

表　記	参照する巻	
〔p.○〕	『看護がみえる vol.1 基礎看護技術』	第1版（本書）
〔看②p.○〕	『看護がみえる vol.2 臨床看護技術』	第1版
〔フィジp.○〕	『フィジカルアセスメントがみえる』	第1版
〔病①p.○〕	『病気がみえる vol.1 消化器』	第5版
〔病②p.○〕	『病気がみえる vol.2 循環器』	第4版
〔病③p.○〕	『病気がみえる vol.3 糖尿病・代謝・内分泌』	第4版
〔病④p.○〕	『病気がみえる vol.4 呼吸器』	第3版
〔病⑤p.○〕	『病気がみえる vol.5 血液』	第2版
〔病⑥p.○〕	『病気がみえる vol.6 免疫・膠原病・感染症』	第2版
〔病⑦p.○〕	『病気がみえる vol.7 脳・神経』	第2版
〔病⑧p.○〕	『病気がみえる vol.8 腎・泌尿器』	第2版
〔病⑨p.○〕	『病気がみえる vol.9 婦人科・乳腺外科』	第4版
〔病⑩p.○〕	『病気がみえる vol.10 産科』	第4版
〔病⑪p.○〕	『病気がみえる vol.11 運動器・整形外科』	第1版

3 技術の手順を確認する

本書のメインコンテンツは技術の手順です．
補足としてポイントやコツ，注意などのコメントを掲載しています．
また，根拠となる解説は「なぜなら」として掲載しています．

ナルホド

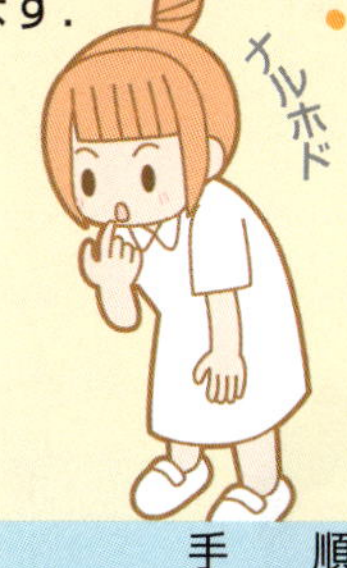

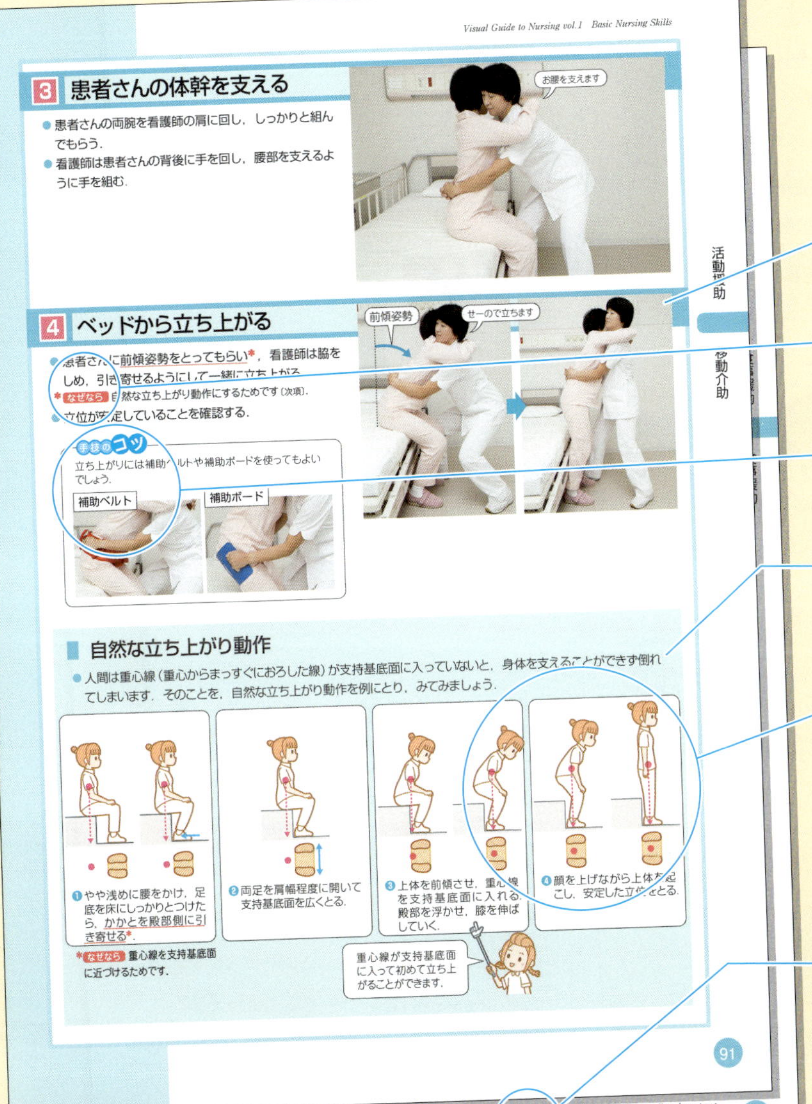

手　順
技術のやり方を写真付きで詳細に解説しています．

なぜなら
その技術の根拠となる内容を解説しています．

コメント (p.x)
技術を行う上でのポイント，コツ，注意，豆知識などを掲載しています．

手順内の詳細解説
原理などの詳細項目は，手順の中に大きなスペースをとって解説しています．

ビジュアル資料
その項目を写真，イラスト，図表などでビジュアル化して解説しています．

用　語
本文中にでてきた用語の解説をしています．

用語
エスカー
硬く黒色調の壊死組織．

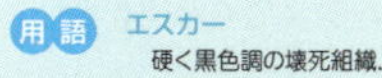

英語・略語
本文中に出てきた略語について，日本語とそれに対応する英語のスペルを掲載しています．

ビシッ

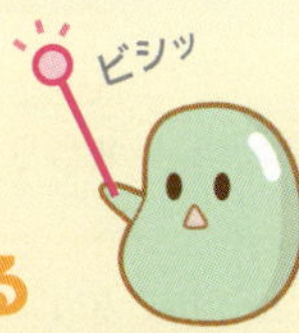

4 補足情報で理解を深める

手順のながれで解説できないような発展的な内容や，トピック，関連する情報なども充実しています．

Step Up
発展的な内容を掲載しています．

Step Up
4期モデルとプロセスモデル
●5期モデル(p.109)では，液体などを「飲む」行為と，咀嚼が必要な固形物を「食べる」行為を便宜上1つの過程で示していますが，実際の摂食嚥下過程において，これら2つは全く異なります．これらを説明するモデルとして2つの生理学的モデルがあります．
●「飲む」行為は，食べ物の場所で各期を分類する4期モデルで説明されます．
●一方「食べる」行為は，咀嚼と第2期輸送が同時に起こるプロセスモデルで説明されます．咀嚼している間，食べ物は口腔と咽頭に共存しています．

Supplement
掲載されているテーマから少し外れるものの，抑えておきたい補足情報を掲載しています．

Supplement
関節の運動
●関節の動きと，その名称を確認しておきましょう．

Column
トピック的な内容を，コラムとして掲載しています．

Column　おむつ使用証明書と医療費控除
医療費控除とは，1年間（1月1日～12月31日）に支払った医療費の合計が10万円を超えた場合，または，総所得金額の5%を超えた場合（総所得金額200万円未満の人）に確定申告をすることにより，税金の一部が還付，軽減される所得控除のことをいいます．この医療費には医師が必要と認めた大人用紙おむつ・尿とりパッドなどの購入費も含まれ，医療費控除の対象となります．
医療費控除は①「医療費控除の明細書」②医師が発行する「おむつ使用証明書」（紙おむつ使用を開始した日での発行）を確定申告とあわせて税務署に提出すると，医師が証明したおむつ使用開始日から適用されます．要介護認定を受けている場合，2年目以降の確定申告では「おむつ使用証明書」の代わりに，「市町村長が交付するおむつ使用の確認書等」を用いることができる場合があります．

キャラクター紹介

本書には，様々なキャラクターが登場して，看護技術に関する情報を教えてくれます．

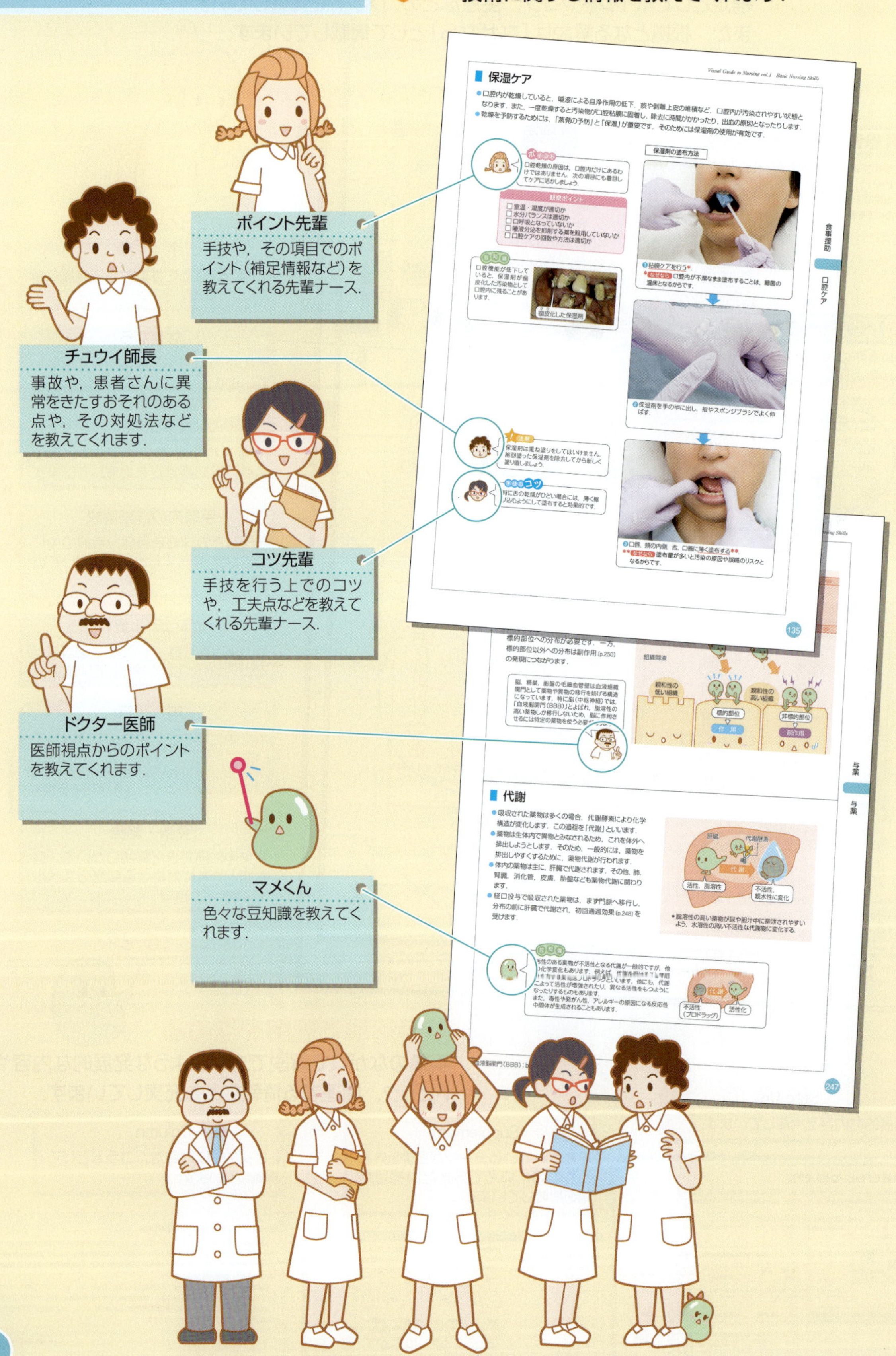

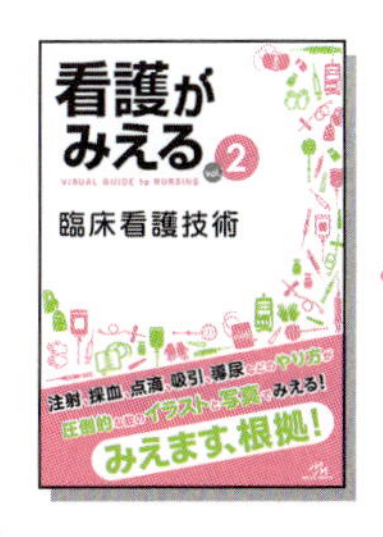

侵襲的な看護技術については,
『看護がみえるvol.2 臨床看護技術』に掲載しています.

vol.2 臨床看護技術の収録内容

採血

- 静脈血採血
- 血液培養検査
- 動脈血採血

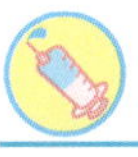

注射

- 皮内注射
- 皮下注射
- 筋肉注射
- 静脈注射

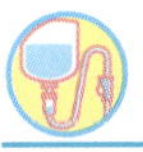

輸液

- 末梢静脈路確保
- 点滴静脈注射
- ヘパリンロック／生食ロック
- 輸液ポンプ／シリンジポンプ
- 中心静脈路確保の介助

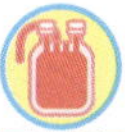

輸血

- 輸血の実施

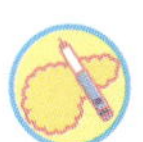

血糖管理

- インスリン注射
- 簡易血糖測定

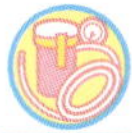

吸引

- 口腔吸引
- 気管吸引

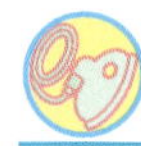

酸素療法

- 中央配管からの酸素吸入
- 酸素ボンベからの酸素吸入

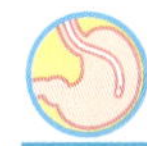

栄養管理

- 経鼻経管栄養
- 胃瘻栄養

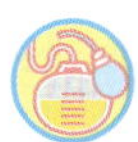

排泄ケア（侵襲を伴う技術）

- 導尿
- 浣腸・摘便

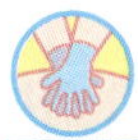

救急蘇生法

- 一次救命処置（BLS）

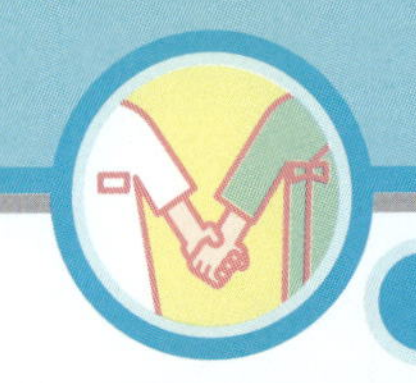

看護技術に共通する要素

監修
藤本真記子

看護師は，患者さんの安全・安楽に配慮し，自立を促しながら，日常生活や治療・検査の援助を行うことが求められます．アセスメント，診断，計画，実施，評価のながれで看護過程を展開し，患者さん一人一人のニーズに合った適切な援助を行うために，患者さんや家族とよい関係を築いていきましょう．

身だしなみ

- 身だしなみは，相手への印象を左右するだけでなく，患者さんに接触する機会の多い看護師にとっては双方の安全を守るためにも必要なことです．
- 身だしなみを整え，患者さんに好印象や安心感を与えられるように心がけましょう．

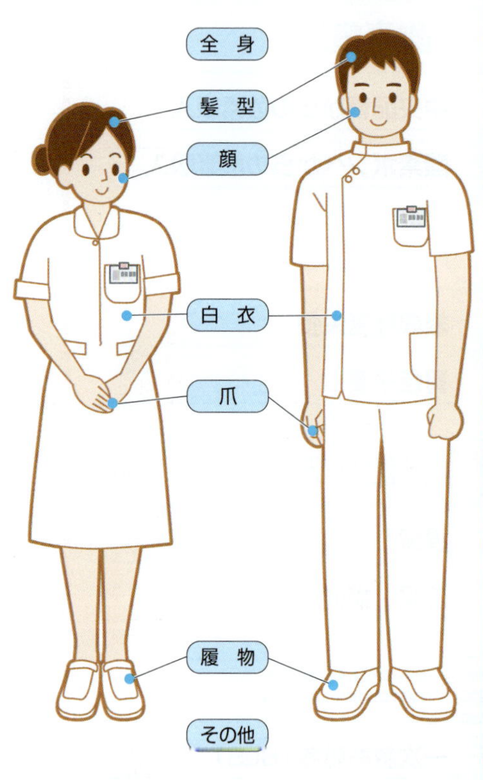

全身	●全体の印象は，清潔感があり，不快感がない． ●不快な口臭や体臭がしない．スキンケア用品や香水，洗剤・柔軟剤（香りの強いもの）などの香りがしない． ●ピアスやネックレスなどアクセサリーは付けない．
髪型	●色は地毛を基本に，自然な色にする． ●長い髪，目元にかかる前髪は，シンプルな髪留めでまとめる．
顔	●明るい表情と笑顔を心がける． ●化粧は自然で健康的に見えるようにする． ●ヒゲは，きちんと手入れする．
白衣	●洗濯ずみで，しわやほころびがない清潔なものを着用する． ●ボタンをきちんとかけ，名札を付ける． ●ポケットの中身に配慮する（落ちない，飛び出さない）． ●下着は目立たないものを選び，透けないようにする．
爪	●きちんと短く切ってある． ●マニキュア・つけ爪をしない．
履物	●足を守り，動きやすいもの，また，足にフィットし，足音がたちにくいものを履く． ●清潔感がある．汚れた場合は，汚れを落とす． ●かかとをつぶして履かない．
その他	●時計は派手でなく，秒針が付いているもの*を使用する． *なぜなら 脈や呼吸の回数を測ったり，点滴の滴下数を合わせたりするときに使用するからです． 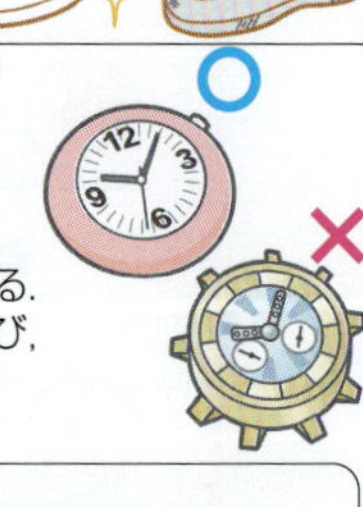 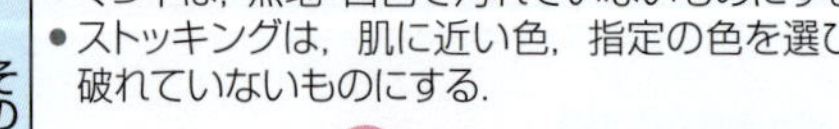 ●くつ下は，無地・白色で汚れていないものにする． ●ストッキングは，肌に近い色，指定の色を選び，破れていないものにする．  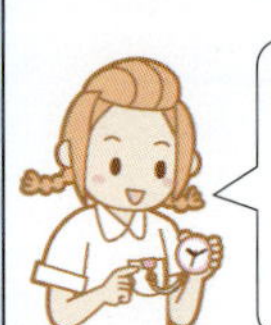 **ポイント** 腕時計をしていると，手首まできちんと洗えなかったり，患者さんの皮膚を傷つけてしまったりすることがあります．感染予防・安全の観点から，手洗いするときや患者さんと接触するときには，腕時計を外すか，ナースウオッチを使うなどしましょう．

患者さんへの配慮

- 看護師は，患者さんの療養上の世話や診療の補助を行ううえで，身体面や心理面，社会面など，多面的なプライバシーに触れる機会が多くあります．
- 看護師として，患者さんの意思を尊重し不安を軽減するため，患者さんへ配慮すべき点について理解しておきましょう．

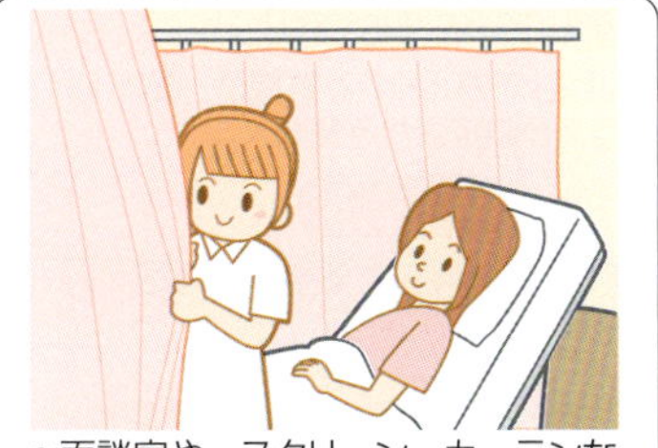

- 面談室や，スクリーン，カーテンなどを利用し，できるだけ不特定の第三者に情報が漏れないようにする．

ズボンを脱ぎますね

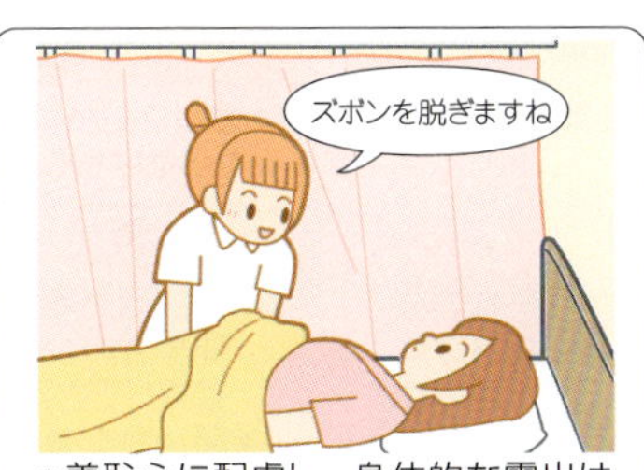

- 羞恥心に配慮し，身体的な露出は必要最低限とし，適宜バスタオルやタオルケットなどで覆う．

悪い病気なんですか？よくなるんですか？
申し訳ありませんが，ご本人の承諾がなければお話できません

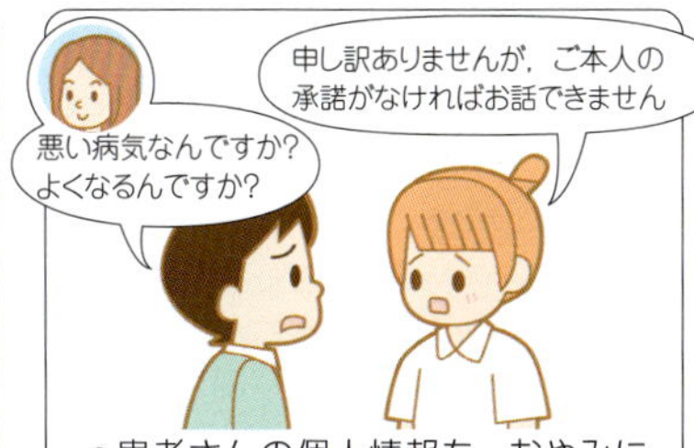

- 患者さんの個人情報を，むやみに話さない（守秘義務）．

ポイント

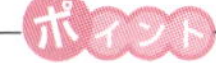

看護師・准看護師・保健師の守秘義務は保健師助産師看護師法（保助看法）で，助産師の守秘義務は刑法で，規定されています．

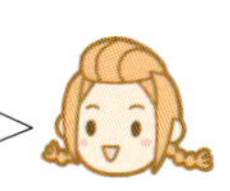

患者さんとの関わり方

- 患者さんとの関わり方によって，看護師の印象は大きく変わります．
- 言葉だけでなく，無意識にとった表情や態度が，患者さんに不信感や不快感を与えることもあります．コミュニケーションを円滑にし，信頼関係を築くために，好印象を与えられるような関わり方をしましょう．

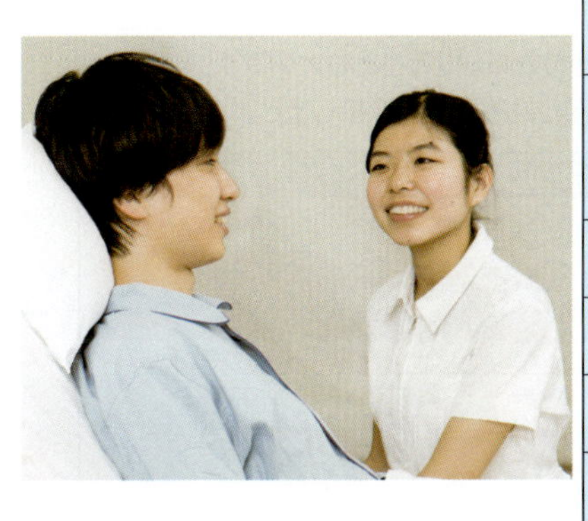

挨　拶	●状況に合った挨拶をする． ●初めての場合は自己紹介をする． こんにちは，○○です
視　線	●できるだけ視線の高さを同じにする． ●適度にアイコンタクトをとる．
相手との距離	●不快感や不安感を与えない距離をとる． ポイント 社会科学者であるエドワード・ホールの近接理論では，ごく親しい人に許される密接距離は45 cmといわれています．患者さんと接触する機会が多い看護師は，そのことを理解して，患者さんに不快感を与えないよう説明や同意を得るとともに，近すぎず遠すぎない適切な距離を保つことが大切です． 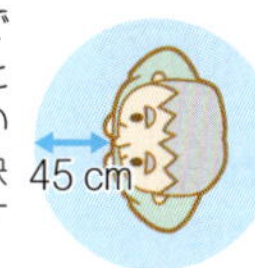 45 cm
身体の向き	●正面で向き合うと緊張感を与えるため，斜めの位置で向き合う． 斜めの位置で向き合う 患 机 看
姿勢・動作	●背筋を伸ばして，姿勢を正す． ●無駄な動きはせず，てきぱき動く．
態　度	●相手を尊重し，温かく，落ち着いた雰囲気で，誠実な態度を心がける．
声の大きさ・話す速さ	●相手に合わせて，声の大きさ・話す速さを変える．
言葉遣い	●敬語を使う． ●専門用語や普段使わない表現は避ける． △△さん，かゆみや痛みはありませんか？

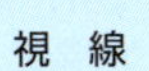

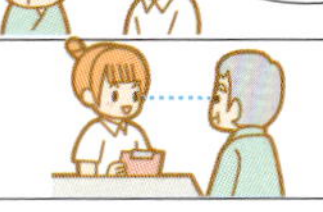

悪い例

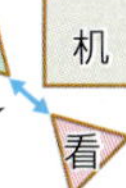

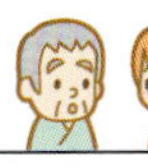

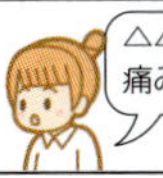

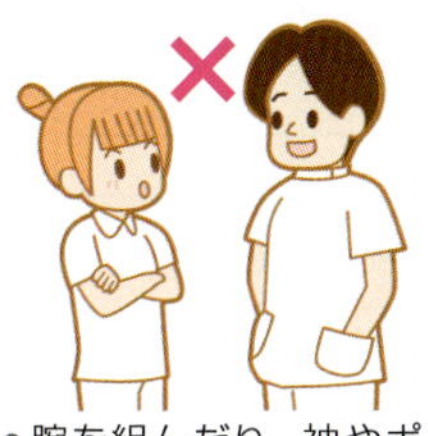

- 腕を組んだり，袖やポケットの中に手を入れたりする．

もうこのまま治らないかと思って
そんな弱気では，治るものも治りません!!

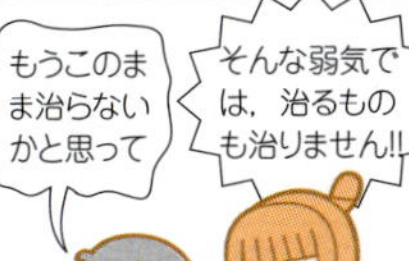

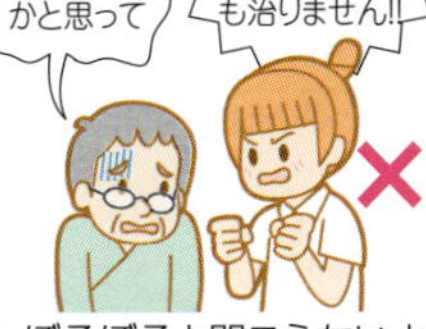

- ぼそぼそと聞こえないような声で話したり，怒鳴りちらすように大声で話す．

おじいちゃん，調子どうですかぁ？

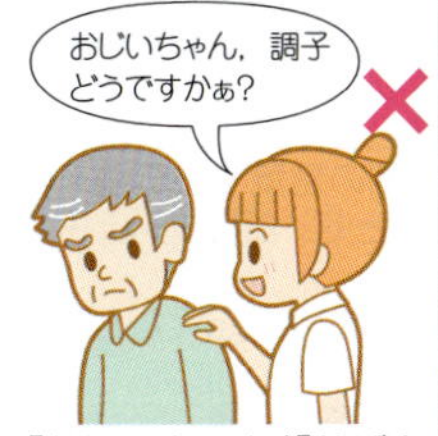

- 「おじいちゃん」「おばあちゃん」と呼ぶなど，なれなれしい態度で接する．

昨夜，おなかが痛くて…
冷たいなぁ
そうですか

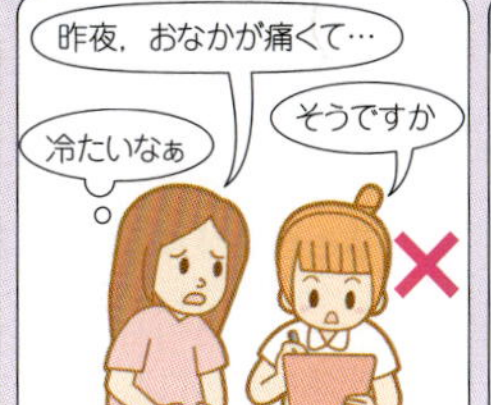

- 目を合わさず，冷たい態度で接する．

その他

- 時計を見る
- 視線を泳がせる
- ペンを回す
- 髪をいじる
- 貧乏ゆすりをする

など

開かれた質問・閉じられた質問

- 患者さんの症状を確認するときや，気持ちを理解するときの手段の1つとして，質問を用います．
- 質問には，開かれた質問と閉じられた質問があります．それぞれの長所・短所を理解し，状況に応じて使い分けましょう．

開かれた質問（open-ended question）

- 患者さんが自由に話すことができる質問．

長所

- 1つの質問で様々な情報が得られ，患者さんの言葉や感情を引き出すことができる．
- 対話をしながら親密な関係を築きやすく，患者さんの満足感にもつながる．

短所

- 話が要点からそれてしまったり，まとまらなくなったりすることがあり，混乱している場合や時間に制約がある場合は不適切である．

例

どのような痛みですか？

えっと…ずきずきと痛む感じで…

閉じられた質問（closed question）

- 患者さんが「はい」「いいえ」で答えられる質問や，選択肢から選ばせるような，答えが限定される質問．

長所

- 短時間で特定の情報を聞き出すことや，内容の確認ができる．
- 開かれた質問だけでは足りない情報を補充できる．

短所

- 得られる情報が限られてしまう．
- 対話を発展させにくく，威圧感を感じさせやすいため，患者さんの満足感が得られにくい．

例
よく眠れましたか？
何時頃寝ましたか？

いいえ
深夜2時頃です

注意

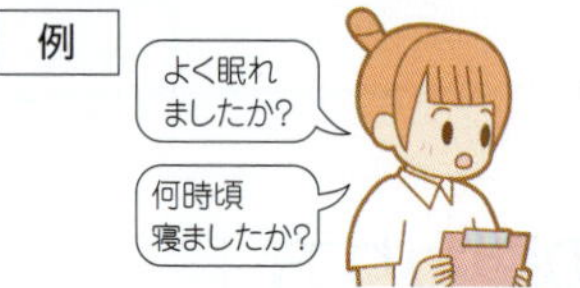

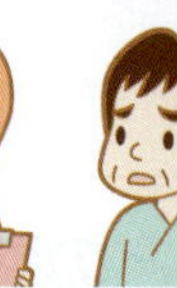

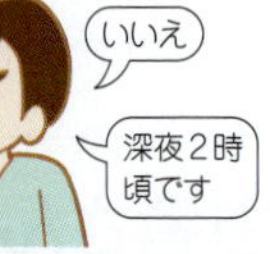

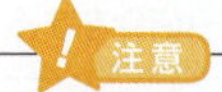

質問をするときには，同じ質問を繰り返したり，同時に2つ以上の質問をしたり，質問しすぎたりしないように気をつけましょう．また，患者さんの気持ちを無視して，一方的に答えを引き出すことや，答えを誘導し，押しつけるような質問はやめましょう．

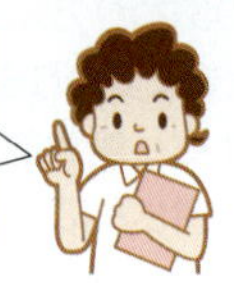

傾聴

- 患者さんに関心をもち，話を注意深く聴くこと（傾聴）は，患者さんを理解し，信頼関係を築いていくために重要です．
- 傾聴するうえで大切なことは，患者さんの話を最後まで聴くこと，先入観をもたずにありのまま受け入れること，評価や判断をしないことなどです．また，言葉だけでなく，表情や仕草から気持ちをくみ取ることも大切です．
- 次のような方法を用いて，患者さんが感情や考えを表出するのを促し，受容と共感の姿勢で接しましょう．

	方法・特徴	例
沈黙	• 熱心に耳を傾けているという姿勢を示しながら，適切に会話の間合いをとり，患者さんからの言葉を待つ． • 患者さんに考えを整理する時間を与えられる．	あの，私……… …（沈黙） 実は～
促進 （うなずき，あいづち）	• 患者さんの話を遮ることなく，うなずきやあいづちにより，話を続けることを促す • 言葉で示す方法と態度で示す方法がある．	ええ そうなんですか
繰り返し	• 患者さんの言葉の大事な部分を，そのまま繰り返す． • 患者さんが心情を吐露した後にうまく使うと，患者さんは自分の気持ちをわかってもらえたと感じ信頼が深まる．	本当によくなっているのか，心配なんだよね… 心配なんですね
明確化 （言い換え，要約）	• 患者さんの話した内容を別の言葉で言い換えたり，まとめて整理したりすることで，話したいと思っている内容をより明確にする． • 患者さんは自分のことを理解してもらえたと感じ満足感も得られる． • 患者さんの話を遮らないよう注意する．	何と言いますか，こう，ぐるぐる回った後の感じのような… つまり，めまいがする，ということですね

- 傾聴のほか，意図的にタッチングを行うと，共感する姿勢を示し，患者さんの安心につながることがあります．ただし，患者さんによっては触れられることを不快に思う場合もあるため，性別・年齢・文化的背景などを考慮しましょう．

看護技術に共通する要素

コミュニケーションに障害がある患者さんとの関わり方

- 疾患に伴う障害や加齢に伴う身体機能の低下によって，コミュニケーションがとりづらくなる場合があります．
- 次に，コミュニケーションに障害がある患者さんとの関わり方における注意点や対応の例をいくつか示します．どのような患者さんでも，尊厳を守り，温かく優しい態度で接しましょう．

認知症

- 対象に意識を向け集中できるよう，周囲の環境（音や光など）に気を配る．
- 間違ったことを話しても，指摘したり，否定したりしない．
- 混乱しないように，一度にたくさんのことを話さず，ひとつひとつ反応を確かめながら話す．

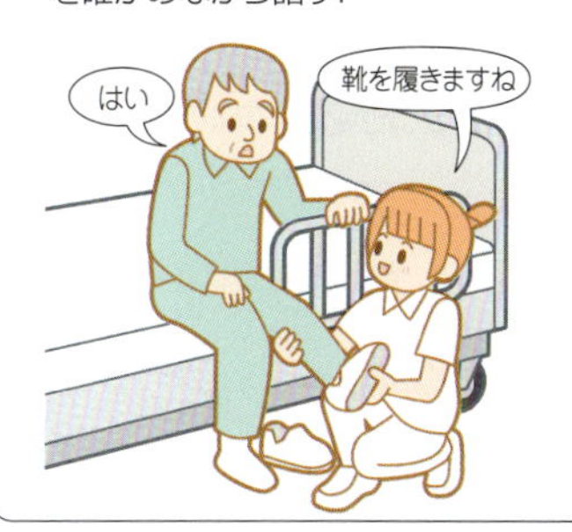

視覚障害

- 自分を認識してもらうため，話し手が最初に名乗る．
- 見やすいはっきりした色を使用する．コントラストが高い色の組み合わせにする．
- ものの配置や状況は，言葉で具体的に伝える．
- ひそひそ話や突然の騒音を避ける．
- 眼鏡を使う．

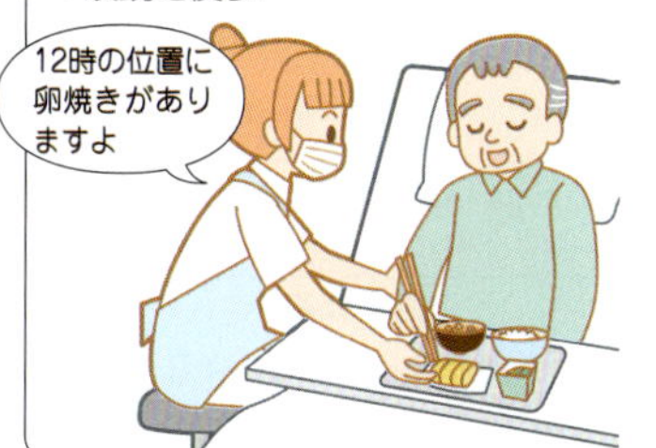

聴覚障害

- 周囲の騒音を避け，できるだけ静かな場所で話す．
- 口の動きが見えるように顔を見ながらゆっくりと，一語一語はっきりと低い声で話す．
- 途中で聞き取れているかを確認する．
- 補聴器や集音器を使う．
- 筆談を用いる．

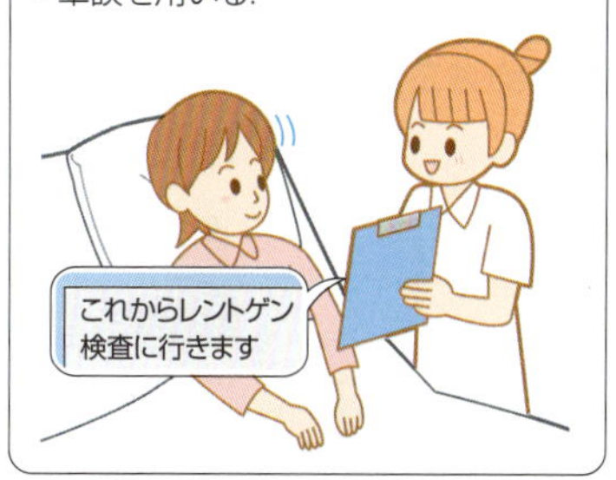

言語障害

- 安心して話せる静かな環境をつくる．
- 話す時間を十分にとり，発語をせかさずに，ゆっくり待つ．
- 短い文でゆっくりとわかりやすい言葉で話す．
- 答えやすいように，閉じられた質問〔p.4〕を活用する．

失語症〔病⑦p.160〕の場合

- ジェスチャーや絵など，非言語的コミュニケーションを用いる．
- 質問の内容を理解できたか適宜確認し，できていないようであれば言葉を言い換えて説明する．
- 誤った言葉を使用していても，内容を推測できるようであれば指摘しない．
- 話題を急に変えない．

構音障害〔病⑦p.275〕の場合

- 五十音表を使う．
- 字を書いて示してもらう．
- 発音が不明瞭な場合があるため，慎重に聞く．

意識障害

- 反応がなくても周囲の状況を知覚あるいは認知している可能性がある．処置やケアを行う際も含め，人格を尊重し積極的に声をかける．
- 孤独感を軽減させ，安心させるために，声をかけながらタッチングをする．
- まばたきや指など身体を使って合図を示すことができる場合は，合図を決めて用いる．

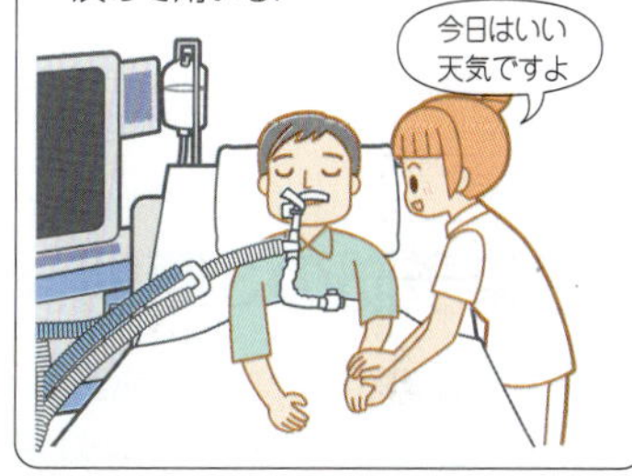

Supplement

「看護師−患者」関係に関する看護理論

人　名	主な著書	概　要
トラベルビー，J（1926～1973）	「人間対人間の看護」	●看護とは，対人関係のプロセスであり，それによって病気や苦難の体験を予防し，それに立ち向かえるように，あるいはそれらの体験の中に意味を見つけ出すように援助することである．人間対人間の関係は，『看護師』と『患者』という立場や役割を超え，相手を1人の人間として知覚するときに成り立つ．①最初の出会い，②同一性の出現，③共感，④同感という4つの位相を経て，ラポール（人間対人間の関係）が確立されることで，看護の目的は達成される．
ペプロウ，H.E（1909～1999）	「人間関係の看護論」	●看護とは有意義な，治療的な，対人的プロセスである．看護師−患者関係には，「方向づけ」「同一化」「開拓利用」「問題解決」の4つの局面があり，看護師のなすべき仕事と役割を明示している．また，看護師は患者の問題解決を導くための援助をすることが重要である．
オーランド，I.J（1926～2007）	「看護の探究」	●そのときその場の患者のニードを満たすために，看護師の応答能力を高めることが必要である．プロセスレコードを用いて，自分（看護師）は，患者の言動をどのように知覚し，考え，感じて，自らの行動をとったのか，患者との相互作用の過程を分析することで，看護師としての専門性を高められる．

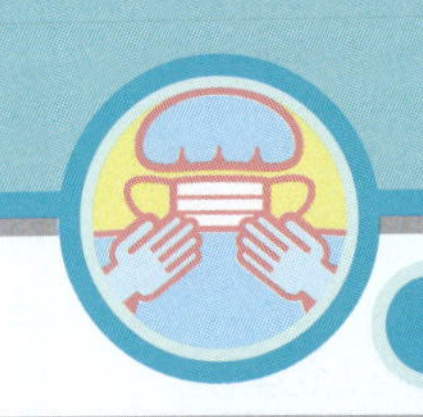

感染予防

監修
佐藤 久美

医療施設には至るところに感染源があり，患者さんに接する機会の多い看護師は，感染の伝播を防ぐ知識や技術を身につける必要があります．感染予防の知識や技術は日常業務のあらゆる場面で求められ，必要な感染予防対策を徹底することは，患者さんや看護師自身の身を守るうえでとても重要です．

感染の成立

- 感染とは病原体（病原微生物）が体内に侵入し，定着，増殖することをいいます．
- 感染が成立するには，主に「感染源（病原体の量と病原性）」「感染経路」「感受性宿主」の3つが必要になります．

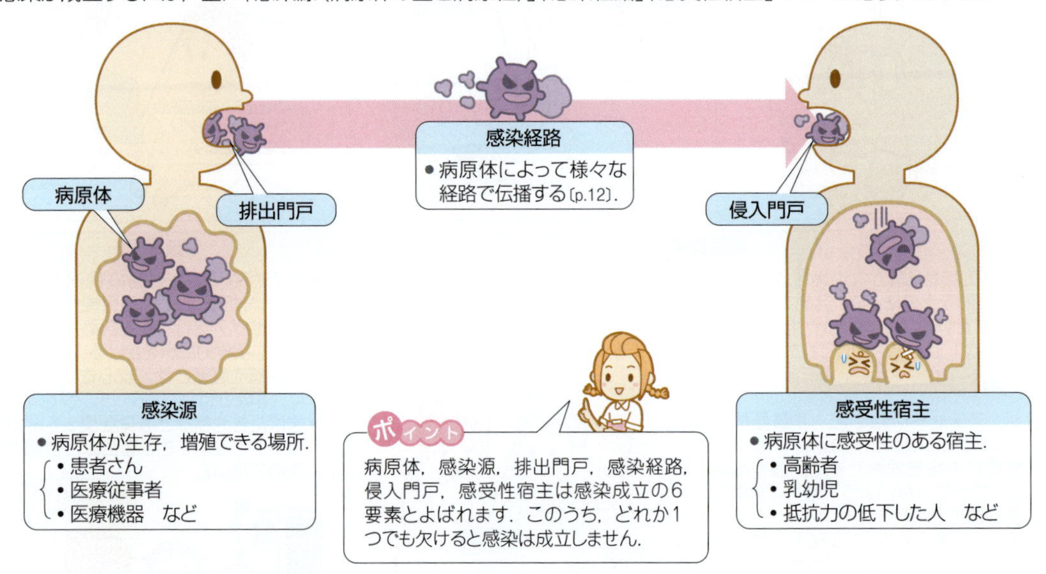

感染予防の3原則

- 感染を防止するためには，「病原体・感染源の除去」「感染経路の遮断」「感受性宿主への対応」の3つが重要です．特に感染予防においては，「感染経路の遮断」が有効です．

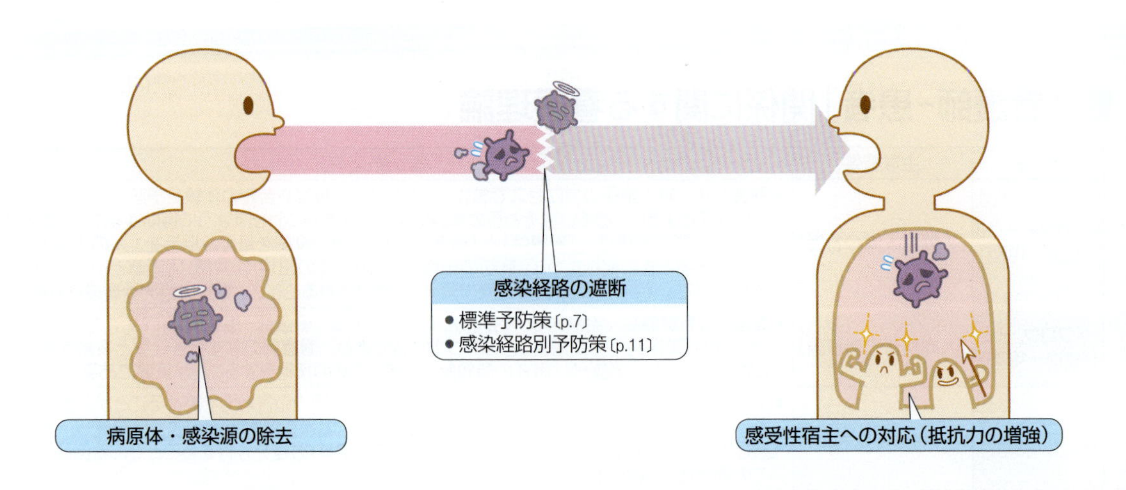

医療関連感染（HAI）

- 近年，医療の中心は急性期病院から外来環境および自宅を含む地域社会に根ざした環境へ移行してきました．
- そのため感染対策を行ううえでの医療環境ごとのニーズや，どこで感染したかを特定することの難しさを考慮する必要が生じてきました．
- それを受けて2007年に出された「隔離予防策のためのCDCガイドライン」では，院内感染という言葉の代わりに医療関連感染（HAI）という用語が採用されました．

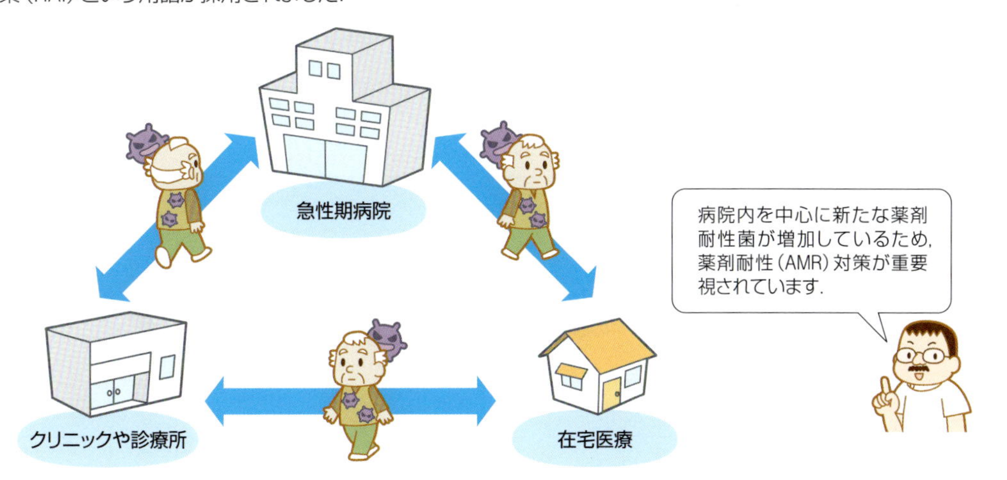

感染経路の遮断

- 感染対策は，「感染経路の遮断」を目的とし，標準予防策（スタンダードプリコーション）と感染経路別予防策の2段階の予防策が基本となっています．
- 標準予防策は全ての医療現場における全ての患者さんに適用し，感染経路別予防策は，標準予防策のみでは病原体の伝播を防ぐことができない場合に適用します．

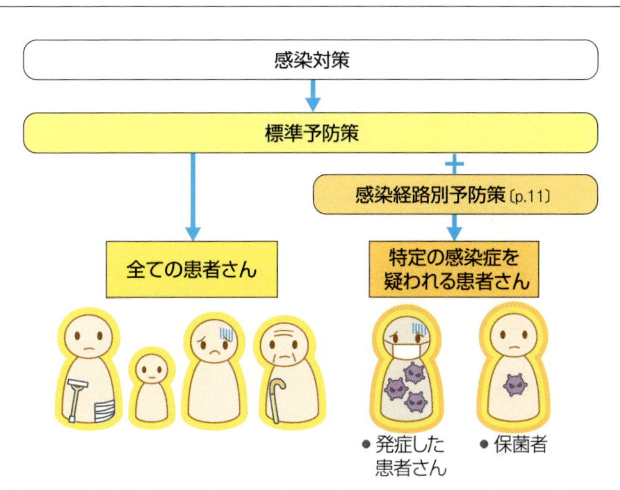

標準予防策

- 標準予防策（スタンダードプリコーション）は，感染の有無にかかわらず，汗を除く全ての湿性生体物質には感染のリスクがあるとみなして行う予防策です．

湿性生体物質
●血液などの体液
●汗を除く分泌物
●排泄物
●傷のある皮膚
●粘膜

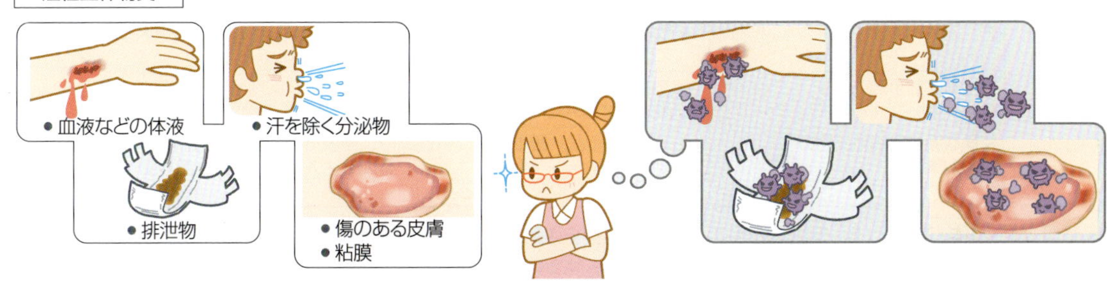

●医療関連感染（HAI）：healthcare-associated infection ●米国疾病管理予防センター（CDC）：Centers for Disease Control and Prevention ●薬剤耐性（AMR）：antimicrobial resistance

標準予防策の意義

- 標準予防策の意義は，病原体の伝播を防ぐことにあります．
- 具体的には，適切な手指衛生〔p.12〕と，個人防護具〔p.18〕を用いた感染物質への接触予防などが基本となります．

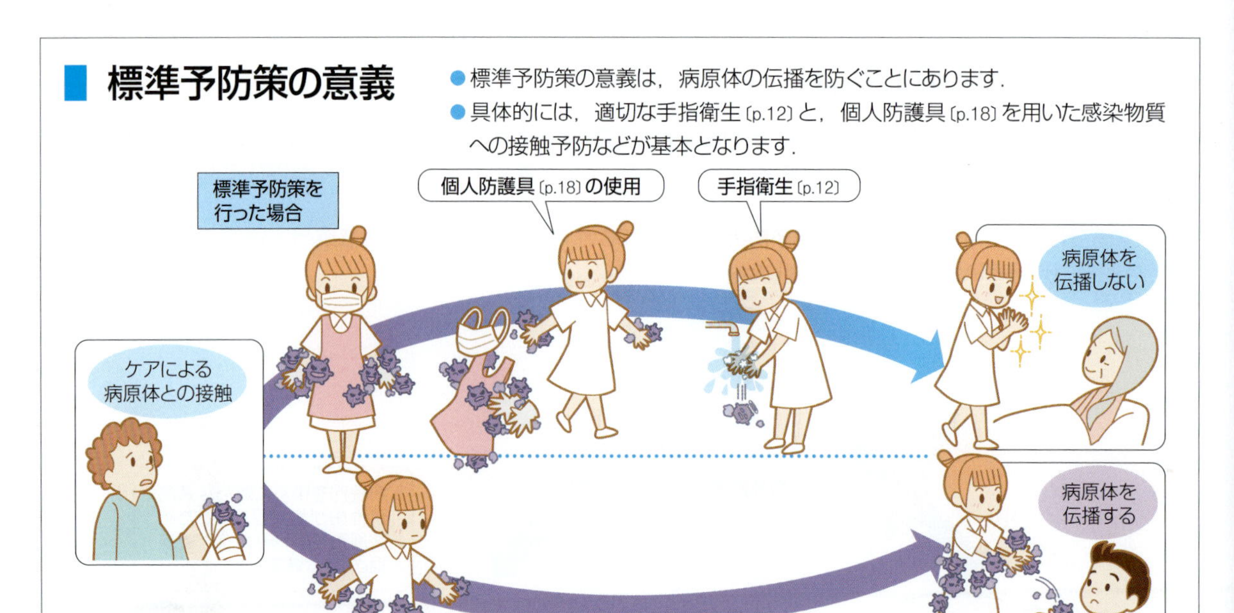

標準予防策の内容

- 標準予防策は次のような内容になります．

感染経路の遮断	内　容
手指衛生〔p.12〕	●手指を介した感染性微生物の伝播を減らすため，自分自身を病原体から守るために行う．
個人防護具(PPE)〔p.18〕	●粘膜，気道，皮膚，衣類を感染性微生物から守るために用いられる防護具．
呼吸器衛生/咳エチケット〔p.21〕	●呼吸器病原体の伝播を防ぐために行われる感染制御策．呼吸器感染症状のある患者さんと同伴者が医療施設に入るときに適用される．
使用した器材の再生処理〔p.26〕	●血液や血性体液で汚染されている可能性がある器材・器具からの二次感染を防ぐために，洗浄，消毒，滅菌を行う．
リネン管理	●寝具類，タオルなどの汚れたリネンを取り扱う際に，次の原則を守る． 1) 感染性微生物をエアロゾル化させるような方法で取り扱わない 2) 汚れたリネンが身体や衣類に接触するのを避ける． 3) 汚れたリネンを洗濯バッグや指定された容器に入れ，清潔なリネンと区別する．
環境への対策〔p.9〕	●病原体に汚染されている可能性がある高頻度接触表面〔p.9〕の頻回の洗浄および消毒，洗面所などの水回りの衛生的管理を実施する． ●ゾーニング〔p.9〕に基づいた物品や動線の管理を行う．
適切な患者配置	●感染経路別予防策〔p.11〕の適応とならない患者さんであっても，感染性微生物伝播の可能性がある場合(分泌物，排泄物，創傷からの排膿が多いため，物理的な封じ込めが困難な場合など)には，可能な限り個室入室とする．
廃棄物の処理〔p.10〕	●廃棄物処理法に基づき感染性廃棄物〔p.10〕と非感染性廃棄物に分けて処理する．
血液媒介病原体対策	●処置中，処置後に鋭利器材による経皮的損傷や血液曝露を防止する(針刺し対策〔看②P.4〕)． ●患者さんの蘇生術の際には，粘膜への曝露を避けるため，マウスピース，蘇生バックなどの換気器具を使用する．
安全な注射手技〔看②P.30〕	●無菌テクニックを用いて，滅菌注射器具および薬剤の汚染を防ぐ．具体的には「シリンジの単回使用」「単回量バイアルを用いる」など．
特殊な腰椎穿刺処置時の感染対策	●ミエログラム，腰椎穿刺，脊髄麻酔，硬膜外麻酔など，脊髄内または硬膜外にカテーテルを挿入するか薬剤を注入する場合には施行者はサージカルマスクを着用する．

- 呼吸器衛生/咳エチケット，安全な注射手技，特殊な腰椎穿刺処置時の感染対策は，2007年にCDCから発表された「隔離予防策のためのCDCガイドライン(医療現場における感染性微生物の伝播の予防)」において新しく追加されました．

●米国疾病管理予防センター(CDC)：Centers for Disease Control and Prevention

高頻度接触表面の洗浄および消毒

- ベッド柵，ベッドサイドの机，ポータブルトイレ，ドアノブ，シンク，患者さん近くの接触表面や器具などの高頻度接触表面は特に汚染されている可能性が高いため，日常清掃においても，清拭消毒が必要になります．

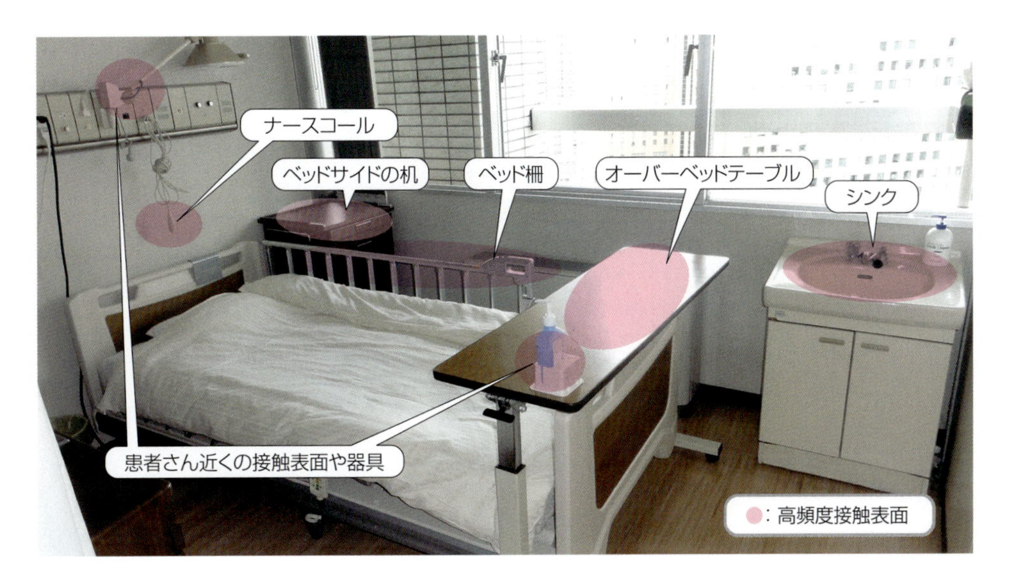

ゾーニング

- あるエリアを清浄度別に分類することをゾーニングといいます．
- 感染予防のために，ゾーニングに基づいた適切な物品の取り扱いや動線の管理を行うことが大切です．

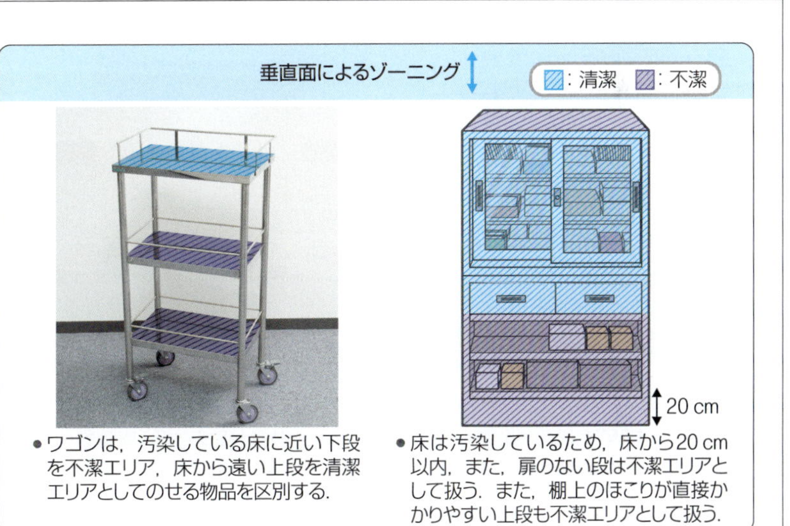

- ワゴンは，汚染している床に近い下段を不潔エリア，床から遠い上段を清潔エリアとしてのせる物品を区別する．
- 床は汚染しているため，床から20 cm以内，また，扉のない段は不潔エリアとして扱う．また，棚上のほこりが直接かかりやすい上段も不潔エリアとして扱う．

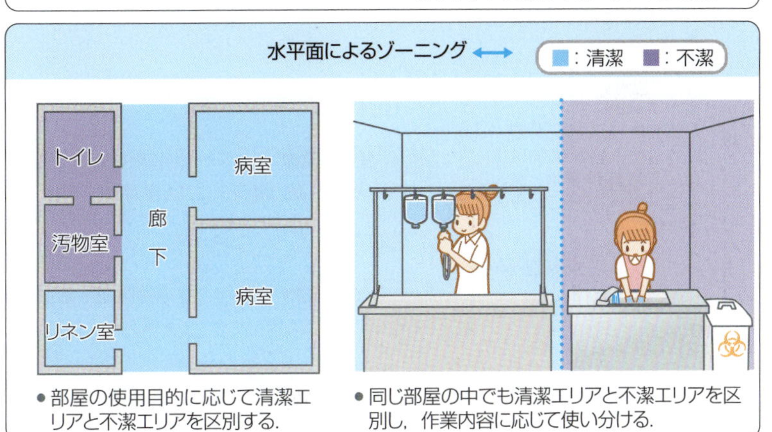

- 部屋の使用目的に応じて清潔エリアと不潔エリアを区別する．
- 同じ部屋の中でも清潔エリアと不潔エリアを区別し，作業内容に応じて使い分ける．

感染性廃棄物とは

- 感染性廃棄物とは，医療環境から生じる廃棄物のうち，湿性生体物質および人が感染するおそれのある病原体が含まれているもの，付着しているもの，またはそのおそれのあるもののことをいいます．
- 感染性廃棄物は，非感染性廃棄物や一般廃棄物とは区別され，施設で決められた感染性廃棄物入れに廃棄する必要があります．
- 感染性廃棄物入れには国際的に統一されたバイオハザードマークが表示されています．このマークは，廃棄物の内容に応じて3種類に色分けされています．

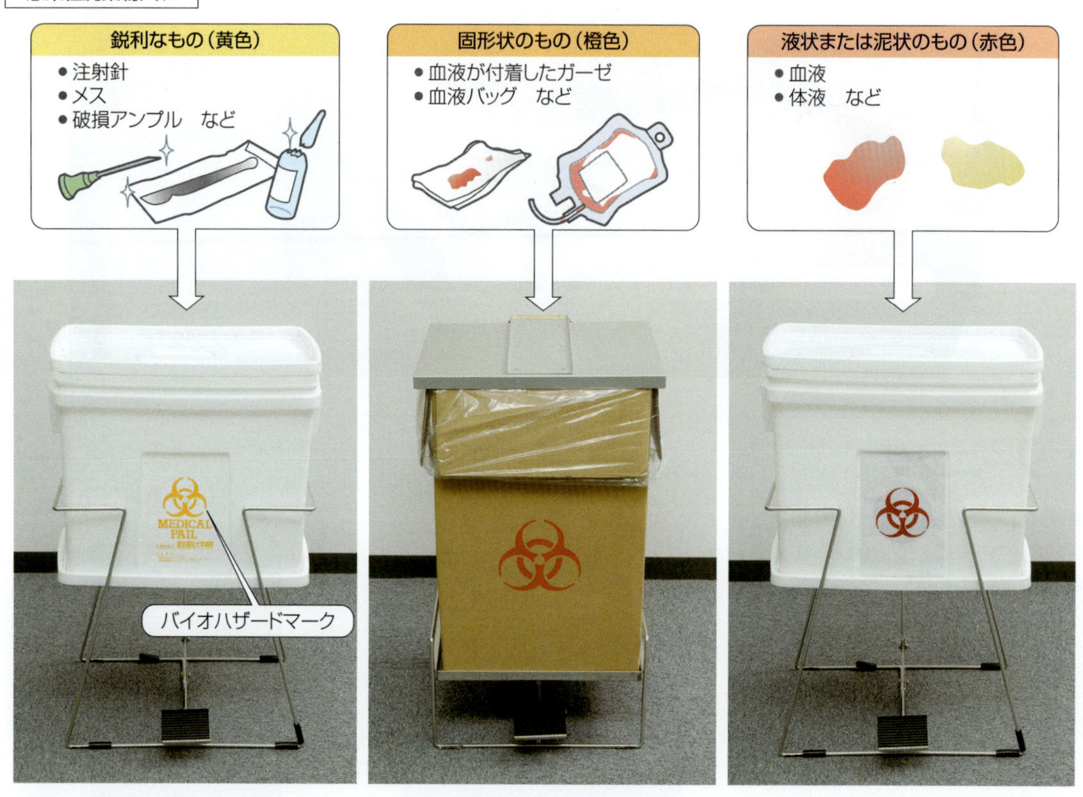

- 治療や検査で排出された廃棄物は，「形状」，「排出場所」，「感染症の種類」によって感染性廃棄物に該当するか否か判断されます．この際の判断基準の詳細は，厚生労働省が発表する「廃棄物処理法に基づく感染性廃棄物処理マニュアル」に記述されています．
- 血液などが付着していない鋭利なものや，外見上，血液と見分けがつかない輸血用の血液製剤なども感染性廃棄物と同等の取り扱いとなります．

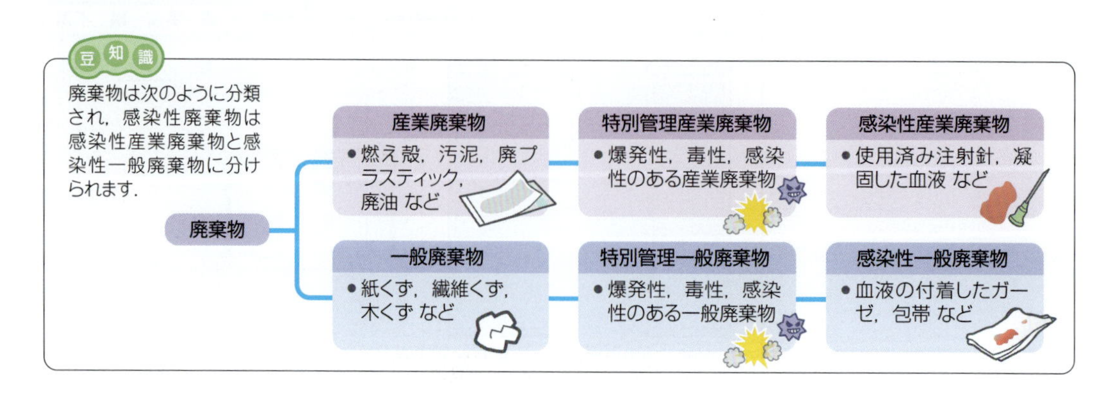

感染経路別予防策

● 感染経路別予防策は，「伝播性の強い病原体」や「付加的な感染防止対策が必要な病原体」に感染した患者さんに対して行われるものです．感染症または，感染の疑いがある場合，標準予防策に加え，感染経路別予防策を行います．

		接触感染	飛沫感染	空気感染
感染経路		● 感染源に直接接触，あるいは患者さんに使用した物品や環境表面との間接接触により感染する．	● 病原体を含む飛沫を吸い込み，粘膜に付着することにより感染する． 1 m以内　ぴとっ　粘膜	● 空気中をただよう微細な粒子を吸い込み肺胞に到達，定着することにより感染する． 肺胞
病原体		● 多剤耐性菌（MRSA，MDRP，VREなど） ● ロタウイルス，ノロウイルス ● アデノウイルス（流行性角結膜炎） ● 単純ヘルペスウイルス ● クロストリジウム・ディフィシル ● 腸管出血性大腸菌（O-157）　など	● インフルエンザウイルス ● 風疹ウイルス ● マイコプラズマ ● ムンプスウイルス（流行性耳下腺炎） ● 溶連菌 ● 百日咳菌　など 飛沫　水分　病原体　5 μm以上	● 結核菌 ● 麻疹ウイルス ● 水痘・帯状疱疹ウイルス　など 飛沫核　5 μm以下
予防策	患者配置	● 個室または集団隔離	● 個室または集団隔離 ● 複数床ではベッド間隔を1 m以上とし，カーテンで仕切る．	● 空気感染隔離室（AIIR）
	個人防護具	● 入室時は手袋およびガウンを着用する． ● 退出時に手袋・ガウンを外し，手指衛生を行う．	● 入室時はサージカルマスク〔p.20〕を着用する．	● 入室時はN-95マスク〔p.20〕を着用する．
	物品	● 聴診器，体温計，血圧計を患者さん専用とする． ● 患者さんが触れるもの（オーバーテーブルやベッド柵など）は1日1回以上消毒を行う．	● 標準予防策に準ずる．	
	患者移送	● 室外に出る場合は，十分な手指衛生と排菌部位の被覆に努める． ● 移送に使用した移送具は消毒し，リネン類は交換する．	● 必要最低限とし，やむを得ず移送する場合には，患者さんにサージカルマスクを装着させる．	
			ベッド間隔 1 m以上	

ポイント

感染症の確定診断がつくまでには数日かかることもありますが，伝播の機会を減らすためには，疑いがある時点から感染経路別予防策を行う必要があります．

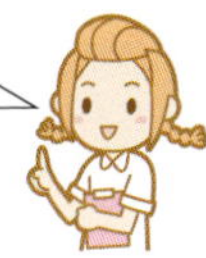

空気感染隔離室（AIIR）

空気感染性疾患が疑われている，もしくは確定している患者さんを隔離するための個室病室．病室内が陰圧となり，1時間に6～12回の換気がなされ，空気は病室から建物の外部に直接排気されるか，病室に戻る前にHEPAフィルターでろ過されてから再循環される．

●メチシリン耐性黄色ブドウ球菌（MRSA）：methicillin-resistant *Staphylococcus aureus*　●多剤耐性緑膿菌（MDRP）：multidrug-resistant *Pseudomonas aeruginosa*　●バンコマイシン耐性腸球菌（VRE）：vancomycin-resistant Enterococcus　●高性能粒子エア（HEPA）：high efficiency particulate air

手指衛生

監修
佐藤 久美

日常の看護業務において，手を介して感染が広がる危険性は非常に高いといえます．正しい手指衛生の技術を身につけ，それを常に実践することは，感染予防の重要な基礎となります．

手指衛生の必要性

- 医療関連感染（HAI）の原因となる病原体は，患者さんの損傷のある皮膚や分泌物はもちろんのこと，正常な皮膚や身の回りの物品に多数存在しています．
- そのため，看護師の手は日常業務や看護ケアを通じて病原体に汚染されやすく，その手を介して病原体は他の医療従事者や患者さん，身の回りの物品へと伝播し，ときには重大な感染の拡大を引き起こします．
- 医療行為のほとんどが手を介して行われるため，適切な手指衛生の実施は感染予防において重要な意味をもちます．

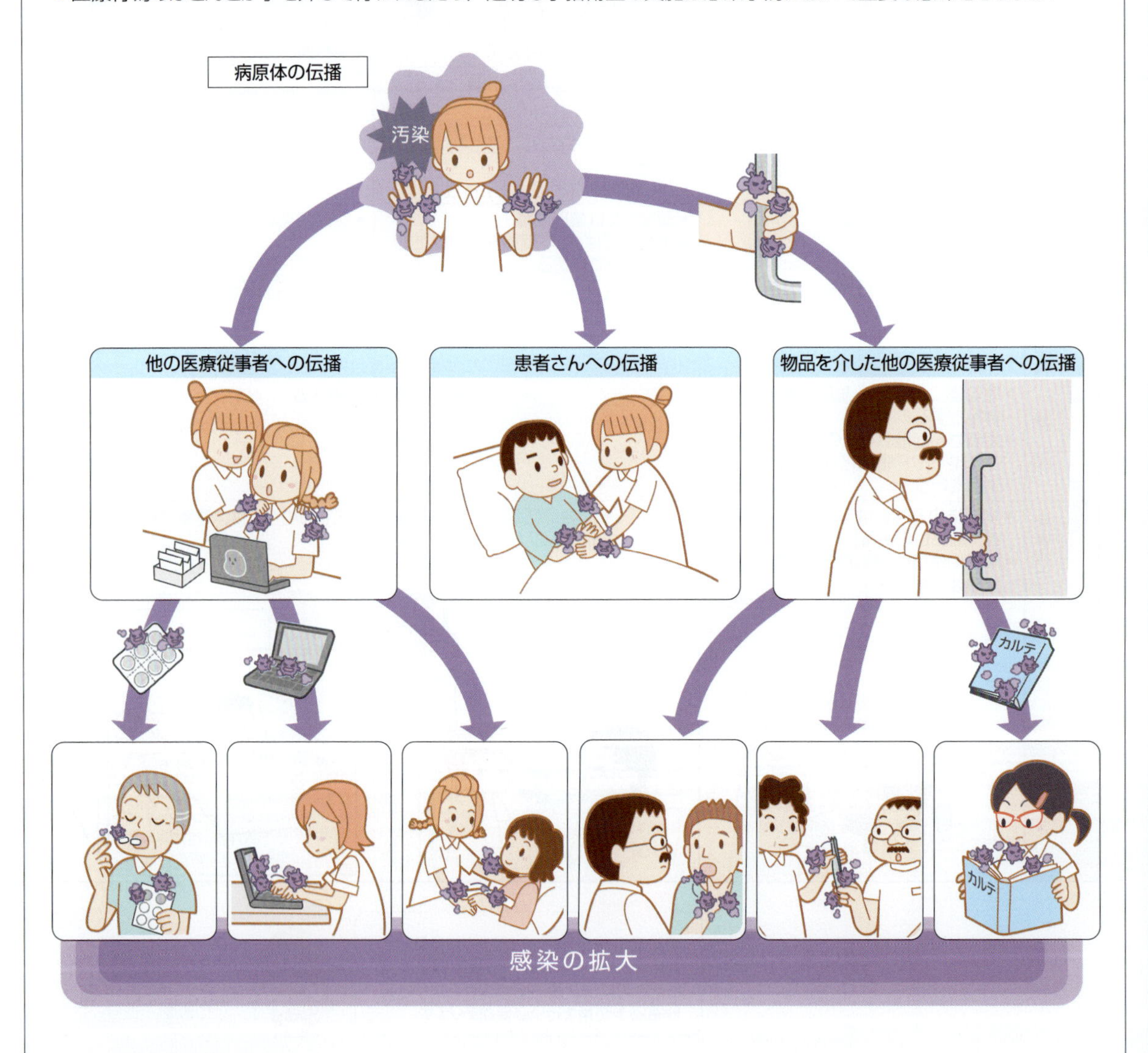

●医療関連感染（HAI）：healthcare-associated infection

手指衛生の種類

- 手指衛生は標準予防策の基本であり，医療者の手指を介した感染を防止する最も重要な行為です．
- 手指衛生は日常的手洗い，衛生学的手洗い，手術時手洗いの3種類あり，衛生レベルに応じて使い分ける必要があります．

手洗い前

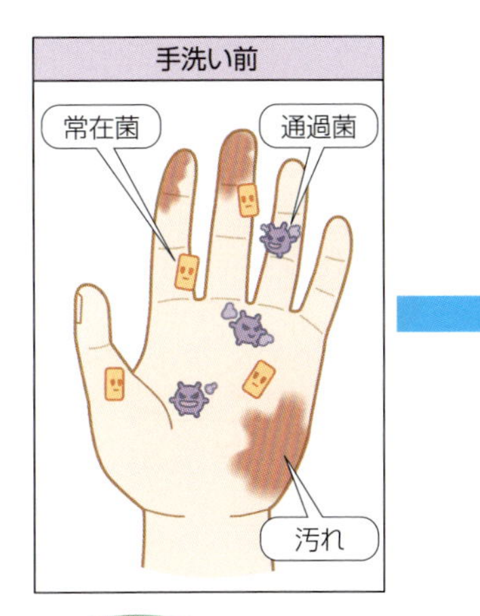

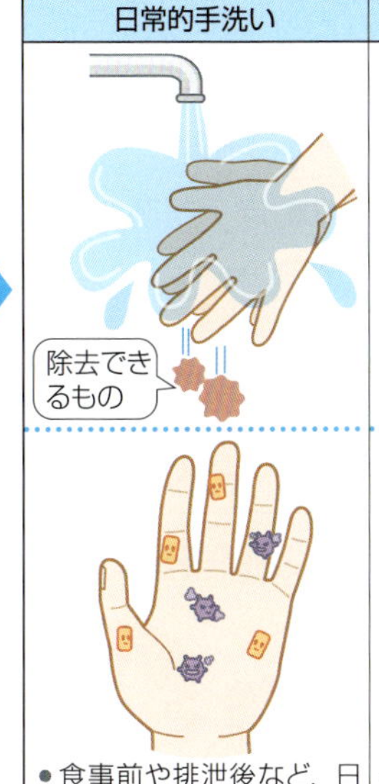

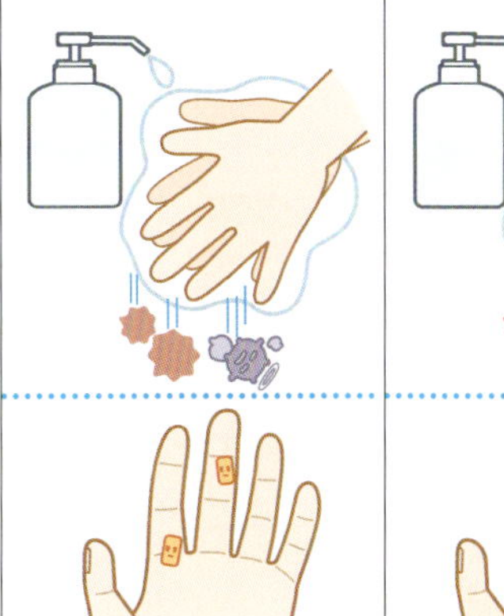

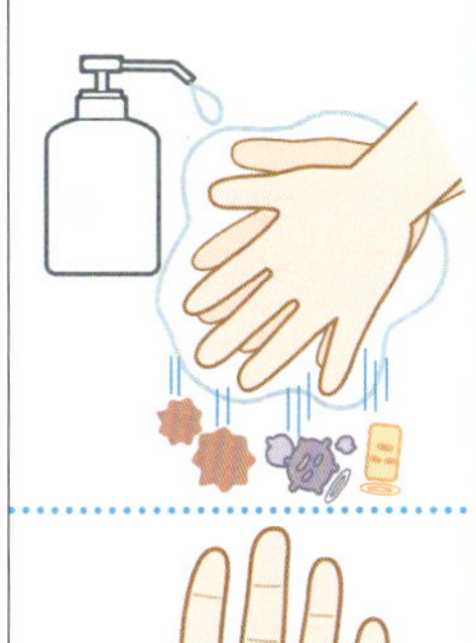

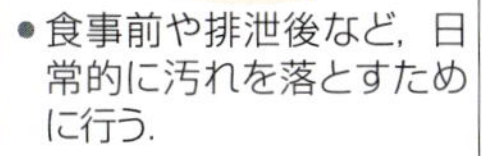

日常的手洗い	衛生学的手洗い	手術時手洗い
●食事前や排泄後など，日常的に汚れを落とすために行う．	●汚れだけでなく，通過菌の除去のために行う． ●ケアや処置の前後に行う．	●汚れ・通過菌を除去，常在菌を著しく減少・抑制するために行う． ●手術時感染予防のため，手術前に行う．

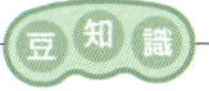

常在菌とは，通常は人の身体に害を与えることなく共生状態にあり，病原体の侵入に対する防御機構の1つとしての働きもなしています．
通過菌とは，皮膚の表層に付着する微生物のことで，通常は人の体表には存在しません．このような菌は接触により伝播しやすく，医療に関連した感染に最も多く関与している微生物です．

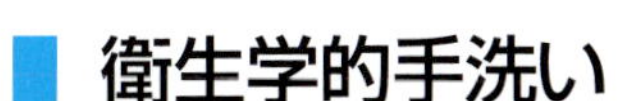

衛生学的手洗い

- 衛生学的手洗いには，「速乾性アルコール消毒薬による手指消毒」と「石けんと流水による手洗い」の2つの方法があります．
- 目に見える汚染がない場合には，速乾性アルコール消毒薬による手指消毒が第一選択として推奨されています．
- 目に見える汚染がある場合には，速乾性アルコール消毒薬による手指消毒では洗浄効果が期待できないため，石けんと流水による手洗いを行います．

速乾性アルコール消毒薬による手指消毒

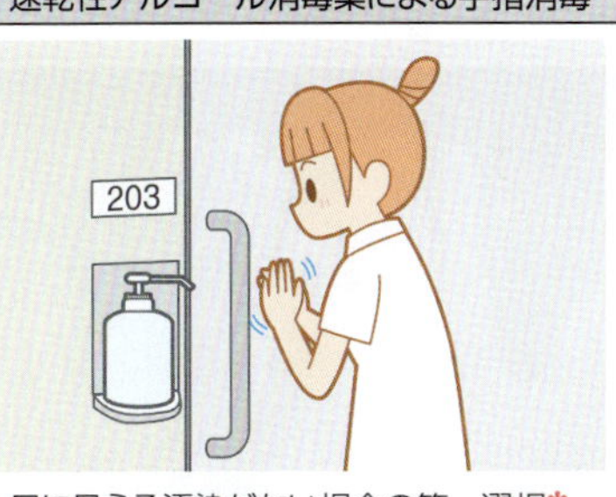

- 目に見える汚染がない場合の第一選択*．

* なぜなら 石けんと流水による手洗いに比べ高い消毒効果が認められているからです．また，簡便で手荒れが少ないことから順守率の向上も期待され，推奨されています．

石けんと流水による手洗い

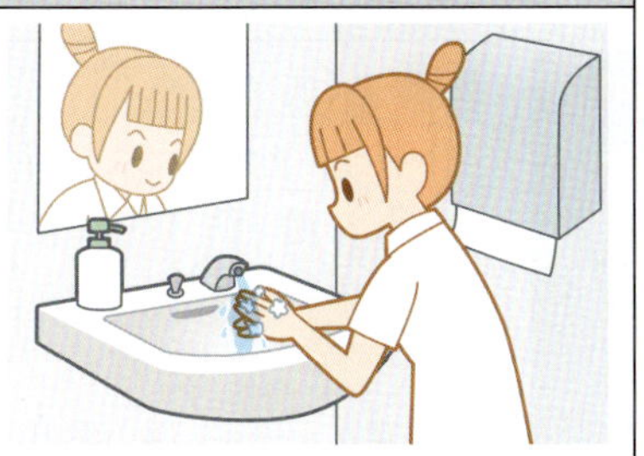

- 目に見える汚染がある場合．
- 速乾性アルコール消毒薬が無効なクロストリジウム・ディフィシルなどの芽胞形成病原体や，ノロウイルスなどエンベロープをもたないウイルスへの曝露が疑われる場合．
- 速乾性アルコール消毒薬が利用できない場合．

豆知識

通常使用する石けんは陰イオン界面活性剤といい，洗浄作用があります．一方，逆性石けんとよばれる陽イオン界面活性剤の石けんもあり，これは消毒作用があります．両者は一緒に使うと互いの作用を減弱させてしまうので，併用しないように注意が必要です．

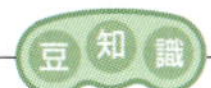

消毒薬は5～6回繰り返して使用すると保湿剤などの影響によりベタつきます．その場合は石けんと流水による手洗いを行い，汚れやベタつきを落とす**必要があります．

** なぜなら 湿ったりベタついたりすると微生物が繁殖する温床になるからです．

手指衛生のタイミング

- 手指衛生が適切な方法とタイミングで実施されれば，病原体の大多数は除去することができます．
- 2009年にWHOが発表した「医療における手指衛生に関するガイドライン」では，手指衛生のタイミングについて次の5つの項目を挙げ，その実施を勧告しています．

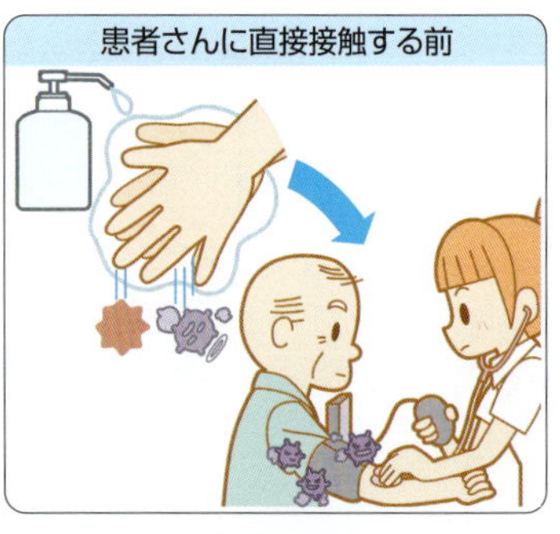

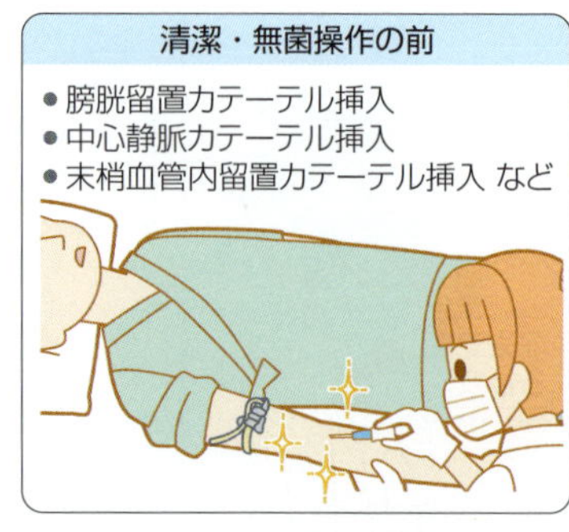

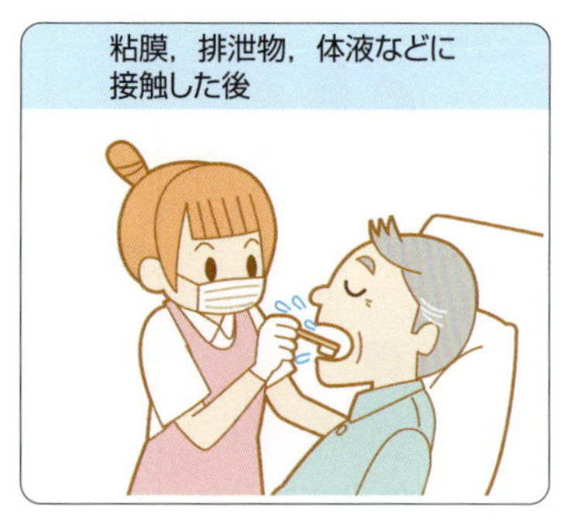

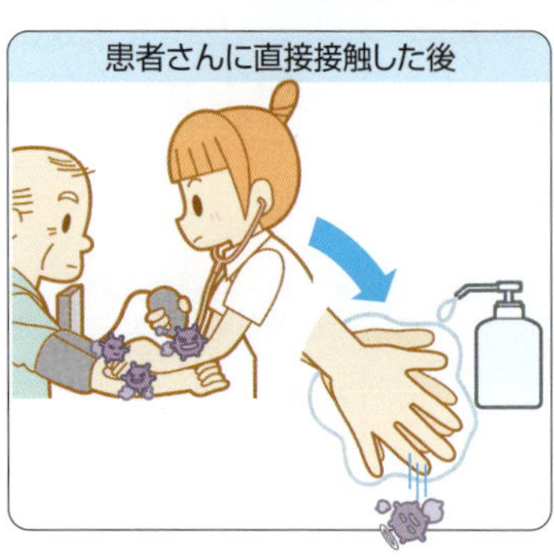

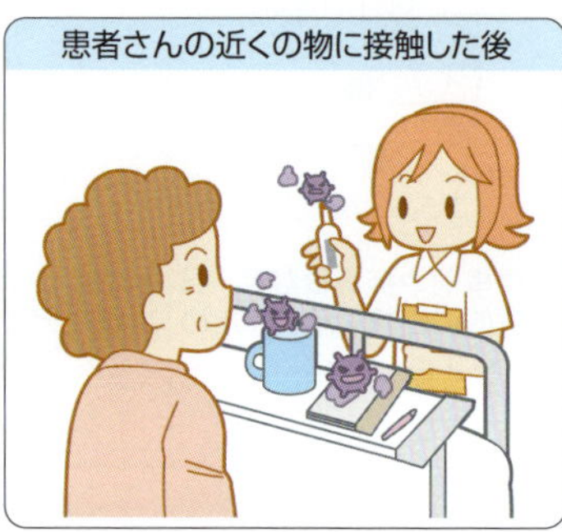

注意

手袋装着の有無にかかわらず*，手指衛生はしっかり行いましょう．

* **なぜなら** 手袋には100枚に1枚程度の確率でピンホールという目に見えない穴があいていることがあるからです．

- 患者さんごとに手指衛生を行うことは当然ですが，同一患者さんへのケアであっても，例えば清拭と吸引のようにケアの内容が異なれば，病原体を伝播させてしまう可能性があります．１つのケアの前後の手指衛生を徹底しましょう．

洗い残しの多い部位

- 爪，指先，指間，手首などは，汚れが落ちにくく洗い残しが多くなりがちな部位です．これらの部位を意識しながらきちんとした手順〔p.16〕で手洗いを行い，洗い残しを防ぐことが重要です．

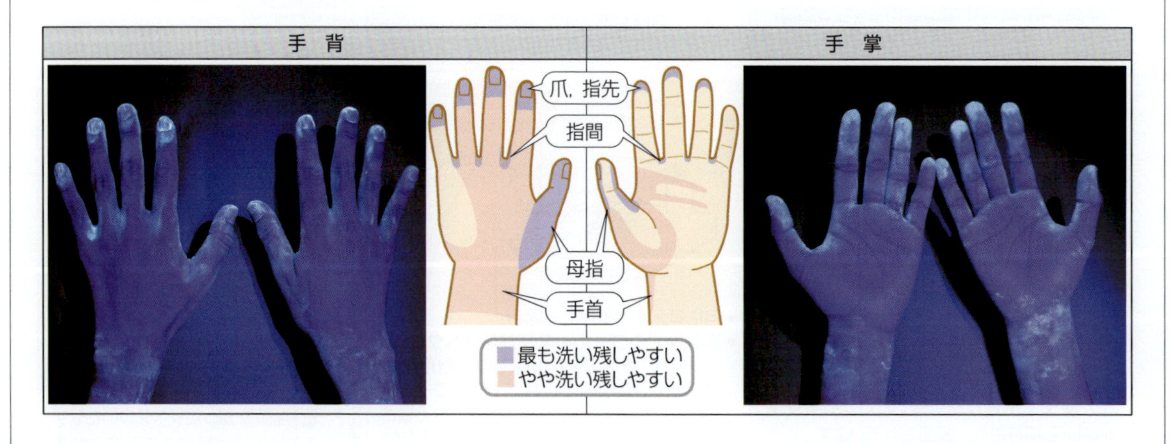

●世界保健機関（WHO）：World Health Organization

手順 速乾性アルコール消毒薬による手指消毒

- 手指に目に見える汚れがないときは，速乾性アルコール消毒薬による手指消毒を行います．
- 速乾性アルコール消毒薬は，乾燥するまですり込むことで，効果が現れます．

1 消毒薬を手にとる

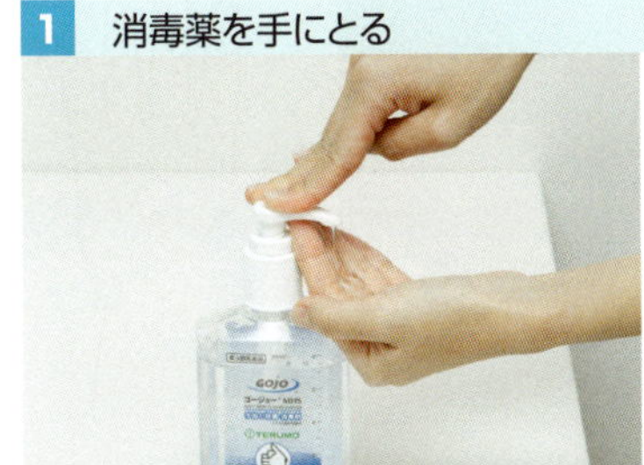
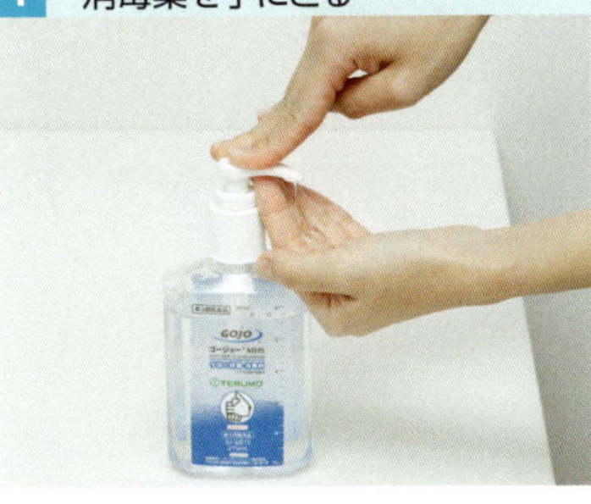

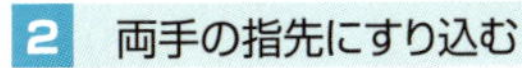

2 両手の指先にすり込む

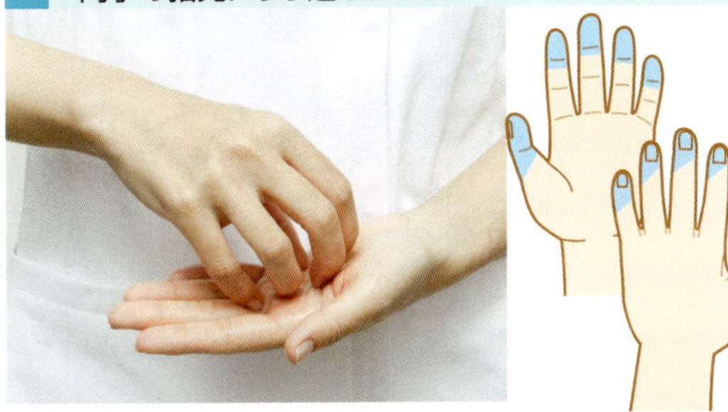

3 指を組み，手を合わせて手掌にすり込む

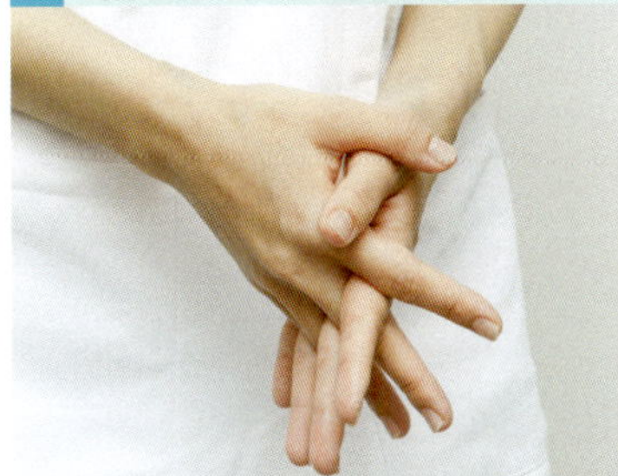
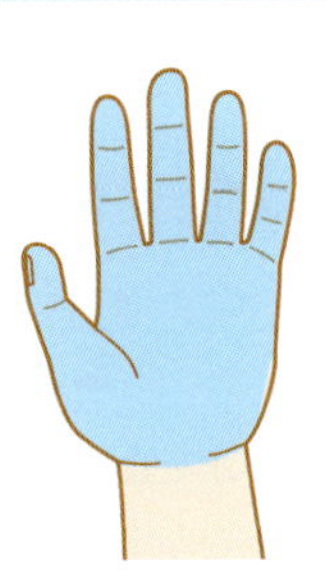

4 指を組み，両手手背・指の間にすり込む

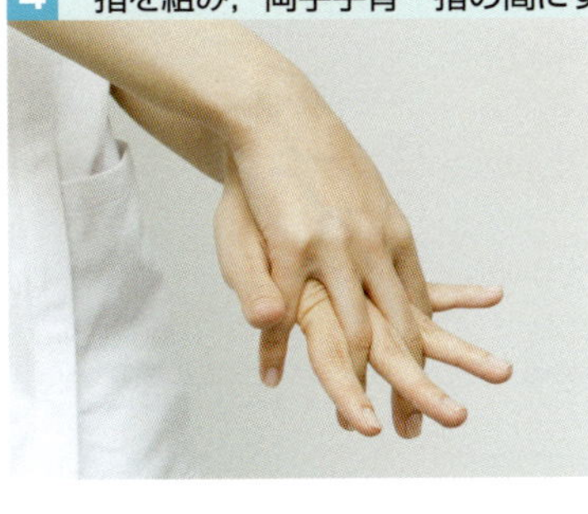
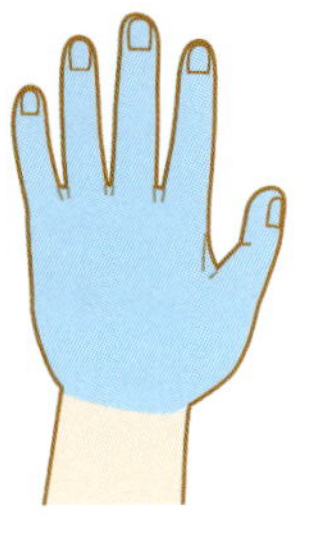

5 母指にすり込む

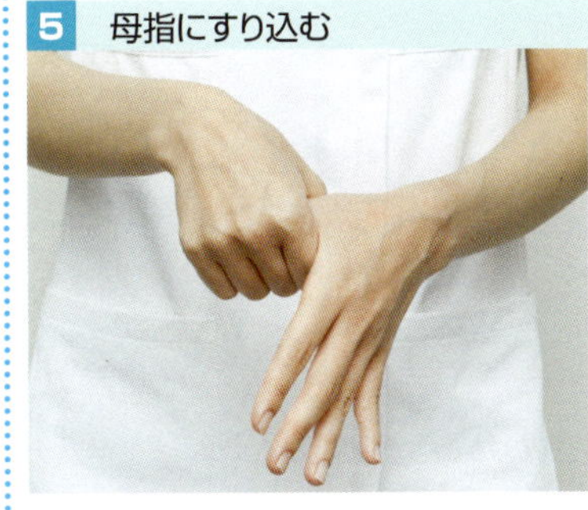
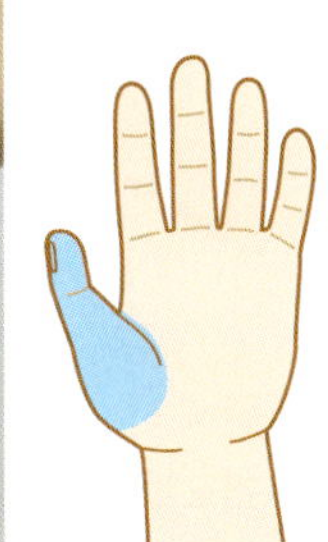

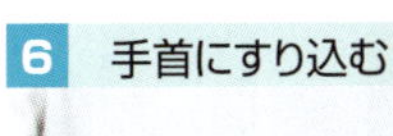

6 手首にすり込む

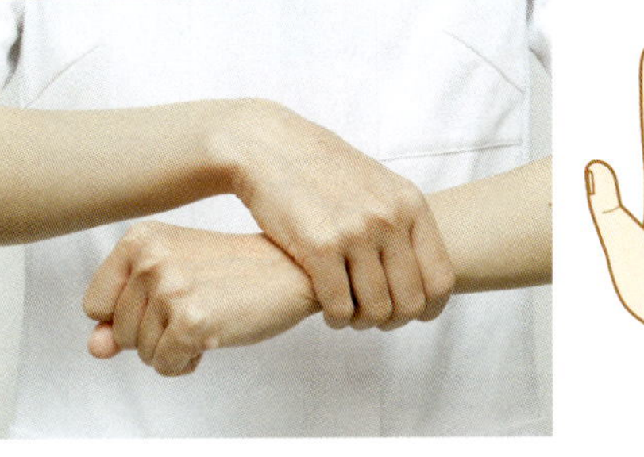

7 乾燥するまですり込む

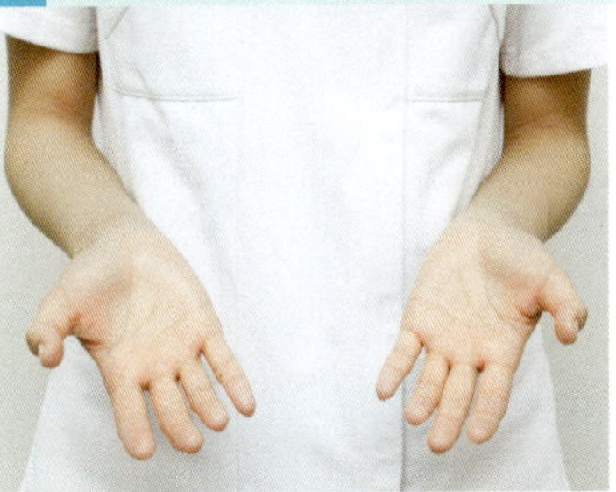

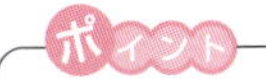

何度か繰り返し，手のベタつきがでたときは一度流水による手洗いでベタつきを落としましょう．

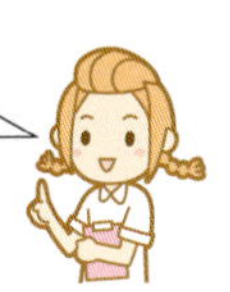

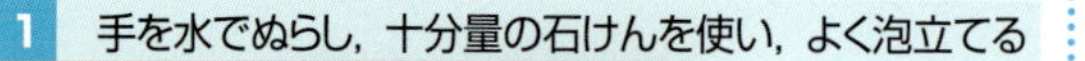

手順 石けんと流水による手洗い

● 手指に目に見える汚れがついているときは，1分程度の時間をかけて，石けんと流水による手洗いをします．

1 手を水でぬらし，十分量の石けんを使い，よく泡立てる

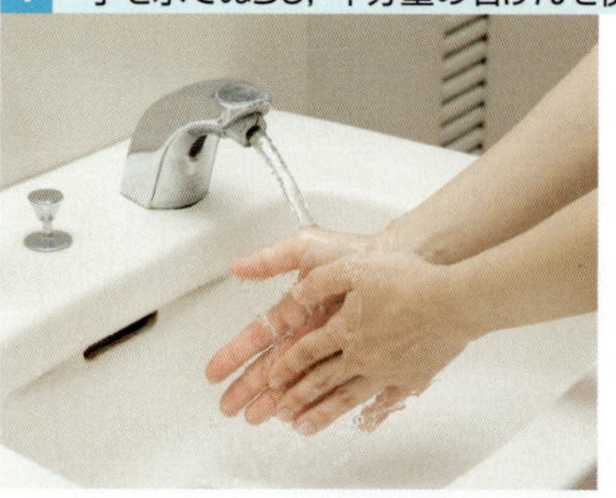

2 指を組み，手を合わせて手掌を洗う

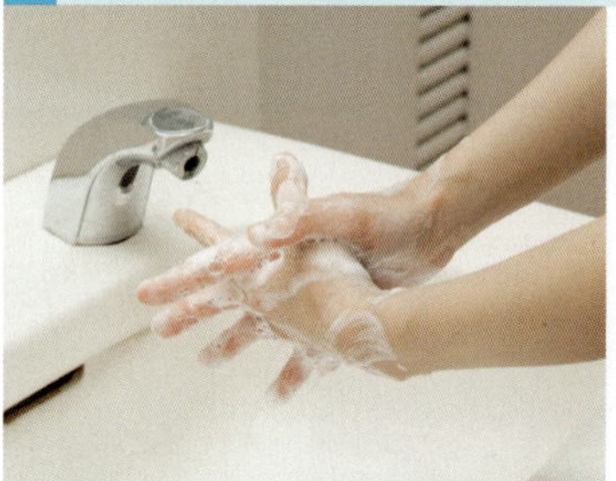

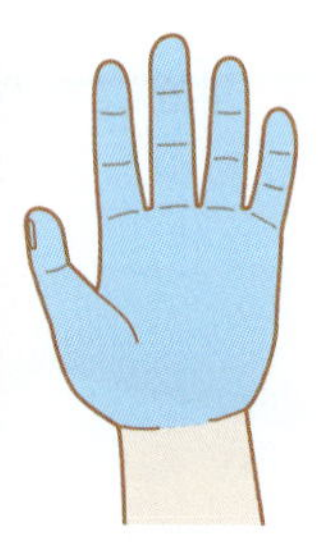

3 指を組み，手背・指の間を洗う

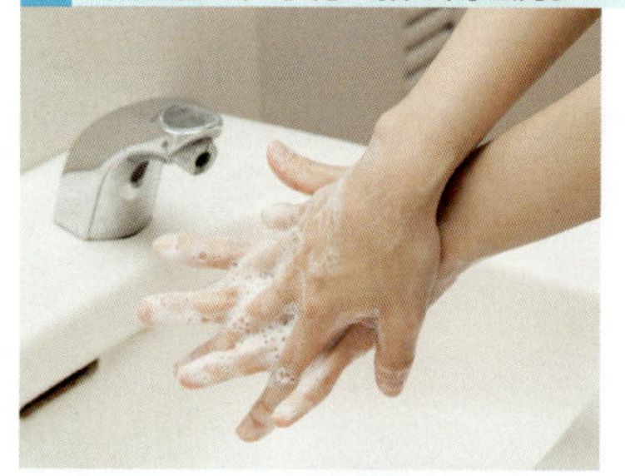

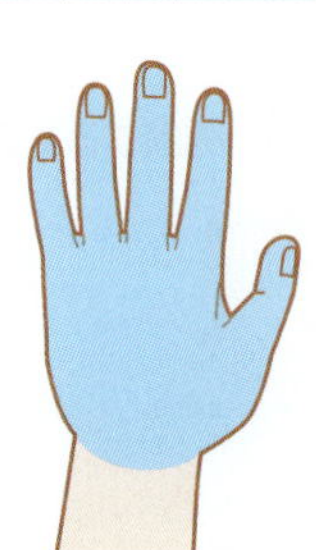

4 手掌で指先，爪部を洗う

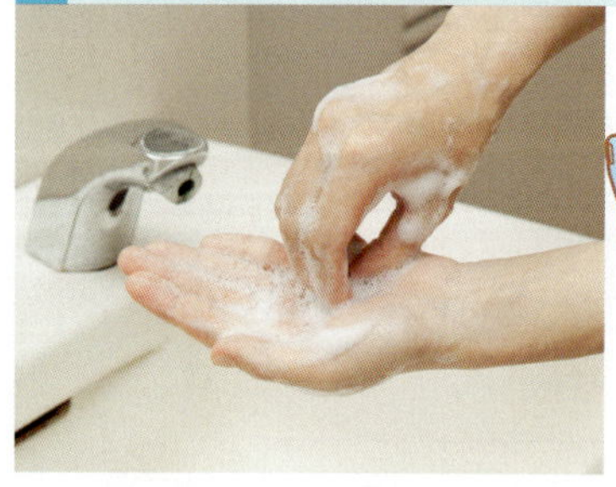

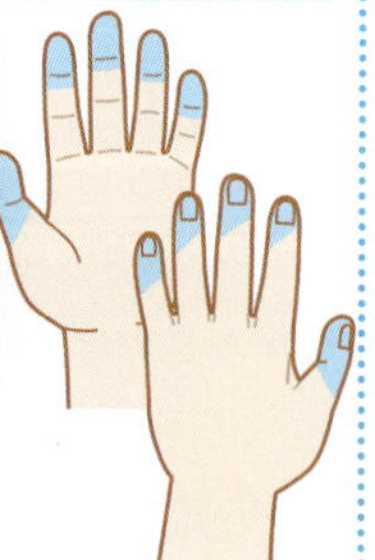

5 母指を握り洗う

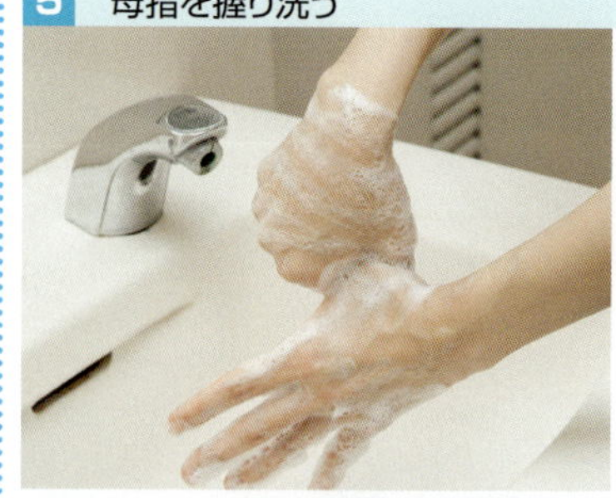

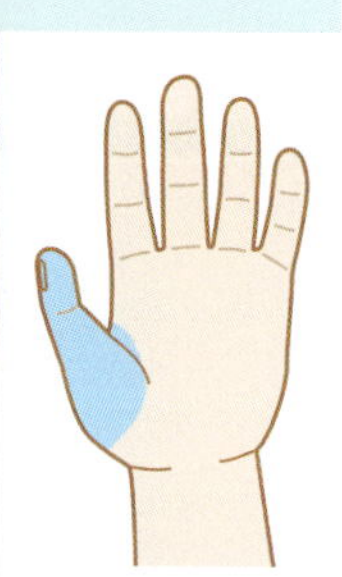

6 手首を洗う

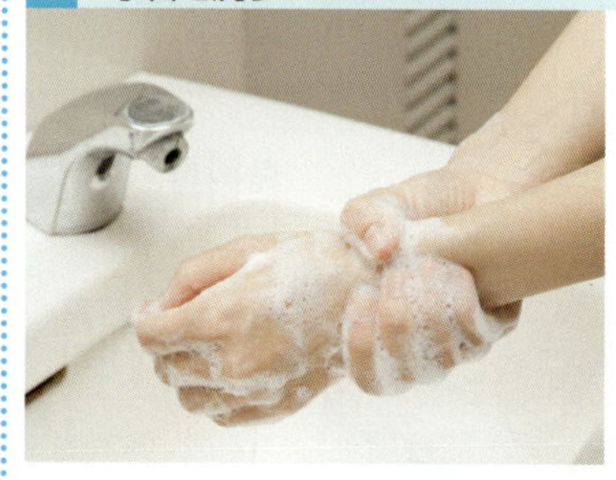

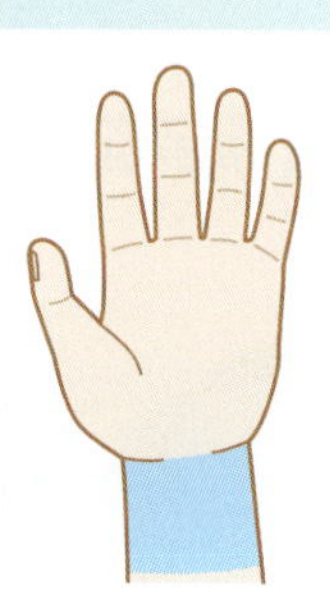

7 手を水ですすぐ

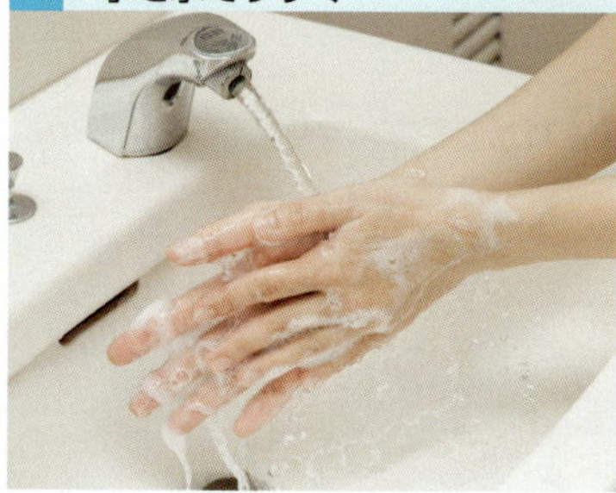

8 水を止め，ペーパータオルで手を拭く

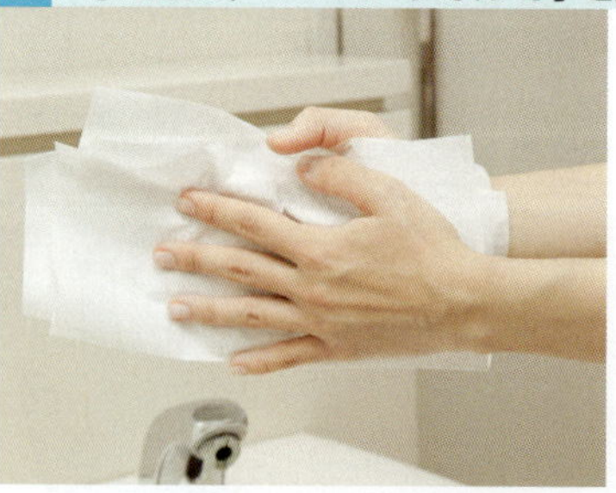

• 水道栓は肘や腕で止める．もしくはペーパータオルを巻いて止める．

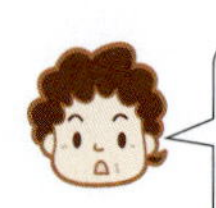

注意

固形石けんは細菌の培地になるため，液体石けんが望ましいです．また，使いかけのディスペンサーへの石けんのつぎ足しは汚染の原因となるのでやめましょう．

手指の清潔保持

- 病原体の伝播予防のためには，適切な手指衛生の実施だけでなく，病原体が付着しにくい手指の維持や手指衛生後の清潔保持も重要です．

爪は短くし，付け爪，マニキュアはしない

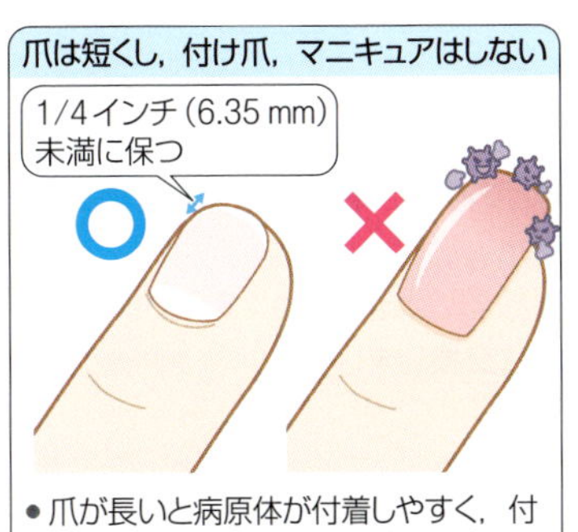

- 爪が長いと病原体が付着しやすく，付け爪は真菌や緑膿菌が繁殖しやすい．

腕時計や指輪は外す

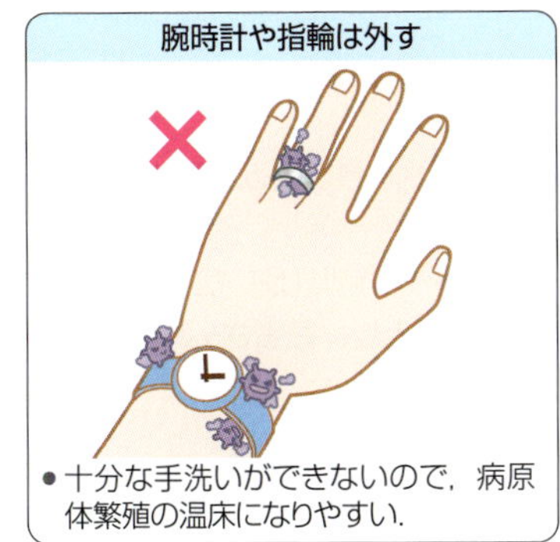

- 十分な手洗いができないので，病原体繁殖の温床になりやすい．

手荒れを予防する

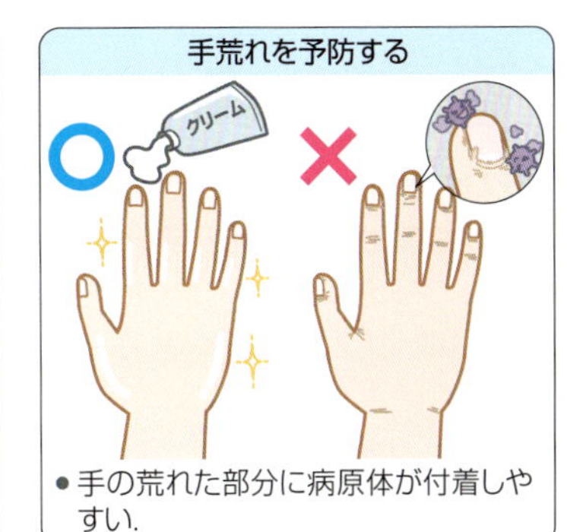

- 手の荒れた部分に病原体が付着しやすい．

手は完全に乾燥させる

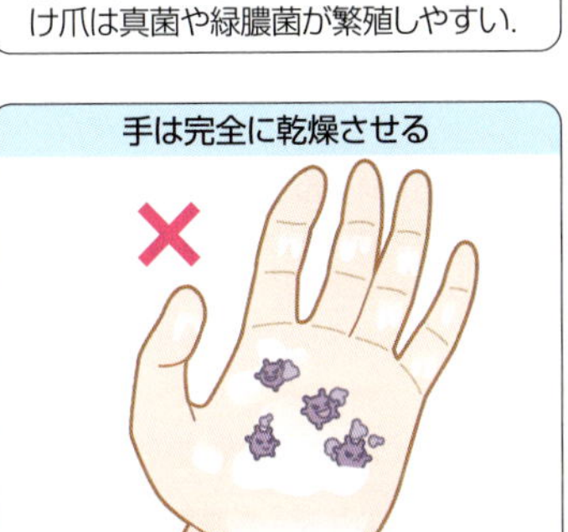

- ぬれていると，病原体が繁殖しやすい．

髪や顔をさわらない

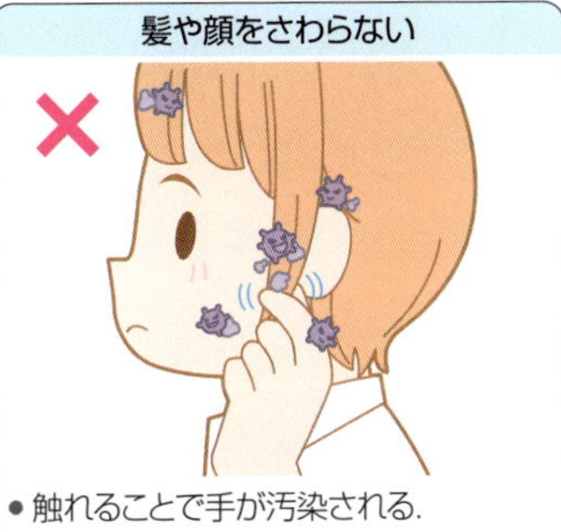

- 触れることで手が汚染される．

注意

ハンドクリームの他人との共用は避けましょう．また容器内の汚染を防ぐため，使用時に容器の口や内部に触れないようにしましょう．また，手に油分が多いと手指消毒薬の効果減弱のおそれがあるため，適度な使用を心がけましょう．

速乾性アルコール消毒薬には，保湿成分も配合されているので手荒れ予防にも有効です．

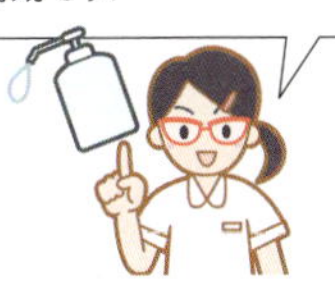

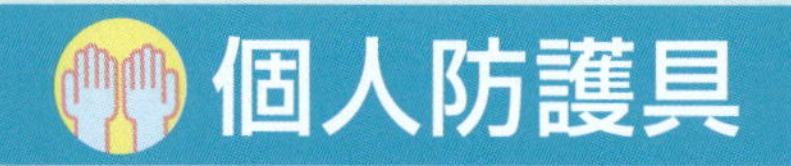

個人防護具

監修
佐藤 久美

個人防護具は，日常業務における様々な感染から医療者や患者さんを守るために用いられます．患者さんや看護師自身の身を守るため，正しい着脱方法を知ることはとても重要です．

個人防護具（PPE）とは

- 個人防護具は，血液などの体液，分泌物，排泄物に含まれる病原体から医療者などの皮膚，粘膜，着衣を保護し，医療者や患者さんの感染を予防するためのものです．
- 手袋，マスク，フェイスシールドなど，ディスポーザブル（使い捨て）のものを，単独または組み合わせて用います．
- ディスポーザブルの手袋やエプロンは1処置，1枚とし，患者さんあるいはケアごとに交換しましょう．

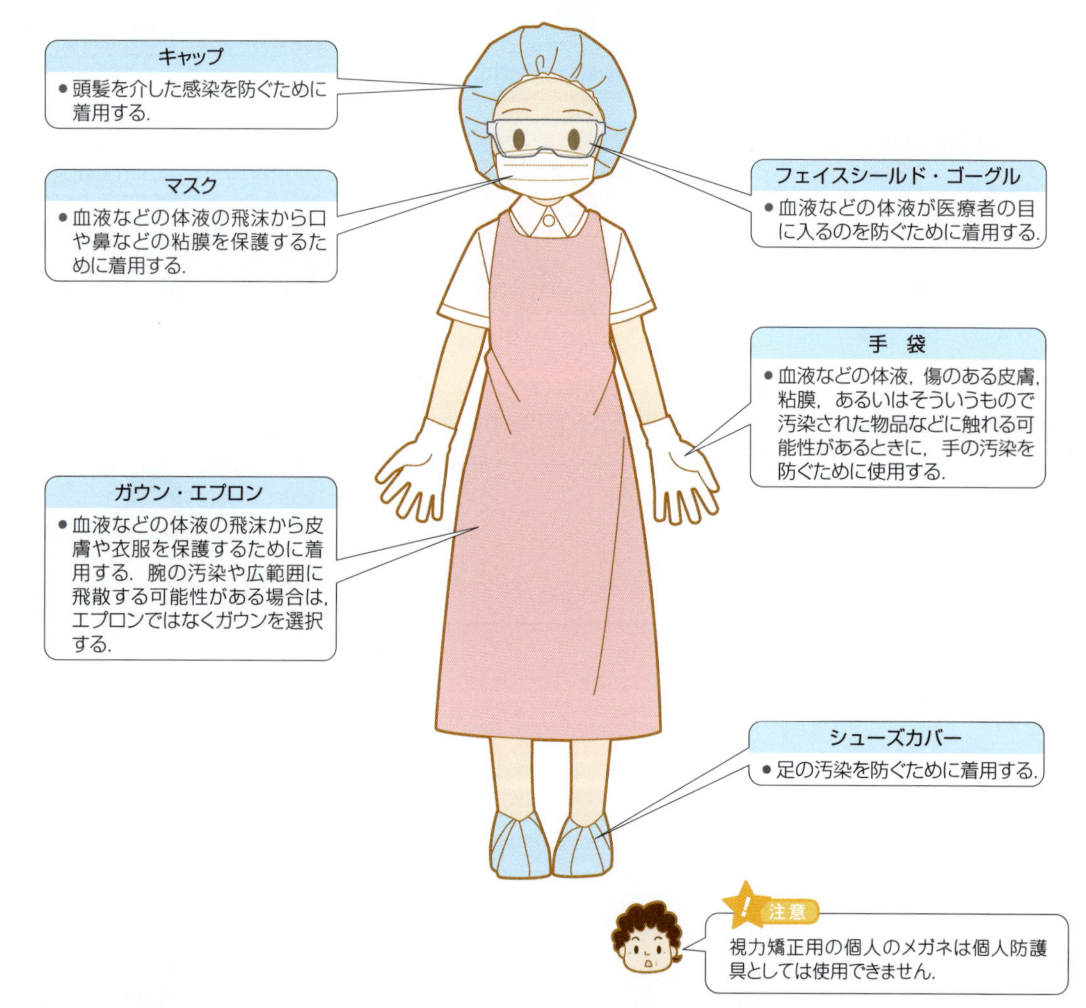

- 滅菌手袋や滅菌ガウンは，清潔野の確保を目的としており，個人防護具とは目的が違います．

●個人防護具（PPE）：personal protective equipment

個人防護具着脱のながれ

- 個人防護具は正しい順序で着脱することで，初めてその役割を果たすことができます．

着用のながれ

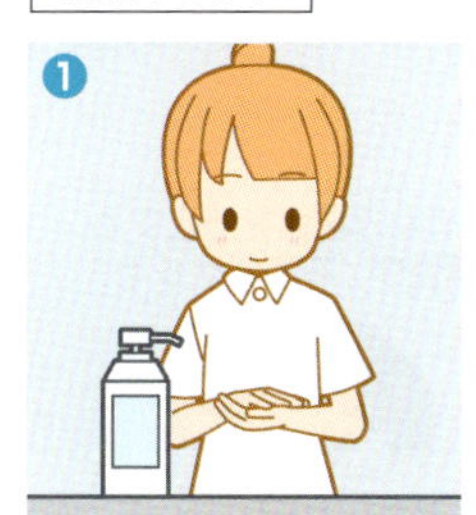

- 手指衛生を行う．

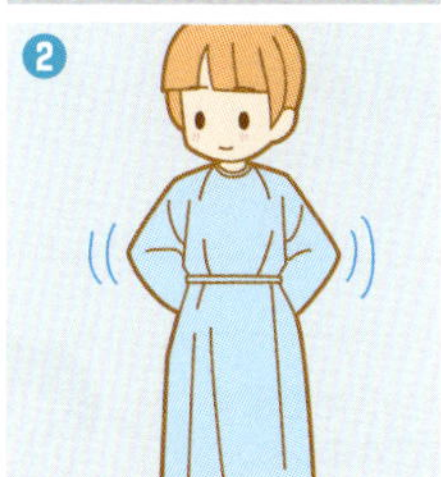

- ガウンを装着する．

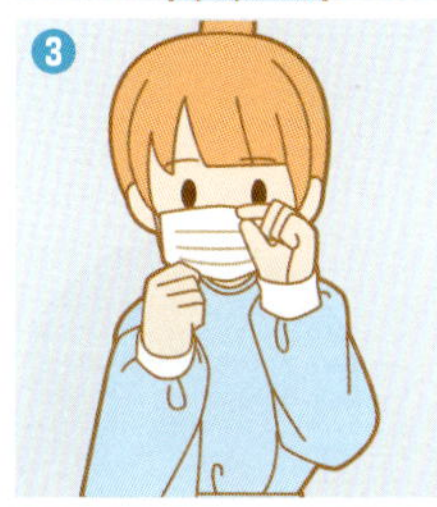

- マスクを隙間がないように装着する．

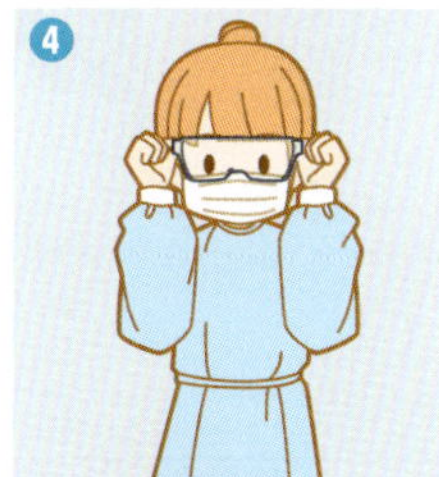

- ゴーグルまたはフェイスシールドを装着する．

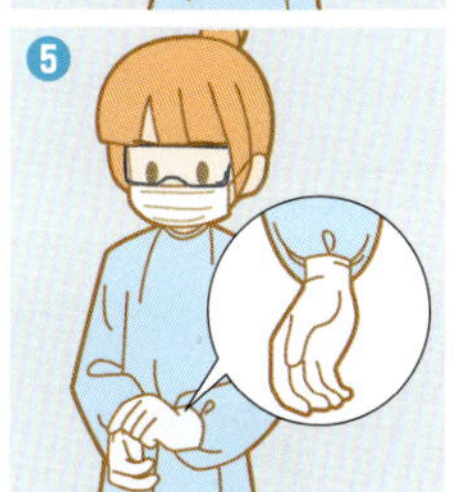

- 最後に手袋を装着する．このとき，隙間がないように袖口を覆う．

脱衣のながれ

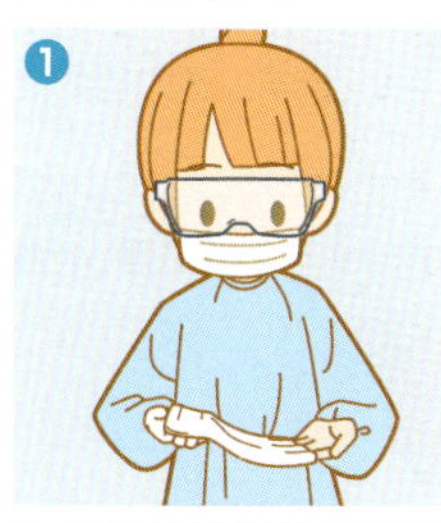

- 手袋を外す*1．

*1 なぜなら 個人防護具の中で最も汚染されている手袋を最初に破棄し，汚染の拡大を防ぐためです．

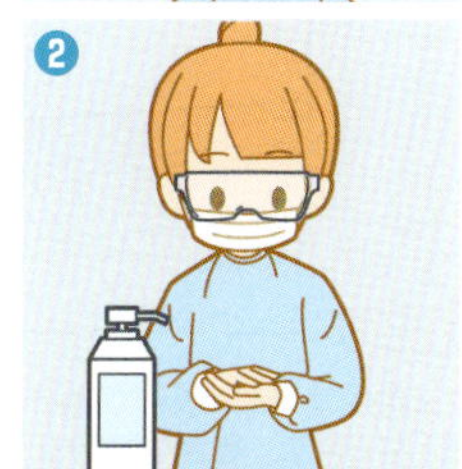

- 手指衛生を行う*2．

*2 なぜなら "外す際に飛散したり""ピンホールがあったり"といった理由で表面の感染性物質に触れてしまう可能性があるからです．

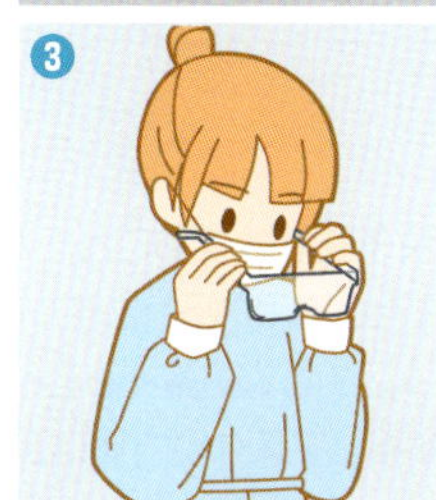

- ゴーグルまたはフェイスシールドを外す．

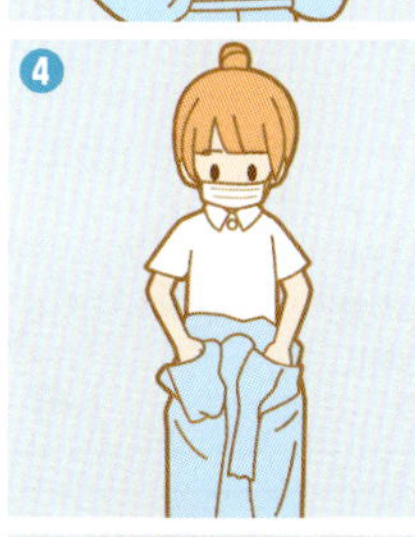

- ガウンを外す．

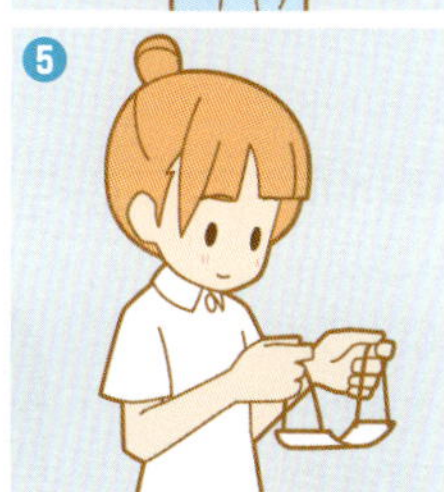

- マスクを外す．

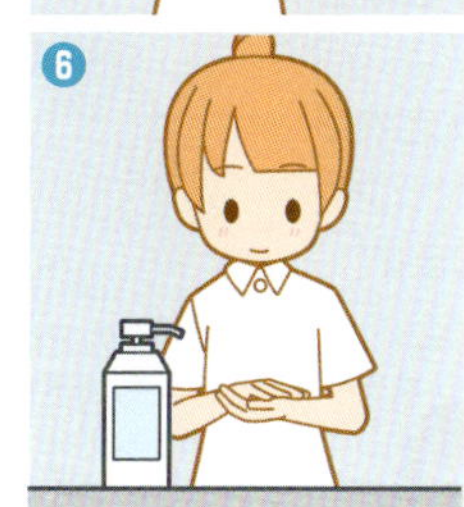

- 手指衛生を行う*3．

*3 なぜなら 手袋を外した後の脱衣中に感染性物質に触れてしまう可能性があるからです．

- 脱いだ個人防護具を置きっぱなしにしてはいけません．その都度廃棄して順番に脱いでいきましょう．
- 脱衣の際に，脱いでいる個人防護具に手が触れて不潔になったら，その都度手指衛生を行いましょう．

マスク

マスク着用の目的

- マスクは，目的をもって使用することで有効な個人防護具としての役割を果たします．その目的には次の3つがあります．

患者さんの感染性物質から医療者を守る

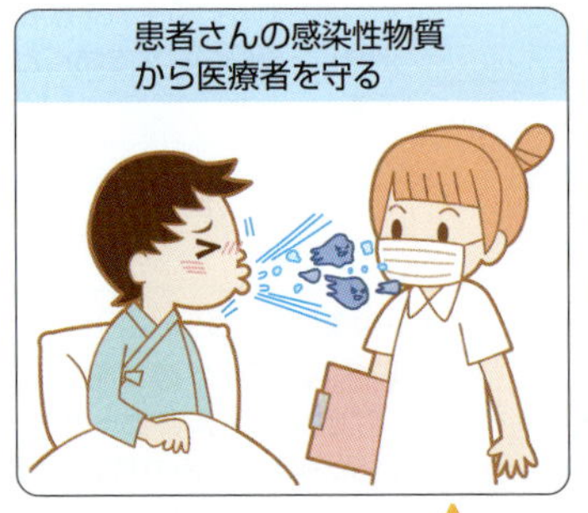

医療者の感染性物質から患者さんや滅菌処理した物品を守る

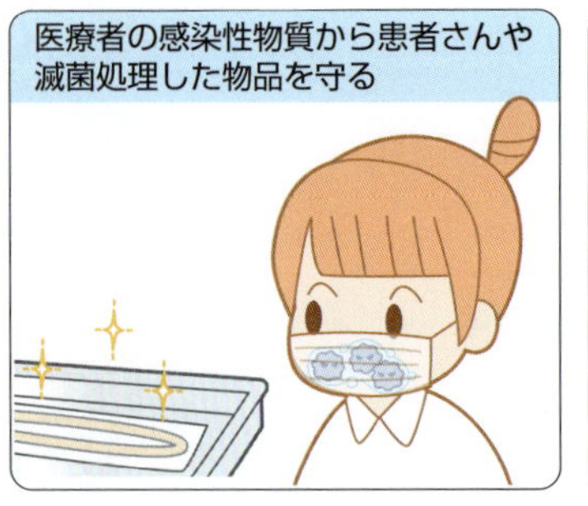

呼吸器感染の拡大を防止する（呼吸器衛生/咳エチケット）

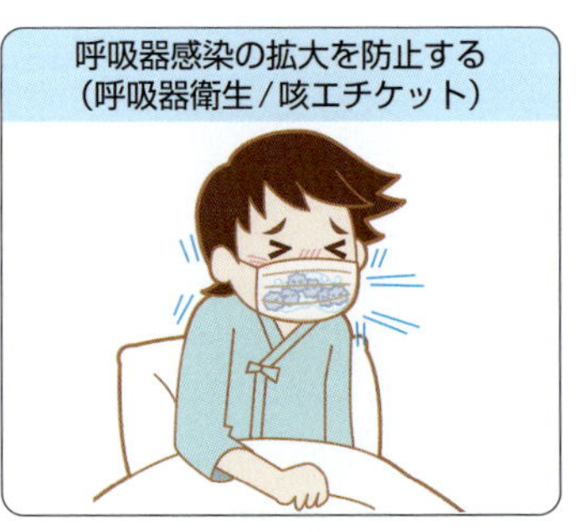

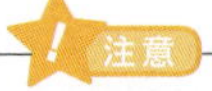

マスクを着用すると，表情が読みづらく声も通りにくくなり，コミュニケーションを阻害する要因となります．着用の意味を考え，明確な目的なしにマスクをするのはやめましょう．

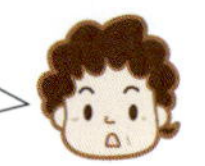

サージカルマスク

- サージカルマスクは5 μmまでの粒子を除去することができる耐水性のある不織布マスクで，個人防護具として用いられます．咳やくしゃみで飛散した細菌やウイルスなどをキャッチして防護することができます．
- サージカルマスクは，一度使用するとマスクの内側は自身の，外側は他人の飛沫で汚染されてしまうため，再利用してはいけません．

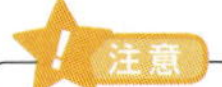

マスクを「腕にかける」，「ポケットに入れる」，「あごに付ける」などの行為は汚染を拡大する行為となり，個人防護具として意味をなしません．外したらマスクの表面に触れないように速やかに廃棄しましょう．

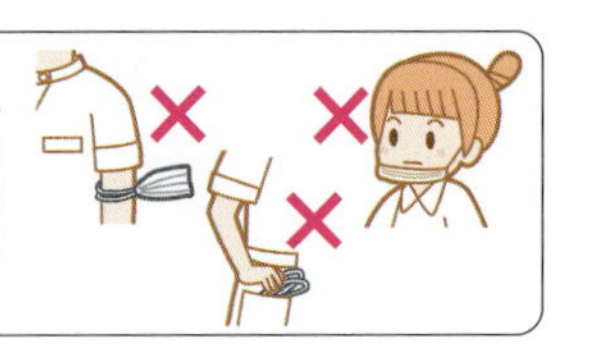

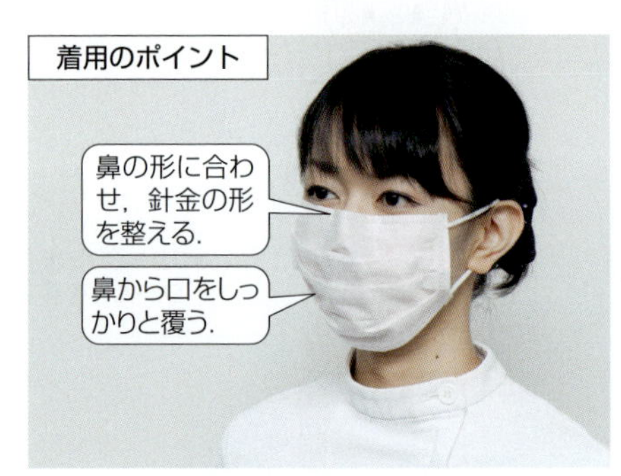

N-95マスク

- N-95マスクは，結核菌や麻疹ウイルス，水痘・帯状疱疹ウイルスなどの空気感染する病原体を吸入しないよう，微粒子をカットする構造となっており，空気感染予防策の場面において医療者が着用します．
- 顔にフィットし空気が漏れない気密性が重要であり，使用前にシールチェックやフィットテストを行う必要があります．

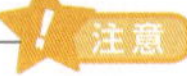

患者さんにN-95マスクを着用させてはいけません．気密性に優れているため，息苦しくなって咳を誘発するおそれがあります．

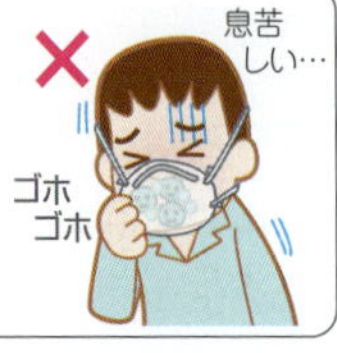

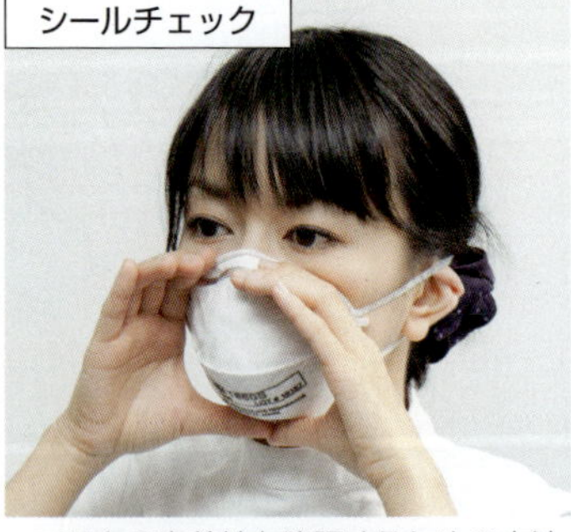

- マスクの密着性を確認するための方法で，毎回着用時に各自で行う．
- 息を吸い込むときにマスクが引っ込み，マスクを押さえて強く息を吐いても息が漏れなければ，密着していると判断できる．

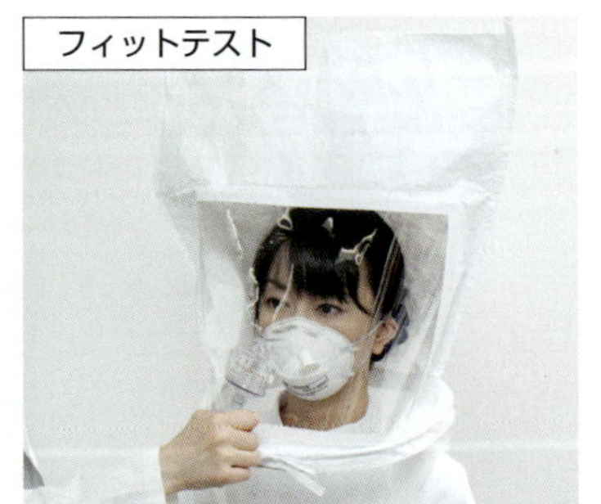

- 自分に最適なマスクのサイズを知るために行うテスト．
- マスクを着用した状態で周囲に薬剤を散布し，その刺激を感じるかどうかでマスクが適切にフィットしていることを判断する．年に1回施設単位で行う．

呼吸器衛生／咳エチケット

- 呼吸器衛生／咳エチケットは，呼吸器病原体（インフルエンザウイルスなど）の飛沫感染と媒介物感染を防ぐために行う感染制御策です．2003年に世界でSARSがアウトブレイクした経験を受けて標準予防策に取り入れられました．
- 呼吸器感染症状（咳，鼻水，充血，呼吸器分泌物の増加）の徴候や症状がみられる全ての人が対象となり，彼らが医療現場を訪れた時点で適用となります．
- その要素には，具体的な病原体を封じ込める方策はもちろんのこと，教育やポスター掲示などによる注意喚起も含まれます．

呼吸器衛生／咳エチケットの要素

咳やくしゃみをする際に，口や鼻を覆う

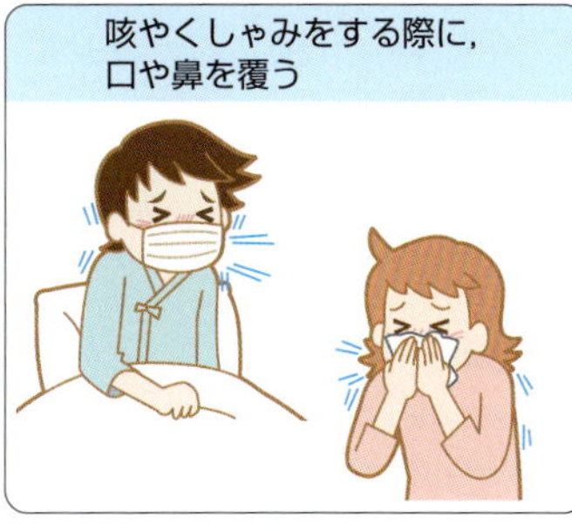

使用ずみのティッシュは，迅速に廃棄する

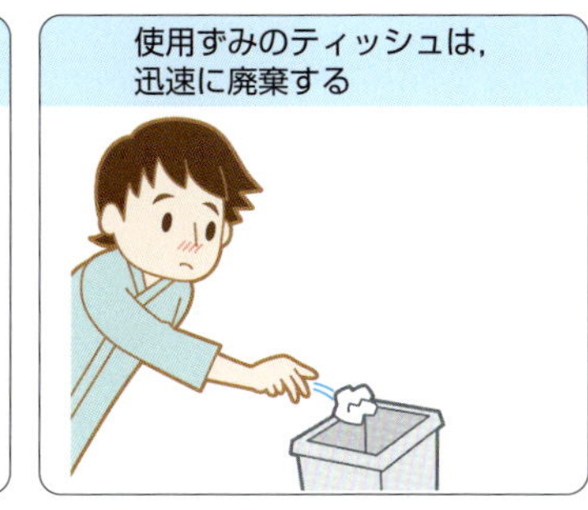

手指衛生を実施する

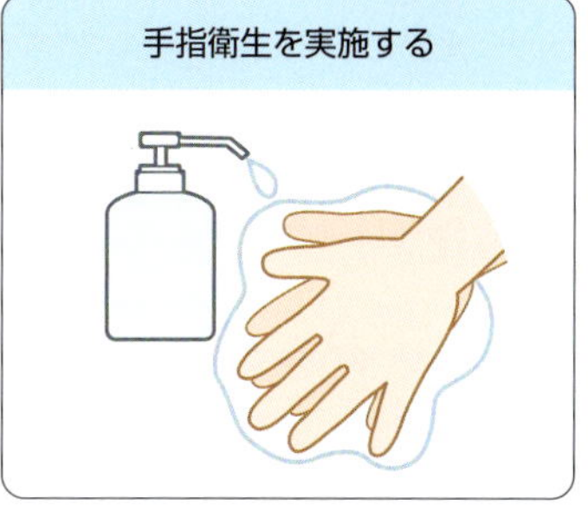

他の人との空間的距離を最低1ｍおく

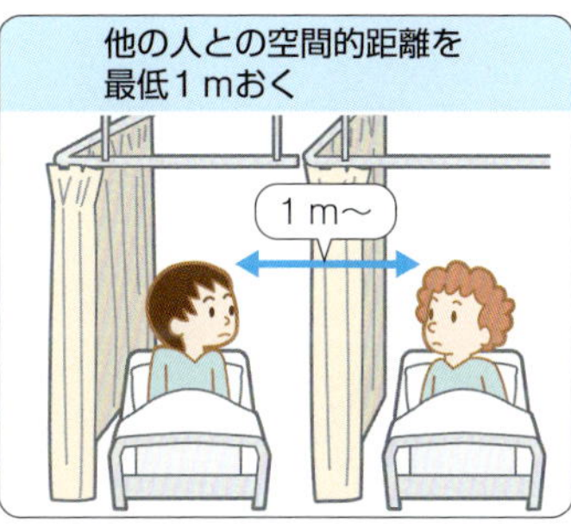

患者さんや医療者へ教育を行う

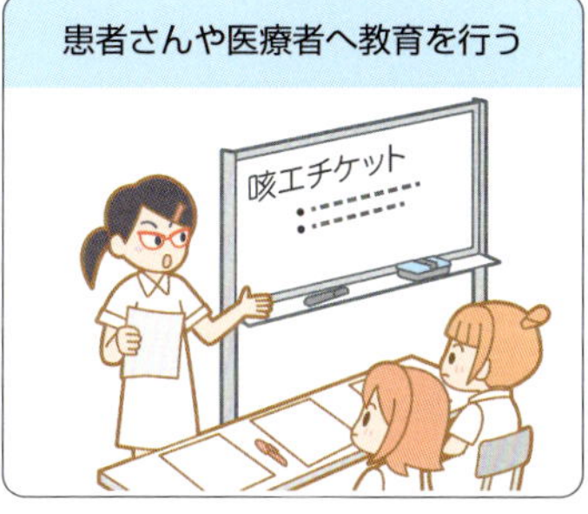

ポスター掲示などにより注意喚起を行う

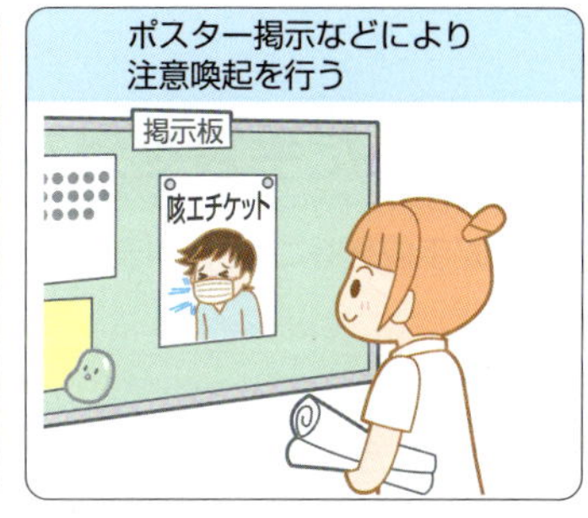

手袋

手袋

- 手袋は医療者の手指汚染を防ぐため，手指を媒体とした交差感染を防ぐために使用される個人防護具です．
- 装着した手袋が個人防護具として役割を果たすためには，使用者がいくつかの注意点を守る必要があります．

注意点

箱から出したらすぐ使用する

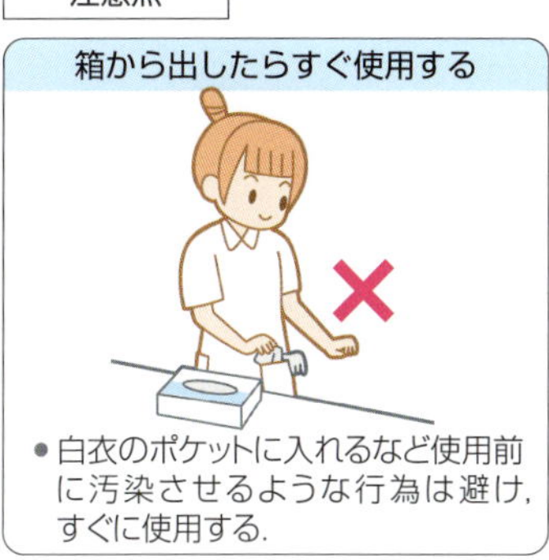

- 白衣のポケットに入れるなど使用前に汚染させるような行為は避け，すぐに使用する．

装着したまま手指消毒しない

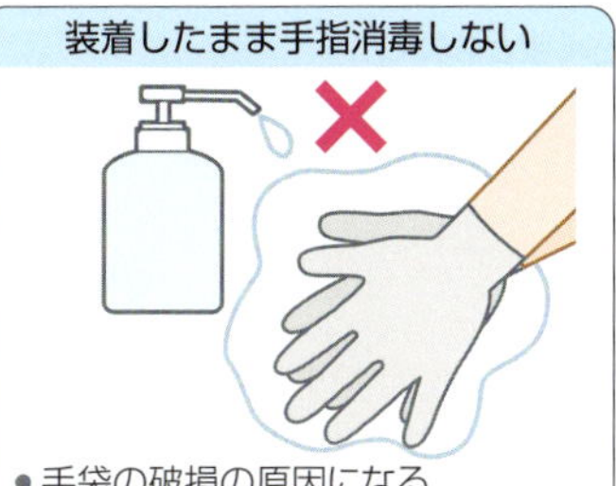

- 手袋の破損の原因になる．
- 消毒効果の保証がない．

汚れたら交換する

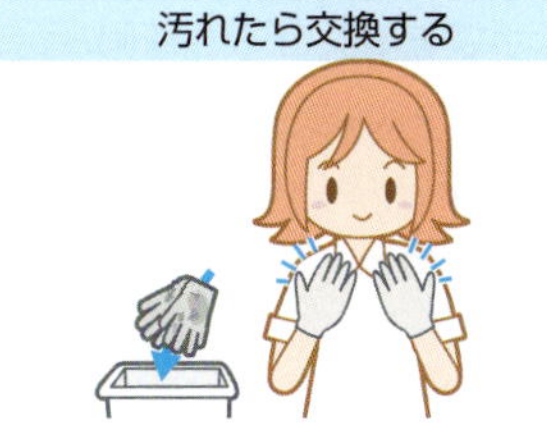

- 患者さんごと，ケアごとに交換するのはもちろんだが，同じケアの最中であっても，汚れたらその都度交換する．

- 滅菌手袋〔p.32〕は個人防護具として用いられる手袋に含みません．

ポイント

手袋には，すべりをよくするラテックスパウダー付きと，そうでないラテックスフリーがあります．ラテックスアレルギーがある場合はラテックスフリーを使用しましょう．

●重症急性呼吸器症候群（SARS）：Severe Acute Respiratory Syndrome

手順 手袋の外し方

- 使用後の手袋は汚染されているため，不用意に外すと周囲の環境や自身の手に汚染を拡大する可能性があります．ポイントをおさえて適切に外しましょう．
- また手袋を外した後は，必ず手指衛生〔p.15，16〕を行います．

1 手袋をつまむ

- 外す側の手袋の手首部分を外側からつまむ．

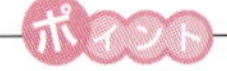

このとき，端の方をつまむと手首に手袋が触れてしまうので気をつけましょう．

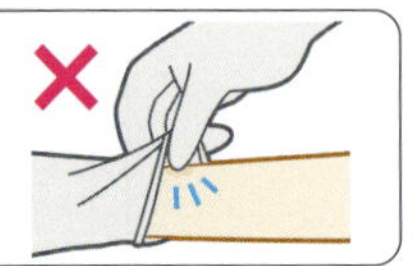

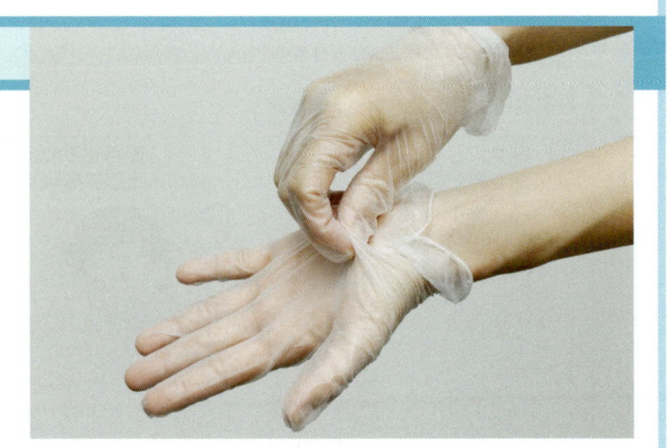

2 つまんだ手袋を外す

- つまんだ手袋を指にかけ，中表になるように外す．

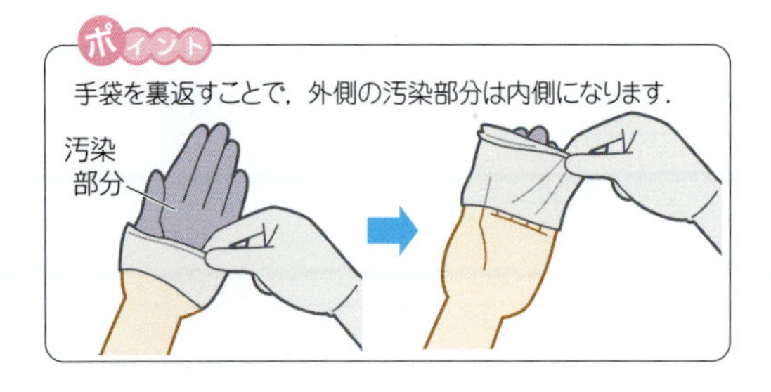

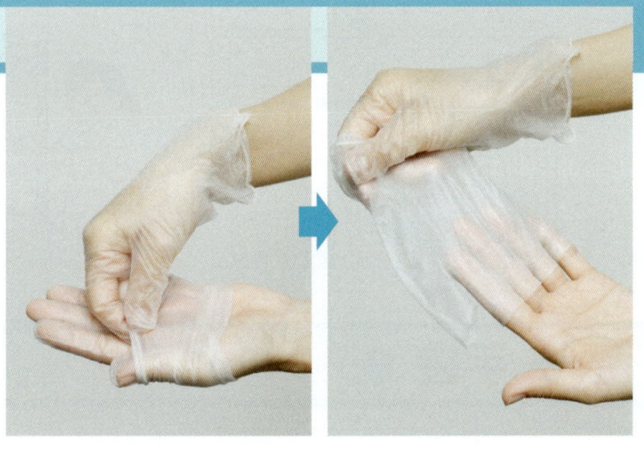

3 外した手袋を持つ

- 外した手袋を丸め，手袋装着側の手に小さくまとめ持つ．

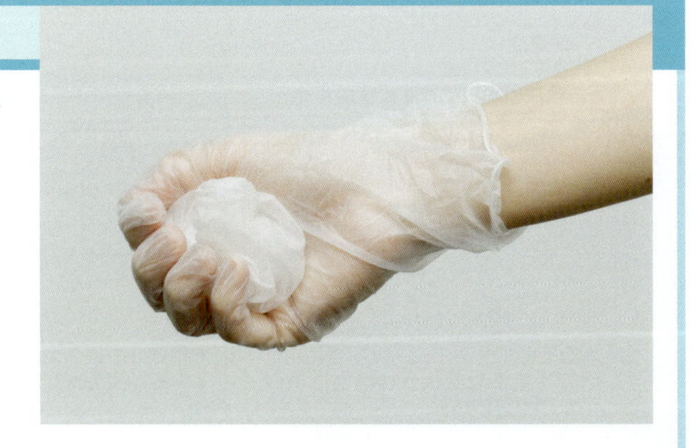

4 もう片方の手袋を外す

- 手袋と手首の間に指を入れ，手袋を裏返しながら引き抜く．

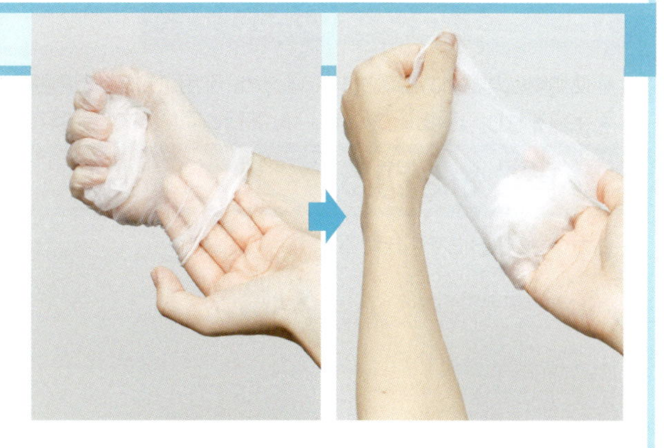

5 手袋を廃棄し，手指消毒を行う

- 2枚の手袋がひとかたまりとなった状態のまま，決められた方法で廃棄する．

ポイント

手袋に目に見えない穴があいている場合があるため，手袋を着用していても必ず手指消毒をしましょう．

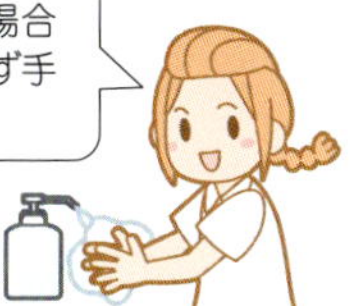

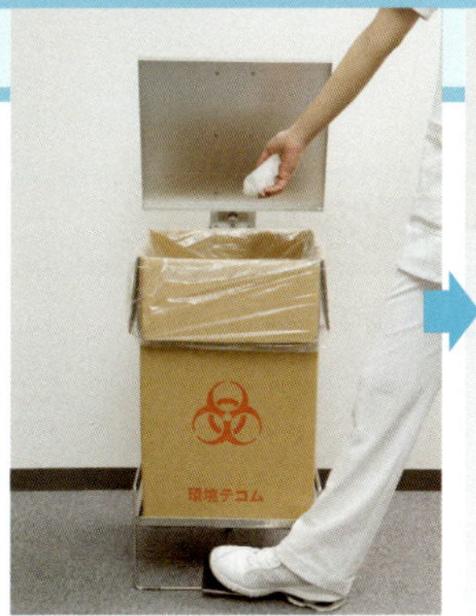

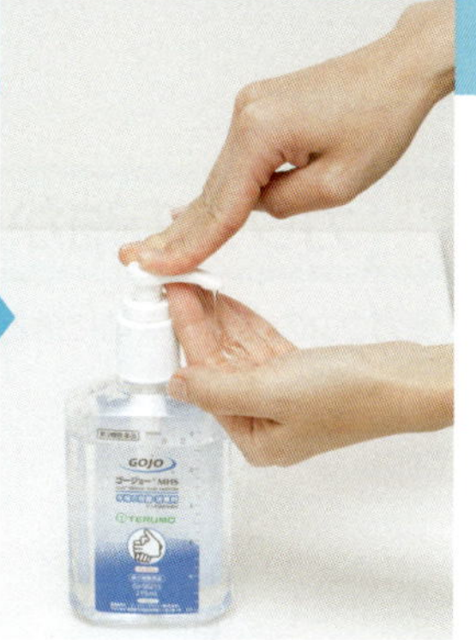

ガウン

ガウン

- ガウンは，飛散する血液や体液が多い処置をする場合，感染力が強いウイルスを保有する患者さんに接触する場合，無菌的処置を行う場合などに用いられる個人防護具です．
- 素材は，不織布，プラスチックなどがあります．不織布のものは通気性にすぐれていますが，湿性生体物質に対する防御力が不十分なので，接触する可能性がある際にはプラスチック製のものを使用しましょう．

ガウン着用のポイント

着用時に腰ひもを床につけないようにする．

腕は手首の端まで覆う．

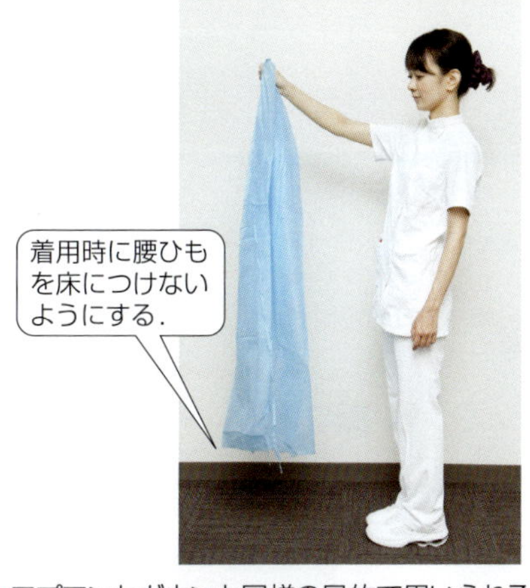

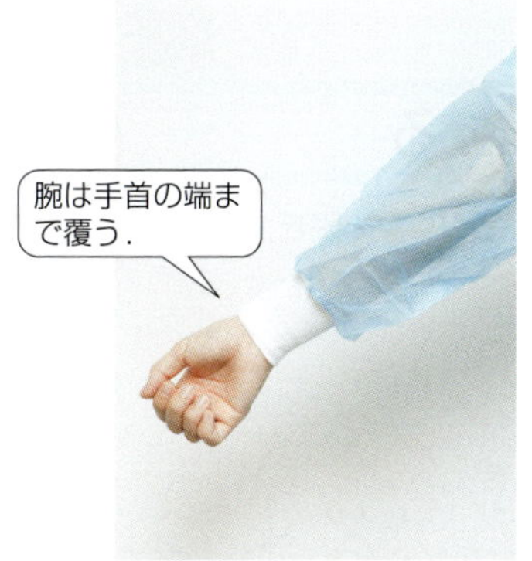

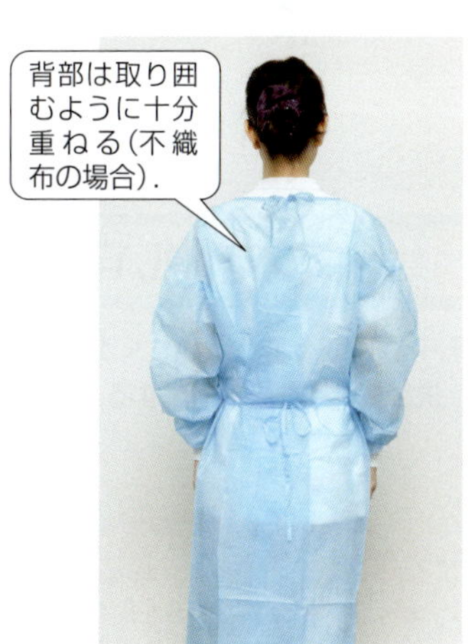

- エプロンもガウンと同様の目的で用いられる個人防護具です．汚染の範囲が限定的な場合にエプロンを選択します．
- 滅菌ガウン〔p.34〕は個人防護具として用いるガウンに含みません．

手順 ガウンの脱ぎ方

- 使用後のガウンは汚染されているため，不用意に外すと周囲の環境や自身の手，着衣に汚染を拡大する可能性があります．
- 手袋を外し，手指衛生〔p.15，16〕を行ってから次の手順で脱ぎます．

1 首ひもを切る

- ガウンの首ひもを引き切る．

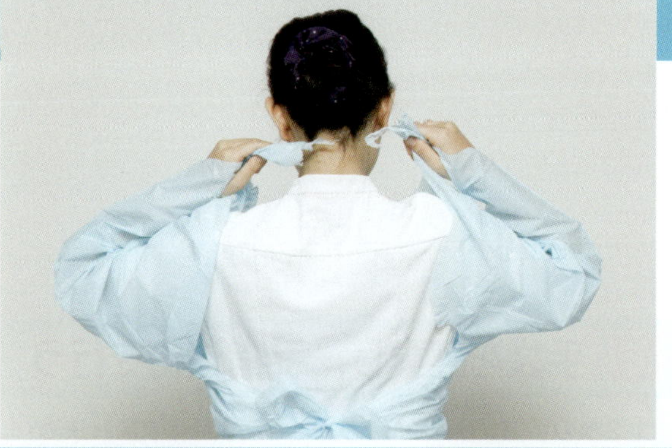

2 ガウンの袖から腕を抜く

- ガウンの上半身を前に落とし，両手を抜く．

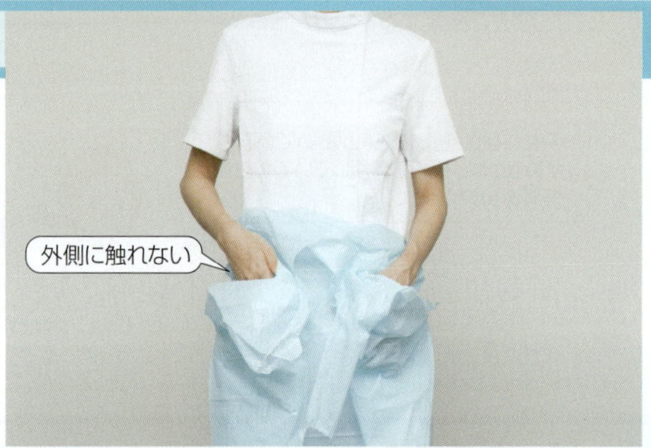

3 腰ひもを切る

- ガウンの腰ひもを切る．

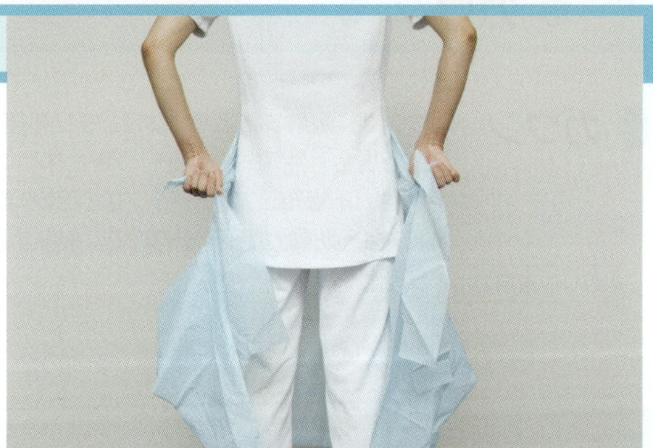

4 ガウンを脱いで廃棄する

- 中表になるように小さくまとめながらガウンを脱ぎ，決められた方法で廃棄する．

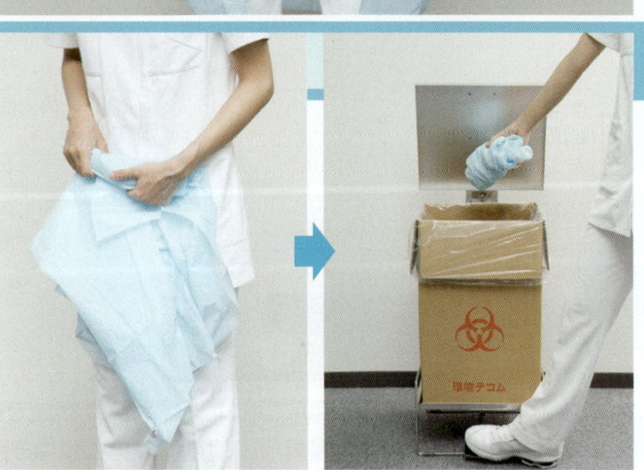

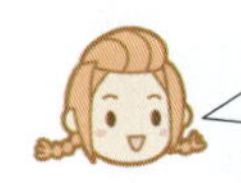

ポイント

エプロンを外す際にも，汚染部分を内側に閉じ込めるようにして脱ぎましょう．

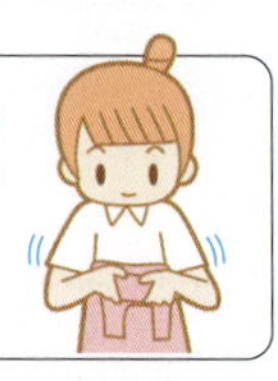

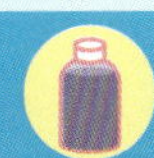

洗浄・消毒・滅菌

監修
佐藤 久美

医療処置には常に感染のリスクが伴います．ひとつひとつの処置の感染リスクを理解し，洗浄・消毒・滅菌を適切に行うことは，感染予防において非常に重要です．

医療器材の洗浄・消毒・滅菌

洗浄・消毒・滅菌

- 「洗浄」「消毒」「滅菌」といった再生処理は，患者さんに使用した医療器材による二次感染を予防するために行われる感染対策の1つです．

処理前

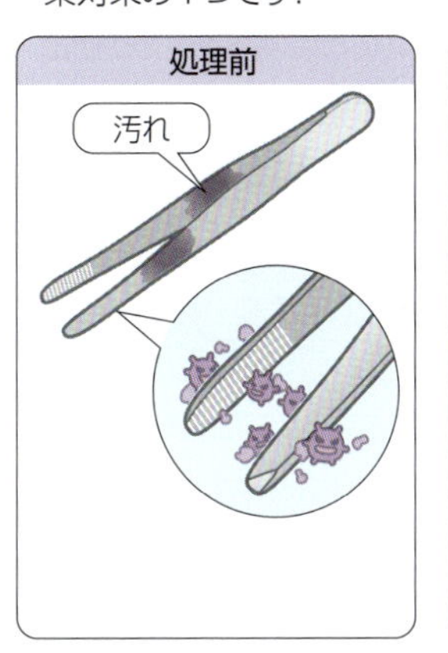

洗　浄〔p.26〕

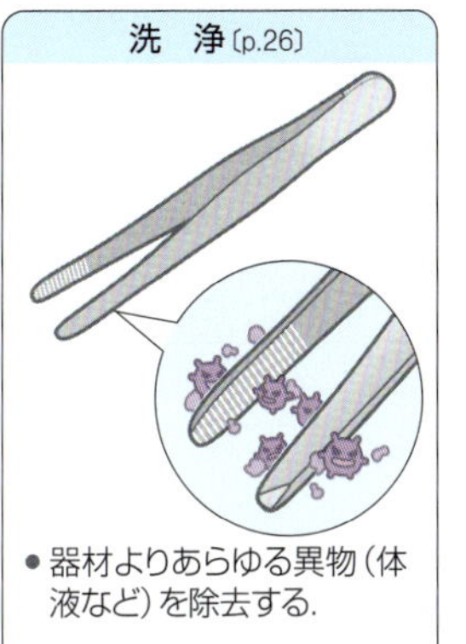

- 器材よりあらゆる異物（体液など）を除去する．

消　毒〔p.27〕

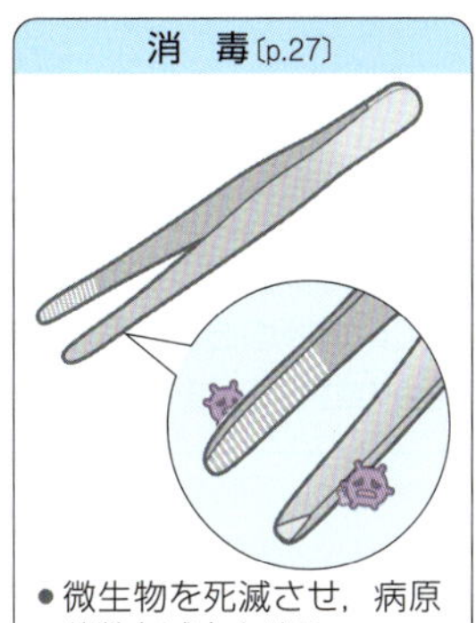

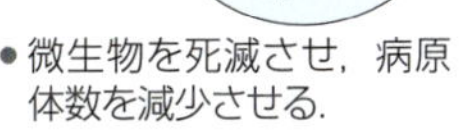

- 微生物を死滅させ，病原体数を減少させる．

滅　菌〔p.28〕

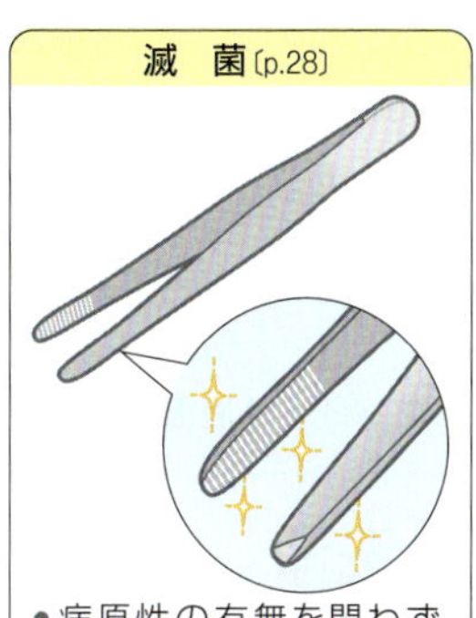

- 病原性の有無を問わず，全ての微生物を死滅させ，無菌状態にする．

スポルディングによる器具分類

- 汚染された医療器材を処理する方策として，スポルディングの分類法があります．この方策の中で，医療器材は使用目的による感染リスクに応じて3つに分類されており，それぞれに必要な処理が定められています．

分類	ノンクリティカル器具		セミクリティカル器具		クリティカル器具
用途	●正常皮膚には接触するが，粘膜には接触しないもの．		●粘膜，正常でない皮膚と接するもの．		●無菌の組織や血管系に挿入されるもの． ●いかなる微生物で汚染されても，高い感染の危険が生じるもの．
例	●聴診器 ●血圧計のマンシェット ●膿盆 ●ガーグルベースン	●薬杯 ●ベッド柵 ●便器 ●松葉杖 など	●口腔，直腸用の体温計 ●ネブライザー ●バイトブロック など	●人工呼吸器 ●麻酔器具 ●軟性内視鏡 ●膀胱鏡 など	●手術器具 ●移植埋め込み器具 ●インプラント など
処置	洗浄・清拭 低水準消毒		中水準消毒	高水準消毒	滅　菌

正常な皮膚は多くの病原体に対して抵抗性があるため，通常ノンクリティカル器具は消毒の必要がありません．ノンクリティカル器具の消毒は接触予防策が必要な際に行われます〔p.26〕．

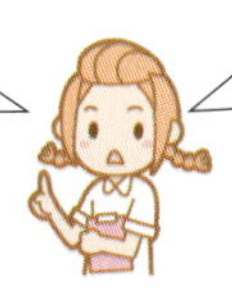

正常な粘膜は芽胞〔p.27〕に対しては抵抗性がありますが，ウイルスなどの病原体に対しては抵抗性がありません．そのため，セミクリティカル器具には（中～）高水準消毒が必要となります．

再生処理のながれ

- 医療器材を再生処理する際は，スポルディングによる器具分類を目安として使用目的に応じた方法を選択します．
- 器具の表面に無機物および有機物が残存していると再生処理の有効性が低下するため，消毒および滅菌の前には十分な洗浄が必要です．

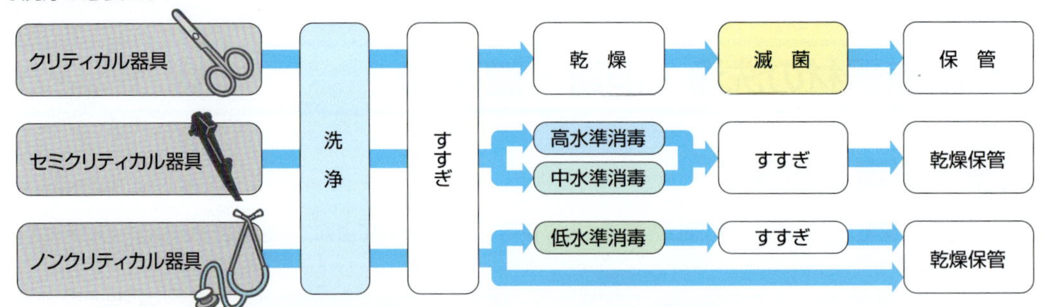

- セミクリティカル器具の中には，高水準消毒薬を使う器具と中水準消毒薬を使う器具があります．
- 2008年にCDCから出された「医療施設における消毒と滅菌のガイドライン」の中では，傷のある皮膚に接触するノンクリティカルな患者ケア区域の環境表面および医療器材には低水準消毒を行うよう勧告がなされています．

ポイント

病棟で洗浄・消毒処理を行うこともありますが，これは，「不十分な処理」「消毒薬の副作用」「現場スタッフへの職業汚染リスクの拡大」につながります．そのため，近年はこれらの処理を中央材料部で一括して行うことが推奨されています．

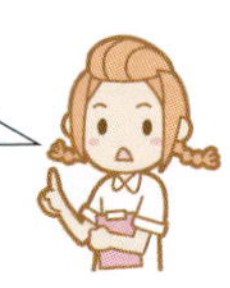

洗浄

- 洗浄とは，対象物から汚染や有機物などのあらゆる異物を除去することです．適切な洗浄を行うことで，その後行われる消毒，滅菌の効果を確実にすることができます．
- 洗浄には機械洗浄，浸漬洗浄，用手洗浄があり，安全性や効率の面からウォッシャーディスインフェクターによる機械洗浄が第一選択とされています．

洗浄の種類

種類		説明
機械洗浄	ウォッシャーディスインフェクター	●勢いよく洗浄剤を噴射し，器材の汚れを除去する．熱水による消毒と乾燥の行程も自動的に行うことができる． ●使用する場合は，主に中央材料部で処理する．
	超音波洗浄器	●超音波を利用し，器材に付着した汚れを剥離させる．
浸漬洗浄		●器材を洗浄剤などに浸漬し，血液などの汚れを化学的に分解して除去する．
用手洗浄		●器材をブラシやスポンジを用いてブラッシングすることで物理的に汚れを除去する．

用手洗浄の注意点

- 洗浄はウォッシャーディスインフェクターの使用が望ましいとされていますが，非常に高価な装置であるため，看護師が用手・浸漬洗浄を行っている施設が多いのも事実です．そのためここでは，用手洗浄における注意点について説明します．
- 用手洗浄は摩擦と洗い流しが重要な2つの要素になります．それに伴い，適切な準備や方法を知ることが大切です．

注意

強アルカリ性洗浄剤は皮膚損傷を起こす可能性があるため，使用には適しません．また，強酸性洗浄剤は金属腐食性を有するため，使用には注意が必要です．

- 汚染物，洗浄剤の化学物質からの曝露を防ぐために個人防護具を装着する．
- 水はねによる汚染を防ぐために，ブラッシングは容器に水を溜めてその中で行う．
- 洗浄剤は器材や汚染物の種類に応じたものを選択するが，一般的に中性または中性に近いpHのものを用いる．

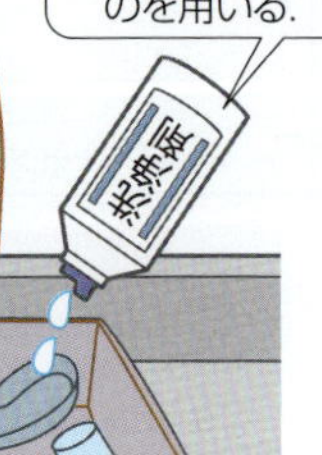

●米国疾病管理予防センター（CDC）：Centers for Disease Control and Prevention

消毒

- 消毒とは，対象物に生存している微生物の数を減少させる処理のことです．
- 消毒方法にはウォッシャーディスインフェクターなどによる物理的方法と，消毒薬を用いて浸漬(しんし)消毒〔p.28〕を行う化学的方法があります．物理的方法は耐熱性をもつ器材の消毒において選択されます．

消毒薬使用の注意点

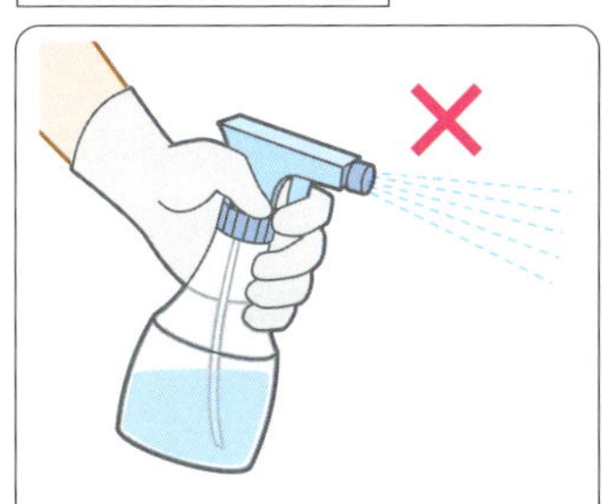

- 噴霧はしない*．必ず浸漬か清拭で使用する．

*なぜなら 効果が不十分なうえ，吸入毒性があるからです．

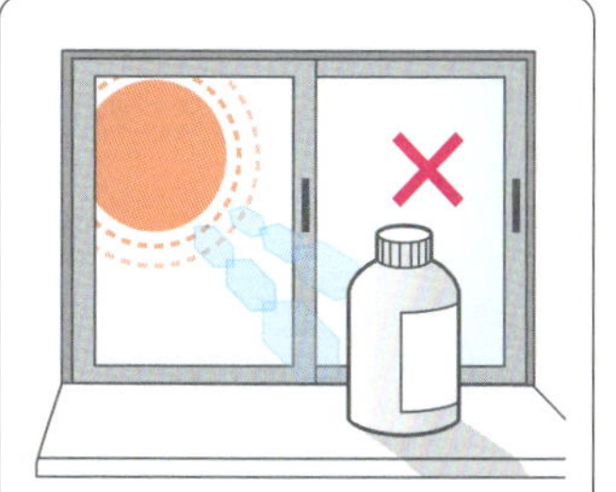

- 熱や直射日光を避けて保存する**．

**なぜなら 熱や光によって消毒薬が化学的に変化してしまうからです．

スポルディングの分類法による消毒水準

- スポルディングの分類法では，器具分類に関した消毒薬の殺菌作用のレベル（低水準消毒，中水準消毒，高水準消毒，滅菌）が定められています．

スポルディングの分類法による消毒水準

分類		低水準消毒	中水準消毒	高水準消毒	滅菌
殺菌作用のレベル		一般細菌 真菌 ウイルス 結核菌 芽胞 ● 結核菌，芽胞，一部のウイルスを除くほとんどの一般細菌や真菌を死滅させる．	● 芽胞を除き，ほとんどのウイルス，一般細菌，真菌，結核菌を死滅させる．	● 芽胞が大量に存在する場合を除き，全ての微生物を死滅させる．	● 全ての微生物を完全に死滅させる．
方法	物理的方法	–	–	● ウォッシャーディスインフェクターによる熱水消毒 ● 湿式パスツール式低温消毒	● 高圧蒸気滅菌（オートクレーブ）
方法	化学的方法	● 低水準消毒薬 ・ベンザルコニウム塩化物（オスバン®） ・アルキルジアミノエチルグリシン塩酸塩（ハイジール®）	● 中水準消毒薬 ・次亜塩素酸ナトリウム（ミルトン®，ハイター®，ピューラックス®） ・消毒用エタノール	● 高水準消毒薬 ・グルタラール（サイデックスプラス®28，ステリーハイド®） ・フタラール（ディスオーパ®） ・過酢酸（アセサイド®）	● 過酸化水素低温ガス・プラズマ滅菌 ● 酸化エチレンガス（EOG）滅菌 ● 化学滅菌剤 ・グルタラール3時間以上 ・過酢酸10分以上

- 化学滅菌剤をより短い曝露時間で使用することで，高水準消毒薬として使用することができます．
- スポルディングの分類法は，明確かつ理論的であるため，消毒・滅菌法を計画しやすいという利点があります．しかし，複雑な構造の器具や特殊な例に対する消毒方法の選択が困難であることや，高水準消毒の適切な曝露時間が定義されていないことなどの点が問題となっています．

芽胞というのは，ある種の細菌が環境の悪化に対応してつくる構造物で，これを形成して休眠状態に入った細菌は高温，乾燥に耐久性をもちます．

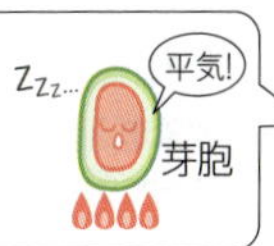

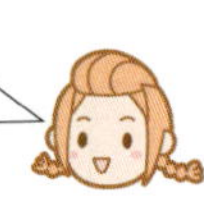

次亜塩素酸ナトリウムは生体への刺激が大きいため，皮膚・創部・粘膜への使用ができません．しかし，エタノールが無効なノロウイルス，クロストリジウム・ディフィシルなどに有効であり，環境や器具の消毒に適しています．

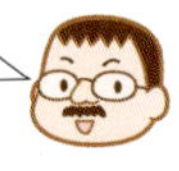

●酸化エチレンガス（EOG）：ethylene oxide gas

浸漬消毒の注意点

- 浸漬（しんし）消毒は希釈調整した消毒薬に，器材を一定時間ひたして殺菌効果を得る方法です．低・中水準消毒および，耐熱性のない器材に対しての高水準消毒として行われます．
- 消毒薬の効果を十分に発揮させるためには適切な容器，希釈用水を用いて最適な濃度で使用する必要があります．
- 十分な消毒効果を得るために，消毒薬が明らかに汚れた際には交換しましょう．また，汚れていなくても24時間ごとの交換は必要です．

容器の大きさ

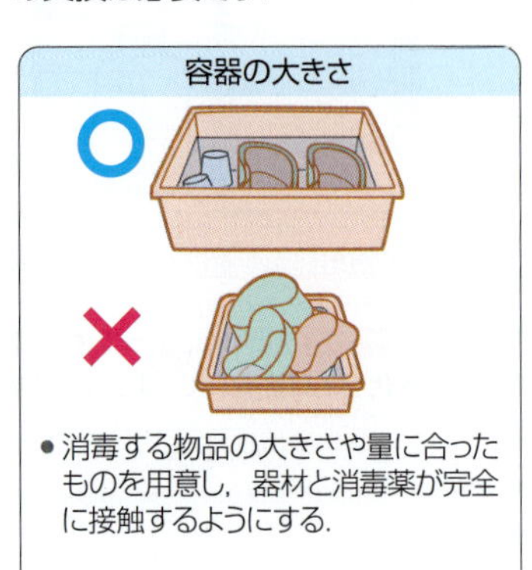

- 消毒する物品の大きさや量に合ったものを用意し，器材と消毒薬が完全に接触するようにする．

消毒薬の希釈調整

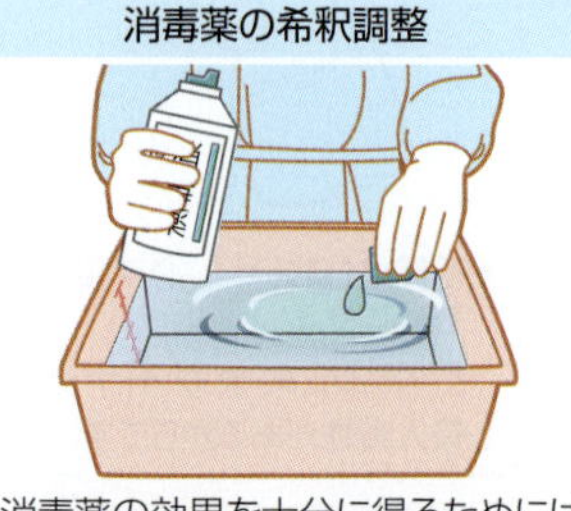

- 消毒薬の効果を十分に得るためには，実用濃度を守る必要がある．また，希釈調整用水は精製水を用いるのが望ましく，滅菌精製水が最も良い*．

*なぜなら 水道水に含まれるイオンや微生物の影響により，消毒効果が低下することがあるからです．

容器のふた

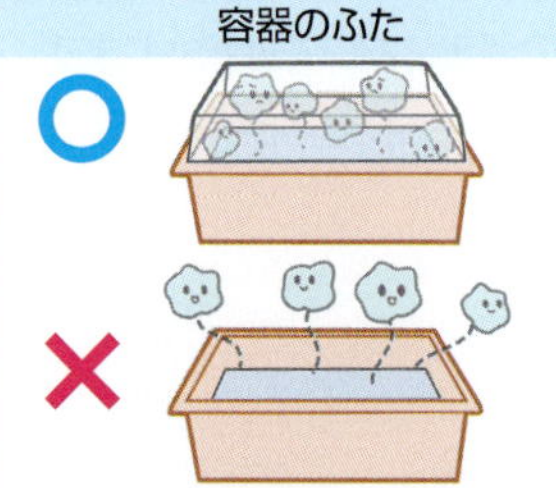

- 作業者が毒性のある蒸気や臭気にさらされるのを防ぐため，また，揮発により濃度が薄まり，消毒効果が弱まるのを防ぐため，ふたつきの容器を用いるのが望ましい．

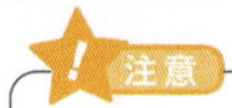

高水準消毒薬は生体毒性も強いため，使用する際は換気を十分に行い，マスク，ゴーグル，エプロンなどを装着しましょう．

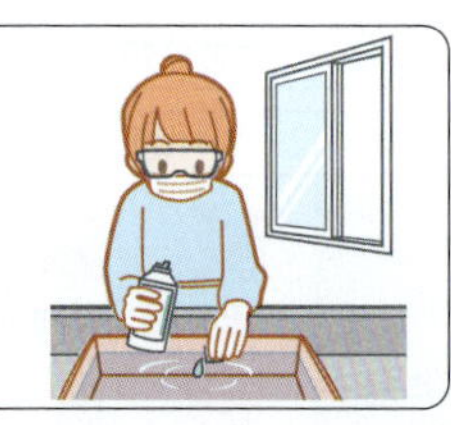

滅菌の種類と特性

- 滅菌とは，全ての微生物を死滅させる処理方法で，病院では中央材料部などで一括して行われることが多いです．
- それぞれの特徴を理解し，適切な滅菌法を選ぶことが重要です．

滅菌法	適応器材	特　徴
高圧蒸気滅菌（オートクレーブ）	●鋼製小物 ●リネン類 ●シリコン製品 ●ガラス製品　など	●高熱の蒸気を用いる方法で，耐熱性，耐水性の器材に適している． ●安全，確実な方法で，コストも低く，短時間であるため，現在最も推奨される方法である．
酸化エチレンガス（EOG）滅菌	●プラスチック製品 ●ゴム製品 ●軟性内視鏡 ●紙 ●ラテックス製品　など	●熱，湿度に弱い器材や，複雑な構造の器材の滅菌に適している． ●有毒ガスを用いることや，コストが高いこと，時間がかかることもあり，他の滅菌法が行えない場合に用いる．
過酸化水素低温ガス・プラズマ滅菌	●光学機器，電子機器 ●プラスチック製品 ●ガラス製品 ●鋼製小物　など	●低温，低湿度，短時間で滅菌が可能．安全な方法だが，コストが高い． ●酸化エチレンガス滅菌法とは異なり，滅菌後にエアレーションが不要のため，すぐに使用できる．

エアレーションとは，滅菌に使用したガスを除去するための通気処置のことです．滅菌工程の後に行います．

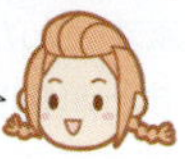

● 皮膚，創部などの消毒 ●

皮膚消毒薬の種類

- 注射や採血などの処置において，皮膚などの消毒には消毒薬を用います．
- 殺菌力の強い消毒薬は細胞毒性も強いため，生体の消毒には低～中水準消毒薬を使用します．また，粘膜や創部の消毒には，より低濃度，低刺激性の消毒薬が選択されます．

	一般名	商品名	適用			特徴
			皮膚	創部	粘膜	
中水準消毒薬	エタノール	消毒用エタノール®	◎	×	×	●生体への刺激性が大きいため，粘膜や創部へは使用しない．
中水準消毒薬	ポビドンヨード	イソジン®	◎	◎	◎	●生体への刺激性や副作用が少ないため，最も多く使用される薬剤の1つである．
中水準消毒薬	0.5%クロルヘキシジン含有の消毒用エタノール（クロルヘキシジンアルコール）	ヘキザック®アルコール	○	×	×	●生体への刺激性が大きいため，粘膜や創部へは使用しない． ●ポビドンヨードよりも効果があることが示されている．
低水準消毒薬	ベンゼトニウム塩化物	ハイアミン®	○	○	○	●広範囲の微生物に有効なため，皮膚から器材の消毒まで幅広く用いられる．
低水準消毒薬	ベンザルコニウム塩化物	オスバン®	○	○	○	
低水準消毒薬	ベンザルコニウム塩化物	ウェルパス®	○	×	×	
低水準消毒薬	クロルヘキシジングルコン酸塩	ヒビテン®	◎	◎	×	●殺菌力は強いが，アナフィラキシーショックを誘発する可能性があるため，粘膜への使用は禁忌である．

◎：よく使用される　○：使用可　×：使用不可

- 上記の他，創部の消毒にはオキシドールなどが使用されます．

消毒薬を開封したら，適切な管理のために日にちをボトルに記入しておきましょう．

皮膚消毒

- 皮膚消毒に用いられる消毒薬にはエタノール，ポビドンヨードなどがあります．
- 皮膚消毒は，中心部が最も清潔になるように，中心から外側へ円を描くように行います．この動作を1回とし，綿球は1回ごとに破棄します．
- 皮膚消毒薬を用いる場合は，完全に乾燥するまで待ちます*．ポビドンヨードは乾燥するまで時間を要するため，2分程度待ちます．

* なぜなら 乾燥過程で殺菌作用が働くからです．また，ポビドンヨードについては完全に乾燥させた方が接触性皮膚炎を起こしにくいということもあります．

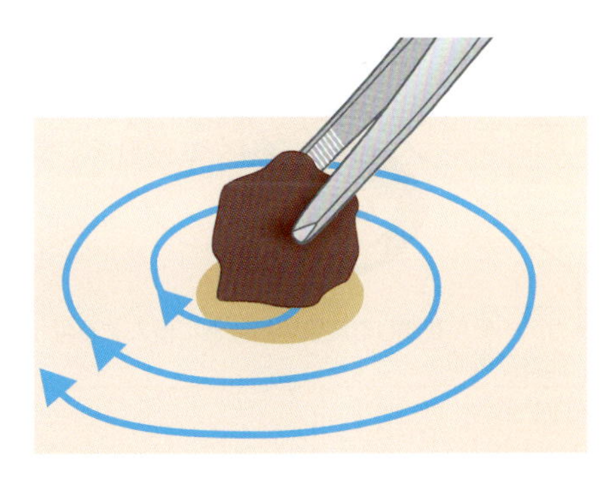

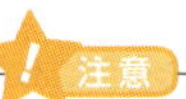

綿球や消毒綿は使うにつれて不潔になっていくので，外側からすでに消毒した内側へ触れないようにしましょう．

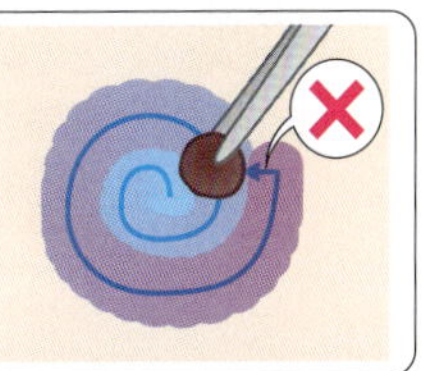

無菌操作

監 修
佐藤 久美

無菌操作は，身体内部やそれらに近接する組織に触れる，感染リスクが非常に高い医療行為において必須となります．

無菌操作

- 無菌操作とは，滅菌〔p.25〕された器具や物品を無菌状態を保ちつつ行う操作です．
- 手術や外科的処置，カテーテル挿入など，患者さんの体内に病原体の侵入する危険性が高い処置を行う際には，無菌操作が必要となります．
- 無菌操作を行う際には，滅菌処理された滅菌手袋や滅菌ガウンを着用します．

無菌操作が必要となる場面例

中心静脈カテーテル挿入〔看②p.122〕

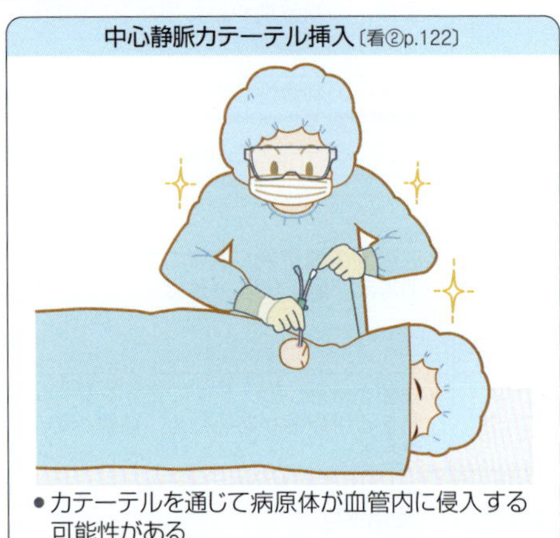

- カテーテルを通じて病原体が血管内に侵入する可能性がある．

膀胱留置カテーテル挿入〔看②p.270〕

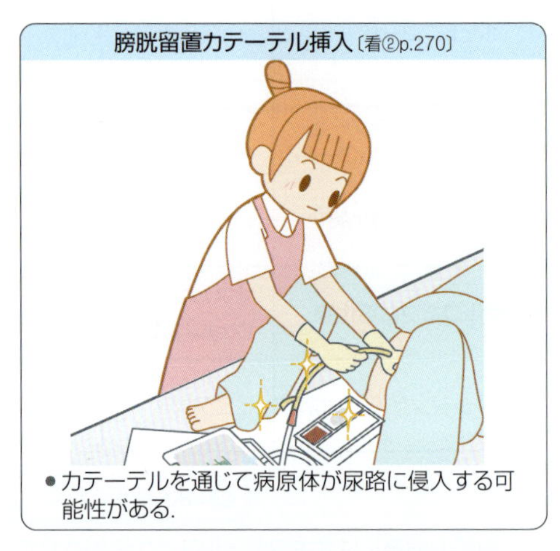

- カテーテルを通じて病原体が尿路に侵入する可能性がある．

開放式気管吸引〔看②p.188〕

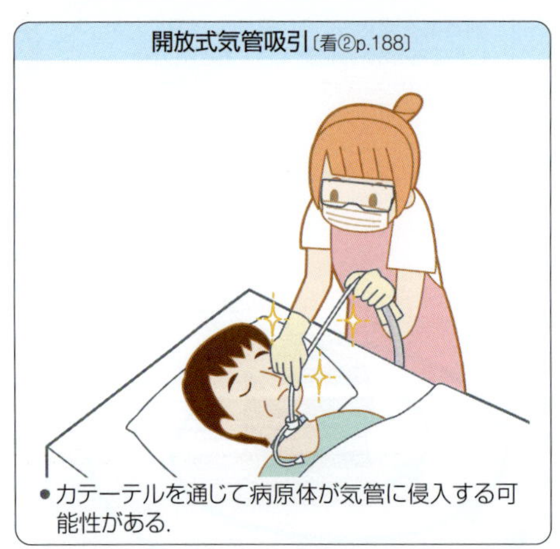

- カテーテルを通じて病原体が気管に侵入する可能性がある．

血液培養検査〔看②p.20〕

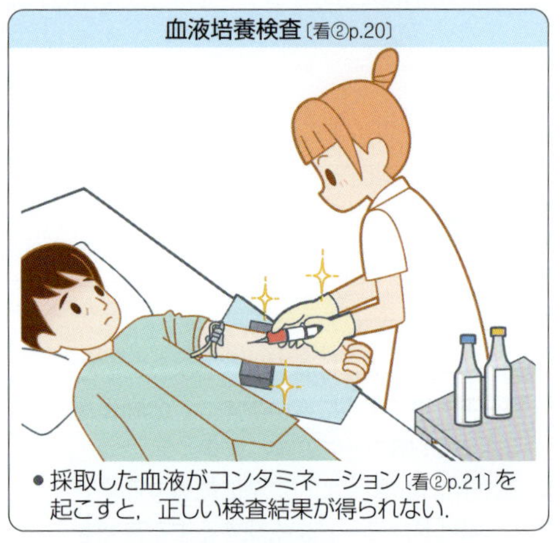

- 採取した血液がコンタミネーション〔看②p.21〕を起こすと，正しい検査結果が得られない．

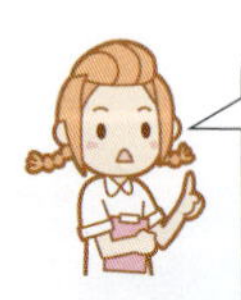

ポイント

医療現場における無菌操作を行うにあたって，清潔と汚染の区別はとても大切になります．

汚染：物体の表面に病原微生物が存在している状態
清潔：物体の表面に病原微生物が存在しない状態
無菌：物体の表面に微生物が全く存在しない状態

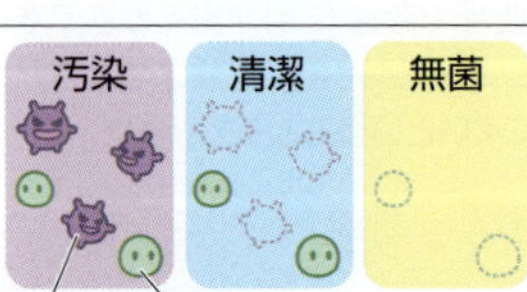

無菌操作の準備

● 無菌操作を行う前には，滅菌物の状態の確認，無菌操作を行うための環境の確保，衛生学的手洗いを行います．

滅菌物の状態の確認

● 滅菌物として使用可能であることを次の3点から確認する．どれか1つでも満たさない場合は滅菌物とはみなさない．

インジケーター

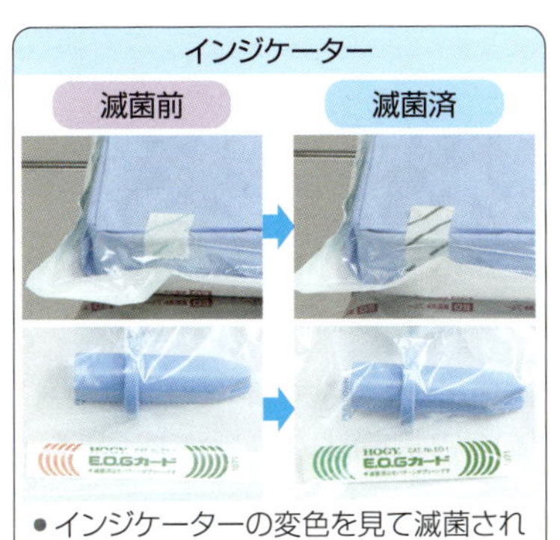

• インジケーターの変色を見て滅菌されているかを確認する．

有効期限

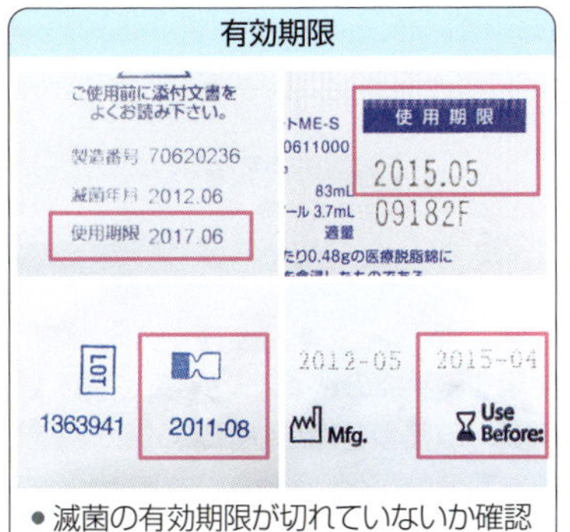

• 滅菌の有効期限が切れていないか確認する．

破損や水ぬれの有無

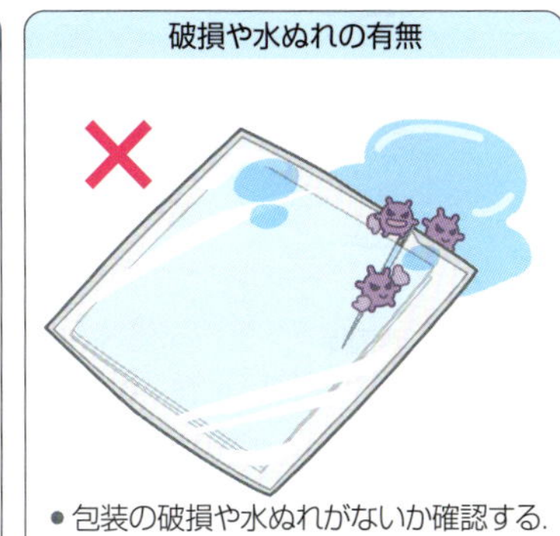

• 包装の破損や水ぬれがないか確認する．

ポイント

滅菌物の無菌状態を保つために，普段から湿気，汚染，包装の破損を防ぐことができる場所に保管することが大切です．シンクやゴミ箱などから離れた場所で，閉鎖型の棚にゆとりをもって保管しましょう．

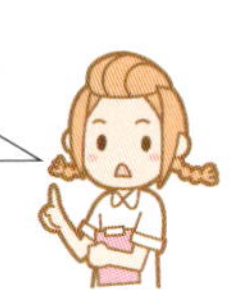

無菌操作を行うための環境の確保

● 次のような場所を避け，安定性のある場所に十分な広さを確保する．

人の出入りの多い場所

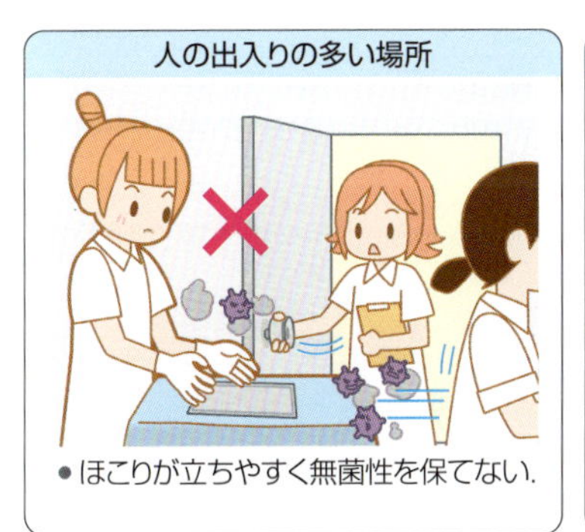

• ほこりが立ちやすく無菌性を保てない．

水気のある場所

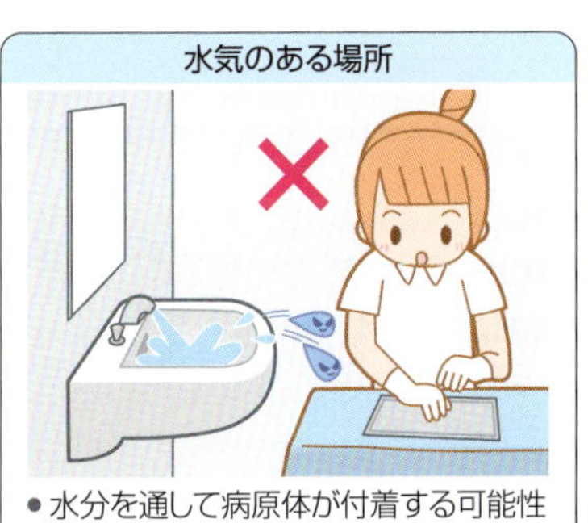

• 水分を通して病原体が付着する可能性がある．

衛生学的手洗い 〔p.13〕

● 無菌操作を行う前には必ず衛生学的手洗いを行う．また，手がぬれた状態では滅菌物を汚染してしまうため，十分に乾燥させることが大切である．

石けんと流水による手洗い 〔p.16〕

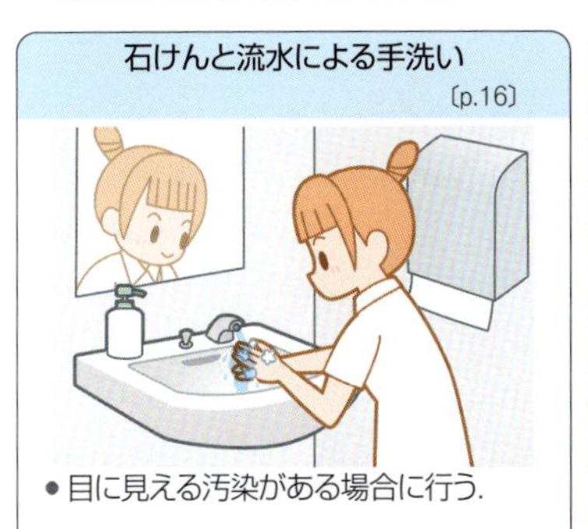

• 目に見える汚染がある場合に行う．

速乾性アルコール消毒薬による手指消毒 〔p.15〕

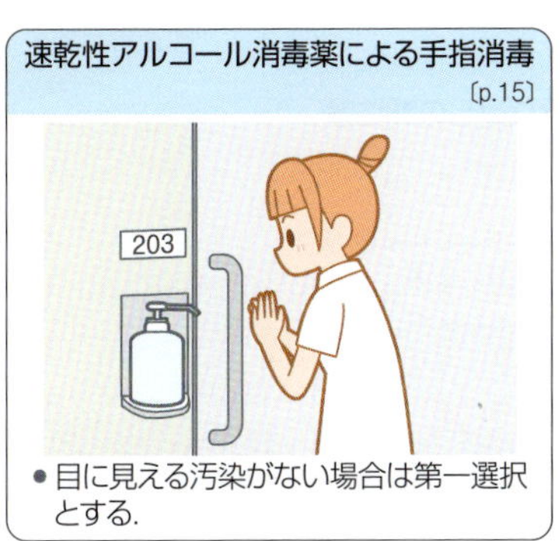

• 目に見える汚染がない場合は第一選択とする．

● 滅菌手袋の装着 ●

手順 滅菌手袋の装着

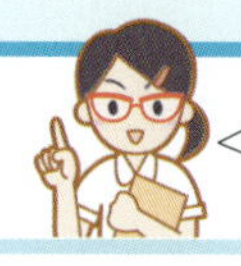

ここでは右手がきき手の場合で解説します．

1 準備をする

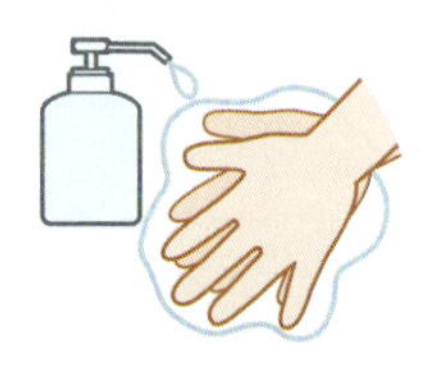

❶衛生学的手洗い〔p.15，16〕をする．

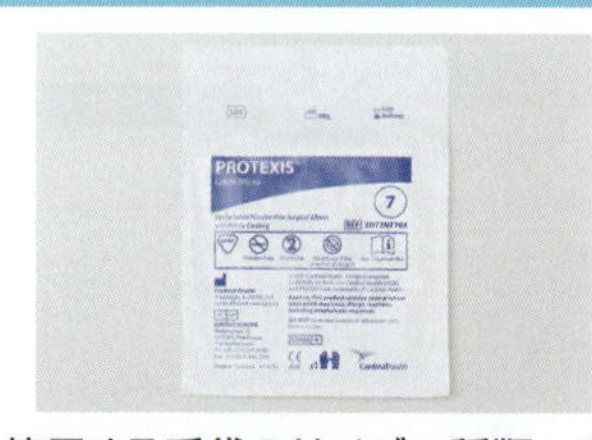

❷使用する手袋のサイズ，種類，有効期限，破損の有無を確認する．

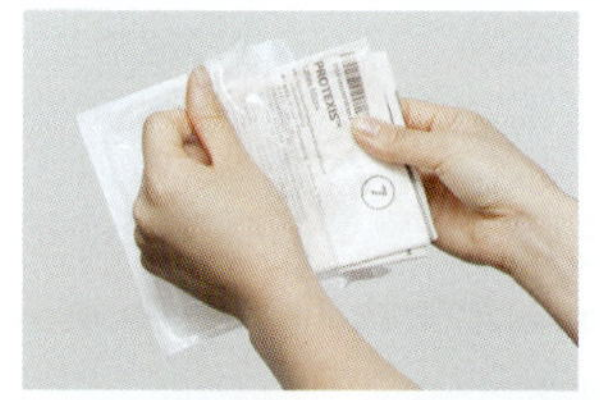

❸滅菌パックを開き，包装紙（滅菌台紙）の内側に触れないように取り出す．

2 包装紙を広げる

- 手袋の手首側が手前になるように置く．
- 包装紙の折り返し部分を持ち，全体を開く．

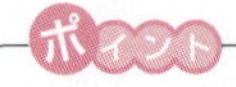

包装紙の外側の不潔部分が手袋に触れて汚染されないように，しっかりと開いておきましょう．

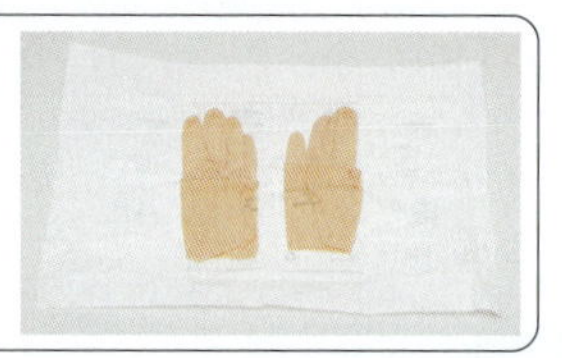

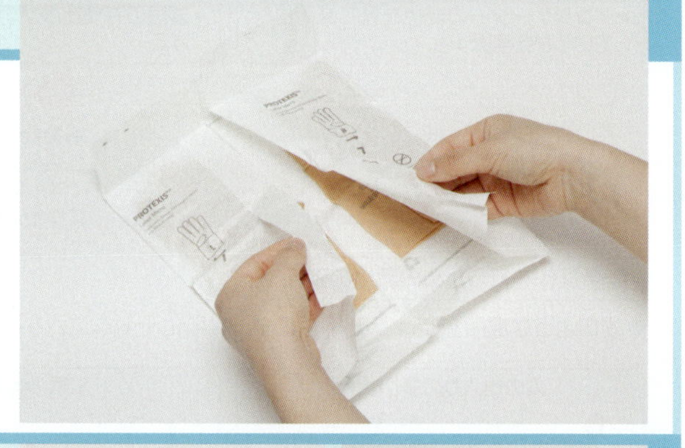

3 左の手袋を装着する

- 右手で左の手袋の折り返しの輪の部分をつかみ，左手にはめる．このとき，折り返し部分はそのままにしておく．

手袋の内側を不潔，外側を清潔と考えます．清潔部分に触れないようにしましょう．

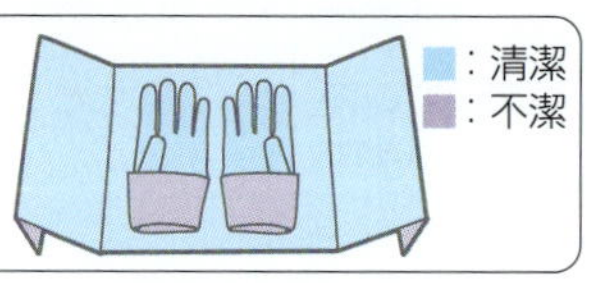

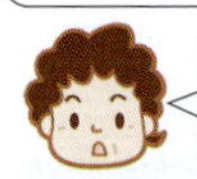

折り返し部分はもちろん，手袋のたるみや引っかかりもこの時点ではそのままにしておきます．

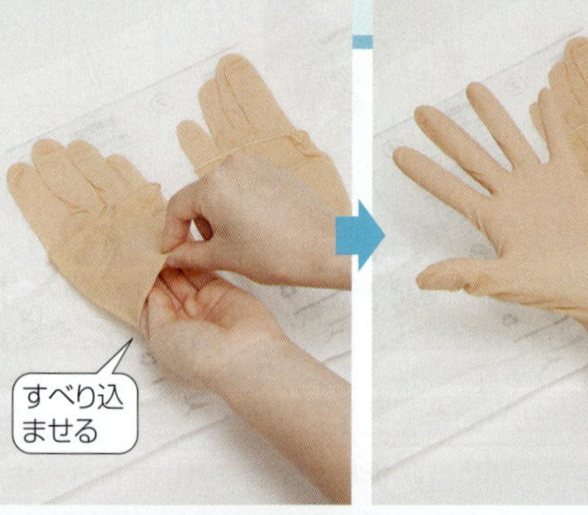

4 右の手袋を取り出す

- 手袋をはめた左手の指先を右手袋の折り返しの間に差し込み，すくい上げるように持ち上げる．

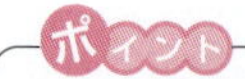

持ち上げる際に不潔部分に触れないように注意しましょう．

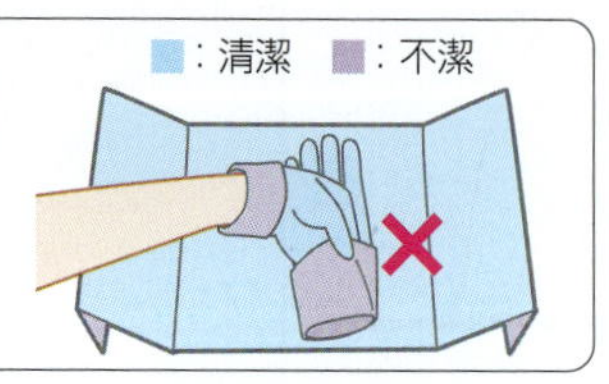

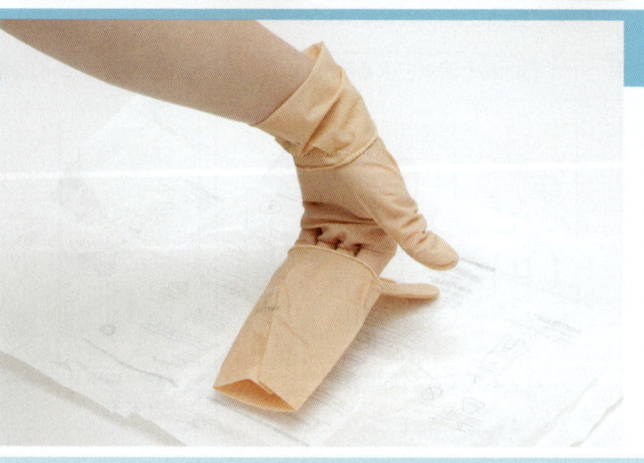

5 右の手袋を装着する

- 右手袋を右手にはめ，そのまま折り返し部分を伸ばす．

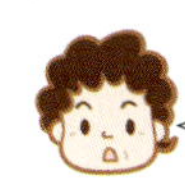

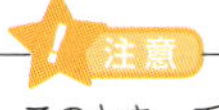

このとき，手袋をした左手で右手の肌や手袋の内側に触れないように注意しましょう．

ガウンを着用しているときは，手袋の端をしっかりとガウンの袖にかぶせましょう．

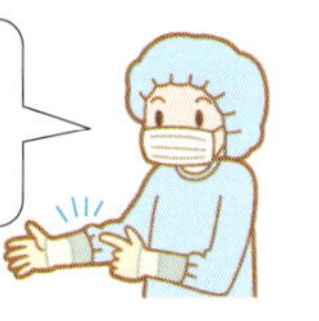

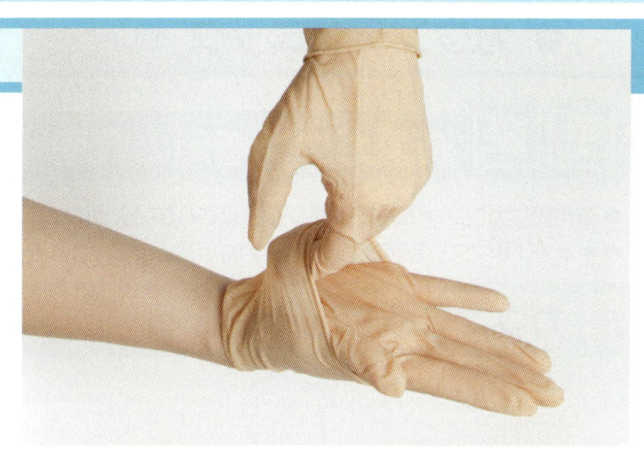

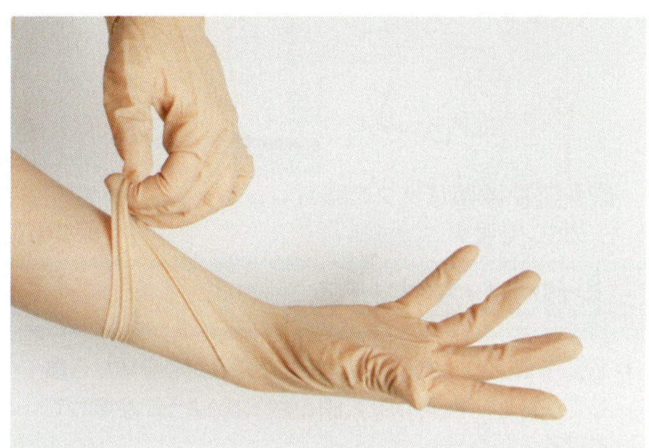

6 左の手袋の折り返しを伸ばす

- 左の手袋の折り返しの間に右手の先を入れ，折り返しを伸ばす．

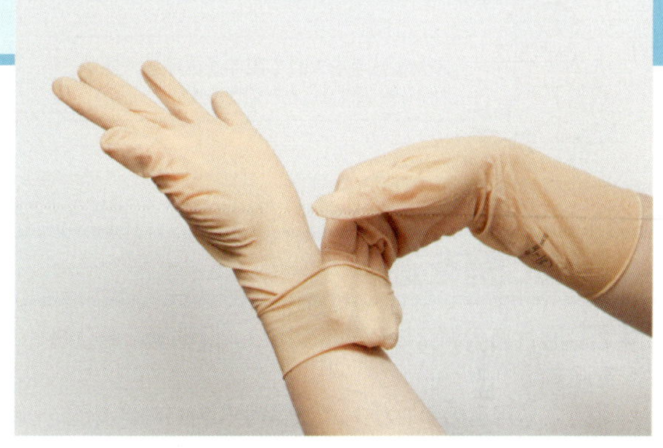

7 手袋をフィットさせる

- 両手を組むなどして，手袋のたるみや指先のあまりなどを解消する．
- 手袋着用後は，周囲への接触で不潔にならないように手を前面，腰から上に保つ．

このように常に視界に入るように手が保持されていれば，周囲への接触で不潔になることを防ぐことができます．

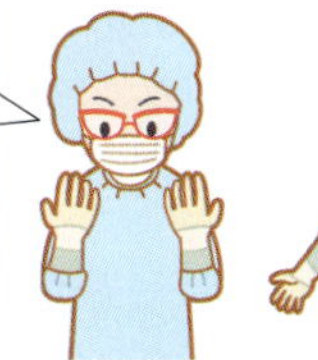

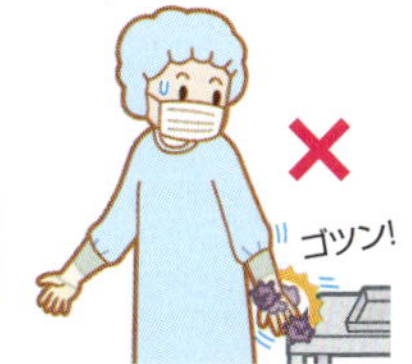

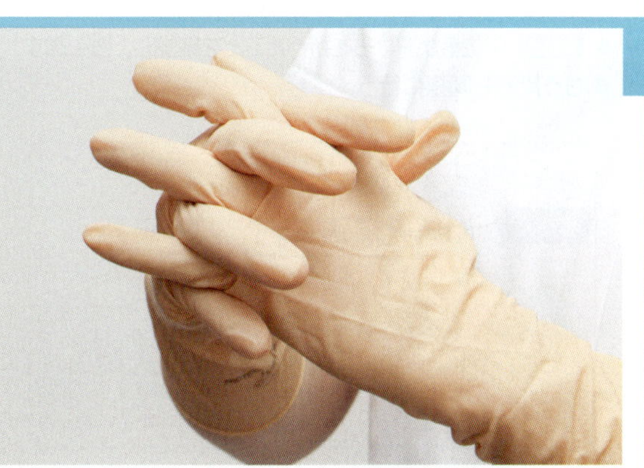

- 手袋の外し方はp.22を参照のこと．

ガウンテクニック

手順 滅菌ガウン着用の介助

- 着用時はガウンが周囲に接触して汚染されないように，広いスペースで行います．
- キャップやマスクを装着し，衛生学的手洗い〔p.15，16〕をした後，次の手順を行います．

1 ガウンを取り出す

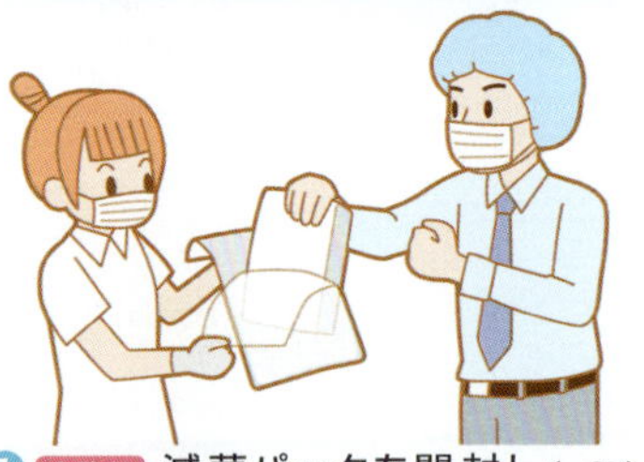

❶ 介助者 滅菌パックを開封し〔p.37〕，ガウンを渡す．

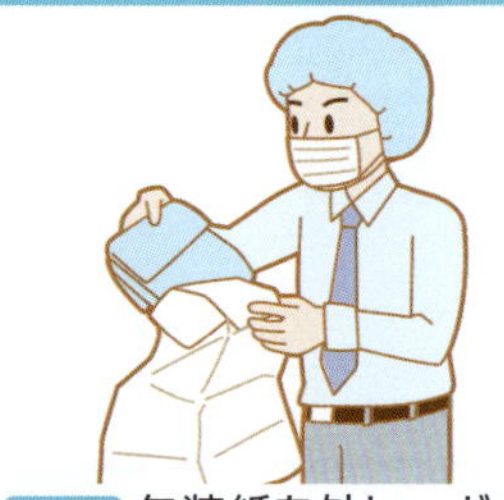

❷ 着用者 包装紙を外し，ガウンを取り出す．

滅菌ガウンは清潔野が内側になるように梱包されています．

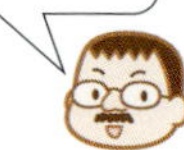

2 ガウンを広げる

- 着用者 滅菌パックから取り出したガウンを身体から離して保持し，表側の清潔野に触れないように注意して広げる．

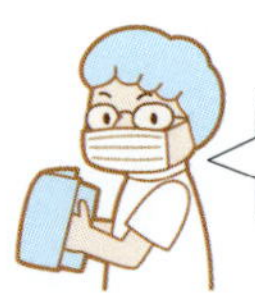

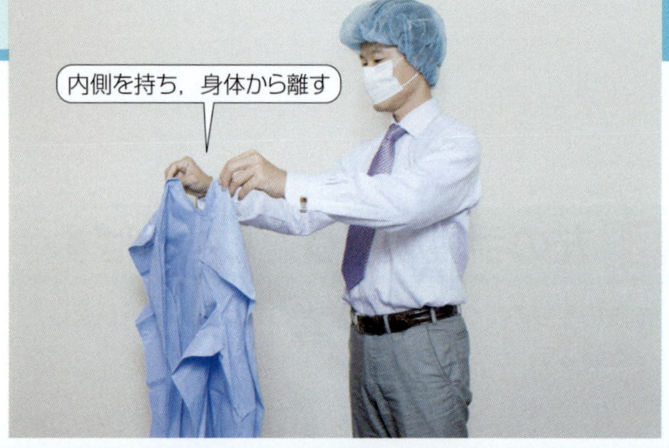

3 袖に腕を通す

- 着用者 片方の肩ひもの先端を持ち，介助者に肩ひもを渡す．
- 介助者 着用者の手やガウンの清潔野に触れないように注意し，肩ひもをしっかりと保持する．
- 着用者 介助者が肩ひもを持ったことを確認し，袖を通す．
- もう片方も同様に行う．

ポイント

清潔野に触れないように気をつけましょう．

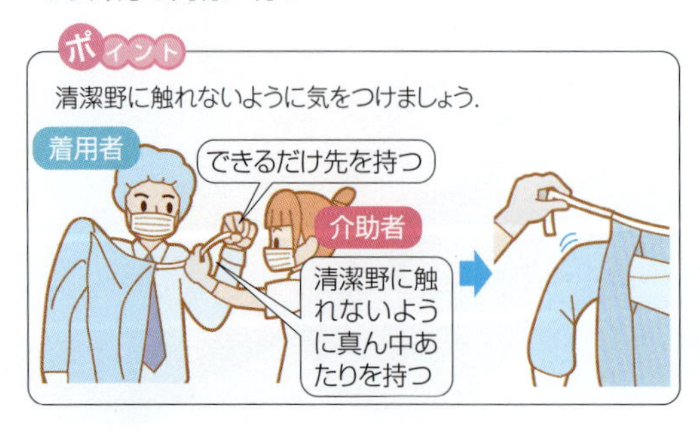

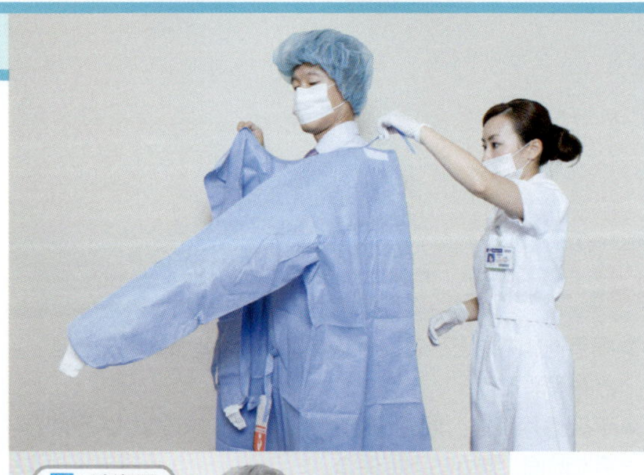

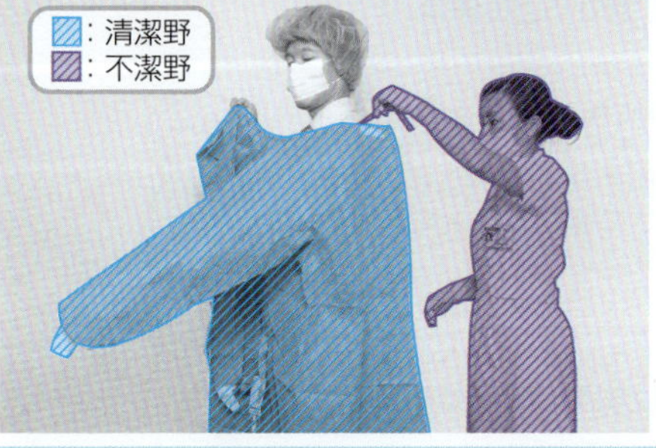

4 介助者が肩ひもと腰ひもを結ぶ

● 介助者 外側の清潔野に触れないように，肩ひも，腰ひもの順でガウンのひもを結ぶ．

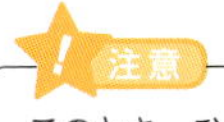

このとき，ひもを引っぱって軽くフィットさせます．ただし，着用者の手が袖口から出ないように注意しましょう．

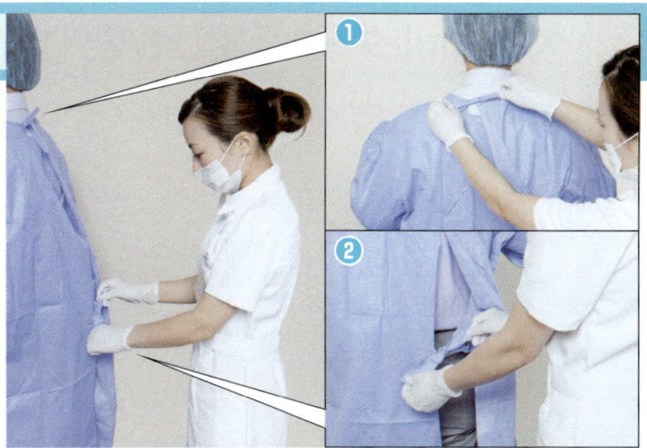

5 ベルトホルダーを渡す

● 着用者 右手でホルダーの白い部分の端を持ち，左手で左側のひもを外す．
● 着用者 ホルダーを介助者へ渡す．
● 介助者 ホルダーの赤い部分を受け取る．

ホルダーは次のように着用者と介助者の持つ位置が表記されているものが多いです．誤って介助者が清潔野に触れないように気をつけましょう．

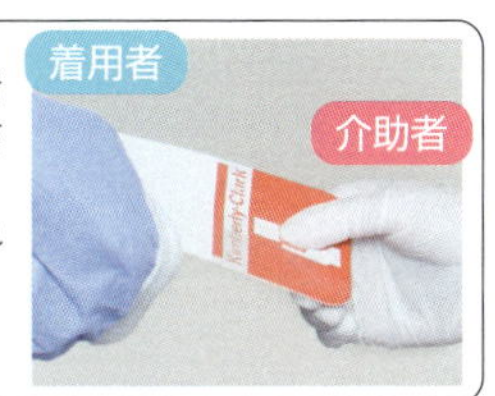

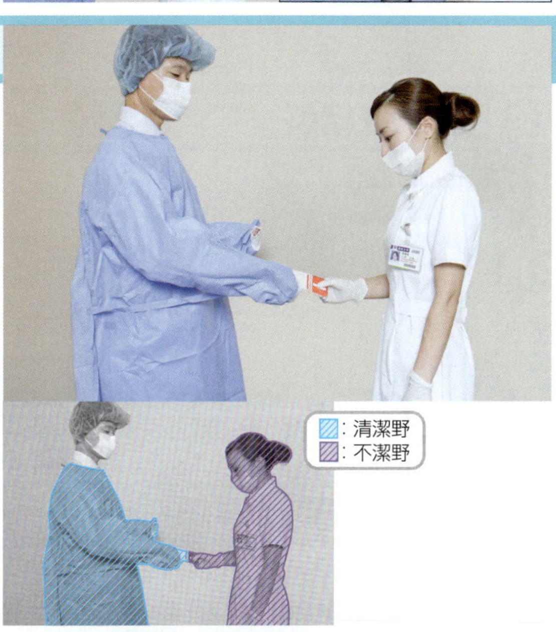

6 腰ひもを回す

● 着用者 腰ひもを背中に回すように，1回転する．
● 介助者 ホルダーをしっかりと保持する．
● 着用者 左手で持っているひもを右手に持ち替えて，介助者が持っているひもを左手で受け取る．

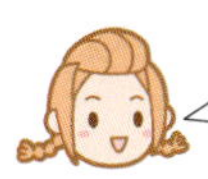

ポイント

着用時の清潔を維持するためには，お互いに声をかけ合って動作することが大切です．場合によっては，介助者も腰ひもを回しやすいように動きましょう．

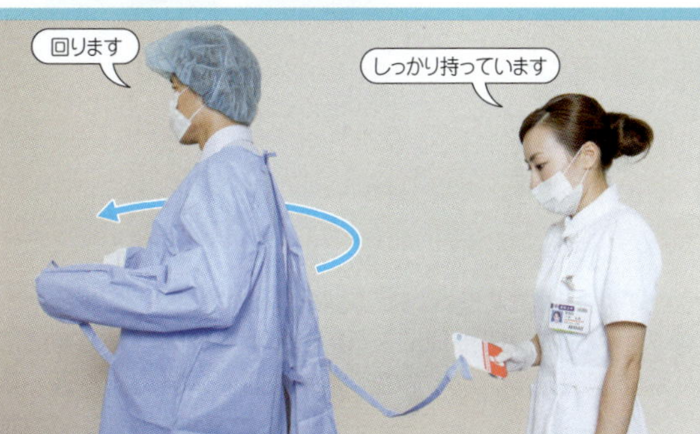

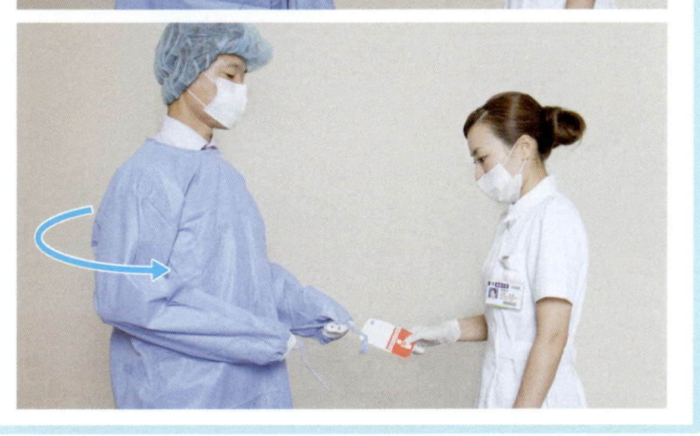

7 ベルトホルダーから腰ひもを外す

- 着用者 左側の腰ひもを引っぱってベルトホルダーから外す.
- 介助者 腰ひもがホルダーから外れるようにしっかりと持つ.

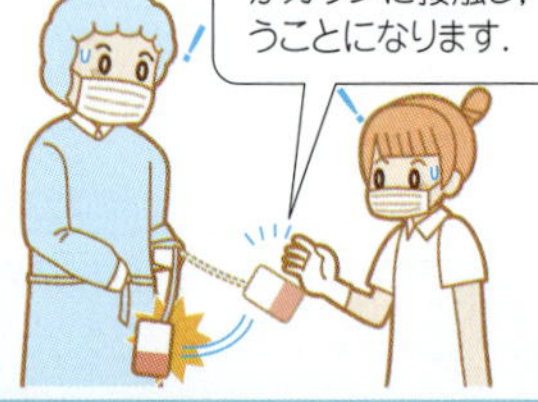

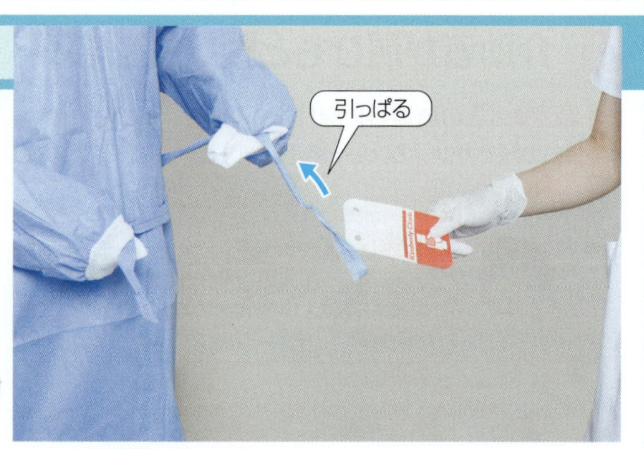

8 腰ひもを結ぶ

- 着用者 腰ひもを結ぶ.

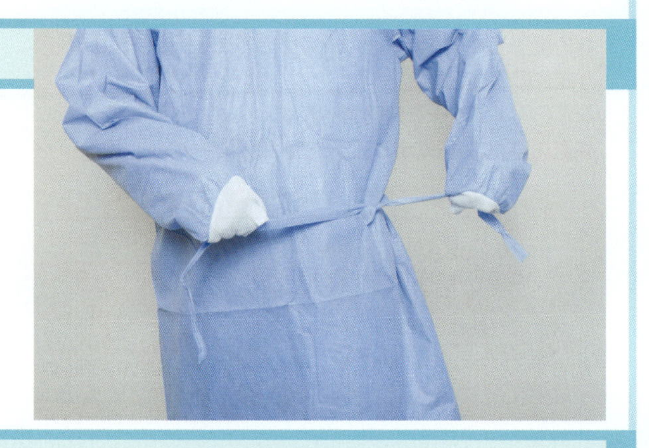

9 滅菌手袋を装着する

- 着用者 クローズド法で滅菌手袋を装着する.

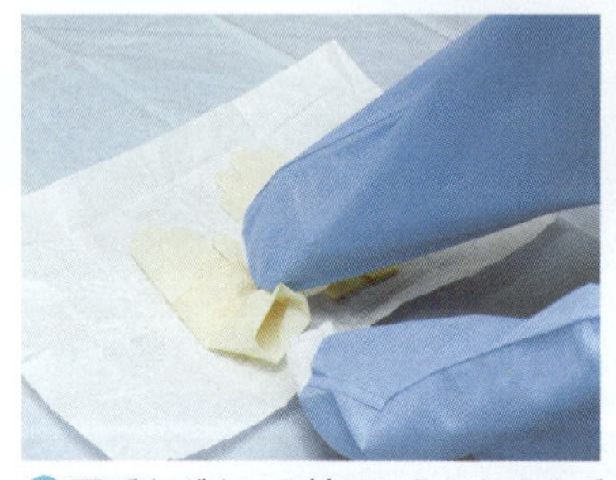

❶ 両手をガウンの袖口に入れたまま手袋の包みを開け，片方の手袋の袖口を持つ.

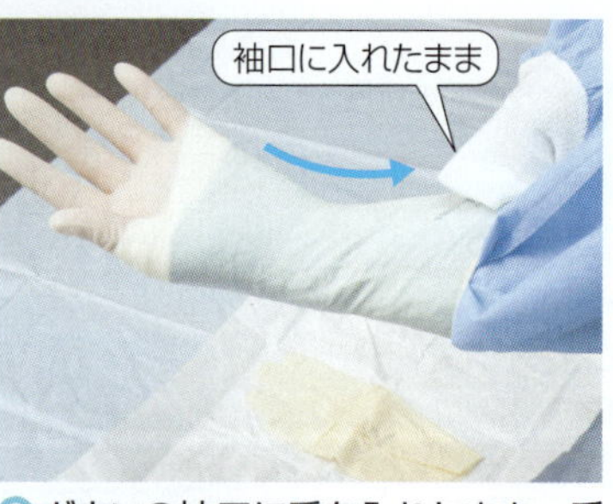

❷ ガウンの袖口に手を入れたまま，手袋の折り返し部分をガウンの袖にかぶせるように伸ばす.

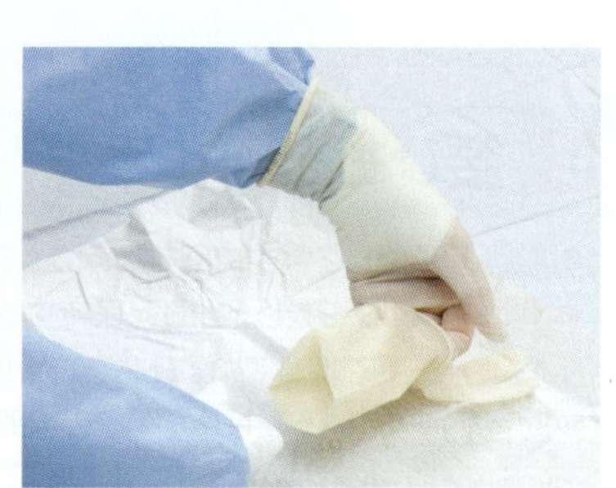

❸ 手袋を装着した手で，もう片方の手袋の折り返し部分に手を入れる.

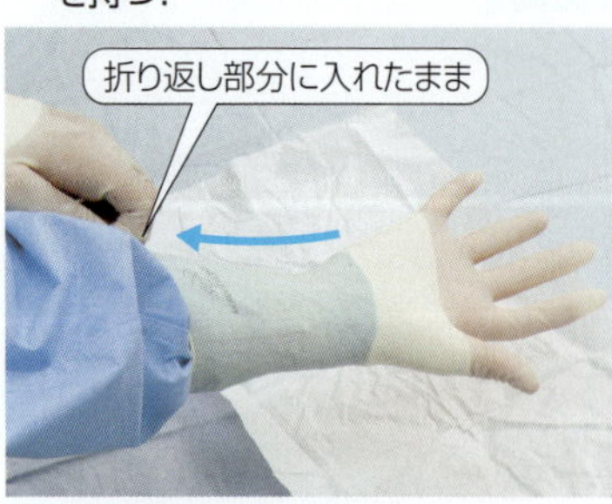

❹ 折り返し部分に手を入れたまま，手袋を伸ばしてガウンの袖にかぶせる.

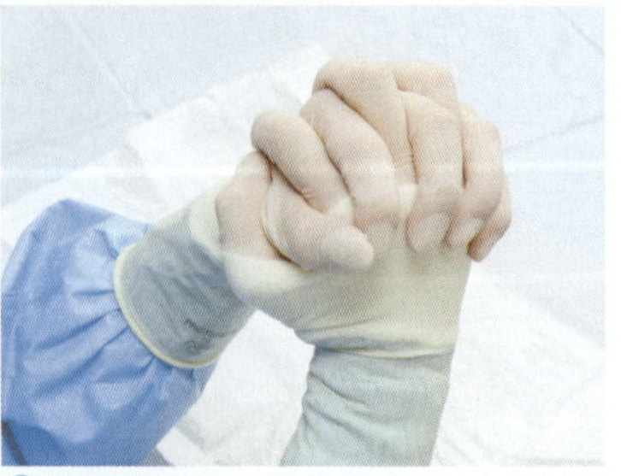

❺ 両手を組み，手袋をフィットさせる.

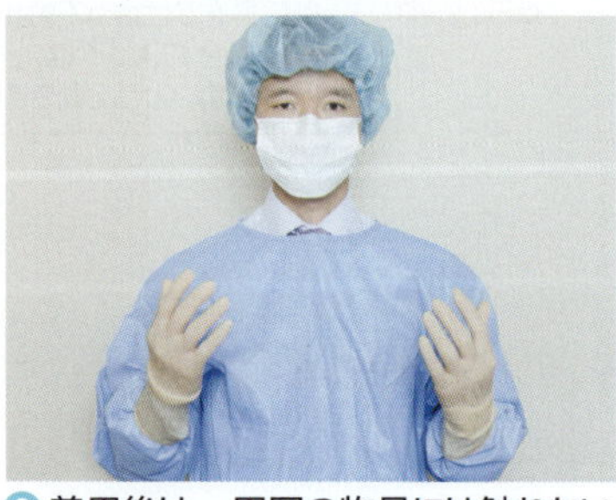

❻ 着用後は，周囲の物品には触れないようにする.

滅菌物取り扱い

手順　滅菌パックの開封から受け渡し

- 様々な器具が滅菌パックされていますが，開け方の手順は共通して次のようになります．

1 開封する

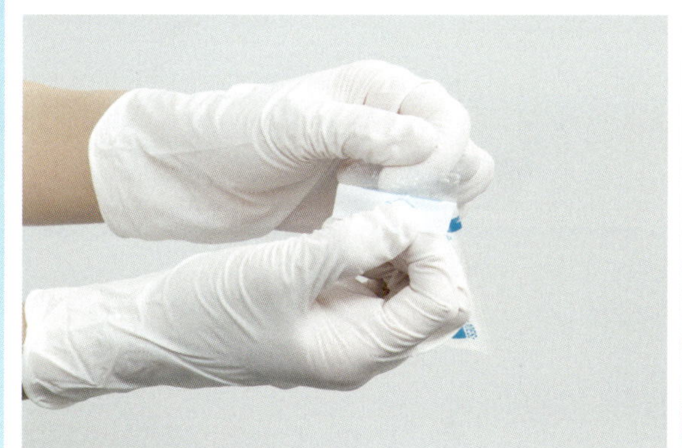

❶開封面を上にして両手で持つ．

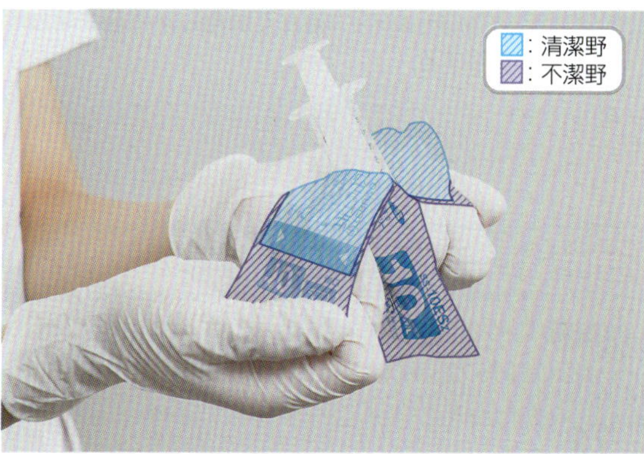

❷外側にめくるようにしながらパックを開く．

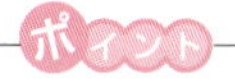

ポイント

内側の清潔部分に触れないように気をつけながら，取り出しやすいように十分に開きましょう．また，手を離して折り返した部分が器具を汚染しないように気をつけましょう．

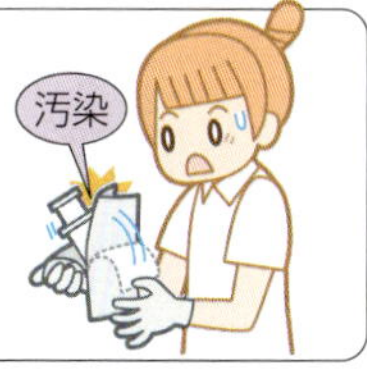

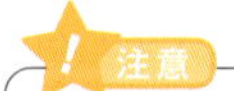

注意

滅菌パックを開封してしまうと滅菌物ではなくなるため，たとえ未使用のものでも後で使用してはいけません．

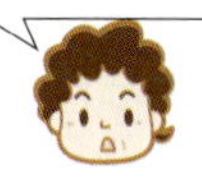

2 処置者に渡す

直接渡す場合

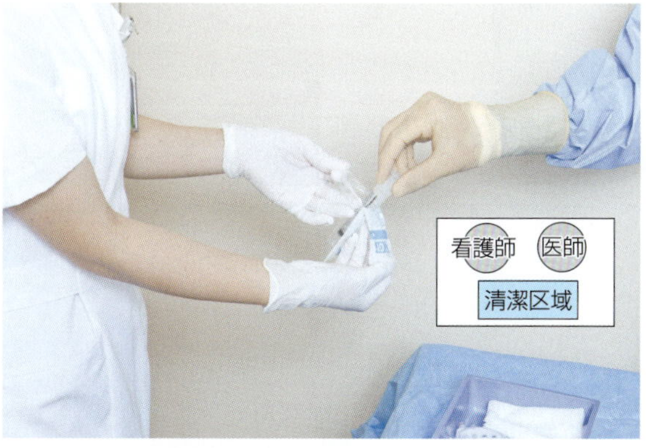

- 受け渡しは清潔区域の外で行う＊．

＊ なぜなら 清潔区域の上で受け渡しを行うと，菌の落下や物品の包装を清潔区域に落として汚染してしまう可能性があるからです．

投げ入れる場合

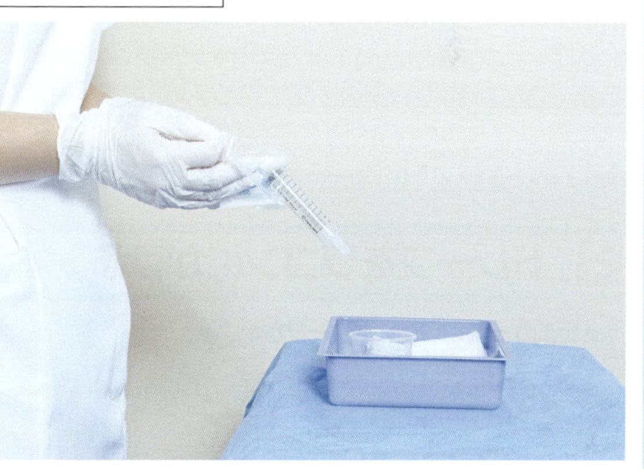

- 清潔区域に介助者の身体や物品の包装が触れないようにして扱う．

手順 清潔区域のつくり方

● 清潔区域とは，無菌的な操作が可能な領域のことで，清潔操作の際には清潔区域を確保する必要があります．

1 準備をする

● 清潔区域をつくるために滅菌ドレープ（覆布）とワゴン（処置台）を用意する．
● キャップ，マスクを着用する．手指衛生を行い，手袋を着用する．
● ワゴンをアルコールタオルなどで消毒し，手袋を新しいものと交換する．

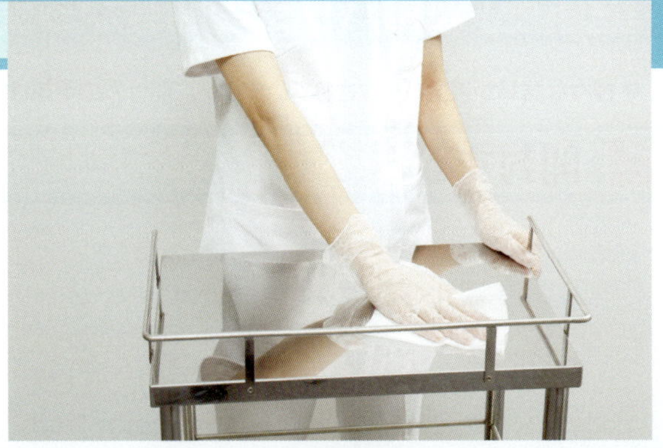

2 ドレープを取り出す

● 滅菌パックを開いて，滅菌ドレープの内側に触れないように鉗子で包布の端を持ち，取り出す．

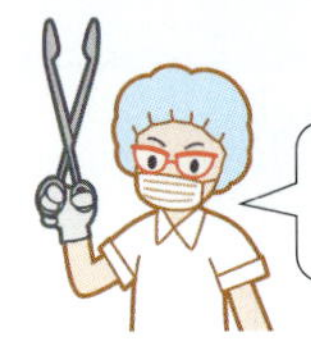

手技のコツ
ドレープを扱う際は，接触面の大きい麦粒鉗子を用いると扱いやすいです．

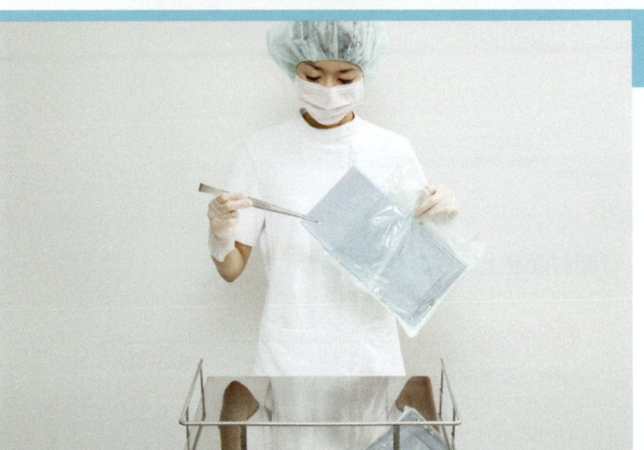

3 ドレープを広げる

● ドレープが床や周囲の物品，自分自身に触れて不潔にならないように注意しながら鉗子を用いてドレープを広げる．

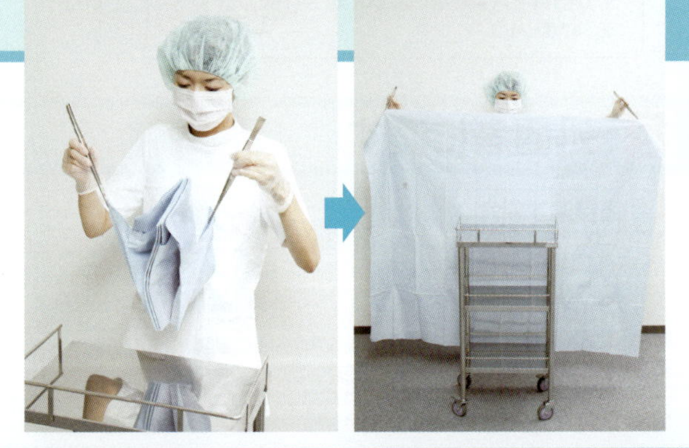

4 ドレープをワゴンにかける

● 手前から向こう側にドレープをかける．

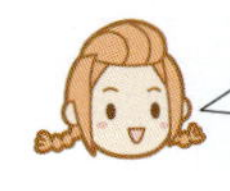

ポイント
ドレープの端は清潔ではない場所と接しているとみなします．

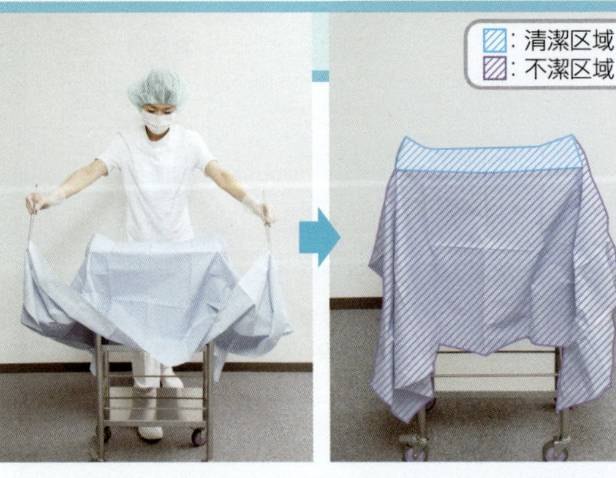

手順 滅菌包の開け方

- オートクレーブ〔p.28〕で滅菌された物品セットには包布などで包装されているものがあり，これを滅菌包といいます．滅菌効果を保ちつつ，滅菌包を開ける技術はとても重要です．

1 滅菌包を取り出す

- インジケーターで滅菌処理されていることを確認する．
- 滅菌パックを開封し，取り出す．
- 滅菌包の端が手前にくるように，滅菌包を置く．

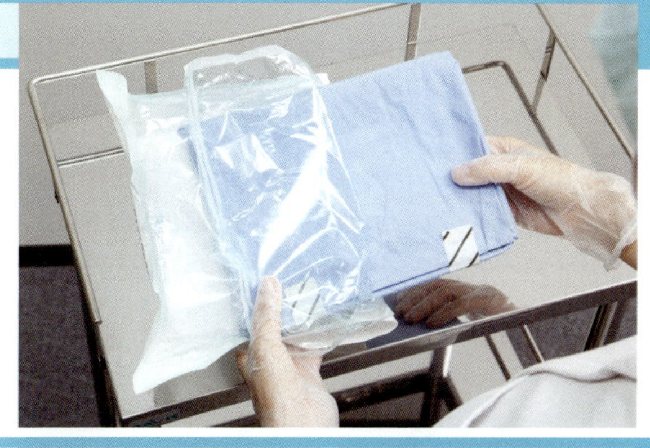

2 外側の包布を開く

- 一番外側の包布の端を持ち，身体から離してゆっくりと向こう側へ開く．

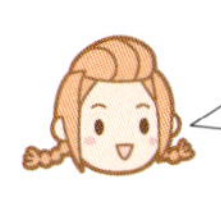

包布の差し込んである部分をつかみましょう．

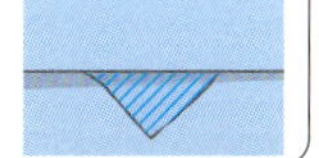

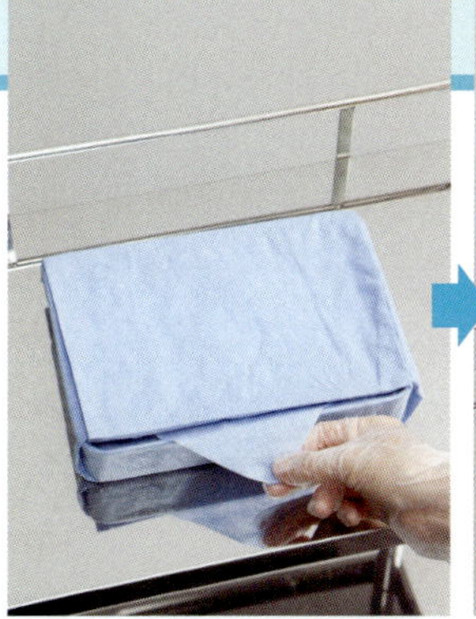

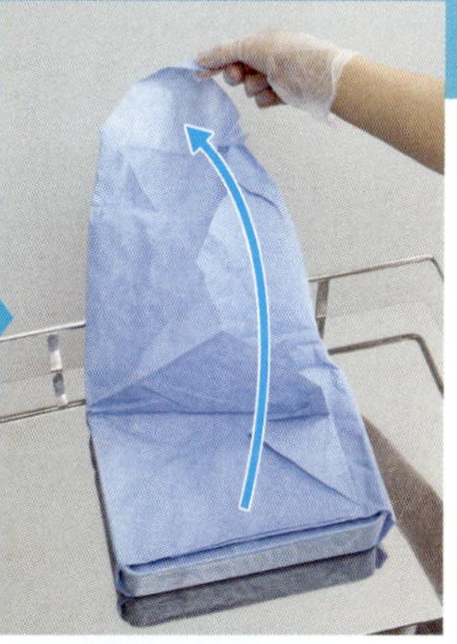

3 内側の包布を開く

- 鑷子を用いて内側の包布を，❶❷左，❸❹右，❺手前と開いていく．

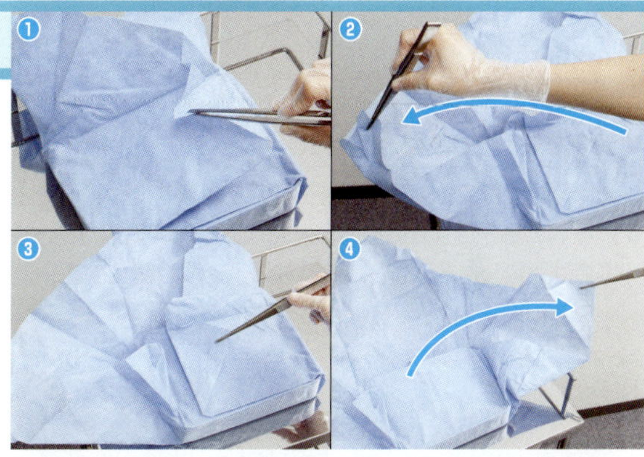

- トレイの中に入っているインジケーターを見て，滅菌処理されていることを確認する．
- 開いた包布の内側は清潔野なので，包布や中の物品に触れる際は清潔な鑷子か滅菌手袋を用いる．

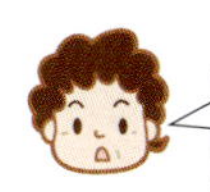

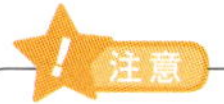

包布を開くのは使用の直前にしましょう．開いたまま放置すると汚染されてしまいます．

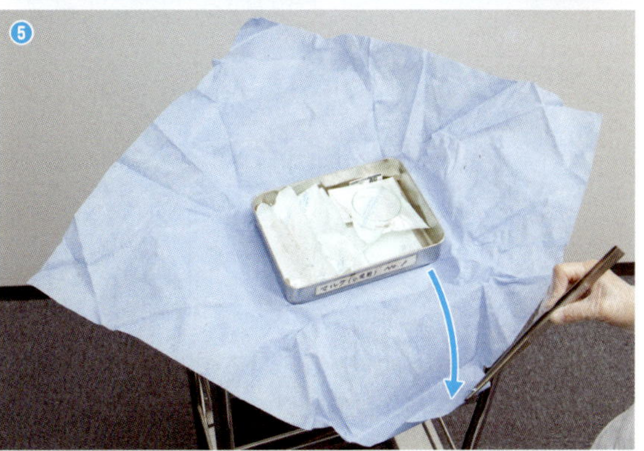

● 鑷子 ●

鑷子

● 鑷子や鉗子は，滅菌，消毒された器具や包帯などをつかむ器具であり，医療処置の介助や手術室などでよく使用されます．そのため，これらを正しく取り扱うことは，感染予防においてとても大切です．

取り出し方

● 鑷子を滅菌パック〔p.37〕や鑷子立てから取り出す際は，滅菌パックの縁などで鑷子を汚染しないよう垂直に取り出す．

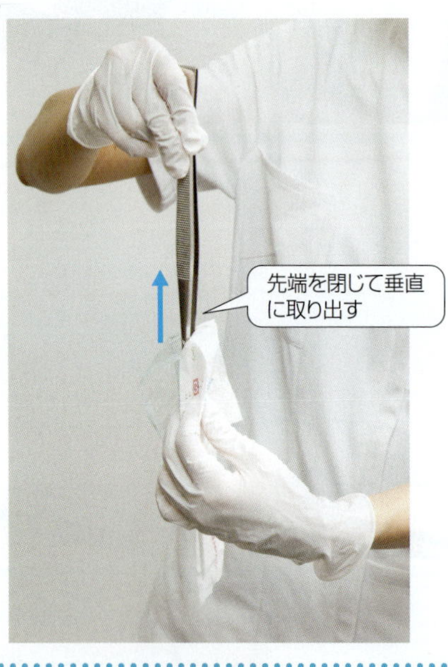

持ち方

● 鑷子を持つときは，鉛筆と同様の持ち方で，次の点に気をつけて扱う．

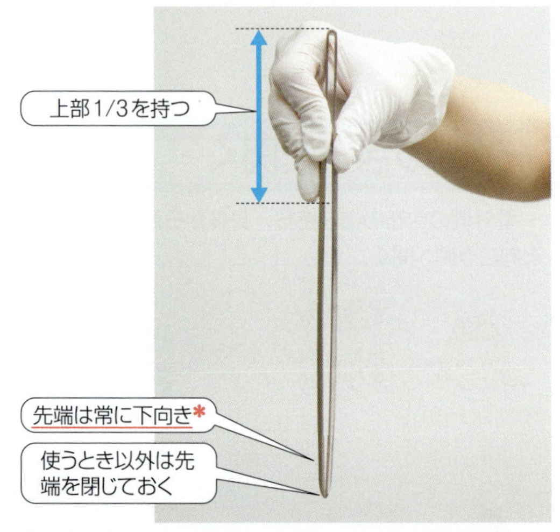

* なぜなら 先端が上を向いていると，液状物が持ち手の方に逆流してきたり，逆流によって汚染した液が再び先端に戻り汚染したりしてしまうからです．

鑷子を使った滅菌物の受け渡し

● 滅菌物の受け渡しは清潔区域外で行い，渡す側の鑷子を上に，受け取り，処置を行う側の鑷子が下になるようにします．

● 処置者の鑷子はすでに不潔と考え，渡す側の清潔な鑷子が汚染されないように気をつけましょう．先端が何かに触れた場合は汚染したとみなし，清潔な鑷子と取り替えます．

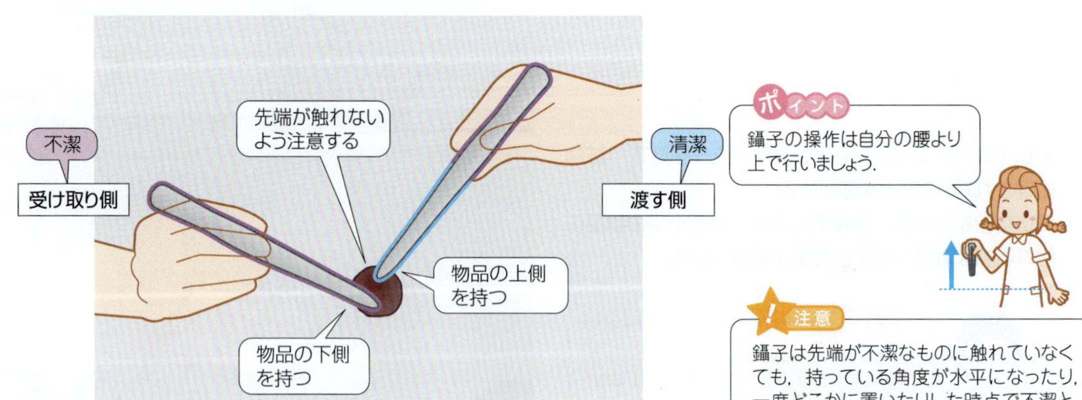

● 鑷子を使った滅菌物の受け渡しは不潔になるリスクを伴うため，臨床では行われなくなっています．

ポイント 鑷子の操作は自分の腰より上で行いましょう．

注意 鑷子は先端が不潔なものに触れていなくても，持っている角度が水平になったり，一度どこかに置いたりした時点で不潔とみなします．
また，一度綿球の受け渡しに使った鑷子も不潔とみなし，再利用はしません．

鑷子を用いた消毒綿球の扱い方

- 消毒綿球は鑷子で扱います．処置の際の消毒に多く用いられるため，適切に扱う方法を知っておく必要があります．ここではディスポーザブル容器入りの綿球の取り扱い方を説明します．

消毒綿球の扱い方

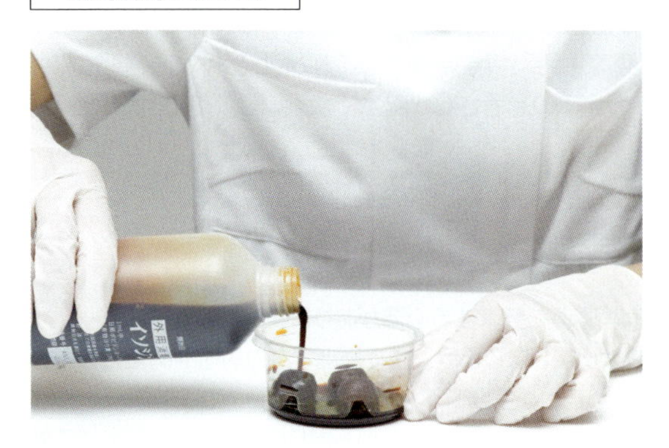

❶容器を開封して，消毒薬を綿球がひたる程度注ぐ．

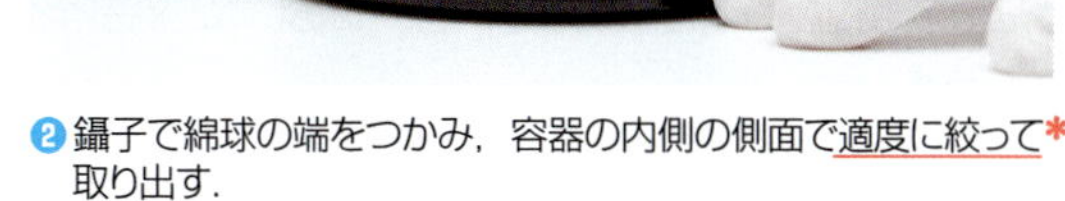

❷鑷子で綿球の端をつかみ，容器の内側の側面で適度に絞って*取り出す．

*なぜなら 消毒液を含みすぎていると，床やリネンに垂れて周りを汚染してしまうからです．また，逆に絞りすぎると，消毒の効果を失ってしまうからです．

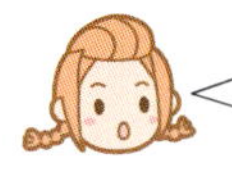

綿球は個装されているものや，万能つぼに入れてあるものもあります．ただし，万能つぼは清潔を保つことが困難なため現在では使われなくなっています．

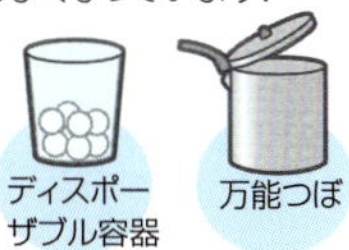

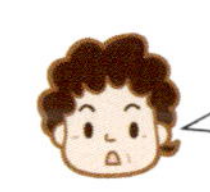

注意

綿球は１回で使いきりとします〔p.29〕．また，余った綿球の使い回しはいけません．

- 現在では鑷子を使用する必要がない，綿棒タイプのものが用いられるようになってきています．

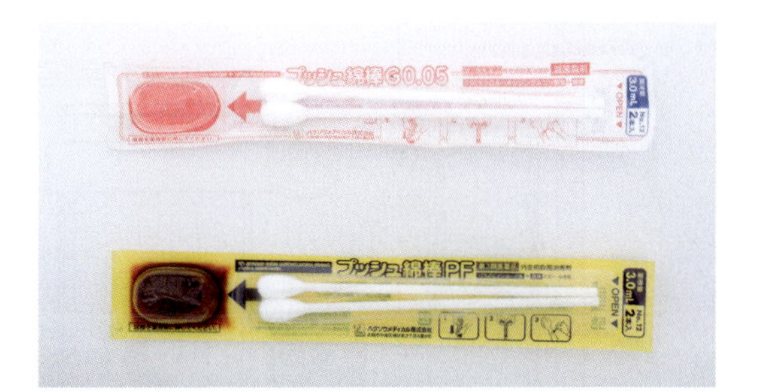

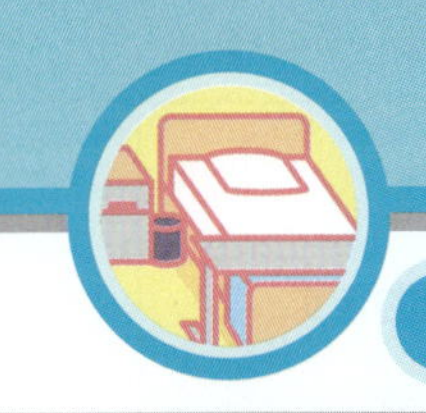

環境整備

監修
菊地 由美

患者さんにとって病室は生活の中心の場であり，多くの時間を過ごす場所です．病室の環境は患者さんの闘病意欲やQOL（生活の質）に影響を与えます．健康であれば，自分自身で生活環境を整備することが可能ですが，病院には自分自身で環境整備を行うことができない患者さんが数多くいます．全ての患者さんが安全で快適に過ごすことができるよう，看護の基本として環境整備を行う必要があります．

病室環境のアセスメントと整備

- 病室訪問時には，患者さんが安心・安全に過ごせるように病室環境を整備する必要があります．
- 病室環境の整備では自分の感覚ではなく，患者さんの感覚を大切にしましょう．また患者さんの病態や病室内の位置などによって感じ方が異なるため，一人一人に合った環境を整えることが重要です．
- ここでは温度・湿度や明るさ，音，においなど病室全体の環境と，シーツ類などベッド周りの環境〔p.44〕に分けて解説します．

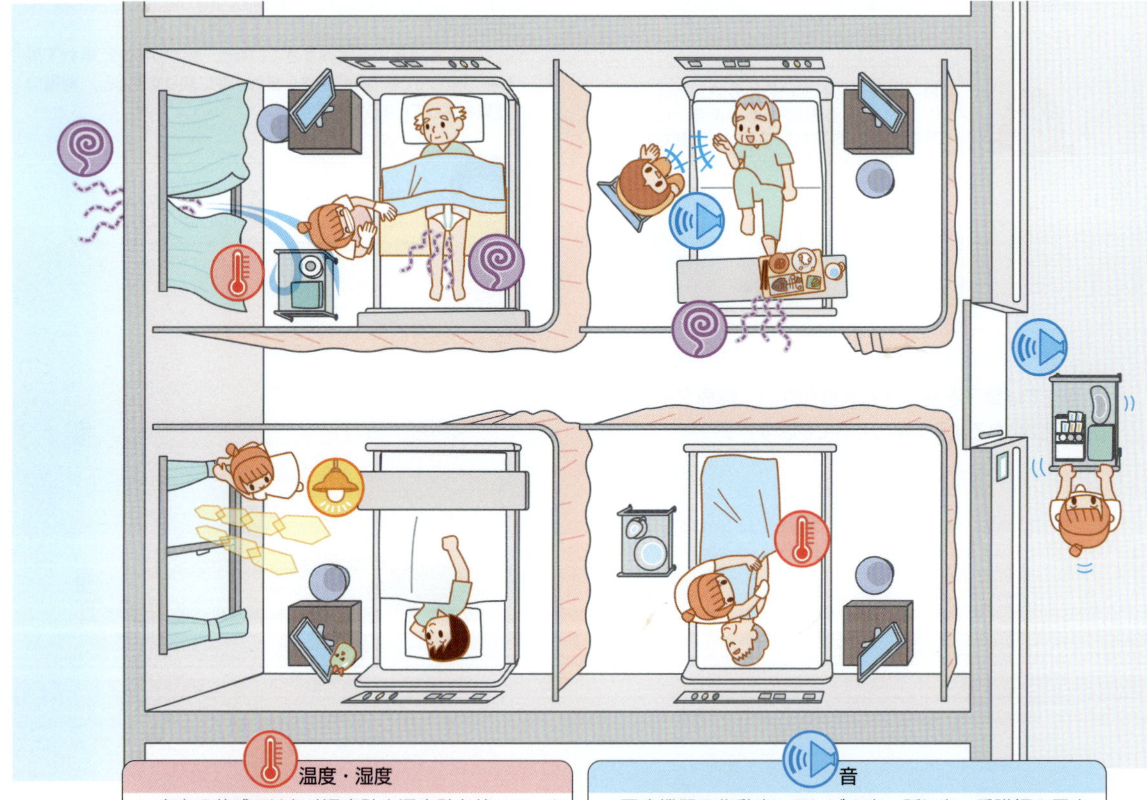

温度・湿度

- 自身の体感ではなく温度計や湿度計を使って，きちんと数値で把握する．
  （目安※：冬季 温度20±2℃，湿度40～60%
  夏季 温度24±2℃，湿度45～65%）
- 清拭など衣服を脱ぐ処置時にはできるだけ露出を少なくさせるなど保温を心がける．
- 換気するときには風が患者さんに直接当たらないようにカーテンなどで工夫する．
- その他必要に応じて，空調や衣服・寝具を調整し，保温・加湿器具を使用する．

※あくまでも目安であり，必ずしも患者さんにとって安楽とは限らないことに留意．

音

- 医療機器の作動音，テレビの音，話し声，看護師の足音やワゴンを押す際の音，同室者のいびきなどが，患者さんに睡眠障害や頭痛，耳鳴などを引き起こす場合がある．
- テレビやラジオの聴取にはイヤホンを使用してもらうことを原則とする．
- 病室の外からの騒音には，一時的に扉や窓を閉めるなどの工夫をする．医療機器の作動音など防止できない音の場合には病室の変更を行うことがある．
- 騒音を伴う処置（ギプスカットなど）は処置室で，大人数での面会はデイルームで行うなど工夫をする．
- 昼間は50 dB以下，夜間は40 dB以下が望ましい．

●生活の質（QOL）：quality of life

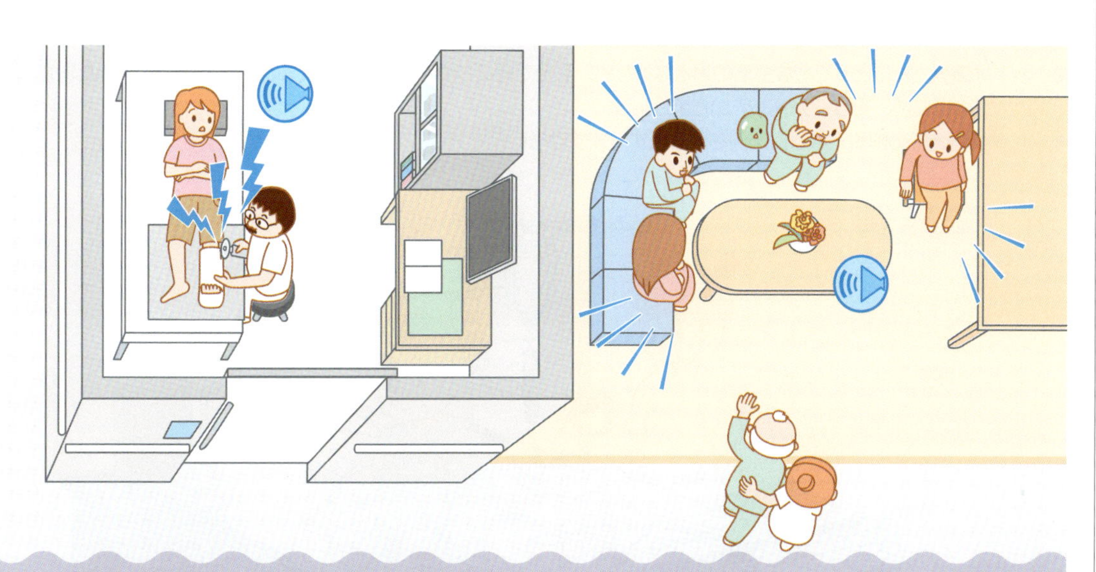

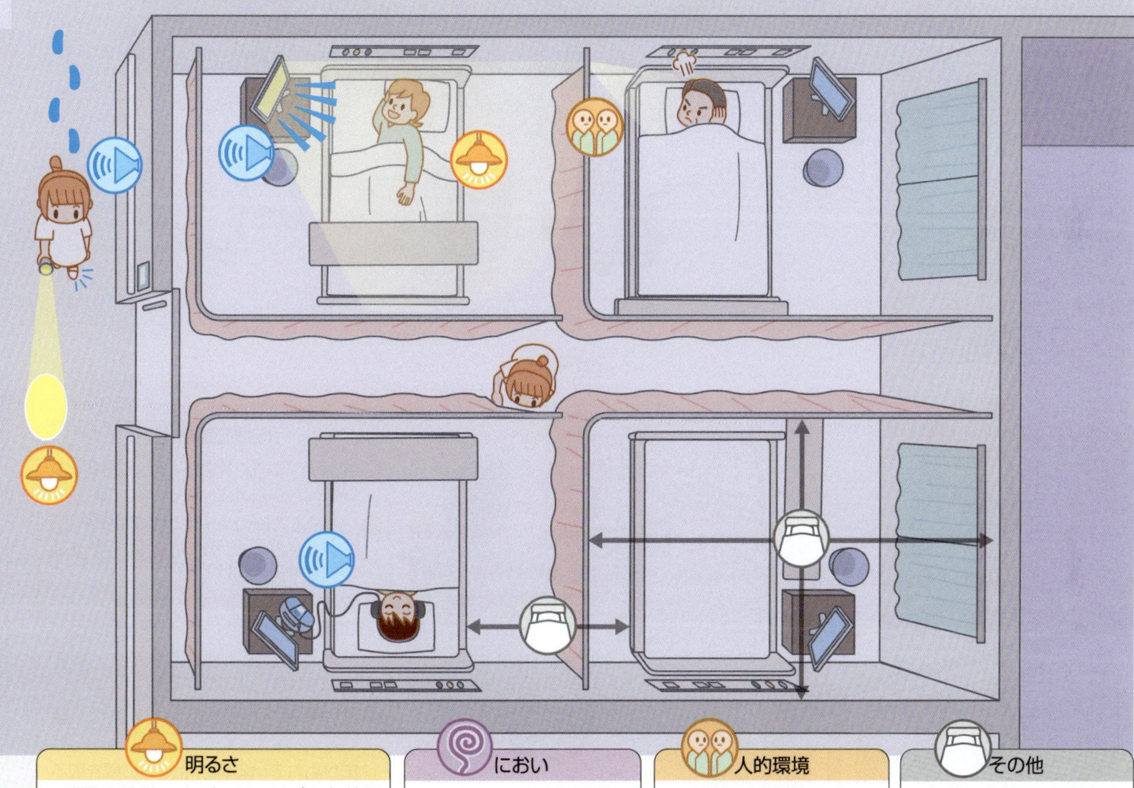

明るさ

- 明るさはサーカディアンリズムを整えるため，昼夜の明暗に配慮する．
- 自然光と人工照明の調整をし，快適と感じる明るさに調整する（病室では100～200ルクスが目安）．
- 夜間，特に多床室においてベッドランプやテレビを使用する場合，カーテンやブラインドを用いて周囲の患者さんに配慮する．また消灯時間は守ってもらう．
- 患者さんによっては廊下のフットライトなどわずかな光でも睡眠を妨げられる場合があるため配慮する．

におい

- においには食事の残物や飾ってある生花，排泄物，患者さんの疾患や症状特有のものなど様々ある．
- 換気や消臭剤・脱臭装置の使用により室内空気を清浄に保ち，においの除去・防止に努める．

人的環境

- 同室者の関係は良好かを日頃から観察し，必要に応じてベッドの配置変更や病室の変更を行う．
- 多床室の場合，同室者への気兼ねや恥辱感が生じやすいため，プライバシーへの配慮は特に気をつける．

その他

- 患者1人当たりの病室面積は，原則6.4 m²以上が必要となる．
- ベッド間隔は，1.2～1.5 m確保されていることが望ましい．

用語　サーカディアンリズム
生物がもつほぼ24時間周期の生命活動リズムのこと．代表的なものに睡眠と覚醒，体温，血圧・脈拍，ホルモン分泌などがある．

ベッド周りの環境

- ベッドは患者さんにとって主な生活の場となるため，安全で過ごしやすい環境を整えることが大切です．また環境は日々刻々と変わるため，細かく対応していきましょう．
- 次に悪い例とその解説となる良い例を示します．まずは悪い例を見て，どこが問題なのかを考えてみましょう．

悪い例

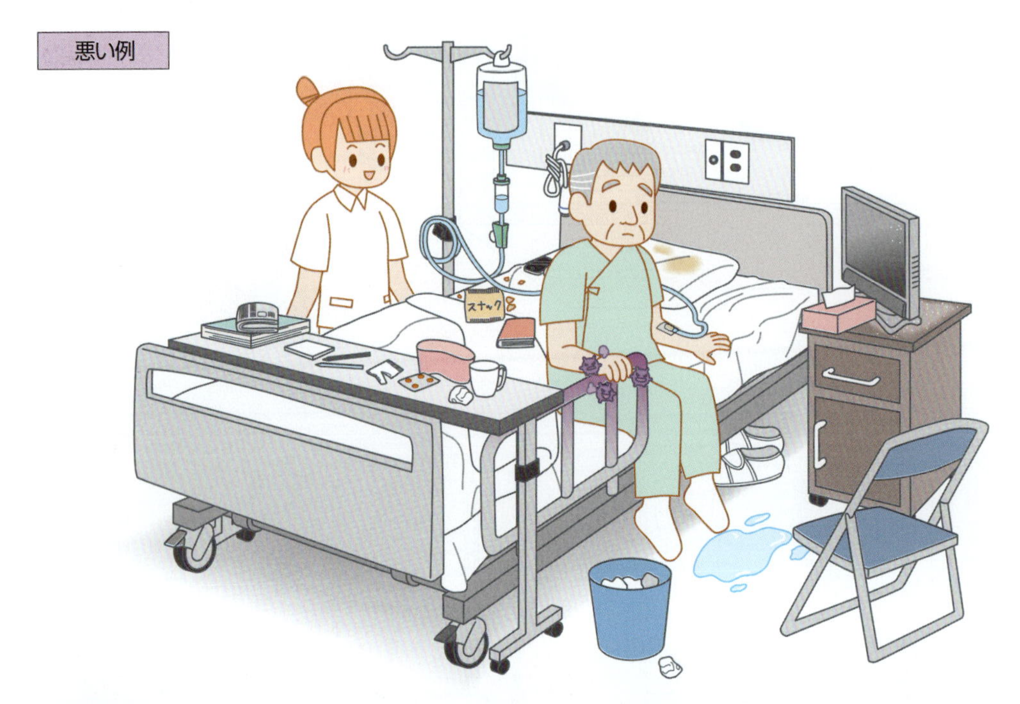

良い例

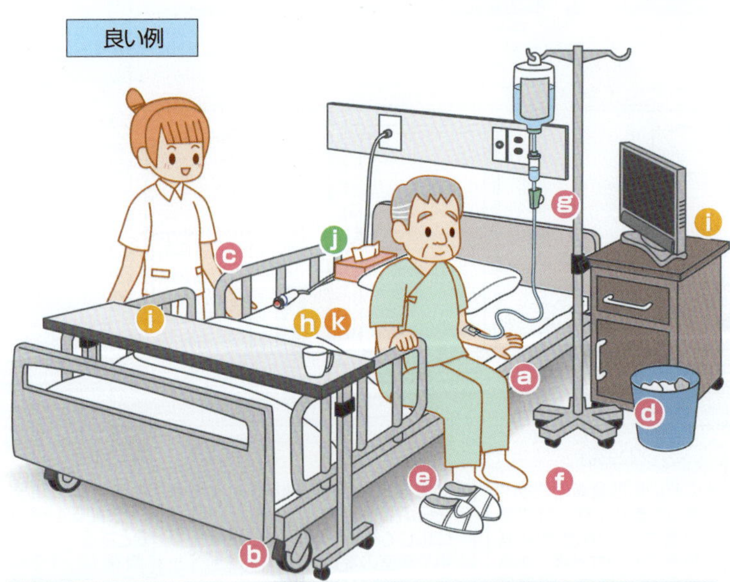

転倒転落防止

ⓐベッドの高さは端坐位で足底が床につく高さが望ましい．

ⓑベッドのストッパーはかけておく．足が引っかかりそうな場合は，キャスターは内側に向けておく．

ⓒ患者さんの状態（ADLや意識レベル）に応じて必要な数のベッド柵を用いる．

ⓓ患者さんが出入りする場所に，不要なものがないようにする．

ⓔ靴は患者さんが出入りする側に，履きやすいようにそろえておく．

ⓕ床がぬれている場合は直ちに拭き取る．

ⓖ点滴スタンドの場所や輸液ライン，酸素チューブなどが絡んだり挟まったりしていないか確認する．

感染予防

ⓗ定期的にシーツ類の換気・掃除を行い，必要に応じてシーツ交換〔p.58〕を行う．

ⓘベッド周辺を清潔に保つ．ベッド柵や床頭台，オーバーテーブルは除菌アルコールタオルなどで拭く．

安　楽

ⓙベッド周りを整理し，患者さんの手の届くところに必要なもの（ナースコール，ティッシュペーパー，ガーグルベースンなど）を配置する．麻痺がある場合は物品を健側に配置するなど患者さんに合わせて工夫する．

褥瘡予防

ⓚシーツのしわを伸ばす．定期的にシーツ類の換気・掃除を行い，必要に応じてシーツ交換〔p.58〕を行う．

●日常生活活動（ADL）：activities of daily living

ケア前の環境整備

- シーツ交換や体位変換などベッド上でケアを行う前には，まず次のようにベッド周りや病室全体の環境を整備する必要があります．
- 患者さんの安全・安楽（保温，プライバシーの確保など）だけでなく，看護師の安全・安楽（ボディメカニクスなど）にも留意することが重要です．

作業スペースを確保する

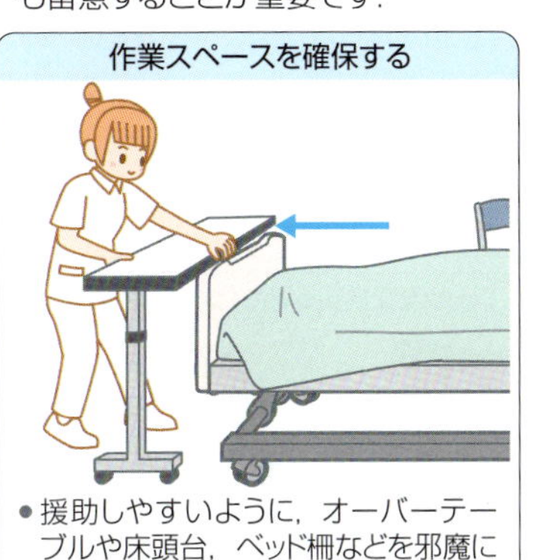

- 援助しやすいように，オーバーテーブルや床頭台，ベッド柵などを邪魔にならない場所へ移す．

ベッドの高さを調節する

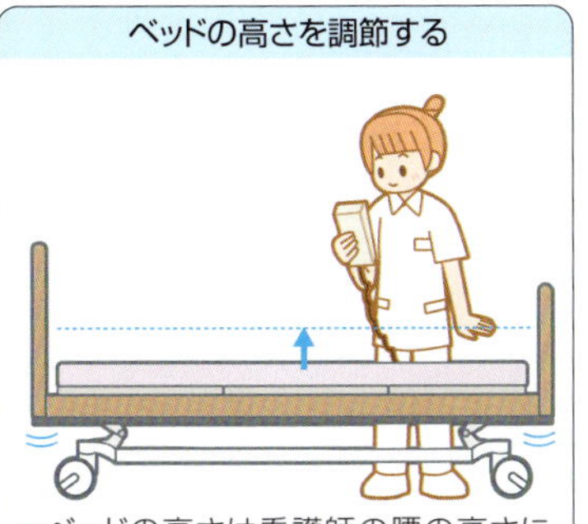

- ベッドの高さは看護師の腰の高さに調節し，腰に負担がかからないようにする（ボディメカニクス〔p.69〕）．

ストッパーを確認する

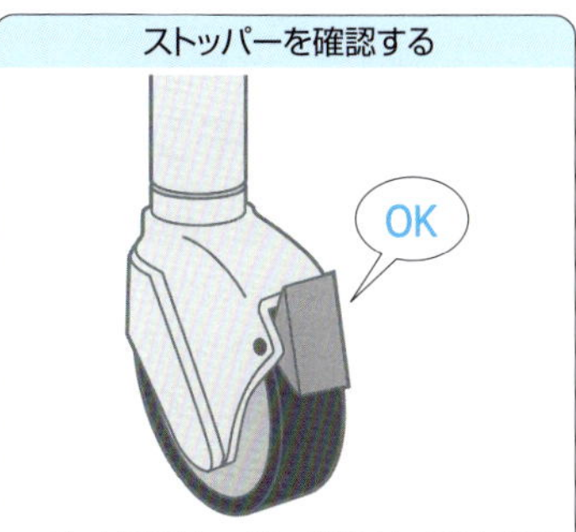

- ベッドのストッパーがかかっていることを確認する．

患者さんの私物を移動させる

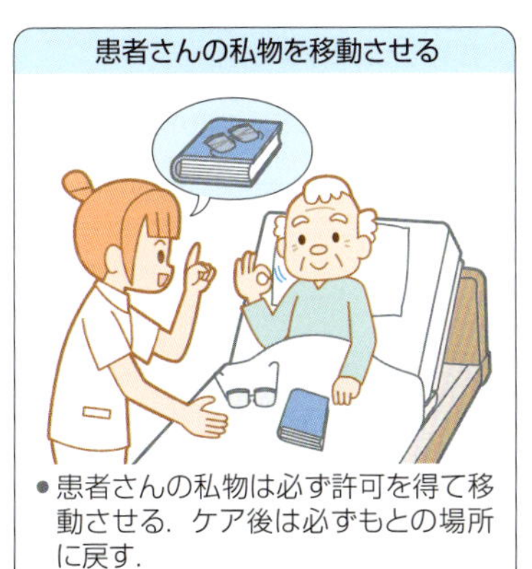

- 患者さんの私物は必ず許可を得て移動させる．ケア後は必ずもとの場所に戻す．

室温を確認する

OK!
24.6℃ 57%

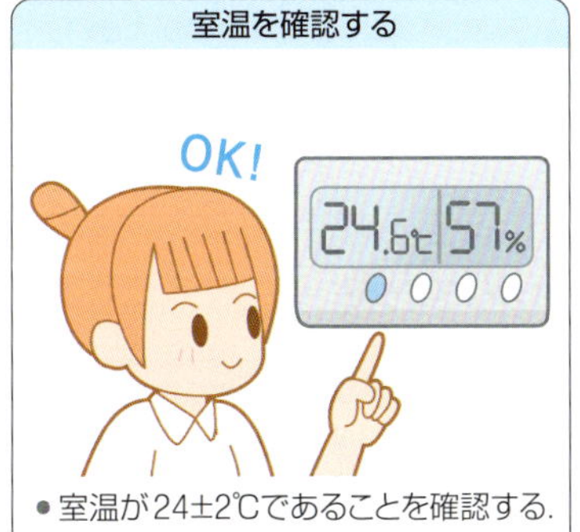

- 室温が24±2℃であることを確認する．

プライバシーを保護する

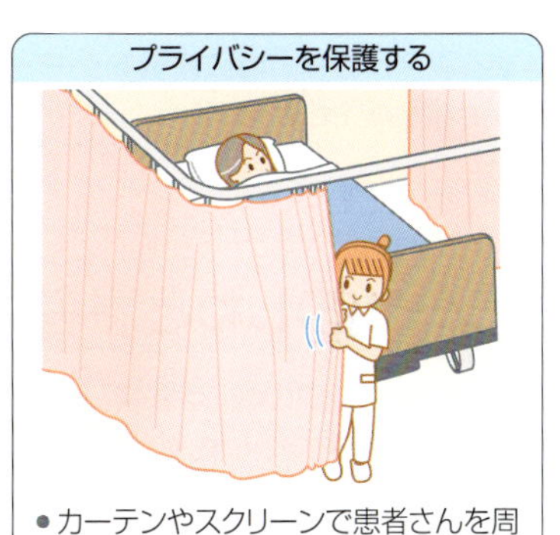

- カーテンやスクリーンで患者さんを周囲から見えないようにし，羞恥心に配慮する．
- 個室の場合，入口のドアに「ケア中」などと掲示する．

ワゴン配置

- 必要物品ののったワゴンをベッドサイドに配置する際には，ケア中に患者さんが視界から外れないように，また看護師の動線が短くなるようにする必要があります．

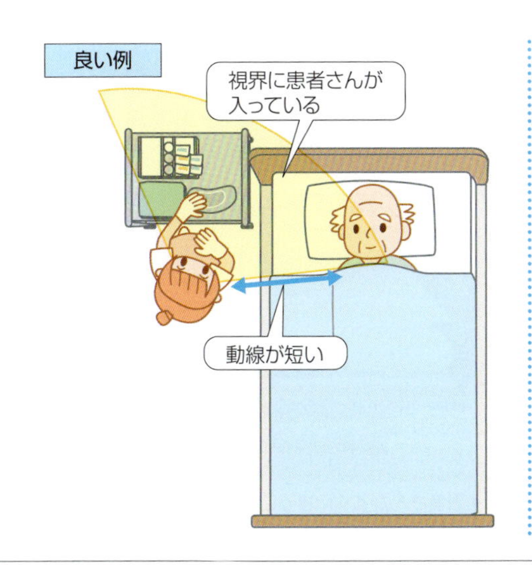

悪い例
視界から患者さんが消えている
動線が長い

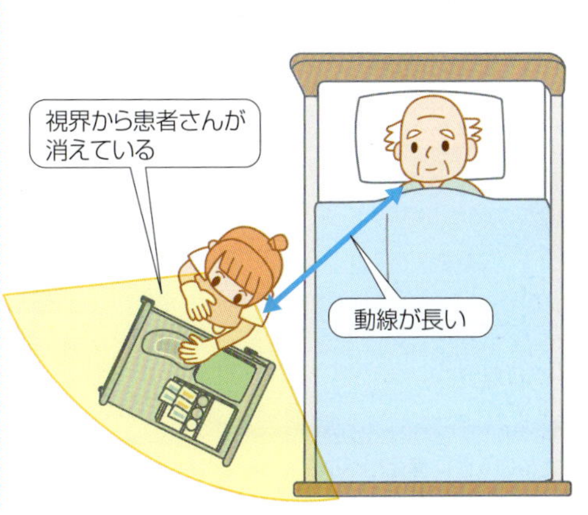

ベッドメーキング

監修
菊地 由美

入院中の患者さんは，多くの時間をベッド上で過ごさなければなりません．そのため，できる限り快適に日常生活を送ってもらえるように，ベッド上の環境を整えておく必要があります．褥瘡を予防するためのしわをつくらないベッドメーキング技術や，汚染されたシーツの処理など，正しい技術を身につけましょう．

ベッドメーキングとシーツ交換

- ベッドメーキングとは，患者さんの過ごすベッドをつくることです．ただ決められた方法でベッドをつくるだけではなく，患者さんの個別性に応じたベッド（防水シーツの有無や枕の数など）をつくることが重要となります．
- ベッドメーキングには，新しくベッドをつくる場合と，シーツを交換する場合があり，特に後者をシーツ交換と呼びます．

ベッドメーキング

新しくベッドをつくる場合 〔p.47〕

- 新しい患者さんの入院準備時に行う．
- 新しい患者さんに対して新しい環境をつくるという意味合いが大きい．

シーツを交換する場合（シーツ交換） 〔p.58〕

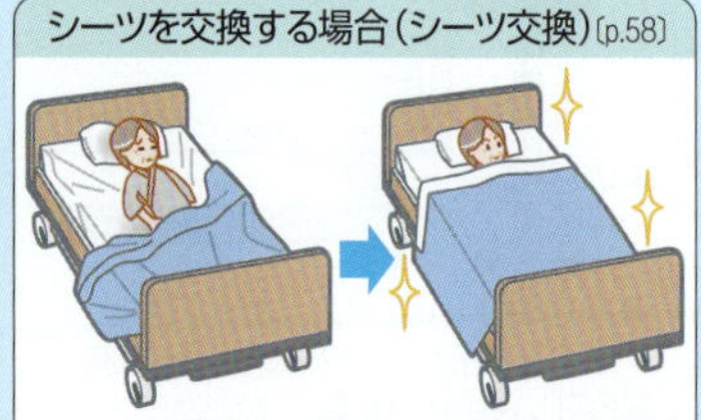

- ベッド使用中の患者さんに対して定期的に行う．排泄物や血液などで汚染されたときにはすぐ行う．
- ベッド使用中の患者さんに対して環境を維持・改善していくという意味合いが大きい．

シーツのしわと患者さんの安楽

- ベッドメーキングの際に重要なのは，シーツにしわをつくらないことです．しわがあると，その上に寝る患者さんはとても不快に感じ，特に自力で身体を動かすことができない，また動いてはいけない患者さんでは，褥瘡発生のリスクが高まります．
- また１ヵ所でもシーツにしわがあると，そこが起点となって周囲にたるみが生じ，全体が崩れやすくなります．

しわのないシーツ

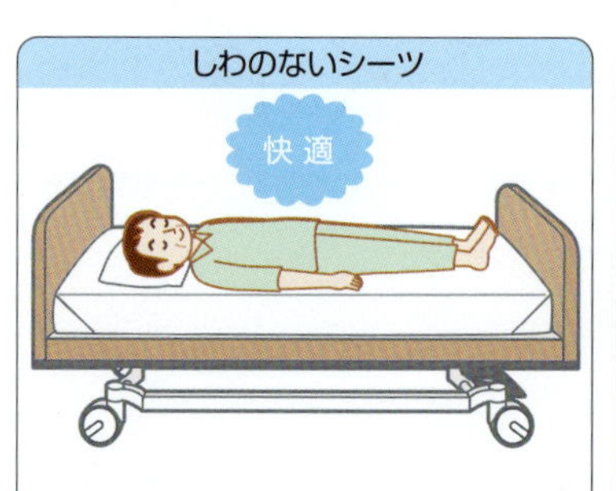

- ベッドにしわがなく患者さんにとって快適な状態．

しわのあるシーツ

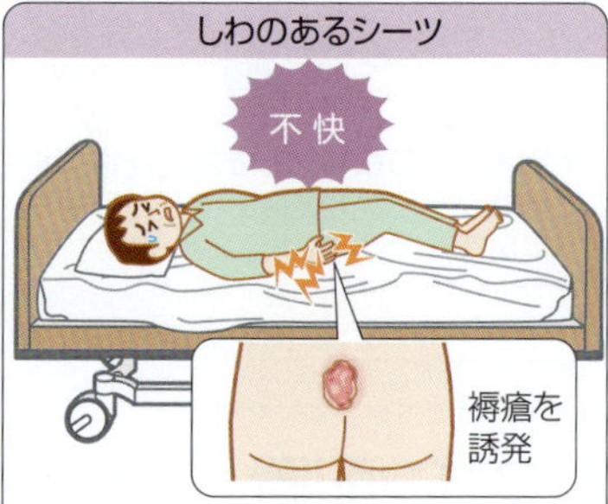

- しわやたるみが原因で，不快に感じるだけでなく，褥瘡を誘発してしまう．

クローズドベッドとオープンベッド

- ベッドメーキングでつくるベッドの種類にはクローズドベッドとオープンベッドがあります．

クローズドベッド

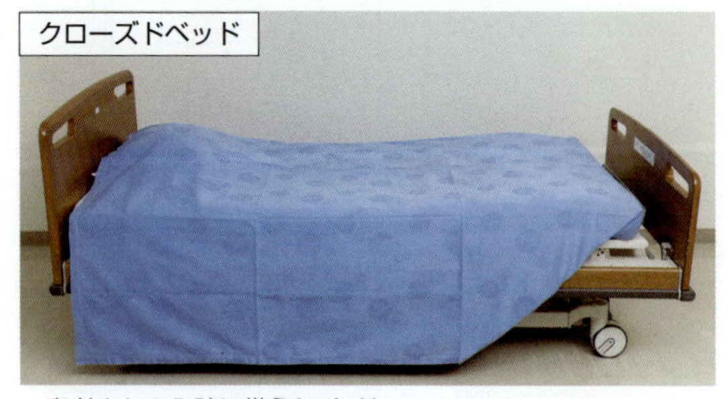

- 患者さんの入院に備えたベッド．
- ベッドメーキングの基本形で，スプレッドで枕元まで覆われている．

オープンベッド

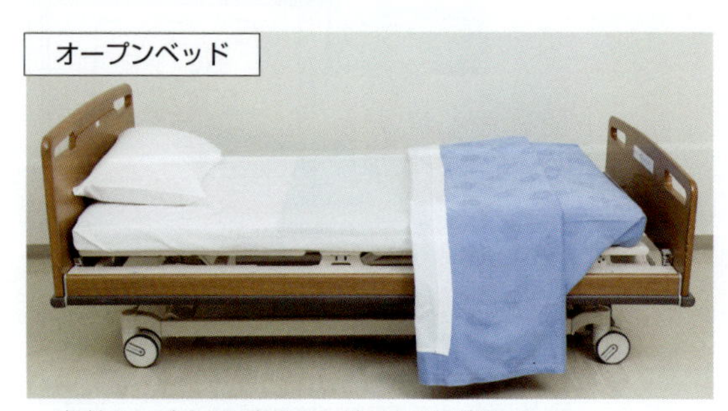

- 患者さんがすぐに寝ることができる状態のベッド．
- 掛けものが開かれている．

必要物品　ベッドメーキング

マスク

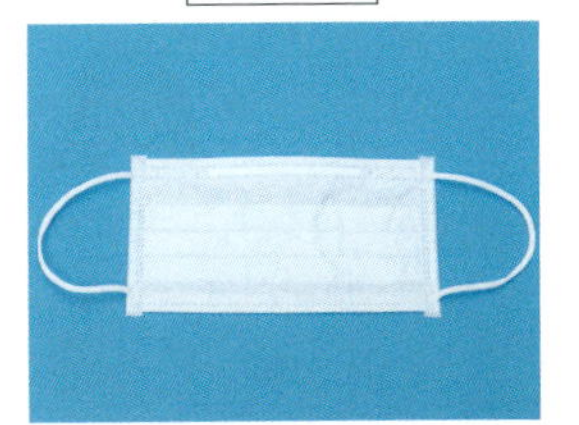

- ほこりから気道粘膜を守るために用いる.

掃除用品

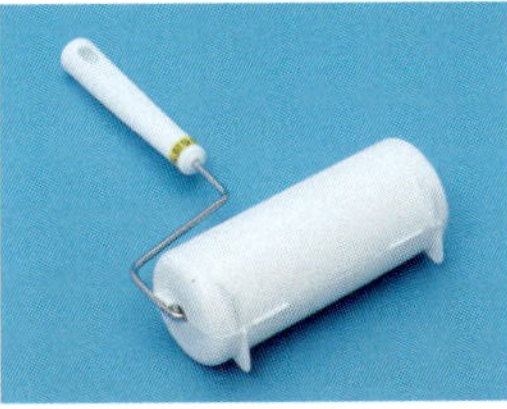

- 粘着テープ付きローラーやハンドクリーナーなどを用いる.

マットレスパッド

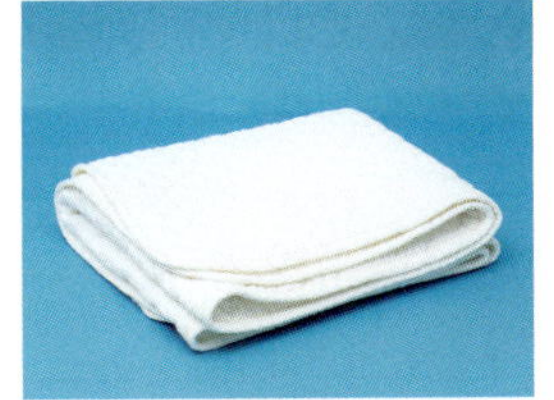

- 寝ごこちを調整するために用いる. マットレスに合ったサイズのものを用いる.

下シーツ

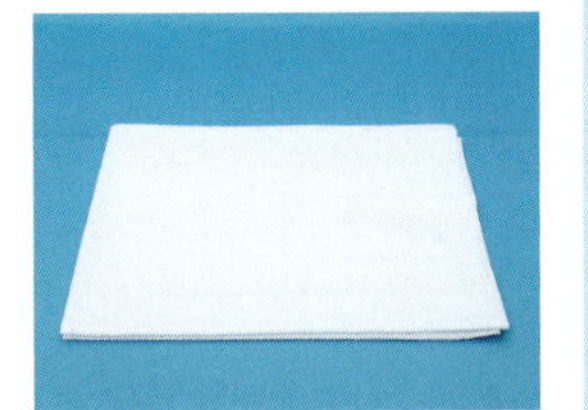

- マットレス, マットレスパッドを覆うために用いる.

防水シーツ

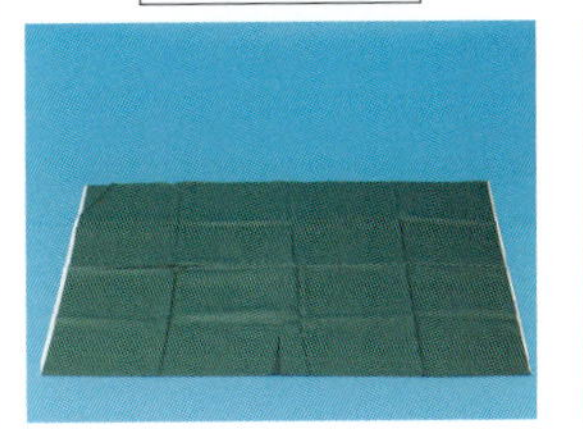

- 血液や排泄物などで汚れる可能性がある場合に横シーツとセットで用いる. ゴム製や, 紙製のディスポーザブルのものがある.

横シーツ

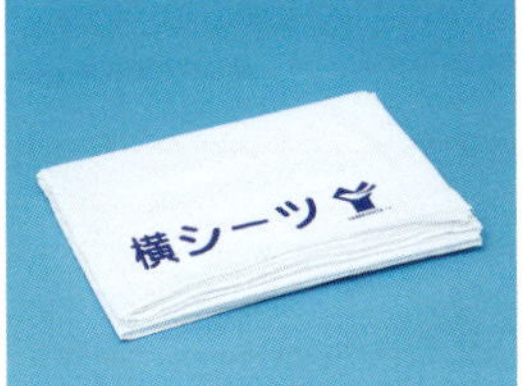

- 防水シーツを覆うために用いる.

防水シーツはディスポーザブルタイプが主流ですが, 本書では写真でわかりやすいゴム製を用います.

上掛けをつくるために用いるもの

上シーツ

- 毛布が直接患者さんの肌に当たらないようにするために用いる.

毛　布

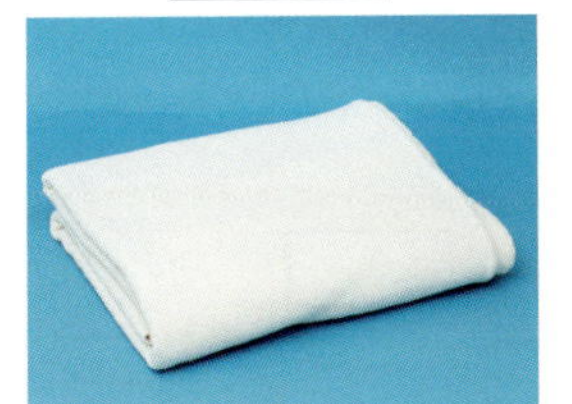

- ベッド内の保温のために用いる.

スプレッド

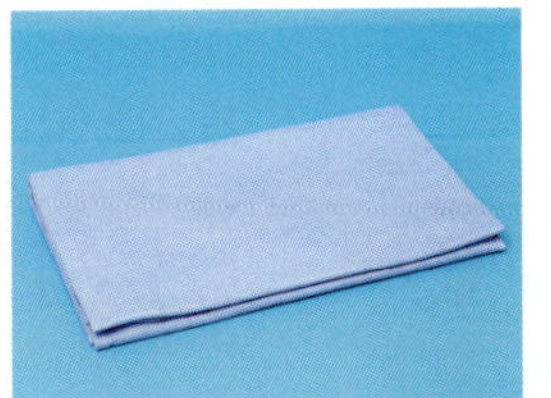

- 上掛け寝具の汚れを防ぐために用いる. 外観をよくする効果もある.

枕・枕カバー

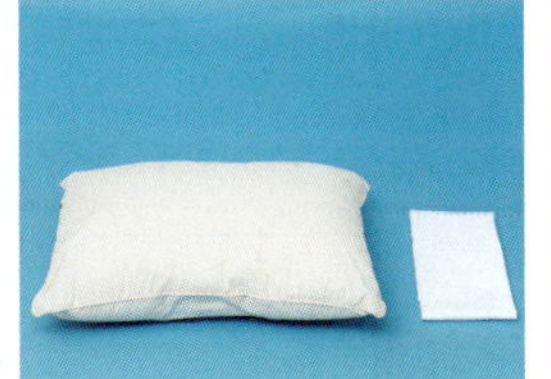

- 適切な大きさのものを必要な数準備する.

清拭用品

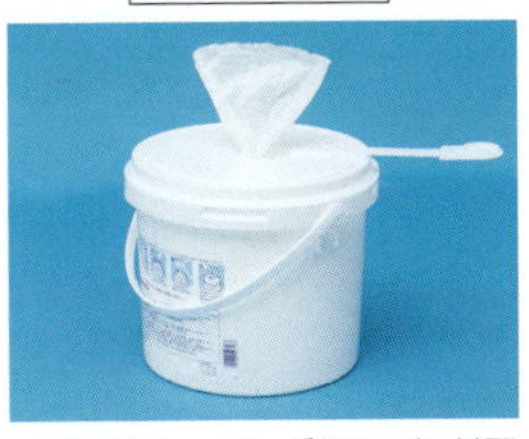

- ベッドメーキング後にベッド周囲を清拭するために, アルコールクロスなどを用いる.

廃棄物入れ

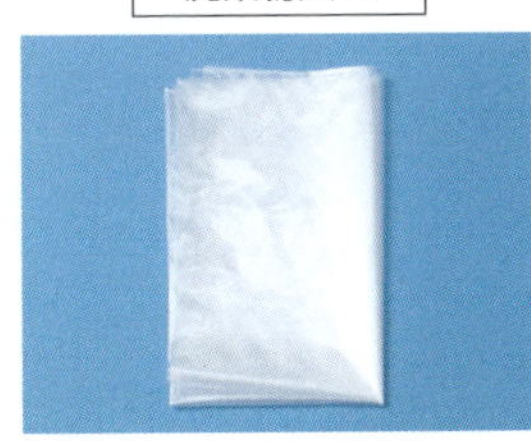

- ビニール袋などを用いる.

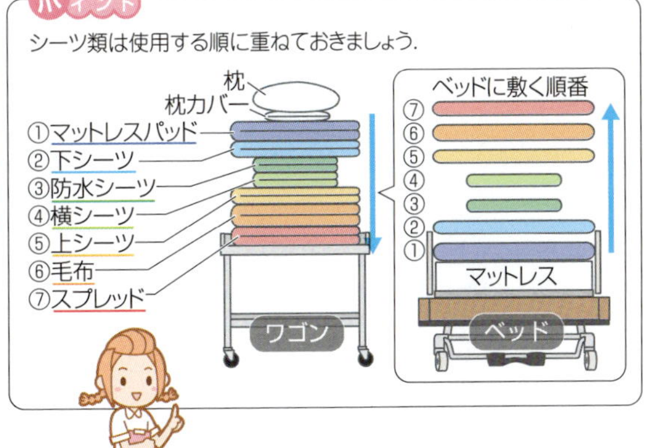

シーツ類のたたみ方

- 次にシーツ類のたたみ方の例を示します．
- シーツ類がどのようにたたまれているかを知ると，シーツの広げ方がわかり，最初にベッド上のどこに置いて広げていけばよいのかも知ることができます．

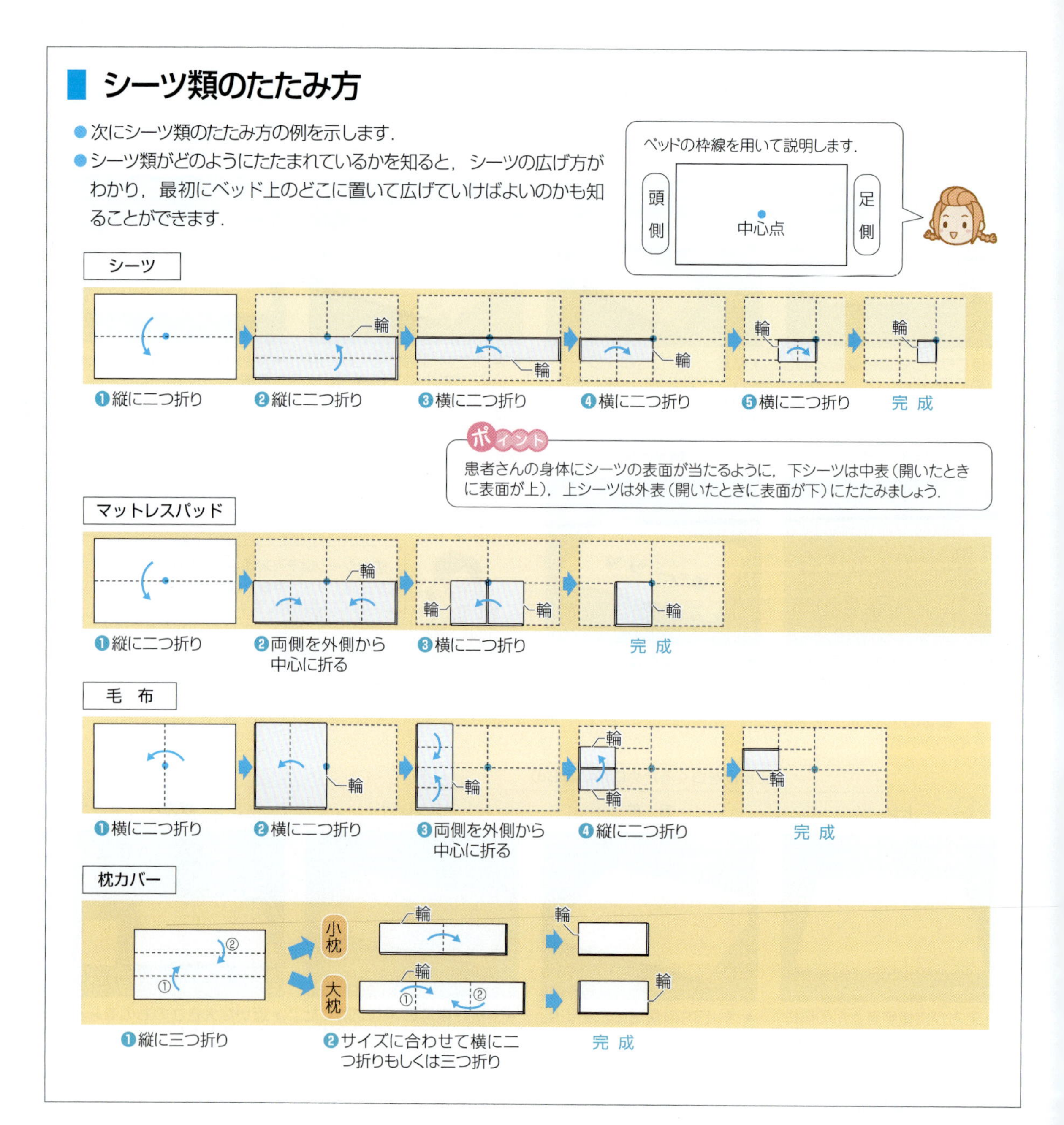

手順 ベッドメーキング（1人で行う方法）

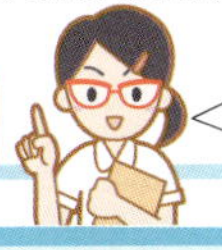

クローズドベッドをつくる手順を示します．

1 準備をする

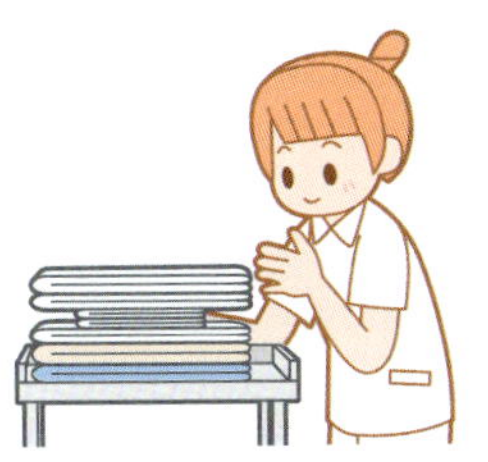

❶必要物品を準備する．

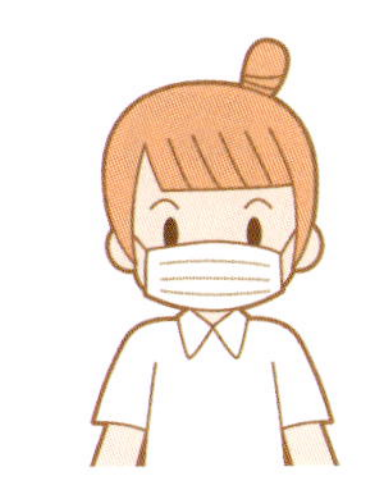

❷マスクをする＊．

＊なぜなら ほこりを吸い込まないようにするためです．

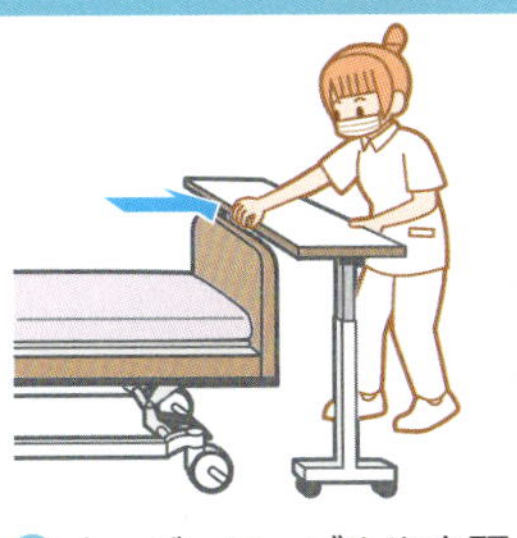

❸オーバーテーブルや床頭台などをベッドから離し，作業スペースを広くとる．

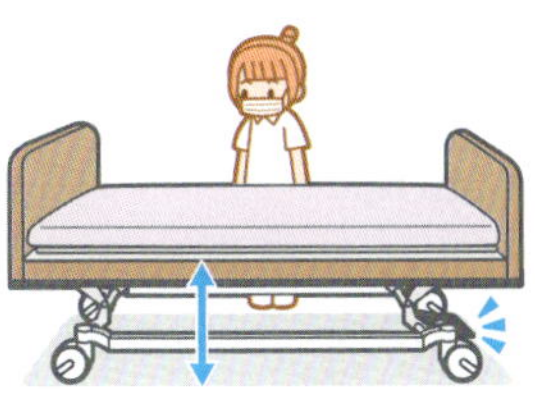

❹ストッパーを確認し，ベッドを看護師の腰の高さに調節する．

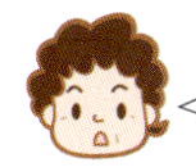

注意

ほこりが立つことを考え，食事前などの実施は避けましょう．

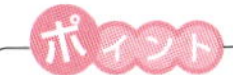

ポイント

作業を行いやすくするため，輪が手前になるようにワゴンを配置しましょう．

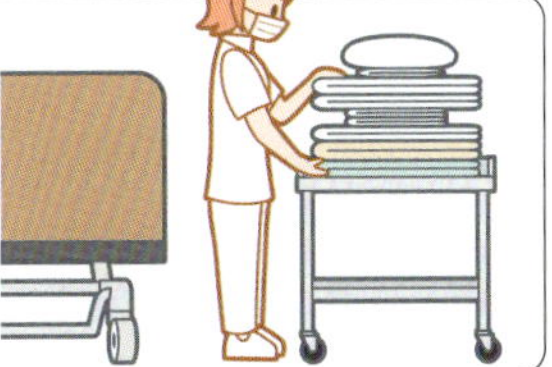

2 換気を始める

- 窓を開け，換気を始める＊．

＊なぜなら ベッドメーキングで空気中に舞うほこりが部屋にこもらないようにするためです．

ポイント

多床室の場合，窓を開ける前に他の患者さんに声をかけましょう．また，必要に応じて移動してもらったり，掛けものを調節したりしましょう．

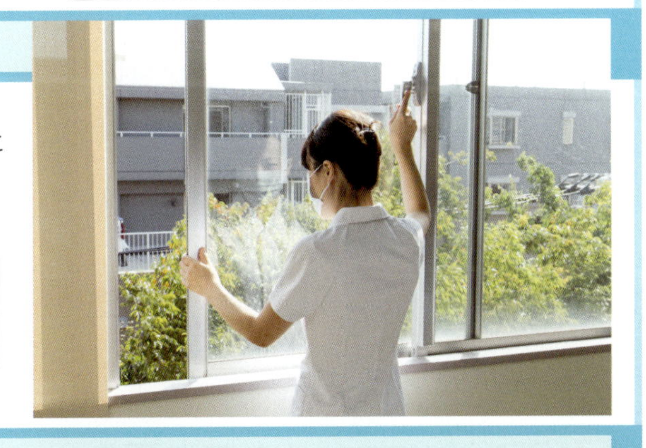

3 マットレスパッドを敷く

- マットレスを，粘着テープ付きローラーなどを用いてきれいにする（頭側から足側へ向けて行うとよい）．
- マットレスパッドをベッドの中心点に合わせて置き，図のように広げる．
- マットレスパッドの上端がベッドの上端に合っていることを確認する．

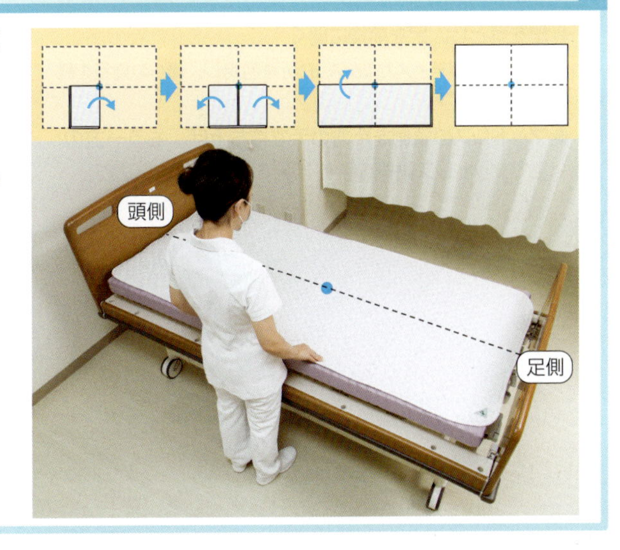

環境整備

ベッドメーキング

4 下シーツを広げる

● 下シーツをベッドの中心点に合わせて置き，図のように広げていく．

● 中心がずれないように手で押さえながら，図のように四つ折りになっている下シーツの一番上の部分を手前に広げる．

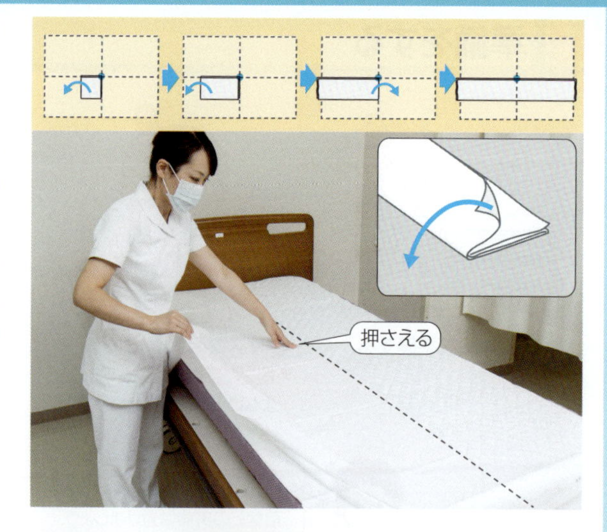

ポイント

シーツを広げるときはほこりが立たないように，ベッドの上をすべらせるように広げましょう．

● シーツの中心線が確認できる程度*，向こう側にシーツを広げる．

* なぜなら 中心線はこの後に敷くシーツの基準線となるためです．

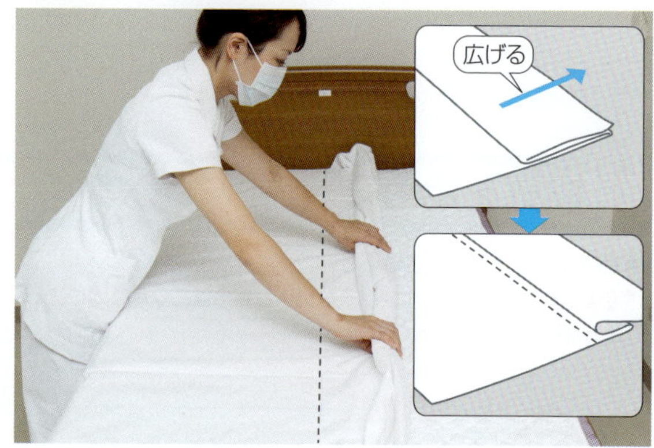

5 下シーツでマットレスを覆う

● 腰を落とし，足を前後に開く*．

* なぜなら ボディメカニクス〔p.69〕を利用し，腰への負担を軽減するためです．

● マットレスの頭側を片方の手で持ち上げ，もう一方の手でマットレス頭側の手前半分をシーツで包み込む．

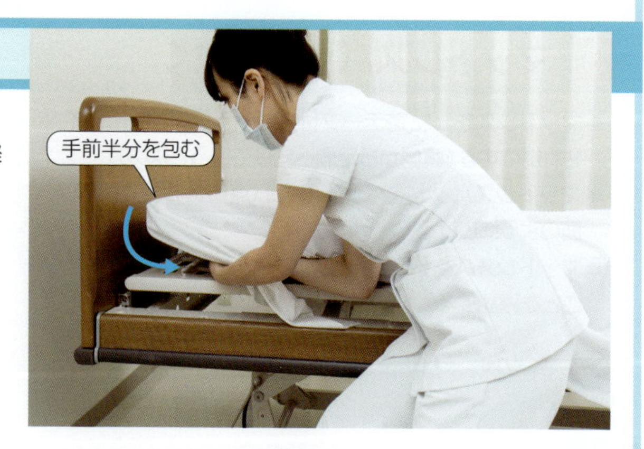

6 頭側のコーナーを三角に処理する

● 次のようにコーナーを三角に処理する*.

* なぜなら そのまま入れ込むのに比べ，シーツの重なりが増えるためです．重なった部分には摩擦力が働き，ずれにくくなります．

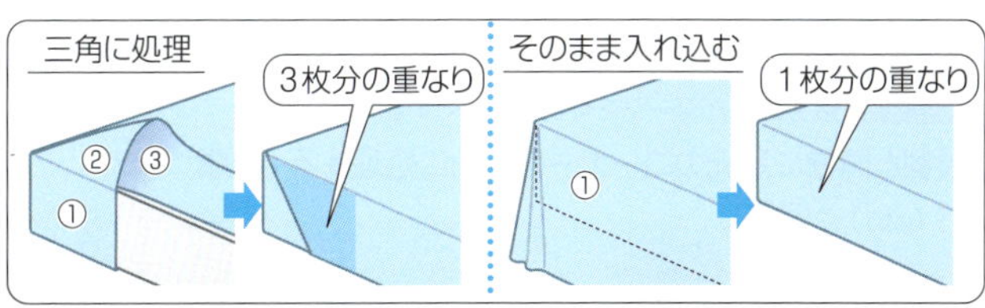

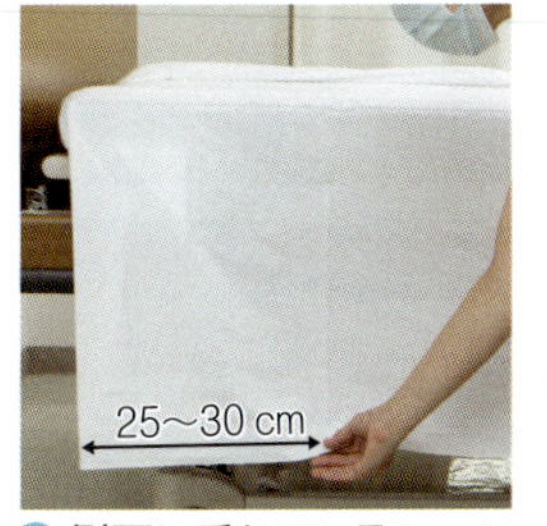

❶ 側面に垂れているシーツの頭側から25〜30 cmのところを持つ．

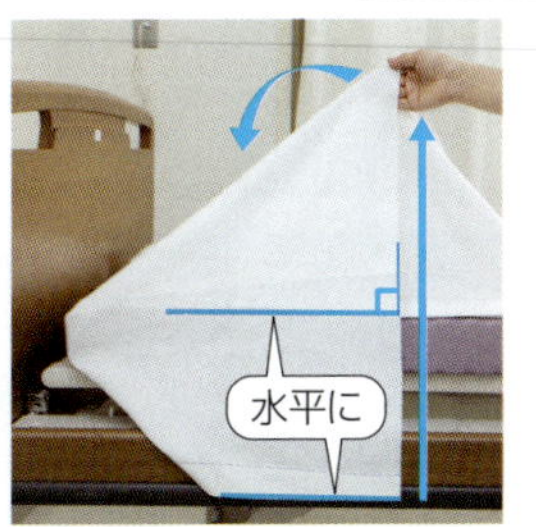

❷ 垂直に持ち上げ三角形を作り，ベッドの上に置いておく．

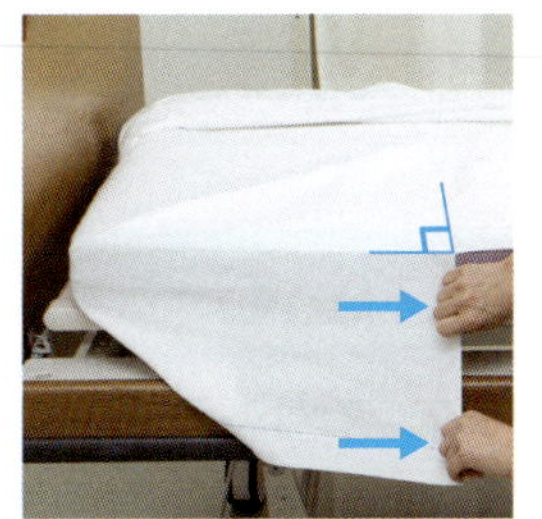

❸ マットレスの側面に垂れているシーツを足元方向に引っぱり，しわを伸ばす．

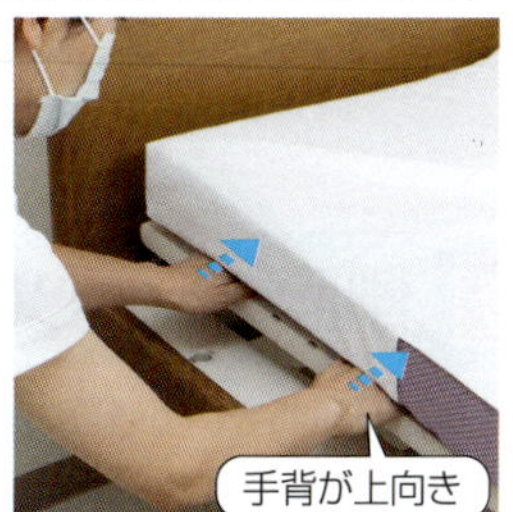

❹ マットレスの側面に垂れているシーツをマットレスの下にしっかり入れ込む．

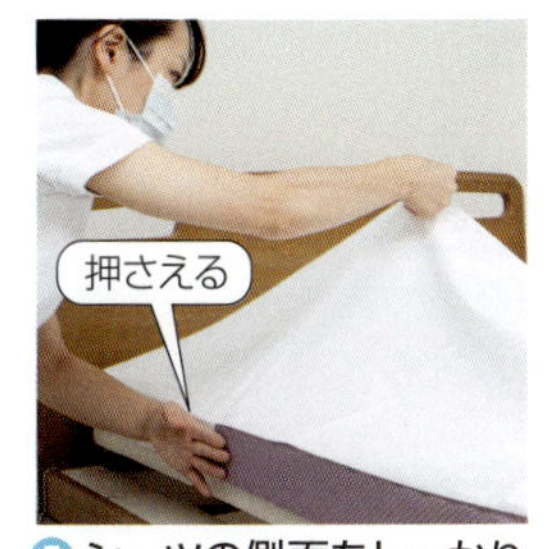

❺ シーツの側面をしっかりと押さえながら三角形の頂点を把持する．

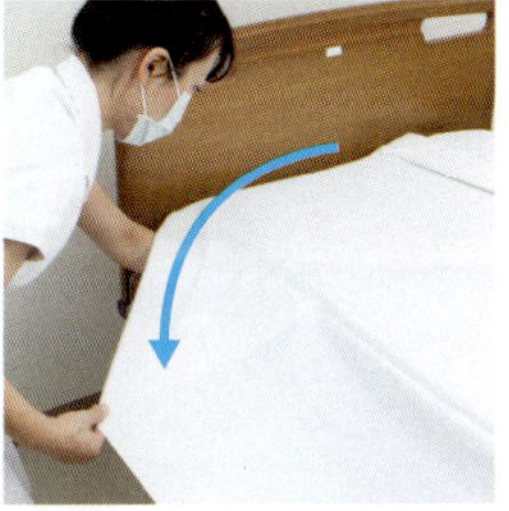

❻ 三角形がくずれないようにベッドサイドにおろす．このとき，側面を押さえている手は途中で離さないようにする．

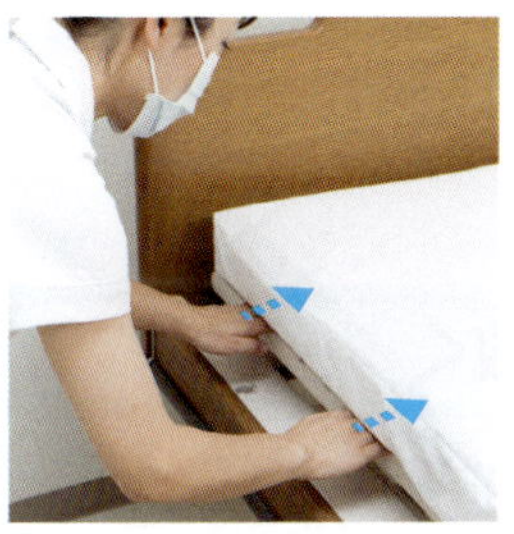

❼ おろしたシーツをマットレスの下にしっかり入れ込む．

ポイント
手背を上に向けて敷き込みましょう．ベッドフレームで手を傷つけず，また手を引き抜く際にシーツがくずれにくくなります．

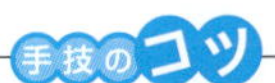

手技のコツ
三角形の部分をベッドサイドにおろす際，ベッド上面に指1本分ぐらいの重なりをつくるとくずれにくくなります．

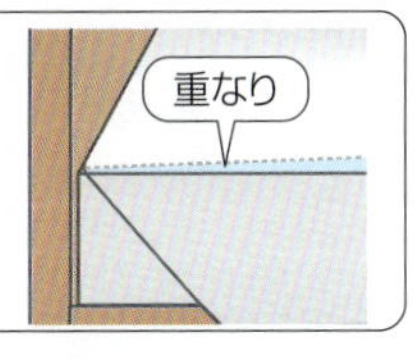

手技のコツ
図で示した部分をつまむようにして折り目を整えると，きれいな三角ができます．

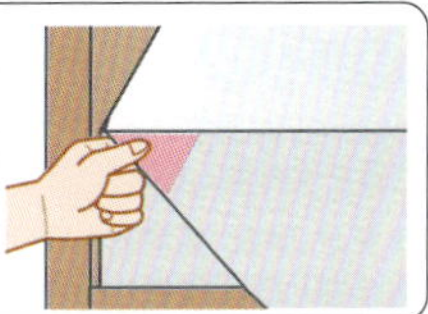

7 下シーツのしわを伸ばす

● ベッドの足側に立つ．

● 作業側のシーツを把持してまっすぐ引き寄せ，しわを伸ばす．

ポイント
2人でベッドメーキングを行う場合は，この時点で両側ができているため，シーツの足元のコーナーを2人それぞれが対角線方向に引っぱり，しわを伸ばします．

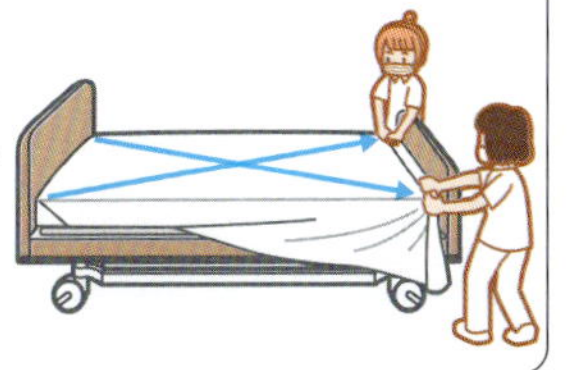

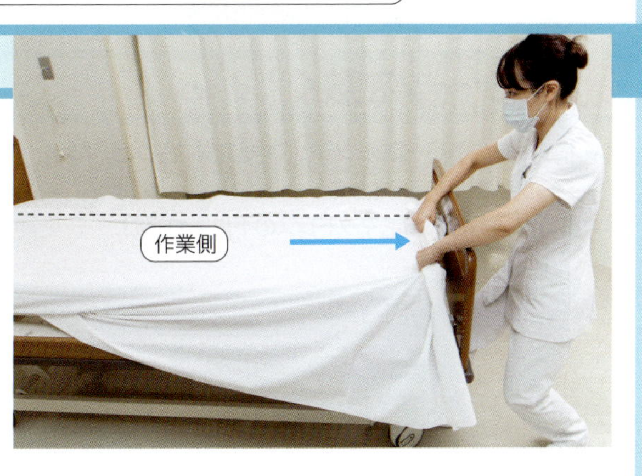

8 足元のコーナーを三角に処理する

- シーツをしっかりと引っぱりながら*，足側のマットレスを包み込む．

* なぜなら 敷き込んだシーツをくずれにくくするためです．

- 頭側と同様に足元のコーナーを三角に処理する（手順6〔p.51〕と同様）．

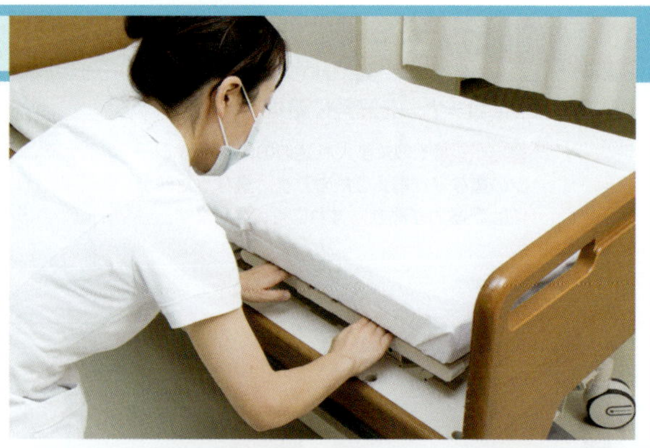

9 側面のシーツを入れ込む

- 側面に垂れている残りのシーツを，マットレスの下に入れ込む．

防水シーツ，横シーツを敷かない場合は手順12へ

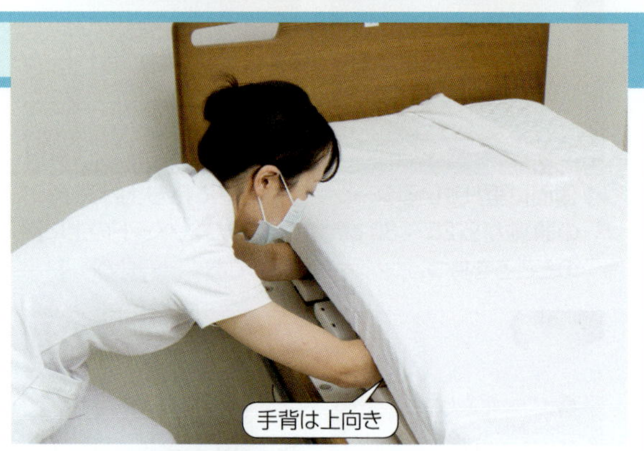

10 防水シーツを敷く

- ベッドの横に立ち，防水シーツの中心を下シーツの中心線に合わせて広げる．側面に垂れる場合は，マットレスの下に入れ込む．

ポイント
防水シーツを敷くと寝床内の温度や湿度が上昇しやすくなるため，使用は最小限にしましょう．

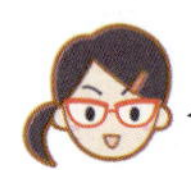

手技のコツ
防水シーツは患者さんの状態に応じて敷く位置を決めましょう．

例
発汗の多い患者さん → 体幹
失禁のある患者さん → 腰殿部
嘔吐のある患者さん → 枕元

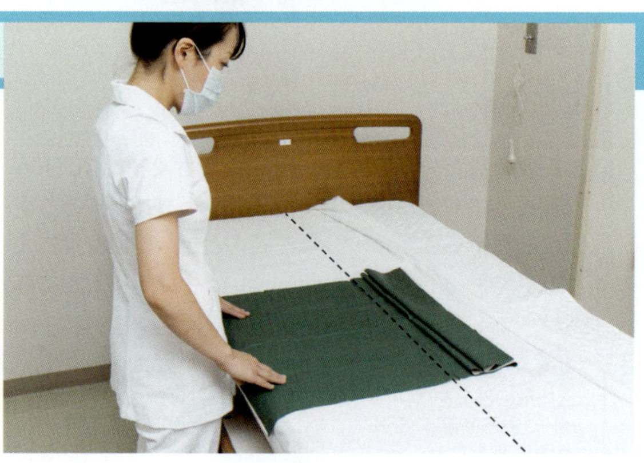

11 横シーツを敷く

- 横シーツの中心を防水シーツの中心線に合わせ，防水シーツを覆うように広げる．
- 側面に垂れた部分をマットレスの下に入れ込む．

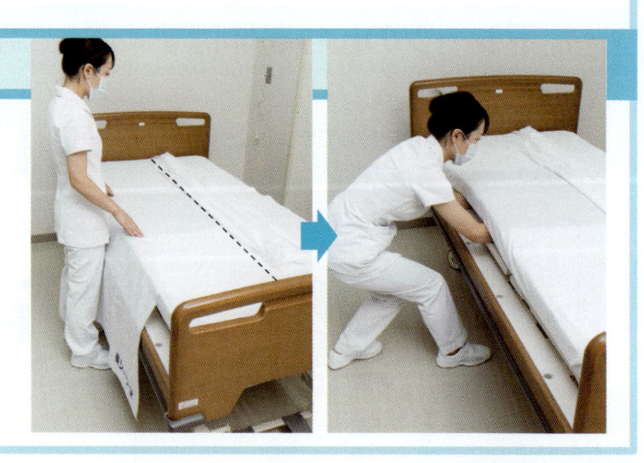

12 上シーツを広げる

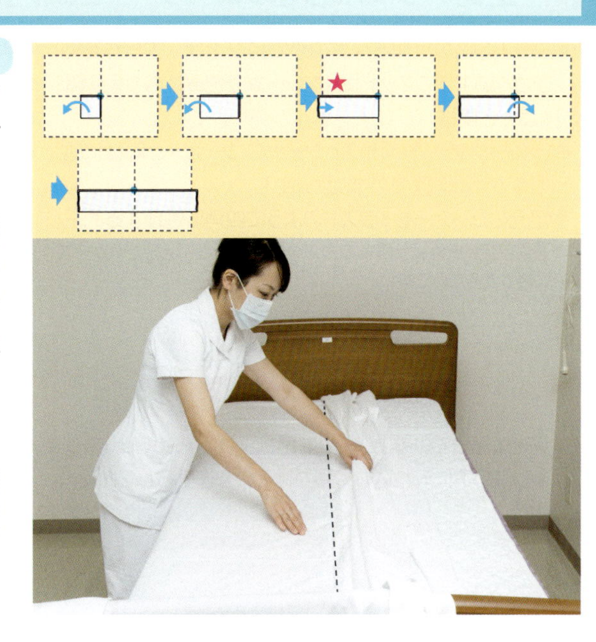

包布を用いる場合〔p.56〕

- 上シーツをベッドの中心点に合わせて置き，下シーツと同様に図のように広げる．★のタイミングで上シーツの上端をベッドの上端に合わせる．

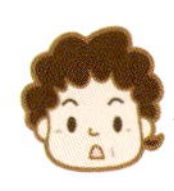

注意
シーツの表裏に注意しましょう．患者さんに触れる面を表にするため，上シーツは裏面を上にして敷く必要があります．

- 中心がずれないように手で押さえながら，四つ折りになっている上シーツの一番上の部分を手前に広げる．
- 残りのシーツを向こう側に広げる．

ポイント
基本的に下シーツの広げ方〔p.50〕と同様です．

13 上シーツの足元にタックをつくる

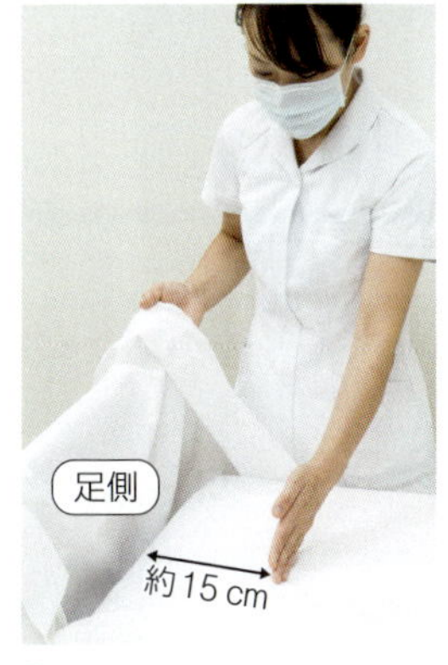

❶ 患者さんが臥床したときの足関節の位置を目安に手を置く（一般的な体型ではベッドの下端から約15 cm）．

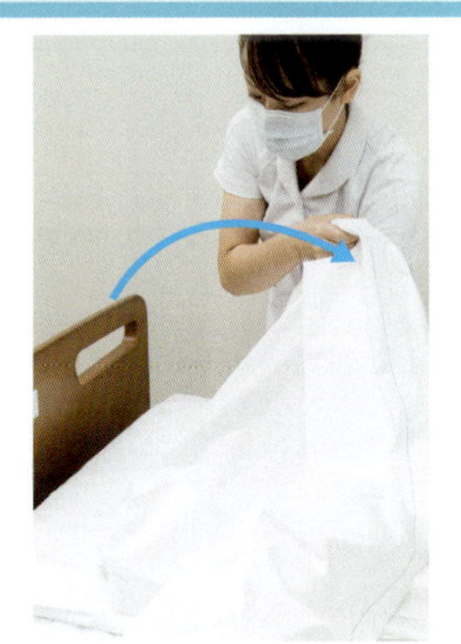

❷ シーツを頭側へ折り返す．

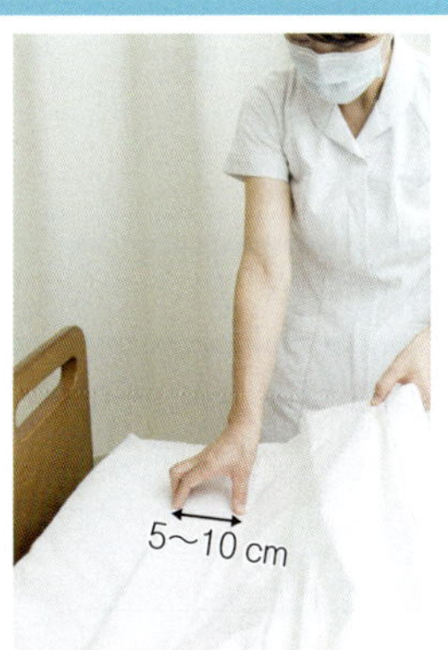

❸ 折り返したシーツの位置がずれないように，折り返しの部分から5〜10 cm頭側を目安に手を置く．

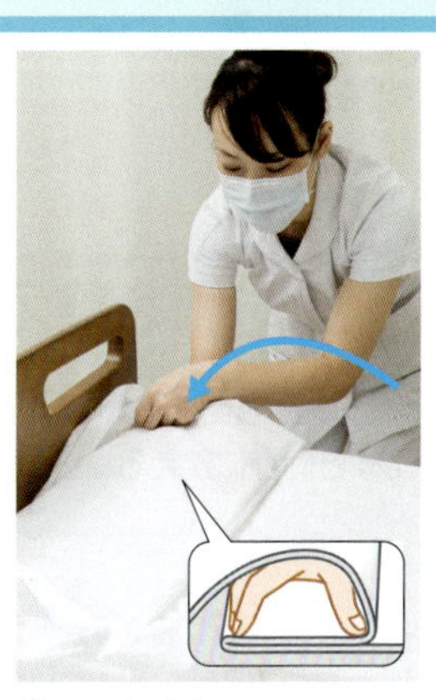

❹ 足側へ折り返してタック（ひだ）をつくる．

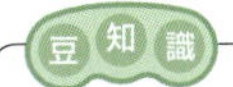

豆知識
タックは足元にゆとりをもたせるためにつくります．タックがないと足関節の動きが妨げられ，尖足になる危険性もあります．

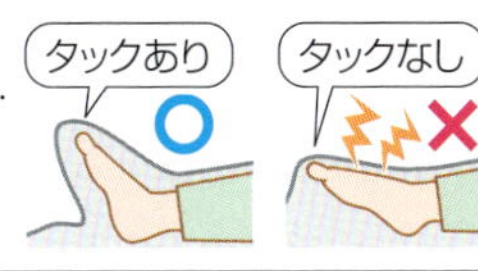

ポイント
タックの折り返しは，患者さんの足先の動きを妨げなければ，頭側に倒しても足側に倒してもどちらでも構いません．

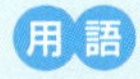

用語 尖足
足関節が底屈位（つま先を下げた位置）で拘縮した状態のこと．

14 上シーツの足元のコーナーを四角に処理する

- マットレスの足側を片方の手で持ち上げ，タックをくずさないようにマットレスをシーツで包み込む（手順 5 〔p.50〕と同様）.
- 上シーツを，途中まで下シーツのコーナーと同様に処理する（手順 6 の 6 まで〔p.51〕）.
- 足元のコーナーをイラストのように四角に処理する*.

* なぜなら 三角より四角の方がゆるみやすく，足元がスムーズに動かせるためです.

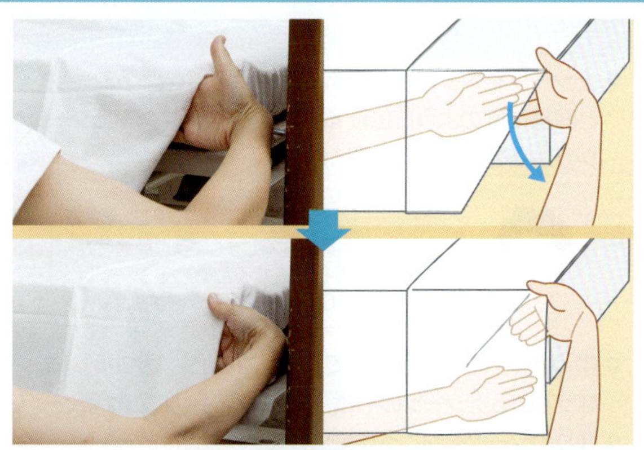

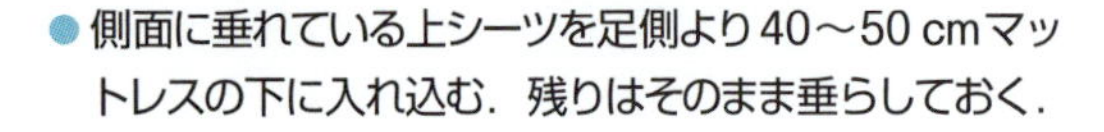

- 側面に垂れている上シーツを足側より40～50 cmマットレスの下に入れ込む．残りはそのまま垂らしておく.

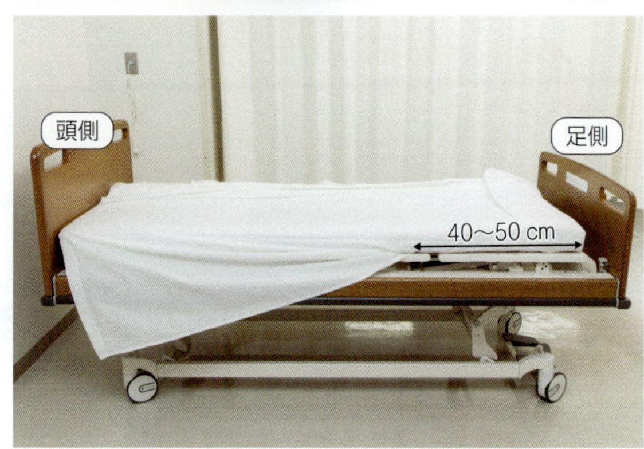

15 反対側を整える

- ベッド反対側へ移動し，反対側も手順 5 ～ 14 〔p.50～54〕と同様に整える.

ポイント

下シーツの足元のコーナーを処理する際，シーツを対角線の方向に引っぱり，しわを伸ばしましょう.

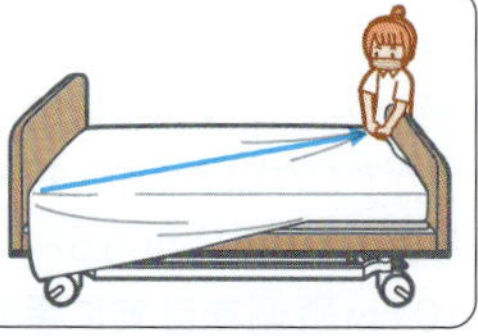

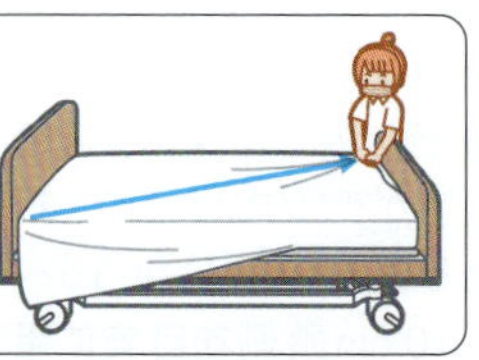

今回は，このタイミングで反対側を整えましたが，反対側を整えるタイミングはいつでも構いません．時間や，行いやすさを考慮して判断しましょう.

16 毛布を広げる

- 毛布の上端を頭側から約15 cm離した位置に置き＊，図のように広げる．

＊  患者さんの肩を十分に覆うことができ，顔だけ出る位置だからです．

- マットレスの足側を片方の手で持ち上げ，マットレスを毛布で包み込む．
- 足元のコーナーを四角に処理し，側面の毛布も上シーツと同様に処理する．

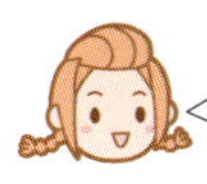

ポイント
毛布は伸縮性があるため，必ずしもタックをつくる必要はありません．

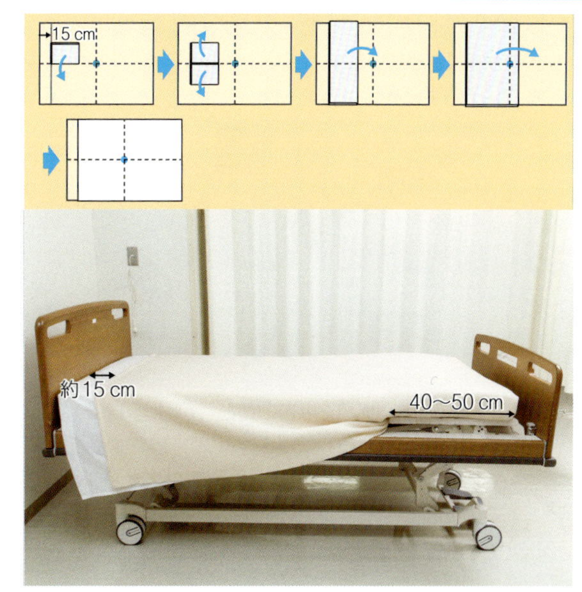

17 スプレッドをかける

- スプレッドも上シーツと同様に広げ，上端をベッドの上端に合わせる．
- マットレスの足側を片方の手で持ち上げ，マットレスをスプレッドで包み込む．
- スプレッドを，途中まで下シーツのコーナーと同様に処理する（手順6の6まで〔p.51〕）．側面に垂れたスプレッドはそのままにしておく．

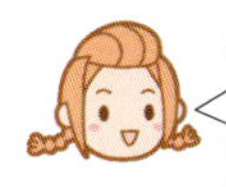

ポイント
スプレッドは一番外側を覆っているため見た目の印象を決定づけます．左右のバランスや足元コーナーの始末，しわを取るなど見栄えにも配慮しましょう．

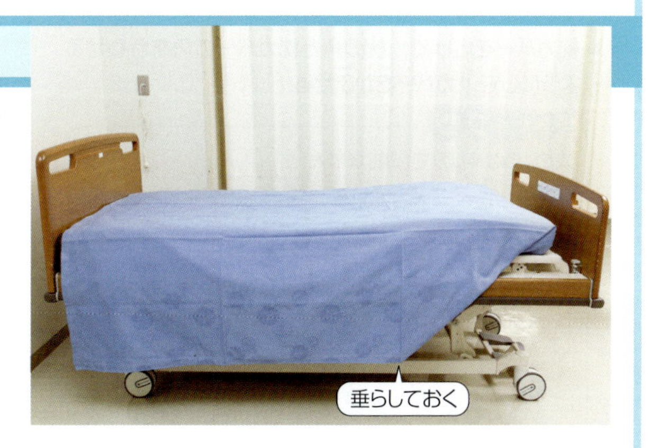

包布を用いる手順

- 最近は「上シーツ＋毛布＋スプレッド」（手順12～17〔p.53～55〕）よりも，「毛布＋包布カバー」を用いる施設の方が多くなっています．
- 次にその手順を示します．

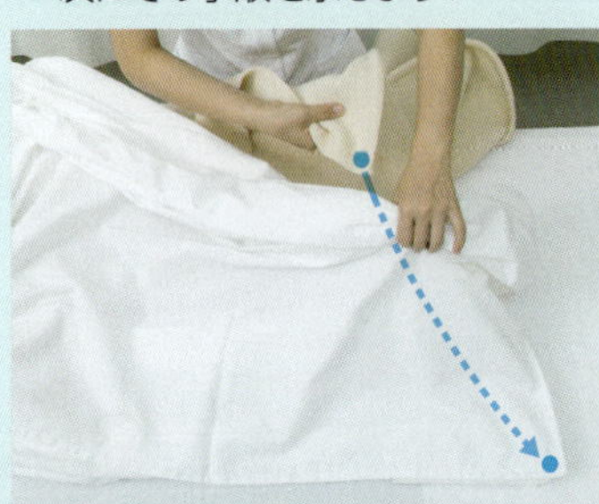

❶包布カバーを広げて，毛布の角と包布カバーの角を合わせるようにして，片側ずつカバーをかぶせる．

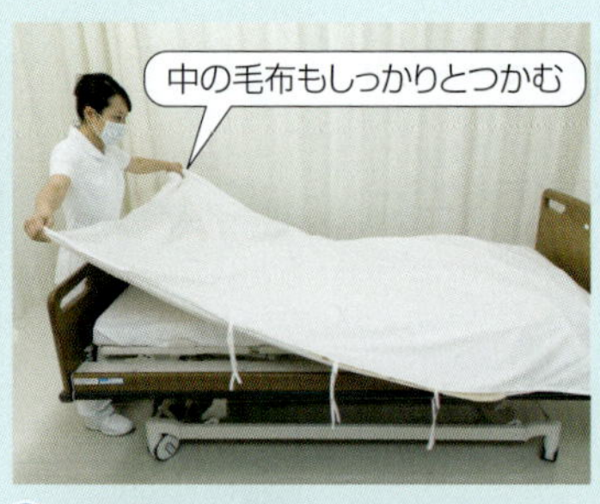

❷上写真のように2ヵ所の隅を持ち，引っぱるようにして整える．反対側も同様にして整える．

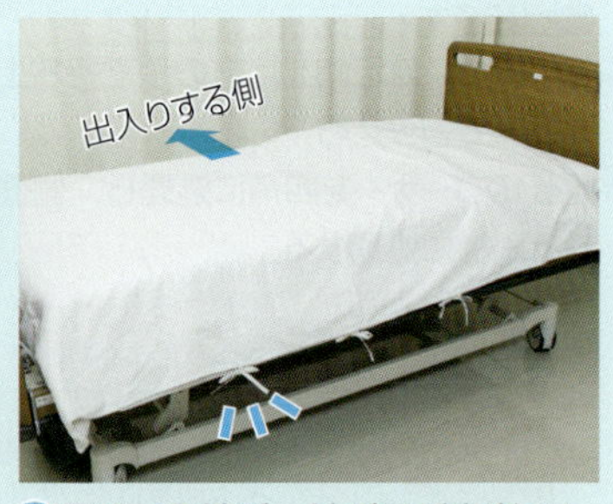

❸口ひもを結び，結び目が患者さんが出入りする側と反対になるように置く*．

* なぜなら 患者さんの出入りで結び目がほどけやすくなるためです．

18 枕カバーをかける

- 枕カバーを広げて，枕の角と枕カバーの角を合わせるようにして，カバーをかぶせる．

手技のコツ

次のようなやり方でも構いません．

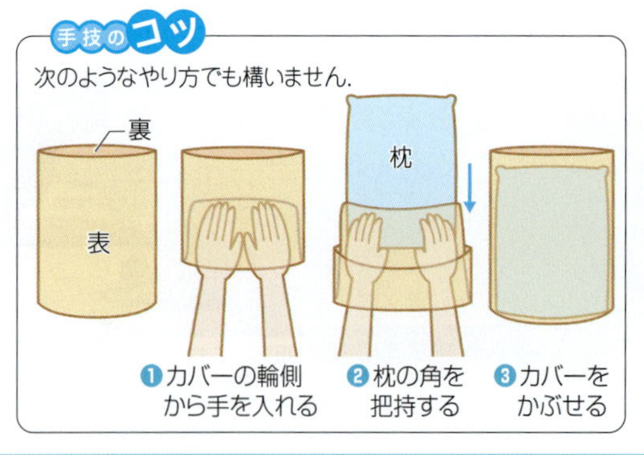

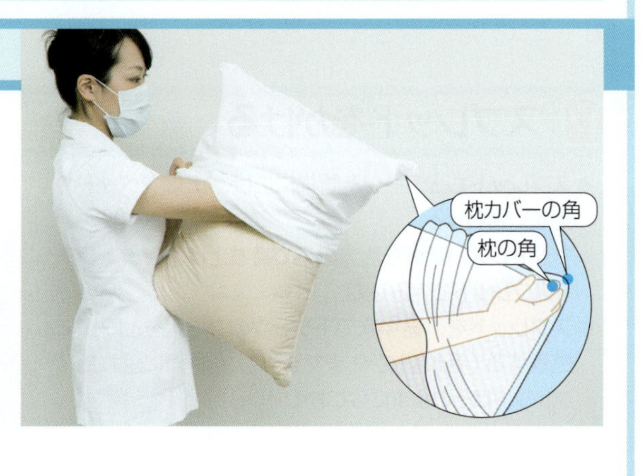

19 枕を置く

- 枕カバーのしわを伸ばし，余った口部分を内側に折り込み枕を置く．置き方は，折り込んだ部分を下にして置いた際に，カバーの開口部（口が開いている側）が床頭台と反対側を向くように*，また縫い目が頭側にくるように**調整する．

* なぜなら 患者さんは床頭台の方を向くことが多く，そちら側に開口部があると枕がくずれやすくなるためです．

** なぜなら 縫い目の部分は少し厚みがあり，肩の下にくると不快に感じる場合があるためです．

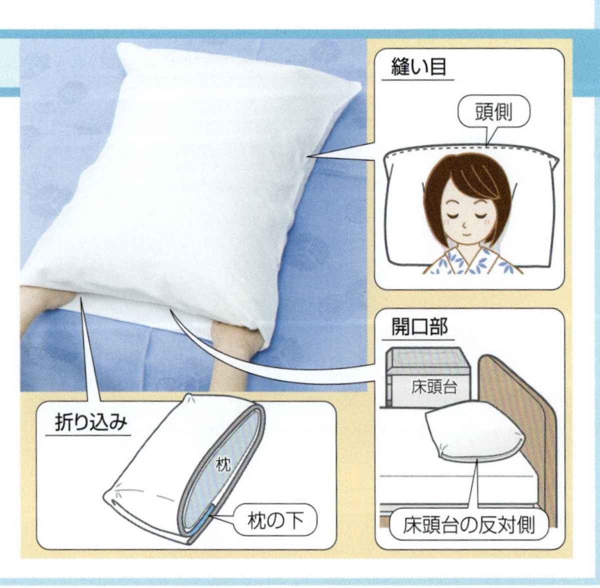

20 ベッド周囲を整頓する

- 床頭台・椅子・オーバーテーブル・ゴミ箱など，移動させたものをもとの位置に戻す．
- しばらく待ってから*，換気を終了する．

* なぜなら 細菌やほこりが空中に浮遊している状態が，落ち着くのを待つためです．

- ベッドおよびベッド周囲をアルコールクロスで拭く**．

** なぜなら ベッドメーキングで生じたほこりを取り除くためです．

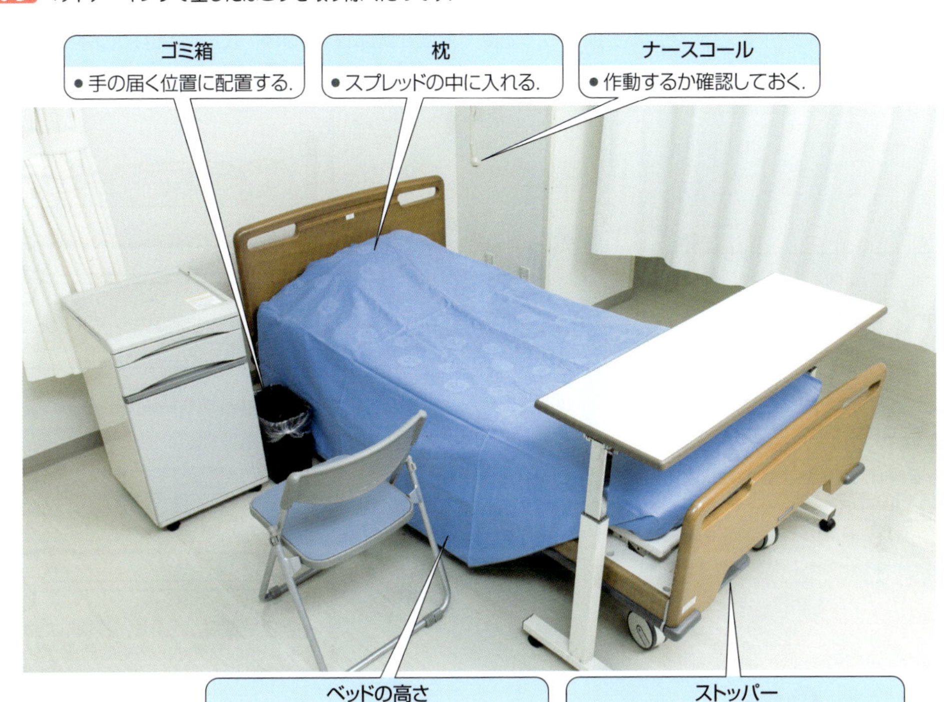

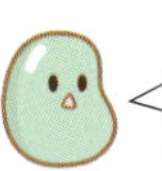

豆知識

空中に浮遊した細菌の影響は約20分継続し，もとの状態に戻るには1時間程度かかるとしている研究報告があります．少なくとも20分以上は窓を開けて換気しておくことが望ましいでしょう．

オープンベッドへの変更方法

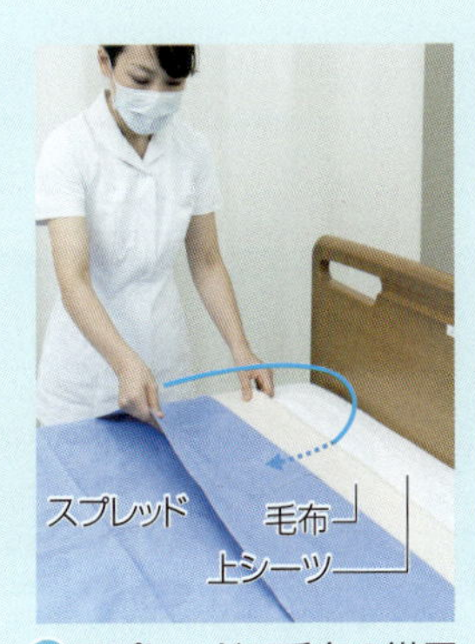

❶ スプレッドで毛布の襟元を上からくるむ．

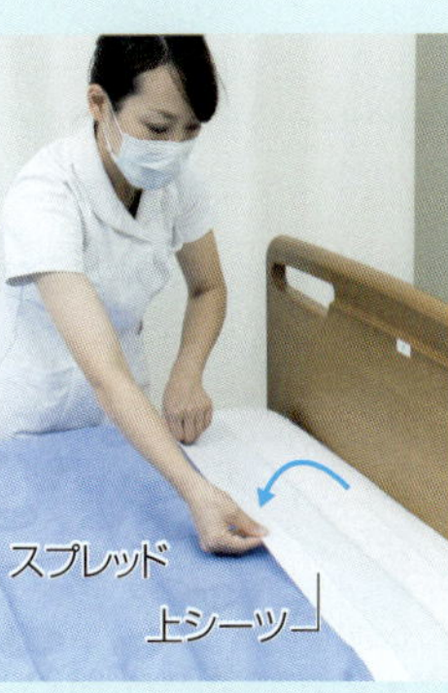

❷ 上シーツをスプレッドの上に折り返す．

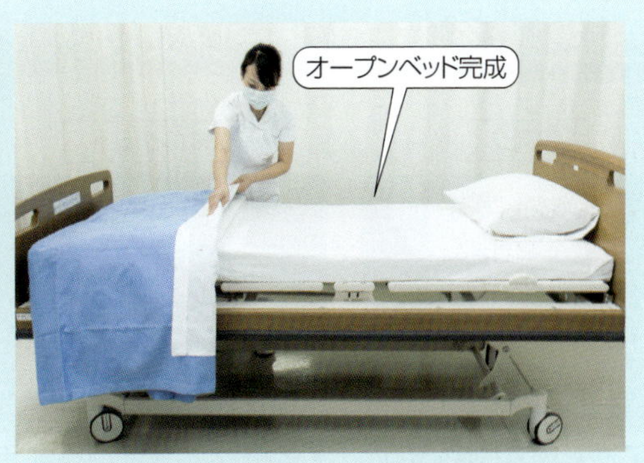

❸ 掛けものを扇子折りにして，足元に置いておく．

シーツ交換

シーツ交換の重要性

- シーツ交換は，汚染したシーツの交換という意味だけでなく，ベッド内の換気という意味においても重要な役割を果たしています．
- ベッド内の温度・湿度は，患者さんの不感蒸泄，体熱，発汗などにより上昇します．ある程度動ける患者さんはベッドからの移動などで，ベッド内の空気を自然と換気し，温度・湿度を調節しています．しかし自力での体動が困難な患者さんでは，ベッド内の熱や湿気を逃がすことが難しいため，シーツ交換がより重要となります．

• 自力で離床が困難な患者さんでは，ふとん内の温度，湿度が上昇しやすい．
シーツ交換あり
• 換気ができ，清潔なシーツで快適な寝床環境となる．
シーツ交換なし
• 温度・湿度が上昇し，不快なだけでなく細菌が繁殖し，感染の原因となる．

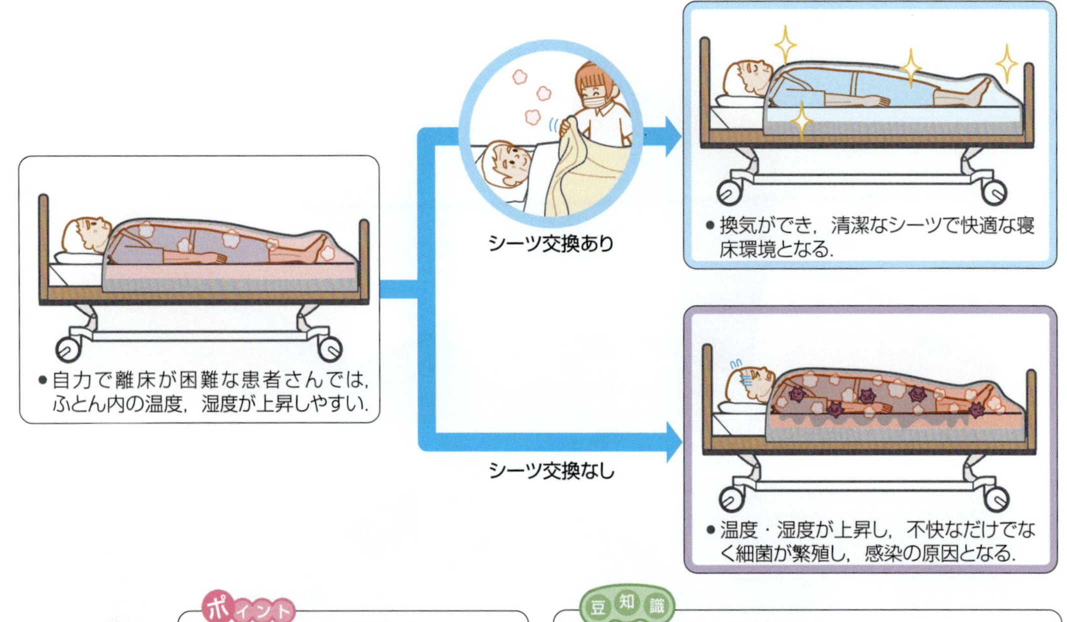

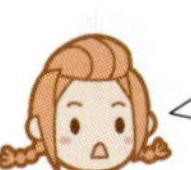

ポイント
シーツ交換を行わない場合でも，掛けぶとんをはいだり，枕をはたいたりして，寝床内の換気を行う必要があります．

豆知識
ある研究では，臥床患者さんのシーツの細菌数が4日目から大きく増加したという報告がされました．この報告から，3日以内にシーツ交換をするのが望ましいと考えられています．

用語 不感蒸泄
身体からの水分蒸発のうち，呼吸によるものと皮膚から蒸発するもので，汗は含まない．自覚がなく蒸発するため，不感蒸泄という．量は1日800～1,200 mL程度．

必要物品 シーツ交換

マスク

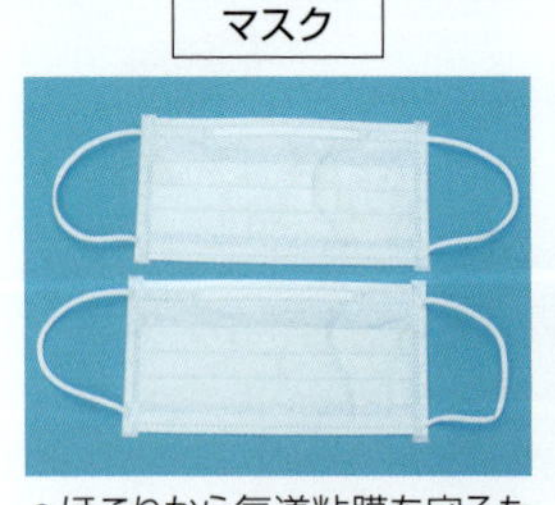

- ほこりから気道粘膜を守るために用いる．患者さん用のマスクも用意する．

タオルケット

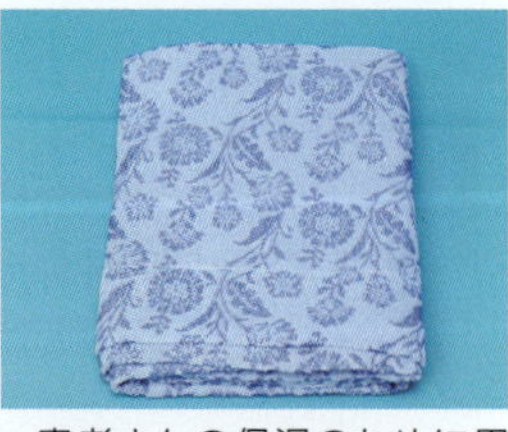

- 患者さんの保温のために用いる．

下シーツ

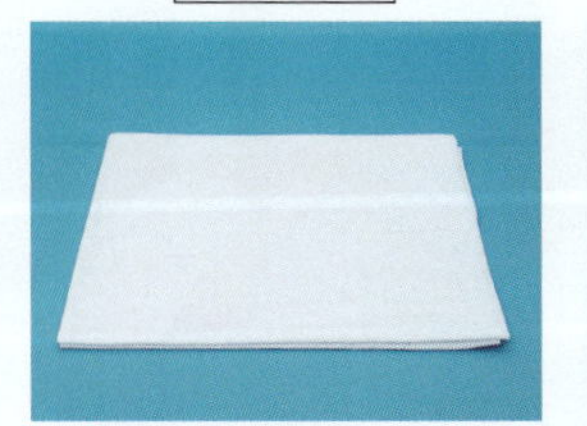

- マットレス，マットレスパッドを覆うために用いる．

防水シーツ

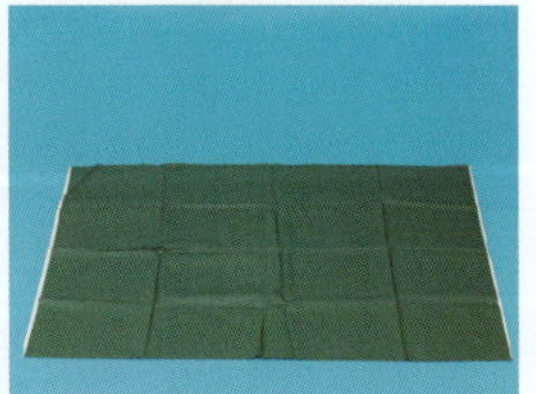

- 血液や排泄物などで汚れる可能性がある場合に横シーツとセットで用いる．ゴム製や，紙製のディスポーザブルのものがある．

上掛けをつくるために用いるもの

横シーツ

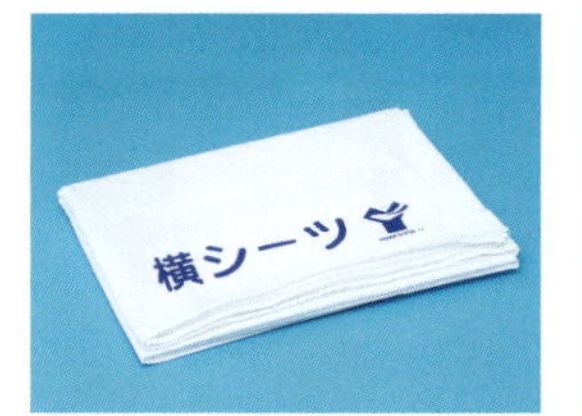

- 防水シーツを覆うために用いる.

上シーツ

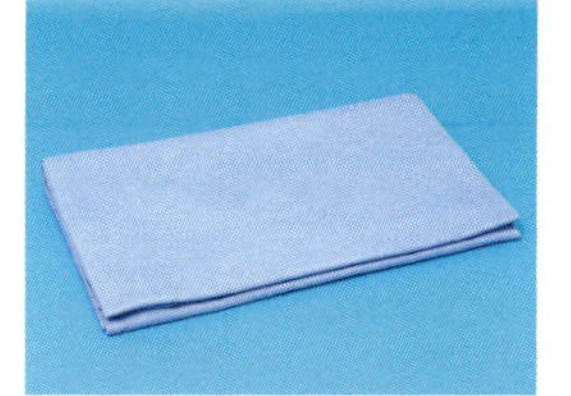

- 毛布が直接患者さんの肌に当たらないようにするために用いる.

スプレッド

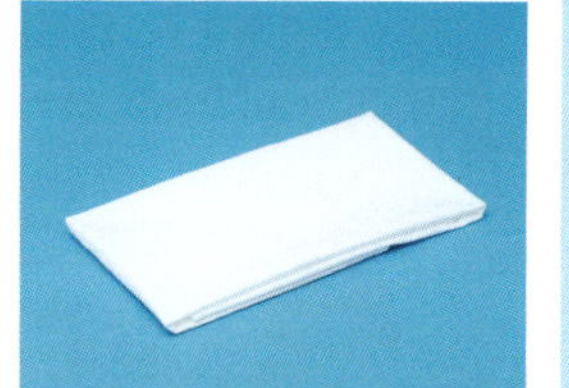

- 上掛け寝具の汚れを防ぐために用いる. 外観をよくする効果もある.

枕カバー

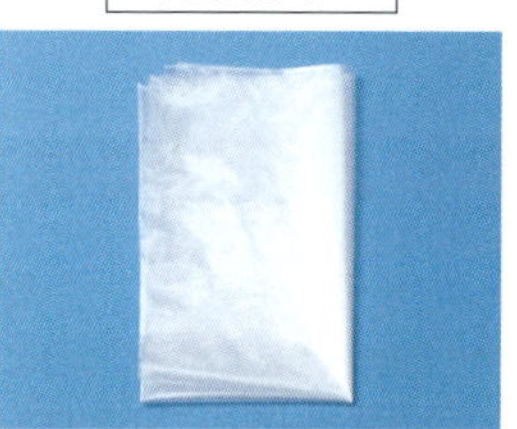

- 適切な大きさのものを必要な数準備する.

掃除用品

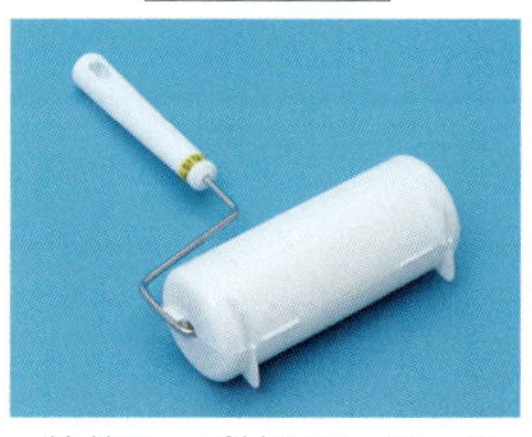

- 粘着テープ付きローラーやハンドクリーナーなどを用いる.

ランドリーバッグ

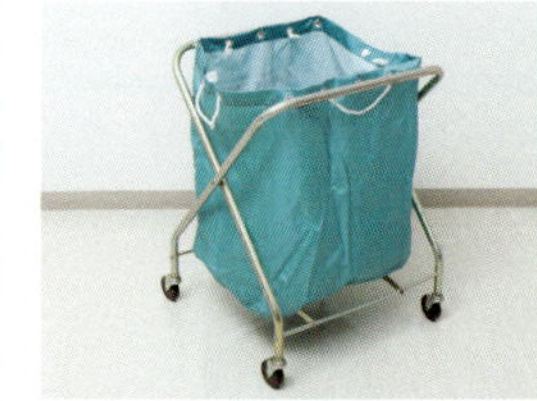

- 汚れたシーツ類を入れるために用いる.

清拭用品

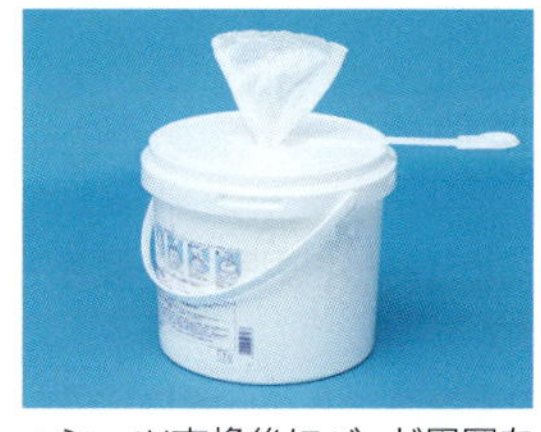

- シーツ交換後にベッド周囲を清拭するために, アルコールクロスなどを用いる.

廃棄物入れ

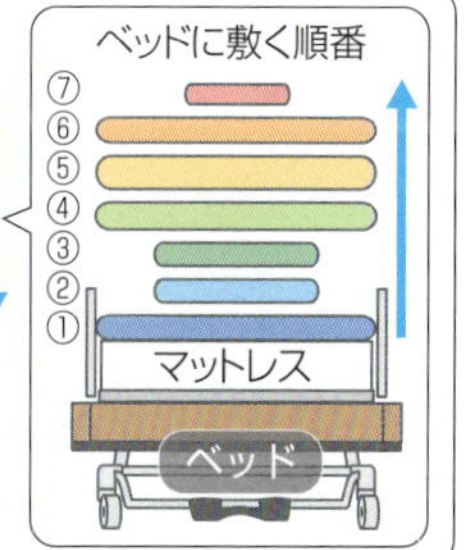

- ビニール袋などを用いる.

- マットレスパッド, 毛布も必要に応じて準備しましょう.
- 感染性のシーツ類を取り扱う場合はエプロンや手袋, 水溶性ランドリーバッグなどを用意しましょう〔p.67〕.

ポイント

シーツ類は使用する順に重ねておきましょう.

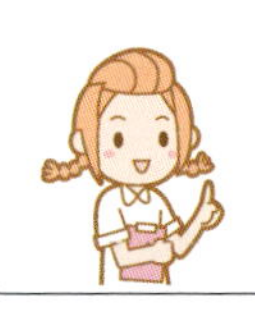

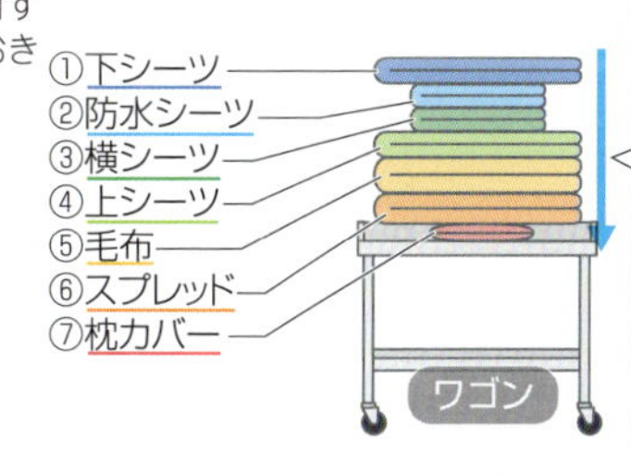

手順 シーツ交換(臥床患者さんに2人で行う方法)

歩行が可能な患者さんや車いすに乗ることのできる患者さんにシーツ交換を行う際は, できるだけベッドから移動してもらいましょう.

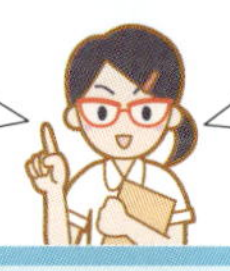

これは患者さんの気道粘膜をほこりから守り, 作業もスムーズに行うことができるためです.

1 準備をする

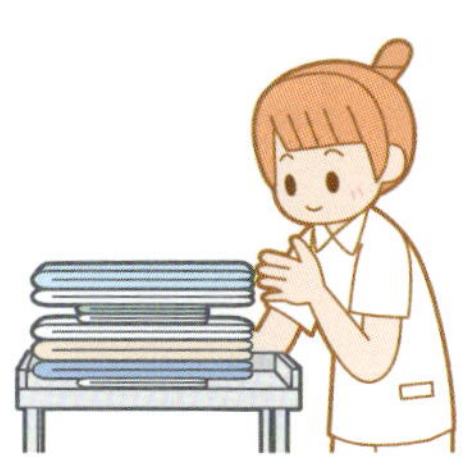

❶ 必要物品を準備する.

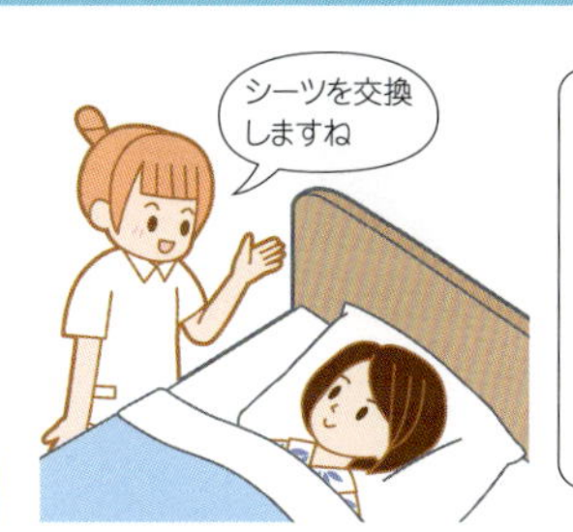

❷ 患者さんにシーツ交換を行う目的, 方法を説明し了承を得る.

ポイント

シーツ交換では, 患者さんを側臥位にしたとき, 背中側の看護師がシーツを扱い, 反対側の看護師が患者さんを支えます.

シーツ交換を行う　患者さんを支える

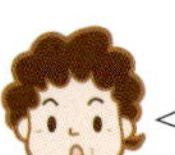

注意

ほこりが立つことを考え, 食事前などの実施は避けましょう.

2 マスクを装着する

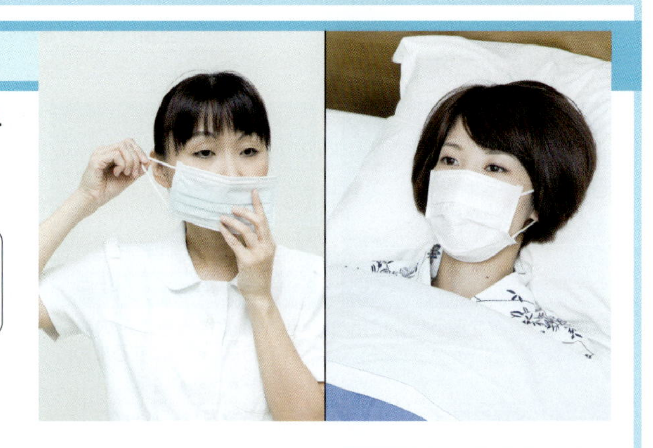

● マスクを装着する．患者さんにもマスクをしてもらう*．

* なぜなら ほこりを吸い込まないようにするためです．

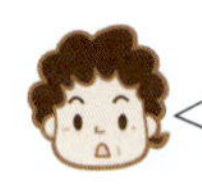

注意

血液や排泄物などで汚れたシーツを扱う場合は，標準予防策〔p.7〕に従い手袋やエプロンなども装着しましょう〔p.67〕．

3 環境を整備する

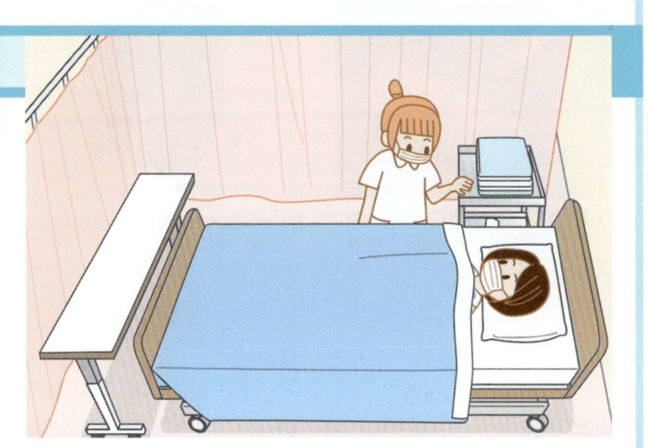

● カーテンやスクリーンを使い患者さんを周囲から見えないようにし，羞恥心に配慮する．
● オーバーテーブルや床頭台などをベッドから離し，作業スペースを確保する．
● ストッパーを確認し，ベッドを看護師の腰の高さに調節する．
● 物品ののったワゴンをベッドサイドの手の届くところに配置する．

ポイント

作業を行いやすくするため，輪が手前になるようにワゴンを配置しましょう．

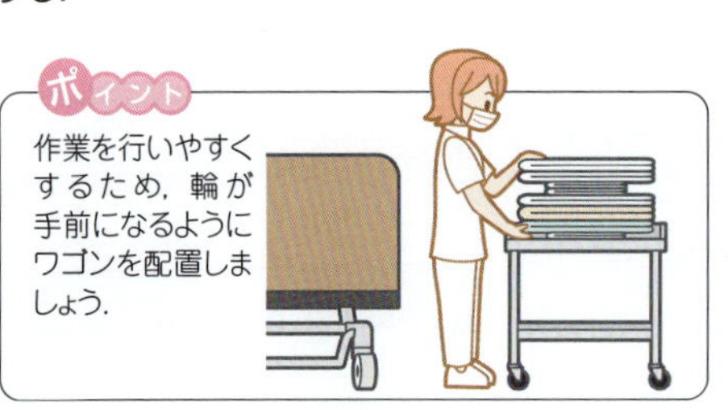

4 換気を始める

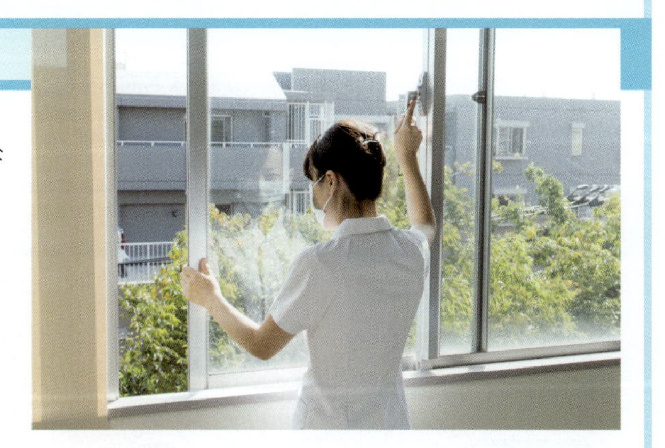

● 窓を開け，換気を始める*．

* なぜなら シーツ交換で空気中に舞うほこりが部屋にこもらないようにするためです．

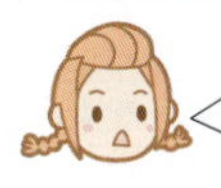

ポイント

多床室の場合，窓を開ける前に他の患者さんにも声をかけましょう．また，必要に応じて移動してもらったり，掛けものを調節したりしましょう．

5 使用中のシーツ類を引き出す

- 片方の手でマットレスを必要最小限の高さ持ち上げ*，もう一方の手を頭側から足元に向かって横にすべらせながら，マットレスから全てのシーツ類を静かに引き抜く．

* なぜなら 患者さんへの振動を最小にするためです．

手技のコツ 2人で左右同時に行いましょう．この後の手順でも原則として左右同時に行います．

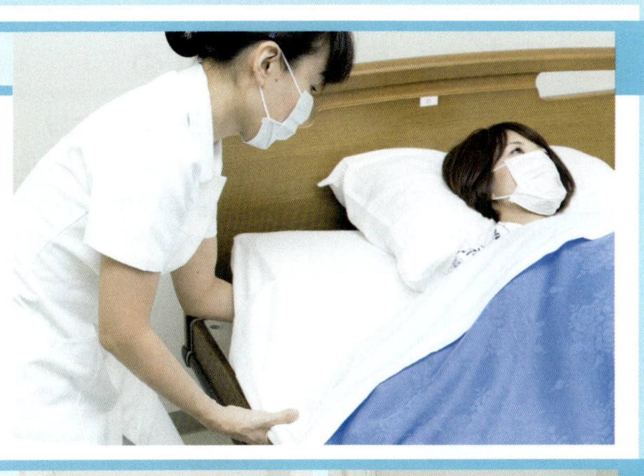

6 スプレッドを取り除く

- スプレッドを襟元から足元へ，患者さんの身体に沿わせるように丸める．
- 丸めたスプレッドを外側から中央に向かって丸め，ランドリーバッグに入れる．

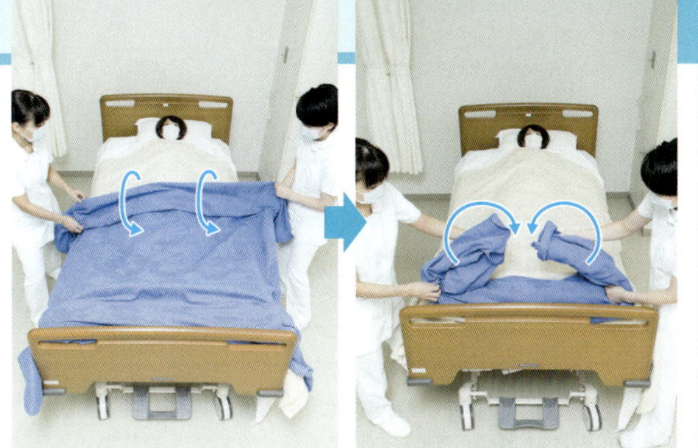

7 毛布を取り除く

- 毛布を襟元から足元に向かって二つ折りにし，さらに両側からベッドの中央に向かってたたんで取り除き，邪魔にならない場所に置いておく（椅子にかけるなど）．

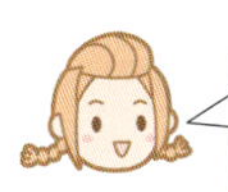

ポイント 毛布は再使用する場合が多いです．再使用しない場合はスプレッド同様，ランドリーバッグに入れましょう．

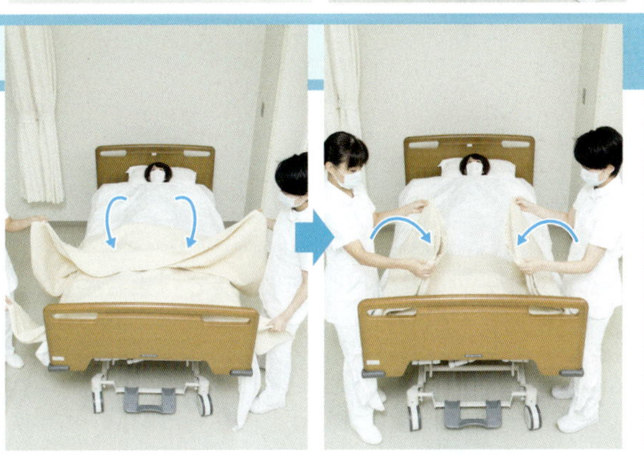

8 上シーツを取り除く

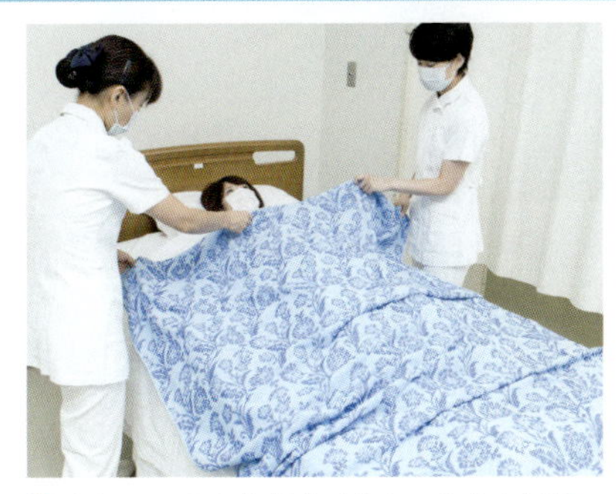

① 上シーツの上からタオルケットをかける．

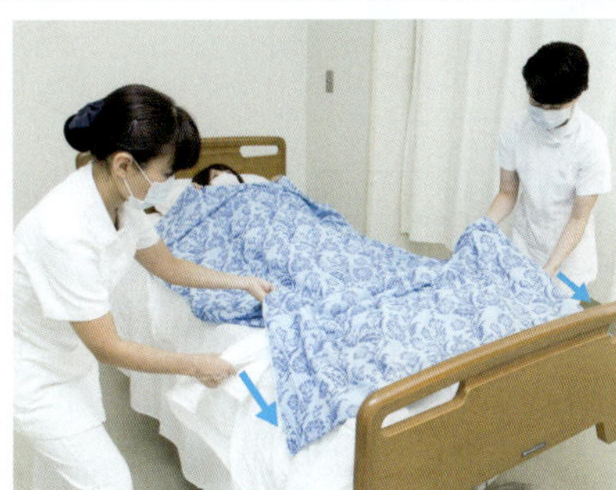

② タオルケットの下から上シーツを引き抜く．

手技のコツ 意識のある患者さんの場合には，上シーツを取り除く際にタオルケットの襟元を持ってもらうとよいでしょう．

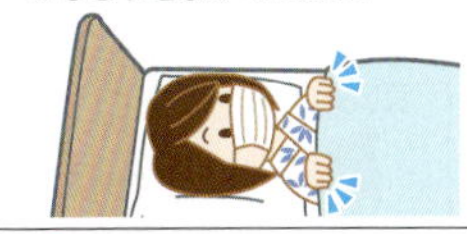

ポイント 毛布を再使用しない場合にはタオルケットを先にかけ，スプレッド，毛布，上シーツを同時に取り除いてもよいでしょう．

9 患者さんを側臥位にする

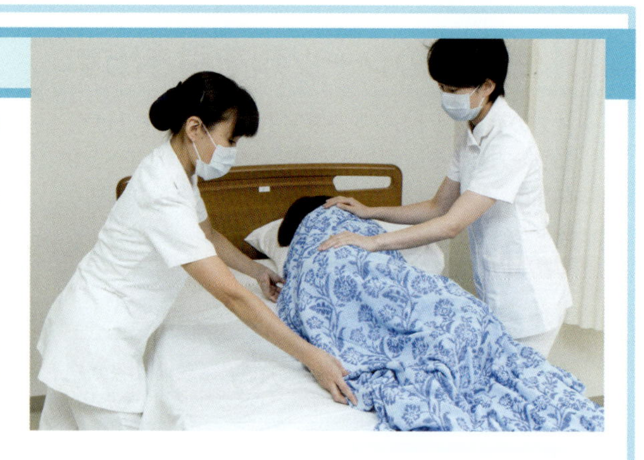

- 患者さんを側臥位にする〔p.77〕．このとき，枕の位置も適宜調整する．
- 患者さんが向いている側の看護師は，患者さんの背部と殿部を支える．

ポイント

側臥位をとれない患者さんの場合は，仰臥位のまま，作業する側と反対側に水平移動させましょう．

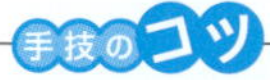

1人でシーツ交換を行う場合は，患者さんにベッド柵を持ってもらうと安定します．

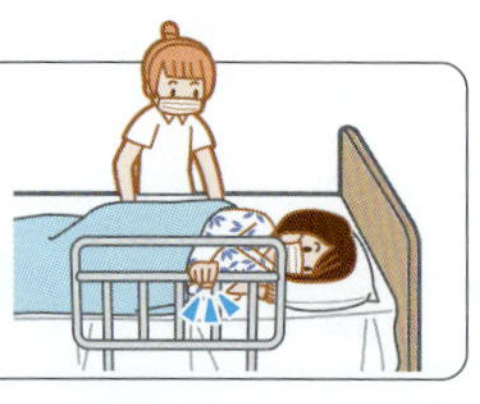

10 使用中のシーツを中央にまとめる

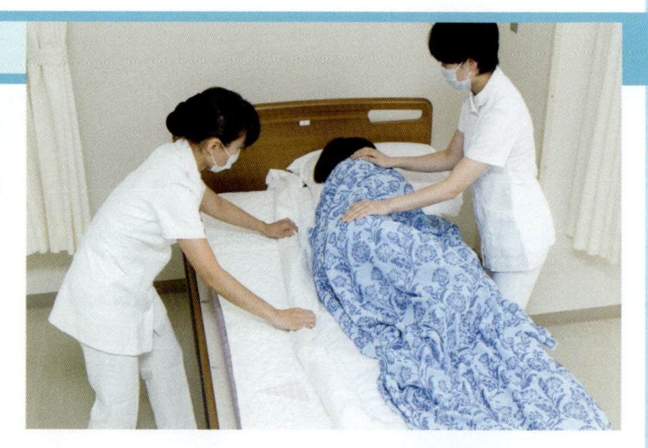

- 横シーツ，防水シーツ，下シーツを，汚れた面が内側になるように*ベッド中央に向かって丸める．

* なぜなら この後に広げる清潔なシーツが，汚れたシーツの内側に触れないようにするためです．

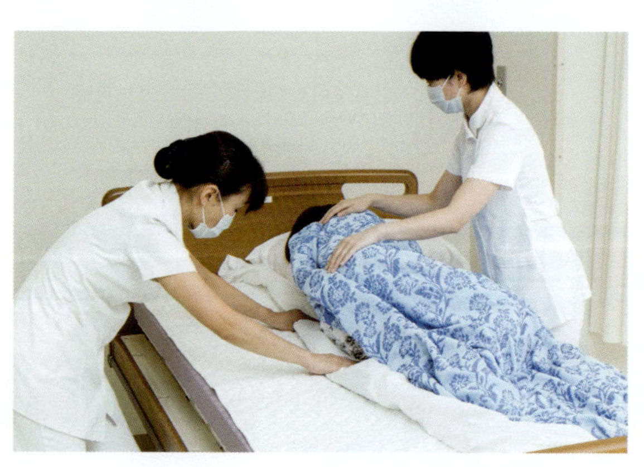

- 丸めたシーツ類をなるべく平坦に整えて**患者さんの身体の下に入れ込む．

** なぜなら 高さを抑え，上にいる患者さんの負担を最小限にするためです．

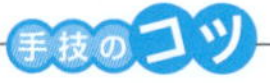

身体の下にシーツを入れ込む際，背中側のベッド面を上から垂直に押しながら行うとベッドと身体の間に隙間ができ，入れ込みやすいです．

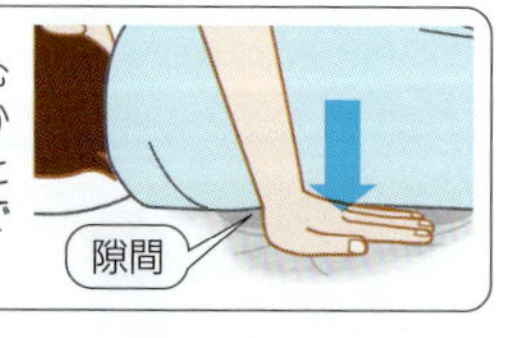

防水シーツを再使用する場合は，粘着テープ付きローラーでほこりを取り除いて，患者さんの身体の上にかけておきましょう．

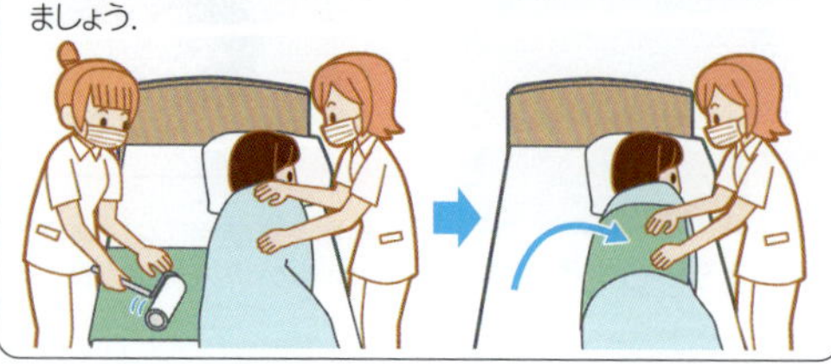

11 マットレスパッド，マットレスをきれいにする

- マットレスパッドを，粘着テープ付きローラーを用いてきれいにする（頭側から足側へ向けて行うとよい）.
- パッドを静かにまくり上げ，マットレスも同様にきれいにし，マットレスパッドを敷き直す.

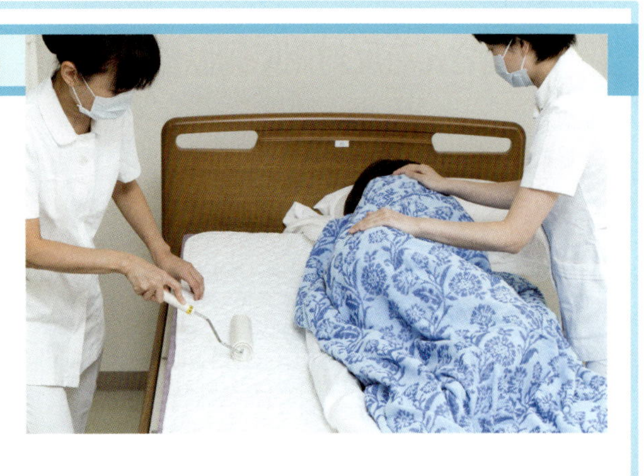

12 清潔な下シーツを広げる

- 清潔な下シーツを中心線に合わせて手前に広げ（ベッドメーキング手順4〔p.50〕と同様），反対側に広げるシーツを扇子折りにして，患者さんの下に入れ込む.

手技のコツ
シーツを入れ込む際は，先に入れ込んだシーツの下になるように入れ込むと，反対側をスムーズに処理することができます.

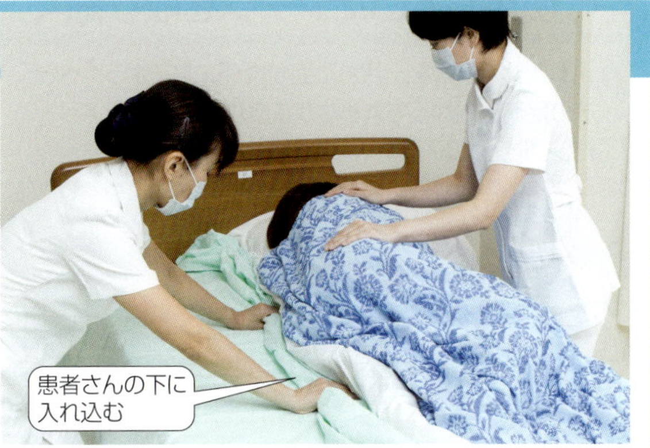

※わかりやすくするために，清潔な下シーツに緑色のシーツを用いています.

13 下シーツでマットレスを覆う ～ 17 側面のシーツを入れ込む

- ベッドメーキング手順5～9〔p.50～52〕と同様.

防水シーツ，横シーツを敷かない場合は手順19へ

18 防水シーツ，横シーツを敷く

- 防水シーツを下シーツの中心線に合わせて手前に広げる．反対側に広げる部分は扇子折りにして，患者さんの下に入れ込む.
- 横シーツも同様に処理する.

ポイント
防水シーツを再使用する際は，患者さんの身体の上にかけておいた防水シーツをおろしましょう.

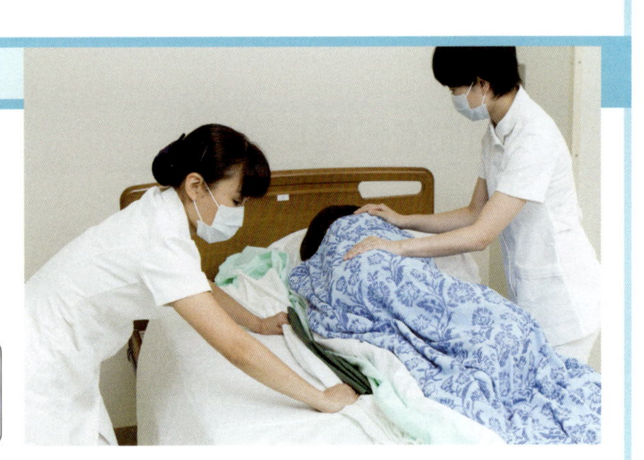

19 患者さんを反対側に側臥位にする

- 患者さんを反対側に側臥位にし，清潔なシーツの方へ移動させる．

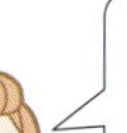

ポイント

患者さんは丸めたシーツの山を乗り越えることになるため，声をかけ患者さんが安心できるように配慮しましょう．

側臥位をとれない患者さんの場合は，仰臥位のままベッドの反対側に患者さんを水平移動させましょう．

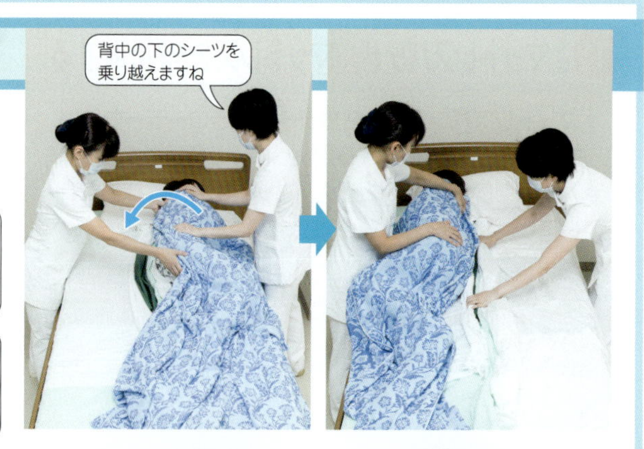

20 使用していたシーツを取り除く

- 汚れたシーツ類を，汚れた面が内側になるよう*ベッドの足側に向かって丸めながら取り除き，ランドリーバッグに入れる．

*なぜなら 汚れが周囲に広がらないようにするためです．

ポイント

防水シーツを再使用する場合は，粘着テープ付きローラーでほこりを取り除いて，患者さんの身体の上にかけておきましょう（手順10［p.62］のポイントと同様）．

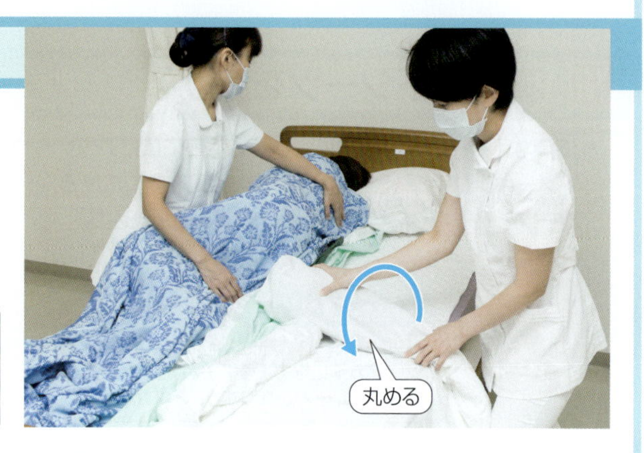

21 反対側を引き出す

- 清潔なシーツを全て引き出す．
- 患者さんの背中側の寝衣のしわを伸ばし，仰臥位に戻す．

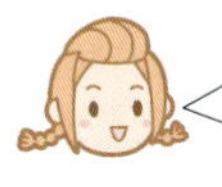

ポイント

反対側の処理（手順22）は側臥位のまま行っても構いませんが，仰臥位に戻した方が患者さんにとっては安楽です．

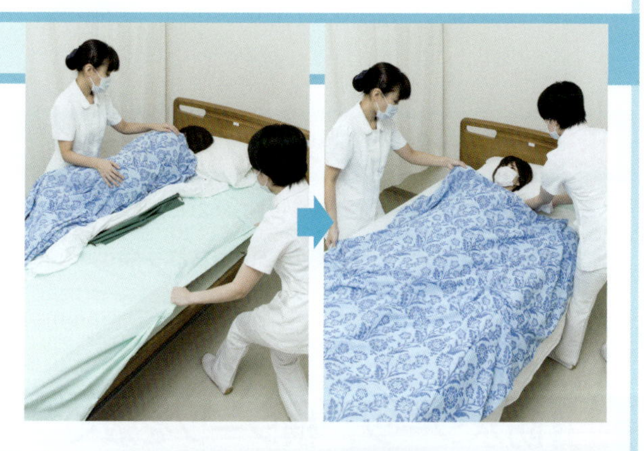

22 反対側を処理する

- 下シーツの頭側と足元のコーナーの処理をし，下シーツの側面，防水シーツ，横シーツを手前にしっかりと引き，マットレスの下に入れ込む．
- 患者さんの身体の位置や寝衣を整える．

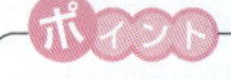

ポイント

下シーツの足元のコーナーを処理する際，シーツを対角線の方向に引っぱりしわを伸ばしましょう．

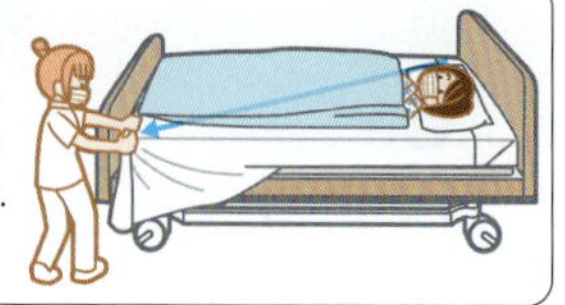

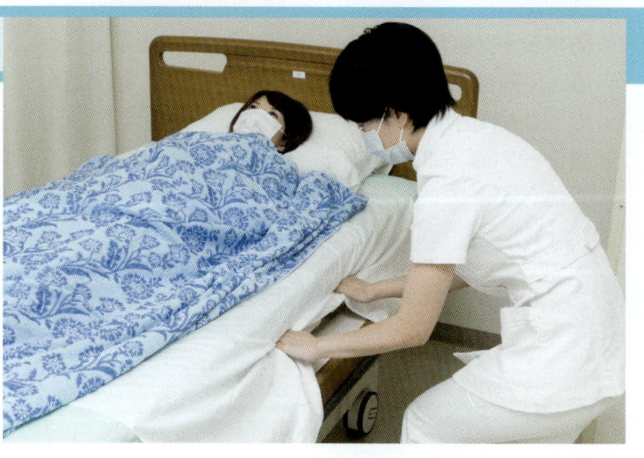

23 上シーツをかける

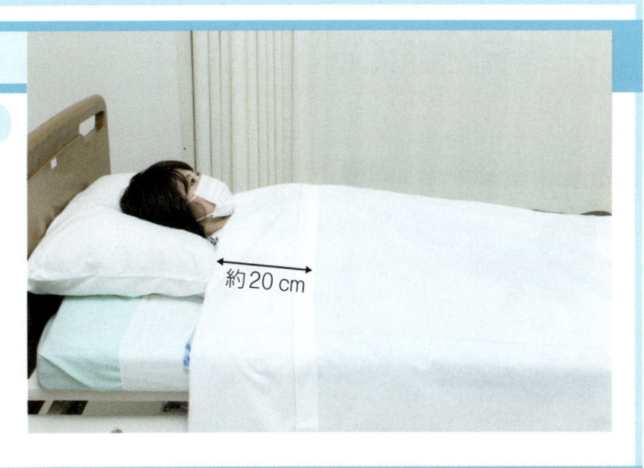

包布を交換する場合 〔p.66〕

- タオルケットの上から清潔な上シーツを患者さんの顔にかからないように広げる.
- 襟元から20 cm程度折り返し，輪をあごの下に合わせておく.
- 手順 8 〔p.61〕と同じ要領でタオルケットを取り除く.

24 上シーツの足元のコーナーを四角に処理する

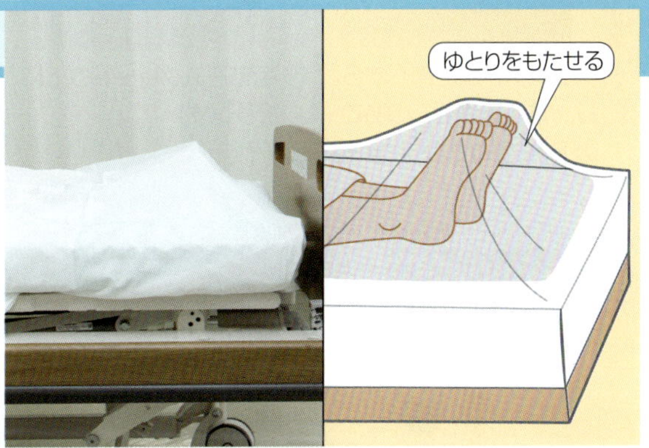

- 患者さんの足元にゆとりをもたせて*上シーツの足元をマットレスの下に入れ込む.

* なぜなら 患者さんがいることでベッドメーキングのようにタックをつくることができないためです.

- 足元のコーナーを四角に処理し，側面の上シーツを足元から40～50 cmマットレスの下に入れ込む.

25 毛布をかける

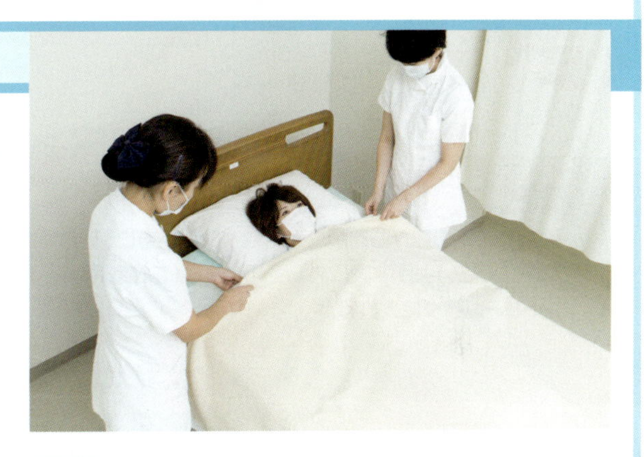

- 上シーツの輪の部分に毛布の上端を合わせて広げる.
- 上シーツと同様にゆとりをもたせ，毛布の足元をマットレスの下に入れ込む.
- 足元のコーナーを四角に処理し，側面の毛布も上シーツと同様に処理する.

26 スプレッドをかける

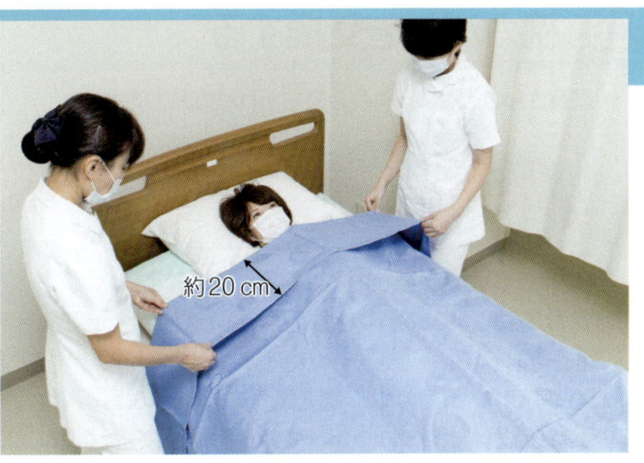

- スプレッドを上シーツと同様，患者さんの顔にかからないように広げ，襟元から20 cm程度折り返し，輪をあごの下に合わせておく.
- 上シーツと同様にゆとりをもたせ，スプレッドの足元をマットレスの下に入れ込む.
- スプレッドの足元を三角に処理し，側面に垂れたスプレッドはそのままにしておく（ベッドメーキング手順 17 〔p.55〕参照）.

27 襟元を整える

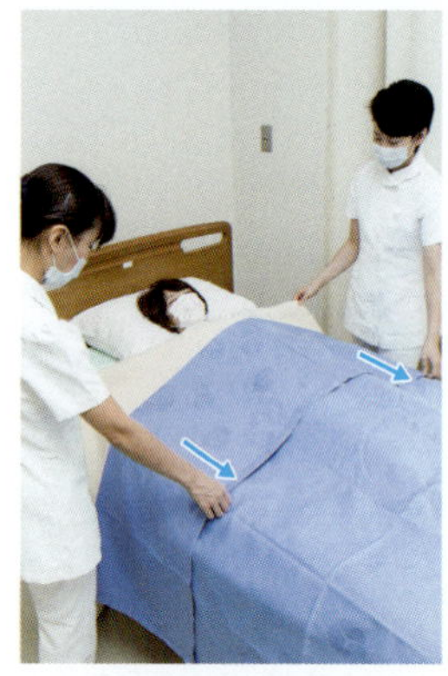

❶スプレッドを足側へずらし，輪が患者さんのあごの下から離れるようにする．

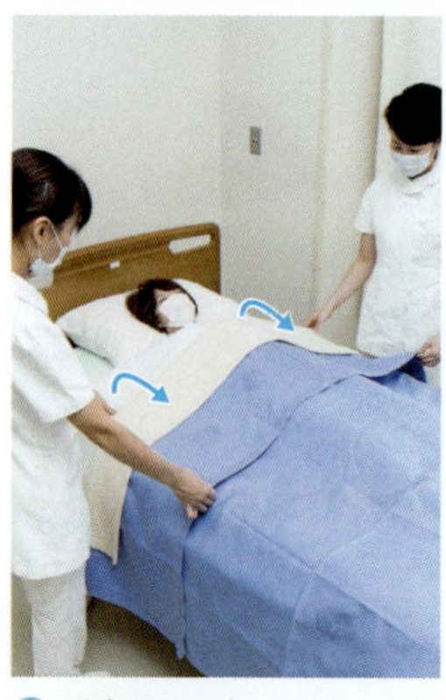

❷毛布をスプレッドの上に折り返す．

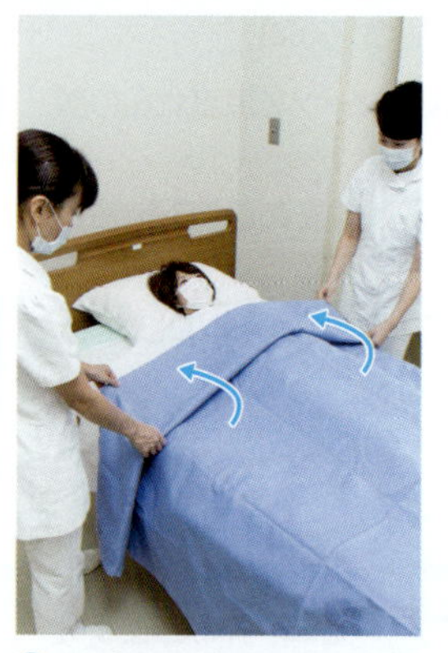

❸スプレッドのあまった部分を毛布の上に折り返す．

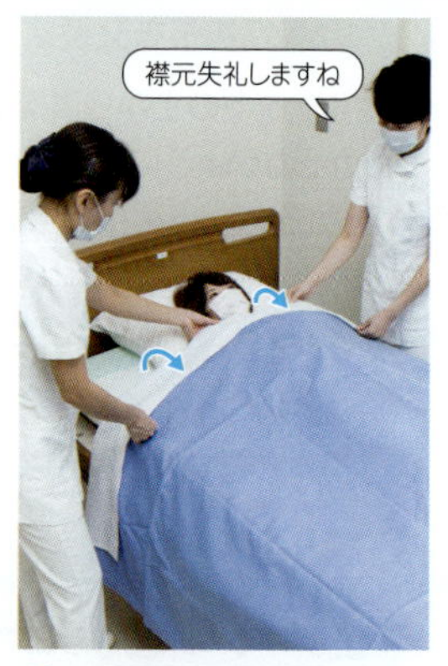

❹毛布をくるんだスプレッドを頭側に倒し，上シーツをスプレッドの上に折り返す．

包布の交換

- 最近は「上シーツ＋毛布＋スプレッド」(手順23～27〔p.65～66〕)よりも包布を用いる施設の方が多くなっています．次にその交換手順を示します．

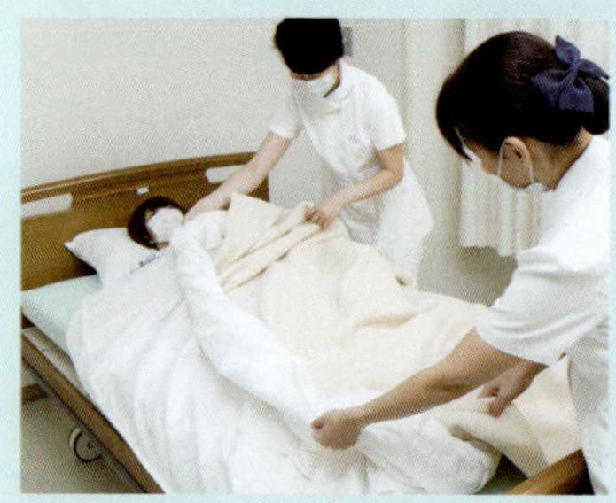

❶汚れた包布の口ひもを解き，ほこりを立てないよう中表に外し，ランドリーバッグに入れる．

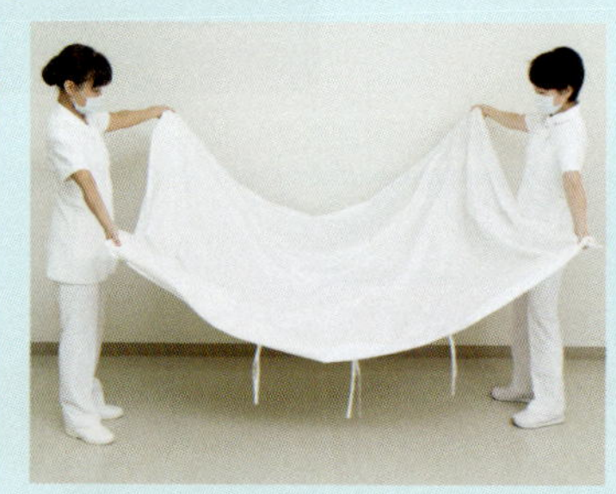

❷毛布に新しい包布をかけ，整える（包布を用いる手順〔p.56〕）．

注意
包布を広げた際，床につかないように気をつけましょう．

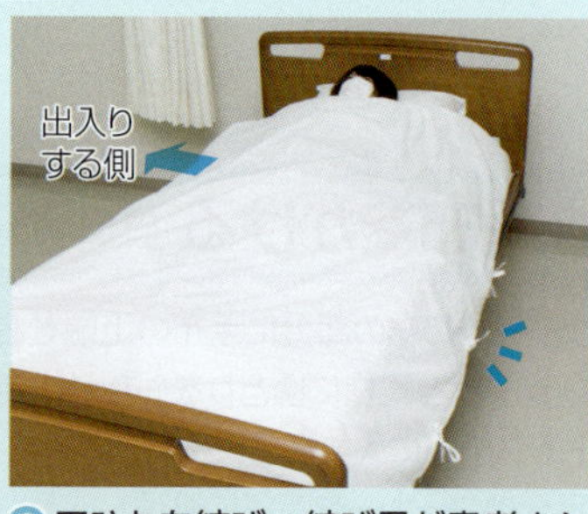

❸口ひもを結び，結び目が患者さんが出入りする側と反対になるように置く*．

*なぜなら 患者さんの出入りで結び目がほどけやすくなるためです．

28 枕カバーを交換する

- 患者さんの頭をゆっくりと持ち上げ枕を取り除く．

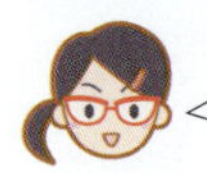

手技のコツ
枕を取り除いている間は代わりのクッションなどを入れてもよいでしょう．

- 枕カバーの汚れた面が内側となるように外す．
- 患者さんから少し離れた場所で，枕を軽くはたいて換気する．
- 新しい枕カバーをかけ，枕を患者さんの頭の下に入れる（注意点などはベッドメーキング手順18，19〔p.56〕と同様）．

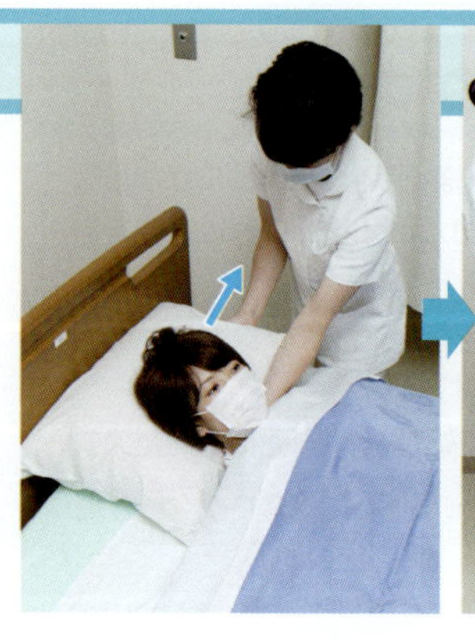

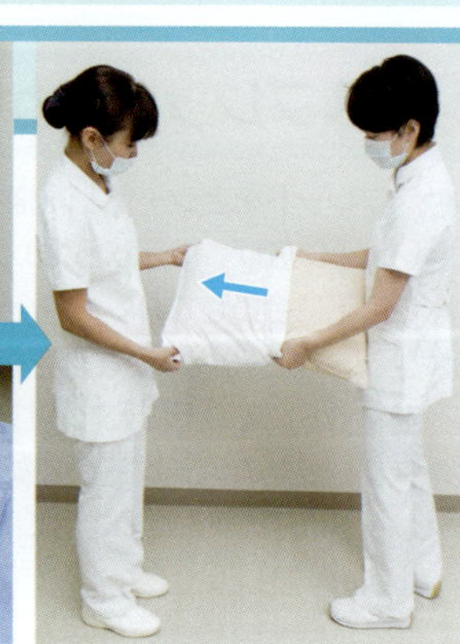

29 ベッド周囲を整頓する

- ナースコールを手の届くところに置き，床頭台・椅子(いす)・オーバーテーブル・ゴミ箱など，移動させたものをもとの位置に戻す．
- しばらく待ってから*換気を終了し，室温の調整を行う．

*なぜなら 細菌やほこりが空中に浮遊している状態が，落ち着くのを待つためです．

- ベッドおよびベッド周囲をアルコールクロスで拭く**．

**なぜなら シーツ交換で生じたほこりを取り除くためです．

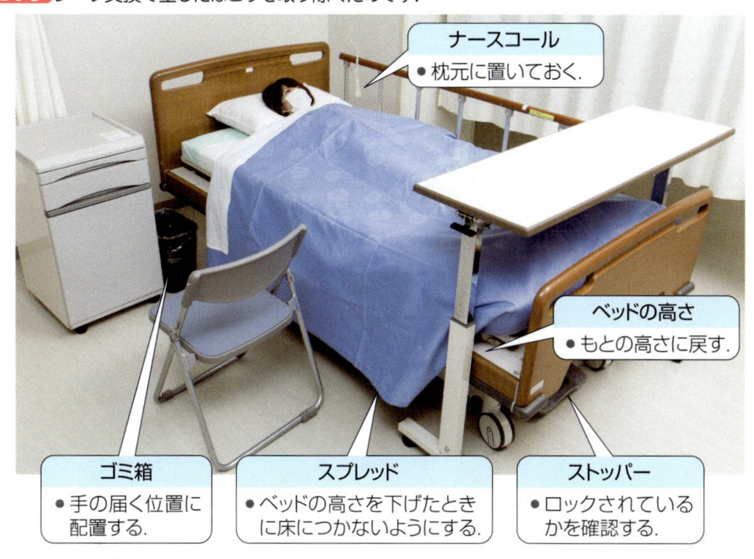

豆知識
空中に浮遊した細菌の影響は約20分継続し，もとの状態に戻るには1時間程度かかるとしている研究報告があります．少なくとも20分以上は窓を開けて換気しておくことが望ましいでしょう．

- マスクを外し，患者さんのマスクも外す．

30 終わりに

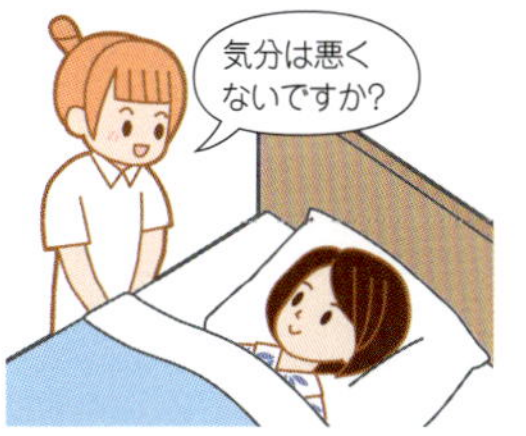

❶ 患者さんに終了したことを伝え，ねぎらいの言葉をかける．疲労していないか顔色などを確認する．

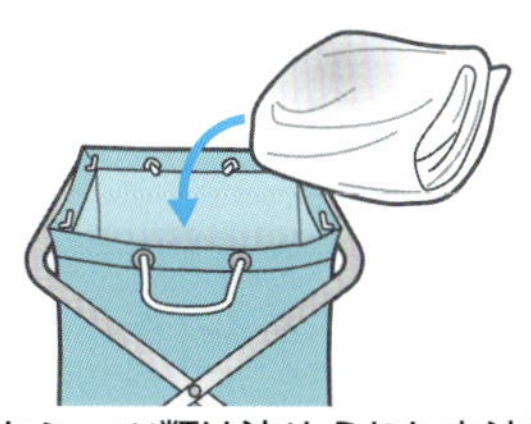

❷ 汚れたシーツ類は決められた方法で処理し，掃除用品を所定の場所に片付ける．

感染性のシーツ類の取り扱い

- 患者さんが使用しているシーツ類が血液や排泄物などで汚染されている場合，感染予防〔p.6〕のために次のことを行いましょう．

個人防護具の着用

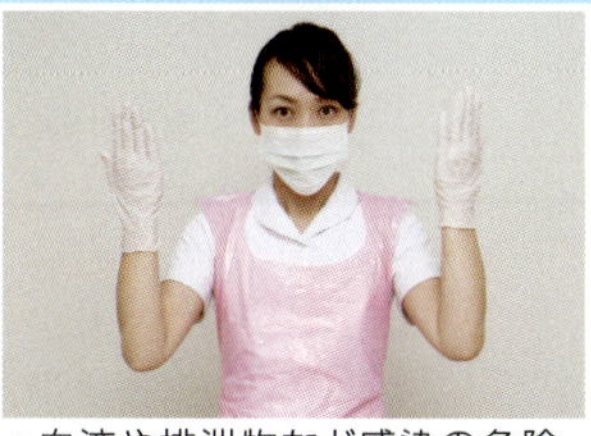

- 血液や排泄物など感染の危険性があるものから，医療者の皮膚・粘膜・着衣を保護するために，手袋やエプロンなどを用いる．

シーツ類の取り扱い

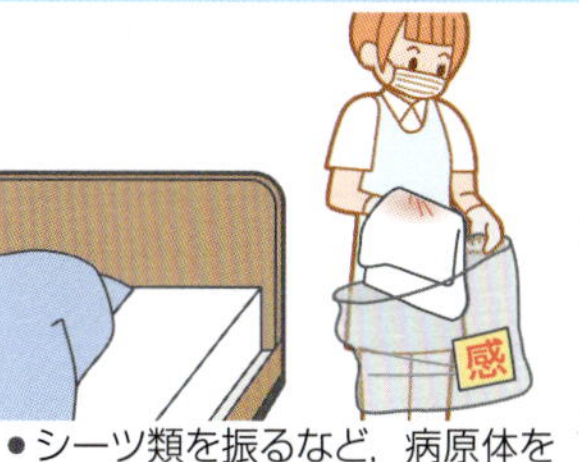

- シーツ類を振るなど，病原体を周囲に広げるような方法で取り扱わない．
- 水溶性ランドリーバッグや指定された容器などに入れ，感染性があることを明記して運搬する．

豆知識
水溶性ランドリーバッグは水に溶けるためそのまま洗濯することができます．汚染物を袋から出す必要がないため，病原体が周囲に飛散するのを最小限に抑えることができます．

活動援助

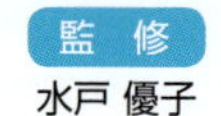

水戸 優子

日常生活活動（ADL）が低下した患者さんに対しては，体位変換や移動介助などの活動援助を行う必要があります．援助の際は患者さんの残存機能やニーズに応じ，適切なケアを行うようにしましょう．また介助者の負担を軽減するために，ボディメカニクスを正しく活用しましょう．

活動援助の種類

- 活動援助は，日常生活活動（ADL）が低下した患者さんの安全・安楽を保ち，身体機能の低下を防ぐために行われます．

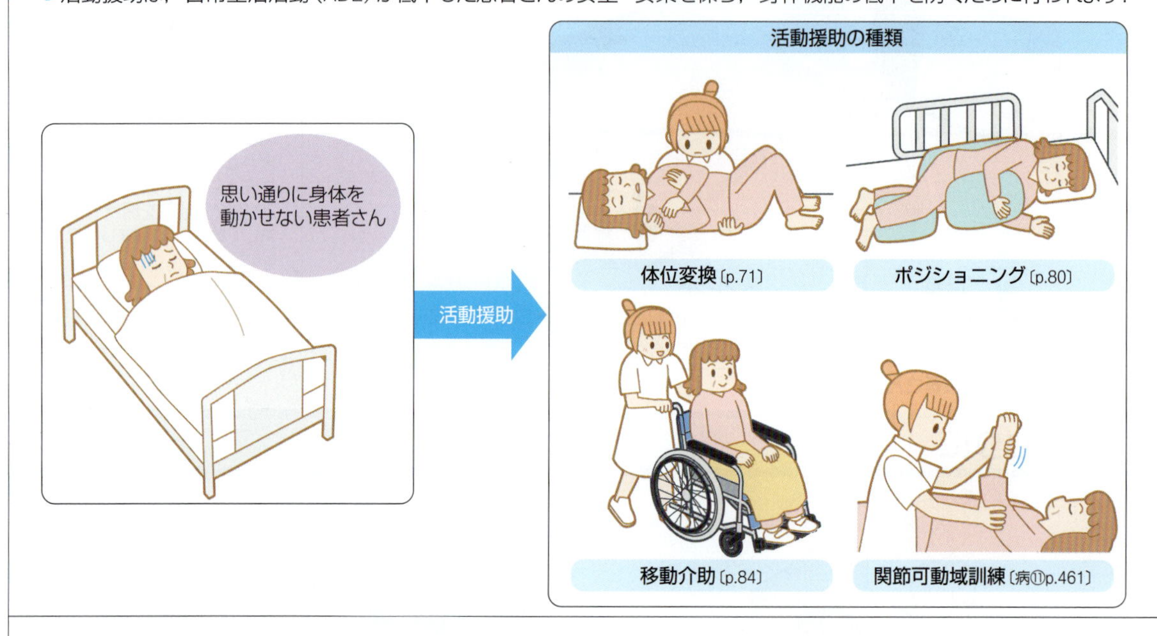

日常生活活動（ADL）とは

- 日常生活活動（ADL）は，「ひとりの人間が独立して生活するために行う基本的な，しかも各人ともに共通に毎日繰り返される一連の身体動作群」と定義されています．
- ADLを評価する項目にはセルフケア（食事，トイレ動作，入浴，更衣，整容，移動など），コミュニケーションなどが含まれ，患者さんごとにADLを評価し，看護計画を立案する必要があります．

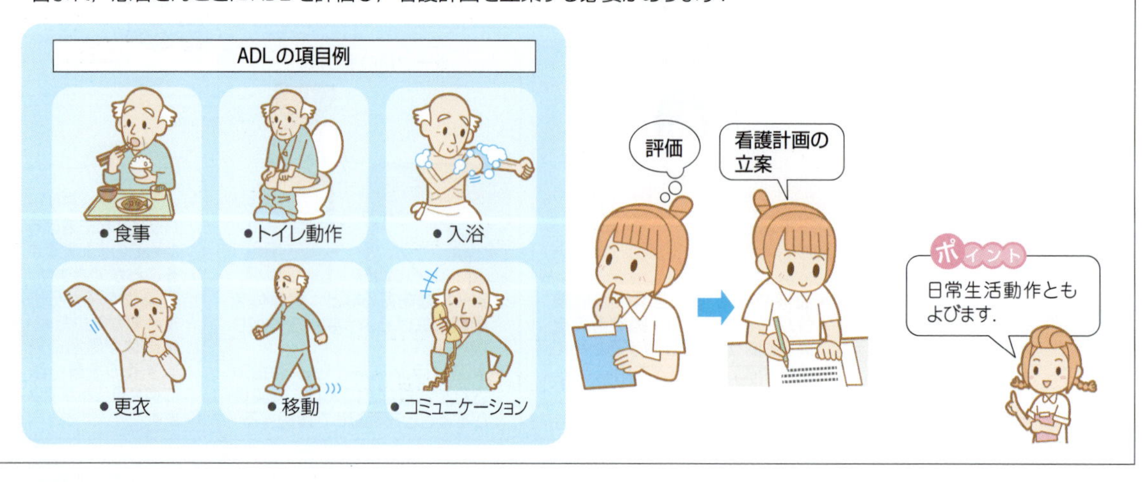

●日常生活活動（ADL）：activities of daily living

● ボディメカニクス ●

ボディメカニクスの原則

- 人間の筋肉や骨などの形・働きが，どのように日常の動作や姿勢に関係しているのかがわかれば，安全で効率的な動作を追求することができます．このような考えを「ボディメカニクス」とよびます．
- ボディメカニクスの原則は「安定性」と「効率性」であり，その実現のためには様々な工夫が必要です．
- ボディメカニクスを正しく理解すると，安定かつ無駄な力を必要としない効率的な動作を行うことができます．これは看護師の肉体的負担（腰痛など）を少なくし，患者さんの安全や安楽にもつながります．

ボディメカニクスの原則
安定性
❶重心を低くする
❷支持基底面を広くする
効率性
❸身体に近づけて支える
❹大きな（強い）筋肉を使う
❺てこの原理を使う
❻小さな力で回転させる

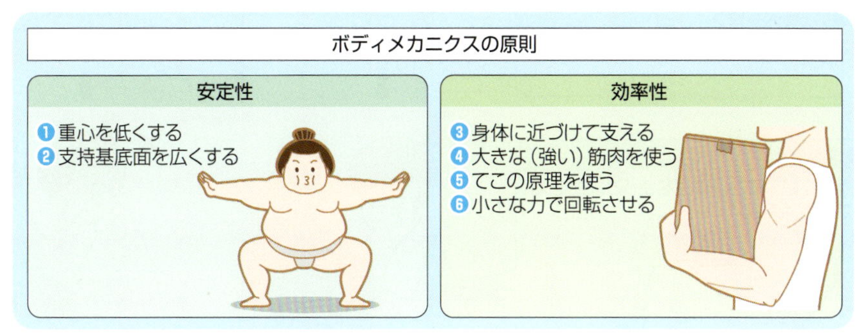

※重心と支持基底面の関係はp.91 参照．

ボディメカニクス（安定性）

- 安定性を高めるためには次のポイントが重要となります．

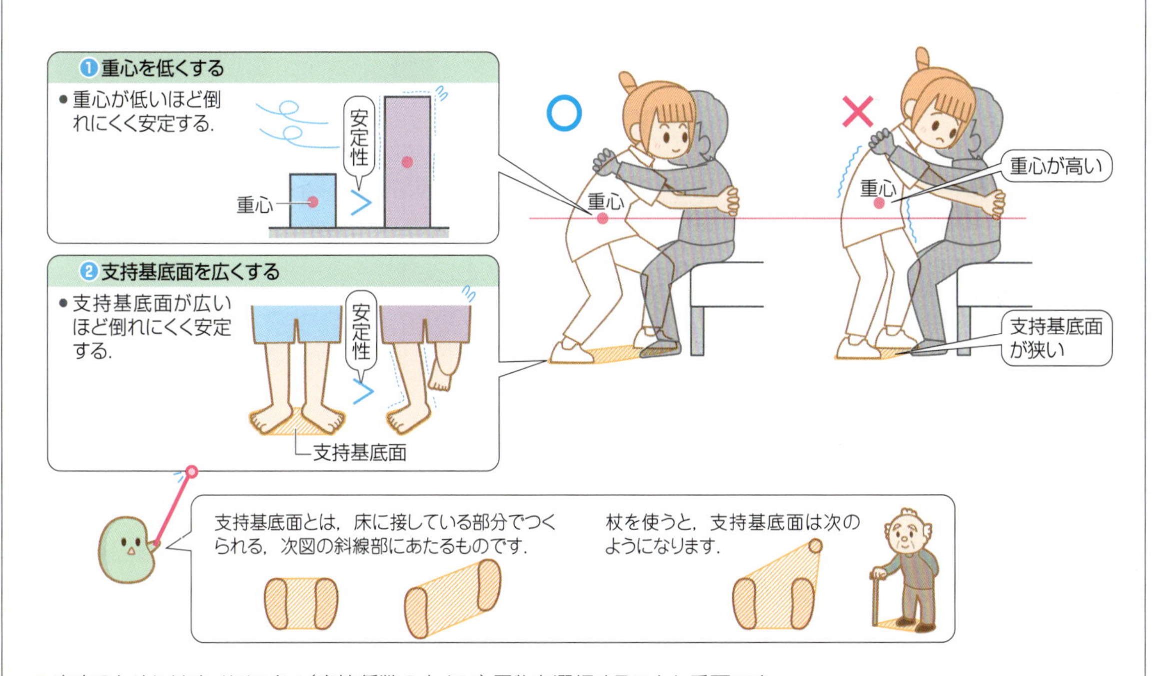

- 安定のためにはすべりにくい（摩擦係数の大きい）履物を選択することも重要です．

ボディメカニクス（効率性）

● 力を効率的に使うためには次のポイントが重要となります．

❸ 身体に近づけて支える

● 物や人を支える場合は，なるべく体幹に近づけて支え，必要な力を節約する．

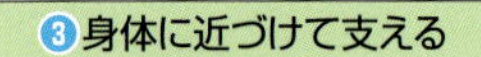

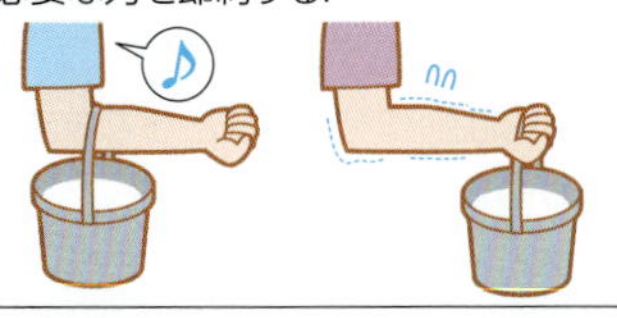

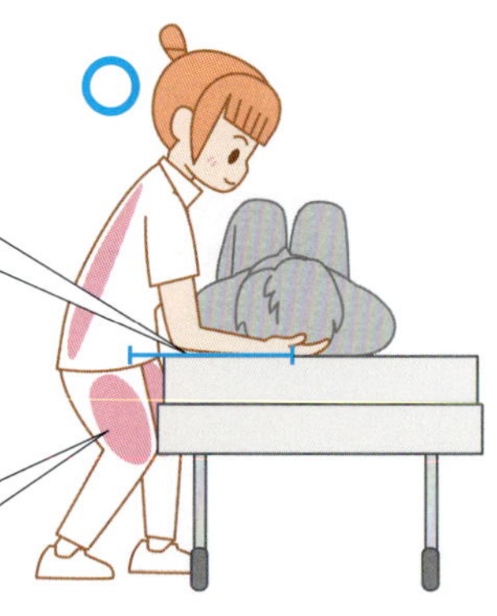

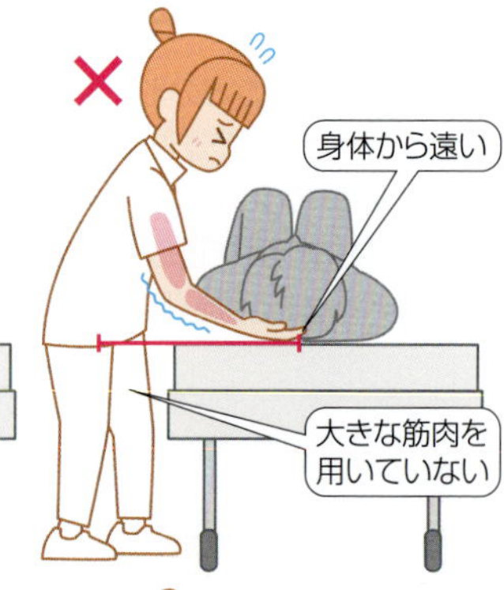

❹ 大きな（強い）筋肉を使う

● 大きな筋肉を有効活用することで，効率的に援助できる．

❺ てこの原理を使う

● 肘などを支点にして，てこの原理を使うと，力を効率的に利用できる．

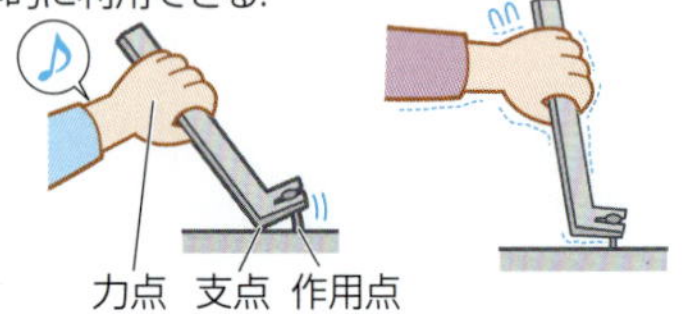

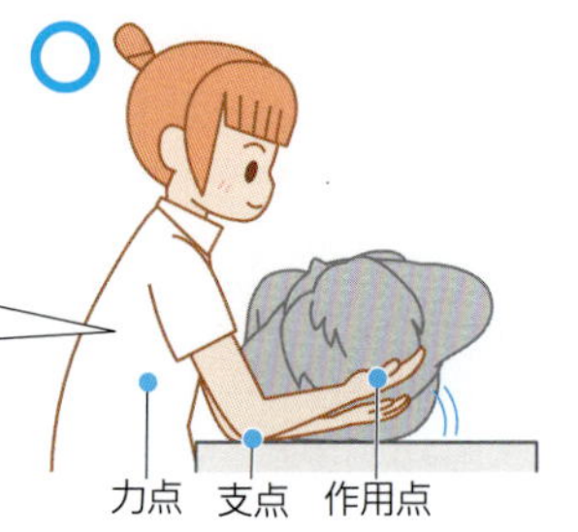

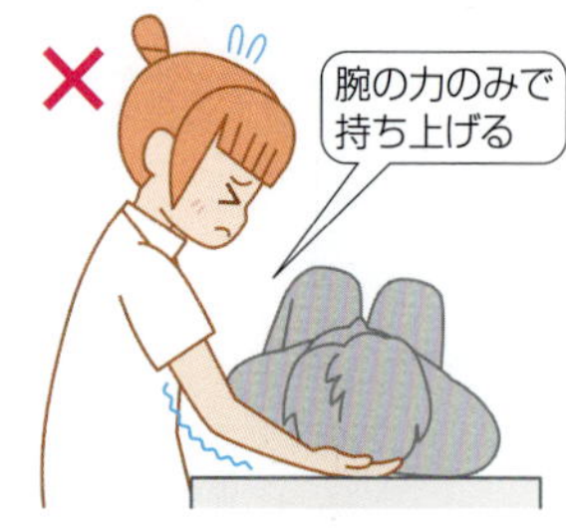

❻ 小さな力で回転させる

● 力を加える場所が回転軸から離れたところであればあるほど，大きな回転力を得ることができる．

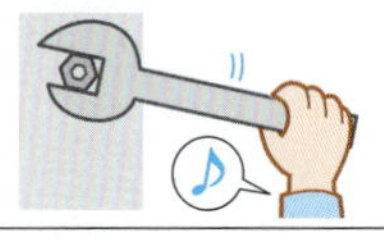

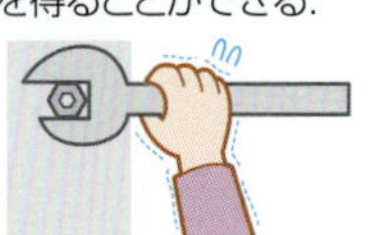

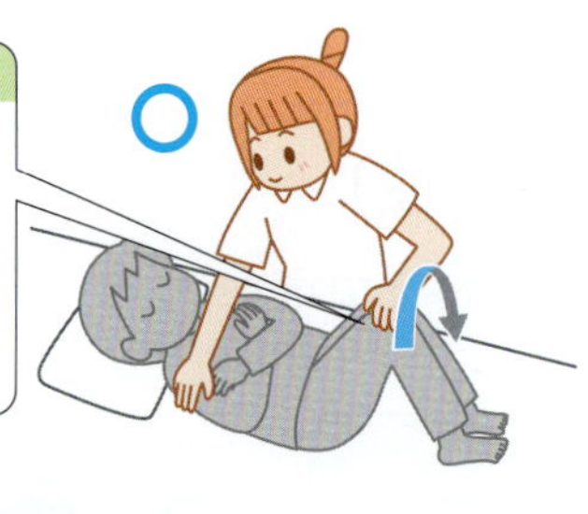

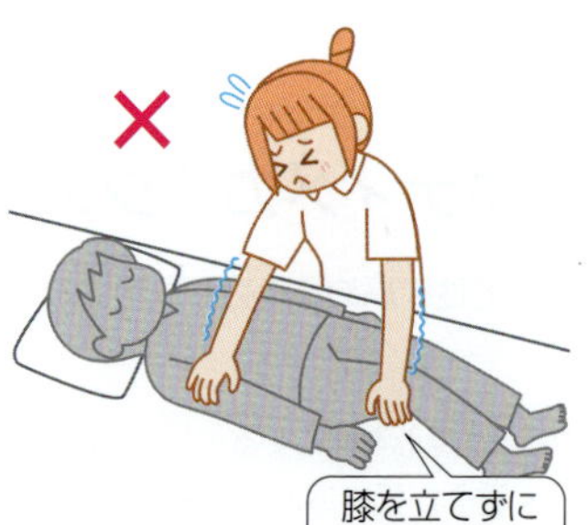

手技のコツ

患者さんに身体をコンパクトにしてもらうと，より身体を近づけて支えることができ，力を節約できます．

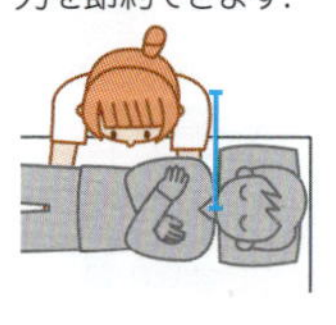

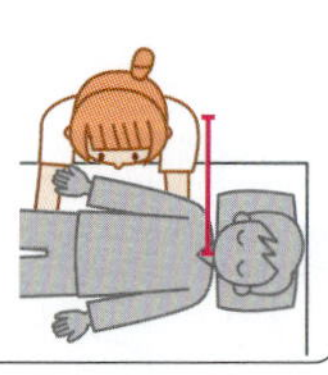

体位変換

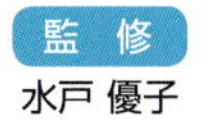

監修
水戸 優子

体位変換とは，患者さんの姿勢やベッド上での位置を変えることであり，日常生活援助や褥瘡予防の目的で行われます．患者さんと看護師，両者に負担がかからないようにボディメカニクスをうまく活用して行うようにしましょう．

目的と適応

- 体位変換は，身体機能の低下や意識のない場合など，何らかの理由により自力で体位を変えることができない，または動いてはいけない患者さんに対して次のような目的で行われます．
- 体位変換は検査・診察で必要な場合にも行われます．

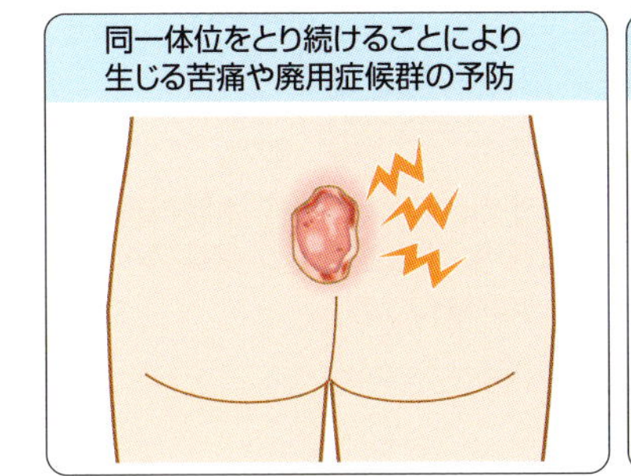

同一体位をとり続けることにより生じる苦痛や廃用症候群の予防

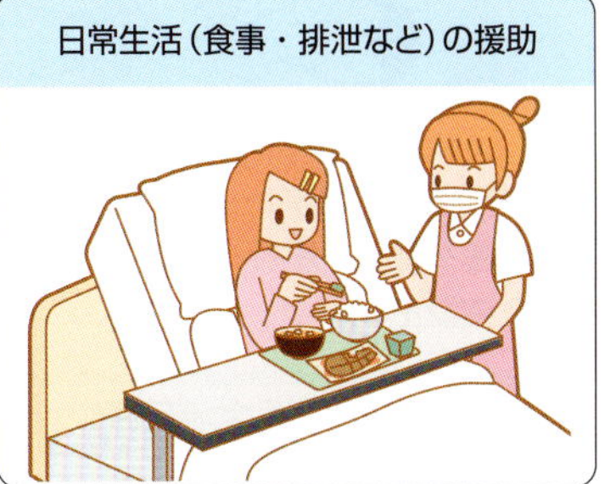

日常生活（食事・排泄など）の援助

廃用症候群

- 長期安静臥床など活動の著しい低下がある場合，身体的・精神的な機能が弱まり，様々な症状が生じます．これらを総称して廃用症候群とよび，高齢者では寝たきりの原因となります．
- 身体を活動させることが廃用症候群の最大の予防となります．体位変換で身体を動かすことも，その予防の重要な一端を担っています．

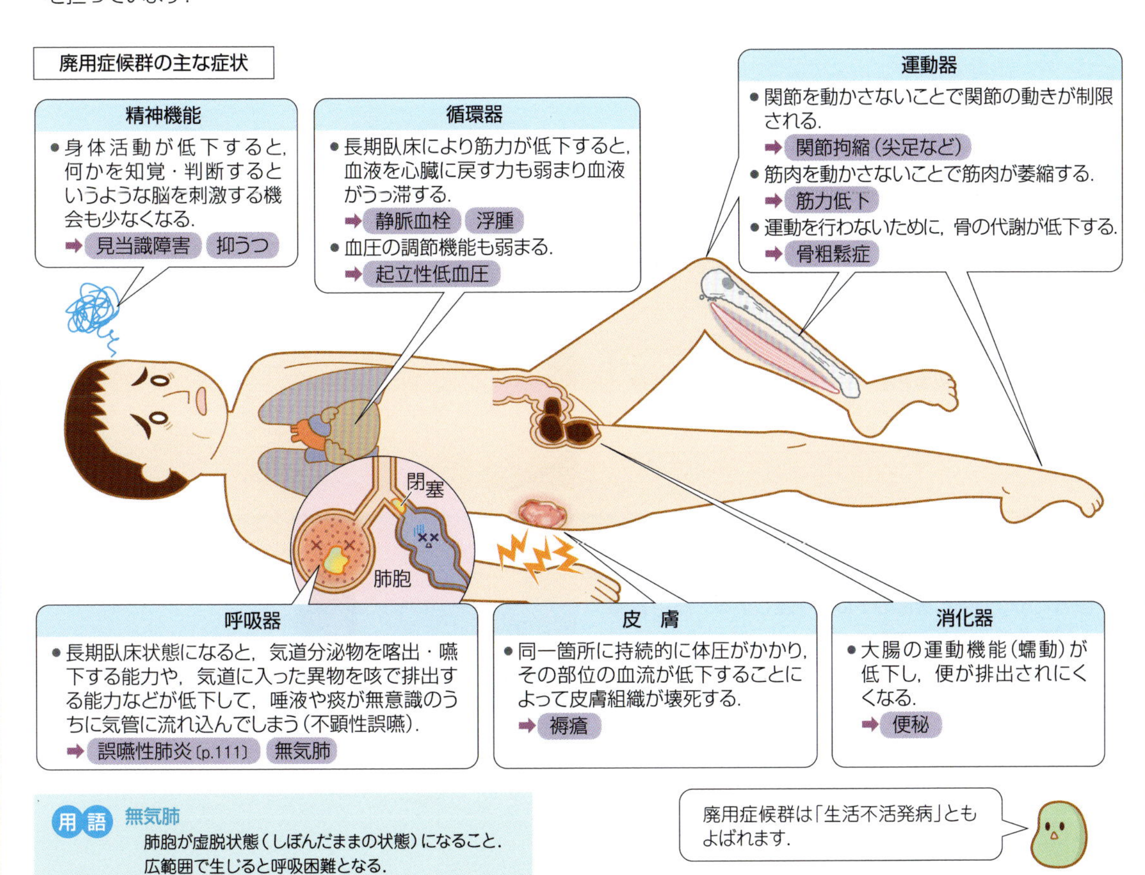

廃用症候群の主な症状

精神機能
- 身体活動が低下すると，何かを知覚・判断するというような脳を刺激する機会も少なくなる．
  ➡ 見当識障害　抑うつ

循環器
- 長期臥床により筋力が低下すると，血液を心臓に戻す力も弱まり血液がうっ滞する．
  ➡ 静脈血栓　浮腫
- 血圧の調節機能も弱まる．
  ➡ 起立性低血圧

運動器
- 関節を動かさないことで関節の動きが制限される．
  ➡ 関節拘縮（尖足など）
- 筋肉を動かさないことで筋肉が萎縮する．
  ➡ 筋力低下
- 運動を行わないために，骨の代謝が低下する．
  ➡ 骨粗鬆症

呼吸器
- 長期臥床状態になると，気道分泌物を喀出・嚥下する能力や，気道に入った異物を咳で排出する能力などが低下して，唾液や痰が無意識のうちに気管に流れ込んでしまう（不顕性誤嚥）．
  ➡ 誤嚥性肺炎 [p.111]　無気肺

皮膚
- 同一箇所に持続的に体圧がかかり，その部位の血流が低下することによって皮膚組織が壊死する．
  ➡ 褥瘡

消化器
- 大腸の運動機能（蠕動）が低下し，便が排出されにくくなる．
  ➡ 便秘

用語 **無気肺**
肺胞が虚脱状態（しぼんだままの状態）になること．広範囲で生じると呼吸困難となる．

廃用症候群は「生活不活発病」ともよばれます．

手順 水平移動

1 準備をする

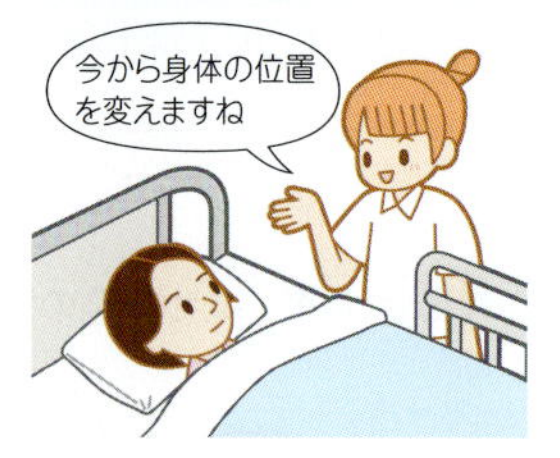

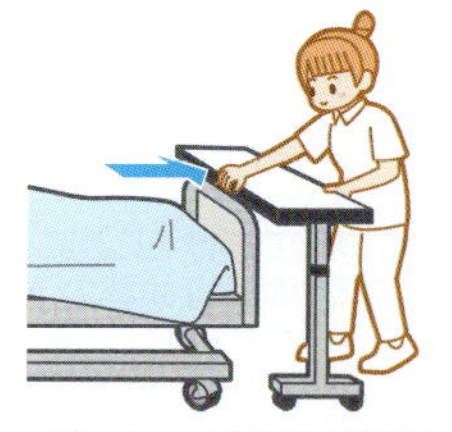

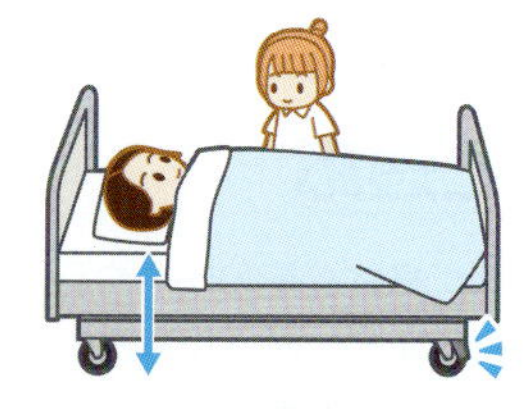

❶ 体位変換の目的・方法を説明し，同意を得る．患者さんに体調などを確認する．

❷ オーバーテーブルや床頭台などをベッドから離し，作業スペースを確保する．

❸ ストッパーを確認し，ベッドを看護師の腰の高さに調節する．

2 枕の位置を調整する

- 看護師は患者さんが移動する側のベッドサイドに立つ．
- 掛けぶとんを外し，折りたたんで足元や作業の邪魔にならない場所に置く．
- 移動させた後の頭の位置を考え，患者さんの頭を持ち上げ枕を少し手前に引く．

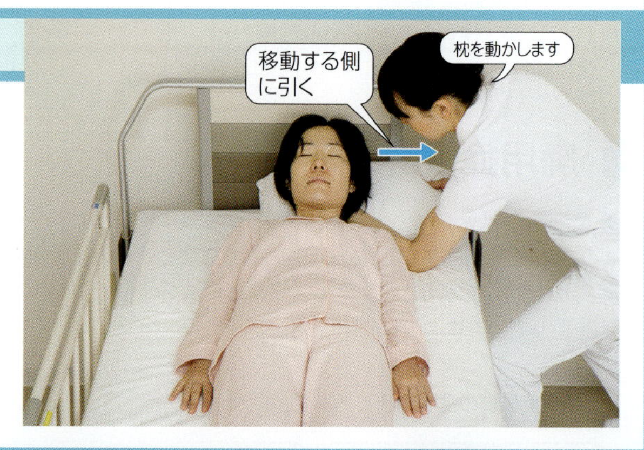

3 移動に備え身体をまとめる

- 両腕を身体の中心にまとめてもらう．また両膝を立ててもらい*，安定させる．

* なぜなら 身体がコンパクトにまとまり，移動させる力を節約できるためです〔p.70〕．

ポイント
患者さんが足に力を入れることができない場合は，膝を立てずに行っても構いません．

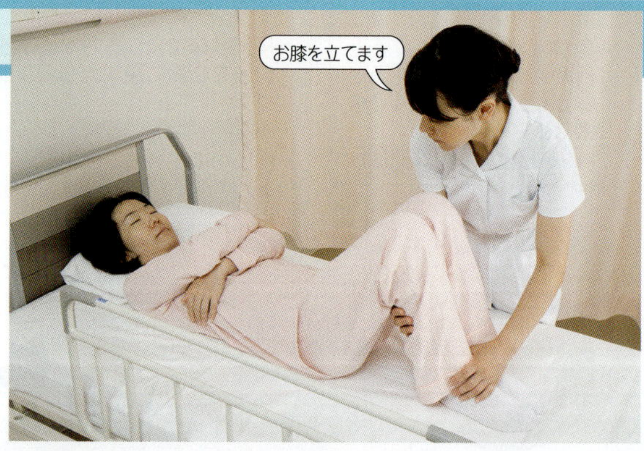

4 身体の下に手を差し込む

- 患者さんの頸部と腰部の下に手を差し込み，肩甲骨部と腰部を抱えるように持つ．

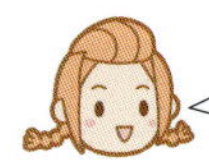

ポイント
力の節約〔p.70〕のため，患者さんに十分近づき，手を深く差し込んで肘をしっかりとベッド面につけましょう．

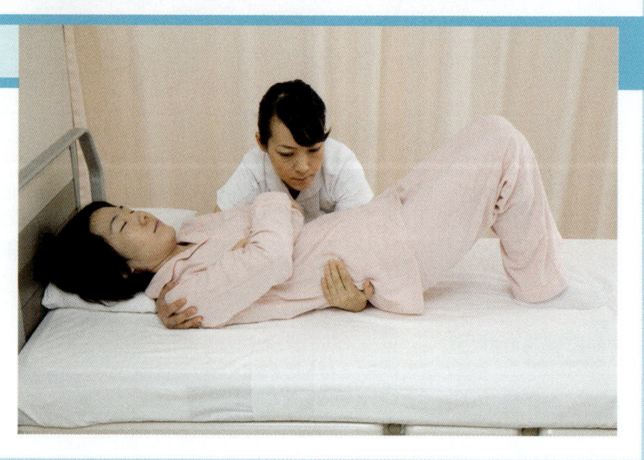

5 上半身を移動させる

- 両足を前後に広げ，支持基底面を広くとる．
- 肘をてこの支点として体幹をやや持ち上げるようにする．
- 後ろに重心を移動させ，患者さんを手前に引く．

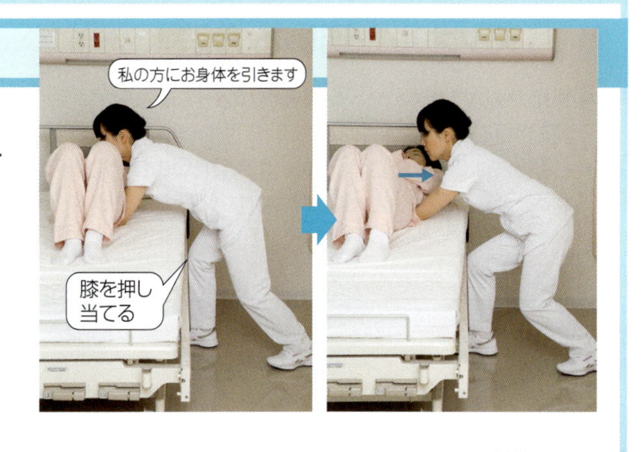

6 下半身を移動させる

- 患者さんの腰部と大腿部の下に手を差し込み，抱えるように持つ．
- 上半身の移動と同様に，後ろに重心を移動させながら下半身を手前に引く．

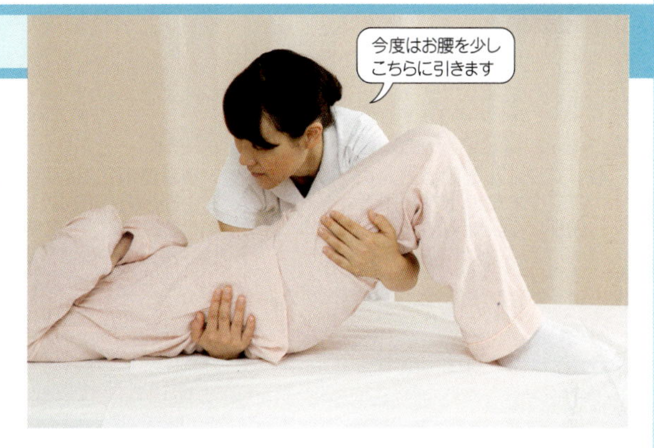

7 体位を整える

- 身体がまっすぐになるように体位を整える．
- 寝衣のよじれやシーツのしわなどがあれば，取り除く．
- 患者さんの寝具を整える．終了したことを告げ，ベッド柵を取り付けるなどベッド周りの環境を整える．

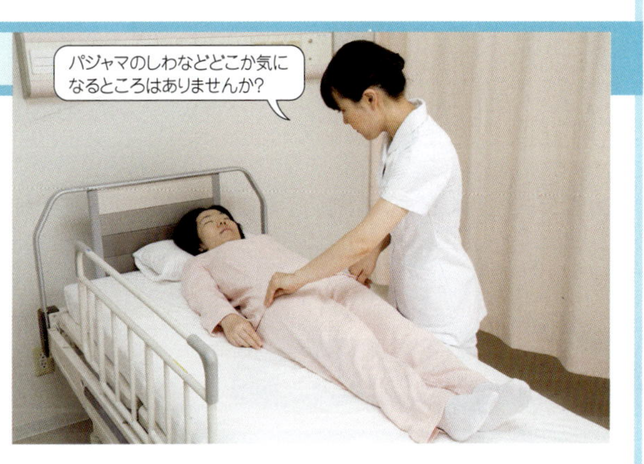

バスタオルを用いる方法

- 体格のよい患者さんや，皮膚損傷があって摩擦をかけることができない患者さんなどには，バスタオルを用いた水平移動を行うことがあります．
- この方法は2～4人で行うため，1人で行うより介助者の負担を減らすことができます．また患者さんをバスタオルに乗せることで，安定した状態で移動させることもできます．

2人で行う場合

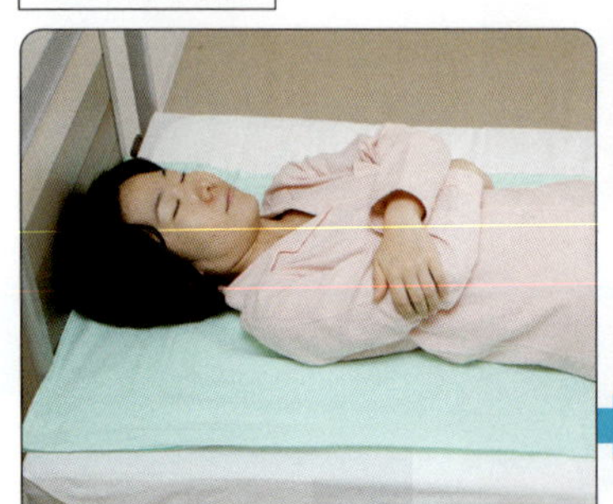

❶バスタオルを患者さんの下に敷く．バスタオルの上端が患者さんの後頭部にくるようにする．

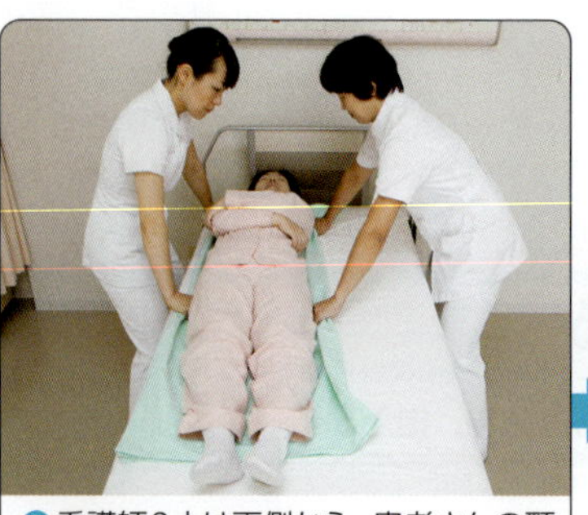

❷看護師2人は両側から，患者さんの頸部～肩と殿部近くのバスタオルを上からつかむように持つ．このとき余分な部分は手前からまとめ，患者さんになるべく近い位置でつかむ*ようにする．

*なぜなら 近い位置で支えることで力を節約〔p.70〕できるためです．

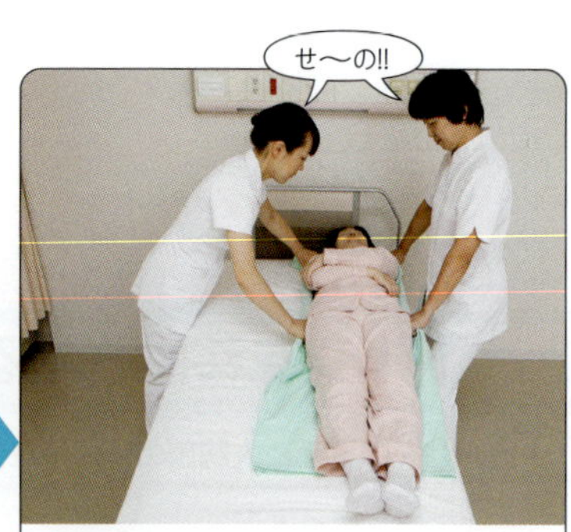

❸看護師2人は息を合わせ，患者さんを持ち上げて移動させる．

ポイント

持つ位置と持ち方がポイントです．

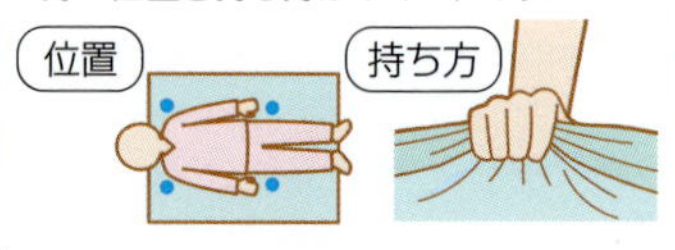

注意

体位変換に便利だという理由でバスタオルを敷いたままにしている施設がよく見受けられます．バスタオルはしわになりやすく褥瘡のリスクとなるため，敷いたままにしないようにしましょう．

- 横シーツを用いても，同様の手順で水平移動を行うことができます．

手順 上方移動

1 準備をする

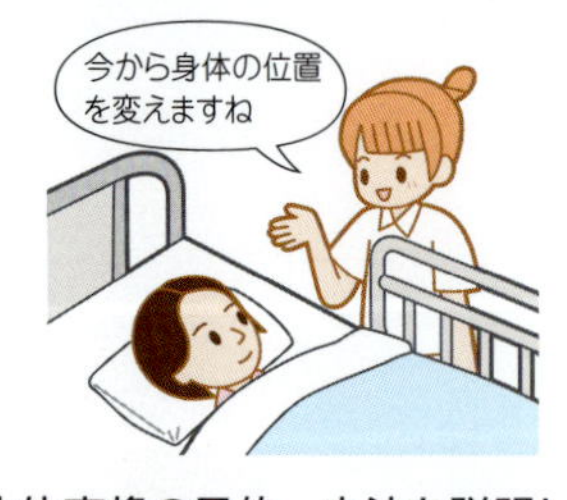

❶体位変換の目的・方法を説明し，同意を得る．患者さんに体調などを確認する．

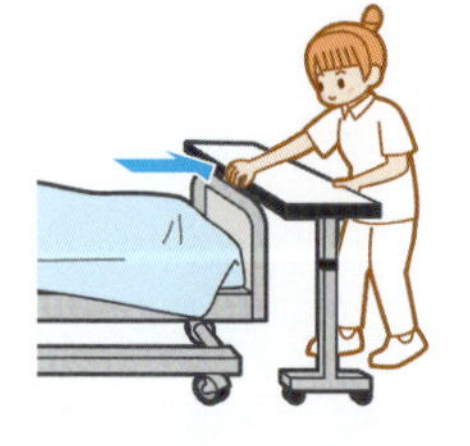

❷オーバーテーブルや床頭台などをベッドから離し，作業スペースを確保する．

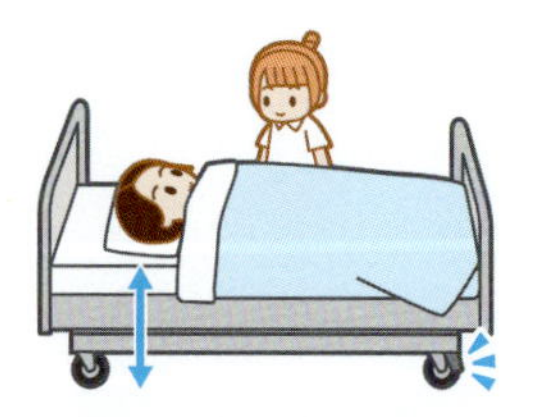

❸ストッパーを確認し，ベッドを看護師の腰の高さに調節する．

2 移動に備え身体をまとめる

- 掛けぶとんを外し，折りたたんで足元や作業の邪魔にならない場所に置く．
- 患者さんの頭を持ち上げ，枕を外す．
- 両腕を身体の中心にまとめてもらう．また両膝を立ててもらい*，安定させる．

* なぜなら 身体がコンパクトにまとまり，移動させる力を節約できるためです〔p.70〕．

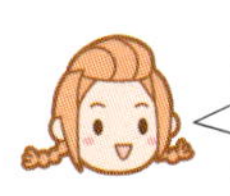

ポイント
患者さんが膝を立てることができない場合は，看護師2人で行うようにします〔p.76〕．

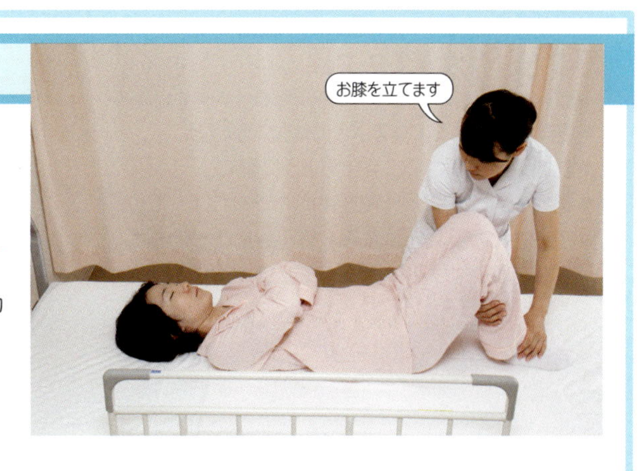

3 身体の下に手を差し込む

- 患者さんの頸部と腰部の下に手を差し込み，肩甲骨部と腰部を抱えるように持つ．

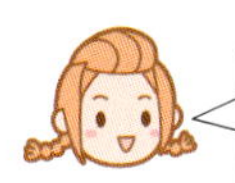

ポイント
力の節約〔p.70〕のため，患者さんに十分近づき，手を深く差し込んで肘をしっかりとベッド面につけましょう．

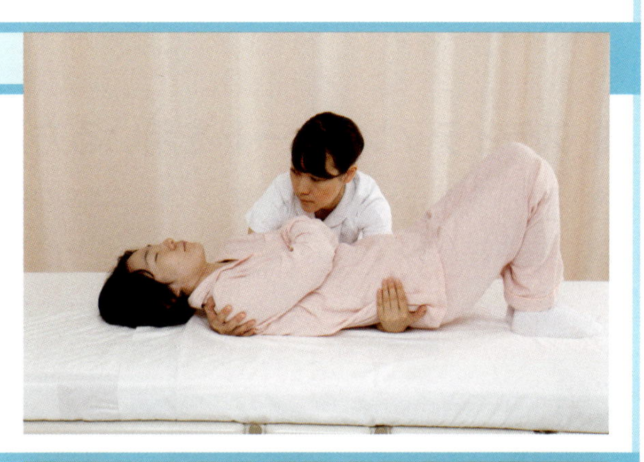

4 足を広げる

- 看護師は移動する方向に足を広げる．

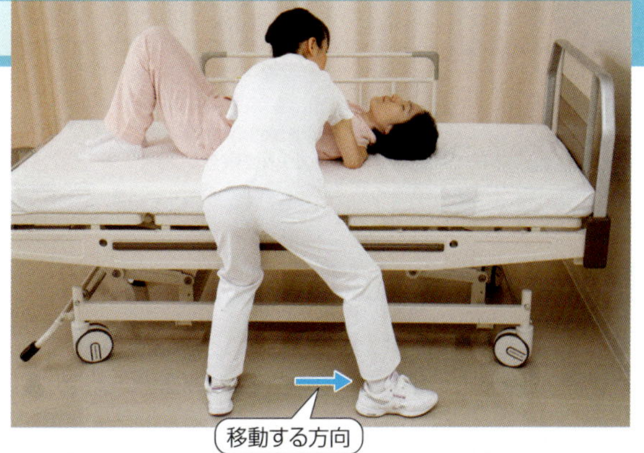

5 上方に移動させる

- 患者さんに足底でベッドを押すように伝え，患者さんと息を合わせて重心を移動させ，患者さんを上方に移動させる．

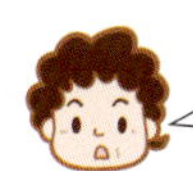

注意
勢いがつくとベッド枠に患者さんの頭をぶつけてしまう可能性があります．ベッド枠にぶつからないように枕をセッティングしたり，どの程度移動させるかを考慮したりしながら介助しましょう．

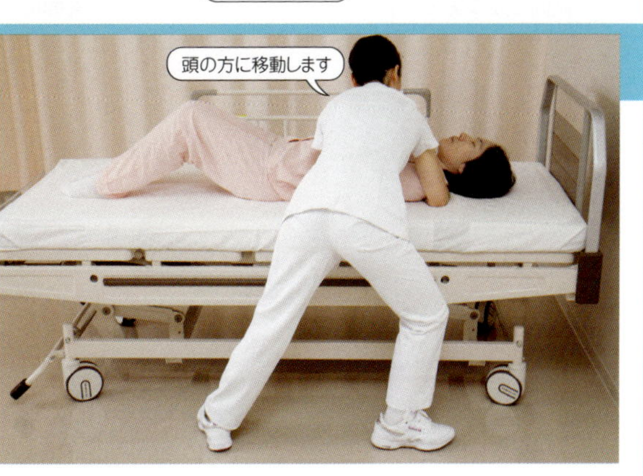

6 体位を整える

- 身体がまっすぐになるように体位を整える.
- 枕を，頭部が中心に当たるように置く.
- 寝衣のよじれやシーツのしわなどがあれば，取り除く.
- 患者さんの寝具を整える．終了したことを告げ，ベッド柵を取り付けるなどベッド周りの環境を整える.

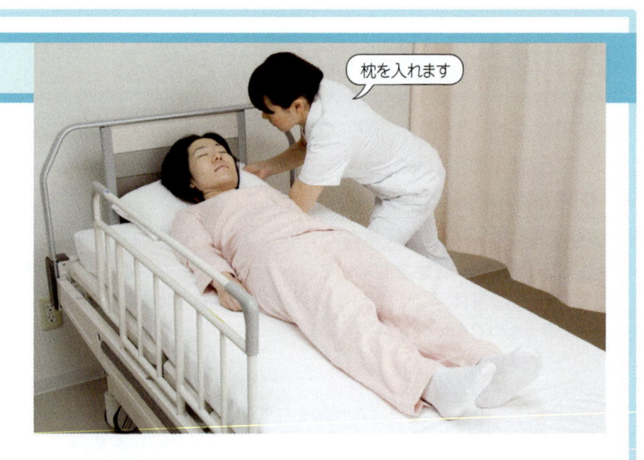

スライディングシートを用いる方法

- スライディングシートを使うと看護師1人でも，より楽に患者さんを上方移動させることができます.

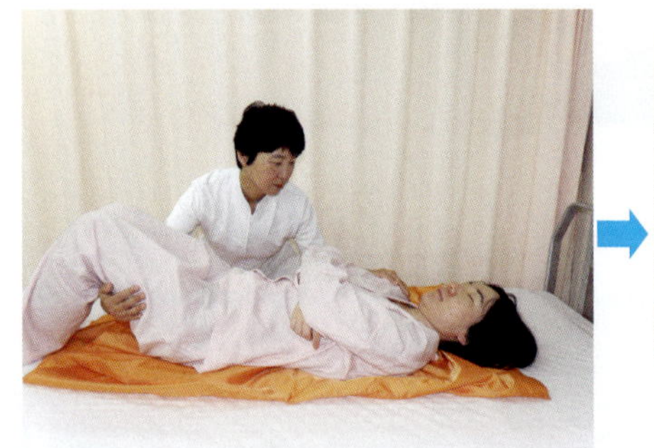

写真提供：水戸 優子

- スライディングシートを患者さんの下に敷き込む.
- 患者さんの肩と大腿部を支える.

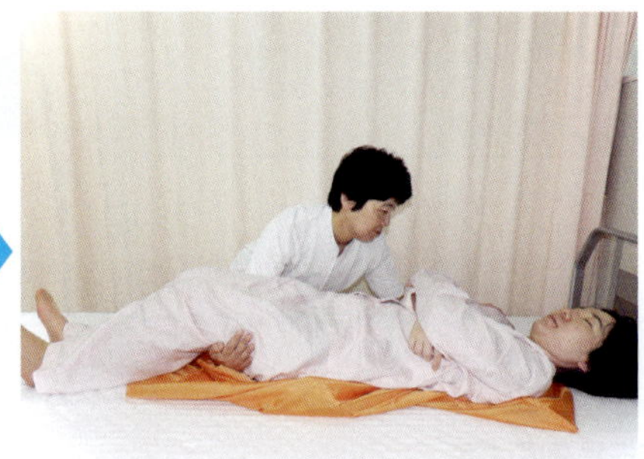

写真提供：水戸 優子

- 患者さんを，すべらせるように静かにベッド上方へ押す.

患者さんの体位の整え方や看護師の姿勢のポイントは通常の手順と同様です.

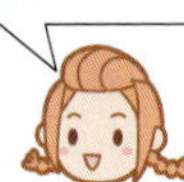

2人で持ち上げる方法

- 体格のよい患者さんや，膝を立てることができない患者さんなどは，2人で持ち上げて上方移動させます．基本的には1人で行うときと同様の手順ですが，次のように2人で分担して患者さんを支えましょう.

同側に立つ場合

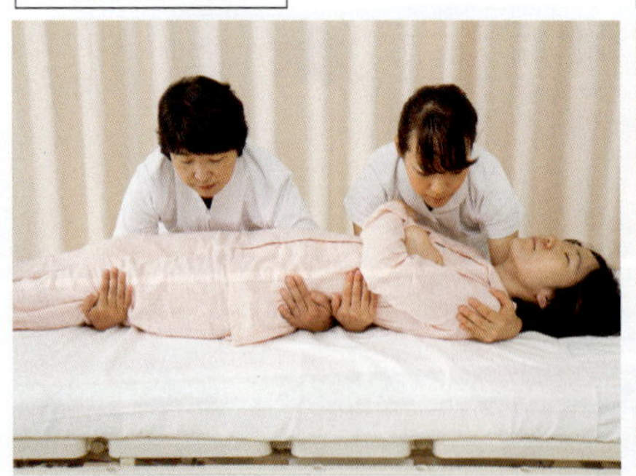

対面に立つ場合

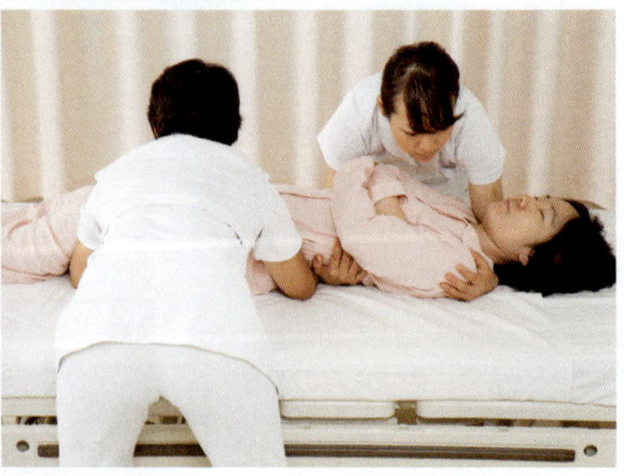

- 腕を胸の上で組んでもらう．1人は患者さんの頸部と腰部の下に，もう1人は患者さんの腰部と膝窩の下に手を差し込み，抱えるように身体を持つ.

ポイント

パスタオルを用いて行う方法もあります．これはパスタオルを用いる水平移動〔p.74〕と全く同じやり方であり，動かす方向が異なるだけです.

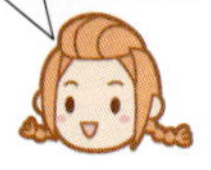

手順 仰臥位から側臥位

1 準備をする

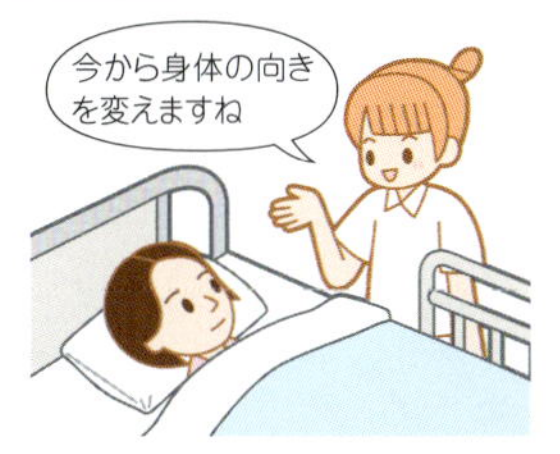

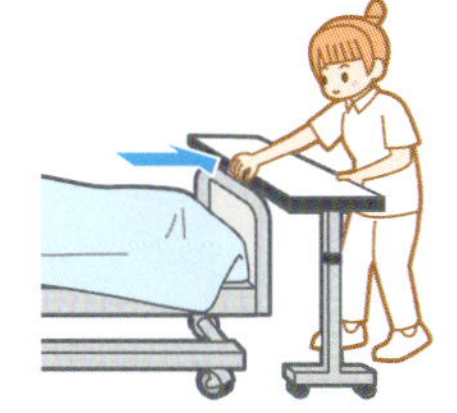

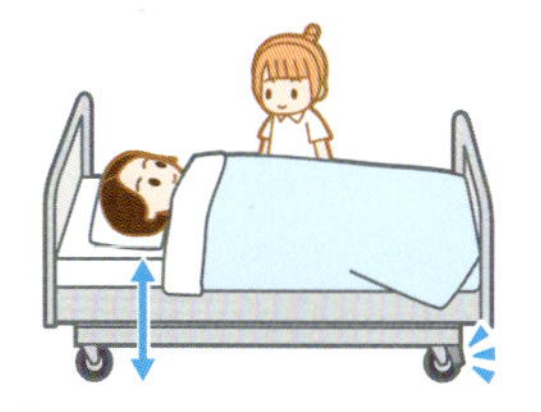

❶ 体位変換の目的・方法を説明し，同意を得る．患者さんに体調などを確認する．

❷ オーバーテーブルや床頭台などをベッドから離し，作業スペースを確保する．

❸ ストッパーを確認し，ベッドを看護師の腰の高さに調節する．

2 スペースを確保する

- 側臥位にする側と反対側に水平移動〔p.72〕させる*．

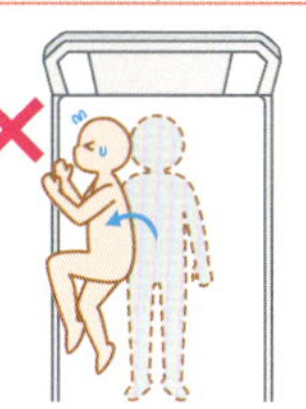

* なぜなら 側臥位にした際のスペースを確保するためです．

手技のコツ
麻痺がある患者さんの場合，患側を下にすると肩関節が脱臼しやすいため，患側に水平移動させ，健側が下になるように側臥位にしましょう．

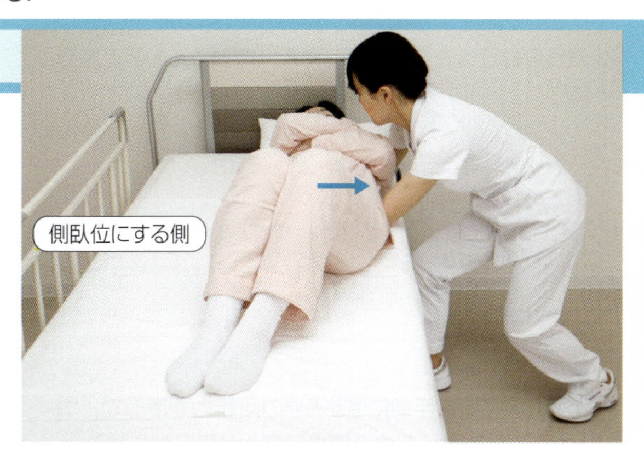

3 頭の向きを変える

- 安全に配慮し，水平移動させた側にベッド柵を取り付ける．
- 看護師はベッドの反対側に移動する．
- 側臥位にした後の頭の位置を考え，患者さんの頭を持ち上げ枕を少し手前に引く．
- 患者さんの顔を看護師の方向（側臥位にする側）に向ける*．

* なぜなら これから体位変換を行うことを意識させるためです．また，身体を横に向きやすくさせる効果もあります．

お顔をこちらに向けます

4 腕の位置を調節する

- 側臥位にする側の腕を，横に向けた顔の前にもってくる*．

* なぜなら 側臥位にした際に，腕が身体の下敷きにならないようにするためです．

- 反対側の腕は胸の上にのせる．

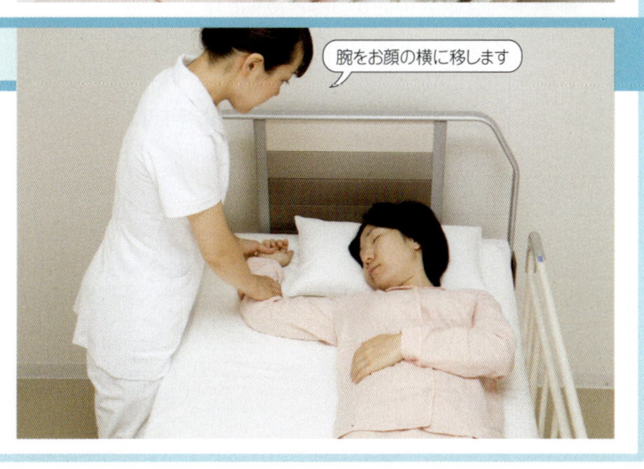

5 膝を立てる

- 両膝，もしくは側臥位にする側と反対の膝を立てる．
- かかとをできるだけ殿部に近づけるようにする＊．

＊ なぜなら このようにすることで自然と膝の位置が高くなり，患者さんを小さい力で回転させることが可能となるためです〔p.70〕．

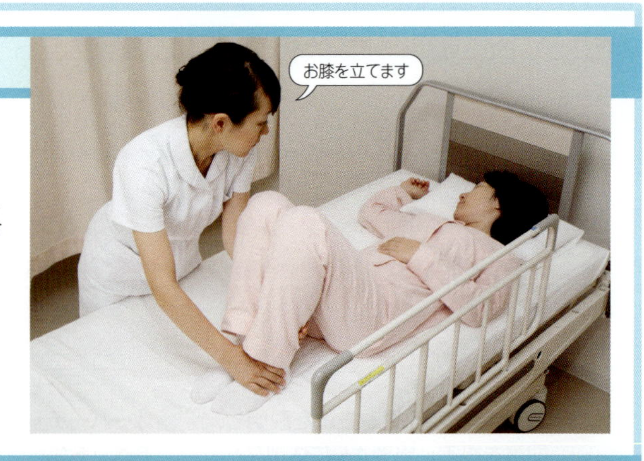

6 側臥位にする

- 看護師は足を左右に広げて構え，患者さんの肩と膝を持つ．

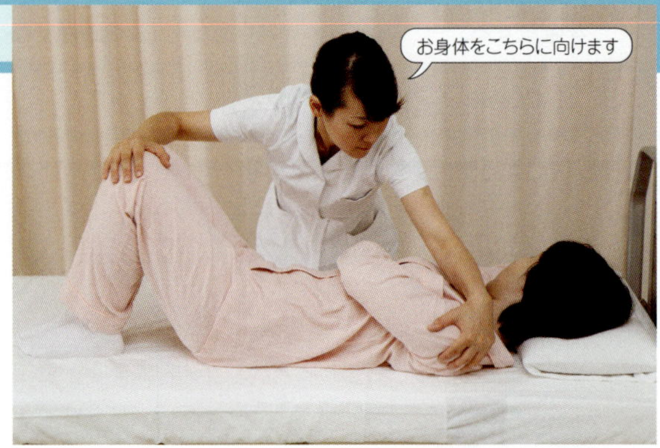

- 患者さんの膝を手前に倒すときの回転力を使って，つながっている腰，背中，肩を回転させ側臥位にする．

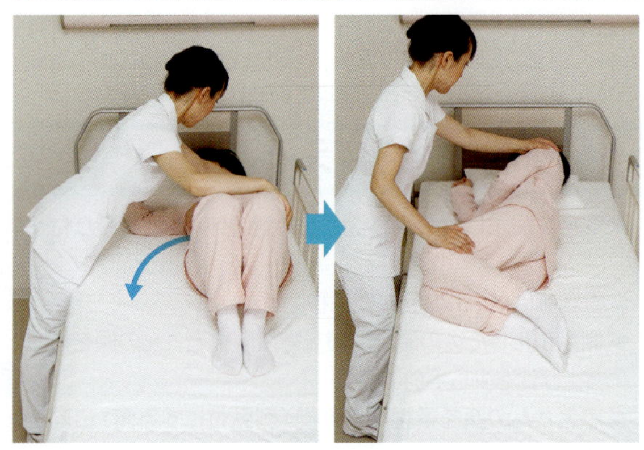

膝を立てられない人の場合

- 看護師は側臥位にする側と反対の足の膝窩に手を添え，手前の足の上にくるように交差させる．
- 上になった足の大腿部と肩を同時に手前に引き寄せる．

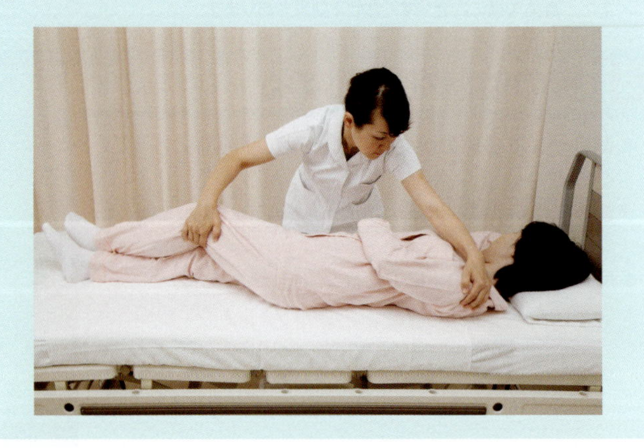

7 体位を安定させる

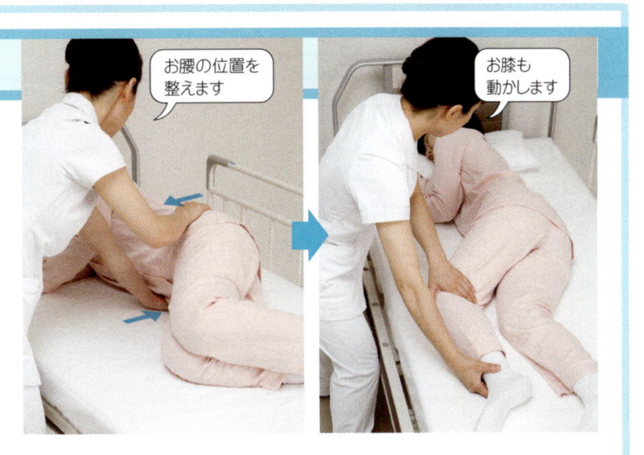

- 患者さんの腸骨部の両側に手を当て，下に入れた手を奥に押し，上に当てた手を手前に引き，腰の位置を調整して安定させる．
- 肩の位置も同様に調整する．
- 上側の下肢の膝をやや曲げながら手前に出し，下半身を安定させる．

腰や肩，下肢の位置を調整することで，身体とベッドが触れている面積が大きくなり体圧が分散します．また支持基底面が広くなり安定します．

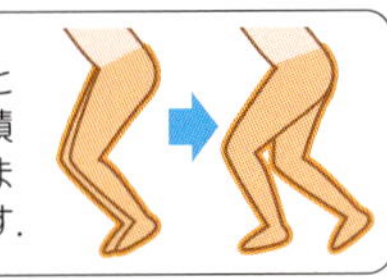

- 患者さんに，体位の安定や，体幹にねじれがないかを確認する．
- 寝衣のよじれやシーツのしわなどがあれば，取り除く．

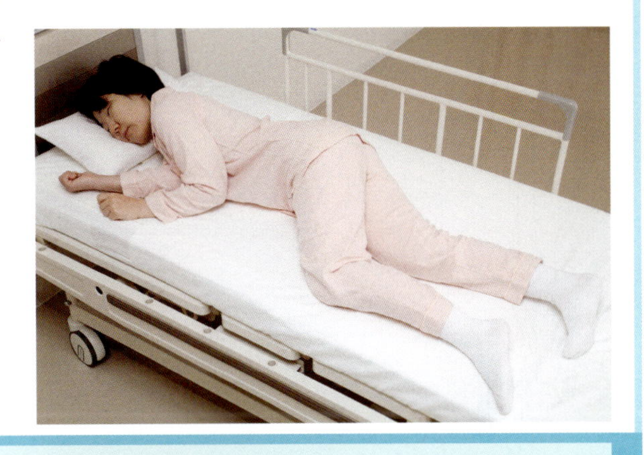

8 終わりに

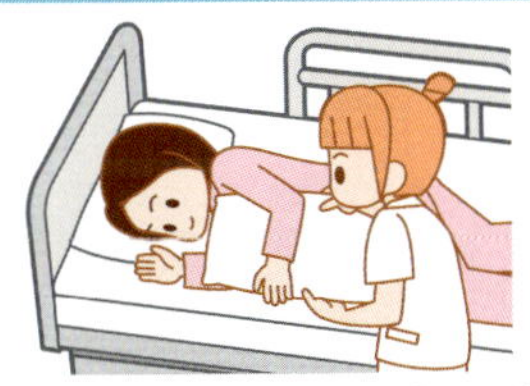

❶患者さんの寝具を整える．必要があれば安楽枕などを用いて，姿勢を整える．

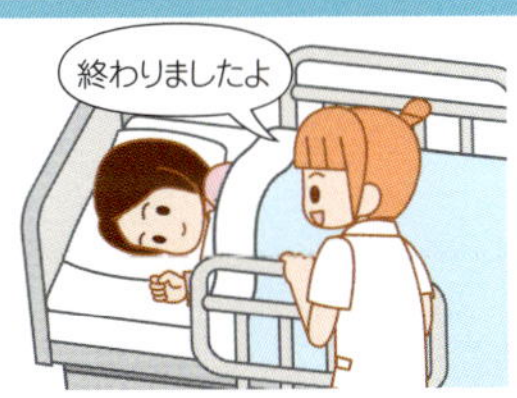

❷終了したことを告げ，ベッド柵を取り付けるなどベッド周りの環境を整える．

側臥位から仰臥位

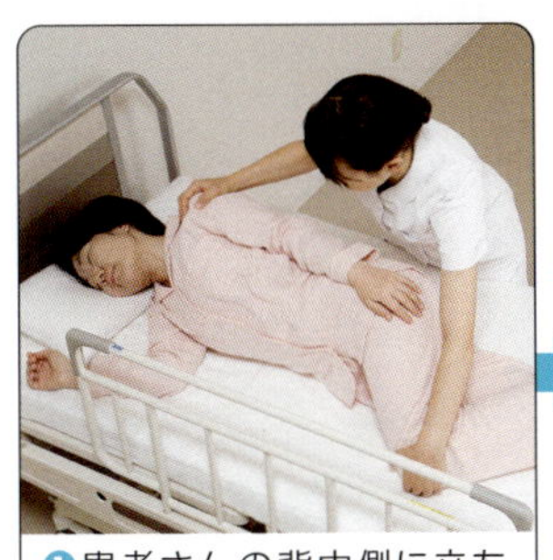

❶患者さんの背中側に立ち，肩と膝を把持する．このとき，ベッド柵や安楽枕などがあればあらかじめ取り除く．

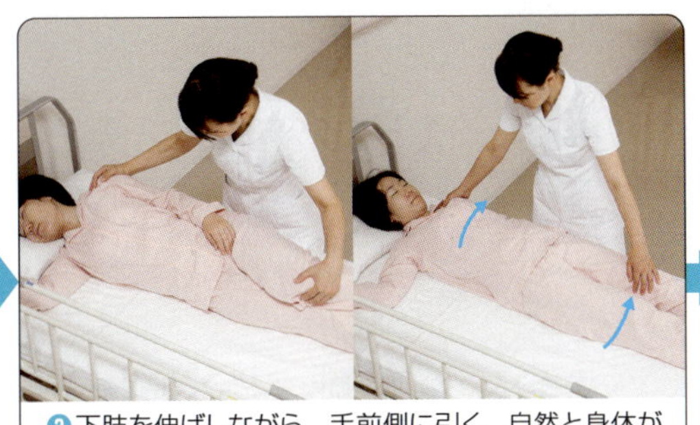

❷下肢を伸ばしながら，手前側に引く．自然と身体が回転するので，肩を支えながらゆっくりと仰臥位にする．

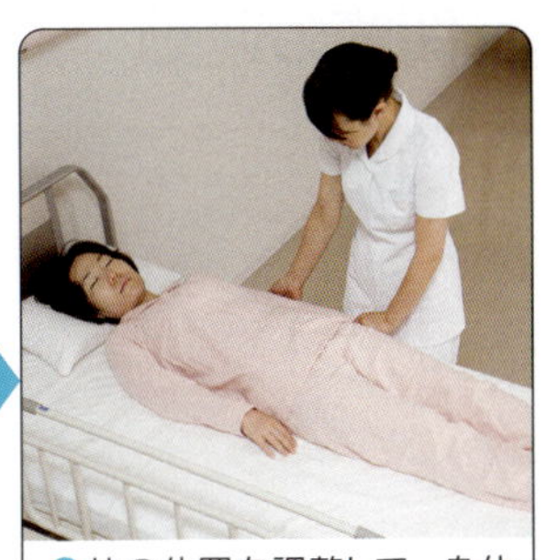

❸枕の位置を調整して，身体をまっすぐにし，体位・寝衣を整える．必要に応じて中央へ水平移動(p.72)させる．

● ポジショニング ●

良肢位

- 関節には，ある角度を保っていれば，そのまま動かなくなったとしても，他の関節の動きにより日常生活への支障を最小限にとどめることができる角度があります．また，それぞれの関節がその角度をとったときの姿勢を良肢位とよびます．
- 患者さんの関節の状態や，便利だと感じる肢位は様々であるため，良肢位には個人差があることに注意しましょう．次に一般的な良肢位を示します．

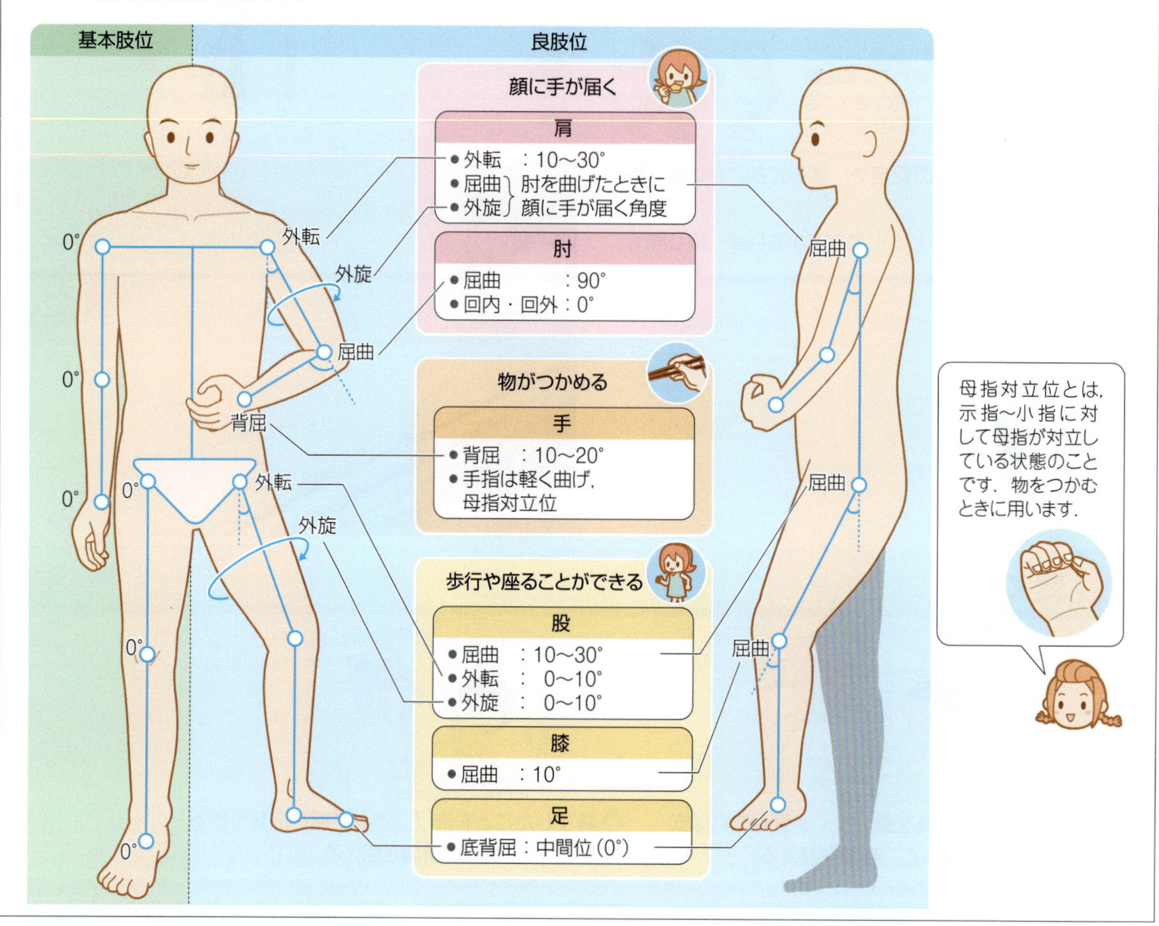

Supplement

関節の運動

- 関節の動きと，その名称を確認しておきましょう．

【矢状面】
肩 伸展 屈曲
股 屈曲 伸展
膝 伸展 屈曲

【前額面】
肩 外旋 内旋 外転 内転
股 内旋 外旋 外転 内転

前腕 回外 回内
肘関節 屈曲 伸展
足関節 背屈 0° 底屈
手関節 背屈（伸展） 0° 掌屈（屈曲） 橈屈 0° 尺屈

体位の種類

- 体位とは身体の姿勢，また地面に対する位置関係のことであり，立位，坐位，臥位が一般的です．

	体位	特徴
仰臥位 〔p.82〕	• 顔を上に向け背部がベッドについている状態．あおむけ．	• 支持基底面が広く重心が低いので安定している．また筋緊張が少なく消費エネルギーが少ないので，睡眠時や休息する場合に用いられる． • 長時間の保持により，骨突出部である後頭部，肩甲骨部，肘頭部，仙骨部，踵部に褥瘡ができやすい〔p.324〕．
側臥位 〔p.82〕	• 横向きで，左右どちらかの側面がベッドについている状態．	• 向きにより左側臥位と右側臥位の2つに分かれる． • 仰臥位に比べると支持基底面が狭く，重心が高いので不安定となる． • 下側は圧迫されるので循環障害などに注意する必要がある．耳介部や肩峰突起部，腸骨部，大転子部，膝関節部，踝部に褥瘡ができやすい〔p.324〕．
30°側臥位 〔p.83〕	• 背部・殿部に枕を入れ，ベッドに対して身体を30°傾けた状態．	• 仰臥位や側臥位の長時間保持による褥瘡を予防するために用いられる． • 側臥位より支持基底面が広く，腸骨部や大転子部への圧迫も少ない．
腹臥位	• 胸腹部を下にして，顔を横に向けた状態．うつぶせ．	• 排痰を促進する目的などで用いられる．背部に圧迫がないため，背部の手術後にも用いられる． • 胸腹部が圧迫されるため，呼吸がやや苦しくなる場合がある． • 窒息しないように顔を横に向ける必要がある．
ファウラー位 〔p.83〕	• 上体を起こして45～60°の角度にして，膝をやや屈曲した状態． • 20～30°起こした状態をセミファウラー位という．	• 食事・読書などの日常生活に用いられる． • 臥位に比べ呼吸が楽であるため，呼吸困難の患者さんにも用いられる． • 経管栄養による胃食道逆流を防止するためにも用いられる．

- 発赤や褥瘡がある場合には，その部分を圧迫させる体位は避けましょう．
- 実際に体位を保持するときには，体勢の安定と褥瘡予防〔p.324〕のために，枕やタオルを使用します．

ポジショニング

- ポジショニングとは，活動目的に合わせて姿勢・体位をとり，その状態を安全・安楽に保持することであり，クッションや枕などを用いて行います．
- ポジショニングでは良肢位を保持することが多いですが，それだけではなく，褥瘡を発生させないように体圧をうまく分散させる必要があります．
- 体圧は，身体がものに触れている面積が大きいほど分散するため，身体とベッドの隙間を埋めることが重要となります．

適切にポジショニングをしなかった場合

○：隙間　●：圧迫部位

肘が曲がらない…

- 良肢位を保持していないことにより，日常生活に支障をきたすような関節の拘縮を招く．
- 体圧が分散できていないことにより，褥瘡発生のリスクが高まる．

適切にポジショニングをした場合

○：除圧部位

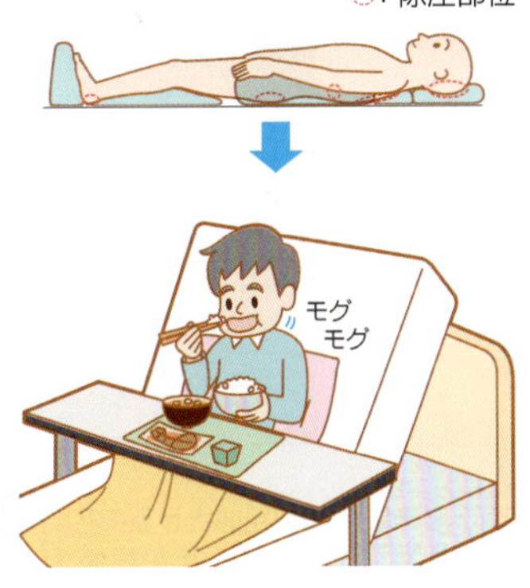

- 良肢位を保持していたことで，日常生活への支障を最小限にとどめることができる．
- 体圧を分散できているため，褥瘡発生のリスクを抑えることができる．

仰臥位

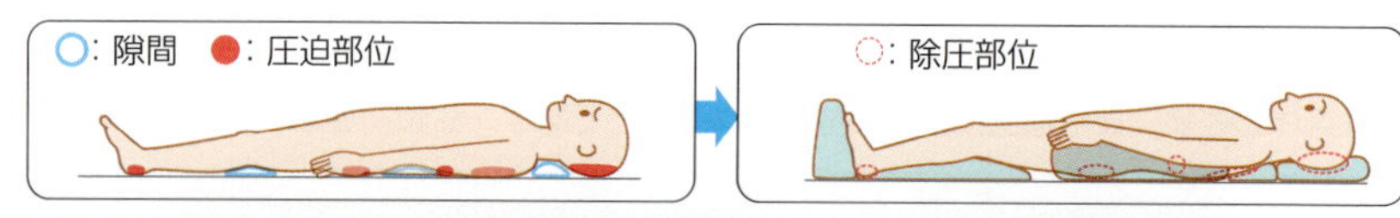

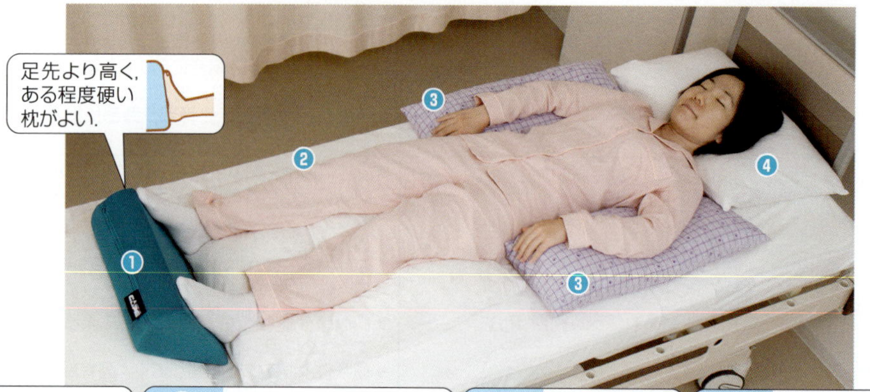

❶
- 尖足〔p.53〕を予防するために足底部に枕を入れる．

❷
- 良肢位を保つために枕を入れ，膝をやや屈曲させる．
- 踵部の圧迫を予防するために踵部まで枕を入れる（浮かせてもよい）．

❸
- 肘頭部の圧力を分散させるために上肢の下に枕を入れる．

❹
- 後頭部の圧力を分散させるため，後頸部まで支えられる枕を使用する．このとき，頭部が水平に保たれるようにする．

手技のコツ

腰背部痛のある患者さんは厚みのある枕などでは痛みが増すことがあるため，マットレスを工夫するか低反発クッションで圧迫部位を解除しましょう．

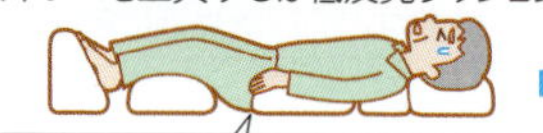
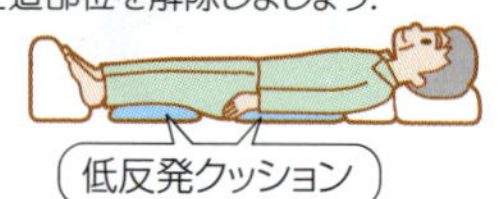

側臥位

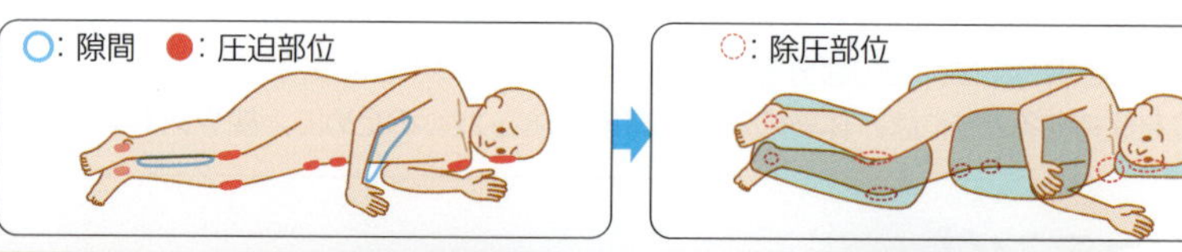

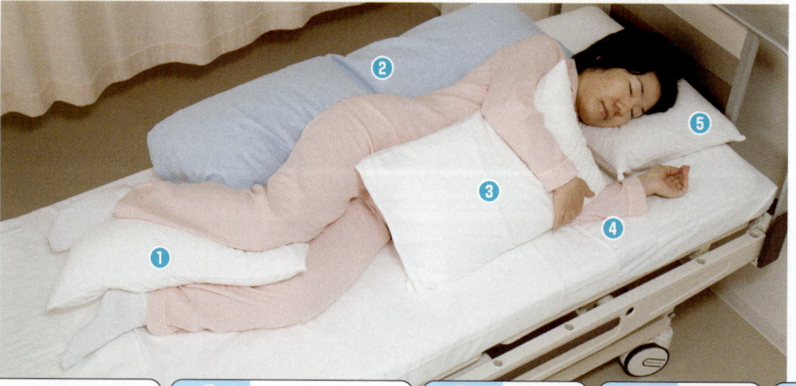

❶
- 両下肢の膝関節を屈曲させることで，筋緊張を弱める．また良肢位を保つ．
- 下肢の間に枕を入れることで，上側の足により下側の足が圧迫されるのを防ぐ．また上側の股関節が内転しないように枕を調整する．

❷
- 脊柱の長さと同じくらいの枕で支える．背もたれになり，患者さんは身体を後ろに傾けることができるので，腸骨部や肩の圧迫を弱めることができる．

❸
- 肩関節が内転しないように枕を抱え込ませる．ベッドで支えられる面積も広がる．

❹
- 下側の腕を顔の前に置き，身体の下で肩関節などが圧迫されないようにする．

❺
- 頭頸部の圧力を分散させるため，枕を入れる．このとき，頭部が水平に保たれるようにする．

ファウラー位

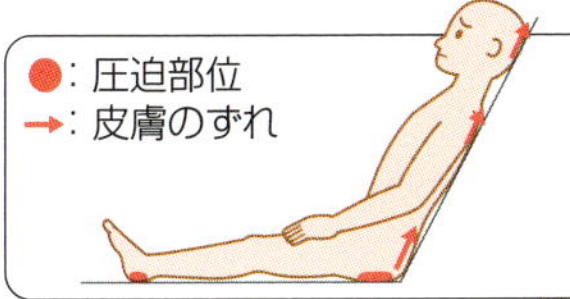

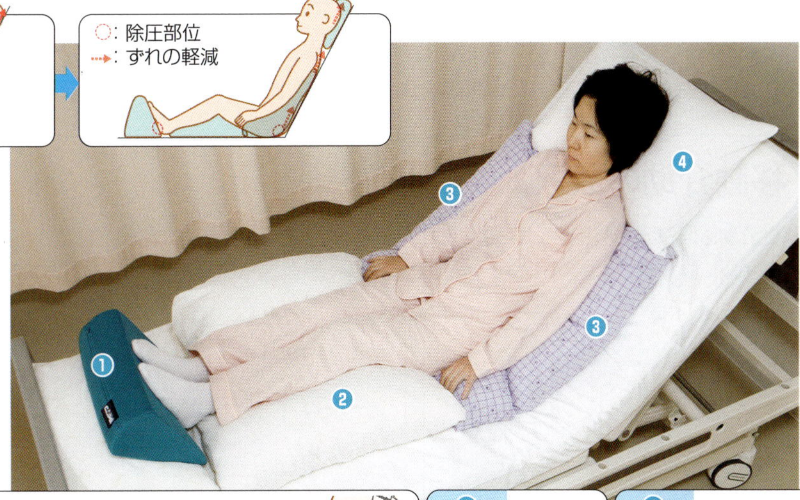

※皮膚のずれは褥瘡の発生要因となります〔p.324〕.

①
- 踵部の圧迫と尖足を予防するために足底部に枕を入れる.

②
- 上半身がずり落ちるのを防ぎ，腰部，坐骨結節部にかかる圧力を分散させる．膝を上げすぎると腹部を圧迫するため，注意する.

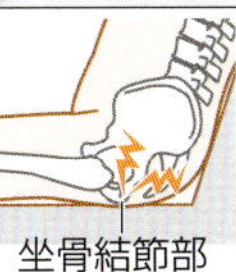

③
- 上半身が左右に傾かないように，体側に沿って枕を入れる.

④
- 後頭部の圧力を分散させるため，後頸部まで支えられる枕を使用する.

ポイント

ギャッジアップ時，背あげと足あげの両方を行う場合は，足あげを先に行いましょう*.

*なぜなら 先に背あげをすると，身体がずり落ちてしまう可能性があるためです.

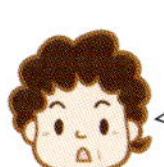

注意

ギャッジアップしたときは必ず背抜き（背面に手を差し込み，衣服やシーツのしわを伸ばすこと）を行いましょう〔p.331〕.

30°側臥位

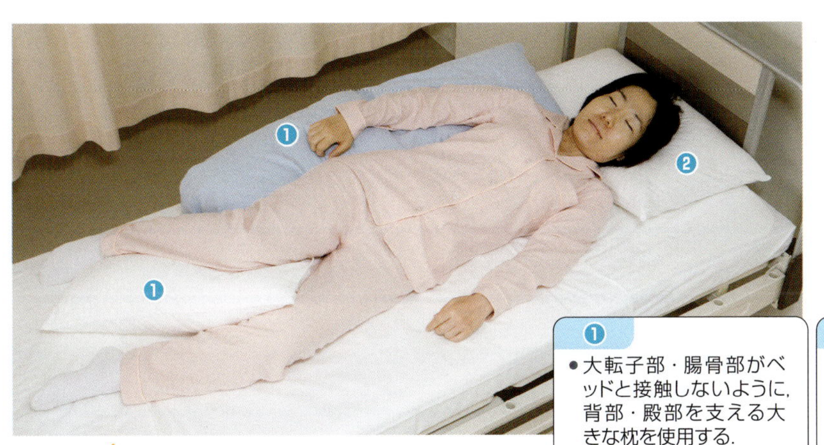

①
- 大転子部・腸骨部がベッドと接触しないように，背部・殿部を支える大きな枕を使用する.

②
- 頭頸部の圧力を分散させるため，枕を入れる．このとき，頭部が水平に保たれるようにする.

注意

栄養状態の低下など，やせの強い患者さんは殿筋が乏しく，十分に圧力を分散できない場合があります．そのような場合には体圧分散マットレス〔p.328〕を併用し，褥瘡発生のリスクを抑えましょう.

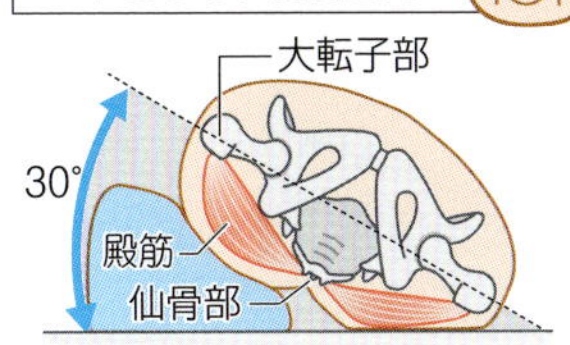

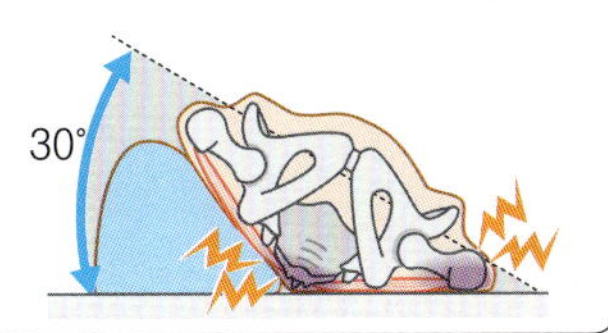

どの体位においても，患者さんが安楽かどうか直接確認しましょう.

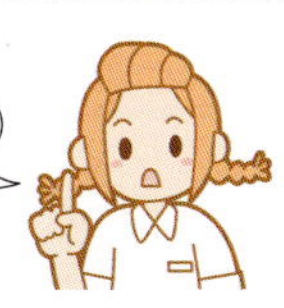

活動援助
体位変換

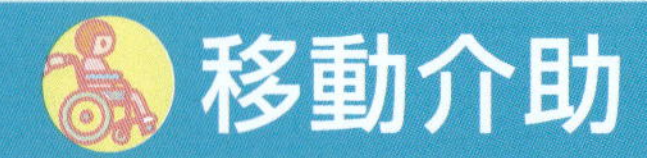

移動介助

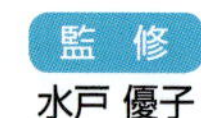

水戸 優子

移動は，排泄や入浴などの日常生活のみならず，治療や検査など様々な場面で必要となります．自力で移動を行うことが難しい患者さんにおいては，その移動を介助する必要があり，安全・安楽な実施が求められます．

移動介助の選択

- 移動介助は何らかの理由で自力では移動ができない人，もしくは移動が制限されている人に対して行われます．
- 移動手段には，車いすやストレッチャーなどがあり，患者さんの状態に応じて選択されます．

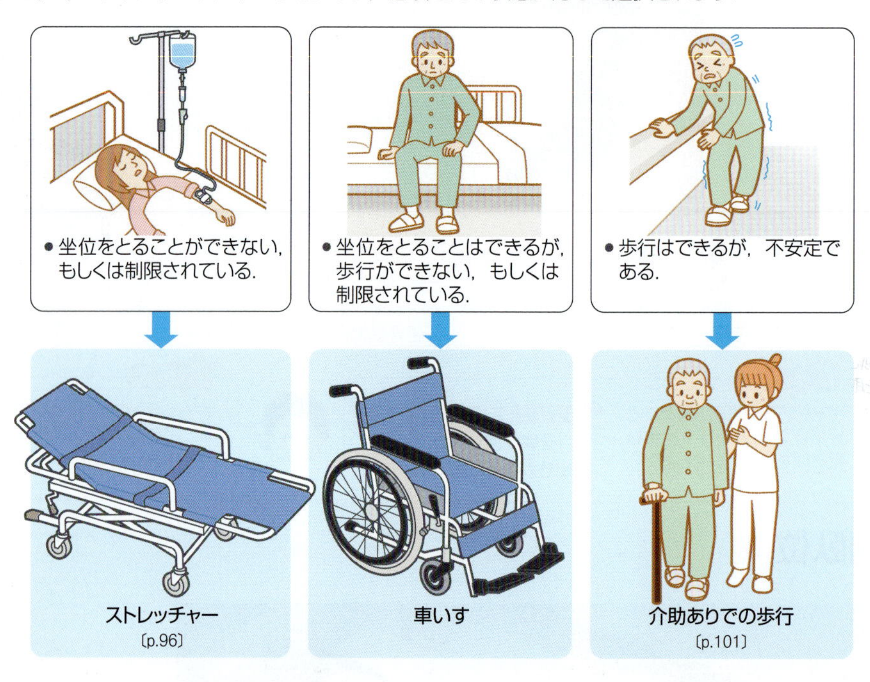

● 車いす ●

必要物品 車いすへの移乗

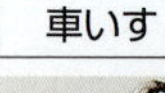

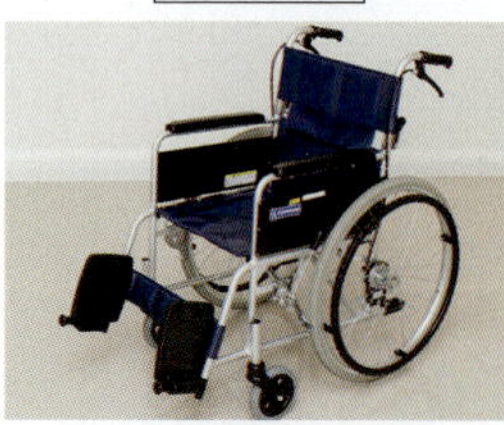

• ブレーキやタイヤの空気圧などを事前に確認しておく〔p.85〕．

保温用品

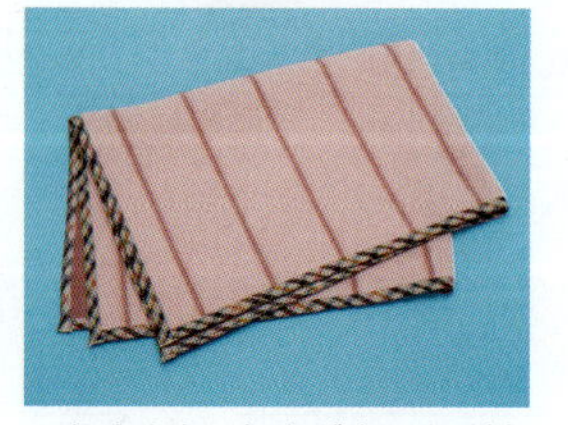

• タオルケットやガウンなどを用いる．

ポイント

長時間車いすで過ごす場合など，必要に応じて褥瘡予防のためのクッションなどを用意しましょう．

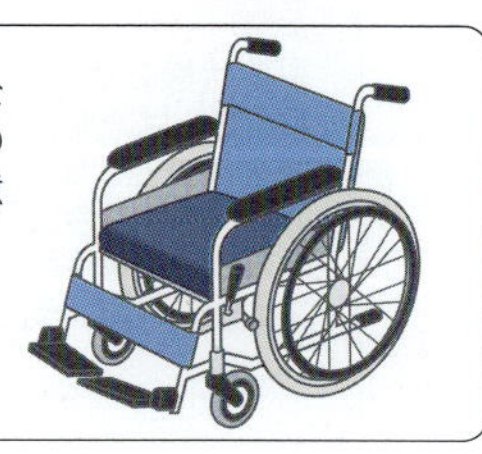

車いすの構造

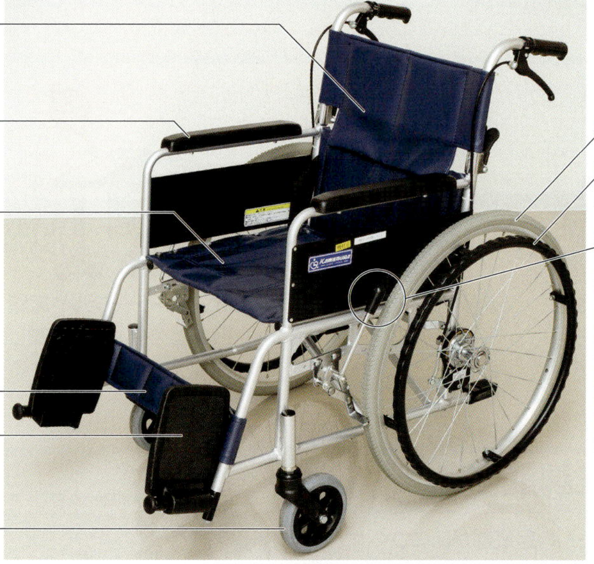

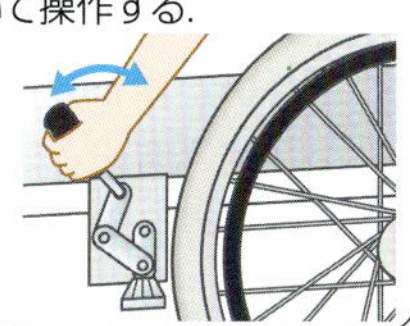

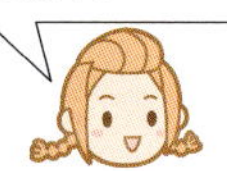

この他にも点滴棒ホルダーや酸素ボンベ架台を取り付けることができます.

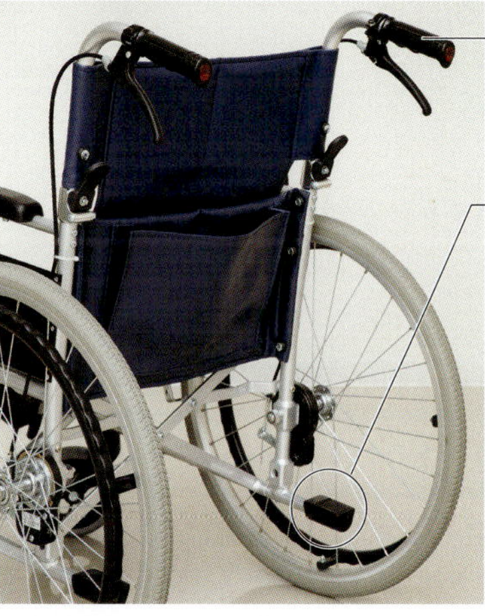

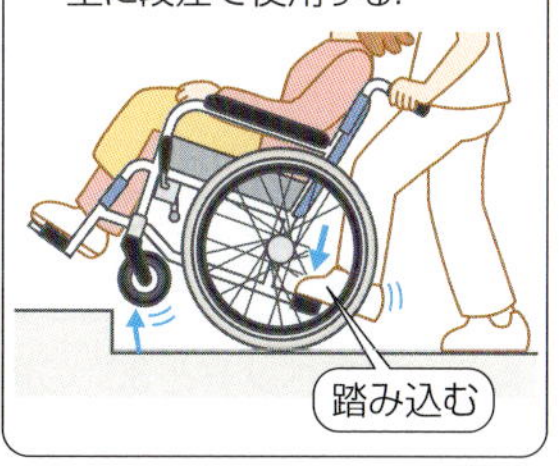

車いす使用前の確認

●車いすを使用する前に，必ず次のことを確認しましょう.

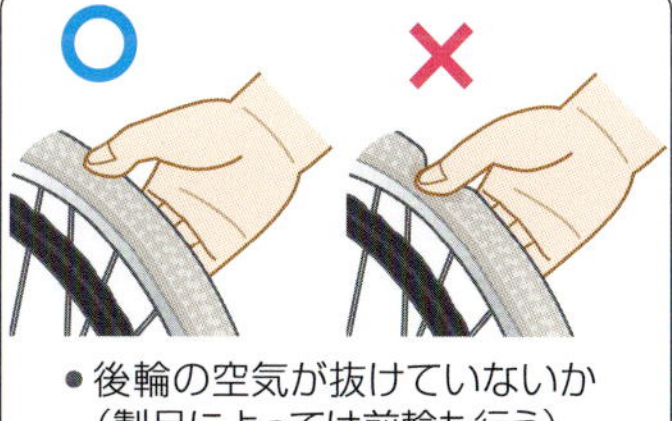

●後輪の空気が抜けていないか（製品によっては前輪も行う）.

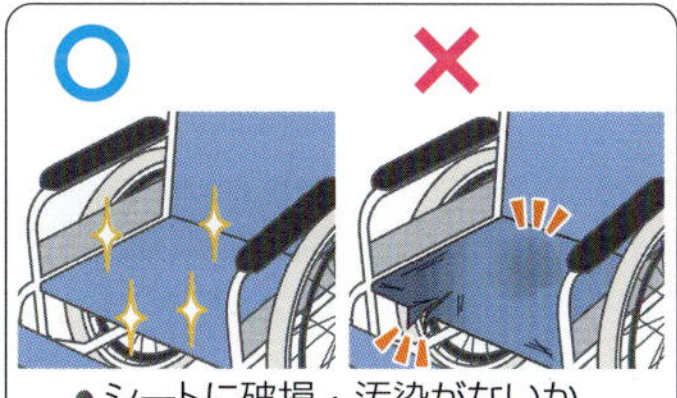

●シートに破損・汚染がないか.

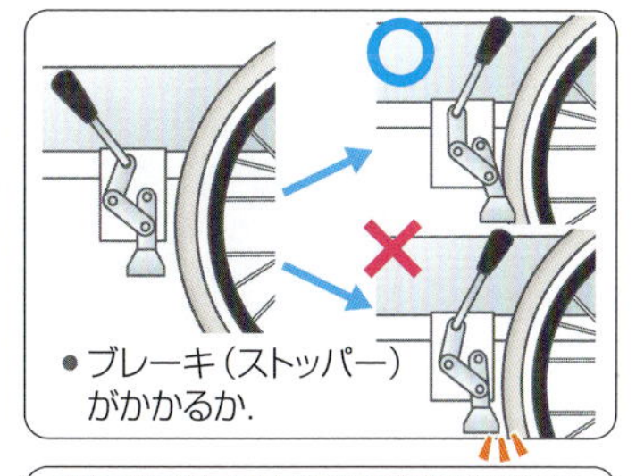

●ブレーキ（ストッパー）がかかるか.

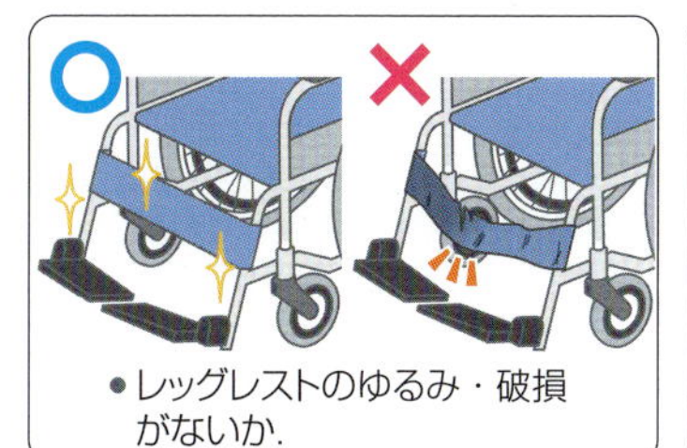

●レッグレストのゆるみ・破損がないか.

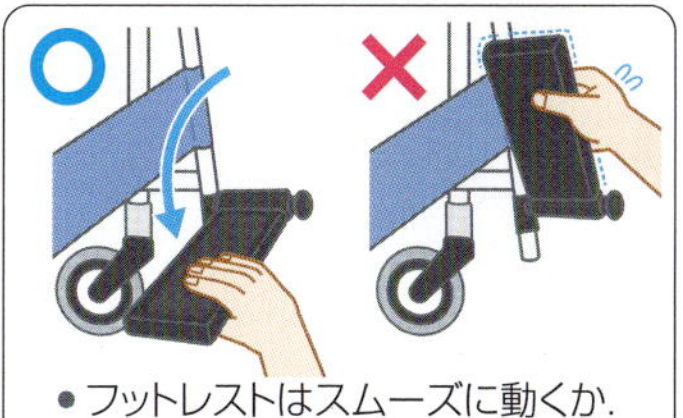

●フットレストはスムーズに動くか.

ハンドルにブレーキがあるもののみ

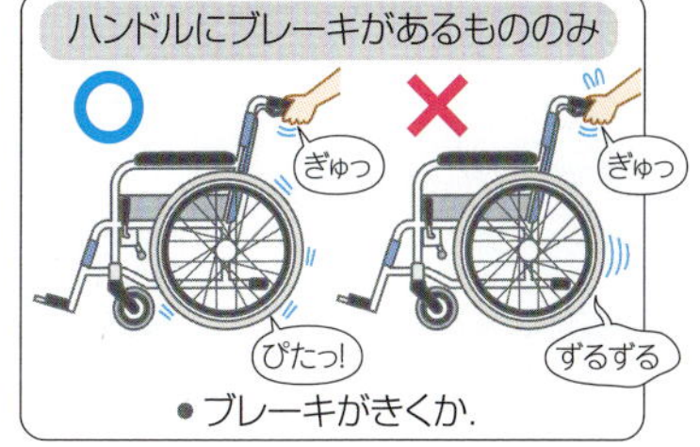

●ブレーキがきくか.

手 順 車いすへの移乗（仰臥位から端坐位）

1 準備をする

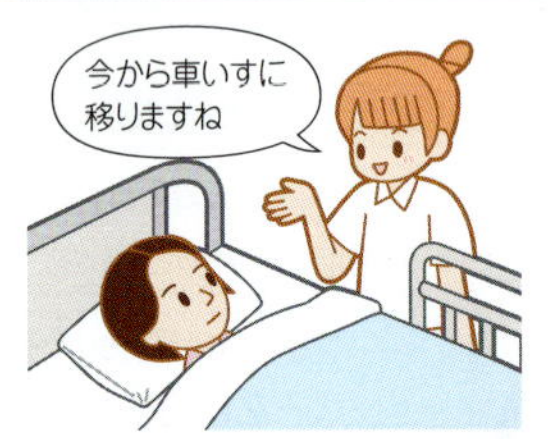

❶ 患者さんの本人確認を行い，車いすへの移乗の目的・方法を説明し，同意を得る．

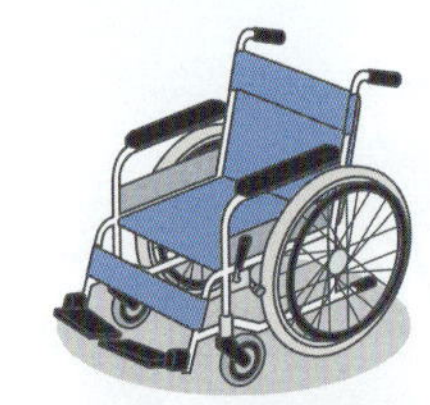

❷ 必要物品を準備する．

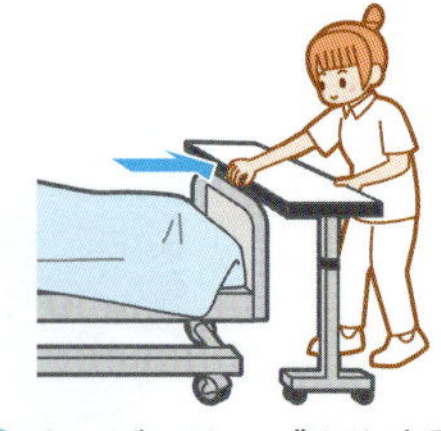

❸ オーバーテーブルや床頭台などをベッドから離し，作業スペースを確保する．

必要に応じてバイタルサインの測定や，事前の排泄誘導，おむつ交換などを行いましょう．

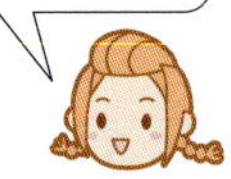

2 ベッドの高さを調節する

- 端坐位になったときに患者さんの足底部が床につくように，ベッドの高さを調節する．

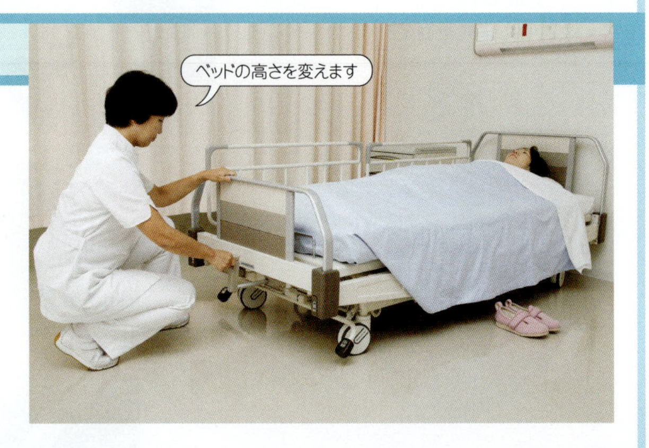

3 車いすを配置する

- 車いすをベッドと30°の角度＊になるように設置し，ブレーキをかけておく．

＊ なぜなら フットレストが邪魔にならず，患者さんの移動距離も短くすることができるためです．また看護師が介助するスペースも確保できるためです．

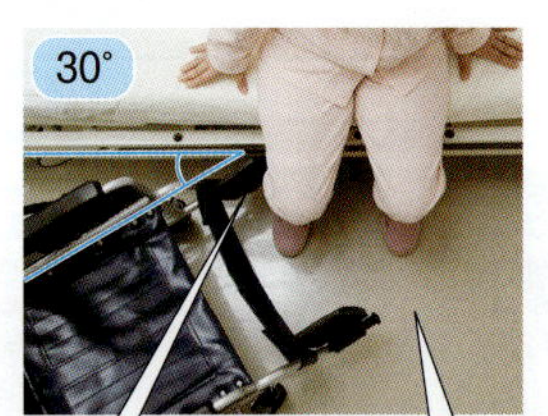

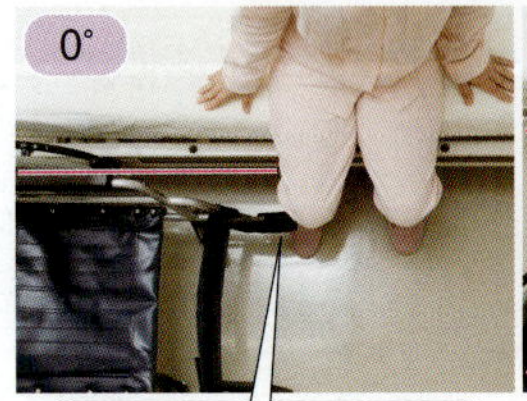

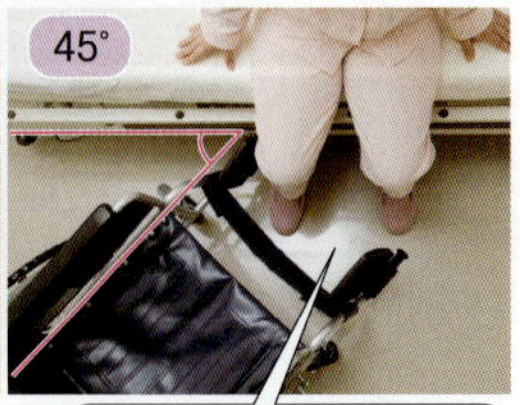

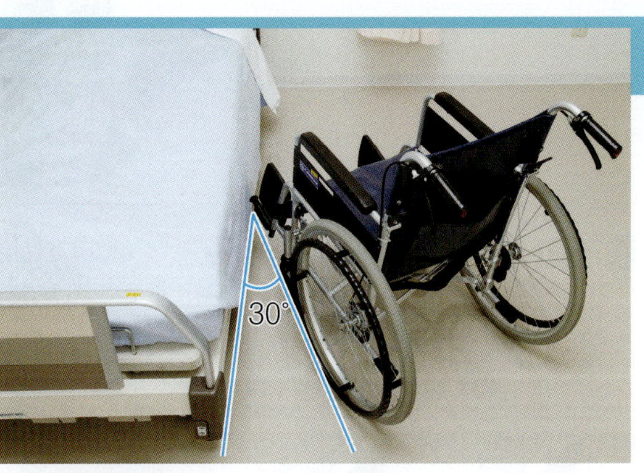

ポイント

フットレストは患者さんが車いすへ移乗する際に邪魔にならないよう，上げておきましょう．

手技のコツ

今後の手順を行う際に邪魔になるようであれば，車いすを手の届く場所に置いておき，移乗直前（手順12〔p.89〕の直後）に配置してもよいでしょう．

片麻痺のある患者さんに対する車いす配置

● 片麻痺のある患者さんでは，健側をうまく有効活用するために，次のように車いすを配置しましょう．

角　度

● ベッドと45°の角度になるように配置する．30°のときよりも患者さんの手がアームレストに届きやすくなる．

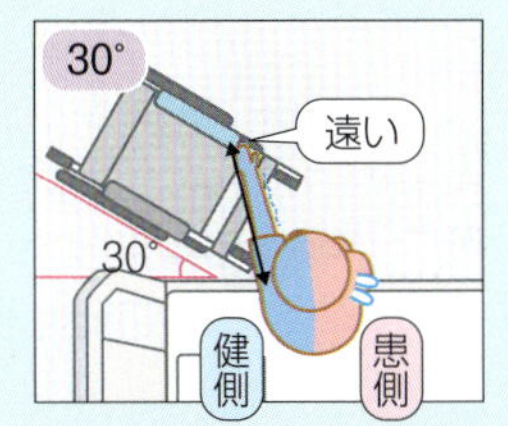

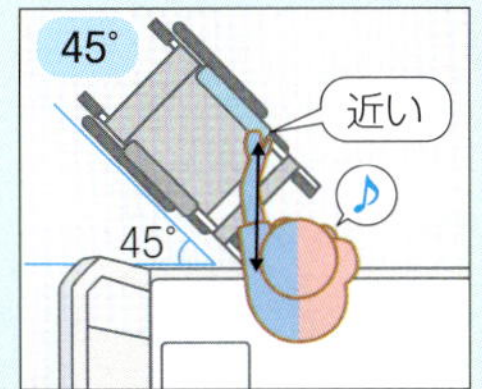

位　置

● 健側の頭側に置く．

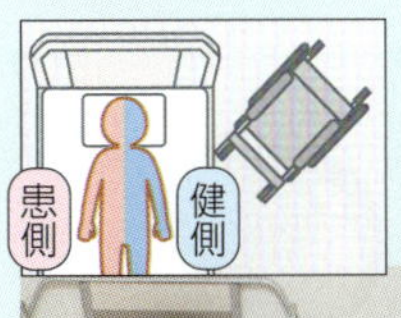

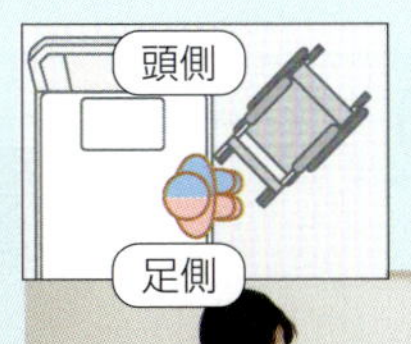

手技のコツ
床頭台や点滴スタンドが邪魔になるようであれば適宜移動させましょう．

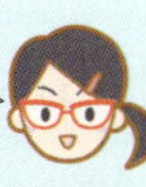

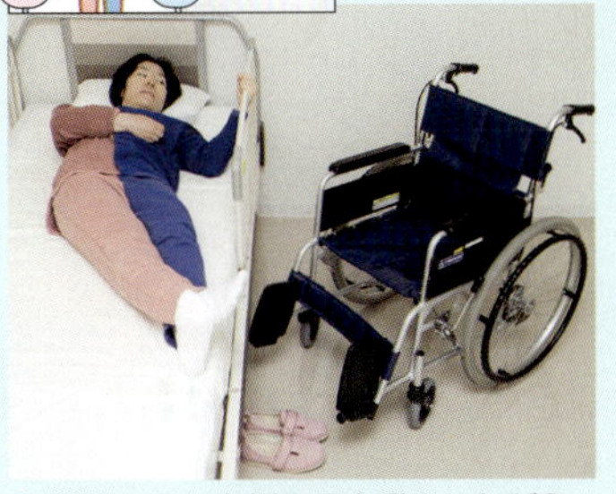

❶ 健側の足で患側の足を動かしながら健側に移動する．

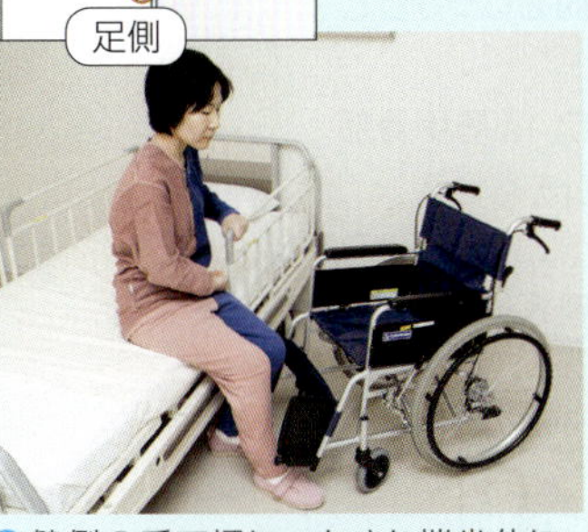

❷ 健側の手で柵につかまり端坐位になる．頭側に健側がくる．

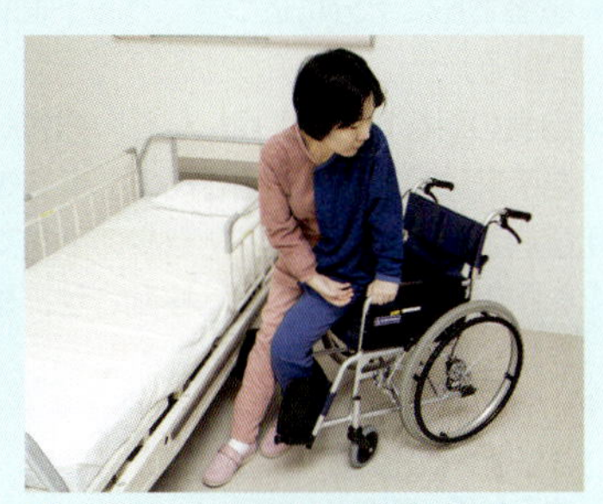

❸ 立位になったときに健側を軸足にして車いすへ移動する．

4 上半身を起こす準備をする

● 掛けぶとんを外し，折りたたんで足元や作業の邪魔にならない場所に置く．
● 患者さんに上半身を起こすことを伝え，看護師は端坐位になる側に立つ．
● 近い側の腕を体幹から離し，反対側の腕を腹部にのせる*．

* なぜなら 体がコンパクトにまとまると力が節約できるためです〔p.70〕．また腕を腹部にのせるのは，胸の上では身体を起こした際に，腕が下にずり落ちるためです．

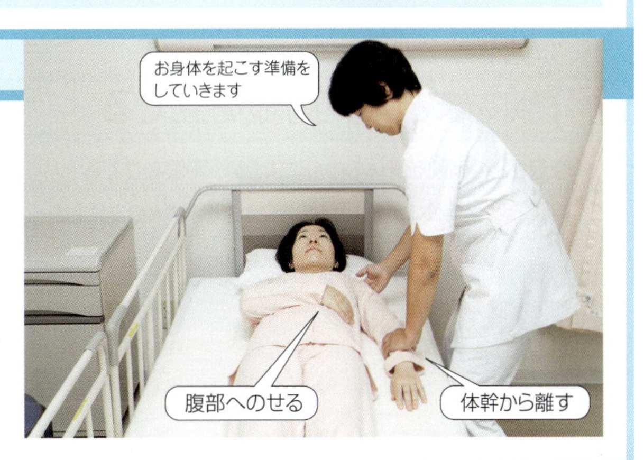

5 自身の姿勢を整える

● 腰を下に落とし，患者さんを起こす方向に足を広げる．

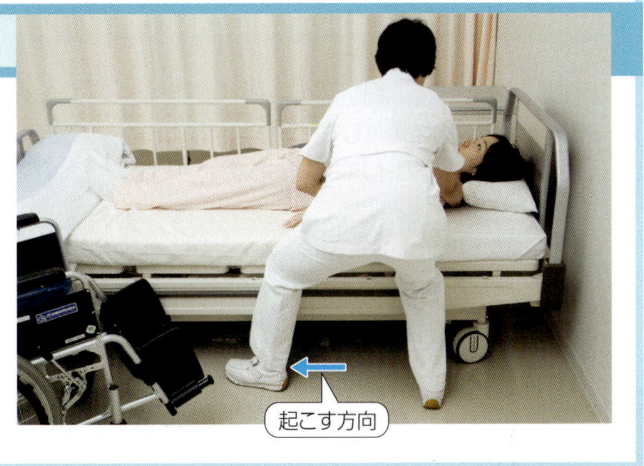

6 身体の下に手を差し込む

- 片方の手で患者さんの前腕部を上から把持する．もう一方の腕を患者さんの頸部の下に差し込み，向こう側の肩甲骨部をしっかり把持する．

ポイント
肘で患者さんの頸部を支えるイメージです．

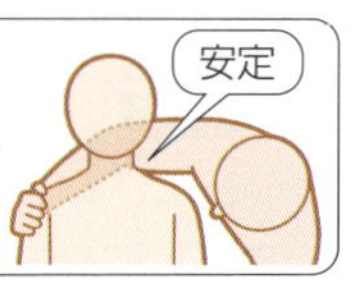

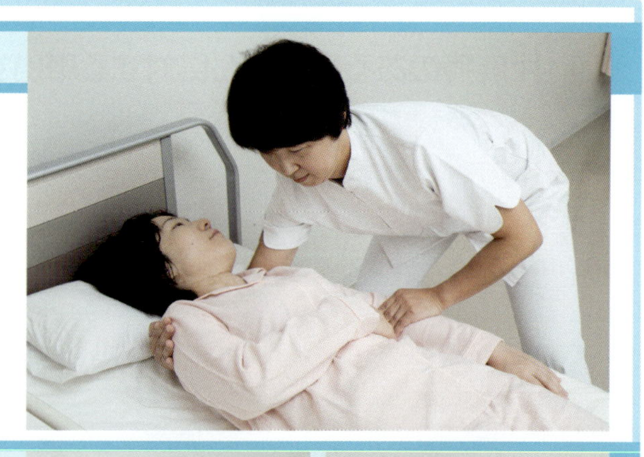

7 上半身を起こす（長坐位にする）

- 患者さんに十分に近づき，ベッド面に肘をしっかりとつける．
- 自身の肘をてこの支点にして，把持している肩甲骨部を手前に起こし，患者さんの上半身を引き寄せる．
- 患者さんの前腕に当てた自身の手を支点にして，重心を患者さんの足元の方へ移動させ，患者さんの頭が弧を描くように上半身を起こす*．

* なぜなら 自然な起き上がり動作に近い形で起こすことが，患者さんの安楽につながるためです．

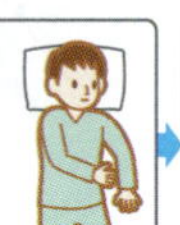
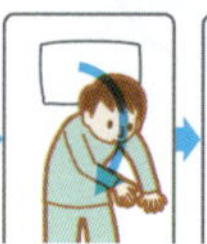
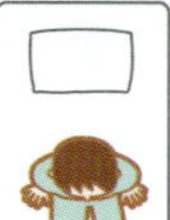

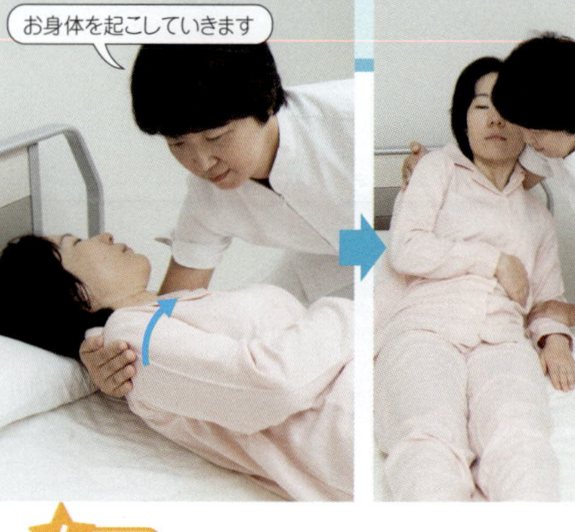

注意
急激に起こすと，起立性低血圧が起こりやすくなります．ギャッジアップで徐々に上体を起こすなどしてもよいでしょう．

8 腕をまとめ，両膝を立てる

- 患者さんの両腕を身体の中心にまとめ，両膝を立てる*．

* なぜなら 端坐位にする際に，少ない力で患者さんの身体を回転させるためです．

- 看護師は患者さんの肩甲骨部を支え，もう一方の手で膝下を支える．

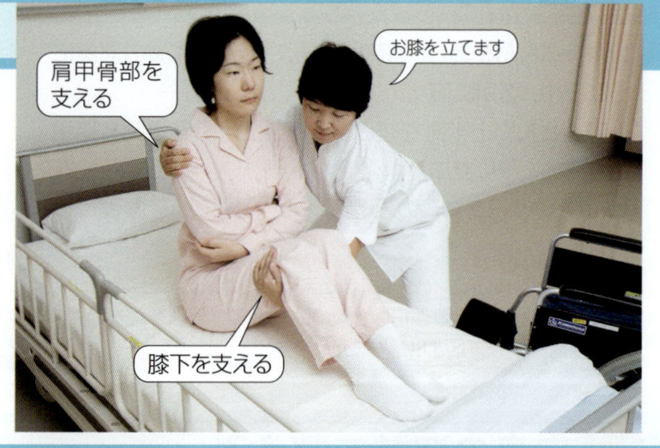

9 端坐位にする

- 患者さんの殿部を軸にして，下肢を手前に引き，回転させながらベッドサイドに足をおろす．

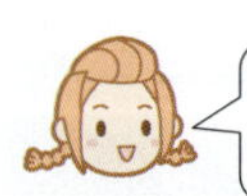

ポイント
患者さんの表情を見ながら，ゆっくりと回転させましょう．

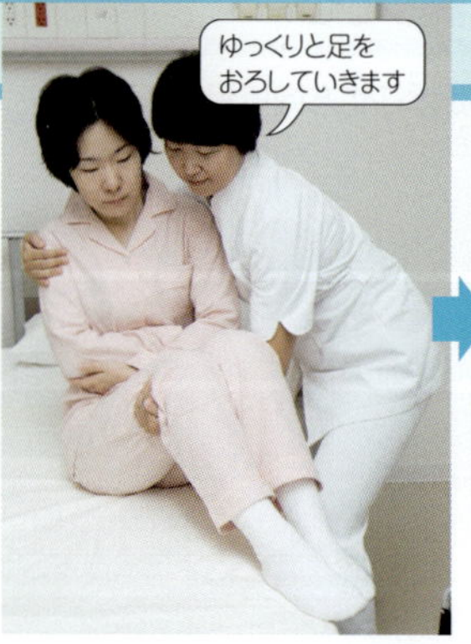

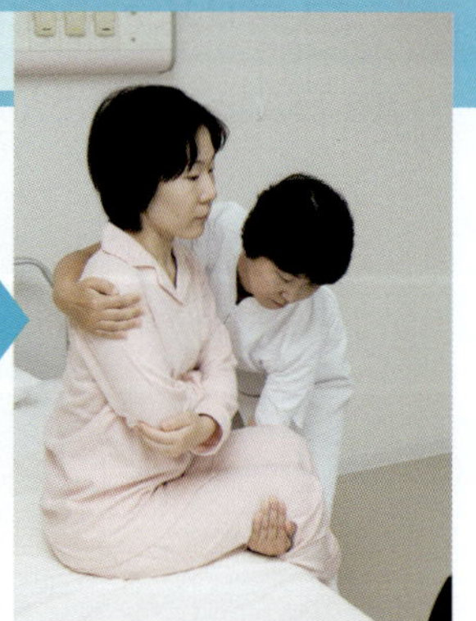

10 浅く腰かけてもらう

● 次のように患者さんの身体をベッド端に引き寄せる*.

* なぜなら 患者さんの足を引くスペースをつくるため，また車いすになるべく近づき移動距離を短くするためです.

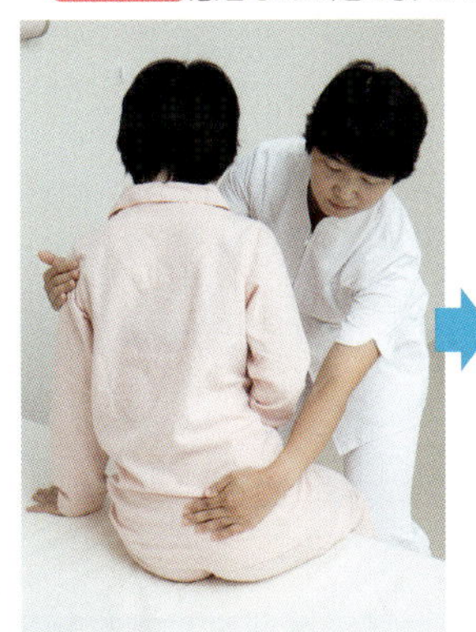

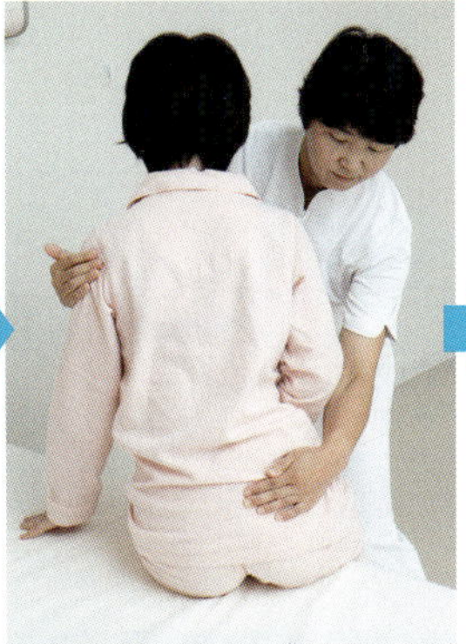

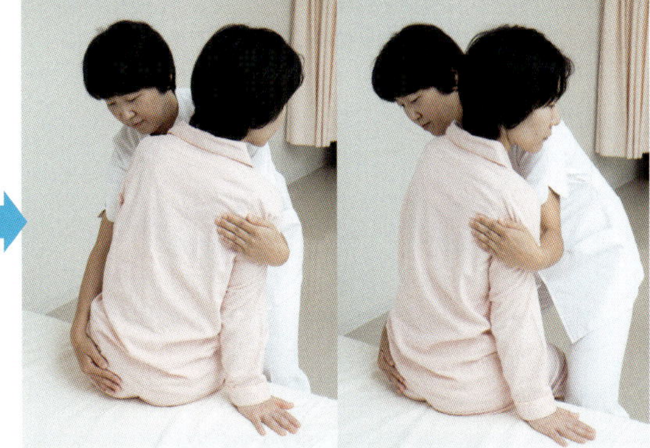

❶ 患者さんの身体を少し傾け，浮いた方の殿部に手を当てる.

❷ 殿部を手前に引き寄せる.

❸ 反対側も同様に引き寄せる.

手技のコツ

患者さんの骨盤に手を回し，引き寄せてもよいでしょう.

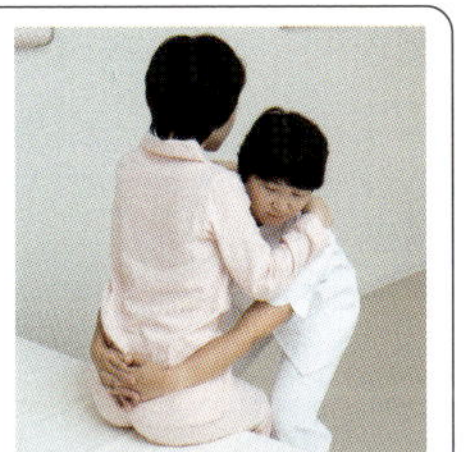

手技のコツ

患者さんの殿部が車いす側に向くようにすると，より移動距離を短くできます.

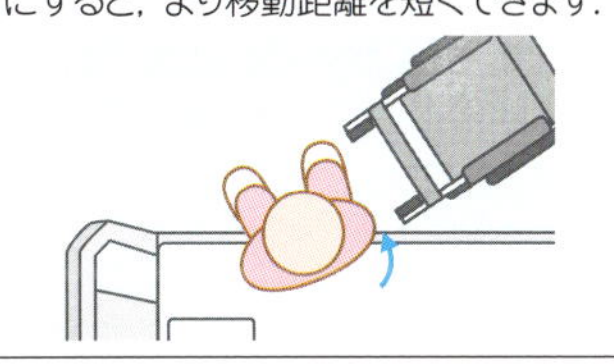

11 履物を履いてもらう

● 患者さんに両手をベッドについてもらい，履物を履いてもらう.

手技のコツ

患者さんの安定度に応じて，ベッド柵を持ってもらったり，2人で介助したりしましょう.

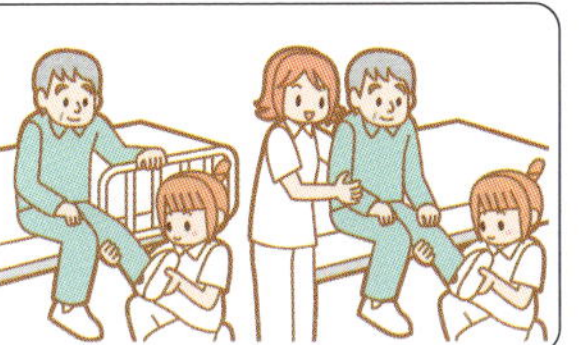

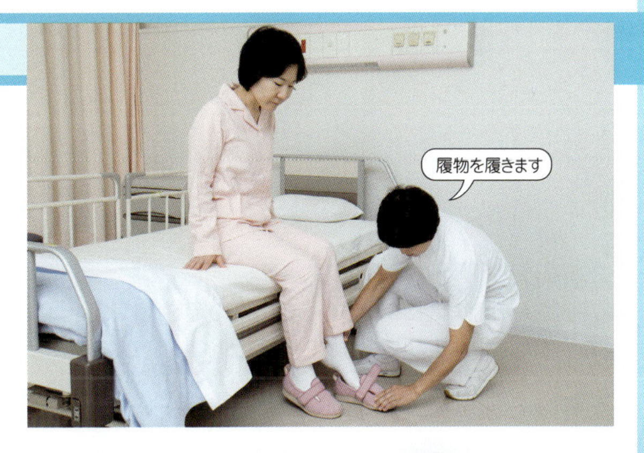

12 体位が安定しているか確認をする

● 足底部と，体幹の傾きを確認し，安定して坐位が保持されているか確認する.

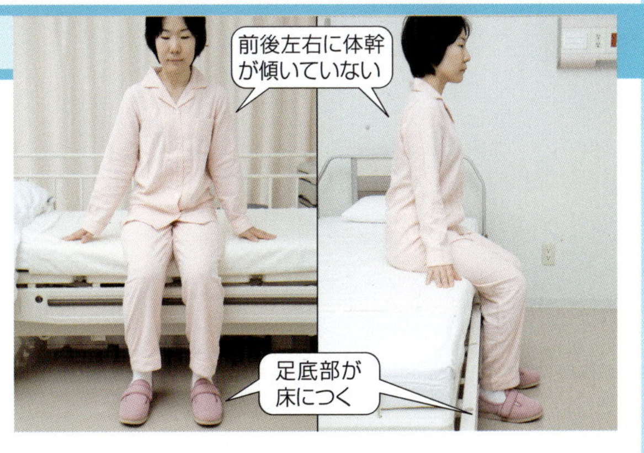

手順 車いすへの移乗（端坐位から車いす）

1 足をベッド側に引き寄せる

- 患者さんのかかとを膝の位置よりもベッド側に寄せる*.

* なぜなら 自然な立ち上がり動作にするためです〔p.91〕.

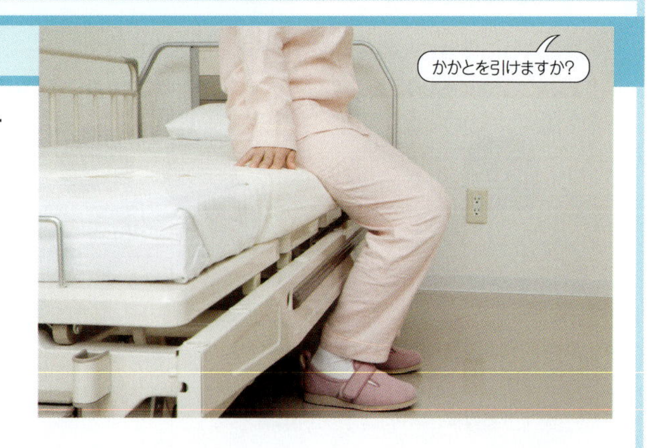

2 足を置く位置を決定する

ある程度自分で足を動かせる患者さんの場合

- 患者さんの足の外側に膝を支えるように足を置き*，もう片方は車いす方向に向けて，腰を低くして立つ.

* なぜなら 患者さんの足を支持し膝折れを防止するとともに，支持基底面を広くとることで安定して立ち上がりを介助できるようにするためです.

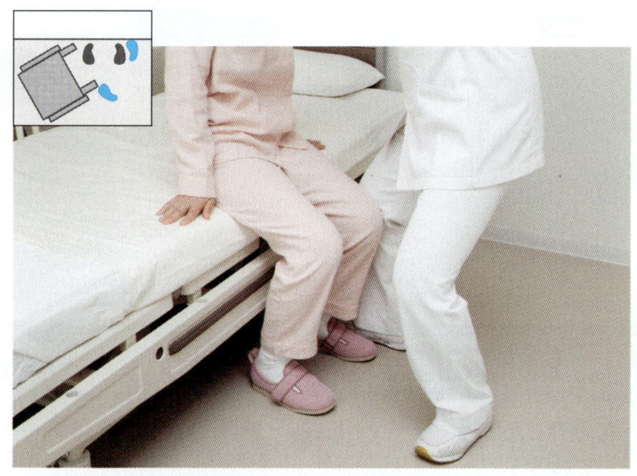

※手順3以降は上記の方法で行った写真を用います.

全面的に介助の必要な患者さんの場合

- 患者さんの膝の間に車いすから遠い方の足を入れ**，もう片方は車いす方向に向けて，腰を低くして立つ.

** なぜなら 両者の重心が近づき，看護師が患者さんを抱えた状態でも安全に立ち上がることができるためです.

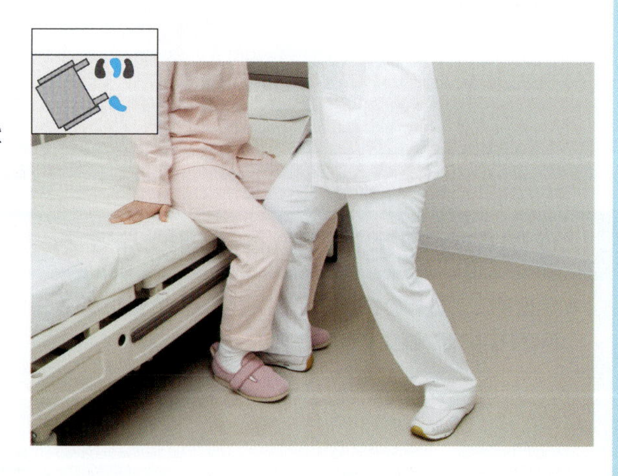

3 患者さんの体幹を支える

- 患者さんの両腕を看護師の肩に回し，しっかりと組んでもらう．
- 看護師は患者さんの背後に手を回し，腰部を支えるように手を組む．

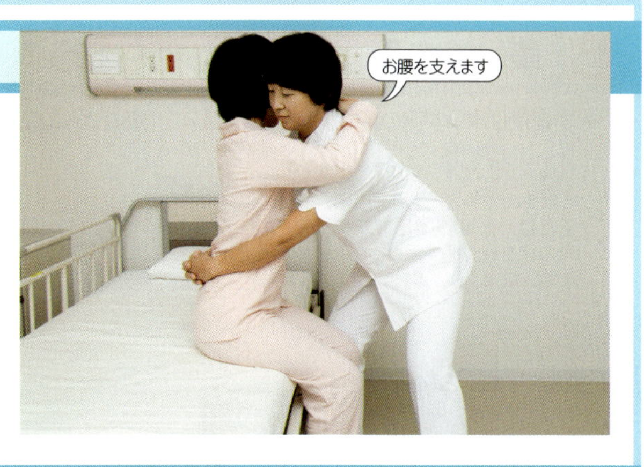

4 ベッドから立ち上がる

- 患者さんに前傾姿勢をとってもらい*，看護師は脇をしめ，引き寄せるようにして一緒に立ち上がる．

*なぜなら 自然な立ち上がり動作にするためです〔次項〕．

- 立位が安定していることを確認する．

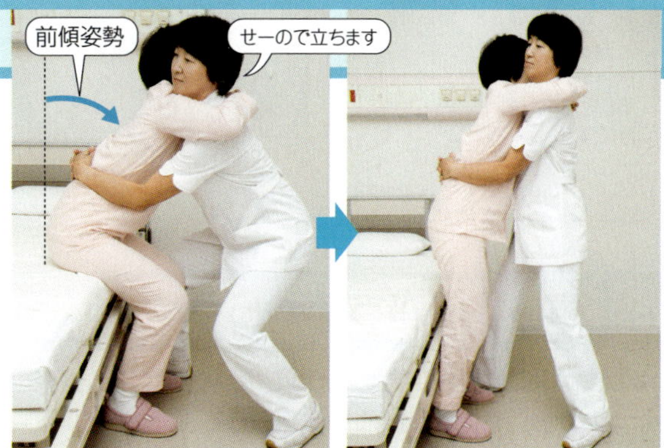

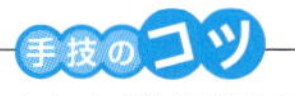

立ち上がりには補助ベルトや補助ボードを使ってもよいでしょう．

補助ベルト

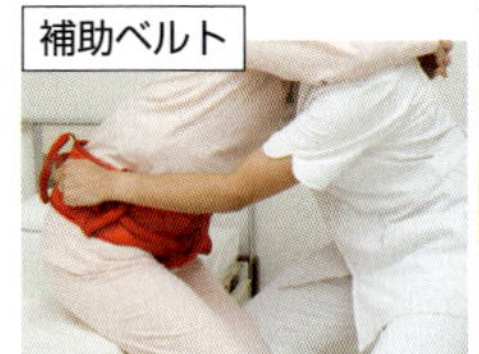

補助ボード

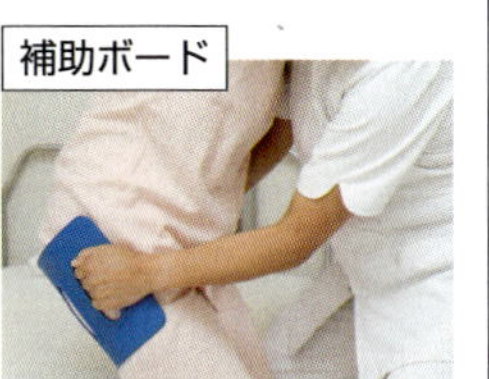

自然な立ち上がり動作

- 人間は重心線（重心からまっすぐにおろした線）が支持基底面に入っていないと，身体を支えることができず倒れてしまいます．そのことを，自然な立ち上がり動作を例にとり，みてみましょう．

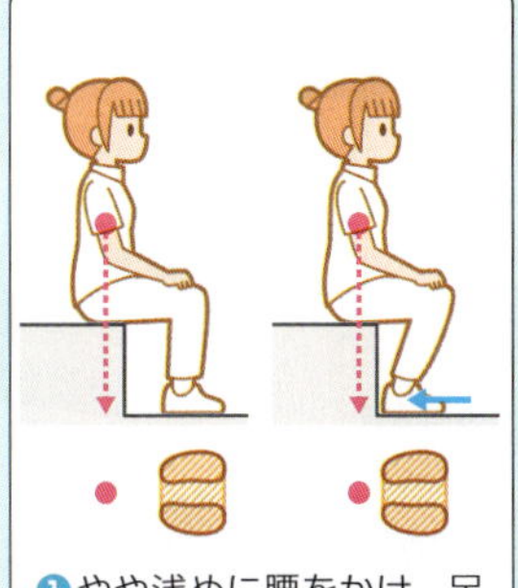

❶やや浅めに腰をかけ，足底を床にしっかりとつけたら，かかとを殿部側に引き寄せる*．

*なぜなら 重心線を支持基底面に近づけるためです．

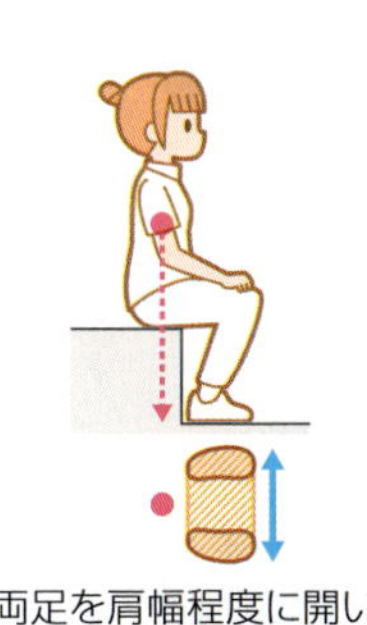

❷両足を肩幅程度に開いて支持基底面を広くとる．

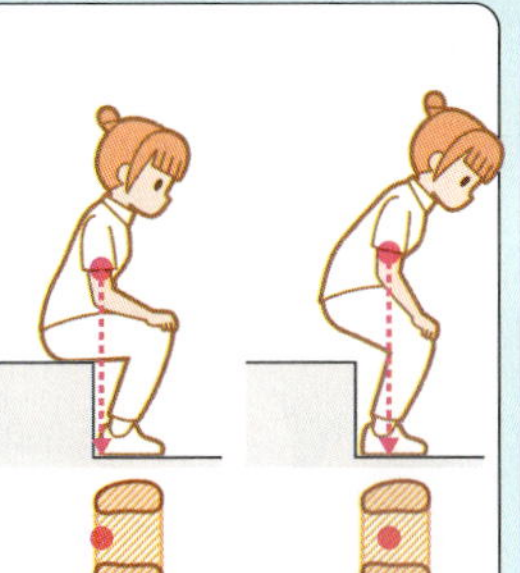

❸上体を前傾させ，重心線を支持基底面に入れる．殿部を浮かせ，膝を伸ばしていく．

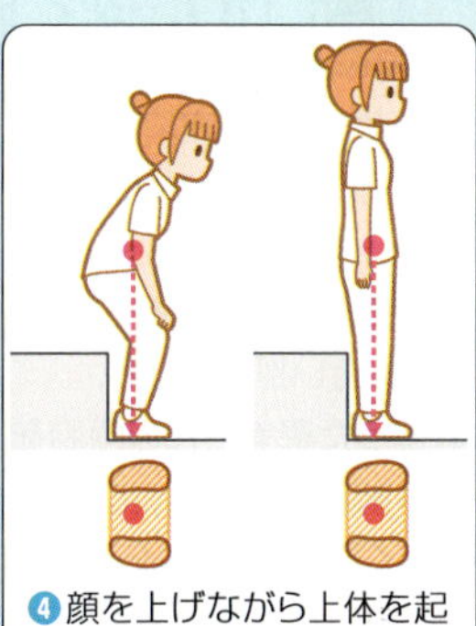

❹顔を上げながら上体を起こし，安定した立位をとる．

重心線が支持基底面に入って初めて立ち上がることができます．

5 車いすの正面に移動してもらう

● 看護師は車いす側の足のかかとを軸にして，患者さんの背部が車いす側に向くように回転させつつ移動させる．

手技のコツ

片麻痺の患者さんを介助する場合は，看護師の足で麻痺側の足を軽く押すようにして誘導しましょう．

注意

看護師は車いす側の軸足を踏み変えないようにしましょう．踏み変えようと足を上げると，患者さんと自身の体重を片足で支えることになり危険です．

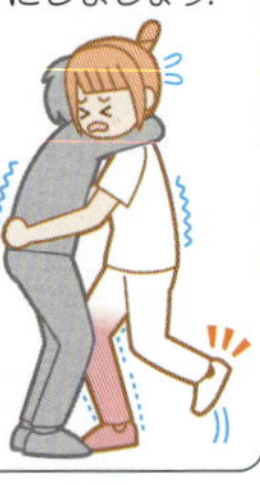

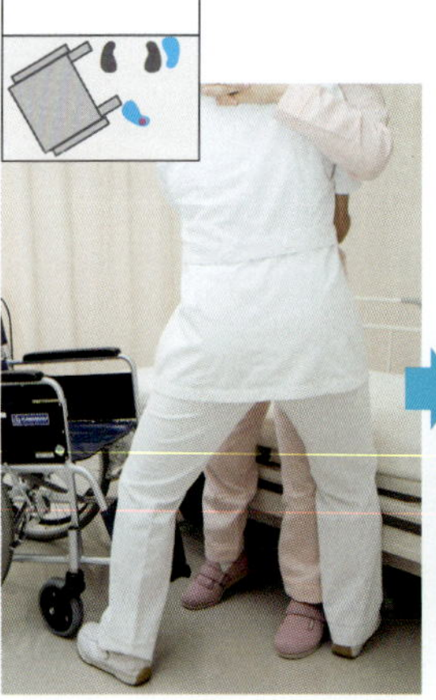

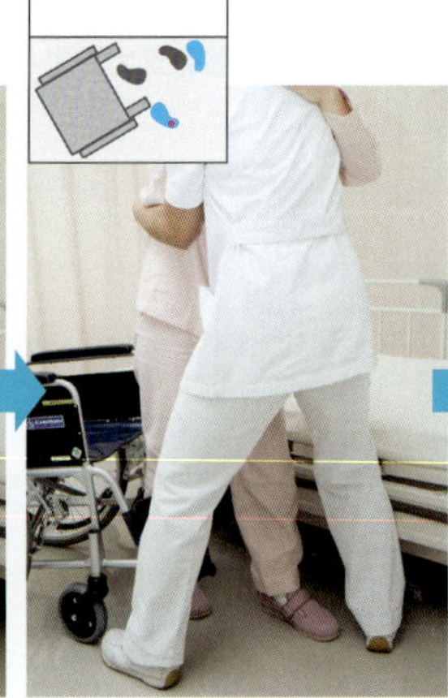

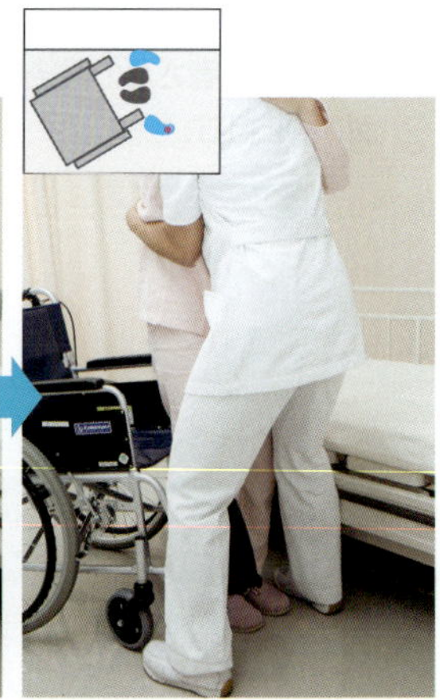

6 車いすに座ってもらう

● 患者さんの腸骨部下方を軽く押し*，前傾姿勢をとらせながら，患者さんを車いすに座らせる．

* なぜなら 簡単に腰が曲がり，スムーズに座る体勢をとることができるからです．

ポイント

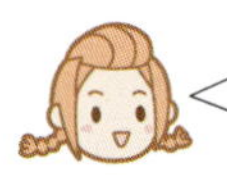

看護師も患者さんに合わせて腰を落としていきましょう．このとき，腰に負担がかからないようにまっすぐ腰を落としましょう．

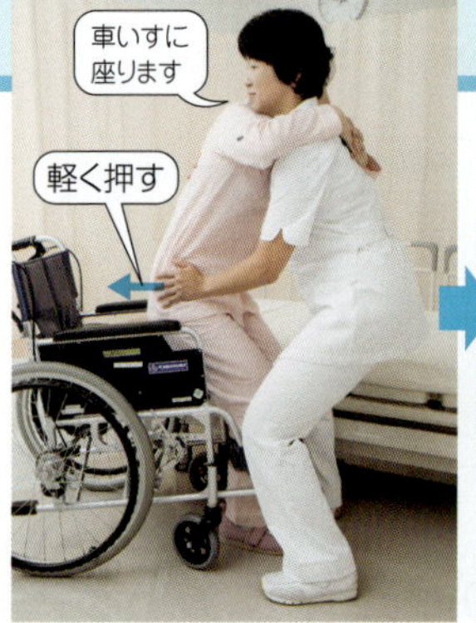

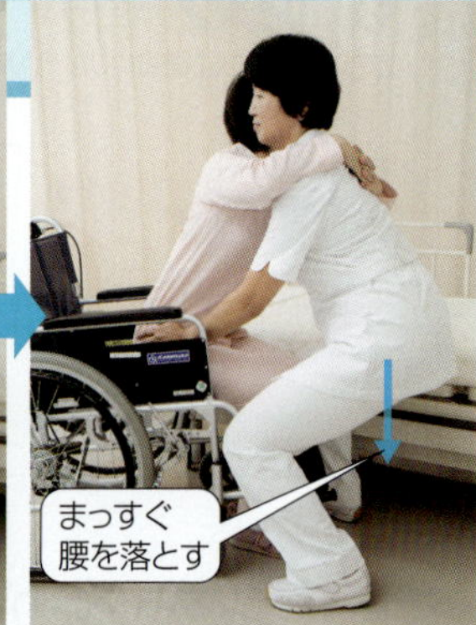

7 車いすに深く腰をかけてもらう

● 患者さんの後方にまわる．

● 患者さんに腕を組んでもらい，看護師は患者さんの脇の下から両腕を入れ，肘に近い部分を握る．

● 握った患者さんの両腕を手前(看護師側)に引き，深く腰をかけてもらう*．

* なぜなら 体位を安定させ，車いすからずり落ちるのを防ぐためです．

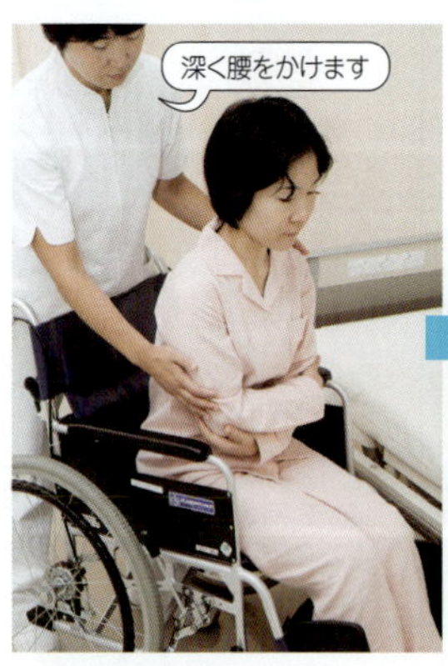

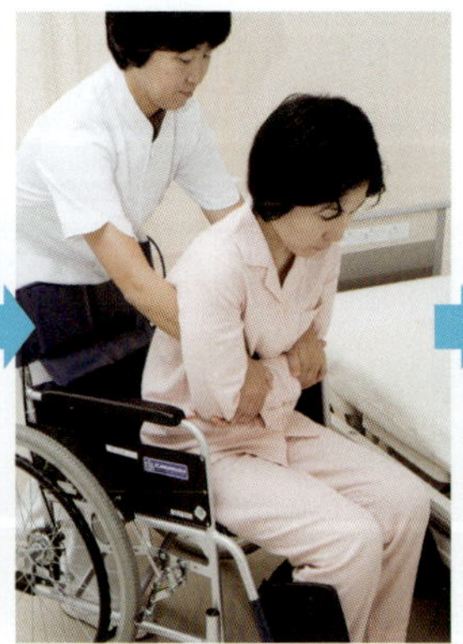

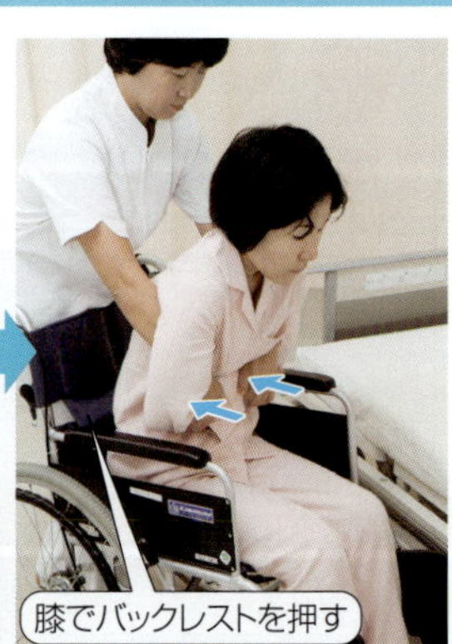

8 体勢を整える

- めまいや気分不快がないか確認する.
- タオルケットやガウンなどで保温・プライバシーへの配慮をする.
- フットレストを下げ，両足をのせる.
- ブレーキを外して移動を始める.

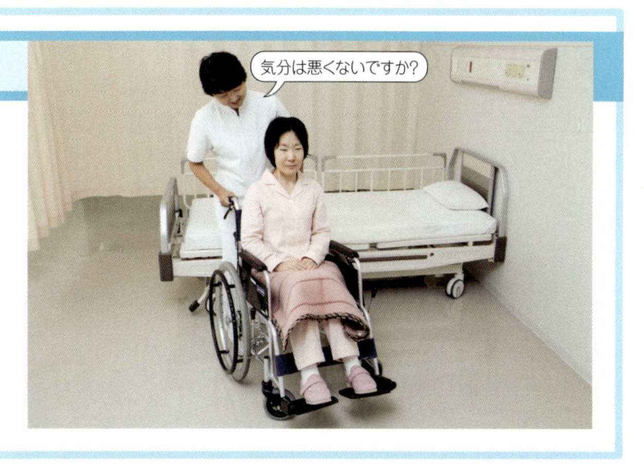

その他の移乗法

- その他にも次のような方法で車いすへの移乗ができます.

看護師が座ったまま行う方法

- 患者さんと看護師の体格に大きく差がある場合や，患者さんの立位が安定しない場合などに行う.

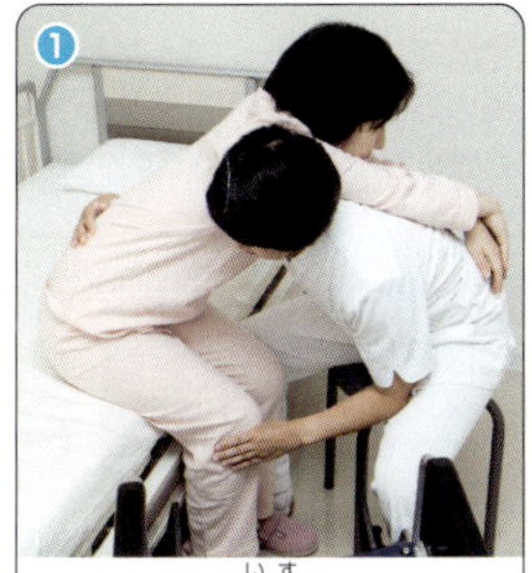

① 看護師は椅子(いす)に座ったまま，患者さんの上体を，車いすから遠い方の肩にのせ，写真のように腰と膝の下側を支える.

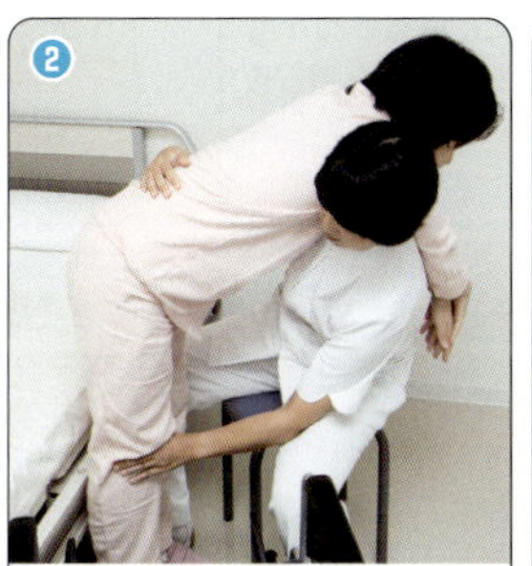

② 膝の下側を押すと同時に，腰を持ち上げ，患者さんを立位にさせる.

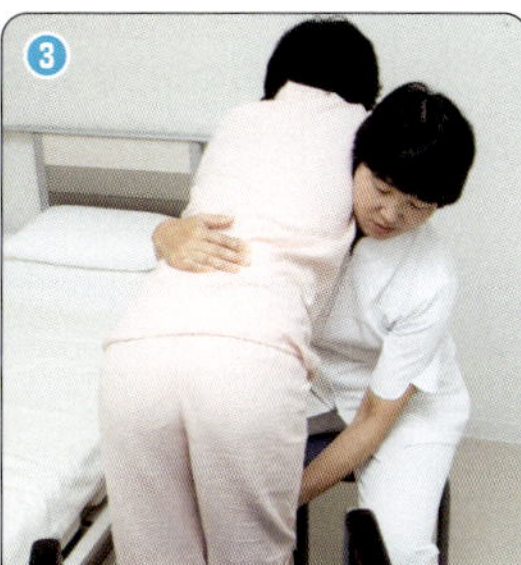

③ 患者さんの背部が車いす側に向くように，回転させつつ移動させる.

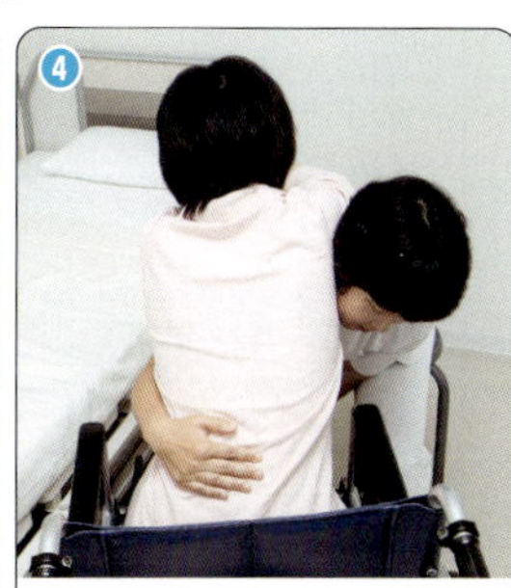

④ 腰を支えながら，患者さんをゆっくりと車いすに座らせる.

スライディングボードを用いる方法

- 患者さんが坐位を保持できる場合に，抱え上げずに移乗することができる．看護師の腰への負担が軽減される.

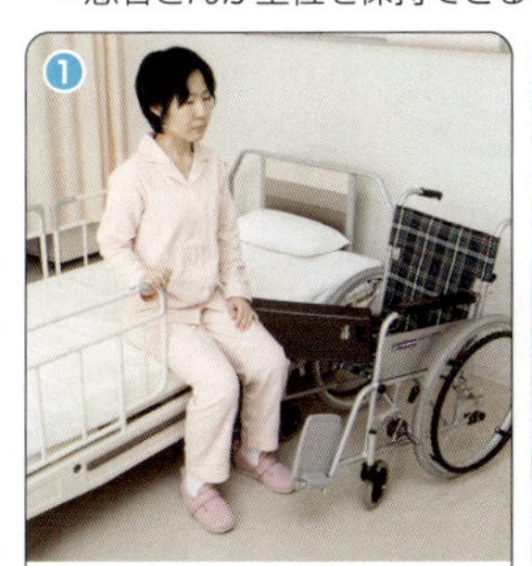

①
- ベッドサイドに車いすを配置し，ベッドの高さは車いすと同じか5 cm程度高くする.
- ベッド側のアームレストを取り外すか跳ね上げ，スライディングボードの端を患者さんの殿部の下に入れ込み，ボードの反対端を車いすの座面にのせる.

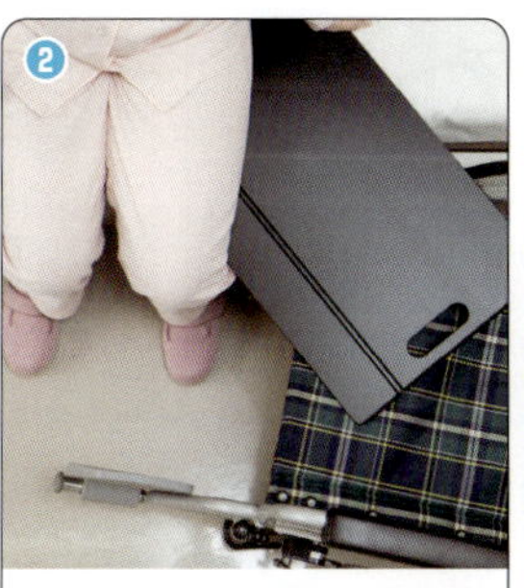

② ボードの両端がベッドと車いす座面にそれぞれ15 cm以上のっていることを確認する.

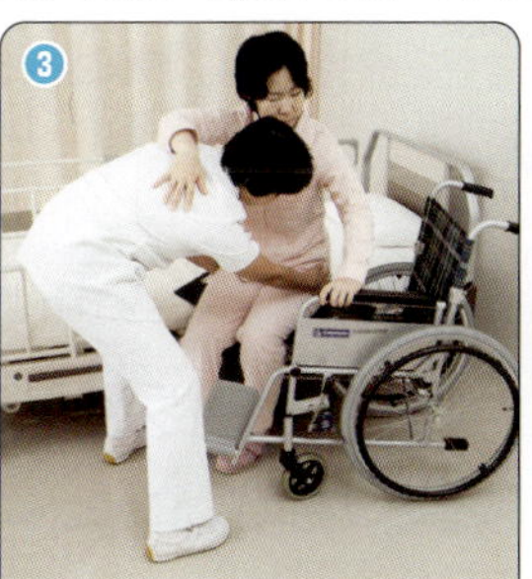

③ 患者さんの殿部がボードの上にしっかりと乗っていることを確認し，患者さんを支えながら，ボードに体重をかけたまま殿部を横にすべらすように移動してもらう.

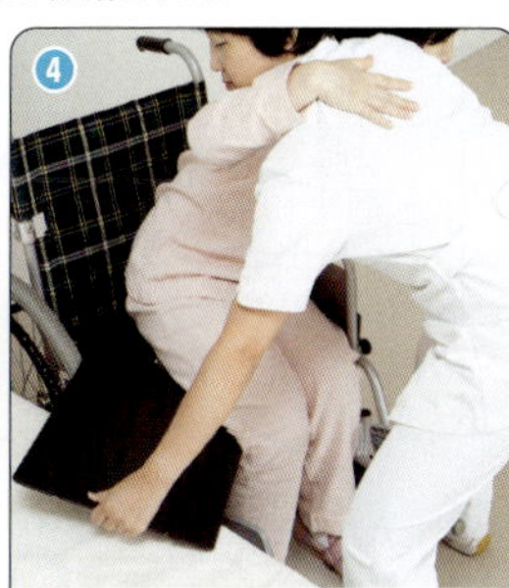

④ 車いすに移乗できたら，片方の殿部を浮かすように身体を傾けてもらい，殿部の下のボードを取り除く.

ポイント
スライディングボードを用いる場合は，アームレストが取り外せるタイプまたは，跳ね上げることのできるタイプの車いすを準備する必要があります.

車いすでの移送

- 車いすで患者さんを移送する際には，患者さんが恐怖や不安を感じないように，普通に歩くよりもゆっくりと移送しましょう．
- 車いすから手を離す必要がある場合は，事故防止のために必ずブレーキをかけましょう．

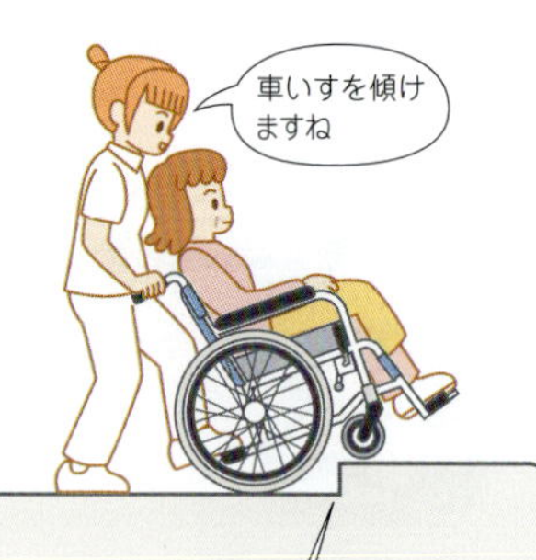

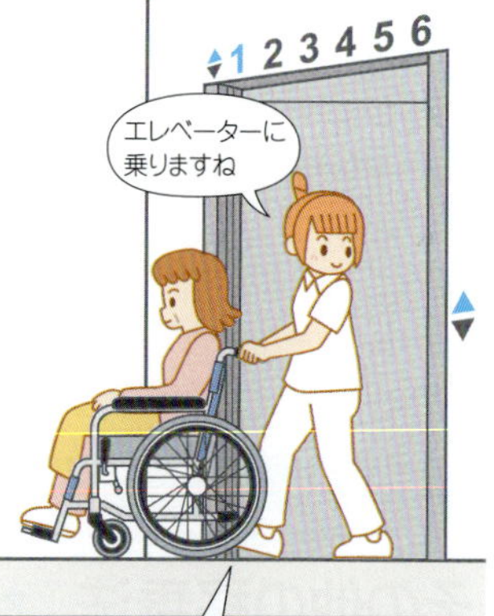

段　差

①患者さんが驚かないように声をかけ，ティッピングレバーを踏みながらハンドルを押し下げて前輪を持ち上げる．
②前輪を段差の上にのせたら，そのまま前進し，後輪が段差に触れたら，ハンドルを押し上げるようにして段差を越える．

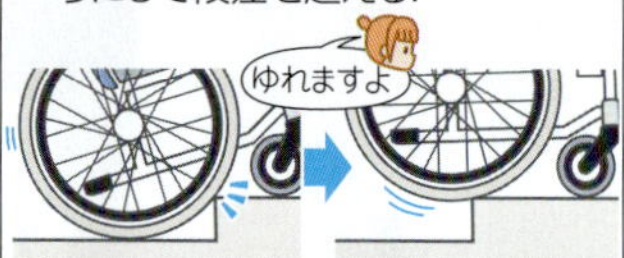

急な下り坂

- 後ろ向き*にして，後ろ足に体重をかけながらゆっくりと後方に下る．このとき，後方に注意を払う．

*なぜなら 前向きだと患者さんが前のめりになり，恐怖・不安を感じるためです．

エレベーター

- 後ろ向き**にエレベーターに乗り，ブレーキをかける．エレベーターの扉に挟まれないように注意する．

**なぜなら エレベーターに乗ったときは，扉の方向を向くのが自然であり，安心感を与えられるためです．

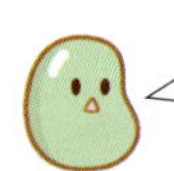

豆知識

エレベーターには開く時間を延長するボタンが付いているものもあります．

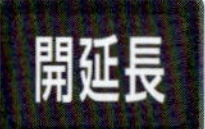

車いす移送中の観察項目

- 車いすでの移送中も患者さんの状態に注意し，危険のないように移送することを心がけましょう．次に主な観察項目を挙げます．

気分不快の有無

- 移送中も気分不快がないか，声をかけ確認する．

腕の位置

- アームレストの外側に手や肘が出ていると，腕や手指が車輪に巻き込まれる危険性があるため，アームレストをしっかり握るか，アームレストの内側に腕を置いておく．

衣類や掛けもの

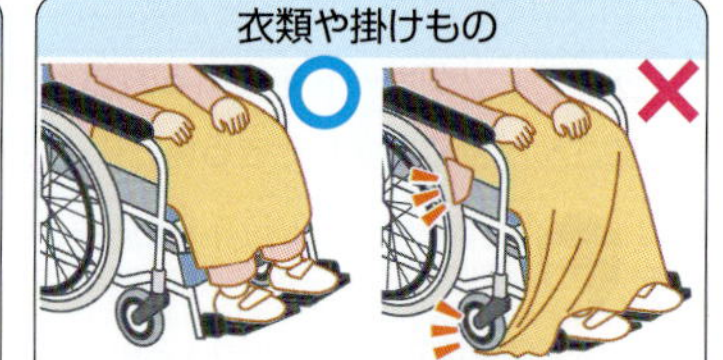

- 衣類や掛けものが車輪に覆いかぶさっていたり，床に引きずっていたりすると車輪に巻き込まれてしまう危険性があるため，注意する．

患者さんの姿勢

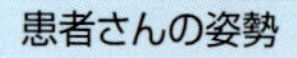

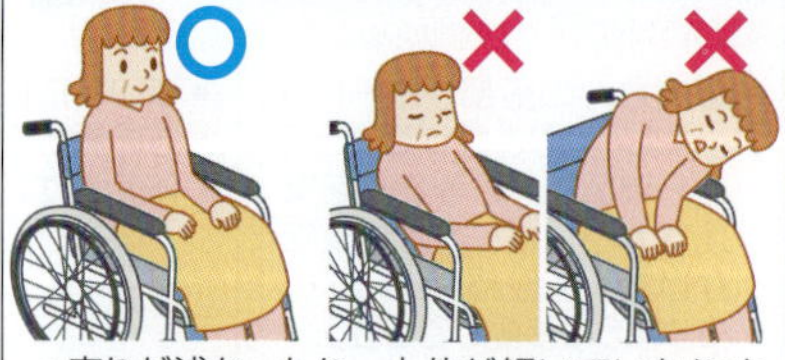

- 座りが浅かったり，上体が傾いていたりすると，車いすから転落する危険性があるため，注意する．

足の位置

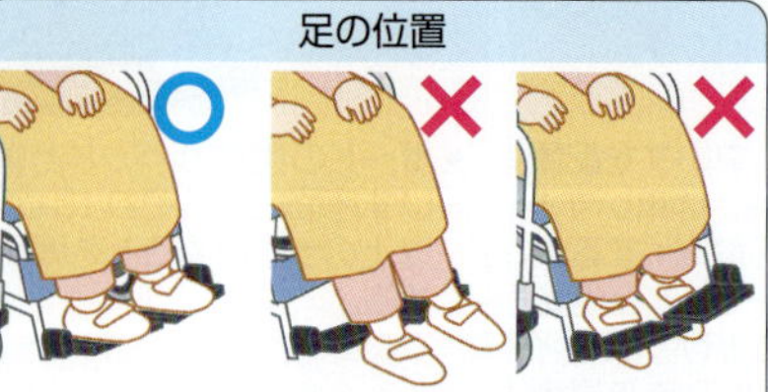

- フットレストから足が落ちてしまうと，床とフットレストの間に足が挟まる危険性があるため，フットレストの上に足がのっているか確認する．

Step Up

様々な状態の患者さんに対する確認事項

● 患者さんによっては，移乗時に様々な準備・確認が必要となる場合があります．次にその代表例を示します．

酸素療法中の患者さん

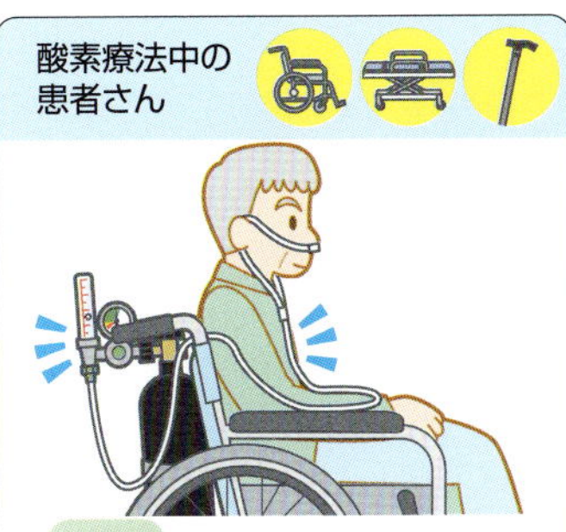

準備時

- 酸素ボンベ，酸素ボンベホルダーを用意する．その際，ボンベ内の酸素の残量を確認する．

移送前

- 中央配管からボンベへ酸素投与器具の接続を変えて，確実な酸素投与がなされるよう，酸素流量の設定・確認を行う．また，チューブの絡まり，接続部のゆるみがないか確認する．

輸液中の患者さん

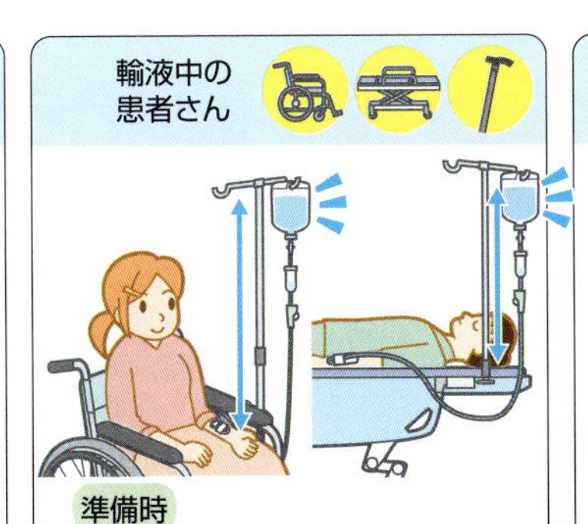

準備時

- 点滴棒を用意する．
- 輸液ポンプ・シリンジポンプ〔看② p.96〕を使用している場合には，バッテリーの残量を確認する．

移送前

- 輸液ボトルをかけ替えた際には，点滴棒の高さを調整し*1，滴下の確認と滴下速度の調整を行う．

*1 なぜなら 輸液ボトルと刺入部との高低差が小さいと，滴下不良や血液の逆流の原因となるためです．

麻痺や拘縮のある患者さん

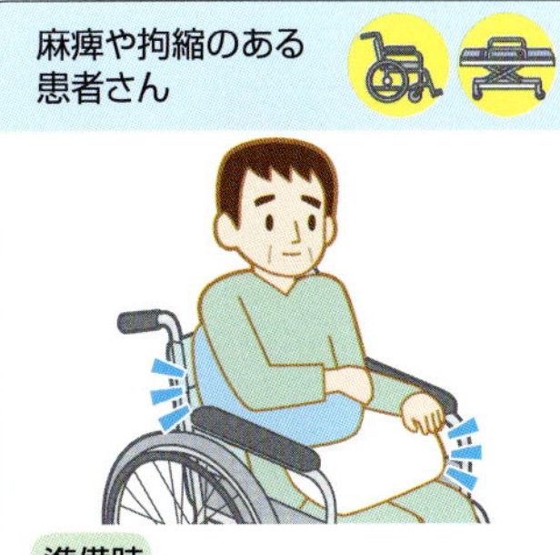

準備時

- 安楽枕やクッション，安全ベルトを用意する．

移送前

- 麻痺側上肢の下にクッションを入れる*2．
- 前傾姿勢になってしまう患者さんの場合には，安全ベルトを装着したり，膝の上でクッションを抱えてもらったりするとよい．

*2 なぜなら 上体が麻痺側に傾き上肢が車いすの外に出てしまうと，車輪に巻き込まれる危険性だけでなく，肩の重みで肩関節亜脱臼を起こしてしまうことがあるためです．

膀胱留置カテーテル挿入中の患者さん

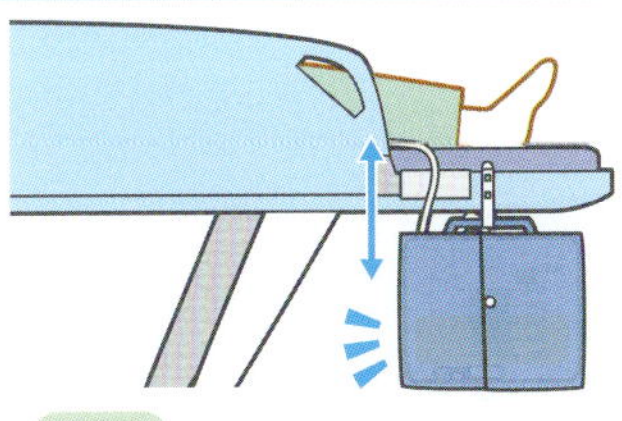

準備時

- 羞恥心や周囲への配慮として蓄尿バッグにカバーをかけるとよい．
- バッグ内の尿は必要に応じて廃棄する．

移送前

- 尿の逆流を防ぐために移乗中はクランプをしておく．膀胱より低い位置，かつ床につかないように取り付けてからクレンメを開放（デクランプ）する．

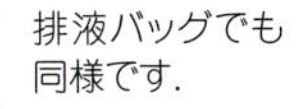

モニター心電図装着中の患者さん

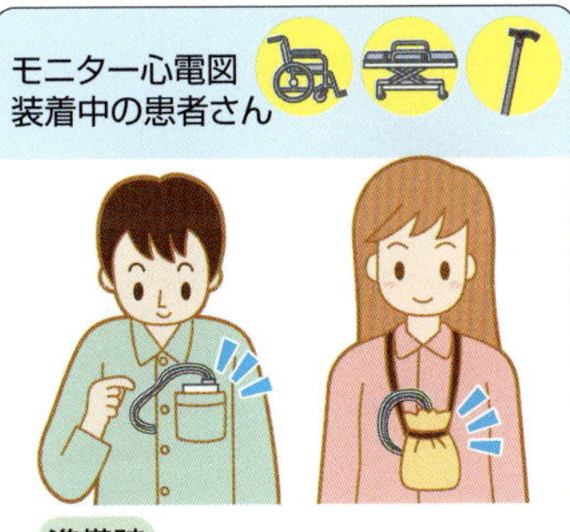

準備時

- 必要に応じて，心電図の送信機を携帯するための巾着袋やストラップを用意する．

移送前

- 心電図の送信機は病棟内移動の場合，寝衣のポケットに入れるか，巾着袋などに収納し首から提げてもらう*3とよい．

*3 なぜなら 本体の重みでラインが引っぱられないようにするためです．

● ライン類は移送中にも，車輪に絡まったり，患者さんの身体の下敷きになったりしないように注意しましょう．

ストレッチャー

必要物品 ストレッチャーへの移乗

ストレッチャー

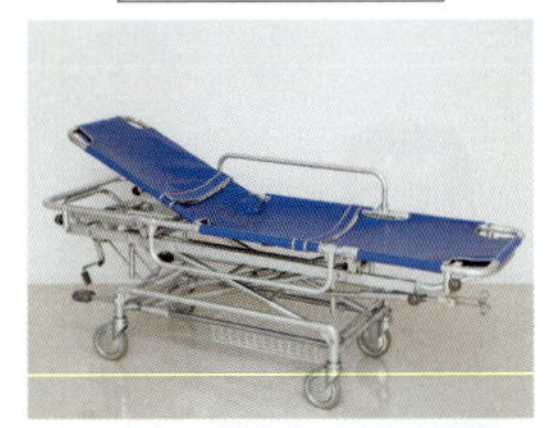

● ブレーキやキャスターの動きを事前に確認しておく.

移動補助具

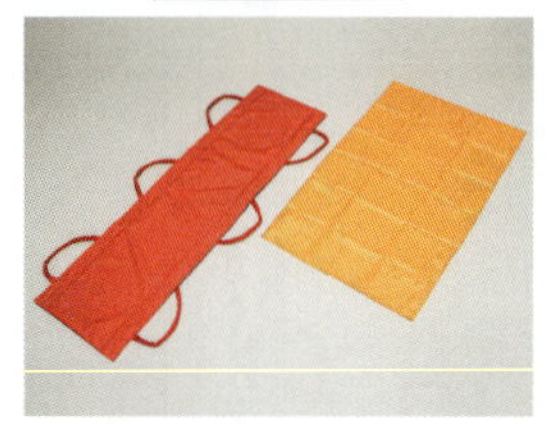

● スライディングボード，スライディングシートなどを用いる.

寝　具

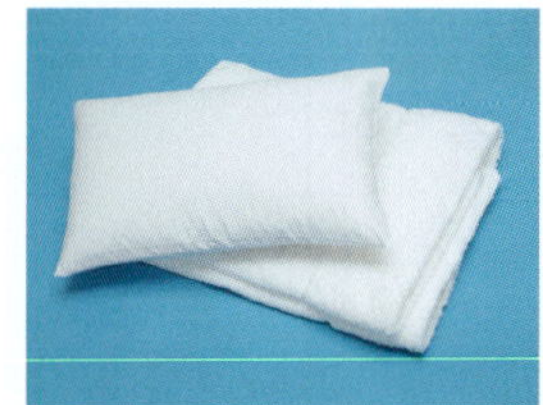

● 枕，タオルケットなどをストレッチャー移乗後に備えて用意する.

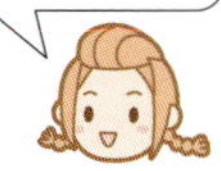

ポイント
必要に応じて，酸素ボンベや点滴棒を準備しましょう.

移動補助具はすべりやすい素材でつくられているため，少ない力で患者さんを移動させることができます.

ストレッチャーの構造

● ストレッチャーは製品により多少の違いがありますが，基本的な構造は共通しています.
● ストレッチャーには酸素ボンベや点滴棒がセットできるようになっており，様々な状態の患者さんに対応できるように工夫されています.

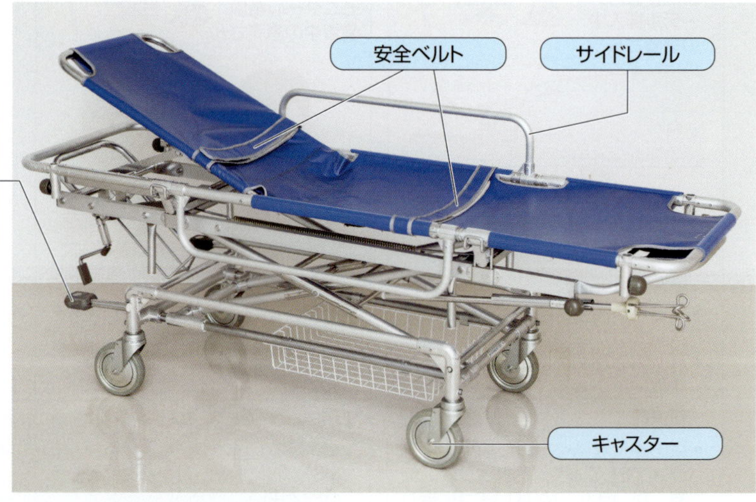

ブレーキ
● 踏むとキャスターがロックされる.
● ひとつひとつのキャスターに付いているものと，1ヵ所で全キャスターにロックをかけることができるものがある.

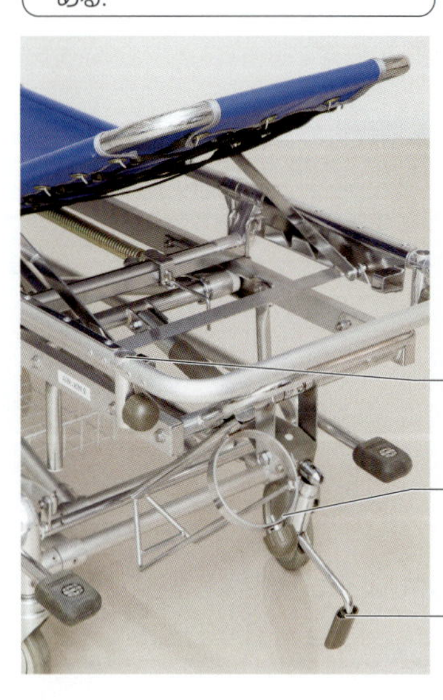

点滴棒取り付け穴
● 点滴棒が備わっているものもある.

酸素ボンベホルダー
● 移送時に酸素が必要な場合に酸素ボンベをセットする.

高さ調節ハンドル
● ハンドルを回して高さを調節する.使用しないときは収納しておく.

手順 ストレッチャーへの移乗

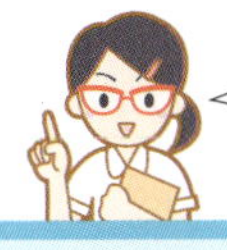

ここでは移動補助具を用い，2人で行う方法を示します．

1 準備をする

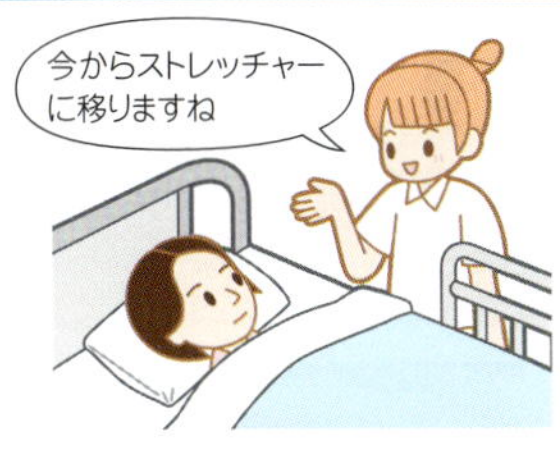

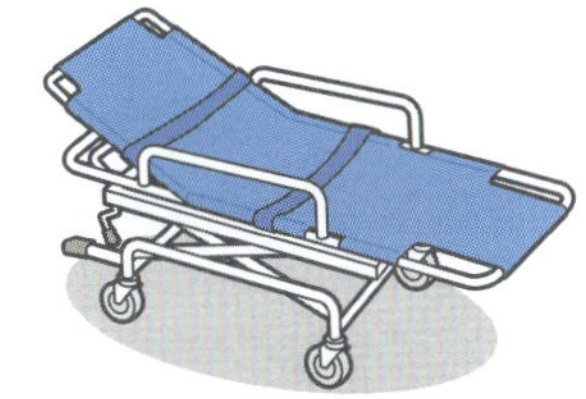

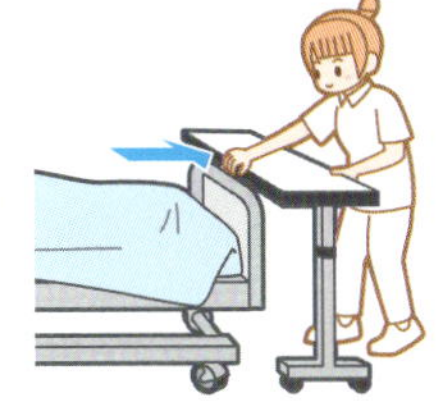

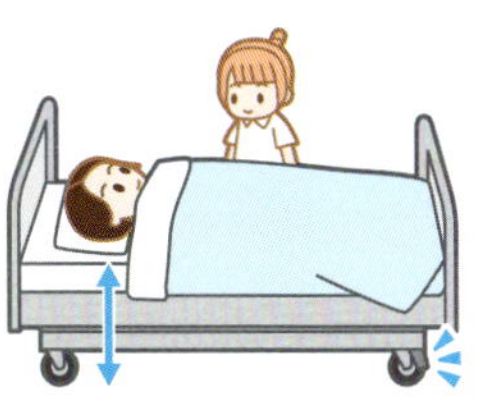

❶ 患者さんの本人確認を行い，ストレッチャーへの移乗の目的・方法を説明し，同意を得る．

❷ 必要物品を準備する．

❸ オーバーテーブルや床頭台などをベッドから離し，作業スペースを確保する．

❹ ストッパーを確認し，ベッドを看護師の腰の高さに調節する．

必要に応じてバイタルサインの測定〔フィジp.22〕や，事前の排泄誘導，おむつ交換〔p.220〕などを行いましょう．

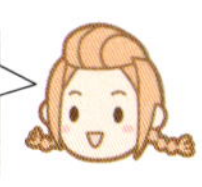

2 移動補助具を敷く

- 掛けぶとんを外し，折りたたんで足元や作業の邪魔にならない場所に置く．枕も取り除く．
- 患者さんを側臥位にし〔p.77〕，移動補助具を患者さんの下に敷く．
- 患者さんを仰臥位に戻し，身体の中心に腕をまとめる*．

* なぜなら 身体がコンパクトにまとまり，移動させる力を節約できるためです〔p.70〕．

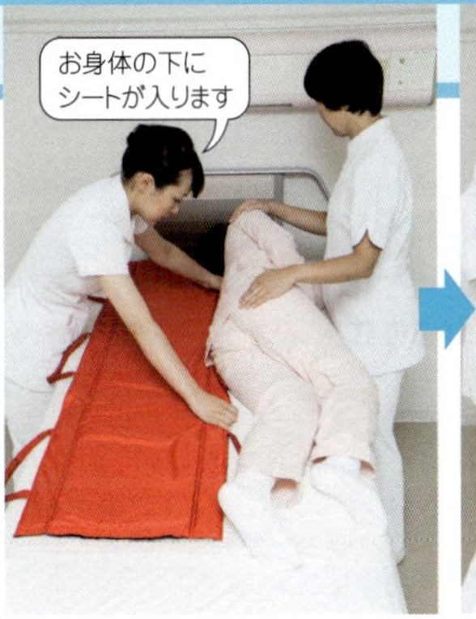

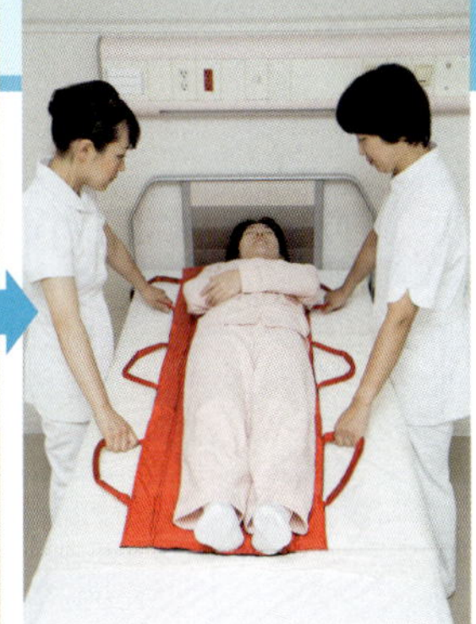

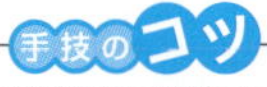

手技のコツ

円筒状の構造をもつスライディングシートを用いる場合は，移動後にシートから落ちないよう，シートの半分程度を患者さんの身体の下に入れるようにしましょう．

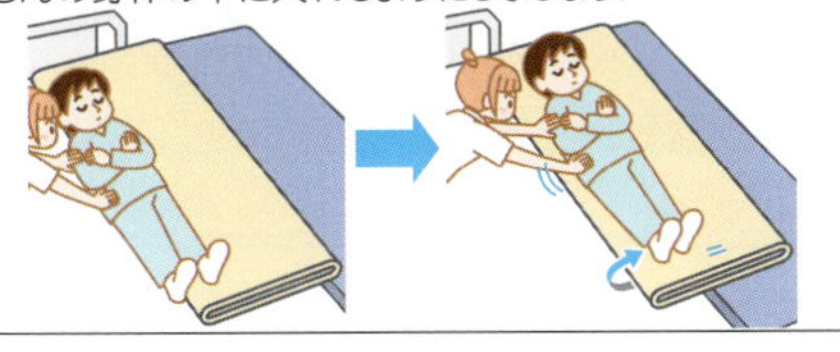

3 水平移動させる

- ストレッチャーを配置する側に，患者さんを水平移動させる．

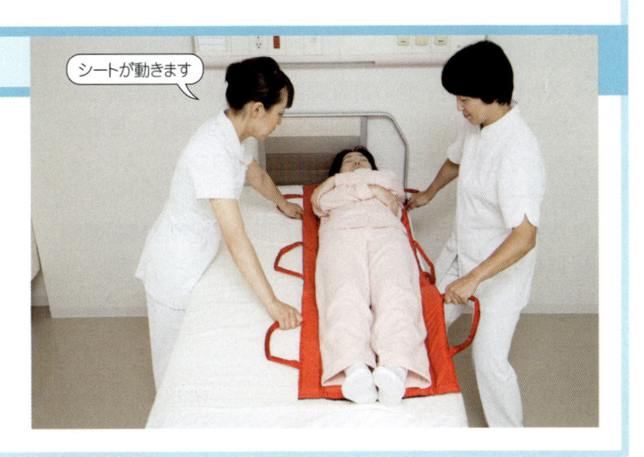

4 ストレッチャーを設置する

● ベッドと平行になるようにベッドサイドにストレッチャーを設置する.

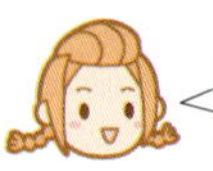

ポイント
ストレッチャーをベッドに密着させると高さ調節の際にベッドが揺れたりする場合があるので，少し離しておくとよいでしょう.

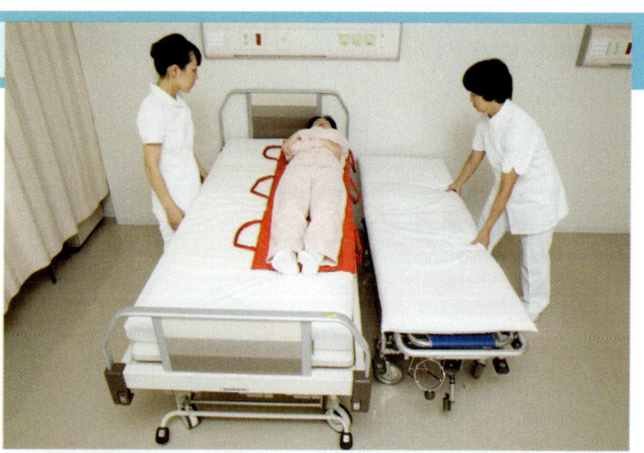

● ハンドルを回してストレッチャーの高さをベッドと同じか，やや低く（2～3 cm）なるように*調節する.

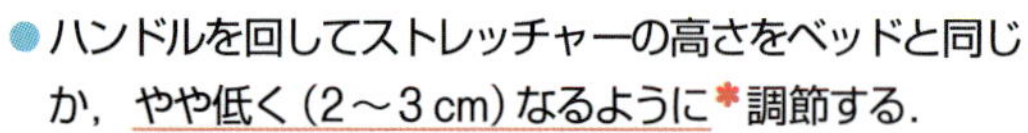

* なぜなら 同じ高さか低い方が，患者さんを持ち上げずに水平移動できるためです.

● ハンドルを収納する**.

** なぜなら 移乗時や移送時に邪魔にならないようにするためです.

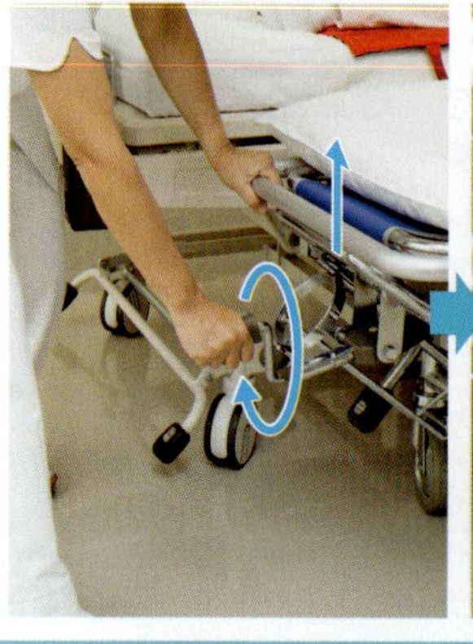

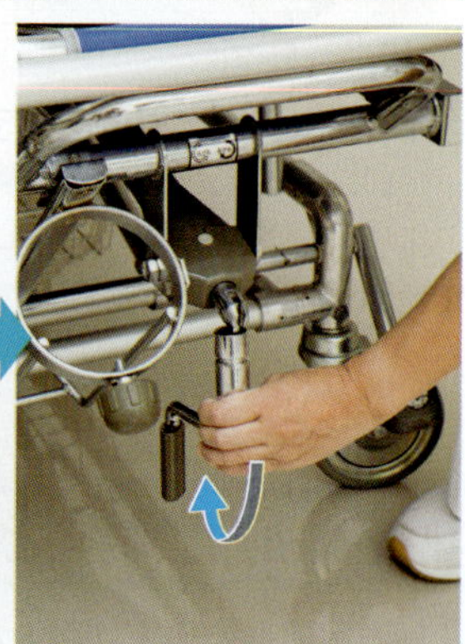

5 ブレーキをかける

● ストレッチャーをベッドに密着させ，ブレーキをかける.

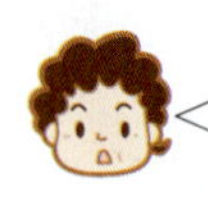

注意
ブレーキをかけたことを必ず確認しましょう．ブレーキがかかっていないままで移乗を始めると，ストレッチャーが動き，患者さんが転落する危険性があります.

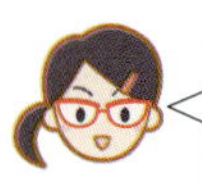

手技のコツ
ストレッチャーとベッドの間に隙間ができてしまう場合には，ふとんやタオルケットで隙間を埋めましょう.

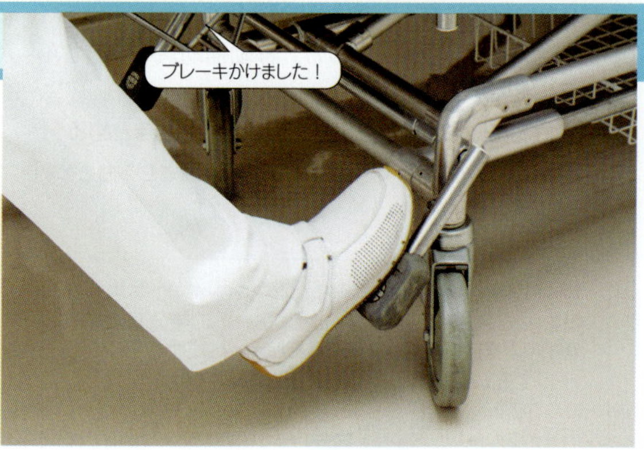

6 ストレッチャーに移動させる

移動補助具ごと移動させる場合

● ストレッチャー側の看護師は移動補助具を把持して引き，ベッド側の看護師はベッドの上に乗り，患者さんを浮かせるように取っ手を引っぱりつつ，ストレッチャーに移動させる.

● 患者さんを側臥位にし，ベッド側の看護師は移動補助具を引き抜く.

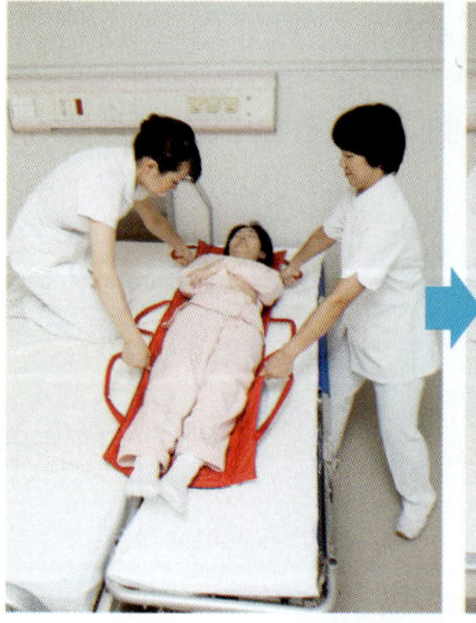

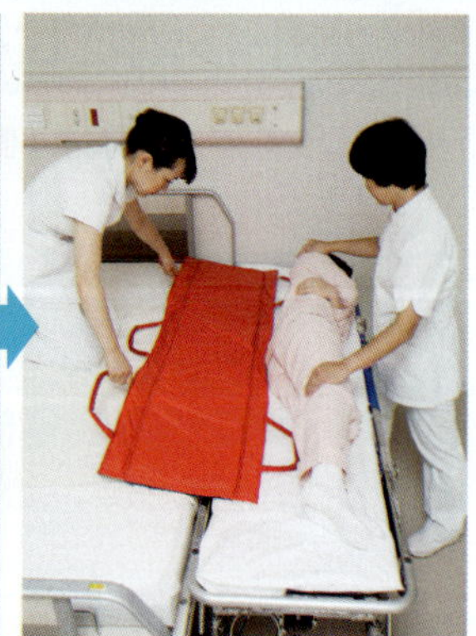

移動補助具の上をすべらせて移動させる場合

- ストレッチャー側の看護師は移動しすぎないように患者さんを支え，ベッド側の看護師は患者さんの身体を押して移動補助具の上をすべらせ，患者さんをストレッチャーに移動させる．
- ストレッチャー側の看護師がシートの端を患者さんの身体の下に入れ込む．患者さんを側臥位にし，ベッド側の看護師が移動補助具を引き抜く．

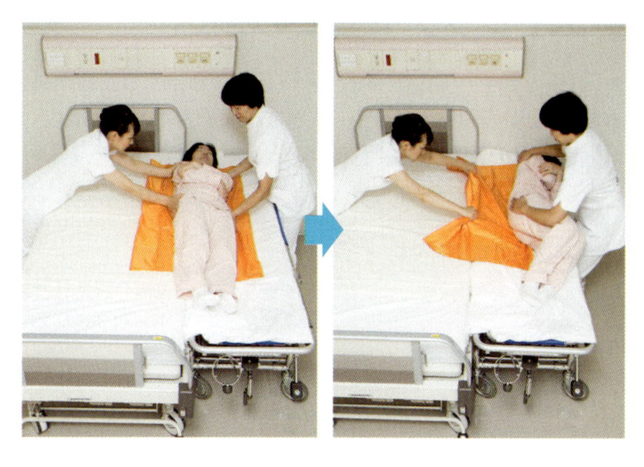

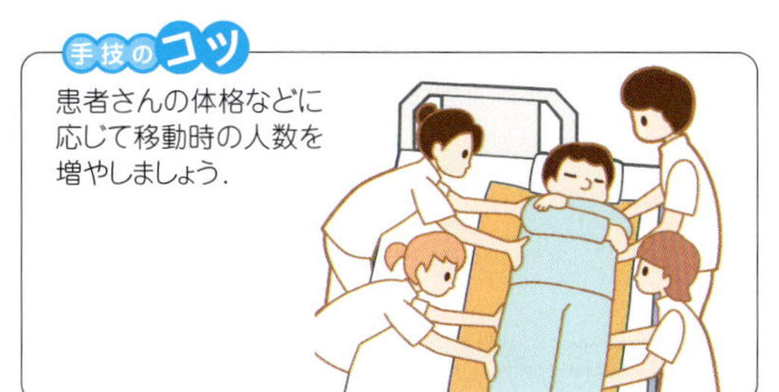

7 サイドレールを上げる

- ベッドと反対側のサイドレールを上げる．
- ベッドを動かすか，ストレッチャーを少し移動させてからベッド側のサイドレールを上げる．
- ライン類，患者さんの姿勢，寝衣を整える．

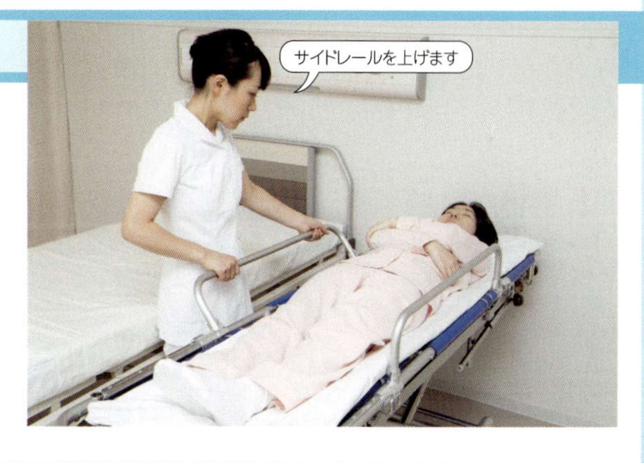

8 掛けものをかける

- 枕を入れ，掛けものをかける．

ポイント
急に起き上がる可能性や，不随意運動がある患者さんの場合，転落の危険性があるため安全ベルトを装着しましょう．

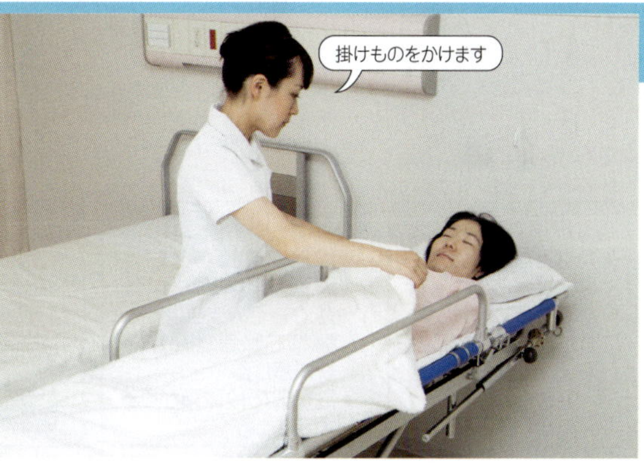

ストレッチャーでの移送

- ストレッチャーでの患者さんの移送は，原則として看護師２人で行い，患者さんの足が進行方向に向くように行います．
- 移送のスピードが速いと，患者さんが恐怖心を感じるだけでなく，揺れが生じて気分不快を引き起こしやすくなります．通常歩行のスピードを目安に移送しましょう．

移送時の基本的役割

頭側
- 患者さんの表情や訴えなどを確認
- 移送中にライン類などが適切に保たれているかどうかを確認

足側
- 進行方向の確認と舵取り

進行方向

移送時の注意

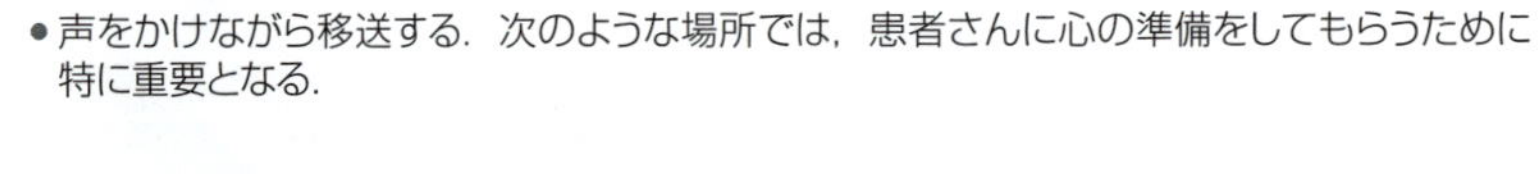
- 声をかけながら移送する．次のような場所では，患者さんに心の準備をしてもらうために特に重要となる．

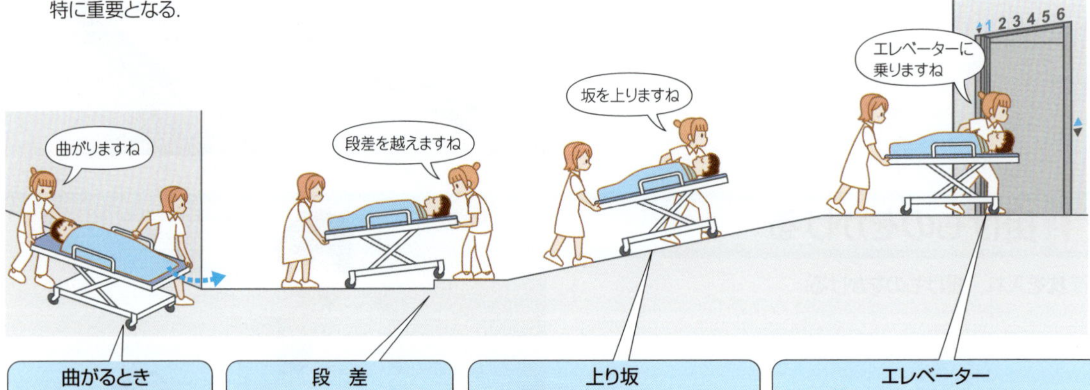

曲がるとき
- 角などを曲がるときは，頭があまり揺れないように，ゆっくりと大きく方向転換する．

段　差
- 段差では持ち上げて通過する．細かい段差でもそのまま進むと，揺れて患者さんが不快に感じる．
- 高い方の段に頭がくるようにする．

上り坂
- 上り坂では頭が進行方向に向くようにする*．

*なぜなら 足が進行方向に向くと頭が下になり，血圧変動や，それによる気分不快を引き起こす可能性があるためです．

エレベーター
- エレベーター移動前と移動後のフロアの様子を考えて乗り込む向きを決定する．エレベーターを待つ間にできるだけ向きを変えて頭側から乗り込んでおくとよい．

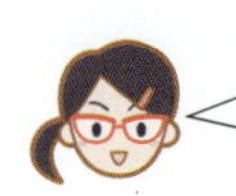

手技のコツ
ベッドのまま移送する場合も同様です．ただしベッドは幅が広く，ぶつけやすいので注意しましょう．

歩行介助

歩行介助の種類と適応

- 患者さんの歩行の安定度によって，歩行介助の種類（歩行補助具の有無や種類）が選択されます．
- 歩行補助具には杖や歩行器があり，これらを用いることで，支持基底面を広くし，下肢にかかる荷重を軽減させることができます．

介助・見守り

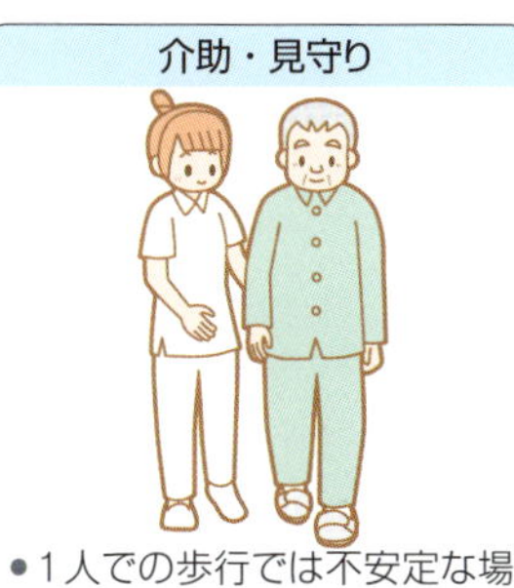

- 1人での歩行では不安定な場合，そばで見守ったり，患者さんの腰背部を支えたりして歩行の安定を図る．

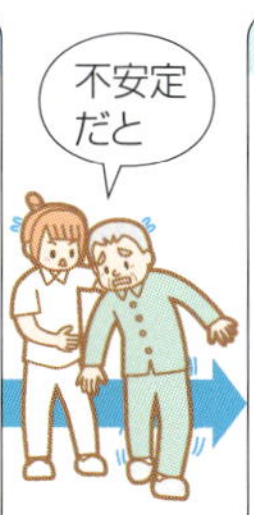

杖

- 両下肢だけでの歩行では体重移動が不安定となる場合に，下肢にかかる荷重を軽減し，バランスを補助することで，歩行の安定を図る．

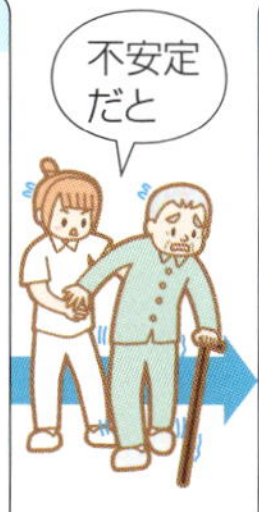

歩行器

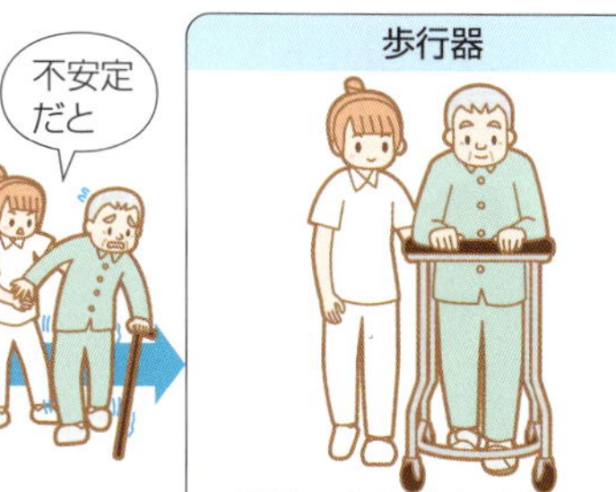

- 下肢の力が弱く，杖を用いるだけでは転倒の危険性が高い場合に，歩行器を用いることで歩行の安定を図る．

歩行介助の基本

- 歩行介助は，安全のため，また体勢をくずしたときにすぐ対応できるようにするために，次の点に注意して行いましょう．

看護師の位置

左右
- 患側や不安定な側に立つ．
- 障害がない場合は，患者さんのきき手と反対側に立つと，歩行の妨げになりにくい．

前後
- やや後方で*支えることのできる位置に立つ．

寝衣・履物

- 転倒防止のために，サイズの合った動きやすく安全なものを身につける．

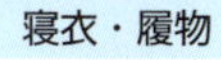
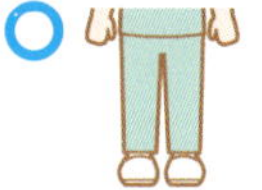

- ○ 裾がちょうどよい
- × 裾が長すぎる

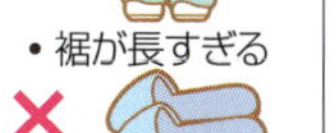
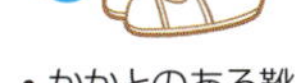

- ○ かかとのある靴
- × スリッパなどかかとのないもの

支　持

- 不安定になった際にすぐに対処できるように，患者さんの腰部や背部に手を添える．
- 患者さんの寝衣の腰ひもや，歩行介助用ベルト（転倒防止用バンド）をつかむのもよい．

*なぜなら 転倒しそうになったときに，後方から患者さんの腰を支えることができるためです．また，真横に立つと，患者さんの動きに注目したときに周囲の安全に目が行き届かなくなります．

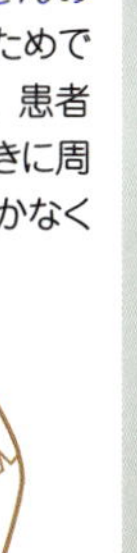

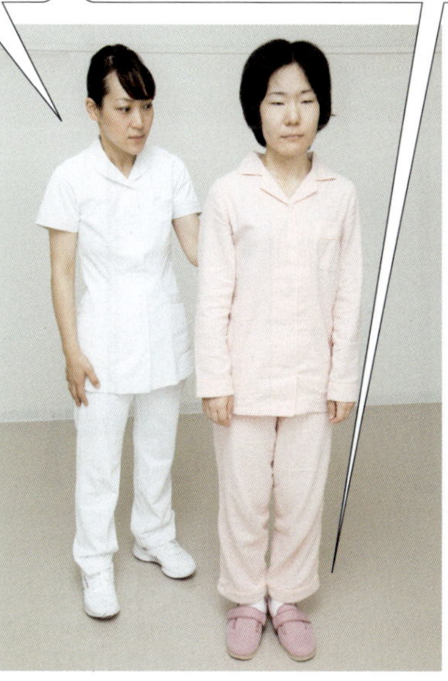

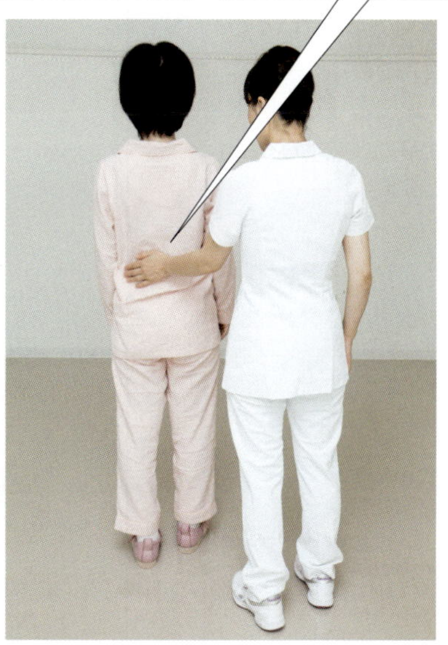

歩行中の注意点

- 歩行中は杖，歩行器といった歩行補助具の有無にかかわらず，転倒防止のため次のような点に注意する必要があります．

声かけに注意

- 声かけのペースやタイミングによっては注意力が散漫になったり，驚いたりして，転倒につながる．

ペースを合わせる

- 手を引っぱるなど，急がせると転倒につながる．

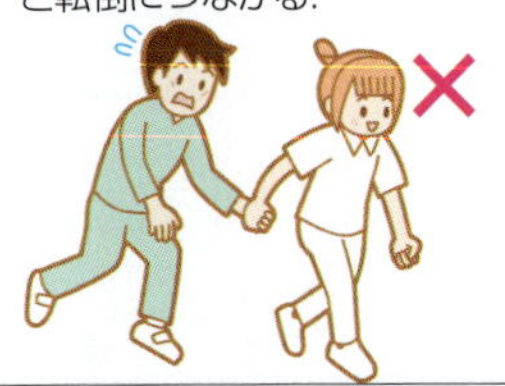

足元の安全確認

- 床がぬれていないか，また障害物がないか確認する．

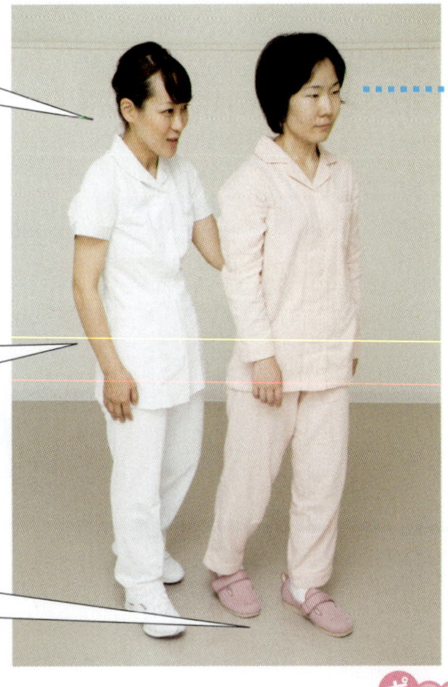

視線は前に

- 足元を見て歩くと，前傾姿勢になることに加え，周りが見えにくくなり転倒しやすい．

ライン類など

- 絡まないように注意する．また挿入部や接続部の確認を行う．

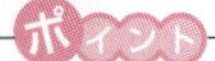

手すりがある場所では，手すりと反対側に立つようにしましょう．

- 高齢者は下肢の関節可動域の制限により，足が上がりにくい傾向にあります．そうなると歩行に時間がかかるばかりか，わずかな段差でもつまずきやすくなるため，一層の注意が必要です．

杖の種類

- 杖には，下肢にかかる体重を軽減し，バランスを補助するなどの役割があります．
- 杖には次のようにいくつかの種類があり，患者さんの状態に応じて，理学療法士などが適切な杖を選択します．

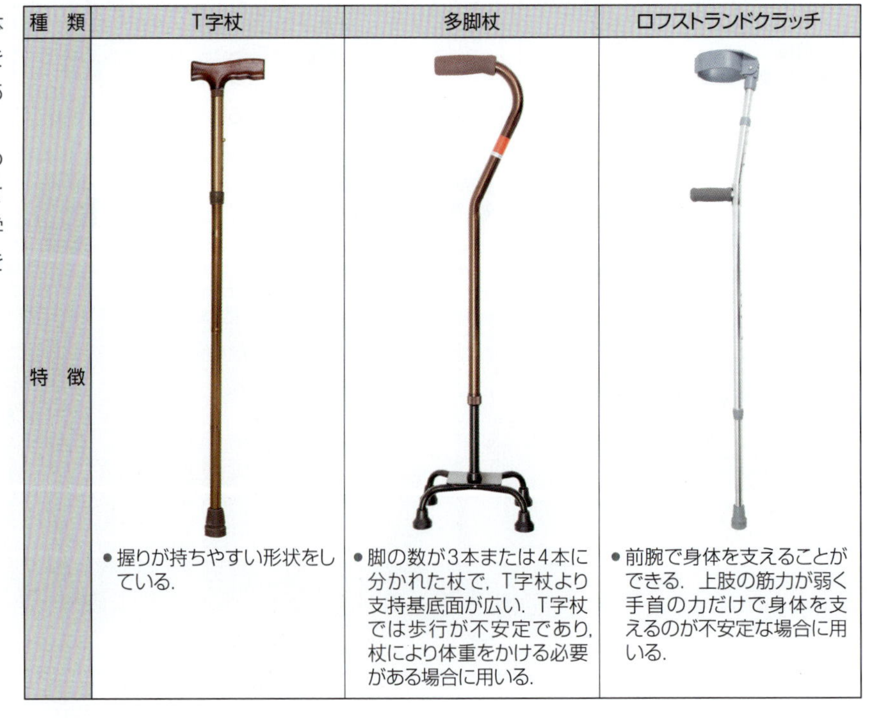

種類	T字杖	多脚杖	ロフストランドクラッチ
特徴	●握りが持ちやすい形状をしている．	●脚の数が3本または4本に分かれた杖で，T字杖より支持基底面が広い．T字杖では歩行が不安定であり，杖により体重をかける必要がある場合に用いる．	●前腕で身体を支えることができる．上肢の筋力が弱く手首の力だけで身体を支えるのが不安定な場合に用いる．

杖の高さ

- 杖で体重をしっかり支えるためには，杖の高さが重要になります．
- 最適な杖の高さを決める方法は様々あり，次にその代表例を示します．

杖先をおく位置と肘関節の曲がり具合で合わせる方法

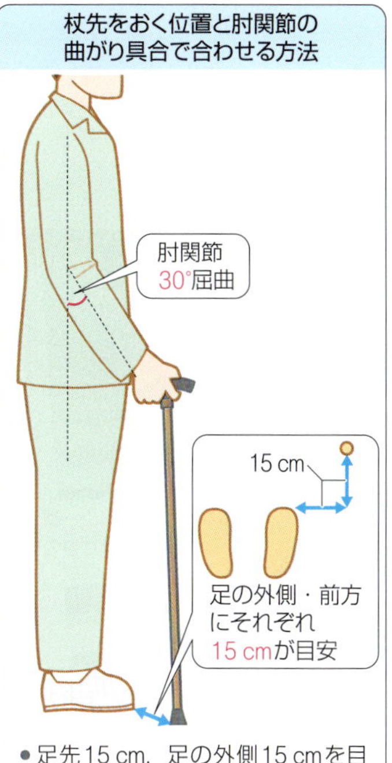

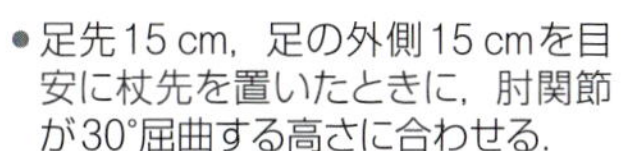

- 足先15 cm，足の外側15 cmを目安に杖先を置いたときに，肘関節が30°屈曲する高さに合わせる．

大転子の高さで合わせる方法

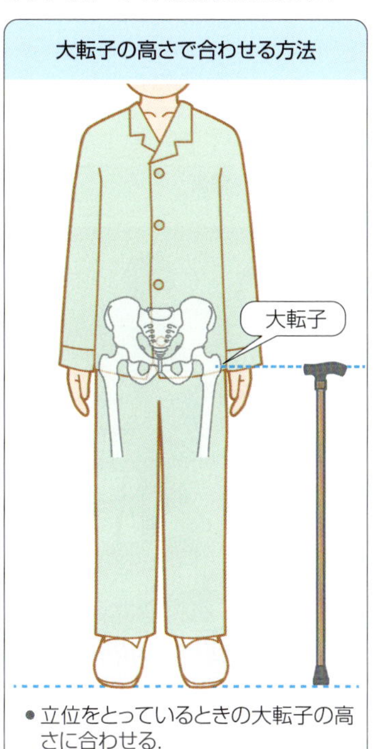

- 立位をとっているときの大転子の高さに合わせる．

杖の持ち方

- 患側は不安定なため，患側の足を出したときに支持基底面が広くなるように杖を持つ必要があります．このため，患者さんの健側，患側が明らかなときには健側に杖を持ってもらいましょう．明らかでない場合にはきき手に持ってもらいましょう．

健側に杖

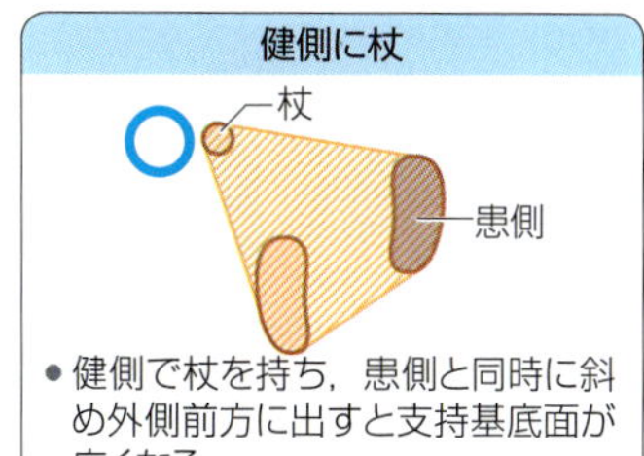

- 健側で杖を持ち，患側と同時に斜め外側前方に出すと支持基底面が広くなる．

患側に杖

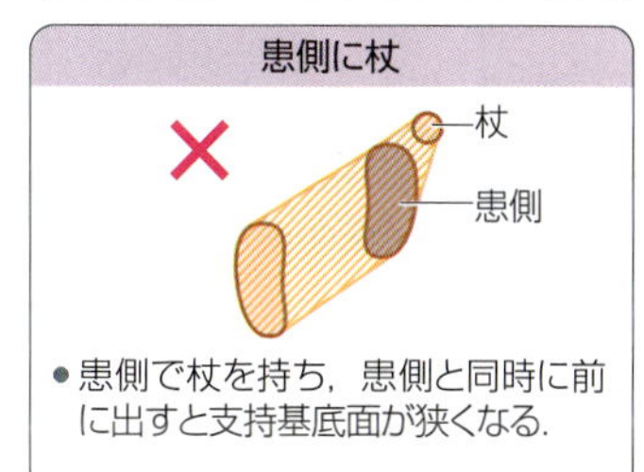

- 患側で杖を持ち，患側と同時に前に出すと支持基底面が狭くなる．

杖での歩行法

- 杖歩行には3動作歩行，2動作歩行があり，歩行の安定性に基づいて選択されます．
- 3動作歩行は，体重が常に2点で支えられるため安定しますが，歩行スピードは遅くなります．
- 2動作歩行は，最初の動作で，杖を持っている側の足のみで体重を支えなくてはならないため，3動作歩行よりもバランスが必要ですが，3動作歩行よりも速く歩くことができます．
- 杖歩行時の看護師の介助は，「歩行介助の基本」〔p.101〕と同様です．

3動作歩行

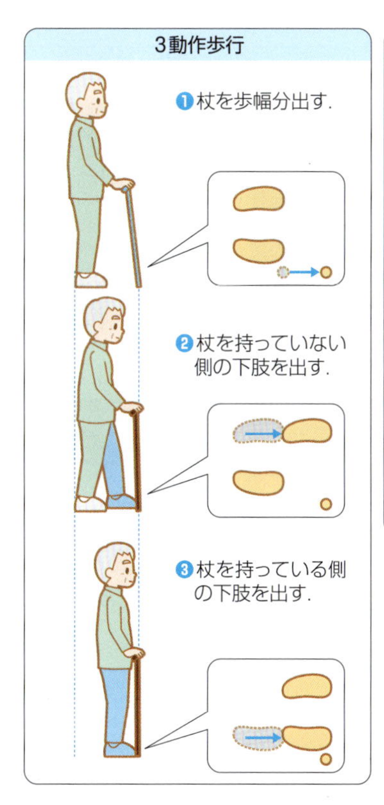

❶杖を歩幅分出す．

❷杖を持っていない側の下肢を出す．

❸杖を持っている側の下肢を出す．

2動作歩行

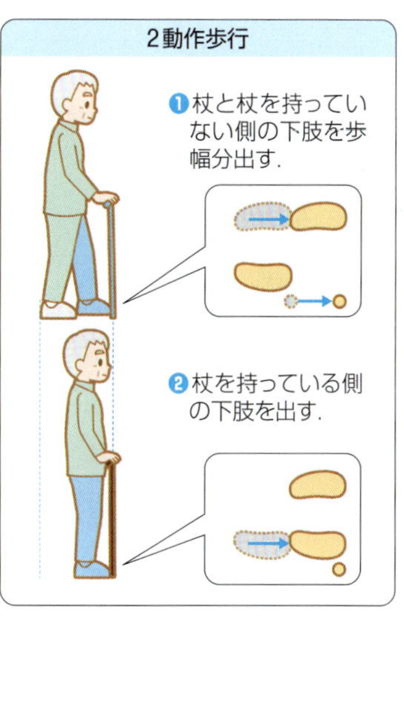

❶杖と杖を持っていない側の下肢を歩幅分出す．

❷杖を持っている側の下肢を出す．

杖での階段歩行

- 杖を使用している患者さんが階段を上り下りする際は，患側や不安定な側に体重がかからないようにする必要があります．ここでは3動作歩行の方法について示します．

階段を上るとき

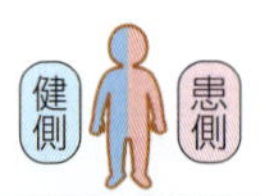

❶杖

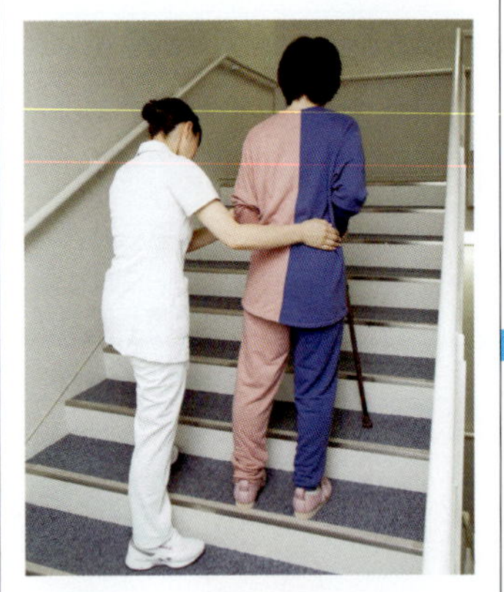

- 看護師は，患者さんの患側後方かつ歩行を妨げない位置に立って支え，患者さんに杖を階段の1段上についてもらう．

❷健側

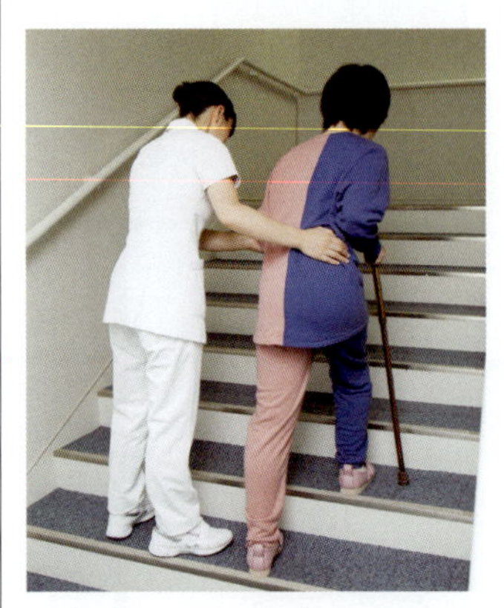

- 健側の足から1段上ってもらう．

❸患側

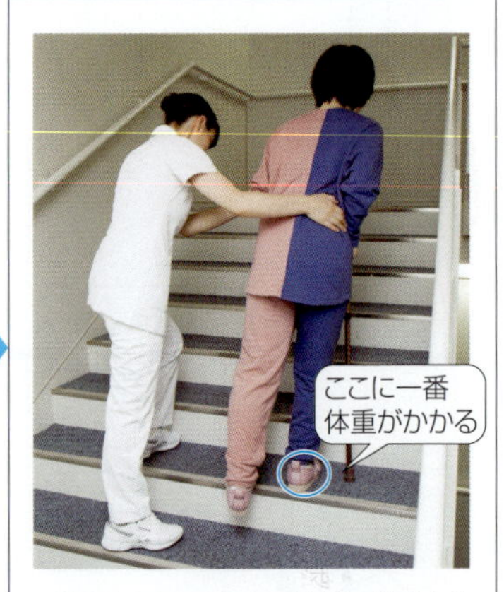

- 杖をしっかりと握り，健側に体重をかけ，患側の足で1段上ってもらう．

階段を下りるとき

❶杖

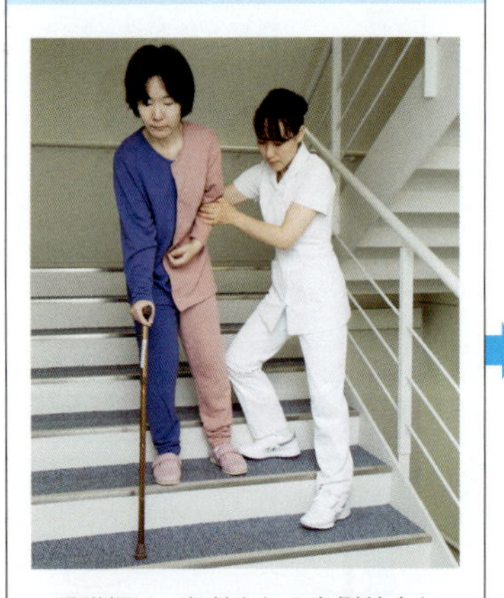

- 看護師は，患者さんの患側前方かつ歩行を妨げない位置に立って支え，患者さんに杖を階段の1段下についてもらう．

❷患側

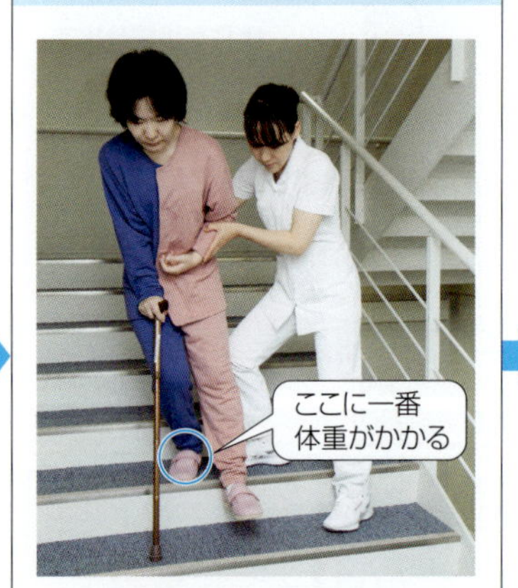

- 杖をしっかりと握り，健側に体重をかけ，患側の足で1段下りてもらう．

❸健側

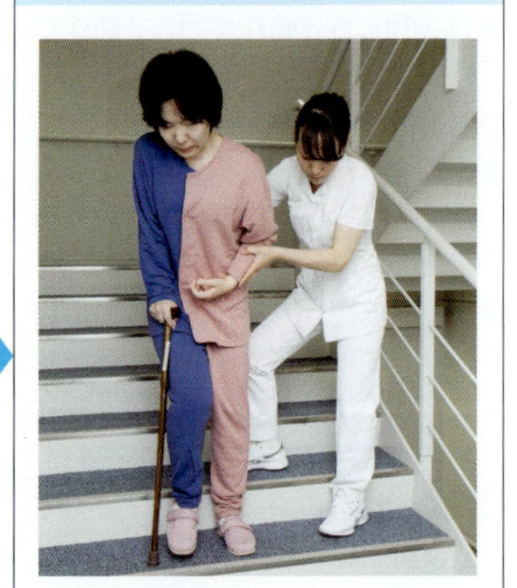

- 最後に健側の足で1段下りてもらう．

歩行器の種類

- 歩行器は杖に比べ支持基底面が広く，患者さんの体重を支える能力にもすぐれています．
- 歩行器には，固定型，交互型，キャスター付きなどのタイプがあり，患者さんの状態に応じて理学療法士などが適切なものを選択します．
- 看護師の介助は「歩行介助の基本」〔p.101〕と同様です．

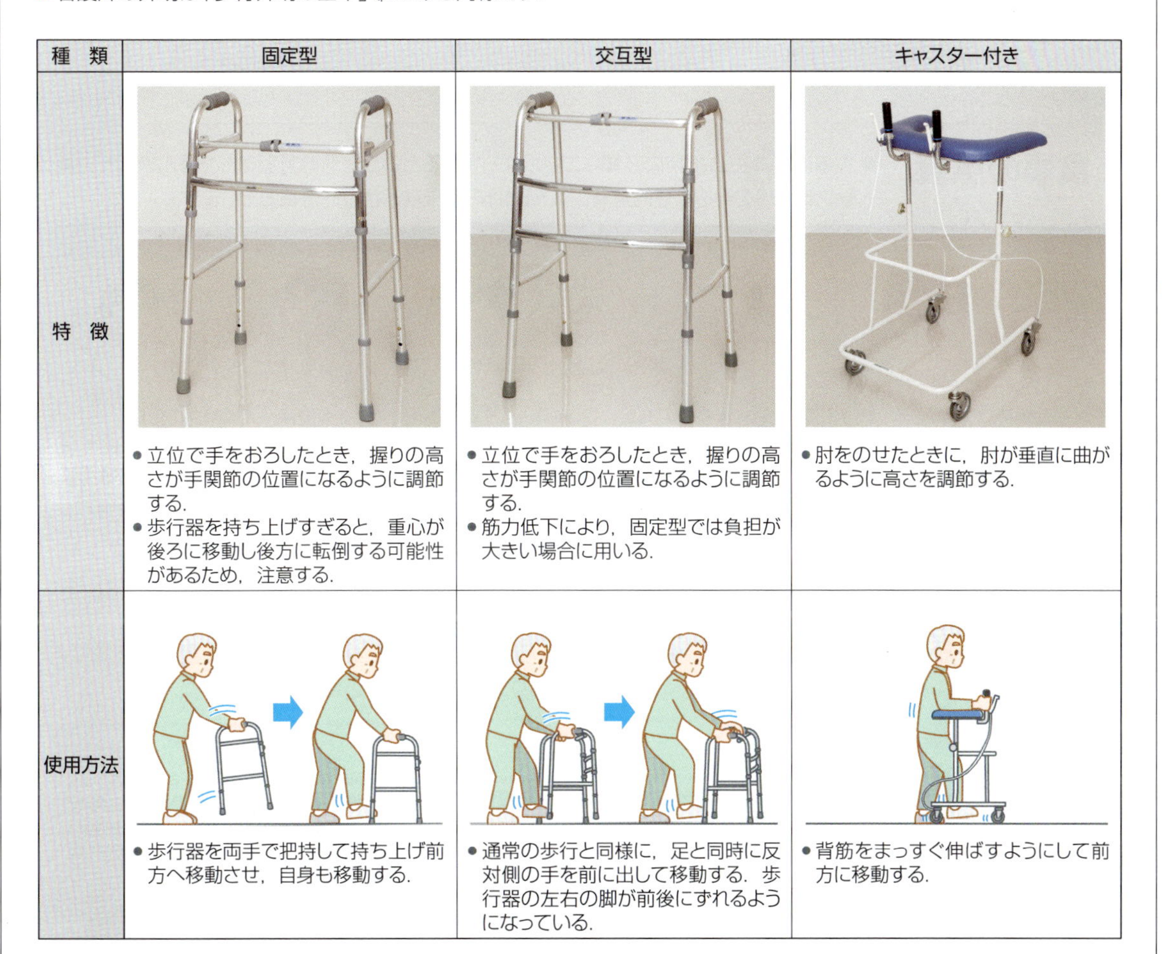

種　類	固定型	交互型	キャスター付き
特　徴	• 立位で手をおろしたとき，握りの高さが手関節の位置になるように調節する． • 歩行器を持ち上げすぎると，重心が後ろに移動し後方に転倒する可能性があるため，注意する．	• 立位で手をおろしたとき，握りの高さが手関節の位置になるように調節する． • 筋力低下により，固定型では負担が大きい場合に用いる．	• 肘をのせたときに，肘が垂直に曲がるように高さを調節する．
使用方法	• 歩行器を両手で把持して持ち上げ前方へ移動させ，自身も移動する．	• 通常の歩行と同様に，足と同時に反対側の手を前に出して移動する．歩行器の左右の脚が前後にずれるようになっている．	• 背筋をまっすぐ伸ばすようにして前方に移動する．

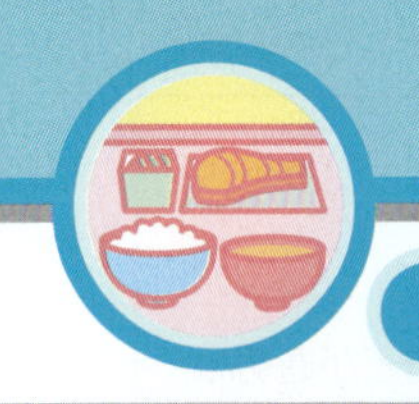

食事援助

監修
三鬼 達人

食事は人間の生命維持には不可欠ですが，疾患や身体の異常により自力での食事が困難な患者さんもいます．食事援助は，そのような患者さんの理想的な栄養状態を維持するために行われます．患者さん一人ひとりの状態を理解したうえで，その患者さんに適した援助を行うことが重要です．

食事の意義

● 食事には，生命維持に必要なエネルギーを得るという生理的意義はもちろんのこと，楽しみや満足感を得る心理的意義，人間関係の形成など社会的意義もあります．

生理的意義

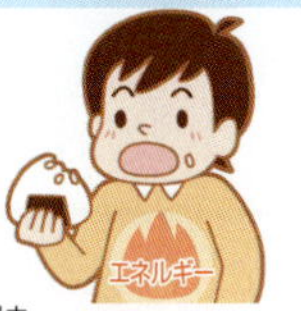

- 生命維持
- 活動に必要なエネルギーの確保
- 疾病の回復・予防
- 健康の維持・増進
- 生活リズムの調整

心理的意義

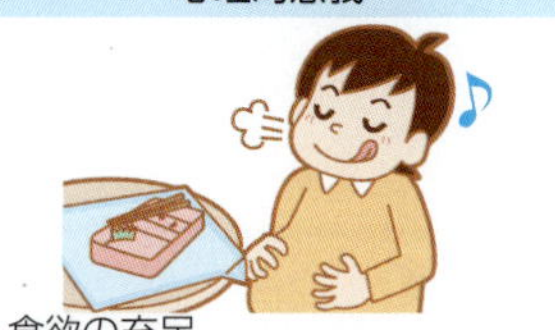

- 食欲の充足
- 精神活動の安定・活性化
- 満足感や充実感の獲得
- 生活意欲の向上

社会的意義

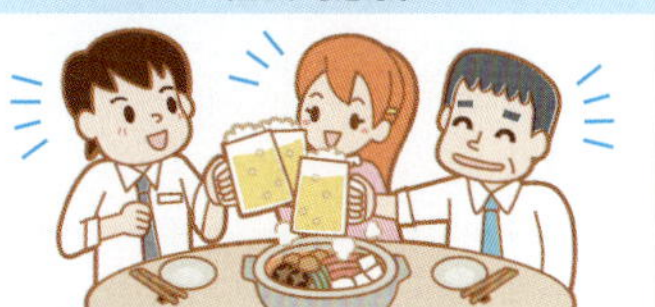

- 社会関係，人間関係の形成
- コミュニケーションの場
- マナー獲得の場
- 祝い事，法事，儀式

● 患者さんにとって食事の生理的意義は，生命維持だけでなく疾病回復，合併症予防という大きな側面をもちます．また，病院という特殊な環境では特に，心理的・社会的意義もQOLの維持・向上において重要であることを忘れてはいけません．

食べるために必要な機能

● 「食べる」という動作は，脳と全身の筋肉の複雑な動作の連続によってなりたっており，様々な機能が必要とされます．

脳機能〔p.107〕

- 脳で様々な感覚刺激からの情報を統合し，記憶，判断，洞察，想像，学習，感動などの高次な活動が行われることで，食べるという動作がなりたっている．

口腔機能

- 唾液により口腔内が適切に湿潤していることで，食塊形成，食物移送をスムーズに行うことができる．
- 口唇が正常に閉まることで，捕食が可能となる．
- 舌の動きによって食塊を咽頭へ送り込む．

上肢の運動機能

- 巧緻（こうち）運動（つまむ，すくうなど），協調運動（左右別々の動きなど）を組み合わせて行うことで，こぼさずに口まで運ぶことができる．
- このような動作は，脳を賦活（ふかつ）化させる．

体幹を保持する機能

- 体幹を安定させる〔p.116〕ことで，安全に「食べる」動作を行うことができる．

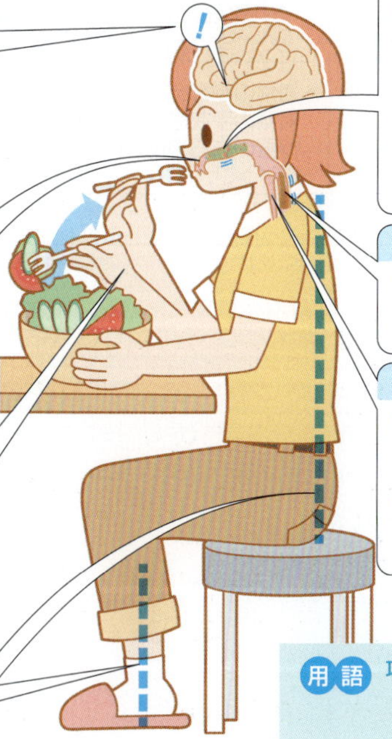

咀嚼（そしゃく）機能

- 口唇と前歯で取り込んだ食べ物を，舌と頬の協調運動により歯の上にのせ，あごを上下に動かして歯により粉砕し，唾液と混ぜ合わせることで食塊を形成することができる．

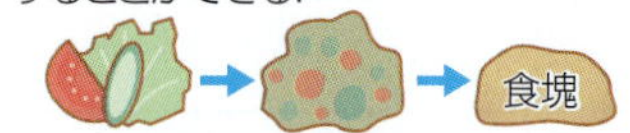

嚥下〔p.109〕**機能**

- 咀嚼で形成された食塊は嚥下反射によって起こる一連の運動で咽頭，食道を通り，胃へ送られる．

気道防御機能

- 嚥下時に声門閉鎖や嚥下時無呼吸〔p.111〕が起こり，食塊が気道に流入することを防いでいる．
- 誤って食塊が気道に入った際には，むせ（咳嗽反射）て食塊を気道外へ排出する．

● 嚥下したものを消化・吸収し，排泄するという生理的な働きも「食べる」うえで欠かせない機能です．

用語

巧緻運動
手指の細かい動作のこと．上肢の関節の安定性や，手の感覚機能などによって実現される．

協調運動
1つの円滑な動作を行うために，身体の異なる部位の筋肉が調和を保って働くこと．

●生活の質（QOL）：quality of life

食べるために必要な脳機能

- 食べるという動作は，脳において感覚の入力と運動の出力が連動することで行われています．
- また，食べる動作は次のように脳の様々な部位を活性化させることにつながります．

❶ 感覚情報の入力

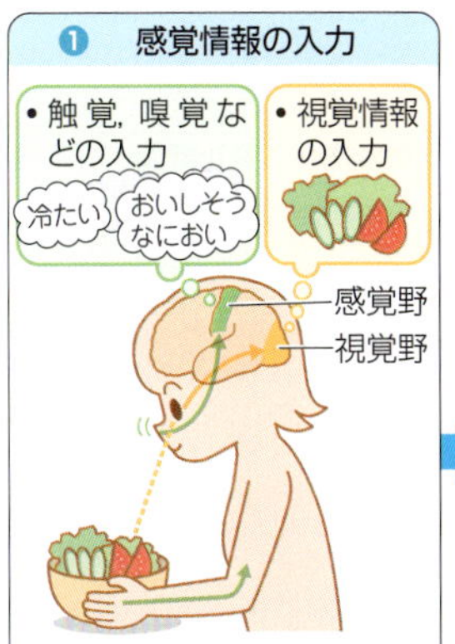

- 視覚，触覚，嗅覚，聴覚などの感覚情報が脳に入力される．

❷ 認識

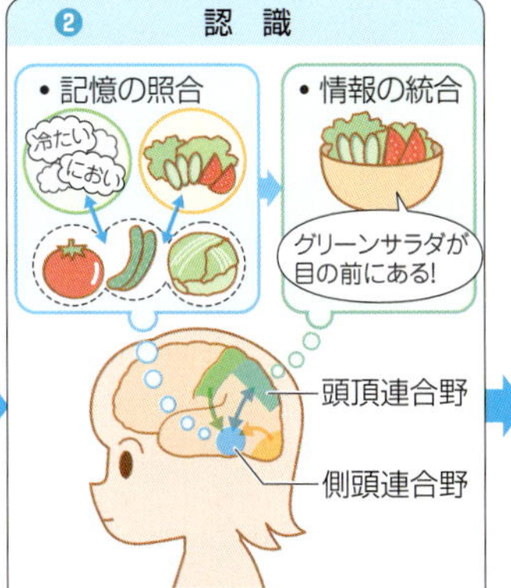

- 感覚情報は側頭連合野で過去の記憶と照合され，「それが何か」を認識する．
- 頭頂連合野で「どこにあるのか」を認識し，側頭連合野の情報とともに統合，整理される．

❸ 判断

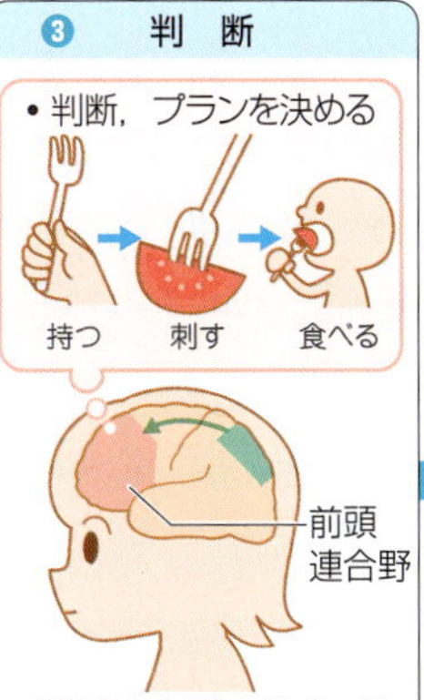

- 頭頂連合野で統合，整理された情報は前頭連合野に送られ，総合的な判断，プランが決定される．

❹ 運動

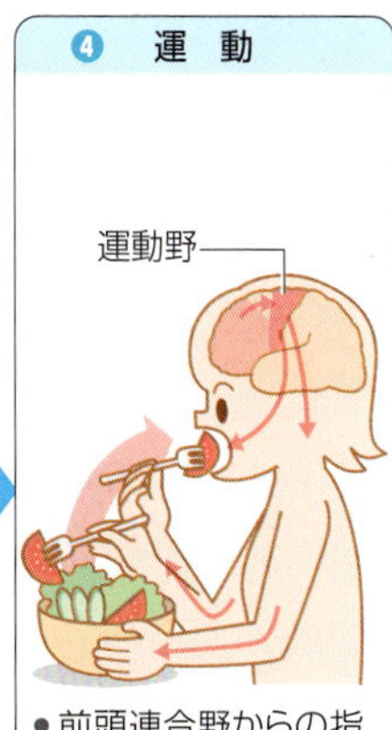

- 前頭連合野からの指令が，運動野から出力され，捕食動作が起こる．

豆知識

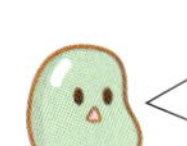

意識の保持は，入力された感覚情報が脳幹にある上行性網様体賦活系を通り大脳皮質を活性化させることでなされます．食べるという動作は手指や口という感覚が鋭敏な部位を使うので，入力される感覚情報が非常に多く，意識の保持に効果的に働きます．

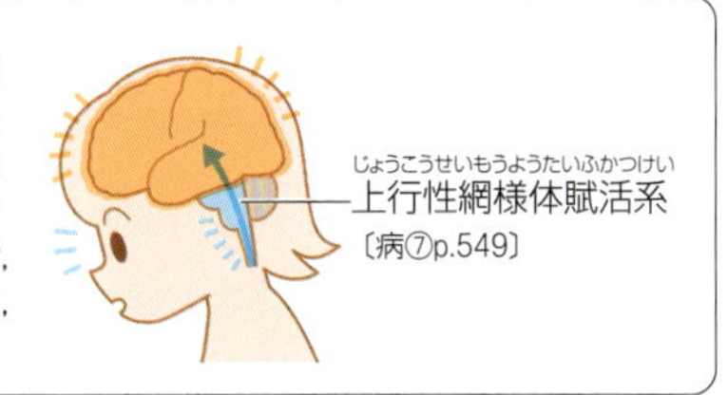

〔病⑦p.549〕

Supplement

食べるために必要な機能の評価

- 患者さんが「食べるために必要な機能〔p.106〕」を備えているかどうかは，次のような視点で確認することができます．

脳機能
- 食欲はあるか．
- うとうとしたり，ボーっとしたりしていないか．
- 食べ物を見て反応するか，口を開けるか．
- 道具の使い方がわかるか．

口腔・咀嚼機能
- 口唇を閉じることができるか．
- 口唇を自由に動かせるか．

ポイント
「いー，うー」と発声してもらうと口唇の動きがよくわかります．
（いー）（うー）

- 流涎（よだれ）はないか．
- 口の中は潤っていて，清潔か．
- 言葉は聞き取りやすいか．
- 歯牙欠損はないか，義歯は合っているか．
- 舌を突き出せるか，どちらかに寄っていないか．
- 舌で口唇の上下左右をなめることができるか．
- 頬をふくらませたり，へこませたりすることができるか．

気道防御機能
- ガラガラ声や痰が絡んだ声になっていないか．
- 安静時や睡眠時にむせていないか．
- 痰の量が多くないか．

上肢の運動機能
- 麻痺や筋力低下はあるか，またどの程度か．
- ふるえ（振戦）はないか．
- 関節拘縮や変形はあるか，それによる上肢の運動機能に制限はないか．

体幹を保持する機能
- 30分～1時間程度座っていられるか．
- 座っている姿勢は不安定ではないか．
- 頸部が伸展していないか．

- 嚥下機能の評価には，反復唾液嚥下テスト（RSST），改訂水飲みテスト（MWST），フードテスト（FT）などのスクリーニングテストや，嚥下造影検査（VF），嚥下内視鏡検査（VE）などの検査があります．
- また，上記以外にも，自宅での食事の様子などを本人や家族から聴取し，状況を把握することも重要です．

豆知識

「パ」，「タ」，「カ」と言ってもらうことで口腔機能を評価することができます*．

*なぜなら これらを発音するには，正常に口唇と舌を動かす必要があるからです．

● 反復唾液嚥下テスト（RSST）：repetitive saliva swallowing test ● 改訂水飲みテスト（MWST）：modified water swallowing test ●フードテスト（FT）：food test ● 嚥下造影検査（VF）：videofluoroscopic examination of swallowing ● 嚥下内視鏡検査（VE）：videoendoscopic evaluation of swallowing

摂食嚥下に関わる解剖

- 「食べる」という行為には，口腔，咽頭，喉頭，食道といった多くの器官が関与しています．
- 摂食嚥下のプロセス 〔p.109〕を理解し，適切な観察や介助を行うために，まずは嚥下に関する解剖を正しく理解することが重要です．

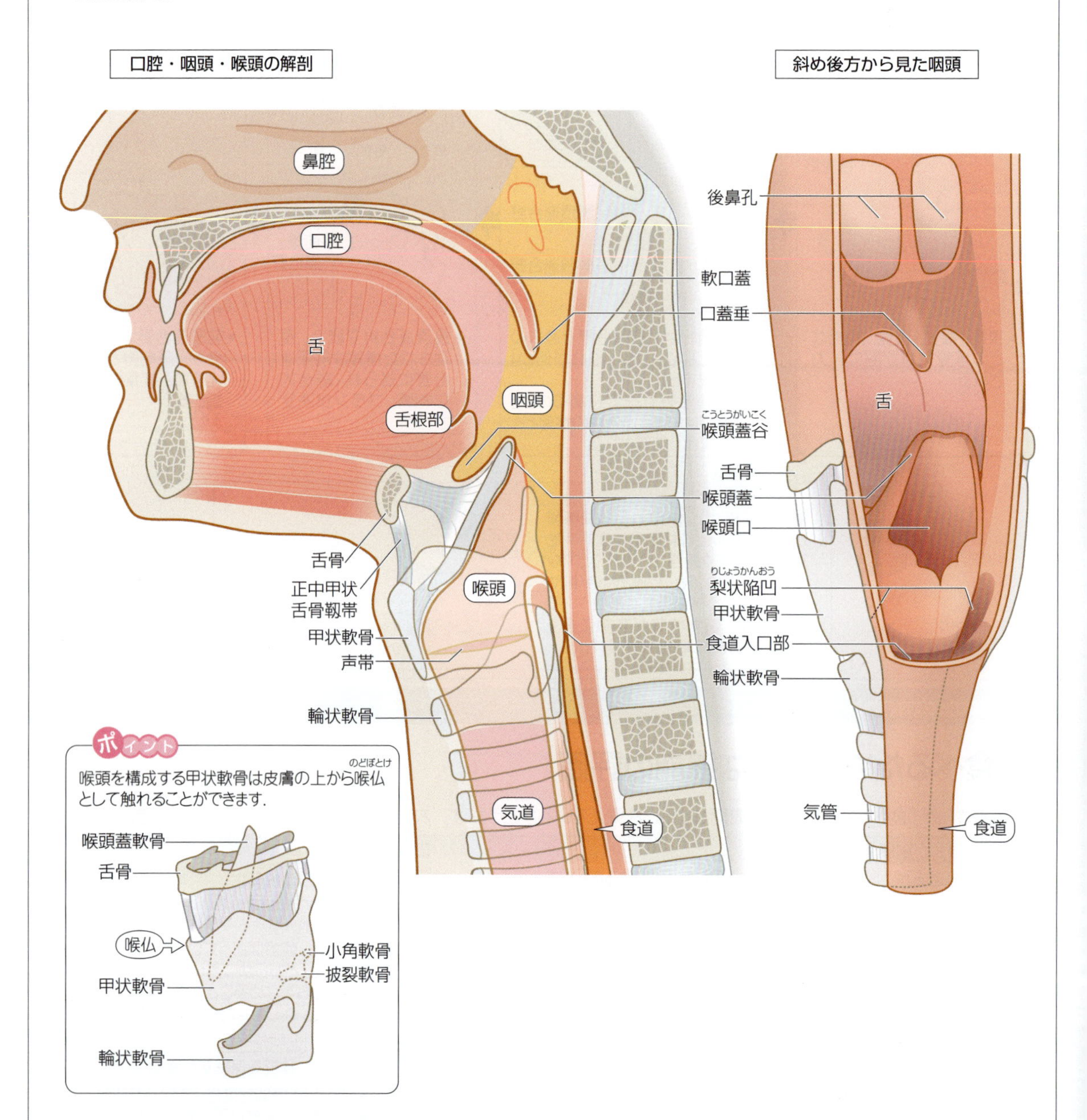

- 咽頭は食べ物の通り道と空気の通り道が交差しており，誤嚥を起こしやすい構造となっています．しかし，嚥下時には各器官が複雑に連動して動くことで誤嚥を防いでいます．

摂食嚥下

- 摂食嚥下とは食物を認識して口に取り込み，胃へ送り込むまでの一連の過程をいいます．
- 摂食嚥下を説明するにはモデルがいくつかありますが，実際の臨床場面で多く使用されているのは「5期モデル」です．

5期モデル

- 5期モデルは，摂食嚥下においてどの機能に障害があるかを把握するために用いられる臨床モデルです．

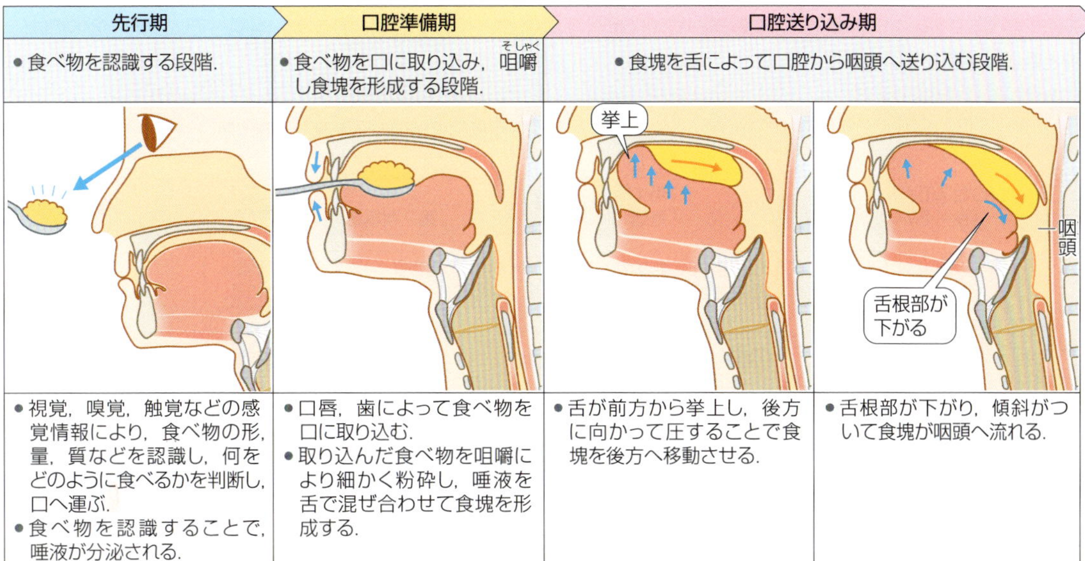

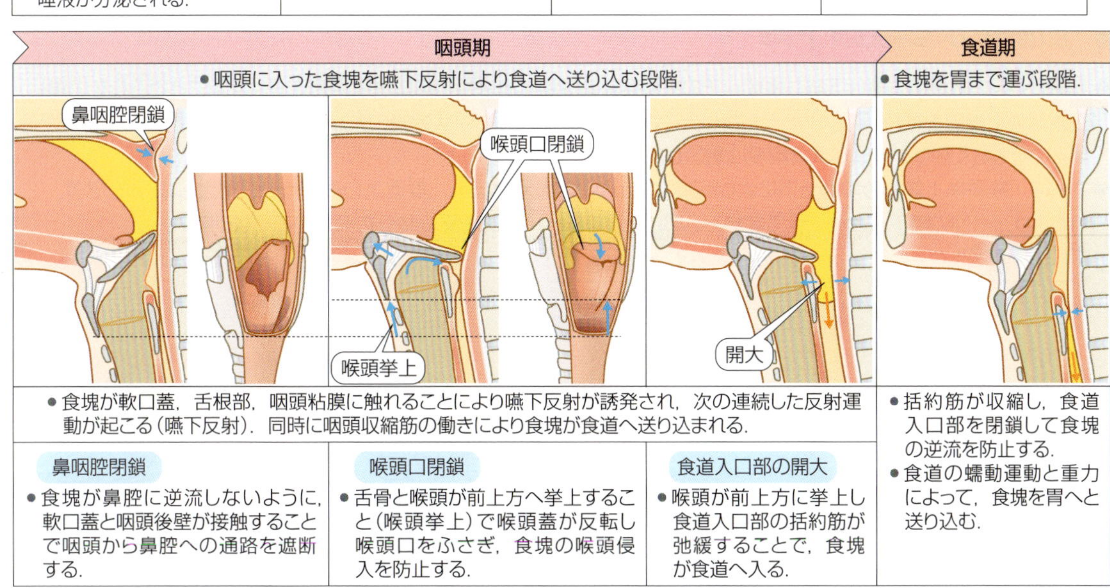

咽頭期には，喉頭口閉鎖だけでなく，声門閉鎖や，嚥下時無呼吸〔p.111〕も同時に起こり，食塊が気道へ流入することを防いでいます．

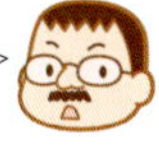

- 口腔準備期，口腔送り込み期は随意運動，咽頭期，食道期は反射なので不随意運動です．
- 臨床現場で摂食嚥下を評価する際には，食べ物を口に入れる前の先行期の評価も重要になります*．

*なぜなら これらが障害されると口に食べ物を入れることができず，後に続く嚥下にも障害をきたすからです．

食事援助　食事援助

Step Up

4期モデルとプロセスモデル

- 5期モデル〔p.109〕では，液体などを「飲む」行為と，咀嚼（そしゃく）が必要な固形物を「食べる」行為を便宜上1つの過程で示していますが，実際の摂食嚥下過程において，これら2つは全く異なります．これらを説明するモデルとして2つの生理学的モデルがあります．
- 「飲む」行為は，食べ物の場所で各期を分類する4期モデルで説明されます．
- 一方「食べる」行為は，咀嚼と第2期輸送が同時に起こるプロセスモデルで説明されます．咀嚼している間，食べ物は口腔と咽頭に共存しています．

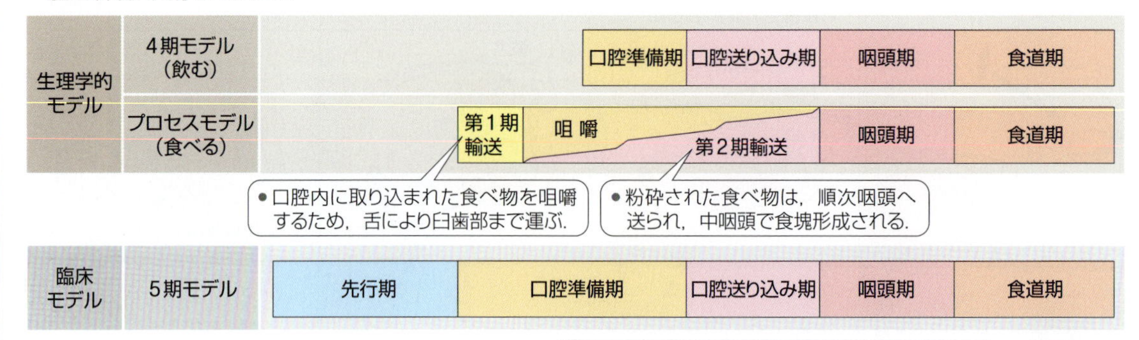

5期モデルの各期の名称はあくまで臨床的な事象を表現しているだけです．生理学的モデルで定義づけされている各期とは完全には一致しません．

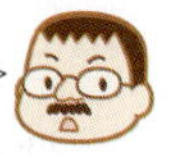

加齢による喉頭下降

- 加齢とともに喉頭の位置は下降します．そのため高齢者は若年者よりも喉頭挙上距離を長くすることでこれを代償し，正常な嚥下機能を維持しています．しかし，この下降は舌骨よりも甲状軟骨の方が大きいため，声門上部の空間が若年者よりも広くなり，喉頭侵入の頻度は増加します．
- さらに，喉頭挙上筋群の筋力低下により喉頭の挙上位置が低くなると，食道入口部が十分に開大しなくなります．これにより，一回の嚥下〔p.109〕で全てを飲み込むことができず，咽頭残留〔p.121〕の頻度が高くなります．

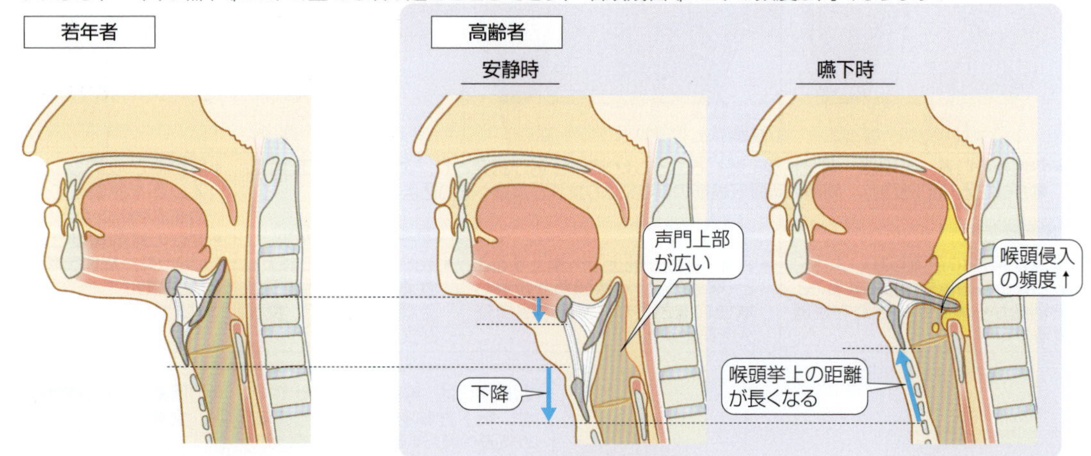

- 上記のように予備力が低下している高齢者は，わずかな嚥下機能の異常や，少しのタイミングのずれによっても喉頭下降の代償が不十分となり，誤嚥を生じやすくなっています．
- そのため高齢者の食事に際しては，食事以外のことに気がそれないようにしたり，疲労に配慮して食事時間が長くならないようにしたりと，先行期や口腔準備期が正しく処理されるように気を配る必要があります．

用語　喉頭侵入
食物が喉頭に流れ込むこと．食物は声門より上に留まり，気管には侵入していない状態．

嚥下時無呼吸

- 摂食嚥下の過程における咽頭期では，喉頭口閉鎖と同時に声門が閉じて一時的に呼吸が停止します．これを嚥下時無呼吸といいます．
- 通常，呼気の始まりに嚥下時無呼吸となり，その後呼気で呼吸が再開します．したがって，もし喉頭侵入したとしても，呼気により吐き出すことができるため，誤嚥〔次項〕や窒息が防げます．

呼吸周期と嚥下時無呼吸

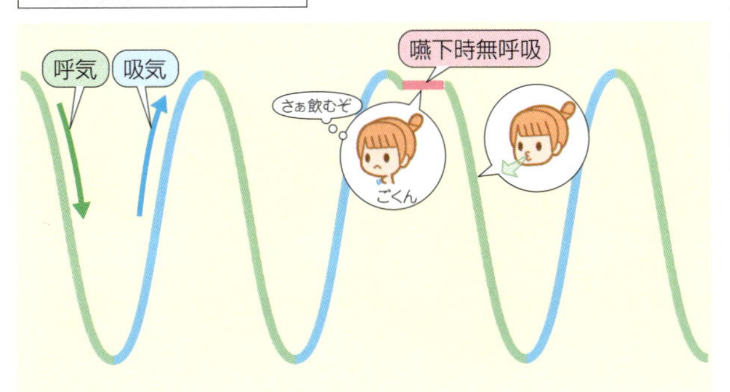

豆知識

高齢者では，喉頭下降〔p.110〕の影響により喉頭挙上に時間がかかります．また，加齢により呼吸周期も短くなっています．そのため，嚥下と呼吸が協調しにくく，吸気で呼吸が再開しやすいのです．

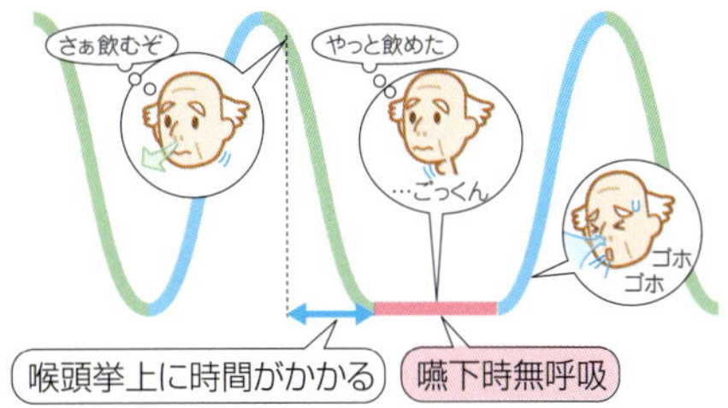

誤嚥

- 誤嚥とは，食べ物や水分，唾液などが，何らかの理由により声門を越えて気管に侵入することをいいます．
- 誤嚥には，咳嗽やむせを伴う顕性誤嚥と，これらを伴わない不顕性誤嚥があります．

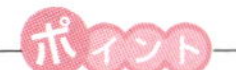

ポイント

通常，嚥下時に働く喉頭口閉鎖，声門閉鎖，嚥下時無呼吸といった気道防御機能〔p.106〕や咳嗽反射が誤嚥を防いでいます．加齢，脳血管疾患，認知症，長期臥床などによりこれらが低下または障害されると，誤嚥のリスクが増加します．

顕性誤嚥

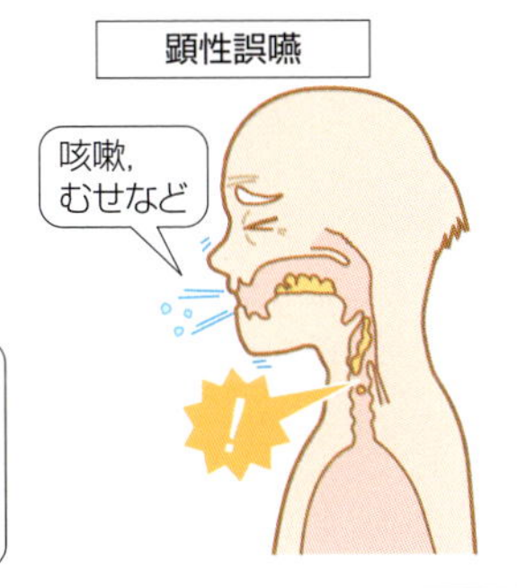

不顕性誤嚥

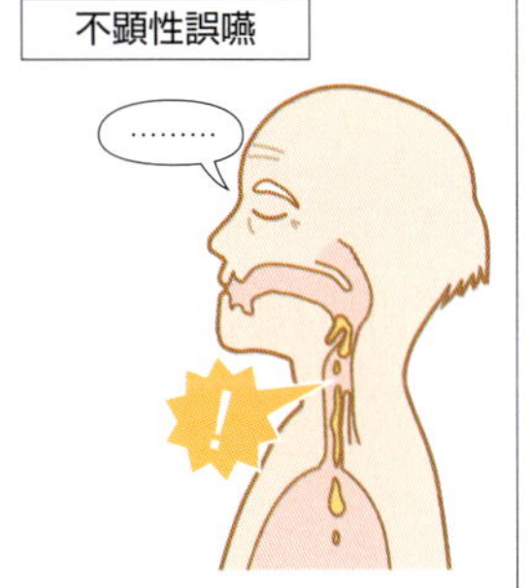

誤嚥性肺炎

- 誤嚥性肺炎とは，咳，痰，発熱を主症状とし，食物，口腔・咽頭分泌物，胃液などとともに口腔内や胃内の常在菌を誤嚥することにより生じる肺炎の総称です．
- 食事や嘔吐などによる誤嚥だけでなく，就寝中に起こる唾液の不顕性誤嚥が原因で発症することも少なくありません．
- 誤嚥すると必ず誤嚥性肺炎になるというわけではありません．口腔内細菌の増殖や免疫力の低下が組み合わさることで発症します．

誤嚥性肺炎のメカニズム

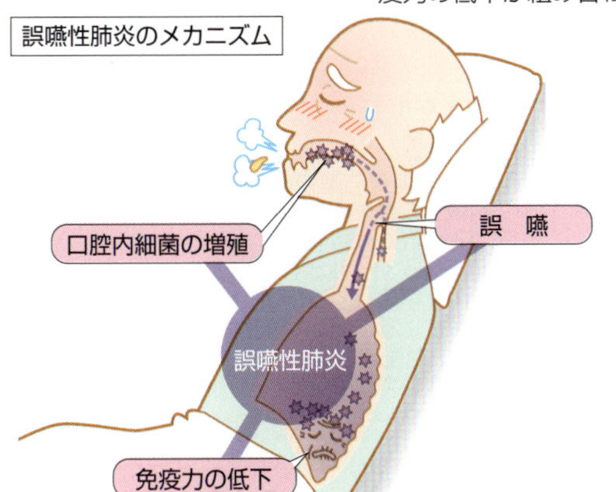

予防策

- 口腔ケア〔p.126〕
- ADLの向上
- 食後，安静時の頭部挙上
- 食事中の誤嚥予防
- ACE阻害薬の投与*
- 呼吸筋の強化（咳嗽訓練など）
- 摂食嚥下リハビリテーション（食形態の調整など）
- 基礎体力，栄養状態の改善

* なぜなら サブスタンスPの濃度を上昇させ，咳嗽反射を誘発するからです．

用語 サブスタンスP

嚥下反射や咳嗽反射に関わる神経伝達物質．ドパミン刺激により合成される．加齢や脳血管障害などでドパミン合成が低下して枯渇すると考えられている．

- 誤嚥性肺炎の原因菌は，口腔内に常在する嫌気性菌である場合が多いため，口腔ケアにより口腔内細菌の増殖を防ぐことは誤嚥性肺炎の予防に有効です．

ポイント

食事中の誤嚥予防の具体的な内容については，食事介助の手順〔p.115〕を参照してください．

●日常生活活動（ADL）: activities of daily living　●アンジオテンシン変換酵素（ACE）: angiotensin converting enzyme

食事援助における看護師の役割

- 食事援助における看護師の役割には，主に「栄養状態の評価」，「安全で円滑な食事摂取の援助」，「食事に関係する他職種との連携」，「食行動に関する指導」があります．

食事援助
栄養状態の評価
• 栄養アセスメント〔看②p.230〕
• 食事量の観察
検査値
安全で円滑な食事摂取の援助
• 食事摂取時の介助
• 誤嚥や窒息の予防
• 食事動作の自立に向けた工夫
• 経静脈栄養〔看②p.234〕，経腸栄養〔看②p.232〕などのカテーテル管理
食事に関係する他職種との連携
• 食形態やアレルギーなどの食品管理
• 治療食内容の調整
• 食事動作獲得に向けた訓練
PT・OT・ST
管理栄養士
食行動に関する指導
• 栄養療法の指導
• 介助方法，カテーテルの管理方法などの指導

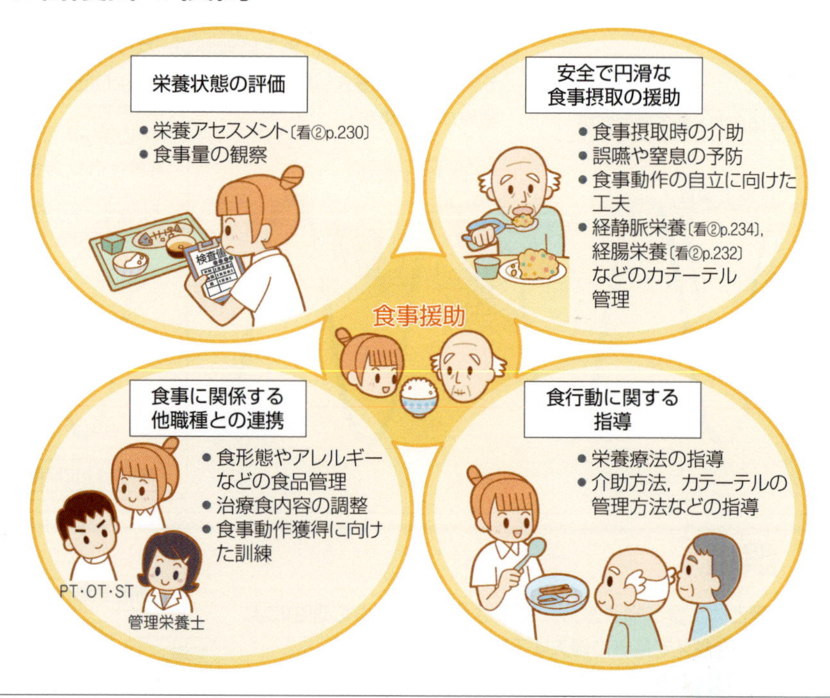

摂食機能療法

- 摂食機能療法とは，摂食機能・嚥下機能に障害をもつ患者さんを対象に行われる訓練・指導のことで，診療計画書に基づいて行われます．
- これは，1994年の診療報酬改定で算定項目として認められ，2006年には算定上限が大幅に緩和されるなど，その重要性が評価されています．

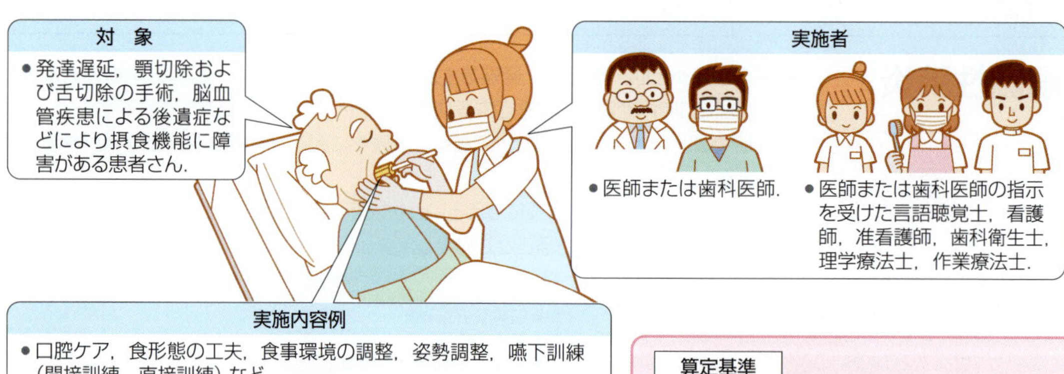

実施内容例

- 口腔ケア，食形態の工夫，食事環境の調整，姿勢調整，嚥下訓練（間接訓練，直接訓練）など．

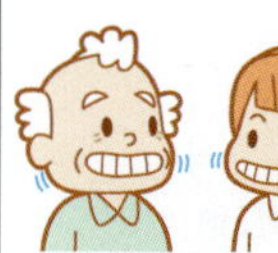

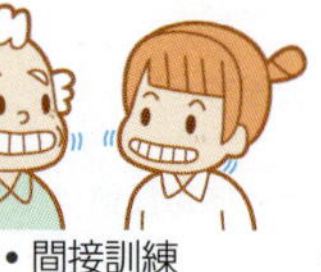

• 間接訓練

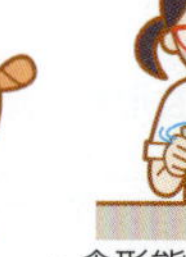

• 食形態の工夫（とろみ付け〔p.118〕など）

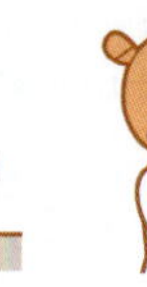

• 直接訓練

算定基準

- 診療計画書に基づいて実施計画書を作成し，訓練・指導を行う．
- 1日1回30分以上の実施につき185点（治療開始から3ヵ月以内）を毎日算定できる．それ以降は4回/月まで算定できる．
- 医師による定期的な摂食機能検査〔p.107〕をもとに，効果判定を行う．

（保医発0305第1号　平成24年3月5日）

- 専門の摂食嚥下チームを組織して摂食機能療法に取り組む病院もあります．

間接訓練
マッサージや発声訓練などで嚥下に関わる各器官を動かして嚥下機能を回復させる訓練のこと．

直接訓練
実際に食べ物を嚥下することで嚥下機能を改善させる訓練のこと．

● 理学療法士（PT）：physical therapist　● 作業療法士（OT）：occupational therapist　● 言語聴覚士（ST）：speech-language-hearing therapist

食事介助

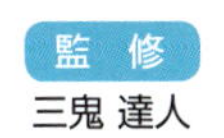
監修
三鬼 達人

食事介助は，自力で食事ができない患者さんに，必要な栄養や水分を摂取してもらうために行います．誤嚥や窒息の危険や，苦痛を伴うため，安全かつ安楽に実施しなければいけません．

目的と適応

- 食事介助は，何らかの理由により自力で食事ができない患者さんに対して，必要な栄養や水分を安全に摂取する目的で行われます．また，食事を通して楽しみや生きがい，満足感を感じてもらうことで患者さんの闘病意欲を向上させるという目的もあります．
- 患者さんによって必要とされる介助は異なります．どのような介助が必要なのかをアセスメントし，介助方法を検討しましょう．

適応例

自力で食事を口に運べない

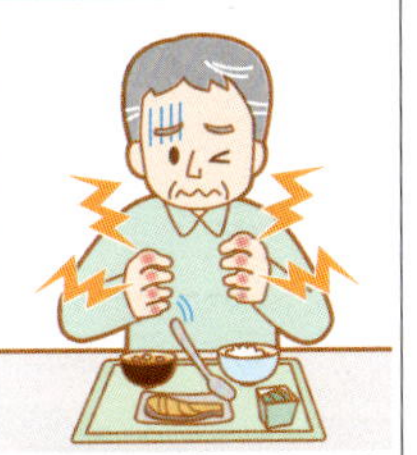

- 麻痺，関節リウマチ，廃用症候群〔p.71〕などによりスプーンを持つことや口へ運ぶことができない．

体力低下により食事ができない

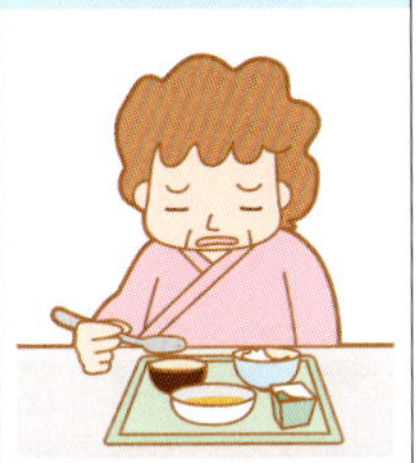

- 疾患による影響や廃用症候群により体力が低下し，最後まで自力で食事摂取できない．

食事に集中できない

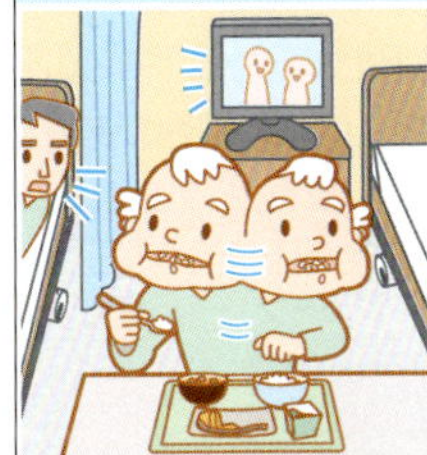

- 認知症や注意障害により食事に集中できない．

窒息や誤嚥のおそれがある

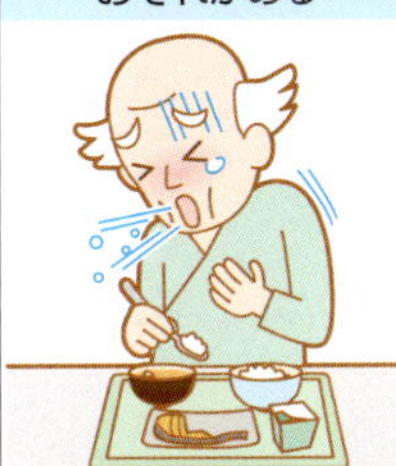

- 嚥下障害や認知症，高次脳機能障害〔病⑦ p.157〕により窒息や誤嚥のリスクが高い．

検査・治療上の制限

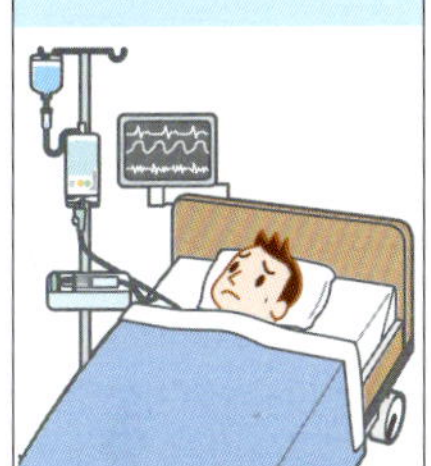

- 検査・治療上の制限により自力で食事を摂取できない．

ポイント

食事介助は，食事を直接口へ運ぶだけでなく，患者さんが安全に食事をできているか観察することや，食事形態の工夫，食事する場所の選択なども含まれます．

必要物品　食事介助

環境整備用クロス

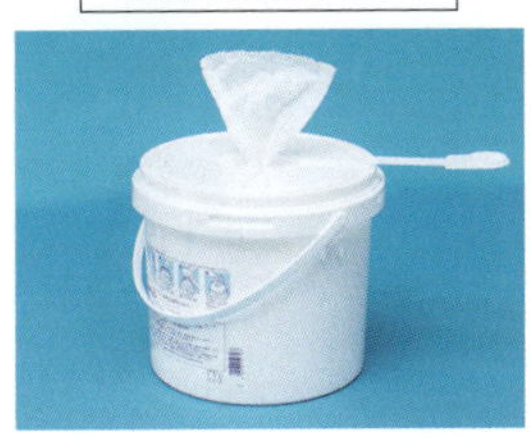

- テーブルを清潔にするために用いる．

エプロン（患者さん用）

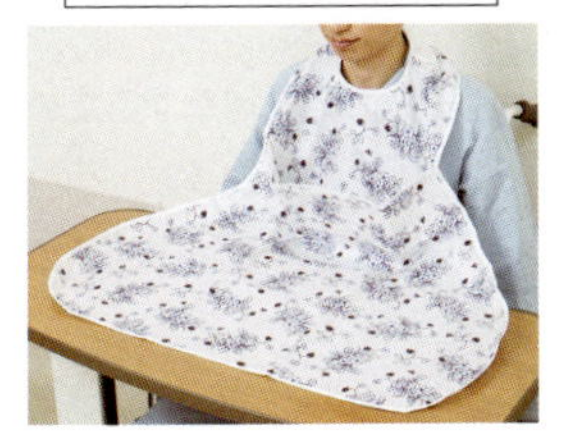

- 食事をこぼして寝衣やテーブルを汚してしまう患者さんに用いる．

配膳時の装備

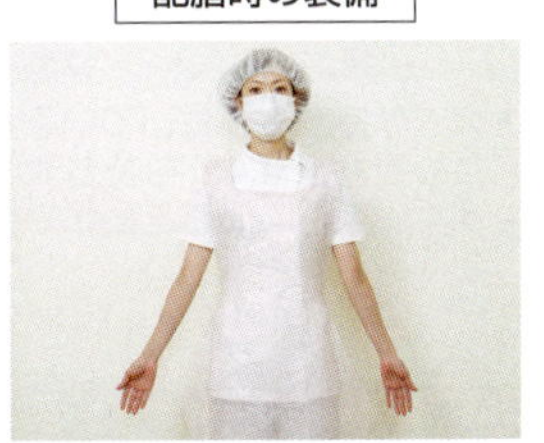

- 配膳時の異物混入を予防するために着用する．

食　事

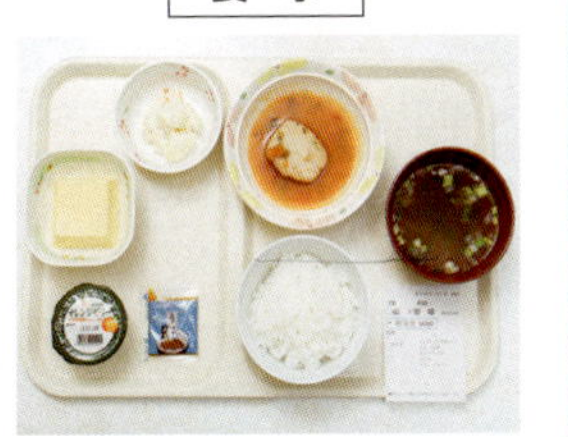

- 患者さんの状態に応じた食事を用意する．

次ページに続く

おしぼり

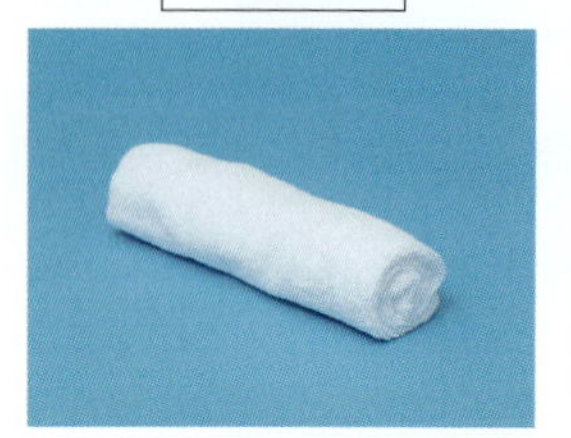

●患者さんの口や手などを拭くために用いる.

食　器

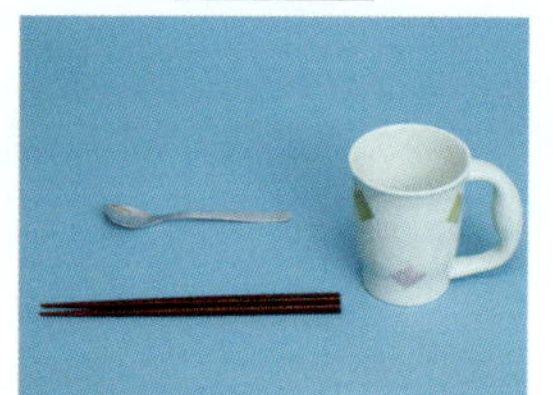

●必要に応じて，箸，スプーン，コップ，ストローなどを用意する.

自助具

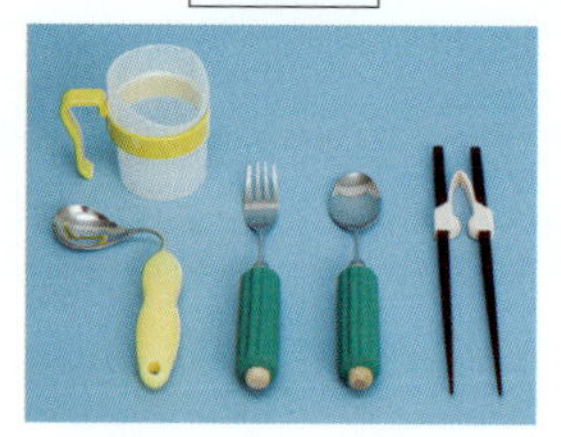

●必要に応じて，適切な自助具を選択する.

口腔ケア用品

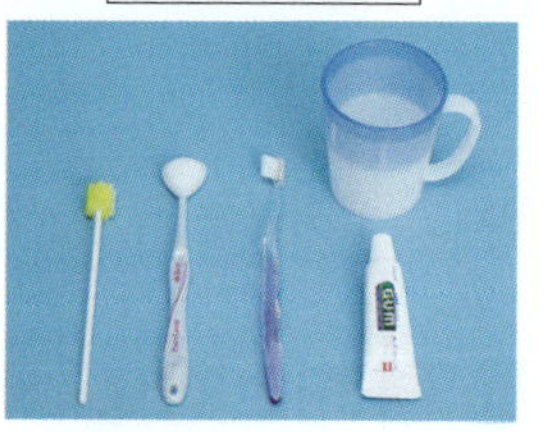

●食事後の口腔ケアのために用意する.

手技のコツ

摂食嚥下障害がある患者さんに使用するスプーンは，ティースプーンやデザートスプーンといった浅くて小さいものを選びましょう*.

*なぜなら カレースプーンのような大きなスプーンでは一口量が多くなり，誤嚥や窒息のリスクが高くなるからです.

ポイント

摂食嚥下障害の患者さんがいる場合は，食事中の誤嚥や窒息のリスクを考慮し，救急カートや吸引の準備もしておきましょう.

食事用自助具

●上肢の可動域制限や筋力低下などが原因で食事動作が十分にとれない患者さんに対して，食事用自助具を活用する場合があります.

箸

ばね付き箸

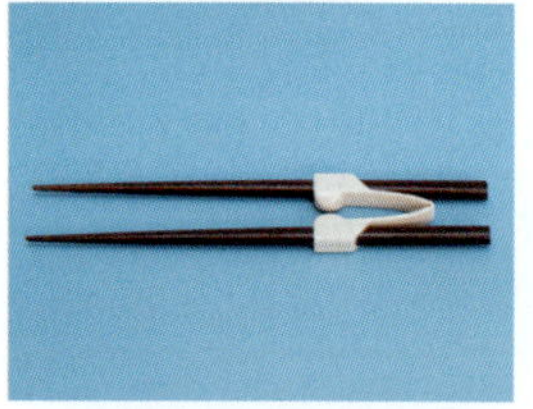

●2本の箸をばねで連結してあり，箸の先が必ず合うため，指の細かい動作が困難な患者さんでも容易に操作できる.

スプーン・フォーク

グリップ付きスプーン・フォーク

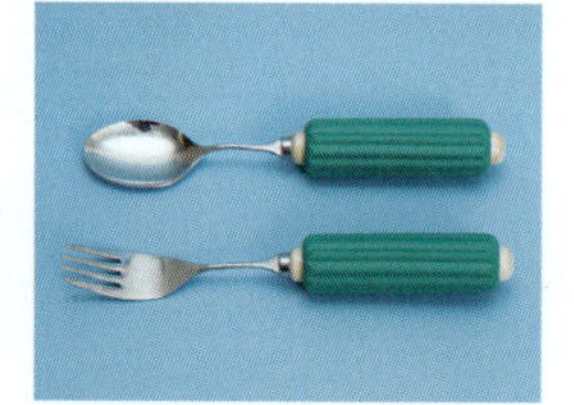

●柄が太いため，握る力が弱い患者さんでも容易に使うことができる.

曲がりスプーン・フォーク

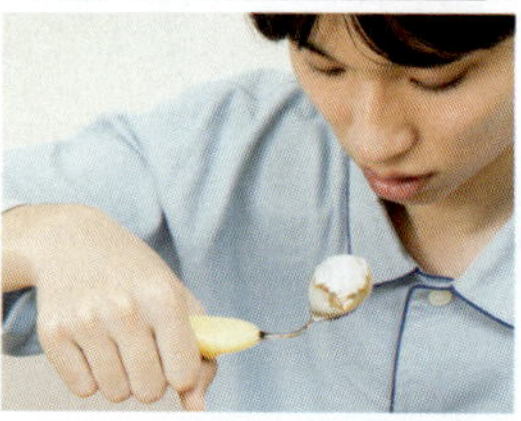

●スプーンやフォークの先端を自由に曲げることができ，関節可動域の障害がある患者さんでも容易に使うことができる.

皿

すくいやすい皿

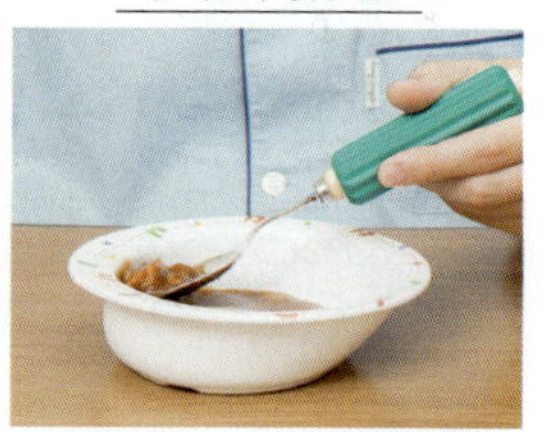

●皿の縁（ふち）が内側に傾いているため，容易にすくうことができる.

コップ

ノージーカップ

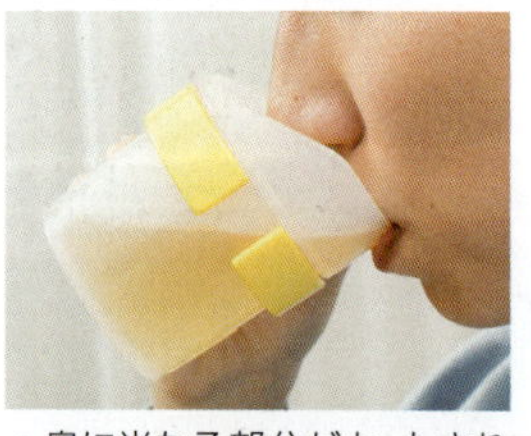

●鼻に当たる部分がカットされているため，頸部を伸展させずに飲むことができる.

ホルダー付きカップ

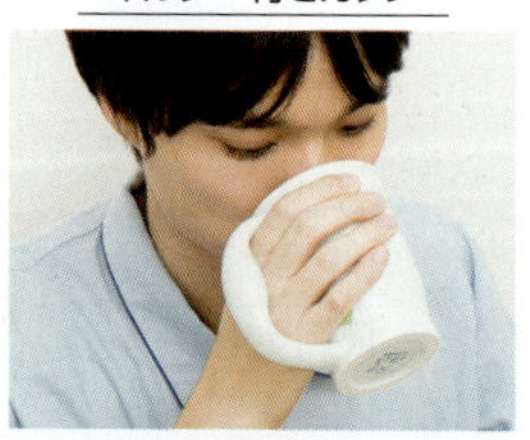

●大きな持ち手が付いているため握力がなくても持ちやすく，容易に飲むことができる.

その他

滑り止めマット

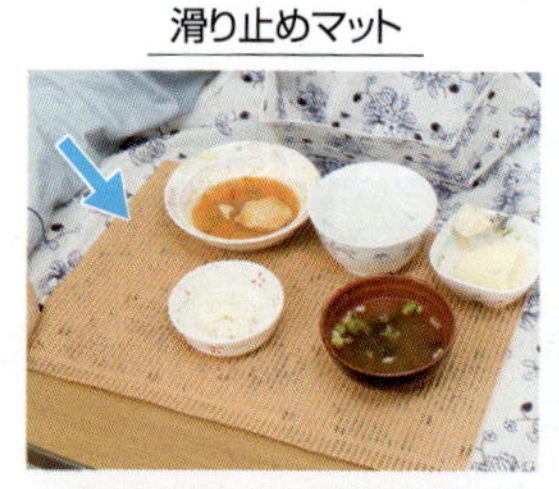

●食器の固定を補助するために用いる.

手技のコツ

ノージーカップがなくても，紙コップを使って作成することができます．ハサミやカッターで鼻に当たる部分をカットしましょう.

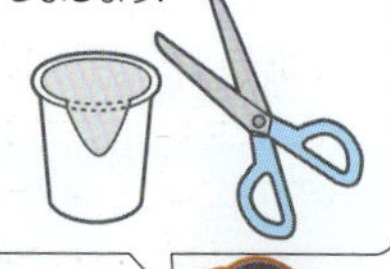

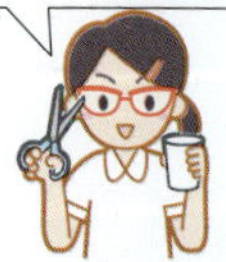

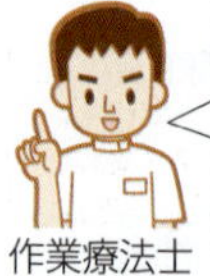

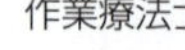

作業療法士

自力で上肢を持ち上げられない患者さんなどには，スプリングバランサーを使用することもあります．上肢の運動範囲が拡大して，自力での摂食行動を助けることができます.

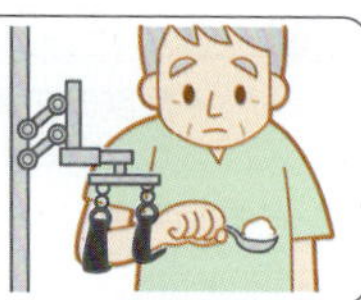

ポイント

患者さんの希望や身体機能を把握して，患者さんのQOLをより向上できるような自助具の使用を心がけましょう.

●生活の質（QOL）：quality of life

手順 食事介助

● ここでは右片麻痺の患者さんの食事介助の手順を示します．

1 食事環境を整える

● 患者さんが食事に集中でき，楽しめる環境に整える．

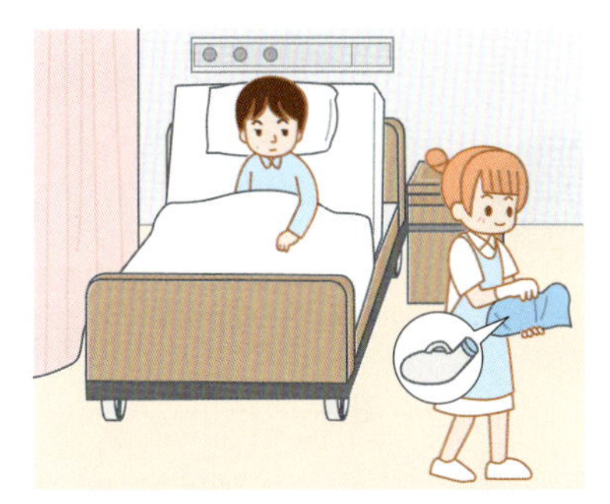

● 汚物や使用ずみの尿器などを片付け，食事に適した環境を整える．

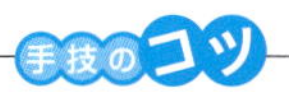

食堂で食事をしてもらうなど，食事の場を治療や療養の場であるベッドと区別することで生活にメリハリが出て，患者さんの闘病意欲が向上することもあります．可能であれば，ベッド以外の食事場所を提案してみましょう．

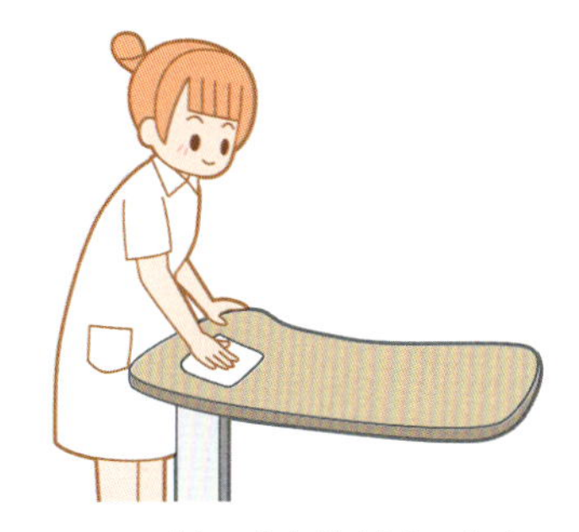

● テーブルの上を片付け，食事スペースを確保する．
● 環境整備用クロスで清拭する．

2 患者さんの準備をする

● バイタルサイン，食欲，悪心，腹痛の有無などを観察し，食事を摂取できる状態かどうかを判断したうえで，次の準備を行う．

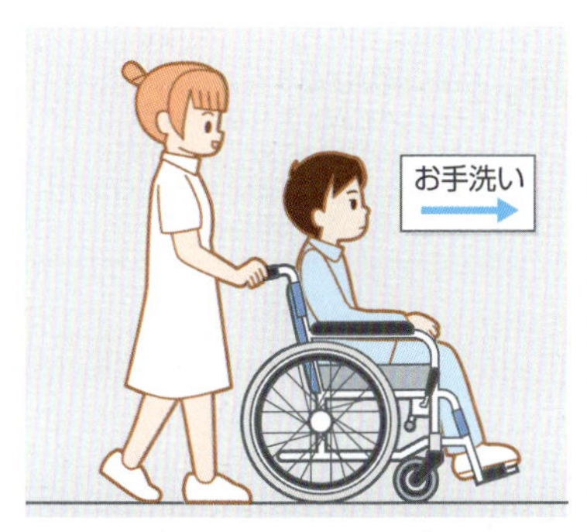

❶ 食事の30分前には*，尿意や便意を確認し，排泄をすませる．

* なぜなら 床上排泄やポータブルトイレを使用する患者さんの場合，部屋に臭気が残ってしまう可能性があるからです．

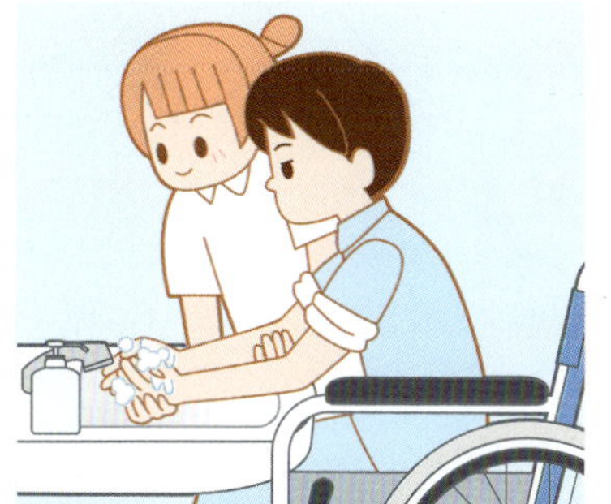

❷ 手洗いやおしぼりにより手指の清潔を図る．

食事前の手洗いという"普通の生活では当たり前の生活習慣"を入院中も維持することは生活にメリハリをつけ，食事の意欲を高めることにもつながります．

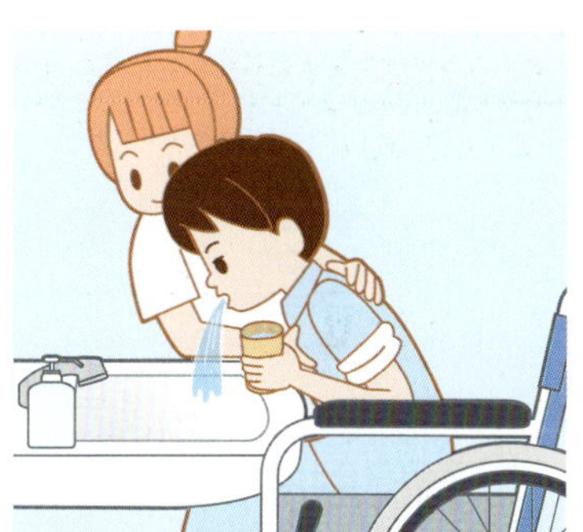

❸ 含嗽(がんそう)により口腔内の清潔，唾液分泌**を図る．

** なぜなら 唾液が分泌されないと，味を感じることができないからです．

注意

エプロンの着用は，患者さんの自尊心を傷つけてしまうこともあります．必ず同意を得たうえで使用しましょう．断られた場合は，タオルでの代用を提案してもよいでしょう．

● 義歯がある場合には，忘れずに装着する．
● 寝衣を汚してしまう可能性がある場合には，エプロンを着用してもらう．

3 体位を整える

- 患者さんのADLや耐久性に合わせて，坐位または坐位に近いファウラー位〔p.83〕*1に体位を整える．
  - *1 なぜなら 自己摂取しやすく，胃食道逆流を起こしにくい体位だからです．
- 誤嚥の危険がなく，安全に食事ができる安定した姿勢であるかを確認する．

観察項目

テーブルの高さ

□テーブルに肘が自然につく高さ*2か．

*2 なぜなら 高すぎると深い皿に盛った食べ物が見えず，頸部を伸展しがちになるからです．

対応
- 高さ調節が可能なテーブルを使用する．
- 車いすの場合，車いす用テーブルを使用してもよい．

足

□足底が床についているか*3．

*3 なぜなら 支持基底面〔p.69〕が拡大し，姿勢を安定させやすくなるからです．

対応
- フットレストから足をおろす．
- 足台を使用する．

注意

上半身だけを正しい姿勢に直してもすぐに姿勢はくずれてしまいます．下半身を安定させてから上半身を整えましょう．

頸部

□頸部屈曲位がとれているか．

対応
- 適切な高さのテーブルを使用する．
- 頭頸部が不安定な場合には，リクライニング車いすを使用する．またはファウラー位にする．

体幹

□身体が左右に傾いていないか．

対応
- 肘置きのある椅子(いす)や車いすを使用する．
- クッションを使用し，調整する．
- 上肢の麻痺がある場合には，麻痺側の上肢をテーブルの上におく*4．

*4 なぜなら 麻痺側に身体が傾いてしまうことを防ぐためです．

殿部

□深く腰かけているか*5．

*5 なぜなら 殿部がずり落ちて仙骨座りになると，頸部が伸展しやすい状態になるからです．

対応
- 深く腰かける．
- クッションがずれないように，クッションの下に滑り止めを敷く．
- 椅子と身体の隙間をバスタオルやクッションで埋める．

用語

仙骨座り

脊柱を後彎させて座ること．

頸部屈曲位による誤嚥防止

- 頸部屈曲位の姿勢をとってもらうと，図のように咽頭が広がり，気道の入り口が狭くなります．これにより誤嚥のリスクを低くすることができます．
- また，頸部の緊張がゆるみ，喉頭が挙上しやすくなることも期待できます．
- 下顎と胸骨の間が3～4横指となるように，下を向いてもらうようにしましょう．

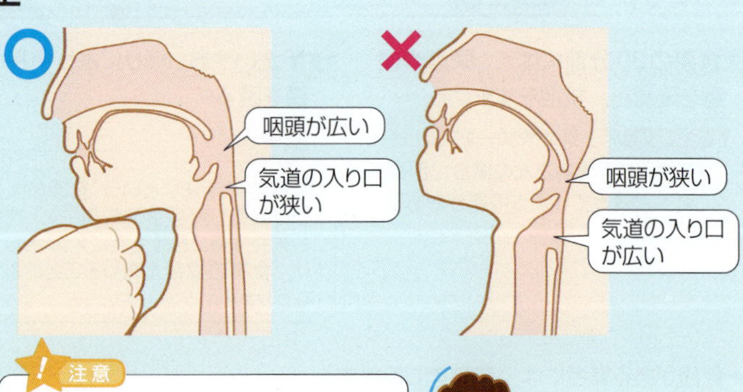

注意

頸部を屈曲しすぎると，逆に嚥下が困難になるので注意が必要です．

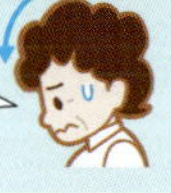

●日常生活活動（ADL）: activities of daily living

摂食嚥下障害の患者さんの姿勢

- 摂食嚥下障害の患者さんの場合，口腔送り込み期〔p.109〕での食塊の送り込みを助け，また咽頭期〔p.109〕における誤嚥を防止するために，リクライニングの角度を30～60°に調整し，体幹を倒して摂食させることがあります．
- リクライニングの角度は，嚥下機能の評価〔p.107〕を行い，判断します．
- ただし，この姿勢は「覚醒を維持しにくい」，「頸部の伸展を招きやすい」などの問題があり，嚥下の悪化をきたす場合もあります．
- 嚥下機能，意識レベル，ADLなどから，患者さんが抱えている問題，優先すべきことをアセスメントし，より安全に摂取できる姿勢を判断する必要があります．

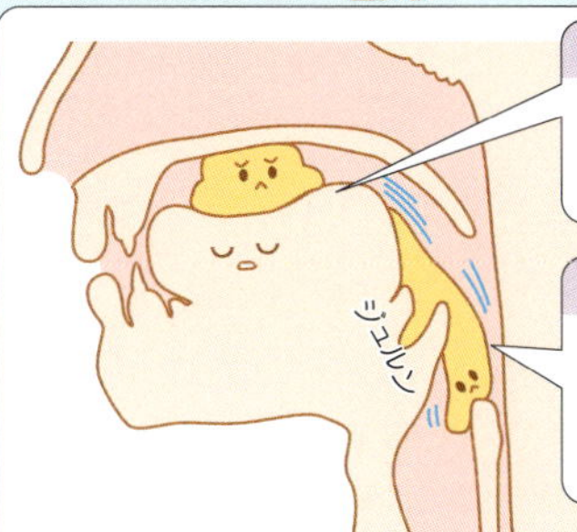

口腔送り込み期の障害
- 舌の動きが悪く，食塊の口腔内移送が困難．

咽頭期の障害
- 食塊がすばやく移動するため，嚥下反射が間に合わず，誤嚥しやすい．

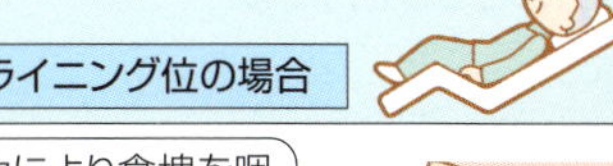

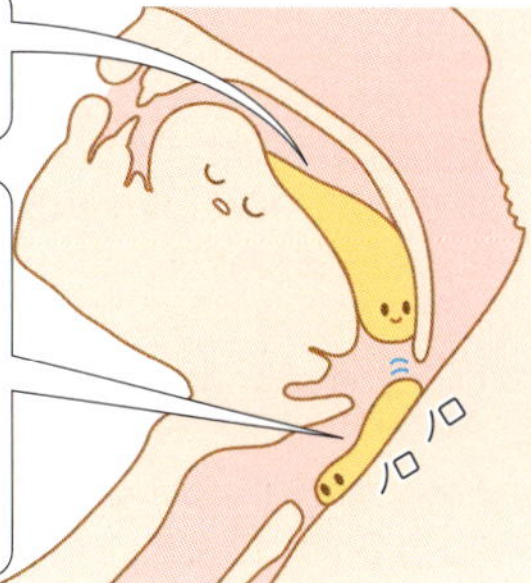

- 重力により食塊を咽頭へ送り込むことができる．
- 重力により，食塊は咽頭後壁をゆっくりと移動するため，嚥下反射が遅くても誤嚥しにくい．
- 気道が食道の上になるため，食塊が気道へ流入しにくい．

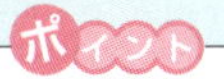

摂食嚥下障害の患者さんに対する食事援助は，ただ口から食べさせるということがゴールではありません．「以前と同じ食事」を「以前と同じように」食べられるようになることを目標に訓練を進めていくことが重要です．

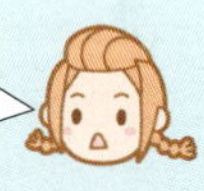

4 配膳する

- 衛生学的手洗い〔p.15，16〕を行い，エプロン，マスク，キャップを着用する．
- 食札と食事内容を見て，食事形態や内容が，患者さんに適したものであるか*を確認する．

* なぜなら 治療上の制限，禁忌食材などがあり，患者さんによって食事内容が異なるからです．

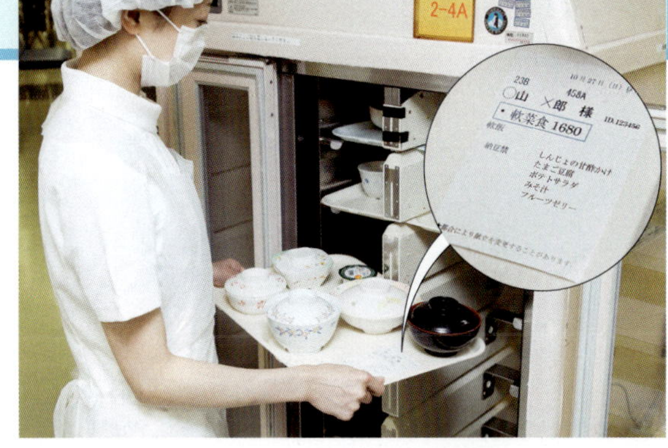

- 食札と患者名をフルネームで確認し，配膳する．

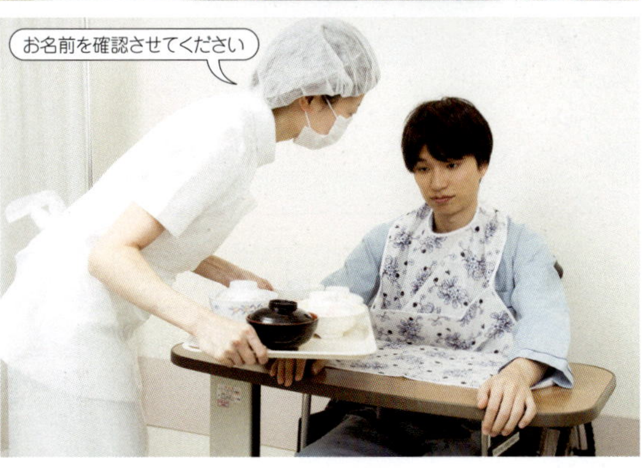

ポイント

食事をおいしく食べてもらうために，温かいものは温かいうちに速やかに配膳しましょう．

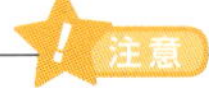

食前薬や水分のとろみ付け〔p.118〕が必要な場合は，配膳する前にその準備をしましょう**．

** なぜなら 薬やとろみ付けの準備をしているうちに，患者さんが食べ始めてしまうことがあるからです．

食事援助
食事介助

5 食べやすいように準備をする

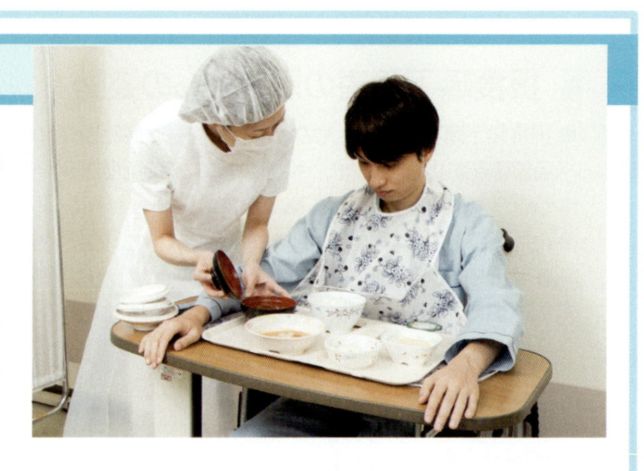

- 献立を説明し，患者さんの希望を確認しながら，サラダにドレッシングをかける，食べやすいように小さく切り分けるなどの工夫をする．

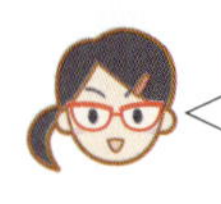

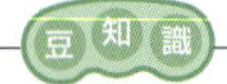

手技のコツ
必要に応じて食事用自助具〔p.114〕も活用し，できるだけ自己摂取できるような工夫をしましょう．

- 患者さんの摂食嚥下機能によっては，とろみ調整食品を用いて，水分にとろみを付ける．

豆知識
きざみ食は，噛む機能が低下した患者さんに有効な食形態です．しかし，嚥下機能が低下した患者さんには不適切な食形態なので注意しましょう*．
*なぜなら きざまれてバラバラした状態の食物は，口の中でまとまりづらく，食塊形成しにくいため，誤嚥のリスクが高くなるからです．

とろみ調整食品（増粘剤）

- とろみ調整食品は，液体にとろみを付けてまとまりをよくし，咽頭を通過する速度を遅くすることで嚥下の難易度を低くし，誤嚥のリスクを抑えることができます．
- 特に嚥下反射惹起（じゃっき）遅延がある患者さんや喉頭挙上〔p.109〕と食道入口部の開大〔p.109〕のタイミングが合わない患者さんに有効です．
- とろみが安定するまでには時間を要するため，食事前にとろみを付けます．とろみの程度や安定するまでの時間は，液体の温度や成分，とろみ調整食品の種類によって異なるため，各メーカーが示す使用方法に沿って使用しなければいけません．

とろみの付け方

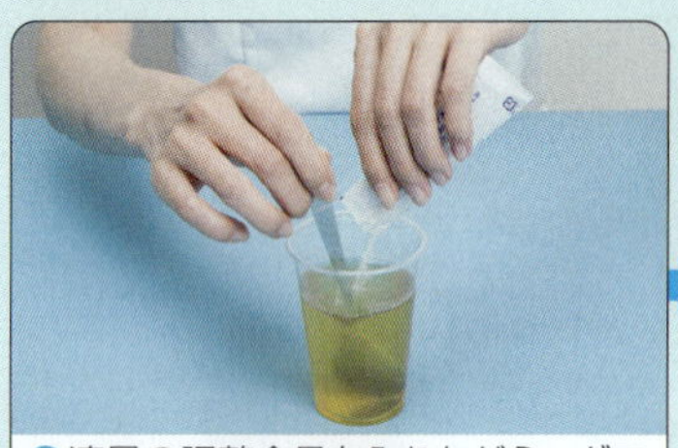

❶適量の調整食品を入れながら，ダマにならないように*すばやく混ぜる．

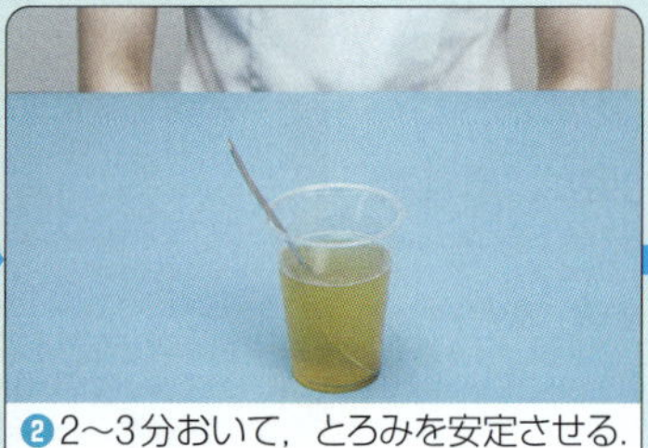

❷2〜3分おいて，とろみを安定させる．

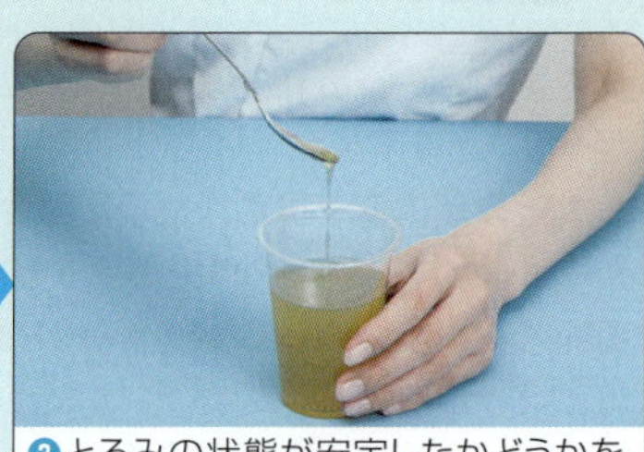

❸とろみの状態が安定したかどうかを確認した後，飲んでもらう．

*なぜなら とろみという液体とダマという個体，2つの性質が混ざり合うことで嚥下の難易度が高くなるからです．

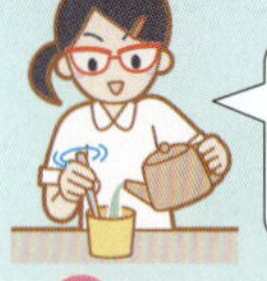

手技のコツ
乾いたコップに適量のとろみ調整食品を入れ，液体を加えながらかき混ぜるとダマになりにくいです．

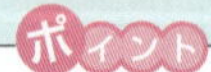

ポイント
温かいものの方がダマになりやすい傾向があります．お茶などは少し冷ましてからとろみを付けましょう．

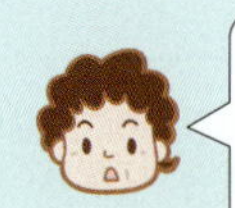

注意
とろみが足りない場合に，とろみ調整食品を直接追加してはいけません**．別の容器で調整した濃いとろみを加えてよくかき混ぜましょう．
**なぜなら ダマができてしまうからです．

- とろみ調整食品を使用すると，味が変化する場合があるため，とろみを付けすぎないようにする必要があります．
- また，とろみを付けすぎると，かえって飲み込みにくくなることもあるため，学会分類〔p.119〕を参考に適切なとろみを付けましょう．

学会分類2013（とろみ）

● 日本摂食嚥下リハビリテーション学会が示す「学会分類2013（とろみ）」では，とろみの程度を3段階に分けています．

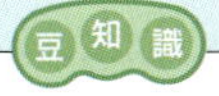

中間のとろみは，脳卒中後の嚥下障害などでまず試されるとろみの程度を想定しています．

段階	段階1 薄いとろみ	段階2 中間のとろみ	段階3 濃いとろみ
英語表記	Mildly thick	Moderately thick	Extremely thick
性状	●「drink」するという表現が適切． ●細いストローでも十分に吸うことができる． ●口に入れても，液体の種類や味，温度によっては，とろみが付いていることがあまり気にならない場合もある．	●明らかにとろみがあるが，「drink」するという表現が適切． ●細いストローで吸うのは抵抗があるが，太いストローでは吸うことができる． ●口に入れても，すぐには広がらず，舌の上でまとめやすい．	●明らかなとろみがあり，スプーンで「eat」するという表現が適切． ●ストローで吸うことは困難． ●まとまりがよいが，送り込むのに力が必要．
※1 具体例 スプーン	わずかに傾けるだけで，すっと流れ落ちる．	傾けると，とろとろと流れる．	かなり傾けても形状がある程度保たれ，ぼたぼたと落ちる．
※1 具体例 フォーク	歯の間からすばやく流れ落ちる．	歯の間にからむが，ゆっくり流れ落ちる．	歯の間にしっかりと絡みついて塊で落ちる．
※1 具体例 カップ	流れ出た後，うっすらと跡が残る程度付着する．	流れ出た後，全体にコーティングしたように付着する．	ゆっくりと塊となって落ちる．
粘度※2（mPa·s）	50～150	150～300	300～500
LST値（mm）	36～43	32～36	30～32
※3 使用量の目安 ネオハイトロミールⅢ® 20℃の水（お茶）	0.5 g	1.0 g	2.0 g
※3 使用量の目安 とろみエール 20℃の水	1.0 g	1.5 g	2.1 g

※1 写真は，株式会社フードケアのネオハイトロミールⅢ®を使用しています．
※2 この粘度数値は，とろみ調整食品の原料の1つであるキサンタンガムをベースとしたとろみ調整食品を用いて検討されています．
※3 100 mLに対する使用量です．使用量は商品によって違います．必ず各商品の説明書を読んで使用する必要があります．

濃いとろみは，「学会分類2013（食事）」の0t [p.124] にあたります．

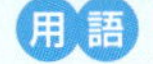

LST（ラインスプレッドテスト）

とろみの付いた液体が一定時間で広がる距離を測定する方法のこと．
6方向に目盛りが付いた円形のプラスチック測定板の中央に置いた直径30 mmの金属製リングに試料を20 mL注入し，30秒後にリングを持ち上げる．さらに30秒後に試料が広がった距離の平均値がLST値である．

●ラインスプレッドテスト（LST）：line spread test

6 食事を認識させる

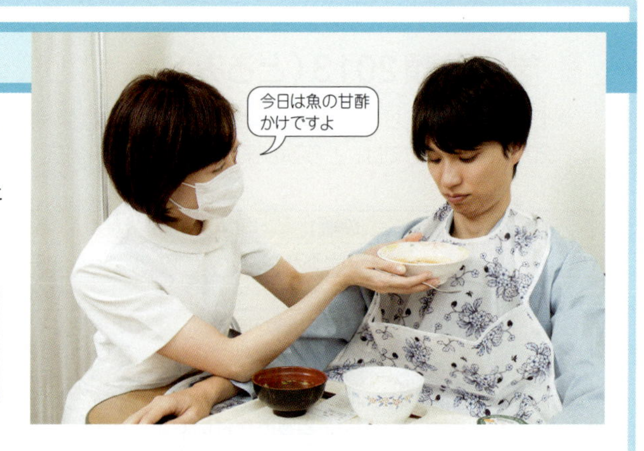

- 患者さんが，これから食べるものを認識できるように*，目の前で食事を見せる．

* なぜなら 食事を認識していない状態で口に食べ物を入れると誤嚥や窒息のリスクが高くなるからです．

ポイント

特に，意識障害，認知障害，注意障害などがある場合は，視覚や嗅覚などの刺激により食事を認識してもらうことが重要です．

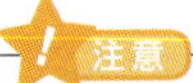

注意

介助の際は椅子（いす）に座って，患者さんと目線の高さが同じになるようにしましょう**．

** なぜなら 患者さんが圧迫感を感じることなく，落ち着いて食事できるようにするためです．また，立ったままだと患者さんの頸部が伸展しやすいという理由もあります．

7 食べ物をすくう

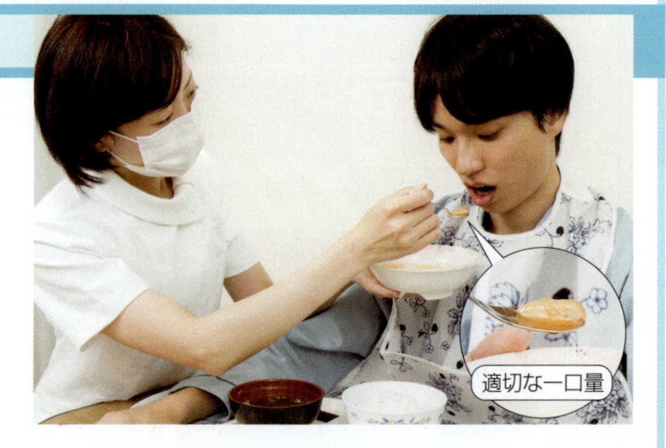

- 患者さんに見せながら，スプーンに一口量をすくい取る．

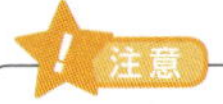

注意

一口量が多すぎると誤嚥や窒息の原因となります．逆に，少なすぎると嚥下反射が誘発されにくい場合もあるため，適切な一口量を調整することが大切です．嚥下障害がある場合，一口量の目安はティースプーン１杯分です．

ポイント

まずは，お茶や汁物など液状のものを摂取してもらいましょう*．

* なぜなら 口腔内を湿潤させ，スムーズに摂食嚥下してもらうためです．

ポイント

摂食嚥下障害がある場合には，難易度の低いとろみ水やゼリーなどから摂取してもらいましょう．

手技のコツ

少しでも自分で食べることができる場合には，見守りや一部介助を行い，できるだけ安全に自己摂取できるような援助をしましょう．

見守り

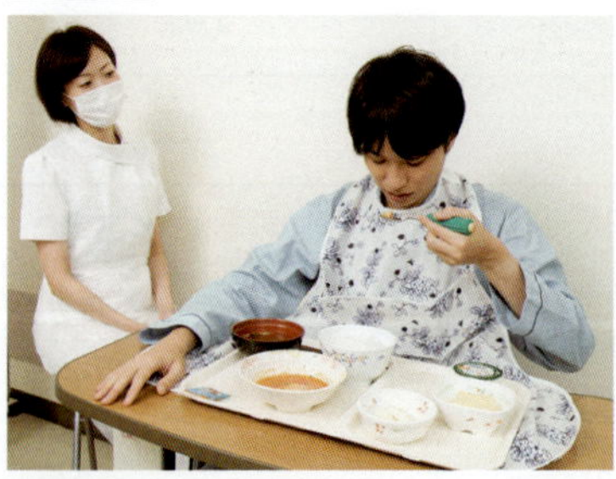

- 観察する．
- 適宜，安全に食べられるように誘導する．など

一部介助

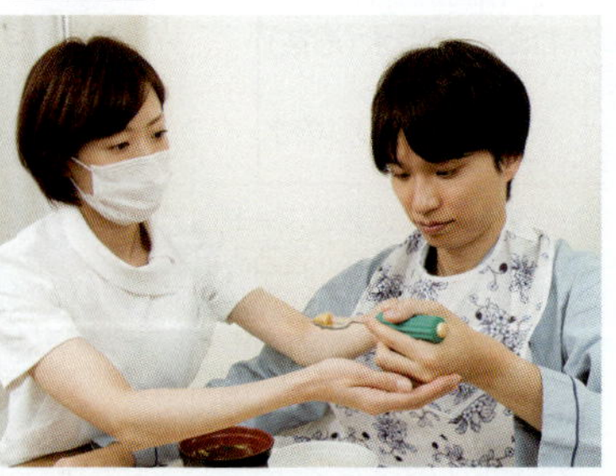

- 手を添える．
- 適切な一口量をすくったスプーンを渡す．など

8 口に入れる

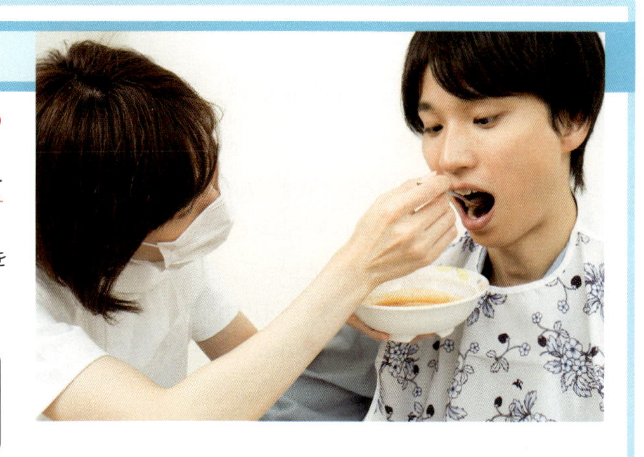

- スプーンホール全体が舌の中央にのるように正面から口に入れる．
- 顔面や口腔に麻痺がある場合は，頭を麻痺側に向けてもらう*．食べ物は健側の舌に置く．

* なぜなら これにより麻痺側の咽頭腔を狭くし，食塊が健側を通りやすくすることで誤嚥が予防できるからです．

手技のコツ

右側から援助する場合は右手で，左側からの場合は左手で介助すると患者さんの正面から介助することができます．

9 スプーンを引き抜く

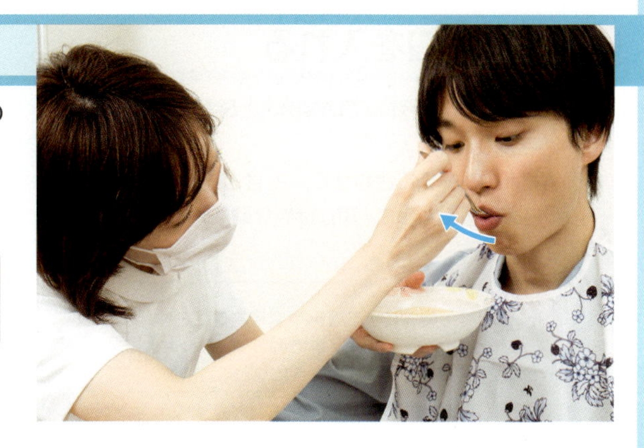

- 患者さんに口をしっかりと閉じてもらい，スプーンのカーブに沿って，斜め上方にゆっくりと引き抜く．
- 箸の場合は，まっすぐに入れてまっすぐに引き抜く．

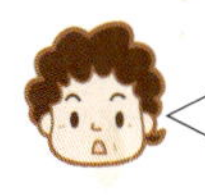

! 注意

口にスプーンを入れたり，引き抜いたりする際は，患者さんのあごが上がらないように気をつけましょう．

10 観察する

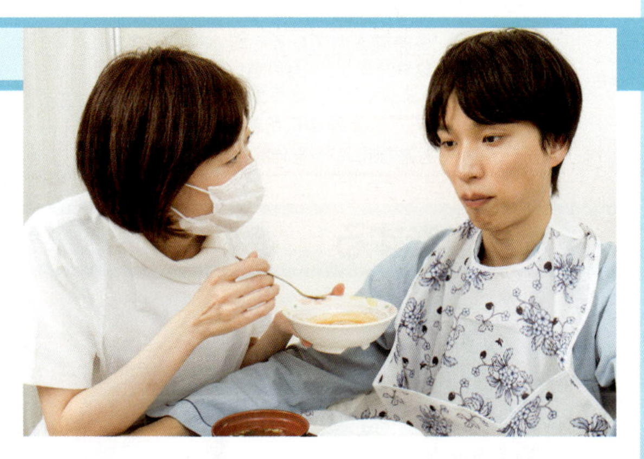

- 咀嚼(そしゃく)や嚥下の状態を観察する．

観察ポイント

- □ 咀嚼運動，咀嚼時間
- □ 飲み込みまでの時間
- □ 飲み込み時の姿勢（➡手順 3）
- □ 喉頭挙上の有無
- □ むせの有無，程度
- □ S_pO_2値
- □ 呼吸状態の変化　　など

- 嚥下後，口を開けてもらい口腔内残渣(ざんさ)の有無を観察する．

飲み込めたかどうか確認するので口を開けてください

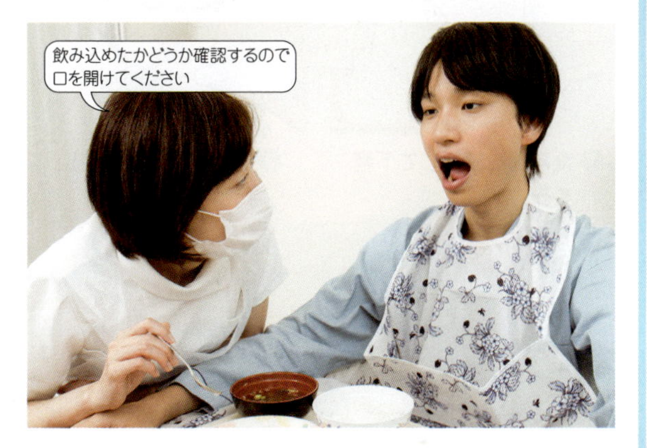

ポイント

咽頭残留を確認することも重要です．咽頭に違和感がないか聞いたり，嚥下前後に発声してもらい湿性嗄声(しっせいさせい)を確認したりしましょう．頸部聴診も有効です．もし咽頭残留が確認された場合，一度咳嗽してもらい再度飲み込んでもらいましょう．

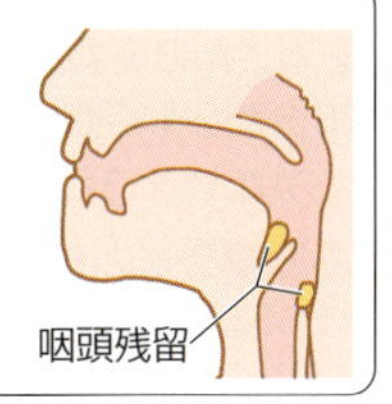

●経皮的動脈血酸素飽和度(S_pO_2)：percutaneous arterial oxygen saturation

Column 「むせ＝誤嚥」ではない？

むせは，喉頭や気道に入った異物を体外に排出するための正常な生体防御反応です．その有無だけで誤嚥の判断をすることはできません．ただし，頻度が高い場合には誤嚥や嚥下障害の可能性を考え，食事内容や食べ方を見直す必要があるでしょう．

また，むせがないからといって，安心することもできません．不顕性誤嚥〔p.111〕の可能性があるからです．

つまり，「むせ＝誤嚥」，「むせがない＝誤嚥がない」というわけではないのです．誤嚥の判断には，むせだけでなく食事中の小さな変化を見落とさずに観察していくことが必要です．

医療情報科学研究所

11 次の一口を入れる

- 口の中に食べ物が残っていないこと確認し，手順7～10を繰り返す．
- 患者さんのペースに合わせて，主食と副食をバランスよく摂取できるように，声かけや介助を行う．

次は違うものを
食べてみましょう

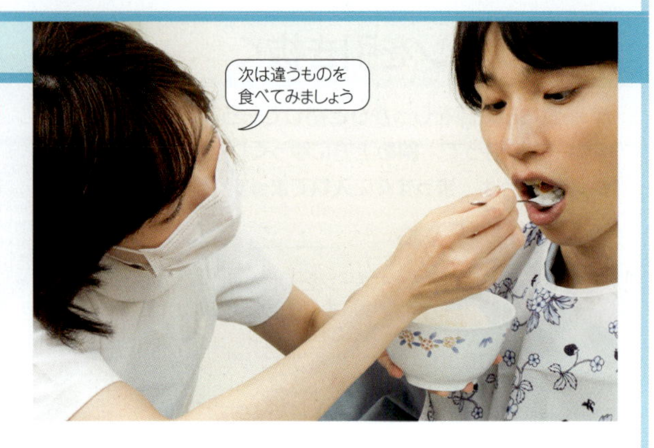

ポイント

疲労による誤嚥や窒息を起こさないように，1回の食事時間は30～45分程度となるようにしましょう．

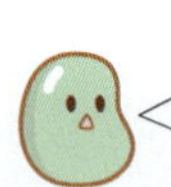

豆知識

唾液が付着したスプーンをお粥のお椀に長時間入れていると離水を招きます*．食事時間が長くなる場合は，小さなお椀にお粥を取り分けるといいでしょう．

*なぜなら 唾液に含まれるアミラーゼが，お粥のデンプンを分解するからです．

用語 離水

温度や形態などの変化により，お粥やゼリーなどの食品の水分が分離すること．消化酵素による栄養素の分解でも起こる．

12 片付けをする

お下げしますね

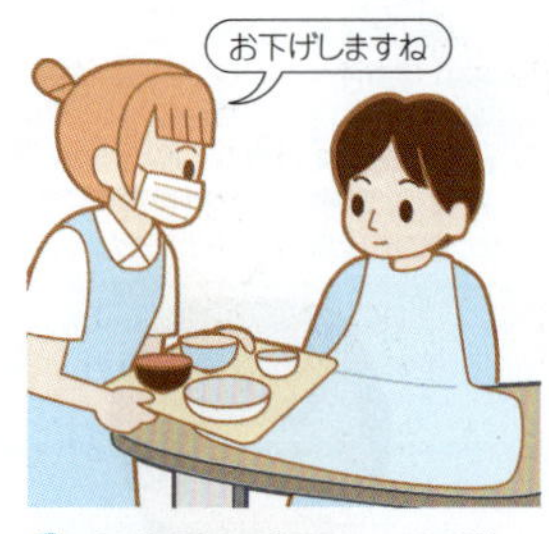

❶ 食事量を確認して下膳する．

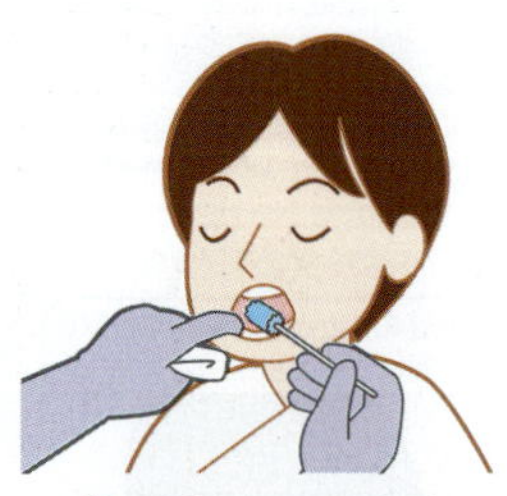

❷ 口腔ケア〔p.126〕を行う．

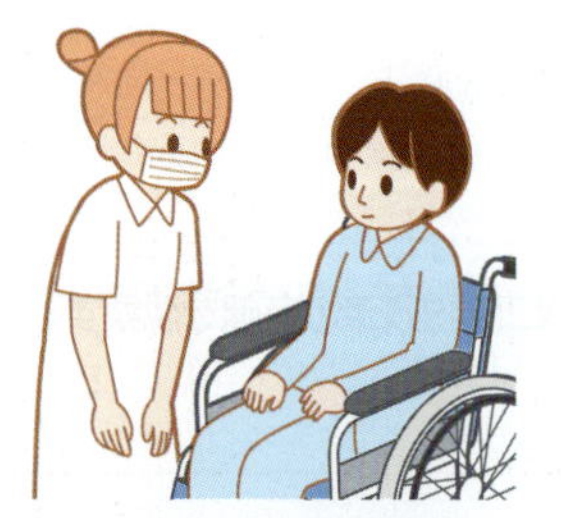

❸ 患者さんの姿勢を整え，30分から1時間は横にならない*ように伝える．

*なぜなら 逆流による誤嚥を予防するためです．

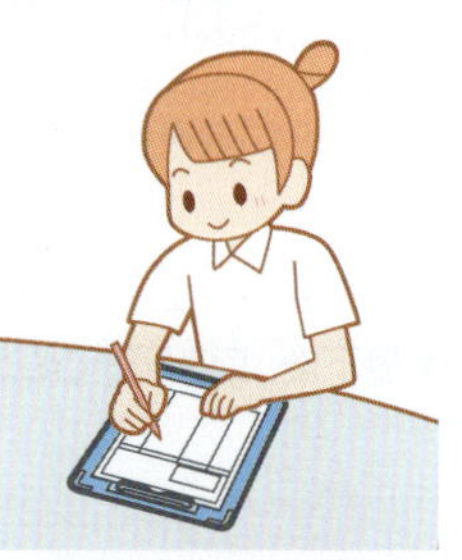

❹ 食事中の様子（疲労感，満足感，時間）や食事量，食べにくかった食物などを記録する．

視覚障害の患者さんへの介助

- 視覚障害の患者さんには，視覚以外の感覚を活用して食事による満足感を得られるような介助が必要です．

配　膳

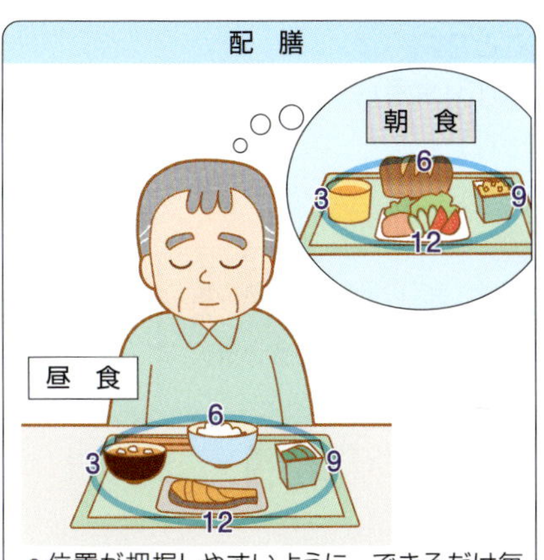

- 位置が把握しやすいように，できるだけ毎食同じ食器を同じ位置に配置する．
- 机を時計の文字盤に見立てて配膳し，説明すると，食器の位置を把握してもらいやすい．

食事の説明

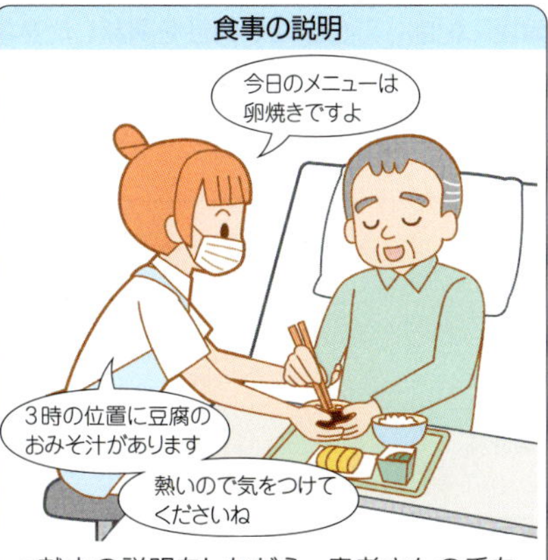

- 献立の説明をしながら，患者さんの手を取って食器の位置を確認させる．
- どのような食事であるかイメージできるように説明する．

ポイント
好き嫌いやアレルギーがある場合もあるため，どのような具材が使用されているかも説明しましょう．

手技のコツ
食事が終わりに近づいてきたら，食べ物がどれくらい残っているかを伝えたり，お皿の上の食べ物を1ヵ所にまとめてあげたりしましょう．

- 患者さんのそばを離れる前には，ナースコールがすぐに押せる位置にあるかを確認しましょう．
- また，できるだけ自力で食べられるように，食べやすい大きさに切り分ける，皮をむくなどの配慮も大切です．

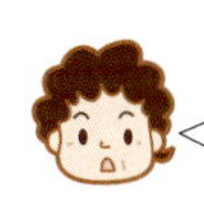
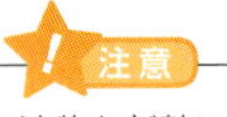

汁物など熱いものは熱傷の危険があるため，特に注意を促す必要があります．

高次脳機能障害の患者さんへの介助

- 高次脳機能障害〔病⑦p.157〕とは，主として連合野で営まれる言語，行為，認知，記憶，注意，判断などの知的活動が障害された状態をいいます．
- 高次脳機能障害の症状は多岐にわたりますが，摂食嚥下の過程〔p.109〕においては，特に「先行期」，「口腔準備期」，「口腔送り込み期」が障害されることが多いです．
- ここでは，注意障害〔病⑦p.158〕と半側空間無視〔病⑦p.36〕に関しての介助ポイントを紹介します．

注意障害の患者さんの場合

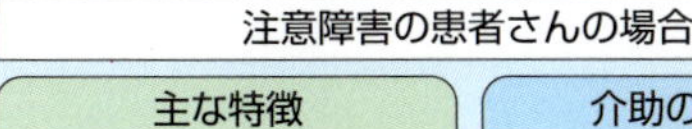

主な特徴

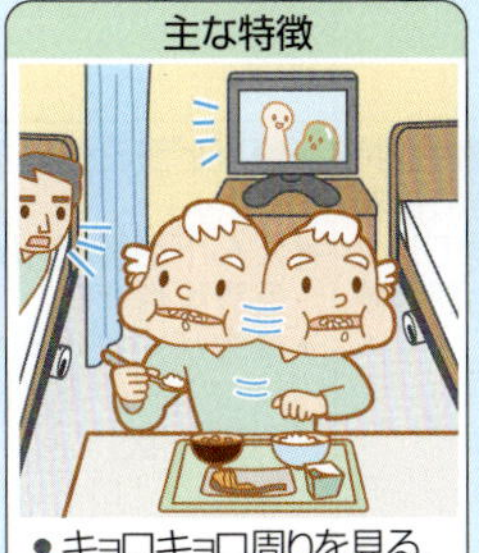

- キョロキョロ周りを見る．
- 食事のペースが早い．

介助のポイント

- テレビを消す，カーテンを閉めるなど，外部刺激を遮断し，食事に集中できるような環境をつくる．

半側空間無視の患者さんの場合

主な特徴

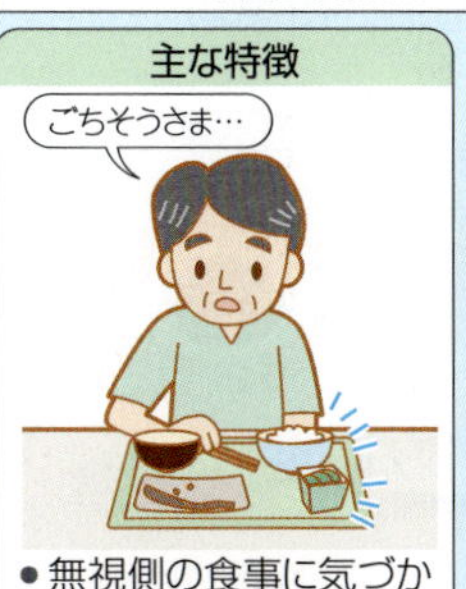

- 無視側の食事に気づかず残してしまう．
- 無視側の口腔内に食べ物が残りやすい．

介助のポイント

こちらにもありますよ

- カーテンや壁を使って，非無視側の外部刺激を遮断する*．
- 無視側に注意が向くように言葉がけをする．

*なぜなら 無視側へ注意を向けるためです．

食事援助　食事介助

Step Up

嚥下調整食

- 嚥下調整食とは，嚥下機能障害に配慮して食形態や物性を調整した食事のことです．
- 2013年9月に日本摂食嚥下リハビリテーション学会が発表した「学会分類2013（食事）」では，食事形態を大きく5段階に分け，コード番号を用いて示しています．

ポイント

重症症例の訓練･評価は，ゼリーで行う場合と，とろみ水で行う場合とがあります．ゼリーはj，とろみ水はtと表し，それぞれの関係性は図のようになります．
また，コード2は食品の種類が多いため，均質か不均質かで細分類されています．

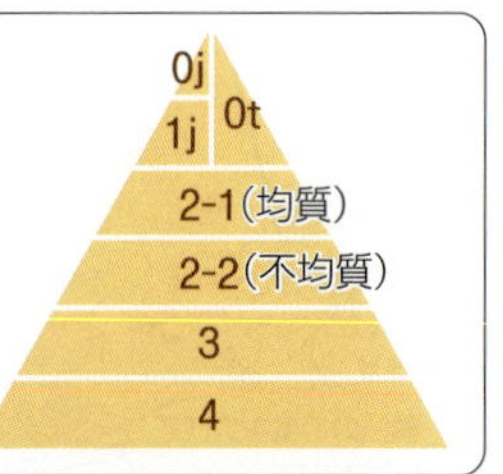

注意

コード番号は，全ての摂食嚥下障害の重症度に一致するわけではありません．患者さんに合わせた適切な食形態の選択が必要となります．

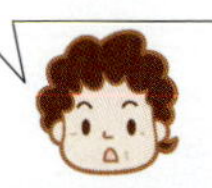

コード	形状	特徴	必要な能力	対応する他の分類
0j（嚥下訓練食品 j）	●付着性，凝集性，硬さに配慮された均質で離水が少ないゼリー．	●蛋白質含有量が少なく，重症症例に対する評価･訓練に用いる． ●適量をスライス状にすくいやすく，少量をそのまま丸のみが可能． ●残留した場合にも吸引が容易．	●若干の送り込み能力が必要．	●嚥下ピラミッドL0 ●えん下困難者用食品許可基準Ⅰ
0t（嚥下訓練食品 t）	●均質なとろみ水（原則的には中間または濃いとろみ〔p.119〕が適している）．	●蛋白質含有量が少なく，重症症例に対する評価･訓練に用いる． ●咽頭圧や食道入口部の開大〔p.109〕が不十分で咽頭残留や誤嚥しやすい場合に適用． ●量に配慮してスプーンですくい，丸のみが可能．	●若干の送り込み能力が必要．	●嚥下ピラミッドL3の一部（とろみ水）
1j（嚥下調整食 1j）	●ゼリー・プリン・ムース状の食事． ●主食は，おもゆゼリー，ミキサー粥のゼリー．	●0jより表面のざらつきはあるが，離水が少なく均質でなめらか． ●少量をすくってそのまま丸のみが可能．	●若干の食塊保持と，口蓋に舌を押しつけて送り込む能力が必要．	●嚥下ピラミッドL1･L2 ●えん下困難者用食品許可基準Ⅱ ●ユニバーサルデザインフード区分4（ゼリー状）

※この表は学会が発表した解説文と早見表を元に作成してあります．実際の使用にあたっては，『嚥下調整食学会分類2013』の本文で詳細を確認してください．

液体については，症例ごとに評価し，とろみ付け〔p.118〕の有無や程度を決定しましょう．

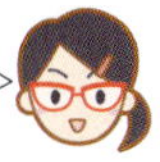

コード	形状	特徴	必要な能力	対応する他の分類
2-1（嚥下調整食2-1）	●ピューレ・ペースト・ミキサー食． ●主食は，粒がない，付着性の低いペースト状のおもゆや粥．	●均質かつなめらかで，ベタつかず，まとまりやすい． ●スプーンですくって食べることが可能． ●口腔内の簡単な操作で食塊状となる． ●咽頭残留や誤嚥しにくいように配慮したもの．	●下顎と舌運動により，食塊形成および保持が必要．	●嚥下ピラミッドL3 ●えん下困難者用食品許可基準Ⅱ・Ⅲ ●ユニバーサルデザインフード区分4
2-2（嚥下調整食2-2）	●ピューレ・ペースト・ミキサー食． ●主食は，やわらかい粒を含むが，離水がなく，付着性が低い粥類．	●ベタつかず，まとまりやすいが不均質なものも含む． ●スプーンですくって食べることが可能． ●口腔内の簡単な操作で食塊状となる． ●咽頭残留や誤嚥しにくいように配慮したもの．	●下顎と舌運動により，食塊形成および保持が必要．	●嚥下ピラミッドL3 ●えん下困難者用食品許可基準Ⅱ・Ⅲ ●ユニバーサルデザインフード区分4
3（嚥下調整食3）	●形はあるが，押しつぶしや食塊形成，移送が容易で，多量の離水がない食事． ●主食は，離水に配慮した粥．	●咽頭でばらけず，嚥下しやすいように配慮したもの． ●口腔内の簡単な操作で食塊状となる． ●咽頭残留や誤嚥しにくいように配慮したもの．	●舌と口蓋で食物を押しつぶす能力が必要．また，つぶしたものを食塊形成し，送り込む能力が必要．	●嚥下ピラミッドL4 ●高齢者ソフト食 ●ユニバーサルデザインフード区分3
4（嚥下調整食4）	●硬さ･ばらけやすさ･貼りつきやすさがなく，箸やスプーンで切れるやわらかさの食事． ●主食は，軟飯，全粥．	●誤嚥と窒息のリスクを配慮して素材と調理方法の選択をしたもの． ●歯がなくても対応可能であるが，舌と口蓋間での押しつぶしでは困難．	●上下の歯槽提間（しそうていかん）での押しつぶしまたはすりつぶし以上の咀嚼（そしゃく）能力が必要．	●嚥下ピラミッドL4 ●高齢者ソフト食 ●ユニバーサルデザインフード区分2および1の一部

協力：アサヒグループ食品株式会社

口腔ケア

監修
三鬼 達人

「食べる」，「話す」，「表情を作る」，「呼吸する」などの口腔機能は，加齢とともに衰えたり，疾患により障害を受けたりすることがあります．口腔機能の維持・向上のためには，口腔清掃やリハビリテーションなどの口腔ケアの実施が欠かせません．なかでも，口腔清掃は日常的に行うケアであるため，看護師として適切な介助技術を身につけなければいけません．特に，ケア中に出る汚れた水分や唾液を誤嚥しないように十分な注意を払って行いましょう．

口腔ケア

- 口腔ケアには，器質的口腔ケアと機能的口腔ケアがあります．
- 器質的口腔ケアは，口腔清掃により口腔環境を改善することで，口腔機能の維持・向上を図ります．
- 機能的口腔ケアは，リハビリテーションにより口腔機能の維持・向上を図ります．

器質的口腔ケア

目的

- 歯垢（しこう）や口腔内残渣（ざんさ）などの汚れを除去し，口腔内の細菌繁殖を予防する．
- 爽快感を得る．

方法

含嗽（がんそう） 〔p.134〕

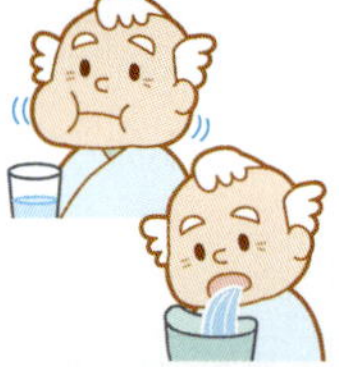

- 口腔内を保湿する．
- 大きな食物残渣を除去する．

ブラッシング 〔p.132〕

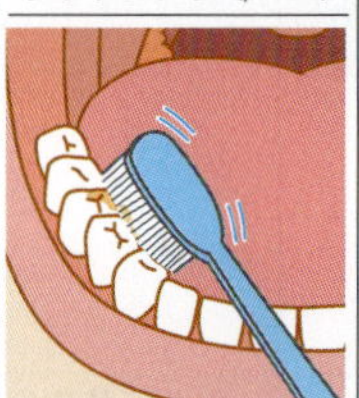

- 歯ブラシを用いて，歯間や歯肉縁下の汚れ，歯垢を除去する．

粘膜ケア 〔p.131〕

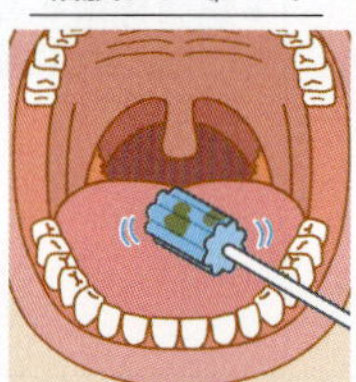

- 口腔粘膜に付着した汚れや剥離上皮，舌苔（ぜったい）〔p.133〕を除去する．

義歯ケア 〔p.137，138〕

- 義歯に付着した汚れや細菌を義歯用歯ブラシで除去する．

機能的口腔ケア

目的

- 口腔内の感覚を高める．
- 摂食嚥下，構音（発音）のための動きを維持・改善する．

方法

- 「肩，頸部，頬，口唇，舌の運動」，「口腔内マッサージ」，「発声訓練」などにより口腔周囲筋や唾液腺を刺激する．

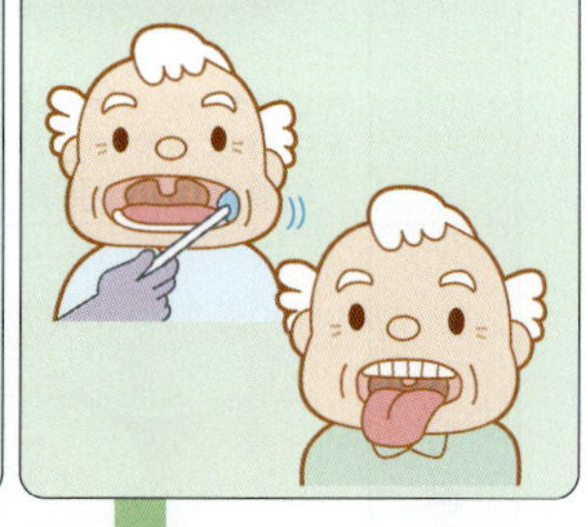

器質的口腔ケア → 口腔環境の維持・改善 → 口腔機能の維持・向上
機能的口腔ケア → 口腔機能の維持・向上

手技のコツ

口腔清掃は，口腔内に多くの刺激を与える行為です．また，口の開閉など口や頬の運動にもつながります．このようなリハビリテーションとしての側面を意識して器質的口腔ケアを行うことは，患者さんの口腔機能の向上に大きく寄与します．

非経口摂取の患者さんは，経口摂取をしている患者さんよりも口腔粘膜（舌や頬粘膜など）に汚れが付着しています*．

*なぜなら 咀嚼（そしゃく）が行われないと唾液分泌量が減少して，自浄作用が低下するからです．

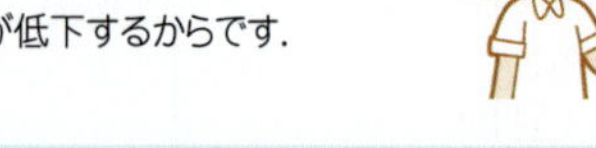

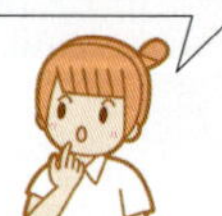

ということは，非経口摂取の患者さんに対しても口腔ケアは必要なんですね．

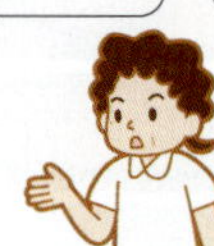

経口摂取できる状態になったときのために，摂食嚥下機能の廃用を予防しておくという意味でも重要です．

用語 歯垢（デンタルプラーク）

歯の表面に付着した細菌の塊で，口腔内バイオフィルムともよばれる．う歯や歯周病，口臭の原因であり，ブラッシングによる機械的な清掃でなければ除去できない．

口腔ケアの効果

- 口腔ケアを行うことによって，次のような効果を得ることができ，患者さんのQOLの向上につながります．

口腔感染症の予防

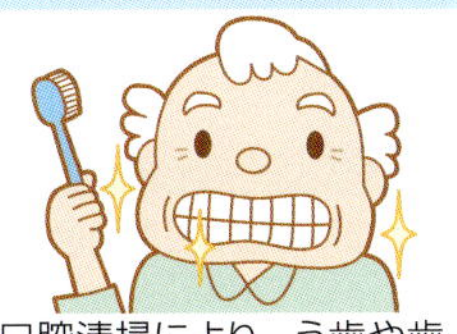

- 口腔清掃により，う歯や歯周病などを予防する．

口臭の予防

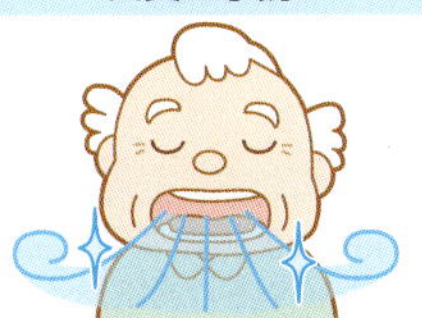

- 汚れの除去や乾燥の予防により口臭を防ぐ．

全身感染症の予防

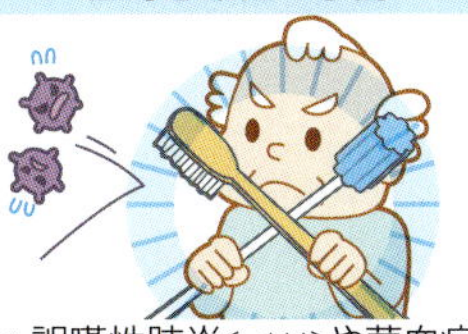

- 誤嚥性肺炎〔p.111〕や菌血症などの原因となる細菌数を減少させ，これらの感染症を予防する．

唾液分泌の促進

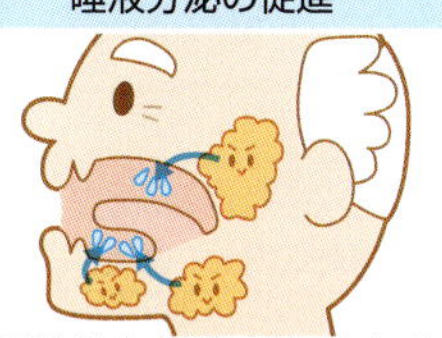

- 唾液腺を刺激することにより，唾液分泌を促進する．

食欲増進

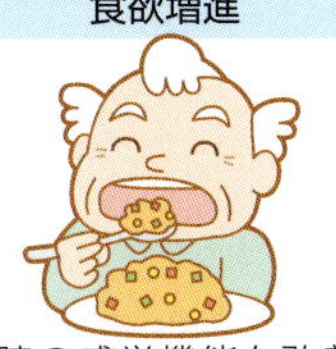

- 口腔の感覚機能を改善することにより，食欲を増進させる．

口腔機能の廃用予防

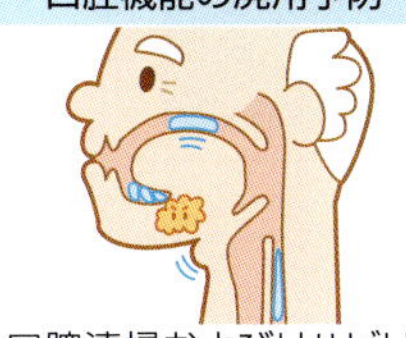

- 口腔清掃およびリハビリテーションにより口腔機能の廃用を予防する．

脳機能の活性化

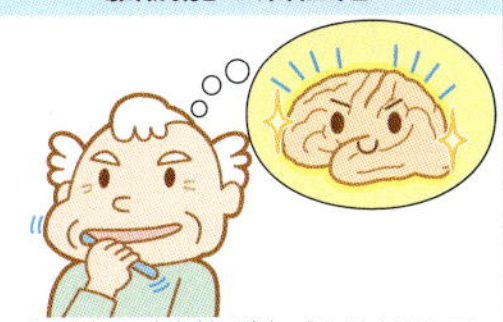

- 口腔に刺激が与えられることにより脳機能〔p.107〕が活性化する．

生活リズムの獲得

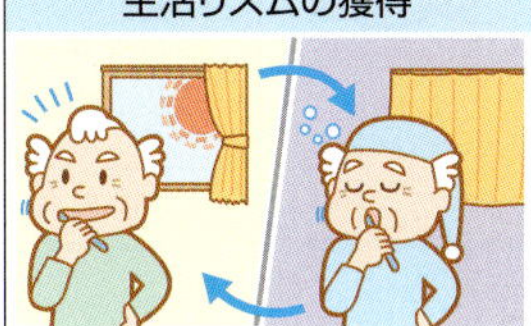

- 口腔ケアを通して生活リズムをつける．

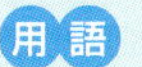

う歯
虫歯のこと．

菌血症
細菌が血液中に侵入した状態．感染性心内膜炎〔病②p.226〕などの原因となる．

必要物品 口腔ケア（ベッド上，全介助での場合）

個人防護具

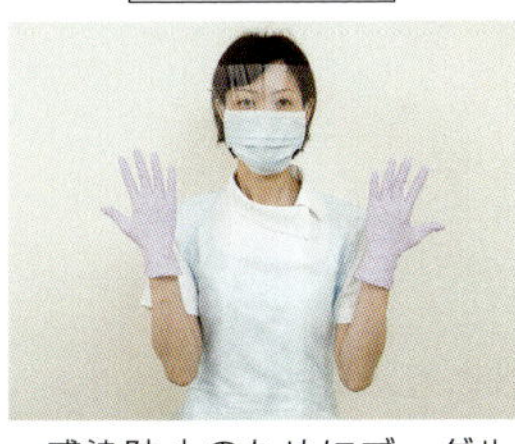

- 感染防止のためにゴーグル，マスク，エプロン，手袋を着用する．

フェイスタオル

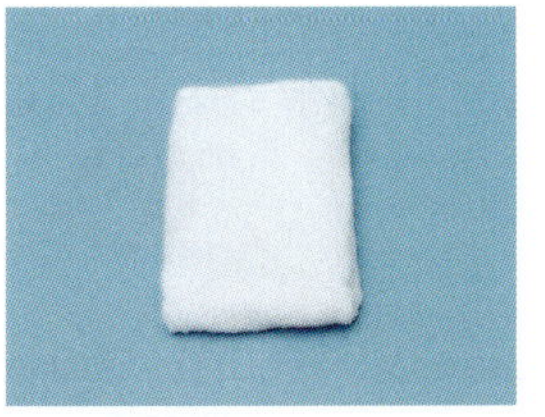

- 寝衣を汚さないため，また，口周囲の水分を拭き取るために用いる．

ペンライト

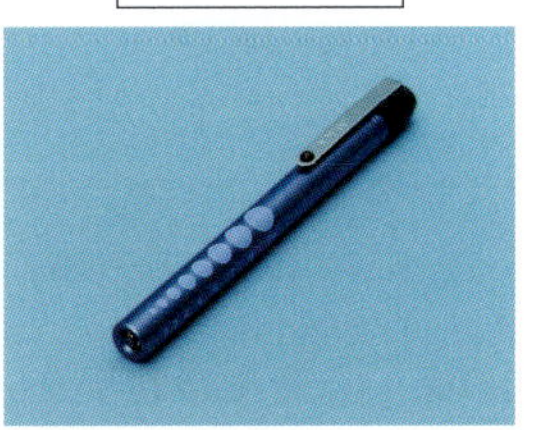

- 口腔内を観察するために用いる．

水

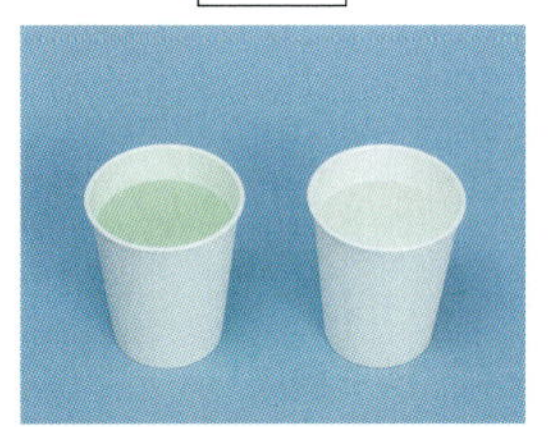

- ブラシを湿らせるため，また洗浄するために用いる．

スポンジブラシ

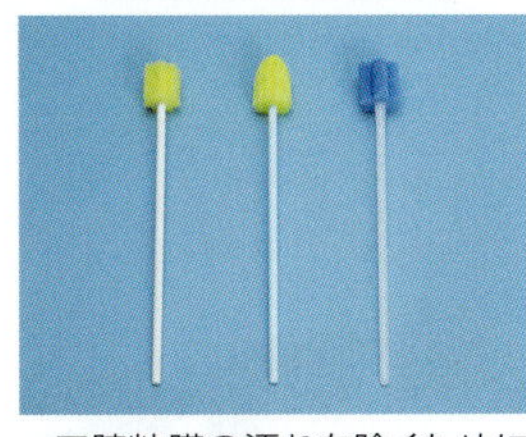

- 口腔粘膜の汚れを除くために用いる．

保湿剤

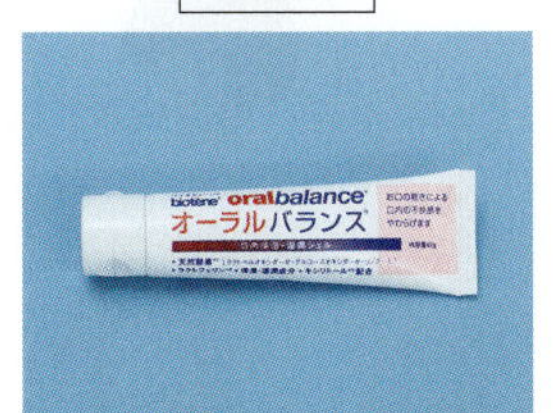

- 口腔内の乾燥予防，保湿のために用いる．

オーラルチューブ

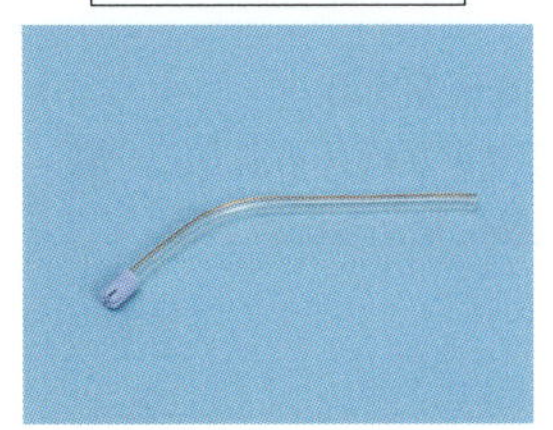

- 口腔内の唾液や汚水を吸引するため，吸引器に接続して使用する．

歯ブラシ

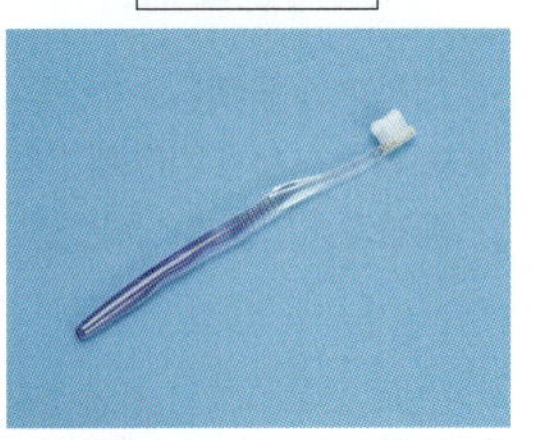

- 患者さんに応じて，適切なサイズや毛の硬さの歯ブラシを選択する．

次ページに続く

- 生活の質（QOL）：quality of life

歯磨き剤

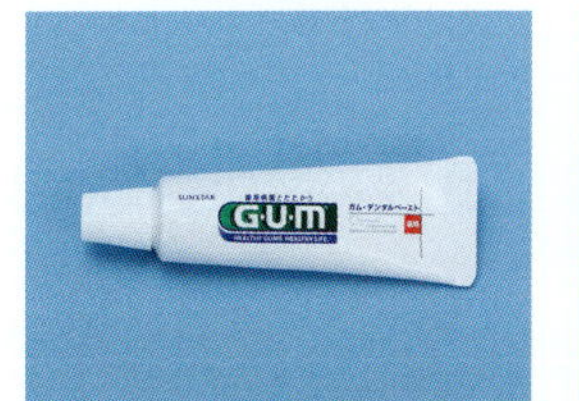

●清涼感を得る，歯周疾患を予防するなどの目的で用いる．

舌ブラシ

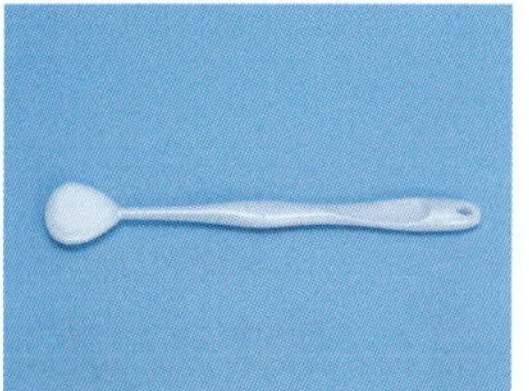

●舌苔(ぜったい)〔p.133〕を取り除くために用いる．

ガーゼ

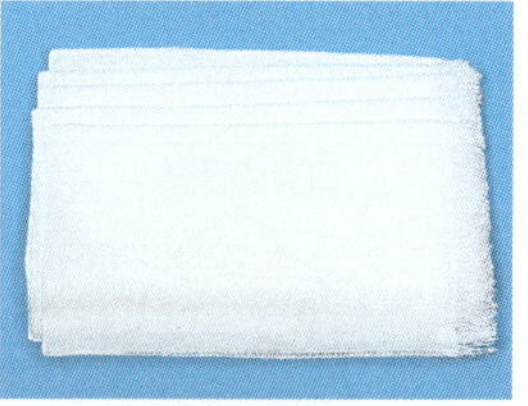

●口腔内を清掃するために用いる．専用の清拭シートなどもある．

廃棄物入れ

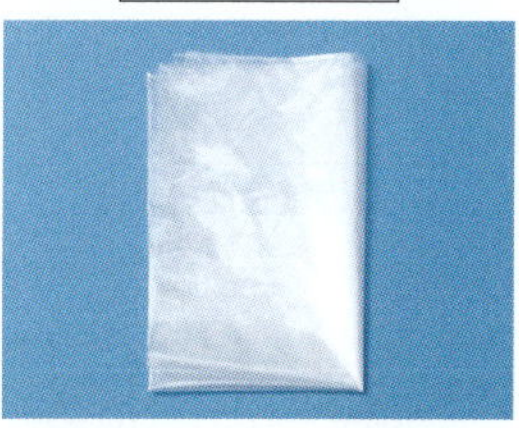

●ビニール袋などを用意する．

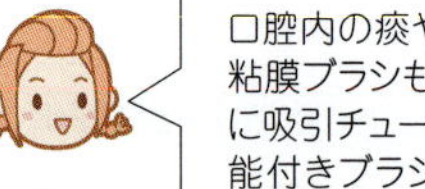

ポイント

口腔内の痰や唾液を絡め取る専用の粘膜ブラシもあります．さらに，これに吸引チューブが一体となった吸引機能付きブラシもあり，誤嚥の可能性のある患者さんには特に有効です．

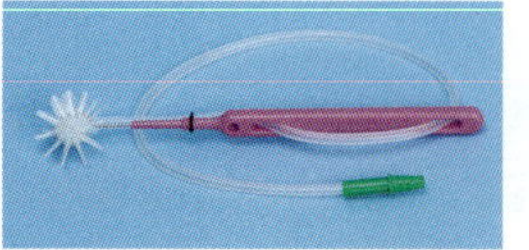

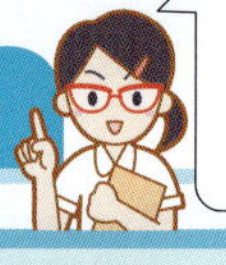

ここでは全介助での方法を紹介しますが，ケアは患者さんができない部分を補うことが基本です．本書のポイントや注意点を参考にして，患者さんのADLや理解度に応じた介入となるようにケアを組み立てましょう．

手順 口腔ケア（ベッド上，全介助での場合）

1 準備をする

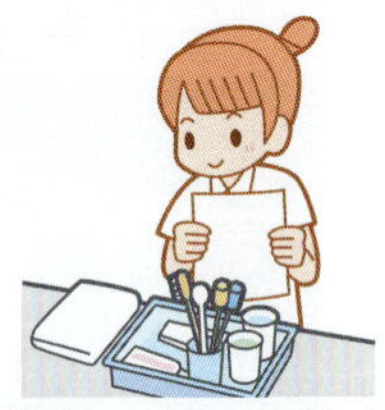

❶嚥下機能，ADL，口腔内の状態に応じた必要物品を準備する．

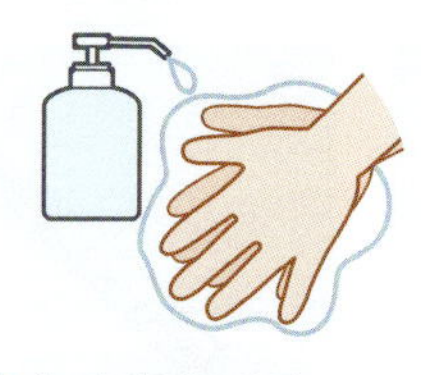

❷衛生学的手洗い〔p.15，16〕をする．

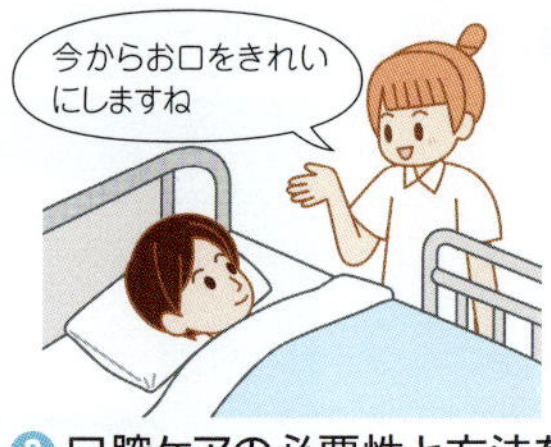

❸口腔ケアの必要性と方法を説明する．

2 環境を整える

- 口腔内が観察しやすい明るさを確保する．
- 患者さんから目を離さないでケアが行えるように，動線を考えてできる限り近い位置に物品を配置する．

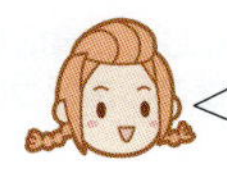

ポイント

誤嚥リスクのある患者さんの場合は，ケア中に汚水や唾液を吸引する必要があります．吸引器がすぐに使用できる状態か確認しておきましょう〔看②p.179〕．

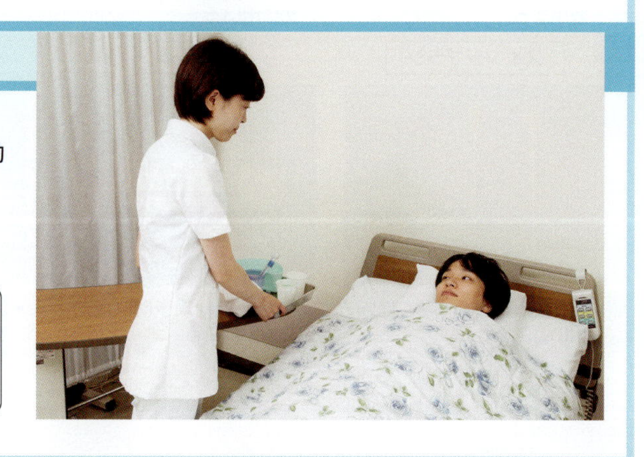

●日常生活活動（ADL）：activities of daily living

3 体位を整える

- 患者さんのADLや全身状態に応じて，可能な限りギャッジアップし，頸部屈曲位〔p.116〕となるように体位を整える．
- あごの下から両肩にかけてフェイスタオルで覆う*．

* なぜなら 寝衣が汚れないようにするためです．

ポイント
姿勢が安定しているか，苦痛に感じていないかといったことも確認しましょう．

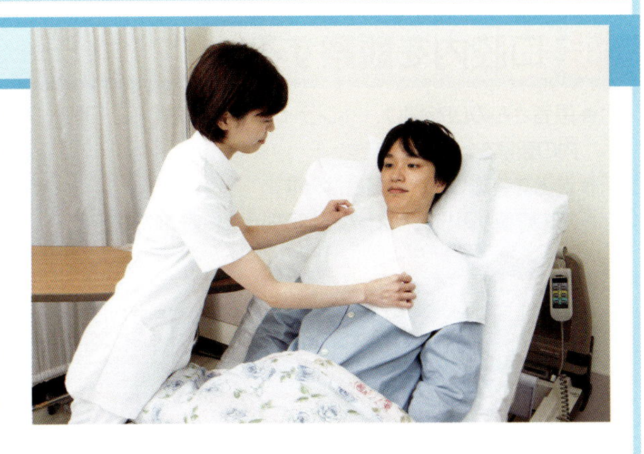

体位と誤嚥予防

- 口腔ケア時の体位は，誤嚥を予防するために非常に重要です．基本的には，ケアにより排出される汚れや汚水，唾液などが気道へ流入しにくいように，できる限り坐位やギャッジアップによって身体を起こします．
- どのような体位であっても，体幹が安定し，頸部屈曲位〔p.116〕となるように枕やクッションを活用して調整する必要があります．

口腔ケア時の体位

坐　位	ファウラー位	セミファウラー位	側臥位
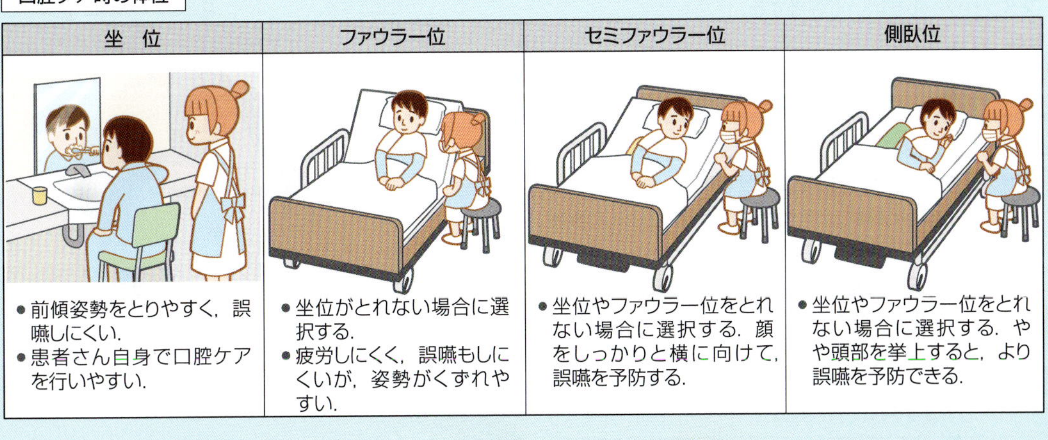			
●前傾姿勢をとりやすく，誤嚥しにくい． ●患者さん自身で口腔ケアを行いやすい．	●坐位がとれない場合に選択する． ●疲労しにくく，誤嚥もしにくいが，姿勢がくずれやすい．	●坐位やファウラー位をとれない場合に選択する．顔をしっかりと横に向けて，誤嚥を予防する．	●坐位やファウラー位をとれない場合に選択する．やや頭部を挙上すると，より誤嚥を予防できる．

手技のコツ

片麻痺の患者さんにベッド上で口腔ケアを行う場合は，麻痺側が上になるように側臥位に整え*，顔を麻痺側に向ける**とよいでしょう．

* なぜなら 嚥下機能が低下している麻痺側を下にすると，溜まった汚れや汚水を誤嚥するリスクが高くなるからです．

** なぜなら 麻痺側の咽頭部が狭くなり，誤嚥しにくくなるからです．

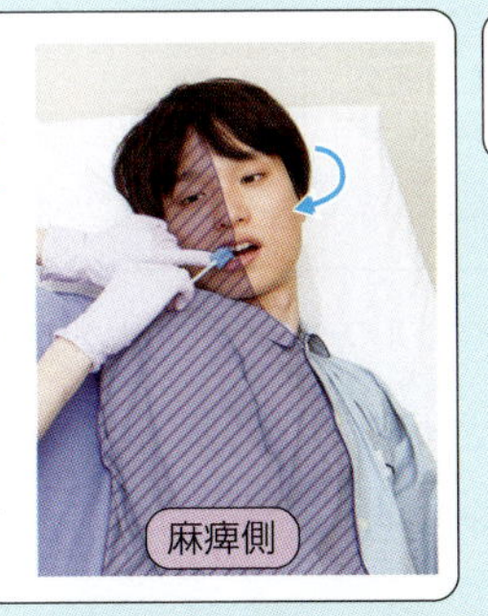

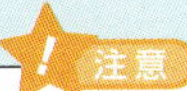

注意
仰臥位での口腔ケアは最も誤嚥のリスクが高くなります．

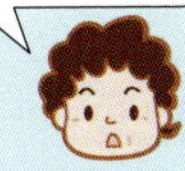

- 介助者は，患者さんの頸部が伸展しないように患者さんと顔の高さを同じにし，目線を合わせてケアを行います．
- 患者さんだけでなく，介助者自身がケアを行いやすい姿勢や立ち位置をとることも安全にケアを実施するうえで重要です．

4 口腔内を観察する

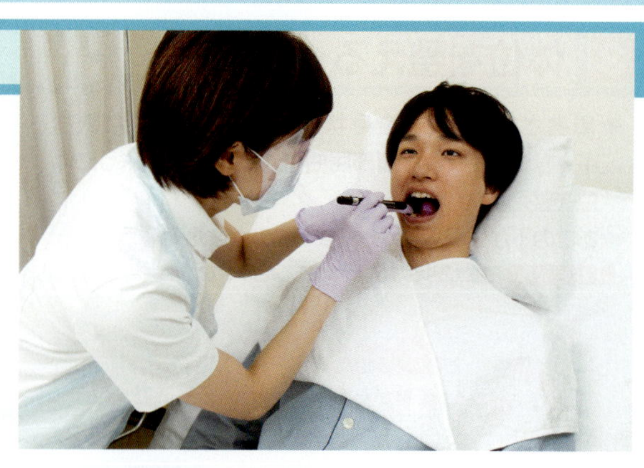

- 患者さんの口を開け，ペンライトを適宜使用し，口腔内の観察を行う．
- 義歯を装着している場合は外す．
- 痰の貯留がみられるようなら口腔吸引〔看②p.180〕を行う．

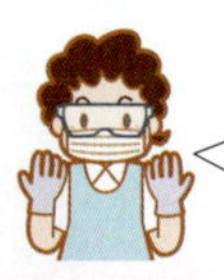

注意
観察する際には，個人防護具を着用しておかなければなりません．

観察ポイント

- □口唇や口角の乾燥の有無
- □口臭の有無
- □自歯，動揺歯の状態
- □歯垢（しこう）〔p.126〕，歯石の付着の有無
- □義歯の適合性〔p.138〕，破損や汚れの有無
- □口腔乾燥の有無と程度
- □舌苔（ぜったい）〔p.133〕，舌乳頭の萎縮の有無
- □食物残渣（ざんさ）の有無
- □疼痛の有無
- □出血の有無
- □歯肉の腫脹，発赤の有無
- □潰瘍の有無
- □分泌物や痰などの付着の状態

など

- 臨床現場ではOHAT〔p.139〕やROAGなどの口腔アセスメントツールを用いて評価する．

手技のコツ
患者さん自身で歯磨きや含嗽（がんそう）を行っている場合も，口腔内の評価は適宜行うようにしましょう*．
*なぜなら 患者さんができているつもりでも，汚れが十分に除去できていないことがあるからです．

用語
動揺歯 ぐらぐらしている歯のこと．疼痛や出血を生じやすく，脱落すると誤嚥や誤飲の原因となる．
歯石 歯垢が石灰化し，歯の表面に強固に付着したもの．ブラッシングでは除去できず，歯科医や歯科衛生士による専門的な口腔ケアが必要となる．

5 口唇・口腔内を湿潤させる

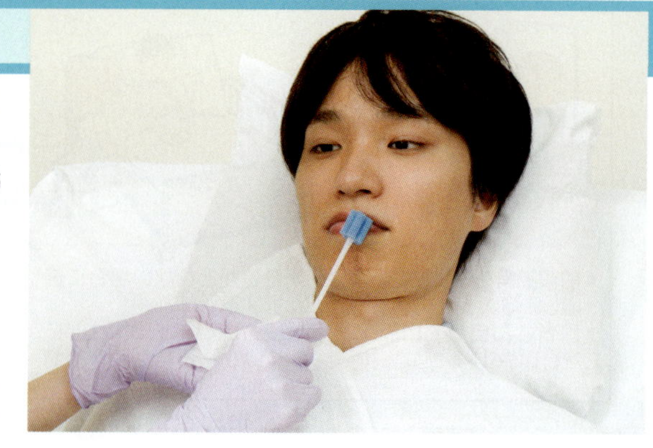

- 湿らせたスポンジブラシ〔p.131〕で口腔粘膜を刺激して唾液分泌を促し，十分に湿潤させる*1．

*1 なぜなら 乾燥して固着した汚れを無理に除去すると，口腔粘膜を傷つけてしまう可能性があるからです．

- 口唇が乾燥している場合は，口唇から湿潤させる*2．

*2 なぜなら ひび割れや疼痛，出血の原因となるからです．

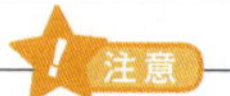

ポイント
口腔内がひどく乾燥している場合には，保湿剤を塗布〔p.135〕して湿潤するまで待ちましょう．

注意
ケア中は口腔粘膜の刺激により出る唾液や汚水を誤嚥する可能性があります．オーラルチューブで適宜吸引しながら行いましょう．

手技のコツ
視野の確保には口角鉤（オーラルワイルダー®，アングルワイルダー®など）を使用すると便利です．また，意識障害がある患者さんは，口にものが入った刺激で反射的に口を閉じたり，歯をくいしばったりすることがあります．指を歯列の間に入れないように注意し，必要に応じてバイトブロック（デンタルブロック®，キュアケアバイトブロック®など）を使用するとよいでしょう．ただし，前歯にバイトブロックを使用してはいけません*3．
*3 なぜなら 前歯は歯根が1本しかなく折れやすいからです．

オーラルワイルダー®

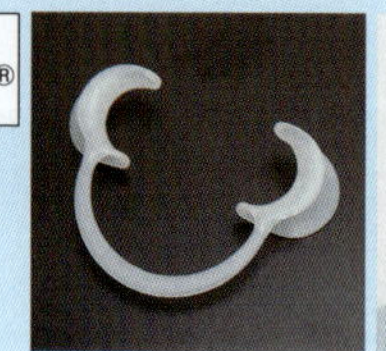

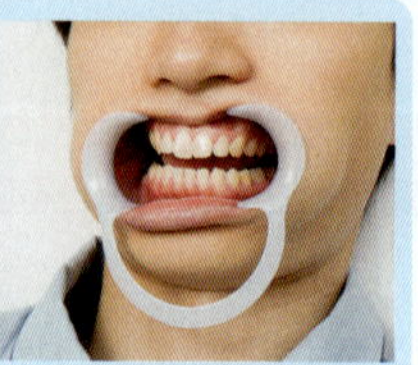

デンタルブロック®

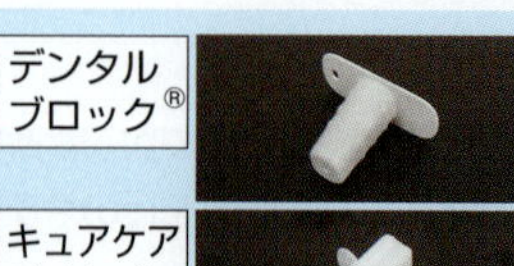

キュアケアバイトブロック®

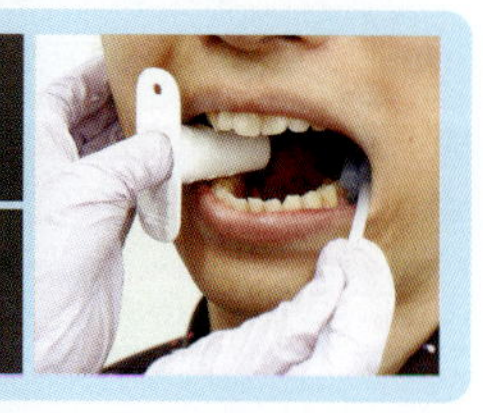

●OHAT：Oral Health Assessment Tool ●ROAG：Revised Oral Assessment Guide

スポンジブラシの使い方

- スポンジブラシは必ず水で湿らせて使用します．ただし，十分に絞ってから口に入れることが重要です*．

*なぜなら 水を含んだままでは，スポンジから流れ出た水を誤嚥する可能性があるからです．

- スポンジブラシは，回転させながら「奥から手前」，「中から外」に向かって汚れをかき出すように動かします．

スポンジブラシの使用方法

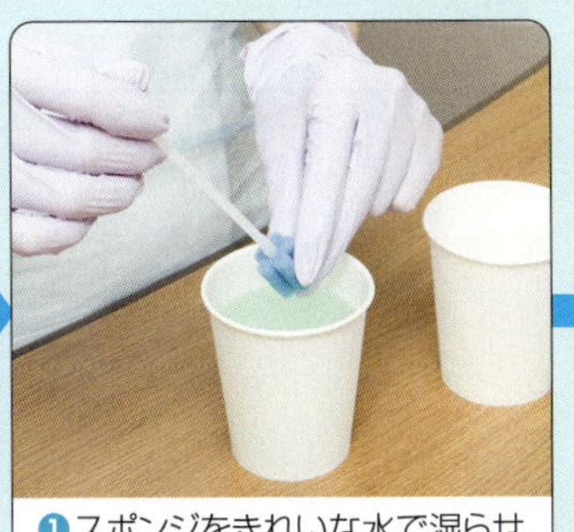

❶スポンジをきれいな水で湿らせ，しっかりと絞る．

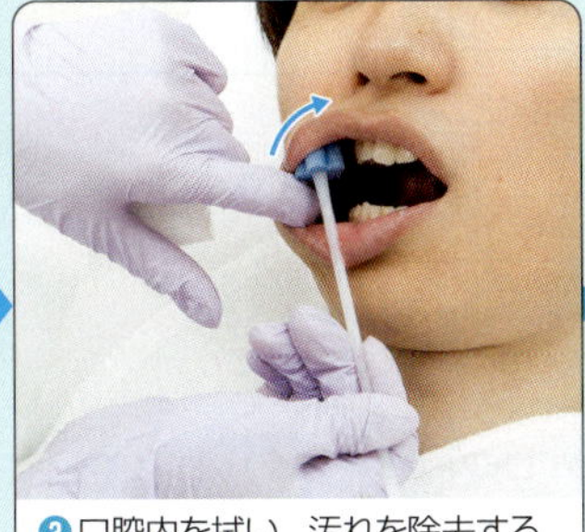

❷口腔内を拭い，汚れを除去する．

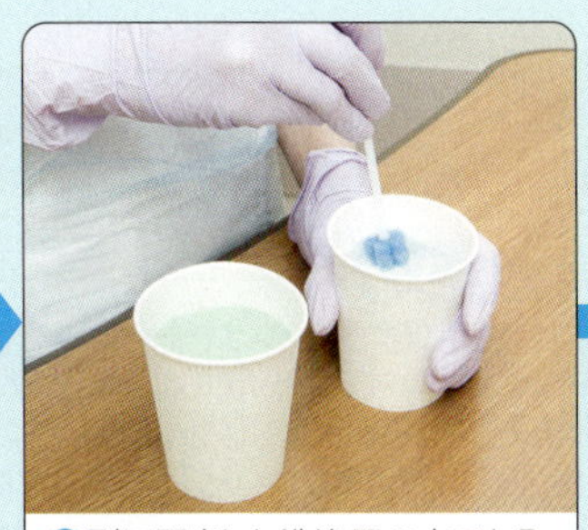

❸別に用意した洗浄用の水でもみ洗いし，しっかりと絞る．

- スポンジを湿らせるための水と，洗うための水を用意し，汚い水を含んだスポンジを口に入れないようにします．

注意

口腔内をぬぐう際，咽頭や舌根部を刺激すると嘔吐反射を引き起こすので，奥まで入れないように注意しましょう．このときの不快感が，開口拒否〔p.136〕につながることもあります．

手技のコツ

スポンジの汚れが著明な場合は，ティッシュで拭き取ってから，もみ洗いをするとよいでしょう．

6 大きな汚れを除去する

- 口唇や頬粘膜を指で避けながら，付着している大きな汚れや保湿剤を，スポンジブラシでかき出す．
- 口腔粘膜の汚れをしっかりと除去する（粘膜ケア）．

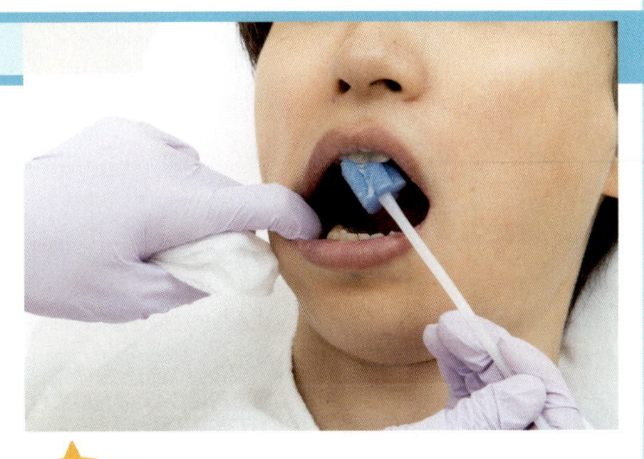

ポイント

摂食嚥下機能が低下している患者さんは，頬の内側に食べ物が残留しやすくなります．そのような大きな汚れを除去することで，効率よく口腔ケアを行うことができます．

手技のコツ

口腔内が乾燥状態にあると，口蓋や舌根部に痂皮（かひ）状の汚れが付着しやすくなります．これは，剝離上皮や，それに堆積した痰，凝血塊（ぎょうけつかい），食物残渣（ざんさ）などの集合体です．十分に湿潤させて粘膜を傷つけないように除去しましょう．

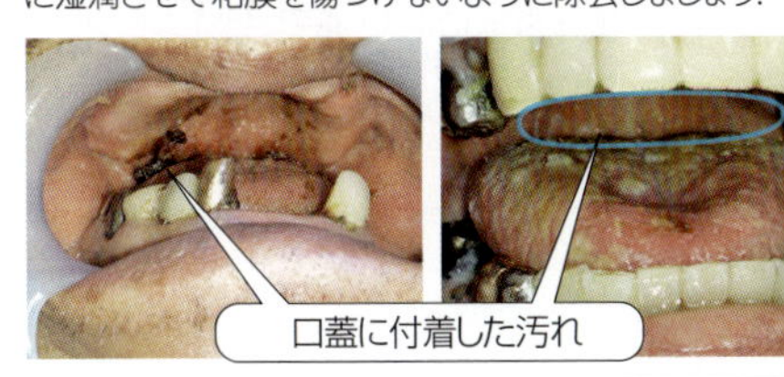

口蓋に付着した汚れ

注意

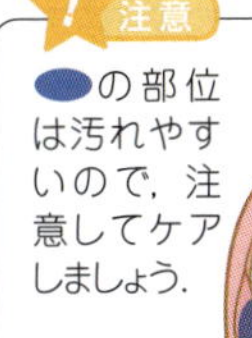

●の部位は汚れやすいので，注意してケアしましょう．

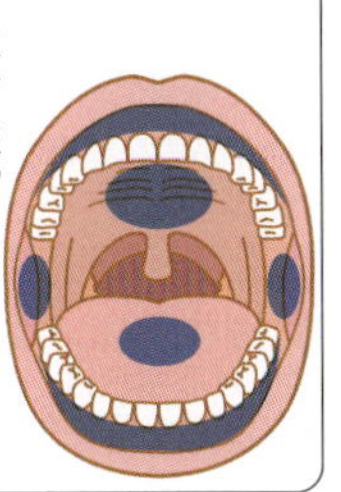

血液疾患や化学療法などで出血傾向が強い患者さんは，痂皮状の汚れや凝血塊が付着していることが多いです．これらを無理に除去することは，出血の原因となります．十分な保湿により出血を予防しつつ自然にはがれるまで待ちましょう．

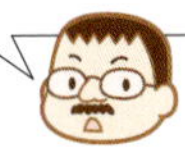

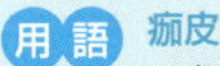

用語

痂皮
かさぶた．滲出液や血液成分などが乾燥し，上皮に固着したもの．皮膚や粘膜の創傷面が空気に触れていることにより形成される．

凝血塊
血管外で血液が流動性を失ってできるゼリー状の塊．

7 ブラッシングする

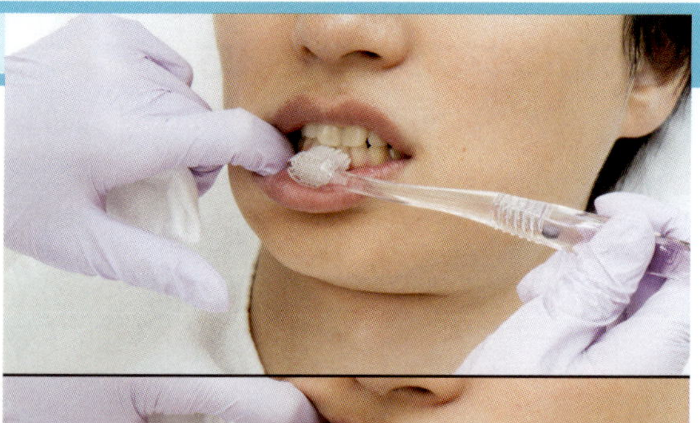

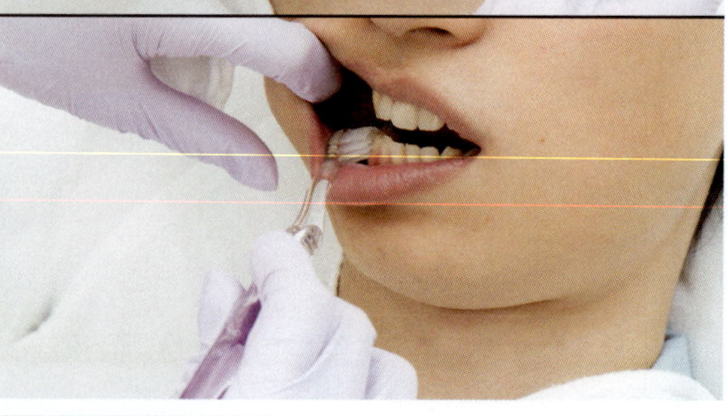

- 歯ブラシを軽くぬらし，鉛筆のように持つ＊．

＊ なぜなら 握ると力が入ってしまい，歯肉を傷つけてしまうからです．

- 口唇や頬粘膜を指で避けながら，歯を1～2本ずつ丁寧に磨く．

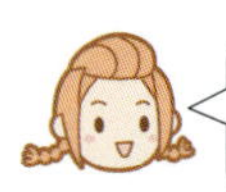

ポイント
あらかじめ磨く順番を決めておくと，磨き残しを防ぐことができます．

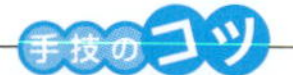

手技のコツ
汚れの除去はブラッシングで十分に可能なため，歯磨き剤の使用は絶対ではありません．患者さんの希望などで使用する場合は，小豆大程度の使用にとどめましょう＊＊．

＊＊ なぜなら 使用量が多いと，泡だらけになって口の中がよく見えなくなり，磨き残しの原因となるからです．

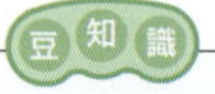

豆知識
一般に市販されている歯磨き剤には，発泡剤や研磨剤などの化学物質が含まれています．これらを誤嚥すると，容易に誤嚥性肺炎を引き起こしてしまうため，摂食嚥下障害がある患者さんには原則歯磨き剤は使用しません．必要がある場合には，発泡剤や研磨剤を含まない歯磨き剤を使用しましょう．

発泡剤や研磨剤を含まない歯磨き剤

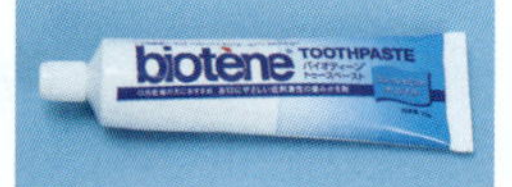

ブラッシングの方法

- 部位によって歯ブラシを当てる角度を変えて，1本ずつ磨くつもりで左右に小刻みに動かしていきます．
- ブラッシングの方法には次のようなものがあります．目的や患者さんの歯の状態に応じて適切なブラッシング方法を選択しましょう．

スクラビング法

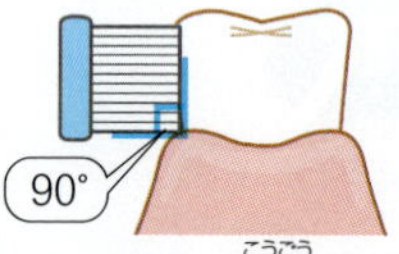

- 歯の表面，咬合（こうごう）面を磨くのに適している．
- 歯ブラシの先を歯の表面，または咬合面に対して90°に当てて左右に動かす．

バス法

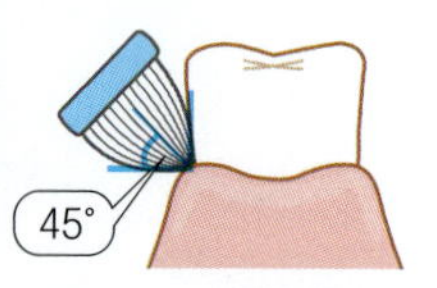

- 歯と歯肉の間を磨くのに適している．
- 歯ブラシの先を歯の表面に対して45°の角度で当て左右に動かす．

ローリング法

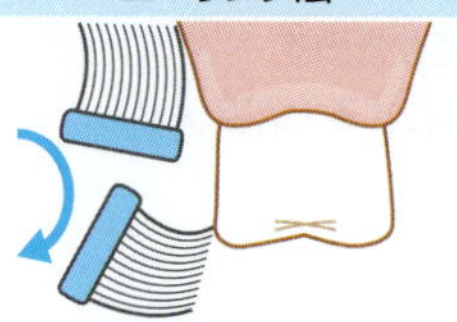

- 歯肉をマッサージするのに適している．
- 歯ブラシの側面を歯肉に沿わせて当て，圧をかけたまま歯肉から歯の表面に向かって動かす．

フォーンズ法

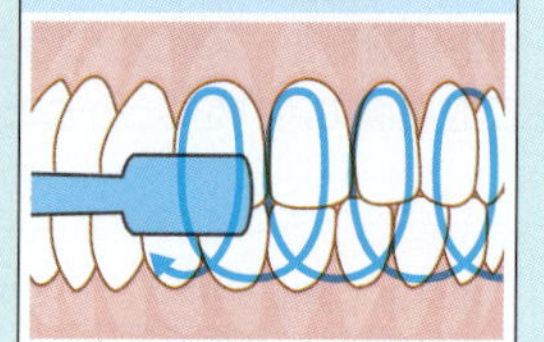

- 歯の表面，咬合面を磨くのに適している．
- 歯ブラシの先を歯の表面に対し90°に当て，円を描くように動かす．

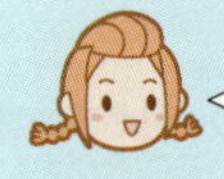

ポイント
介助する場合には小児用の小さな歯ブラシが適しています＊．

＊ なぜなら 介助が必要な患者さんは，大きく口を開けることができない人が多いからです．

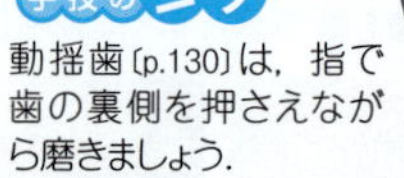

手技のコツ
動揺歯〔p.130〕は，指で歯の裏側を押さえながら磨きましょう．

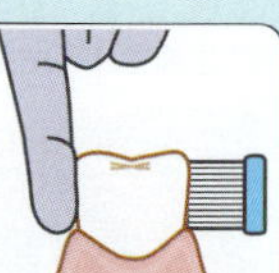

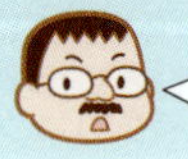

ブラッシング時に歯肉から出血することがあります．原因が歯周病などの炎症による場合は，やわらかい歯ブラシを使用し，出血をおそれずに適度な圧をかけてしっかりと歯垢を除去することが重要です＊＊．

＊＊ なぜなら 歯垢（しこう）を除去しなければ出血は改善されないからです．

ただし，出血傾向が強い患者さんの場合は，歯肉を傷つけないように注意してブラッシングしましょう．

8 舌苔を除去する

- 舌をできるだけ前方へ突き出してもらう．または，手で軽く引き出す．
- 奥から手前に向かってかき出すように，舌ブラシ，またはスポンジブラシを動かす．

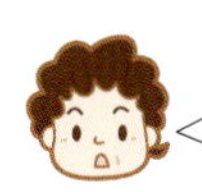
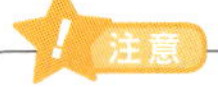

注意
力を入れすぎたり，こすりすぎたりすると，舌乳頭を傷つけてしまうので注意しましょう．舌が白く見えてもガーゼやスポンジでぬぐって何も付着しなければ，それ以上行う必要はありません．

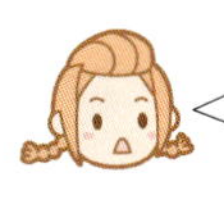

ポイント
舌苔は一度に除去する必要はありません．無理せず毎日少しずつ除去しましょう．

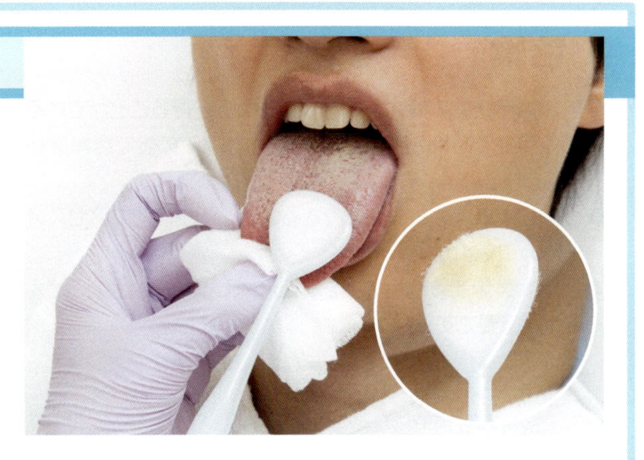

用語　舌苔
剝離上皮，細菌，食物残渣などが舌に付着し苔状になったもの．

9 口腔内を清拭する

- 湿らせたガーゼを固く絞って，指に巻きつける．
- 手順 7，8 で出た汚染物を奥からぬぐい取る．
- 一度ぬぐうたびにガーゼの面を変えて，口腔内全体がきれいになるまで繰り返す．

注意
上下の歯や歯肉だけでなく，口蓋，舌，頬の内側も拭き忘れがないように注意しましょう．

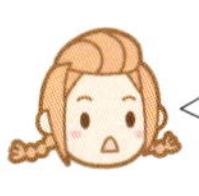

ポイント
可能であれば，含嗽〔p.134〕により汚れを除去しましょう．

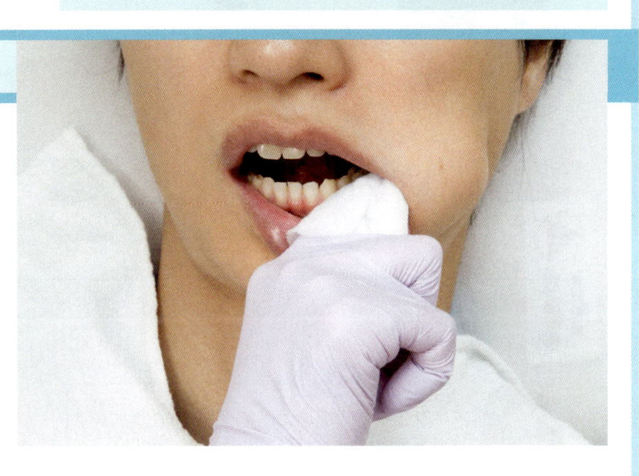

- 最後に口腔内を観察し，汚れ，口臭，乾燥の有無などを評価する．
- 必要時，保湿ケア〔p.135〕を行う．

10 終わりに

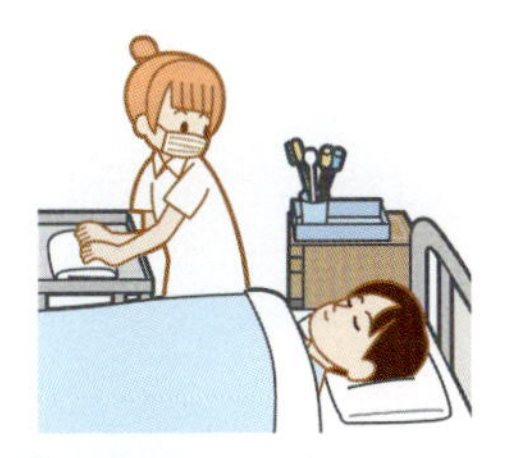

❶ 患者さんを安楽な体位にし，フェイスタオルを外す．

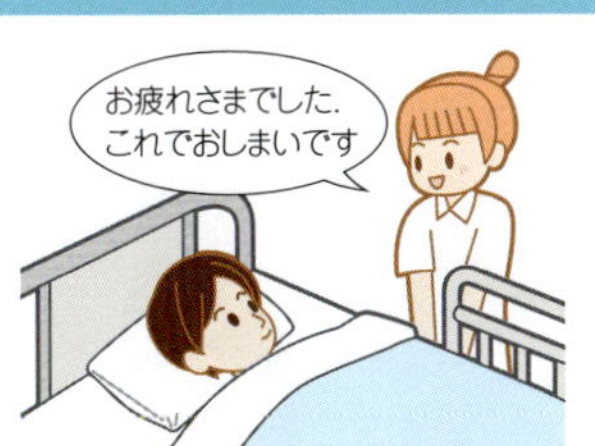

❷ 患者さんに終了したことを伝え，ねぎらいの言葉をかける．

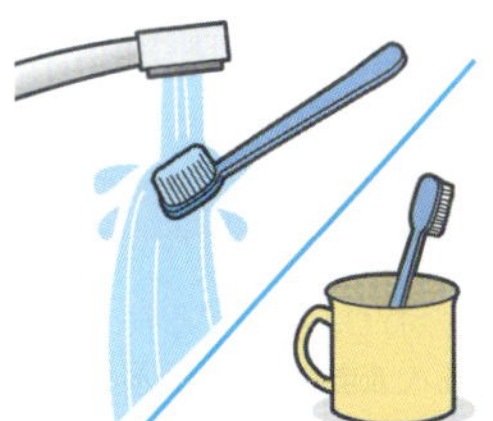

❸ 使用した物品をきれいに洗浄し，歯ブラシはよく乾かし立てて保管する．

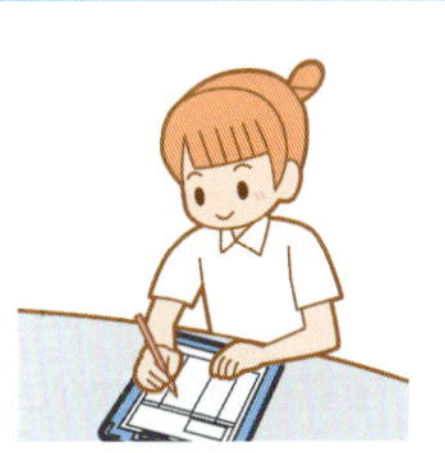

❹ 実施記録として患者さんの口腔内の状態と訴えなどを記録する．

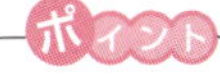

ポイント
一般的に口腔ケアは毎食後および就寝前に行うことが理想です．ただし，口腔機能が低下している患者さんは2～3回/日の口腔ケアでは，口腔衛生を維持するのが難しいことがあります．その場合，粘膜ケア〔p.131〕をこまめに行い，口腔衛生を維持しましょう．

食事援助　口腔ケア

含嗽

- 含嗽は汚染物の除去だけでなく爽快感を得ることができるため，可能であればブラッシングや粘膜ケアの後で含嗽をしてもらいます．
- ただし，患者さんが含嗽できるのかどうか事前のアセスメントが必須です．
- また，実施する場合は，誤嚥しにくい体位〔p.129〕に整えることが重要です．

含嗽に関するアセスメント項目

- □ 意識がはっきりしているか
- □ 指示に従うことができるか
- □ 唇を閉じて，水を口の中に保持することができるか
- □ 頬や舌を動かすことができるか
- □ 水を吐き出すことができるか
- □ 十分な咳嗽反射と咳嗽力があるか

含嗽の介助方法

❶水を含む

坐 位　　臥 位

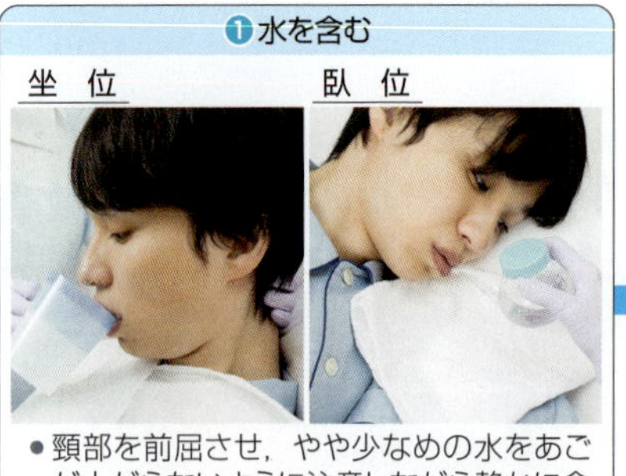

- 頸部を前屈させ，やや少なめの水をあごが上がらないように注意しながら静かに含ませる．

❷含嗽する

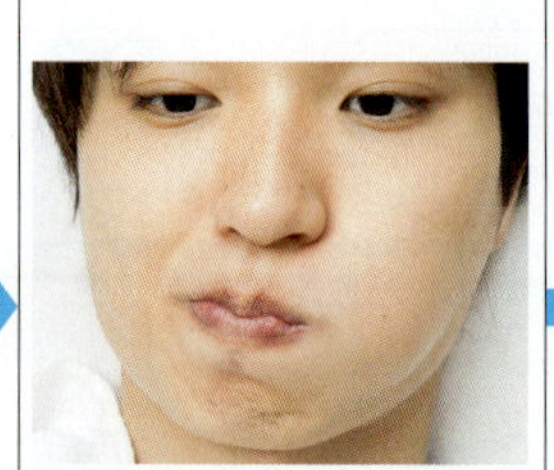

- 大きく頬を動かしてもらえるように，「ブクブクしてくださいね」などと声をかける．

❸水を吐き出す

坐 位　　臥 位

- 口唇の近くに，隙間がないようにガーグルベースンを当てて，静かに吐き出してもらう*．

*なぜなら 勢いよく吐き出すと汚水が飛び散り，寝衣を汚してしまうからです．

- あらかじめ「含んだ水を飲み込まないようにすること」，「上を向いてうがいをしないこと」を伝えて理解してもらうことが重要です．

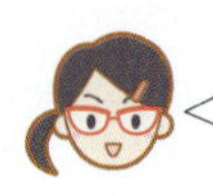

手技のコツ

麻痺がある場合は，健側に含嗽の水が溜まるように，健側を下にした側臥位にしましょう．

ポイント

ガーグルベースンは，しっかりと隙間がないように頬に当てることができれば，どの部位を当てても構いません．

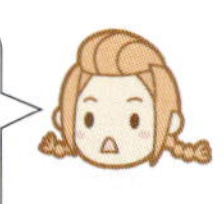

口腔内洗浄

- 口腔内洗浄は，汚染物を除去する方法の1つです．
- しかし，口腔ケアで出た汚水を誤嚥させてしまう危険性が非常に高いため，実施の可否は，患者さんのADLや摂食嚥下機能，ケアする側の手技の修得状況などを考慮し，慎重に決断する必要があります．

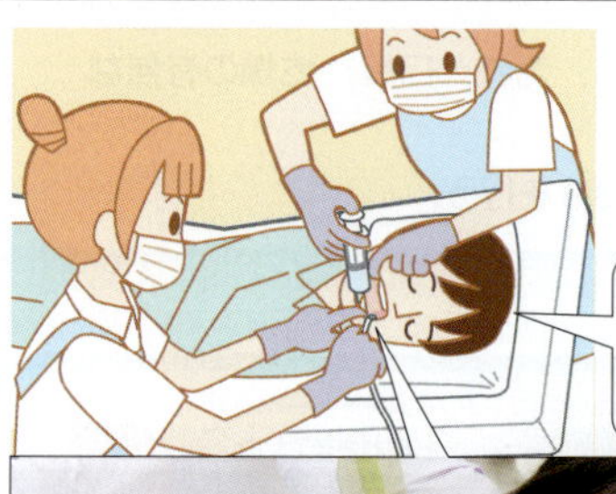

- 側臥位にし，汚染水が口腔内の1ヵ所に貯留するように姿勢を整えて実施する．

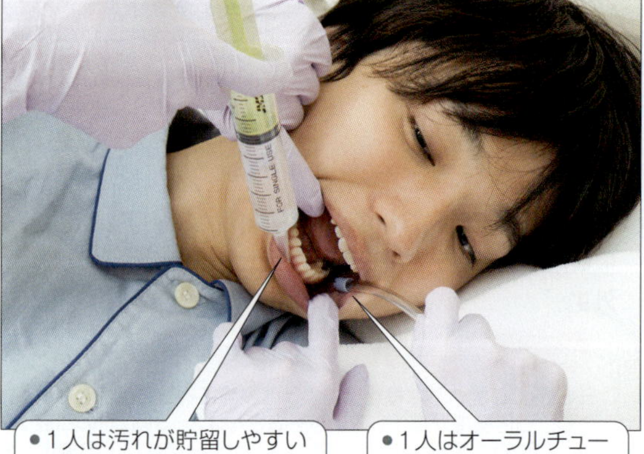

- 1人は汚れが貯留しやすい部位を中心に，2〜3 mLずつシリンジで水を注入する．
- 1人はオーラルチューブを下方の口角に挿入し，水を吸引する．

洗浄時の注意点

- 必ず2人で実施する．
- 洗浄前に清拭により汚染物をしっかりと除去する*．

*なぜなら 汚染物が口腔に残留したまま洗浄を行うと多量の菌を含む汚水を誤嚥する可能性があるからです．

注意

含嗽ができない患者さん(気管挿管中，重度の意識障害があるなど)は，誤嚥のリスクが非常に高いため，絶対に無理に実施してはいけません．
そのような場合には，拭き取りだけでも効果が得られることがわかっています．

●日常生活活動(ADL)：activities of daily living

保湿ケア

- 口腔内が乾燥していると，唾液による自浄作用の低下，痰や剥離上皮の堆積など，口腔内が汚染されやすい状態となります．また，一度乾燥すると汚染物が口腔粘膜に固着し，除去に時間がかかったり，出血の原因となったりします．
- 乾燥を予防するためには，「蒸発の予防」と「保湿」が重要です．そのためには保湿剤の使用が有効です．

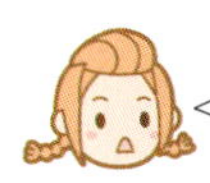

ポイント

口腔乾燥の原因は，口腔内だけにあるわけではありません．次の項目にも着目してケアに活かしましょう．

観察ポイント

- □ 室温・湿度が適切か
- □ 水分バランスは適切か
- □ 口呼吸となっていないか
- □ 唾液分泌を抑制する薬を服用していないか
- □ 口腔ケアの回数や方法は適切か

豆知識

口腔機能が低下していると，保湿剤が痂皮化した汚染物として口腔内に残ることがあります．

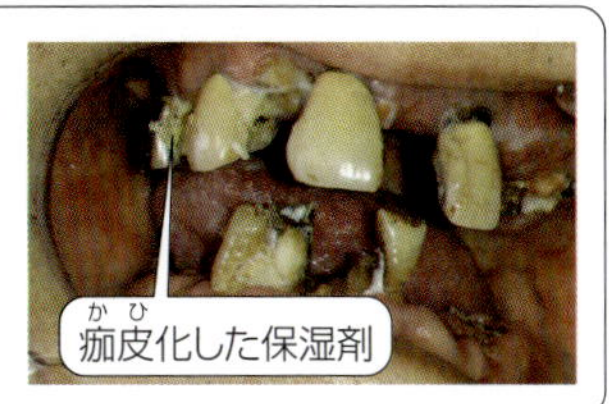

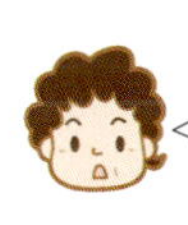

注意

保湿剤は重ね塗りをしてはいけません．前回塗った保湿剤を除去してから新しく塗り直しましょう．

手技のコツ

特に舌の乾燥がひどい場合には，薄く擦り込むようにして塗布すると効果的です．

保湿剤の塗布方法

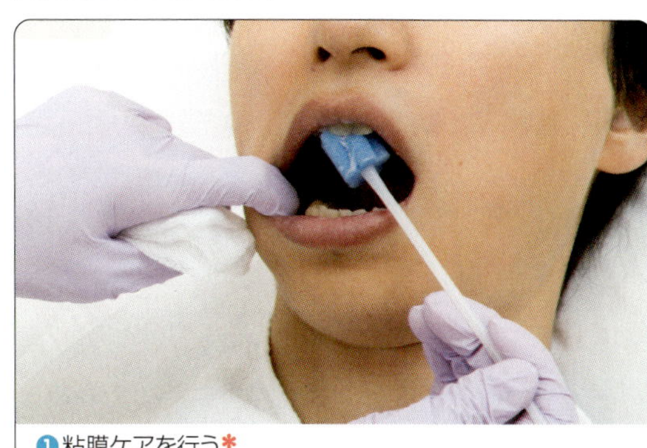

❶粘膜ケアを行う*．

*なぜなら 口腔内が不潔なまま塗布することは，細菌の温床となるからです．

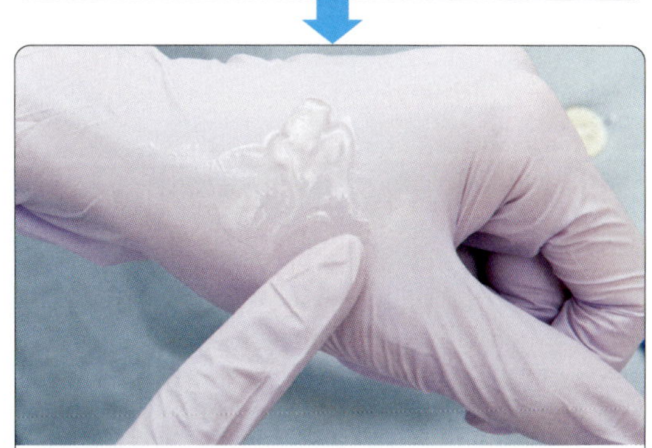

❷保湿剤を手の甲に出し，指やスポンジブラシでよく伸ばす．

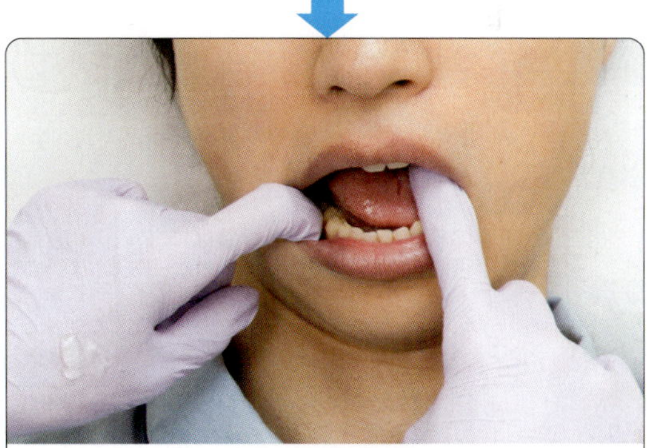

❸口唇，頬の内側，舌，口蓋に薄く塗布する**．

**なぜなら 塗布量が多いと汚染の原因や誤嚥のリスクとなるからです．

開口拒否している場合のケア

- 口腔ケアの際，機能的に開口が可能でも，患者さんが開口を拒否することがあります．その場合，無理に口を開けようとするのではなく，拒否する原因を理解し，適切に対応する必要があります．
- 拒否の主な原因は，過去の口腔ケアや治療時の不快な経験，口を開けることに対する羞恥心，口腔ケアに対する不安や恐怖心などがあります．認知症などにより状況が理解できないことが原因になる場合もあります．
- これらを解決するには，十分な時間をかけてコミュニケーションをとり，信頼関係を築くことが重要です．

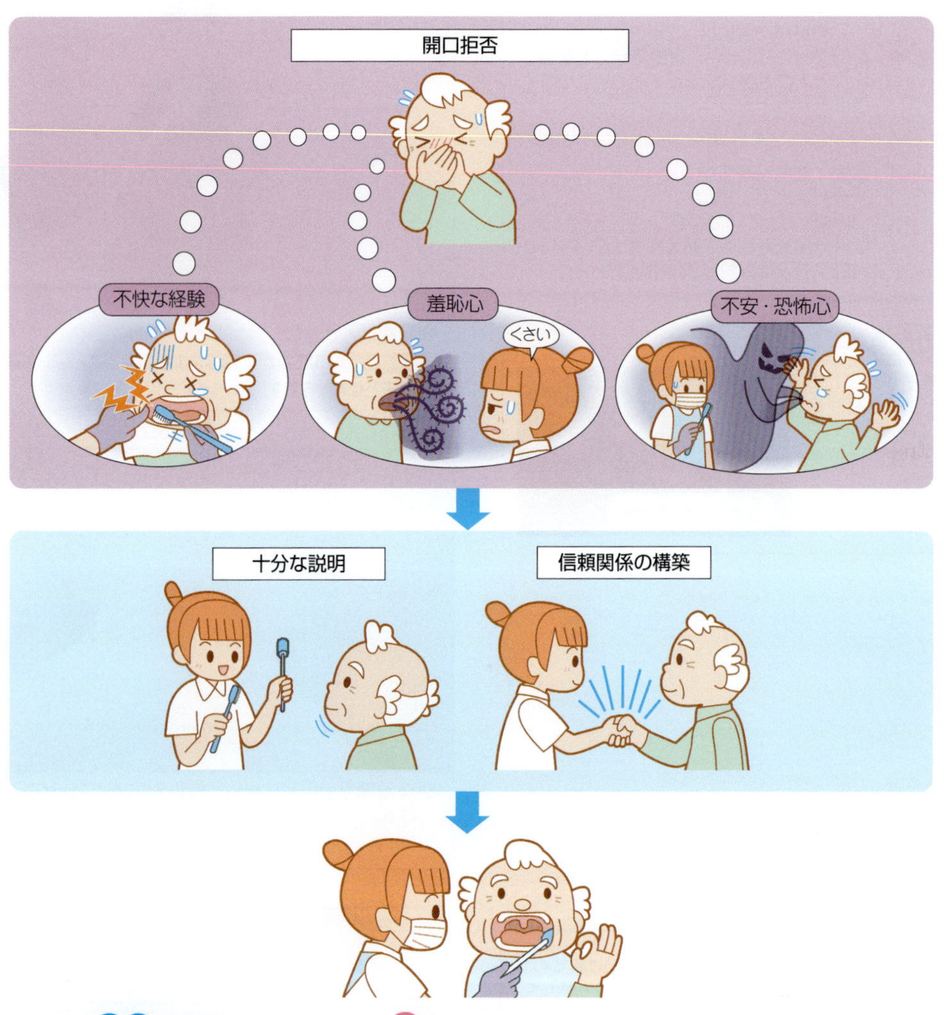

手技のコツ

ケア中の疼痛などの不快な経験は，開口拒否につながります．力を入れすぎていないか，歯ブラシは硬すぎないかなど，ケアの見直しを適宜行うことも重要です．

ポイント

いきなり口元に触れるとますます拒否されてしまいます．頬やあごなどの口元以外の場所から優しく触れてマッサージを行い，時間をかけて徐々に口元に近づいていくことで心身の緊張をほどいてあげるのも1つの方法です．

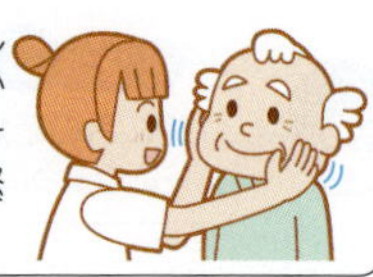

- 開口する意思があっても器質的な問題で開口できない患者さんには，Kポイント刺激〔看②p.183〕による開口誘発が有効な場合があります．

義歯

- 義歯は，歯の欠損に伴って低下した咀嚼や発音などの機能改善や，歯やその隣接組織の形態的回復，審美的側面の回復を目的とした人工の歯です．
- 義歯には様々な種類がありますが，一般的には有床義歯（入れ歯）のことを指します．
- 有床義歯は，人工歯と義歯床からなり，残存歯の状態によって全部床義歯（総入れ歯）と局部床義歯（部分入れ歯）に分けられます．

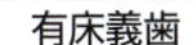

有床義歯

全部床義歯

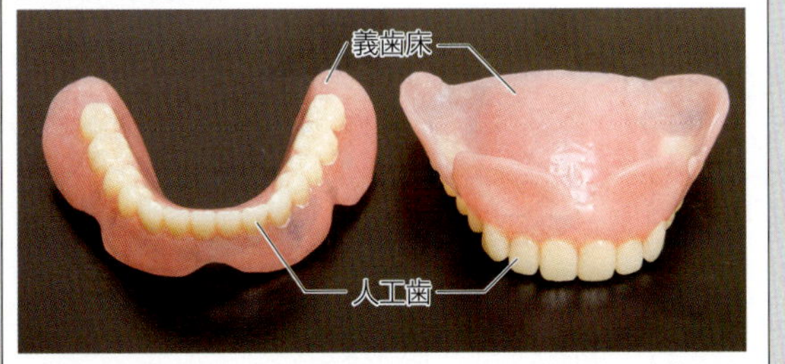

- 義歯を維持するための残存歯がないため，義歯床と歯肉を吸着させて義歯を安定させる．

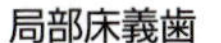

局部床義歯

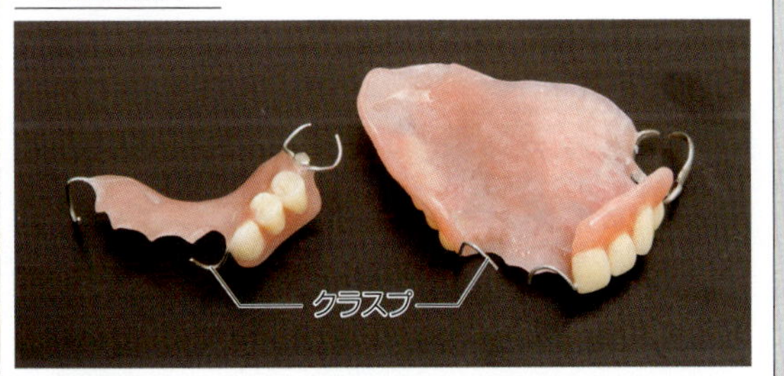

- 残存歯にクラスプなどの留め金をかけて義歯を安定させる．

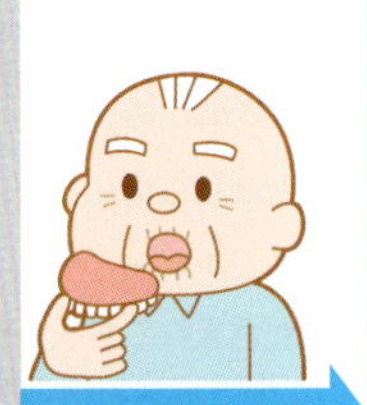

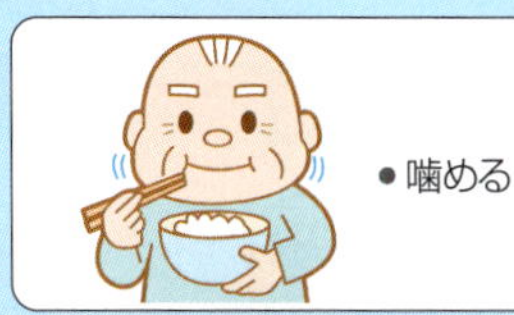

- 噛める

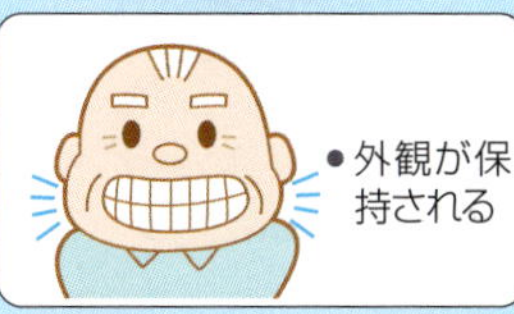

- 外観が保持される

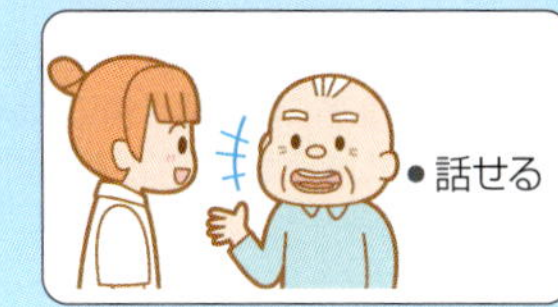

- 話せる

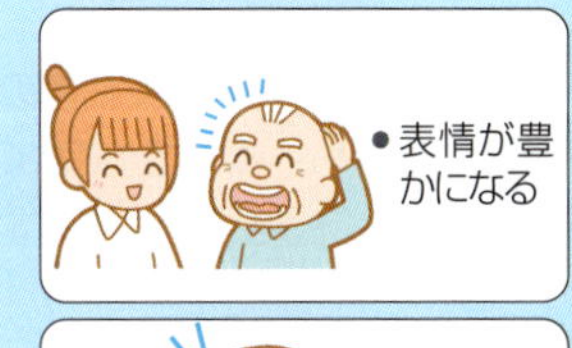

- 表情が豊かになる

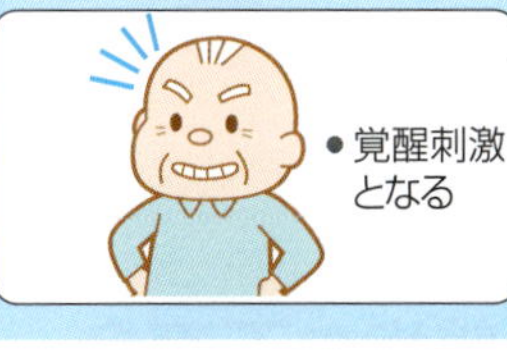

- 覚醒刺激となる

義歯の保管方法

- 義歯は，熱や乾燥で容易に変形・破損してしまうため，外しているときには必ず水につけて保管する必要があります．
- 取り違いを防ぐため，容器には必ず名前を書いておきます．

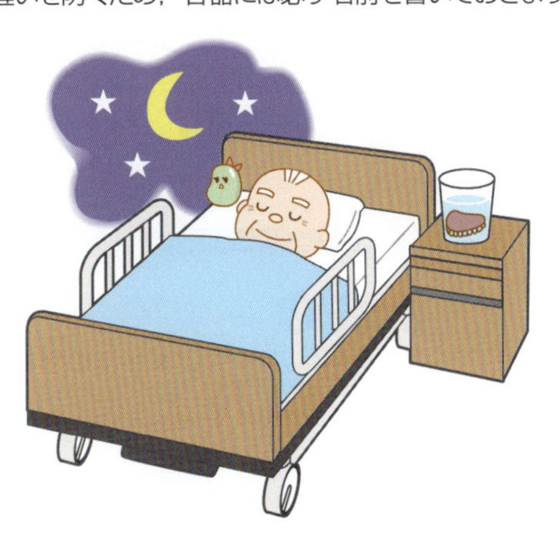

注意

ティッシュペーパーにくるむなどの行為は，乾燥や紛失の原因になるため絶対にしてはいけません．

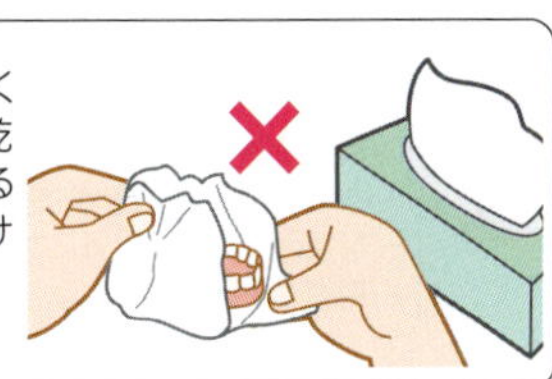

ポイント

義歯床下の粘膜は，義歯を1日中装着していると咬合による圧迫を受けて虚血状態となり，炎症を起こします．粘膜を休ませるために，夜間就寝時など一定時間は外すようにしましょう．

義歯の清掃

- 義歯は天然歯よりも歯垢（しこう），細菌，臭いが付着しやすく，一見きれいに見えても実際には汚れている場合が多くあります．
- 義歯の汚れは，口臭，残存歯のう歯，歯肉炎，口内炎，口腔カンジダ症，誤嚥性肺炎の原因となるため，適切に洗浄し清潔を保持することが重要です．
- 洗浄の方法には，ブラッシングにより大きな汚れやぬめりを除去する機械的清掃と，機械的清掃で除去できない汚れや細菌を洗浄剤で分解・消毒する化学的清掃があります．

機械的清掃

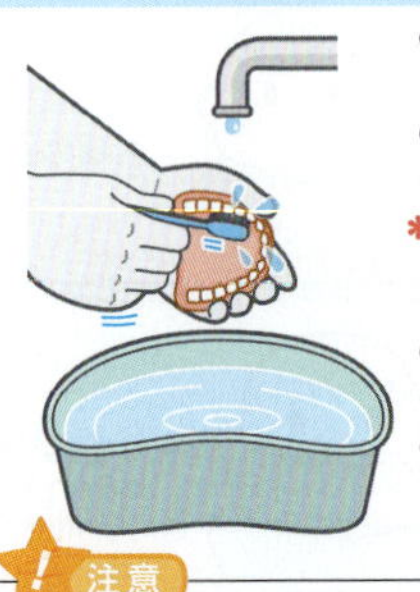

- 毎食後，取り外して義歯用ブラシや歯ブラシを用いてブラッシングする．
- 水を張ったガーグルベースンなどの上で行う*1．

*1 なぜなら 落として破損したり，排水口に流してしまったりしないためです．

- 取り外した義歯はもろいため，壊さないように力の入れ方に注意して磨く．
- 特にクラスプや粘膜面は汚れが取れにくいため，丁寧に清掃する．

注意

義歯に歯磨き剤を使用してはいけません*2．

*2 なぜなら 多くの歯磨き剤には研磨剤が含まれており，義歯を傷つけてしまうからです．義歯についた傷は細菌繁殖の原因となります．

化学的清掃

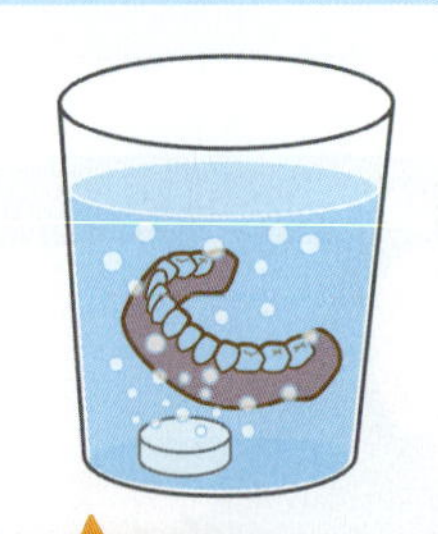

- 最低でも1週間に1度は機械的清掃の後に行う．
- 40～50℃の十分な量の湯に，義歯用洗浄剤と義歯を入れてふたをしてつけておく．
- その後，流水と歯ブラシで洗浄剤を丁寧に落とす．

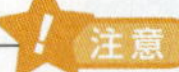

注意

熱湯を使用してはいけません*3．

*3 なぜなら 変形してしまう可能性があるからです．

- 義歯と接する歯肉や口腔粘膜の汚れは口内炎の原因となるため，義歯だけでなく口腔ケア〔p.128〕もしっかりと行うことが重要です．

豆知識

義歯に付着する歯垢をデンチャープラークといいます．天然歯に付着するデンタルプラークに比べてカンジダ菌の占める割合が高いのが特徴で，口腔カンジダ症や，義歯性口内炎，誤嚥性肺炎〔p.111〕の原因となります．デンチャープラークは機械的清掃だけでは完全に除去できません．化学的清掃を組み合わせて清掃除去することが重要です．

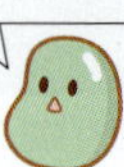

義歯の不適合

- 合わない義歯を装着することにより，義歯の脱落による誤嚥や窒息，咀嚼（そしゃく）や嚥下の障害，顎骨（がくこつ）の変形などが起こる可能性があります．
- 久しぶりに装着する場合には，次の項目を観察して義歯の適合性を確認する必要があります．

☐ 義歯が不安定ではないか
☐ 咀嚼時に痛みはないか
☐ 開口時に外れやすくないか

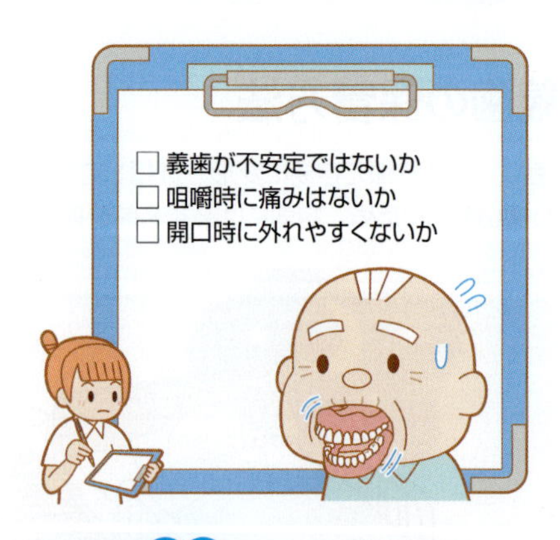

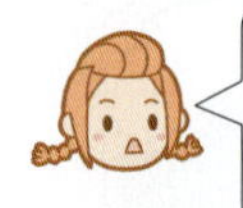

ポイント

義歯が合わないとき，安定剤で一時的に義歯を安定させることがありますが，これは根本的な解決になりません．なるべく早く歯科を受診し，義歯の調整をしましょう．

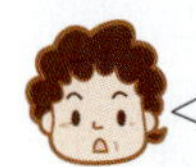

注意

義歯は，数日間装着しないだけでも，合わなくなります．入院中は特に検査や治療のために外して管理される場合が多いため注意が必要です．義歯を外したままにするのを控え，可能な限り装着してもらえるようにしましょう．

手技のコツ

義歯装着時に指で押さえて，グラグラしていないかを確認するとよいでしょう．

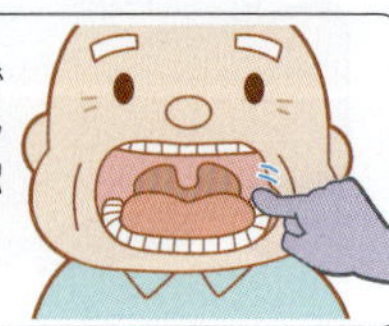

Step Up

OHAT(オーハット)

- OHATは，要介護者の口腔問題を適切に発見することを目的としてオーストラリアの歯科医師チャーマーズらによって作成された口腔アセスメントツールです．日本では藤田医科大学医学部歯学教室によって翻訳されたOHAT-Jが公開されています．
- 8つの評価項目があり，それらを健全（0）から病的（2）までの3段階に分類し，各項目のスコアを合計して評価します．
- 本ツールを用いることで，口腔ケアの標準化と適切なタイミングでの歯科依頼などが期待できます．

OHAT-J

項　目	0＝健全	1＝やや不良	2＝病的
口　唇	●正常 ●湿潤 ●ピンク	●乾燥 ●ひび割れ ●広角の発赤	●腫脹や腫瘤 ●発赤斑 ●白色斑 ●潰瘍性出血 ●口角からの出血 ●潰瘍
舌	●正常 ●湿潤 ●ピンク	●不整 ●亀裂 ●発赤 ●舌苔(ぜったい)付着	●赤色斑 ●白色斑 ●潰瘍 ●腫脹
歯肉・粘膜	●正常 ●湿潤 ●ピンク	●乾燥　●光沢 ●粗造　●発赤 ●部分的な(1-6歯分)腫脹 ●義歯下の一部潰瘍	●腫脹 ●出血(7歯分以上) ●歯の動揺 ●潰瘍 ●白色斑 ●発赤　●圧痛
唾　液	●湿潤 ●漿液性	●乾燥 ●べたつく粘膜 ●少量の唾液 ●口渇感若干あり	●赤く干からびた状態 ●唾液はほぼなし ●粘性の高い唾液 ●口渇感あり
残存歯	●歯・歯根のう蝕または破折なし	●3本以下のう蝕，歯の破折，残根，咬耗	●4本以上のう蝕，歯の破折，残根 ●非常に強い咬耗 ●義歯使用なしで3本以下の残存歯
義　歯	●正常 ●義歯，人工歯の破折なし ●普通に装着できる状態	●1部位の義歯，人工歯の破折 ●毎日1～2時間の装着のみ可能	●2部位以上の義歯，人工歯の破折 ●義歯紛失，義歯不適のための未装着 ●義歯接着剤が必要
口腔清掃	●口腔清掃状態良好 ●食渣，歯石，プラークなし	●1～2部位に食渣，歯石，プラークあり ●若干口臭あり	●多くの部位に食渣，歯石，プラークあり ●強い口臭あり
歯　痛	0　1 ●疼痛を示す言動，身体的特徴なし	2　3 ●疼痛を示す言動的な徴候あり：顔を引きつらせる，口唇を噛む，食事しない，攻撃的になる	4　5 ●疼痛を示す身体的な徴候あり：頬，歯肉の腫脹，歯の破折，潰瘍，歯肉下膿瘍 ●言動的な徴候もあり

写真提供：松尾浩一郎
（藤田医科大学医学部歯学教室ホームページより引用）

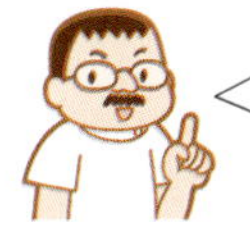

臨床で用いられる口腔アセスメントツールとして，OHATのほかにROAGが知られています．もともとがん化学療法や頭頸部の放射線治療による口腔粘膜炎や疼痛を評価する目的でアイラースらによって作られたOAGを，アンダーソンらが改訂したものです．
口腔粘膜や嚥下痛などの評価項目が中心となっているため，機能的な評価項目がありません．

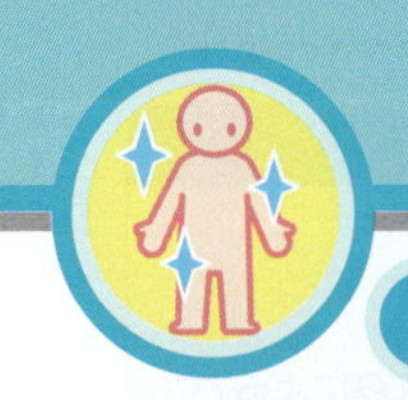

清潔ケア

監修
野崎真奈美

病状や治療上の理由などで自身を清潔にすることができない場合，そのままにしておくとどうなるでしょうか．身体や衣服には汗，垢，ほこりなどの汚れが溜まり，感染のリスクを高めます．また，清潔にできないことに精神的ストレスを感じ，人に見られたくないというような思いを抱く場合も多々あります．このように清潔の保持は患者さんにとって生理学的な面からも精神的な面からも非常に重要です．本章では清潔を保持するための様々な看護技術を紹介します．

清潔ケアの目的と適応

- 清潔ケアは，自分自身では身体を清潔に保つことができない患者さんに対して適応となり，次のような目的で行われます．

身体面

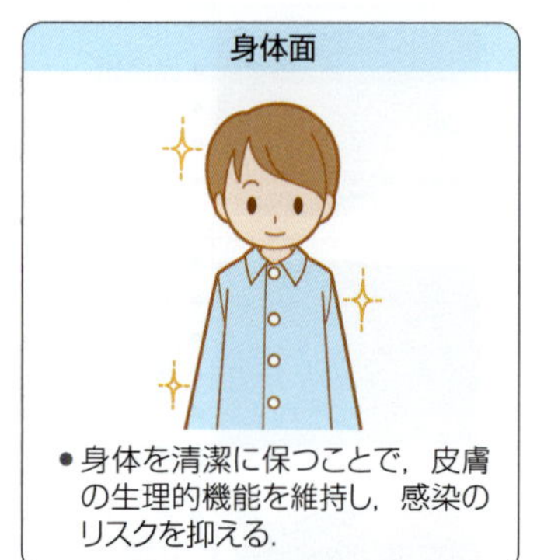

- 身体を清潔に保つことで，皮膚の生理的機能を維持し，感染のリスクを抑える．

心理面

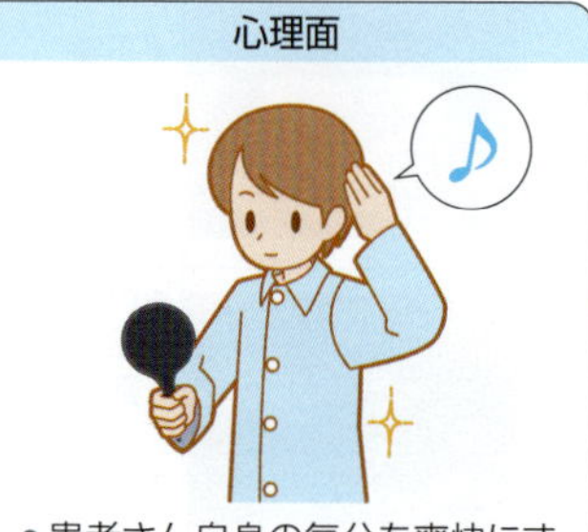

- 患者さん自身の気分を爽快にする．これは苦痛の緩和や闘病意欲の向上につながる．

社会面

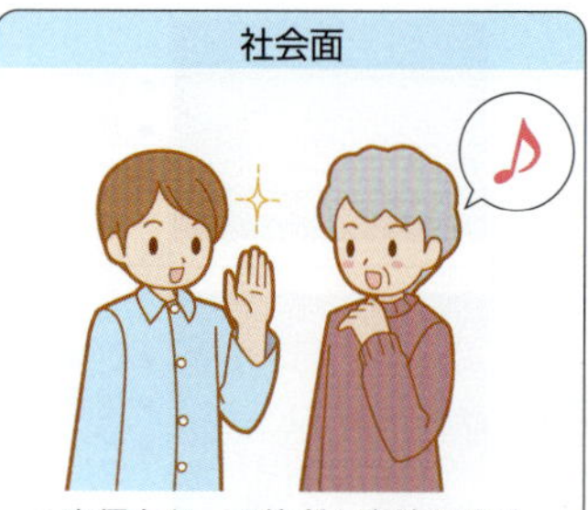

- 自信をもって他者と交流できる．
- その人らしい生活に近づけることができる．

- 清潔ケアは患者さんの全身状態を観察する，また患者さんとコミュニケーションをとるよい機会にもなります．

清潔ケア時の個人防護具

- 清潔ケアにおいても，標準予防策（スタンダードプリコーション）〔p.7〕を考える必要があります．

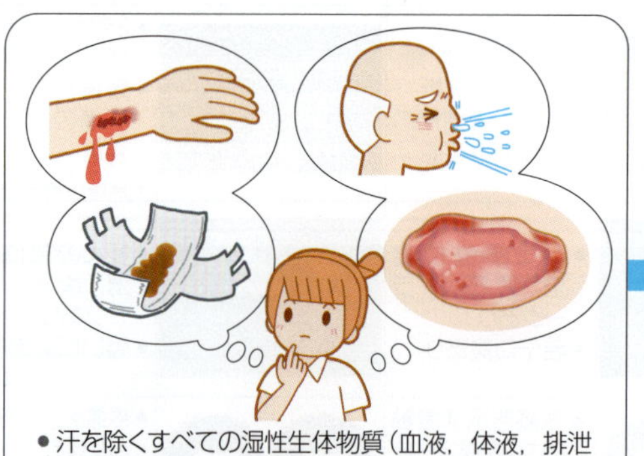

- 汗を除くすべての湿性生体物質（血液，体液，排泄物，汗を除く分泌物，傷のある皮膚，粘膜）で汚染される可能性がある場合．

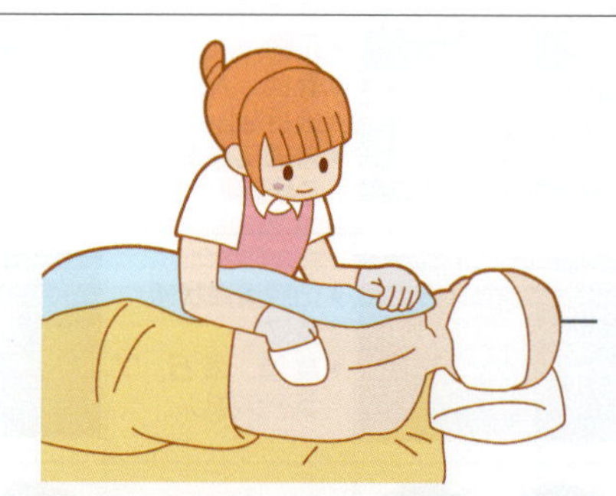

- 清潔ケア時，感染の危険性があるものから医療者の皮膚・粘膜・着衣を保護するために，手袋やエプロンなどの個人防護具（PPE）を用いる．

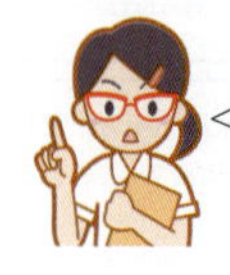

本書では，排泄物で汚染される可能性の高い，陰部の清拭と陰部洗浄〔p.175〕，また口腔ケア〔p.126〕の手技のみで個人防護具を着用する手順としています．しかし実際には他の手技においても，汚染される可能性を考えて，手袋・エプロンを装着する場合が少なくありません．

●個人防護具（PPE）：personal protective equipment

皮膚と清潔

皮膚の構造

● 皮膚は垢や汗，皮脂などで汚れていきます．それぞれの汚れはどのようにして発生するかを理解するために，まずは皮膚の構造を学びましょう．

皮膚の構造

● 皮膚は表面から，表皮，真皮，皮下組織の3つの部分からなっています．

汗　腺

エクリン汗腺	アポクリン汗腺
● ほぼ全身に存在し，特に手掌，足，額に多い． ● 温熱，味覚刺激や精神的な緊張で分泌が増える．	● 腋窩，乳輪，外陰部など限られた部位に存在する． ● エクリン汗腺から分泌される汗よりも粘度が高い．無臭だが，細菌に分解されるとにおいを生じる．

表　皮
- 表皮はさらに4層（場所によっては5層）に分かれている．
- 表皮は常に入れ替わっており，最外層のものは日が経つと，垢となってはがれ落ちる（ターンオーバー〔次項〕）．

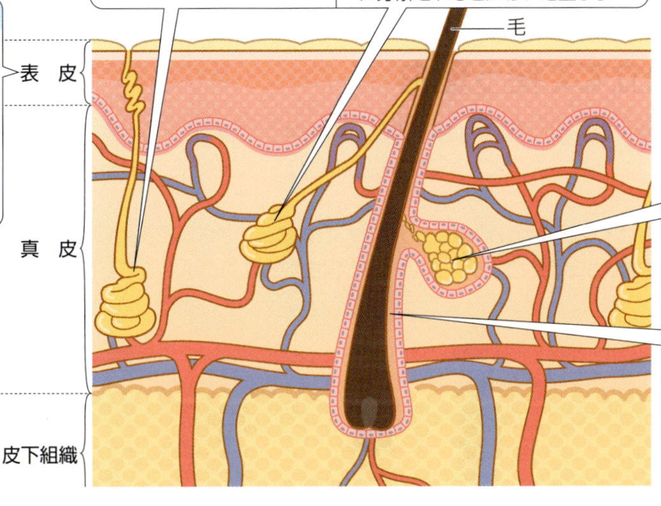

皮脂腺
- 皮脂を分泌する．

毛　包
- 毛髪を取り囲んでいる組織．
- アポクリン汗腺とほとんどの皮脂腺は毛包に開口し，毛包から分泌される．

垢と角化

● 表皮は全部で4層（手掌と足底は5層）からなっています．

● 表皮の一番下の層（基底層）で分裂・増殖した細胞は次第に体表面に向かって移動し，最後には「垢」や「ふけ」となって皮膚表面からはがれ落ちます．この一連のながれを角化といい，その時間（ターンオーバー時間）は正常で約45日といわれています．

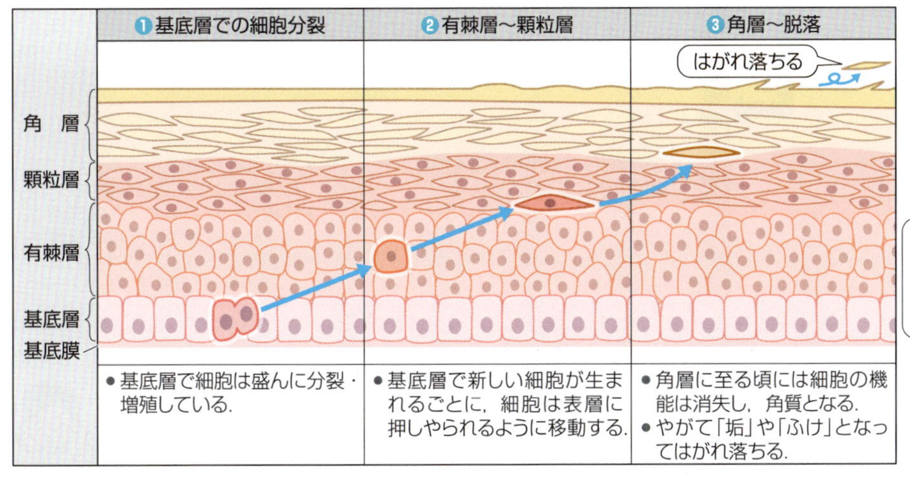

手掌と足底には，角層と顆粒層の間に「透明層」とよばれる層があります．

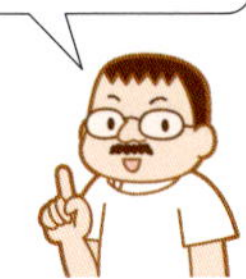

皮脂膜とは

- 皮膚の表面には，皮脂と汗が混ざり合ってできた皮脂膜が形成されており，皮膚の保護に重要な役割を果たしています．

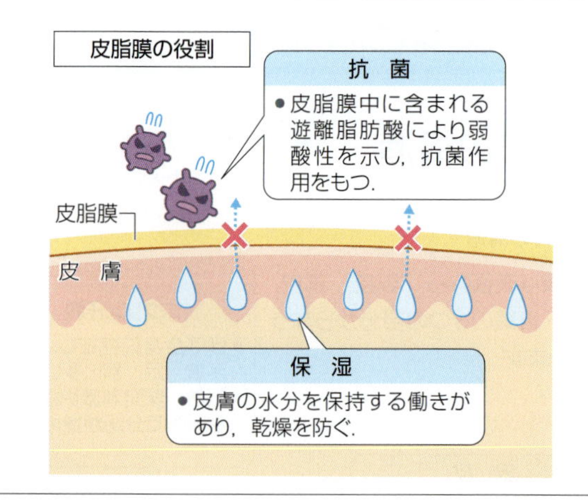

洗浄剤を泡立てて使う理由

- 皮膚の表面は垢や皮脂，ほこりなど様々なもので汚れています．
- 汚れの中には水だけでは十分に落とすことができないものもあり，この場合には洗浄剤を使うことで汚れを落とす必要があります．
- 洗浄剤として一般的によく弱アルカリ性のものが用いられます．これは弱アルカリ性の成分が皮脂に含まれる脂肪酸を中和して汚れを落とす働きがあるためです．また，次の理由から洗浄剤は泡立てて使用するようにしましょう．

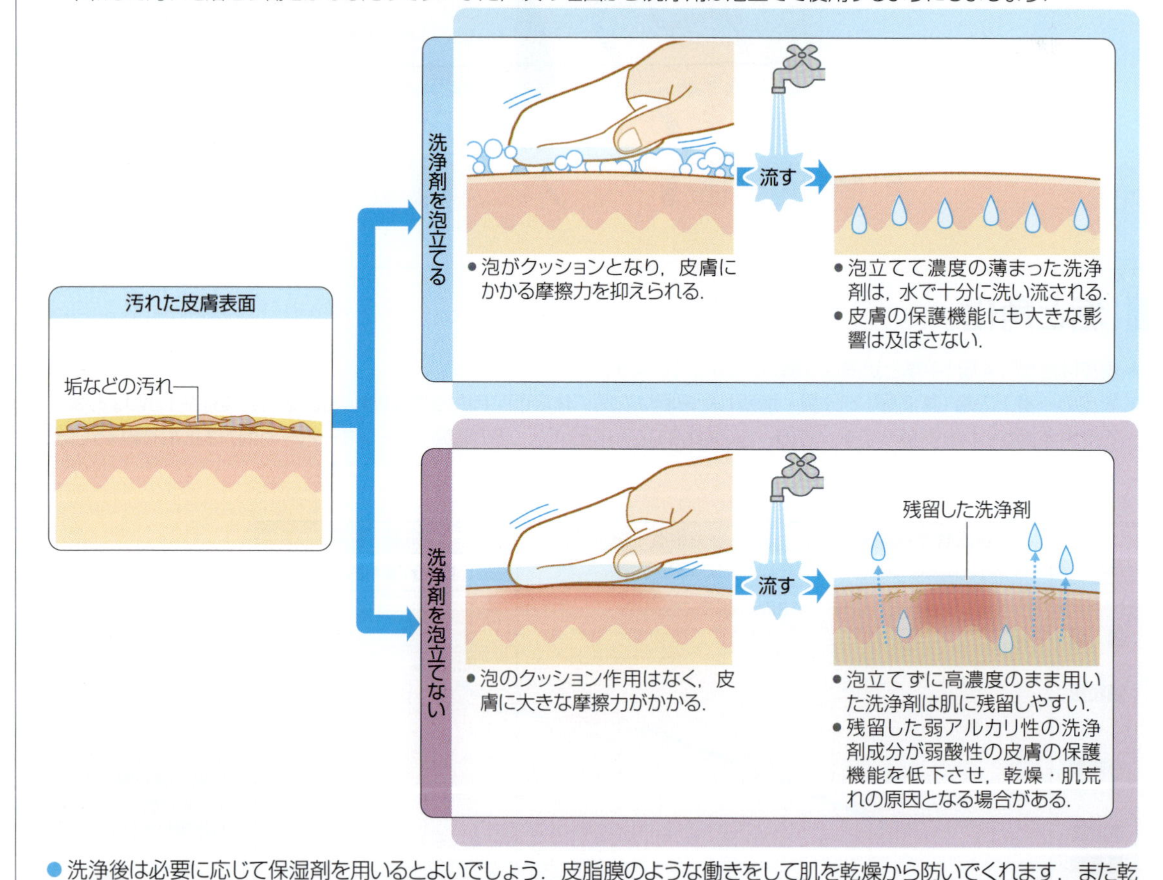

- 洗浄後は必要に応じて保湿剤を用いるとよいでしょう．皮脂膜のような働きをして肌を乾燥から防いでくれます．また乾燥肌など，肌の弱い人に適した弱酸性の洗浄剤も存在します．

> 排出された尿や便もアルカリ性になるため，皮膚の保護機能を低下させる原因となります（おむつ皮膚炎〔p.222〕）．

入浴・清拭

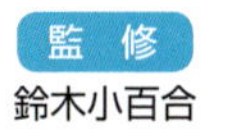

鈴木小百合

身体機能の低下や治療上の理由などで，入浴ができない患者さんには入浴介助や清拭を行う必要があります．入浴・清拭は清潔保持という目的だけでなく，全身を観察するよい機会にもなります．特に入浴は様々な動作の組み合わせであり，患者さんの身体に及ぼす影響も大きいため，安全で安楽な実施ができるように注意しましょう．

入浴の作用

- 入浴は身体に様々な作用を及ぼします．メリットになることもあれば，デメリットになることもあるため，作用を把握したうえでケアを行うようにしましょう．次に主な作用を示します．

温熱作用

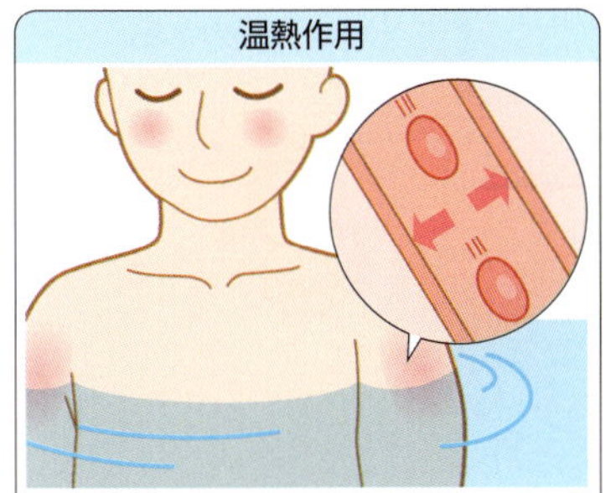

- 温熱作用により血流がよくなる．疼痛緩和などの効果がある．
- 42℃以上の温度になると，交感神経が刺激され，心拍数や血圧の上昇を招く．

静水圧作用

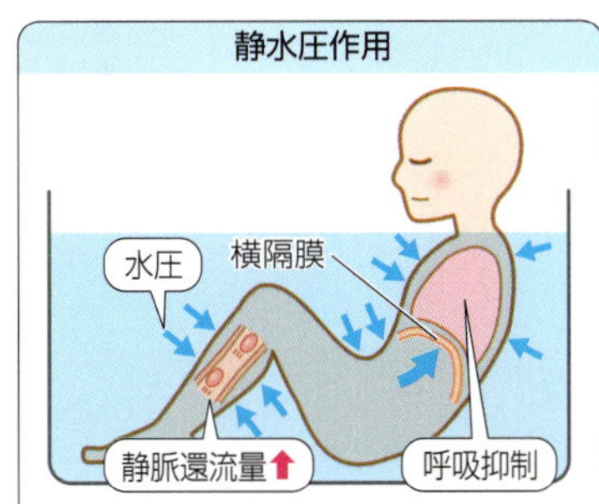

- 静水圧が末梢血管のポンプ機能を補助し，心臓への還流量が増大する．
- 腹部にかかる静水圧により横隔膜が挙上し，また胸部にかかる水圧が胸郭の動きを制限することで呼吸が抑制される．

浮力作用

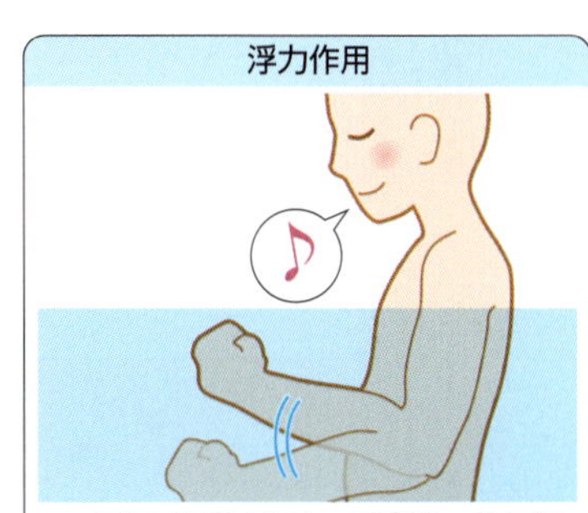

- 水中では浮力によって関節への負担が軽減するため，関節可動域訓練などのリハビリテーションに適している．

- 上記の作用のうち，静水圧作用と浮力作用は湯につかることで生じるものです．このためシャワー浴や清拭〔p.152〕では温熱作用のみが働きます．

入浴の適応と患者さんのアセスメント

- 入浴は爽快感が得られやすいですが，体力消耗が大きく，静水圧作用などにより循環器・呼吸器への負担も大きいケアです．一方，シャワー浴や清拭などは入浴に比べて爽快感は少なくなりますが，体力，循環器・呼吸器への負担が少ないケアです．
- 適切なケアを選択するために，病態と患者さんのセルフケア能力をアセスメントすることが重要となります．また実施するケアが決まったとしても，患者さんの安全・安楽や，自立を阻害しないことを考え，介助のレベルを決定しましょう（プライベートゾーンは自身で洗ってもらう，少しの時間なら坐位がとれるなど）．

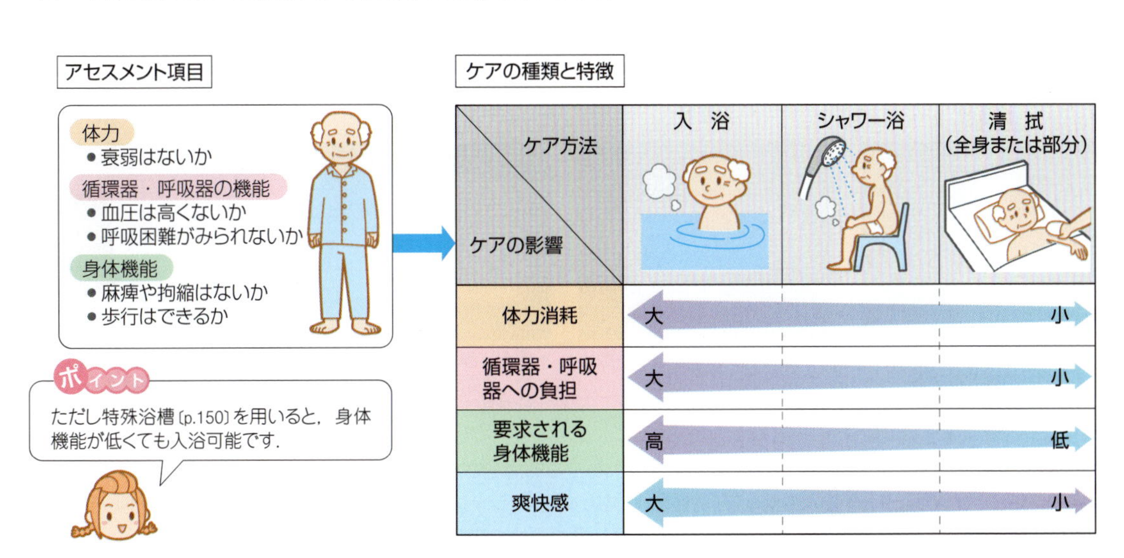

ケア方法／ケアの影響	入浴	シャワー浴	清拭（全身または部分）
体力消耗	大	→	小
循環器・呼吸器への負担	大	→	小
要求される身体機能	高	→	低
爽快感	大	←	小

入浴と血圧変動

- 入浴は急激な血圧変動が起こりやすいケアです．血圧変動は脳出血や心筋梗塞などを誘発するリスクを高めます．
- 特に冬季は脱衣所や浴室の温度が低下しやすいため，事前に脱衣所と浴室を暖めておくことが重要です．

浴室温の違いによる収縮期血圧の変動

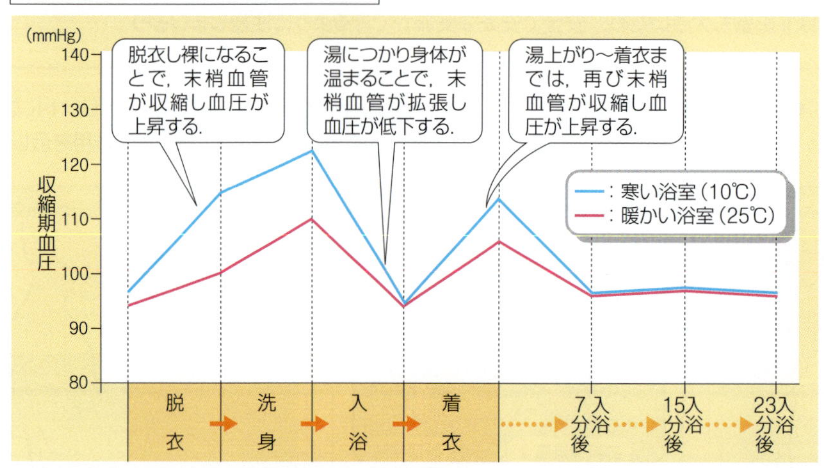

浴室温が低いほど血圧変動が大きいことがわかります．

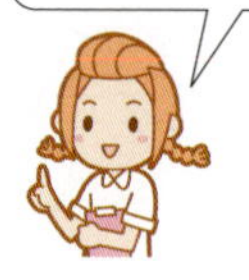

Kiyoko Kanda et al. Effects of the Thermal Conditions of the Dressing Room and Bathroom on Physiological Responses during Bathing. Journal of PHYSIOLOGICAL ANTHROPOLOGY and Applied Human Science. 1996, Vol.15.（転載改変）

入浴

必要物品 入浴

バスマット

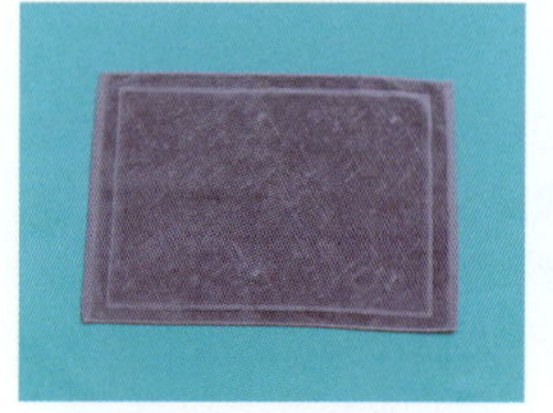

- 足底の水分を拭き取るため，また脱衣場の床をぬらさないために用いる．患者さんごとに新しいものに交換する．

防水エプロン・長靴

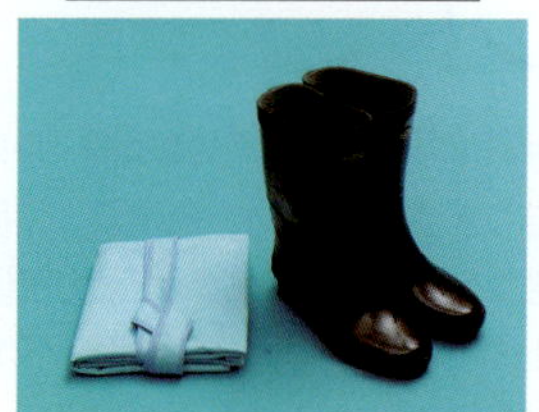

- 看護師のユニフォームをぬらさないようにするために用いる．

洗髪用物品

シャンプー
リンス

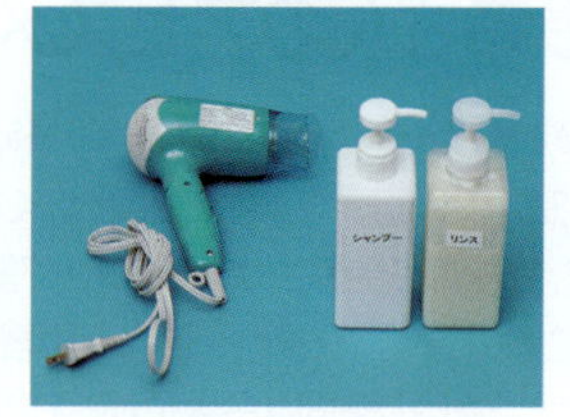

- シャンプー・リンス・ドライヤーなどを用意する．患者さんの好みのものを用意する．

ウォッシュクロス

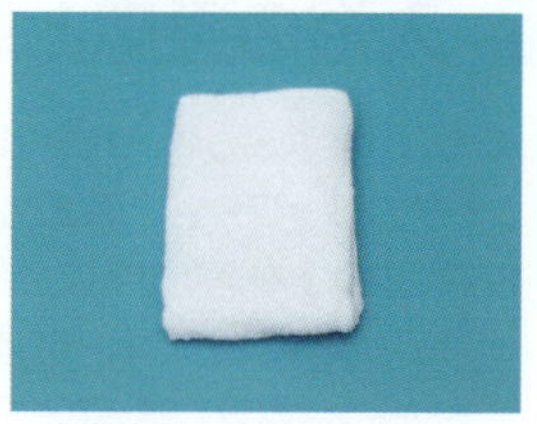

- 身体を洗うために用いる．ナイロンタオルやブラシなど患者さんの身体機能や好みに応じて用意する．

洗浄剤

洗浄剤

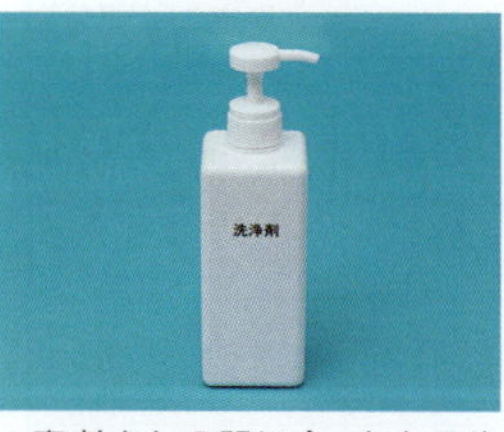

- 患者さんの肌に合ったものや好みのものを用意する．

洗面器

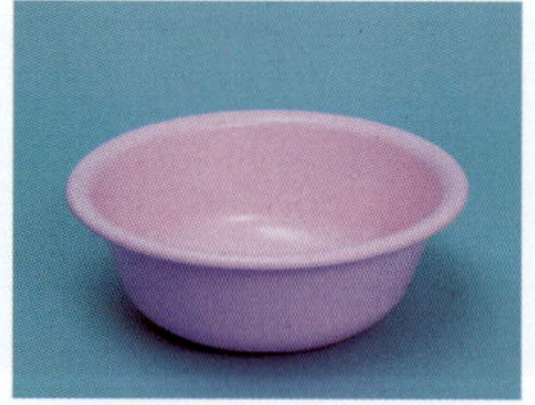

- タオルをすすいだりするために用いる．

タオル

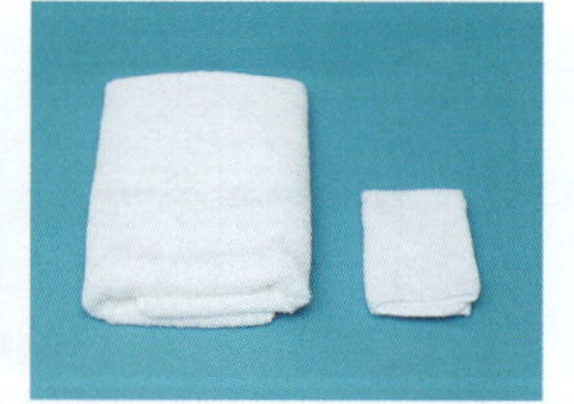

- 保温，羞恥心への配慮のため，また入浴後に身体の水分を拭き取るためにバスタオルやフェイスタオルを用いる．

新しい寝衣（着替え）

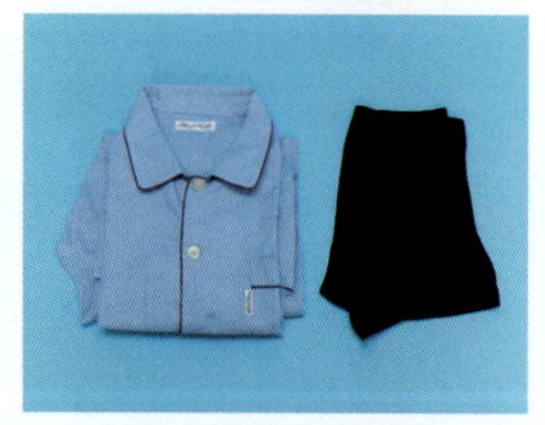

- 入浴後に備えて，新しい寝衣・下着を用意する．

- 患者さんの状態に応じて，手袋も用意しましょう〔p.140〕．なお患者さんの陰部を看護師が洗浄する場合も同様です．
- 必要に応じて脱衣かごやシャワーキャップ（洗髪を行わない場合），シャンプーハット，補助具〔p.146〕などを準備しましょう．
- また，輸液中の患者さんや創傷のある患者さんなどは，それぞれに応じた物品を準備しましょう〔p.151〕．

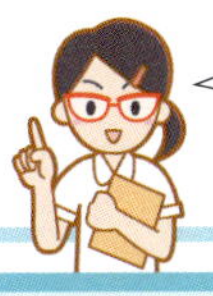

失禁のある患者さんや感染症の患者さんが入浴する場合，感染リスクを考え，入浴の順番を最後にするようにしましょう．

手順 入浴

1 準備をする

おふろに入ってお身体をきれいにしましょうね

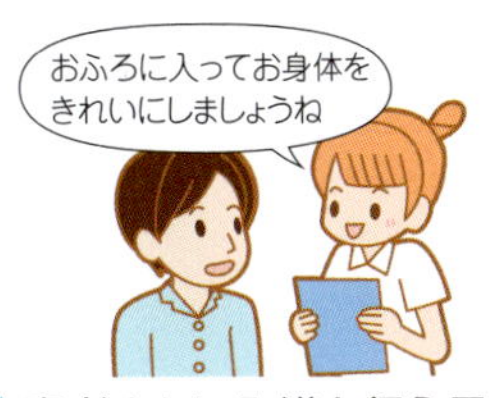

❶ 患者さんに入浴を行う目的と方法，所要時間などを説明し，了承を得る．排泄の意思を確認し，事前にすませてもらう．

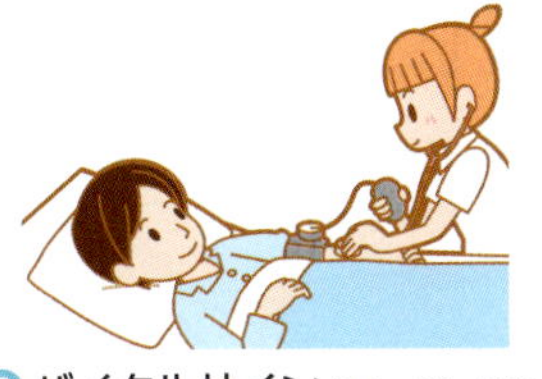

❷ バイタルサイン〔フィジ p.22〕や全身状態を観察する．特に運動後や排泄後などは血圧や脈拍に変化がないか注意する．

ポイント

食後1時間以内の入浴は避けましょう*．

* なぜなら 入浴すると末梢血管の循環血液量が多くなることで，相対的に内臓血液量（消化活動に必要）が減少し，消化機能が低下するためです．

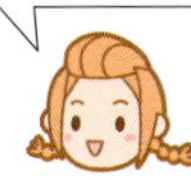

2 浴室の準備をする

- 浴槽に38～40℃*1の湯をはる．

*1 なぜなら 42℃以上になると交感神経の緊張が強くなり，心拍数や血圧の上昇を招くためです．

- 浴室・脱衣室の室温を24±2℃*2に調節する．

*2 なぜなら 浴室と脱衣室に温度差があると，血圧が変動し，脳出血や心筋梗塞が生じる危険性が高まるためです．

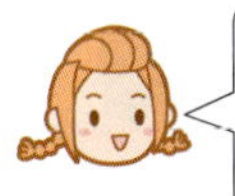

ポイント

浴室では，夏季は高温になりすぎないように換気を行い，冬季はあらかじめ暖房や蒸気（浴槽のふたを開ける，シャワーの湯を出しておくなど）を利用して暖めておきましょう．

- ナースコール，シャワーなどの給湯設備に不備がないことを確認する．
- 脱衣室の床がぬれていないかなどを確認する．
- バスマットなど，必要物品を適切な場所にそれぞれ配置する．

浴槽
- 38～40℃

室温
- 24±2℃

ナースコール
- 作動するか

写真提供：株式会社ケアコム

給湯設備
- 水・湯は出るか

床
- ぬれていないか
- 障害物はないか

必要物品
- 適切に配置する

ポイント

心負荷を避けたい場合には，半身浴*3をしてもらうとよいでしょう．

*3 なぜなら 半身浴では全身浴に比べ心臓への静脈還流量が少なく，心臓の負担も少なくなるためです．また静水圧作用〔p.143〕による呼吸の抑制も少なくなります．

手技のコツ

1人で入浴できる患者さんであっても，安全に入浴ができるよう，次のことなどを伝えましょう．

- □ お湯の温度には注意すること
- □ ナースコールの位置と使い方
- □ 浴室の内鍵は閉めないこと

補助具の使用

●患者さんが安全・安楽に入浴できるよう，場合によっては補助具の使用を検討しましょう．次に，補助具の使用目的と方法を示します．

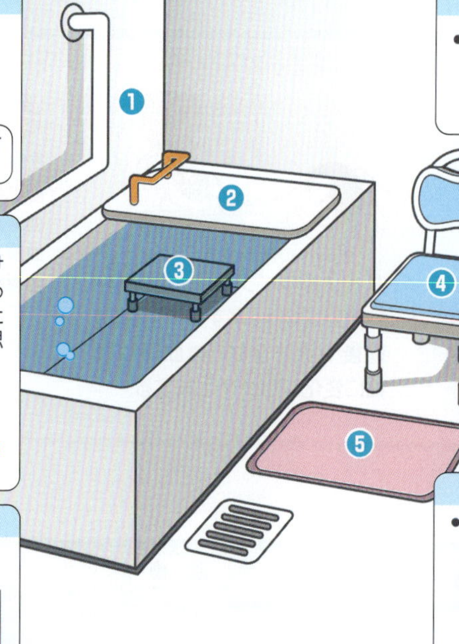

❶手すり

●立ち上がりや歩行を助け，浴室内での転倒を防ぐ．浴槽の縁に取り付けることで，浴槽への出入りを助けるものもある．

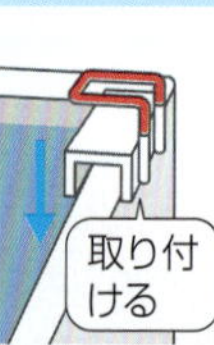

❷バスボード

●浴槽の上に渡して，そこに腰かけることで，坐位のまま浴槽に入ることができる．立位で浴槽をまたぐことが難しい，または危険と思われる場合に用いる．

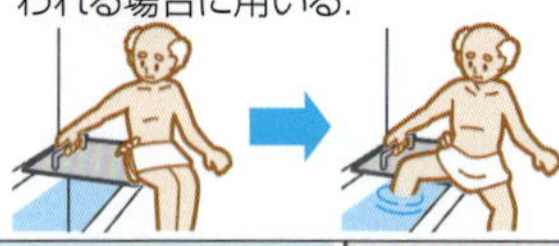

❸浴槽台

●浴槽内で姿勢が不安定，立ち上がり困難な場合に用いる．
●半身浴にする際にも用いることができる．

❹シャワーチェア

●ぬれてもよい浴室用の椅子(いす)であり，身体を洗うときなどに安定した坐位が保てる．キャスター付きの車いすタイプのものもある．

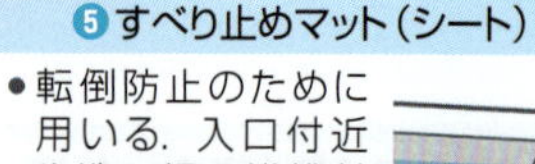

❺すべり止めマット（シート）

●転倒防止のために用いる．入口付近や洗い場の浴槽付近などすべりやすい場所に設置する．浴槽の縁や，底に敷くこともできる．

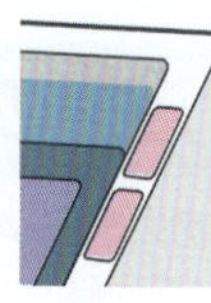

3 患者さんの準備をする

●患者さんを脱衣室に誘導する（移動介助〔p.84〕）．
●椅子に腰かけてもらい，脱衣を行ってもらう．洗髪を行わない場合にはシャワーキャップをしてもらってもよい．
●患者さんが準備している間に看護師は防水エプロン，長靴などを着用する．

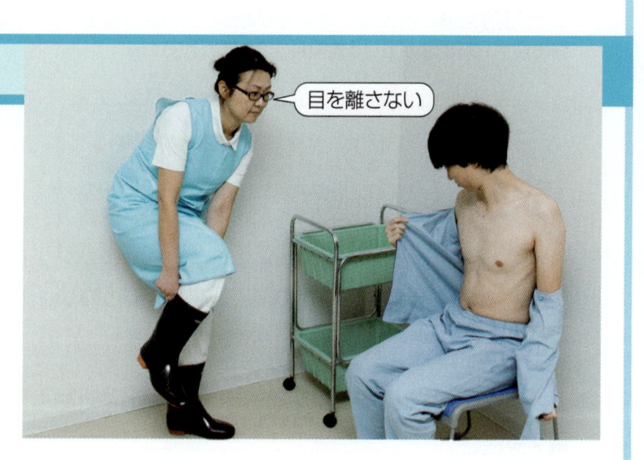

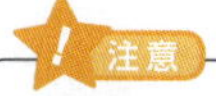

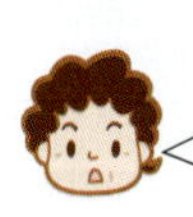

注意

看護師は自分の支度の最中も，転倒予防のために患者さんから目を離さないようにしましょう．

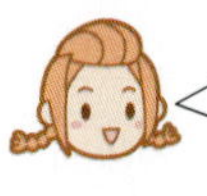

ポイント

脱衣中に，腰を上げたり前かがみになったりすることで患者さんがバランスをくずしてしまうおそれがある場合には，看護師が介助しましょう．

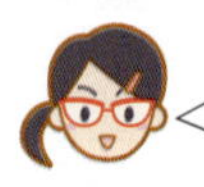

手技のコツ

患者さんが浴室から出て，椅子に腰をかけたときに冷たさを感じさせないよう，あらかじめバスタオルなどを敷いておくとよいでしょう．

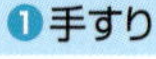

● 足元に注意しながら洗い場へ誘導する.

手技のコツ
タオルを用いて羞恥心に配慮するとよいでしょう.

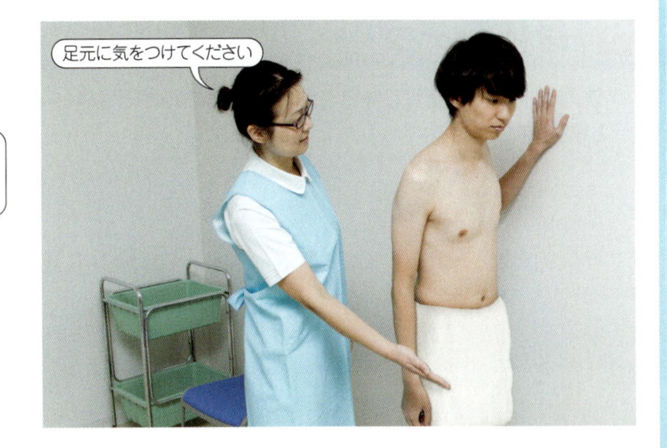

4 かけ湯をする

● 看護師が温度確認を行った後，患者さんの手掌に少し湯をかけ，温度を確認する.

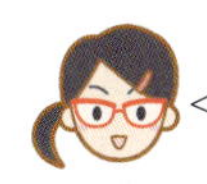

手技のコツ
患者さんが座る前にシャワーチェアをシャワーで温めると，冷感を与えないでしょう.

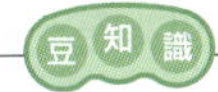

豆知識
高齢者の温度感覚は足先が最も衰えやすい（10℃の温度差でやっと識別できる）という研究報告があります（Stevens and Choo 1998）. また同研究内で温度感覚が比較的衰えにくい部位として手掌が挙げられているため，温度確認は手掌で行うのがよいでしょう.

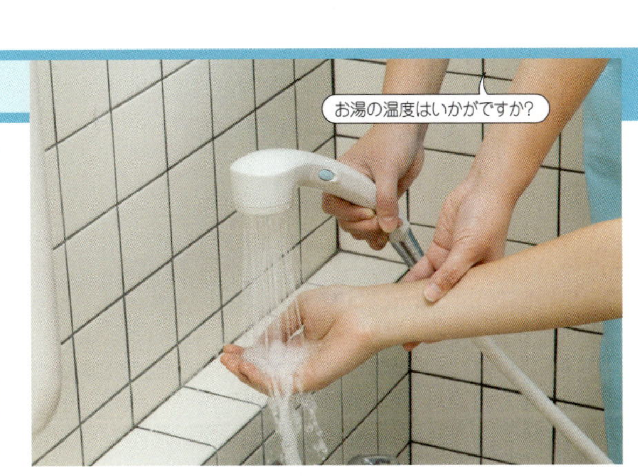

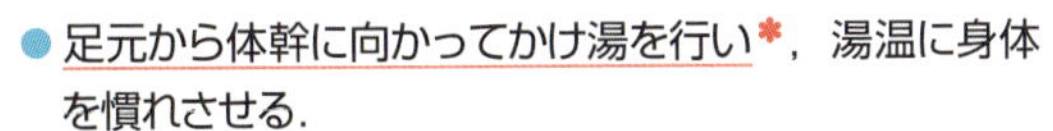

● 足元から体幹に向かってかけ湯を行い*，湯温に身体を慣れさせる.

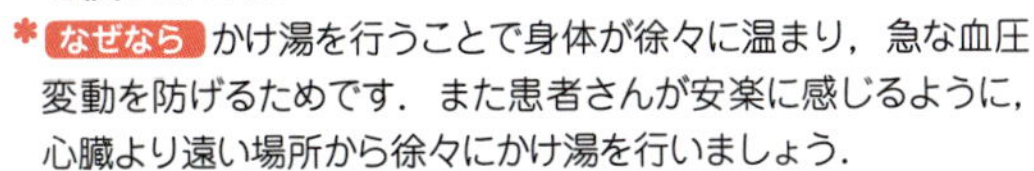

* なぜなら かけ湯を行うことで身体が徐々に温まり，急な血圧変動を防げるためです. また患者さんが安楽に感じるように，心臓より遠い場所から徐々にかけ湯を行いましょう.

5 髪を洗う

● 髪をぬらして洗髪を行う. 患者さんができない部分を介助する.

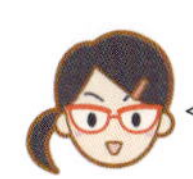

手技のコツ
患者さんが顔をぬらしたくない場合はシャンプーハットを用いましょう.

ポイント
「髪を洗う」，「身体を洗う」，「湯につかる」はどの順番で行っても構いません. 患者さんの負担や好みを考慮し，患者さんと相談のうえ決定しましょう.

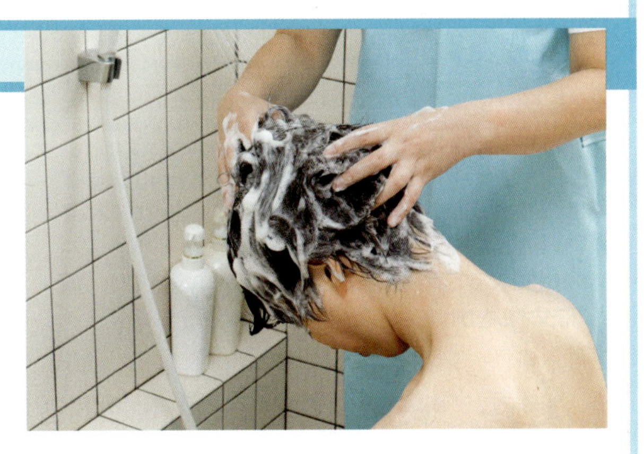

6 身体を洗う

● 洗浄剤をよく泡立てて身体を洗う．患者さんができない部分を介助する．

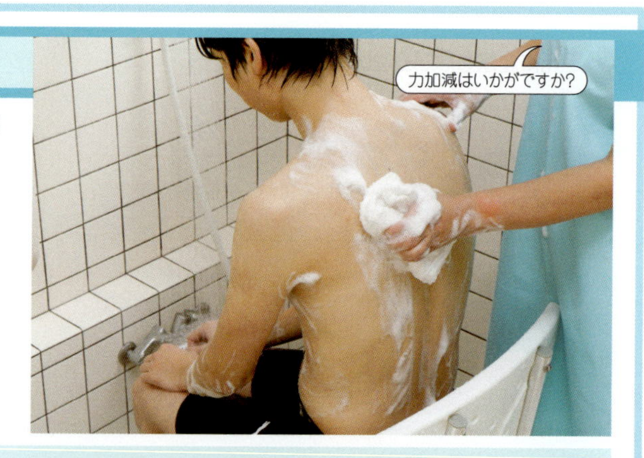

身体を洗う際の注意点

● 患者さんの身体を洗う際には，次のことに注意しながら介助しましょう．

泡を流す

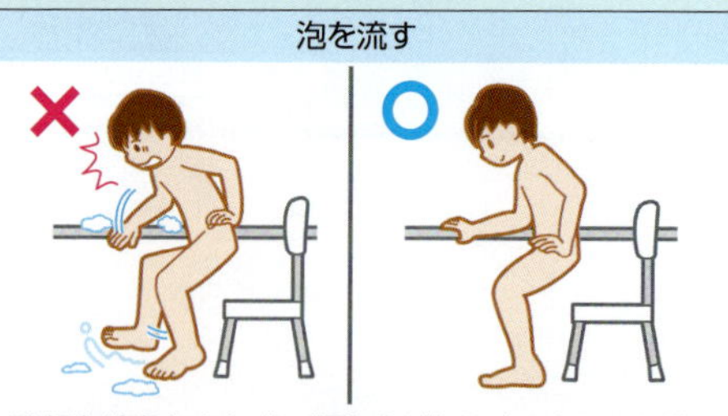

● 殿部を洗うときなど，腰を上げたり立ったりした際に，患者さんが床や手すりの泡ですべって転倒してしまわないように，適宜，泡を洗い流す．

目を離さない

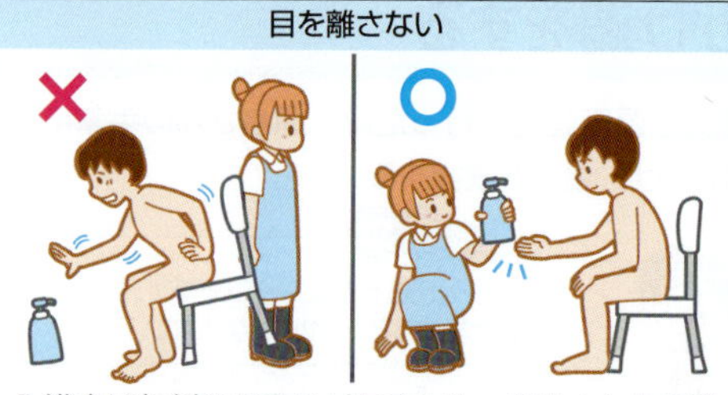

● 入浴中は転倒のおそれがあるため，患者さんから常に目を離さないようにする．

羞恥心への配慮

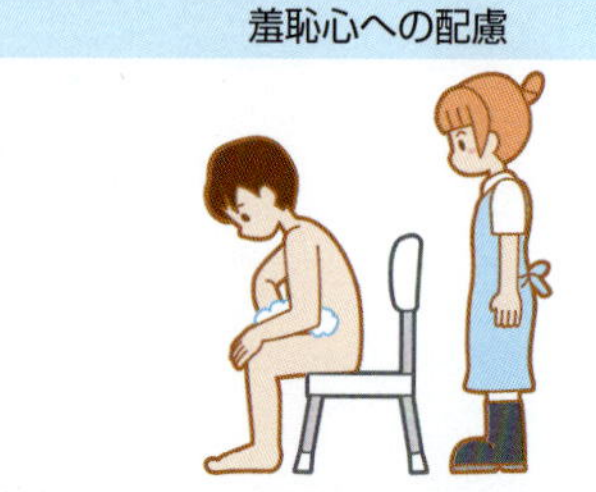

● 患者さん自身で陰部や胸部を洗っているときには，看護師は背部に回ってシャワーをかけるなど羞恥心へ配慮する．

保　温

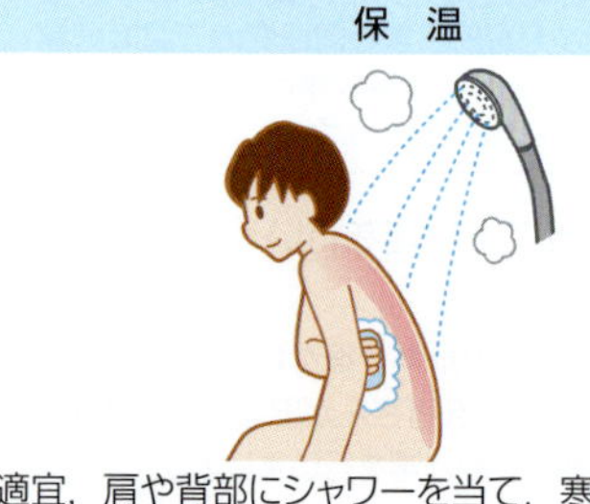

● 適宜，肩や背部にシャワーを当て，寒気を感じさせないよう配慮する．
● 身体を洗いながら，足浴〔p.164〕を行ってもよい．

7 湯につかる

シャワー浴の場合は手順8へ

● 足元や手すりの泡をきれいに流してから患者さんに立ち上がってもらう．
● 浴槽に入って身体を温めてもらう．寒い場合には，肩にタオルをかけるなど，保温への配慮を行う．

浴槽につかる時間は5〜10分程度にしましょう．長く湯につかることは疲労の原因になります．

● 温まったら，浴槽からゆっくりと上がってもらう*．

* なぜなら 急に立ち上がると立ちくらみを起こすおそれがあるためです．これは入浴による血管の拡張効果に加え，浴槽から出ることで静水圧作用が消失し，静脈還流量が低下することが原因となります．

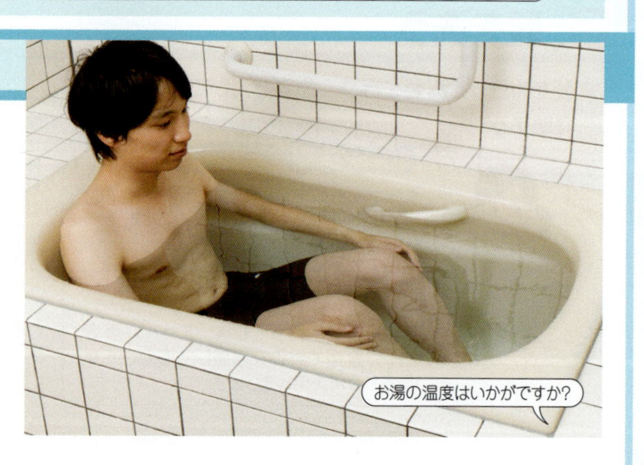

8 水分を拭き取る

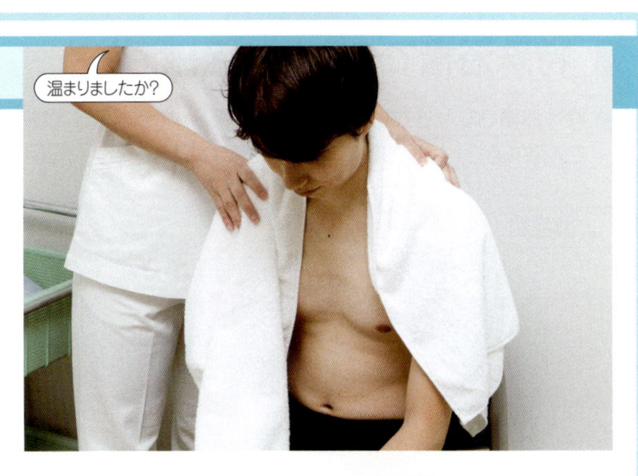

- 浴室内で用いたタオルを湯で絞り，身体の水分をある程度拭き取る．看護師は速やかにエプロンを脱ぐ*．

*なぜなら エプロンに付いた水滴が介助の際に患者さんに触れると，冷感を与えてしまうためです．

- 脱衣室に移動してもらい，椅子（いす）に腰かけてもらう．
- 速やかに**乾いたバスタオルで身体中の水分を拭き取る．

**なぜなら 身体に水分が残ると，その水分が蒸発するときの気化熱により体温が奪われ，患者さんに寒さを感じさせてしまうためです．

9 新しい下着，寝衣に着替える

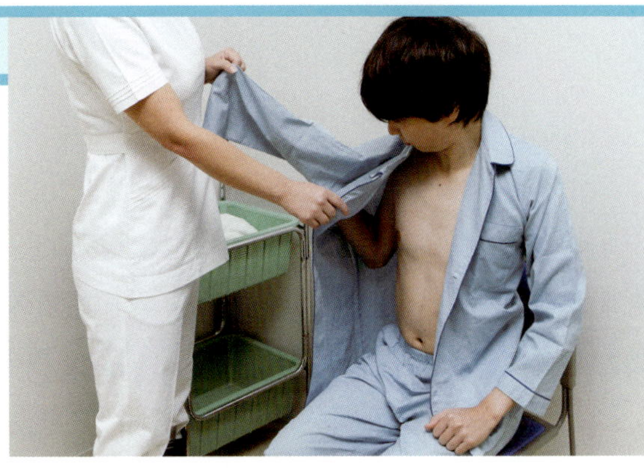

- 必要に応じて保湿剤を塗布*する．

*なぜなら 入浴により，表皮の水分を保持している皮脂膜が失われ，乾燥の原因となるためです．

- 新しい下着，寝衣に着替える（寝衣交換〔p.195〕）．
- ドライヤーで髪を乾かす．

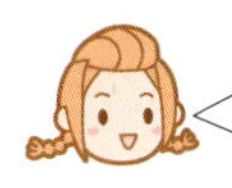

ポイント
疲労感が強い場合には，身体をバスタオルで覆って，少し休んでもらってから着替えを行ってもよいでしょう．また，疲労度によっては病室に戻る際に車いすを用いましょう．

10 水分を摂取してもらう

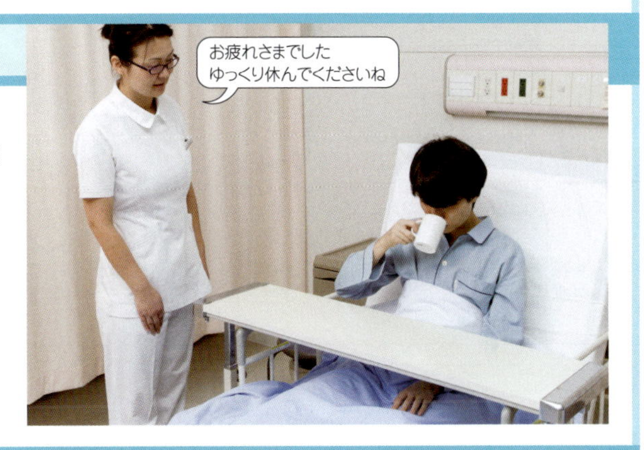

- 病室に戻り，水分を摂取してもらう*．

*なぜなら 入浴により，発汗・不感蒸泄〔p.58〕が増加し脱水状態となりやすいためです．

- 患者さんに終了したことを伝え，ねぎらいの言葉をかける． 必要に応じてバイタルサイン〔フィジp.22〕を確認する．
- 入浴により体力を消耗しているため20～30分は安静にしてもらう．

11 終わりに

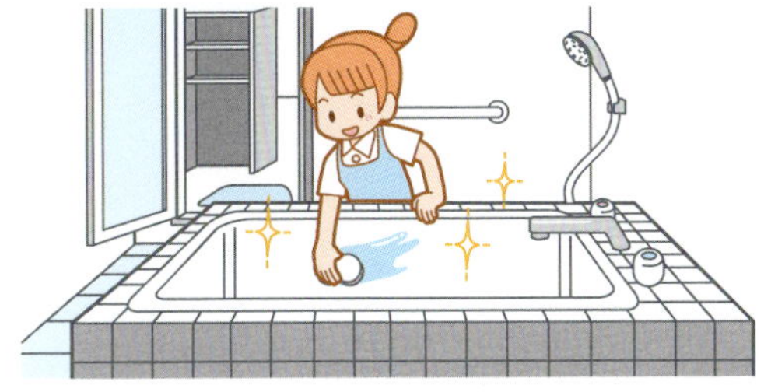

❶ 患者さんごとに，浴槽・洗い場の掃除と，脱衣室の整頓をする．

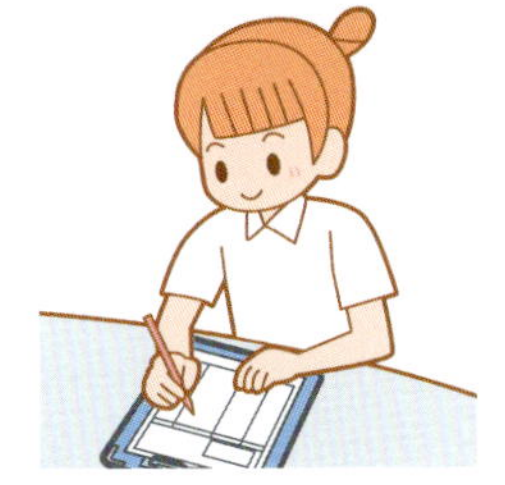

❷ 実施記録として，患者さんの疲労感の有無やバイタルサイン，皮膚の状態，訴えなどを記録する．

特殊浴槽での入浴（機械浴）

- 特殊浴槽での入浴（機械浴）では，付属のシャワーチェアやストレッチャーなどを用いることによって坐位または臥位のままで入浴することができます．離床が困難な患者さんや，転倒リスクの高い患者さんなどが適応となります．

製品例

シャトル®

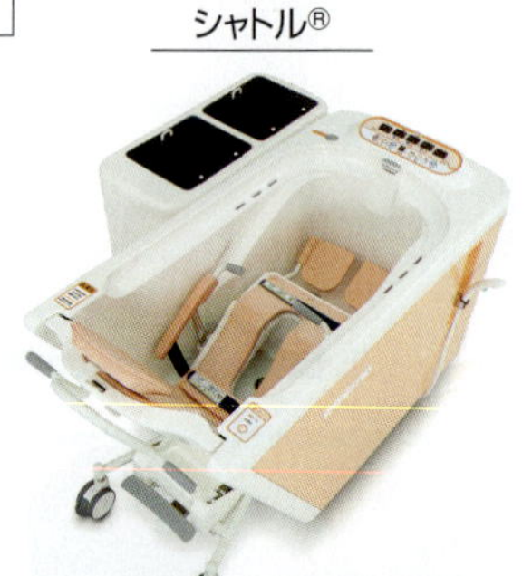

写真提供：株式会社アマノ

- シャワーチェアが付属しており，坐位のまま湯につかることができる．

マリンコートリモ®

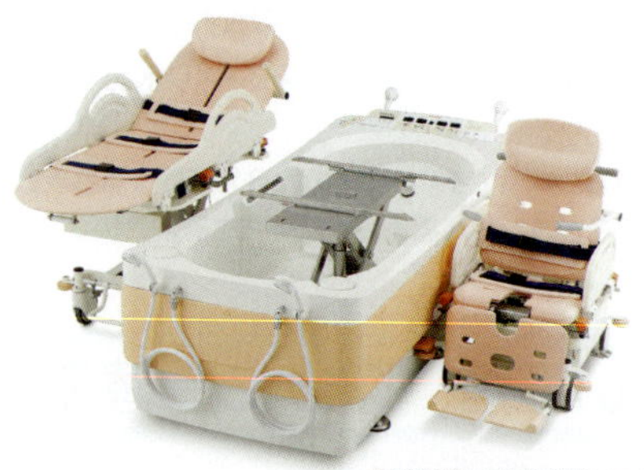

写真提供：株式会社アマノ

- ストレッチャー，シャワーチェアが付属しており，臥位または坐位のまま湯につかることができる．

注意事項

- 安全・安楽に，そして患者さんが気持ちよく入浴ができるよう，次のことに注意しましょう．

設備点検

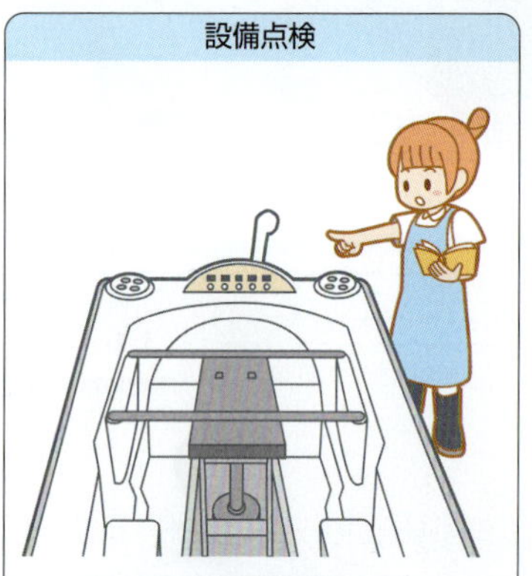

- 特殊浴槽の設備点検を行い，適切な機械操作を行えるようにしておく．

転落防止

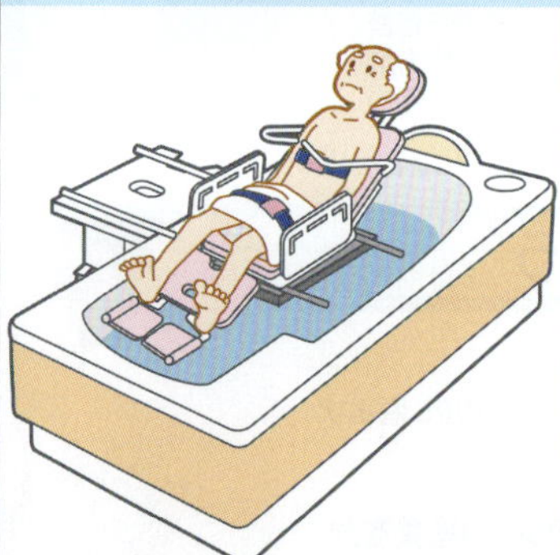

- ストレッチャーなどからの転落防止のために，柵や固定ベルトを使用する．

身体の沈み込み防止

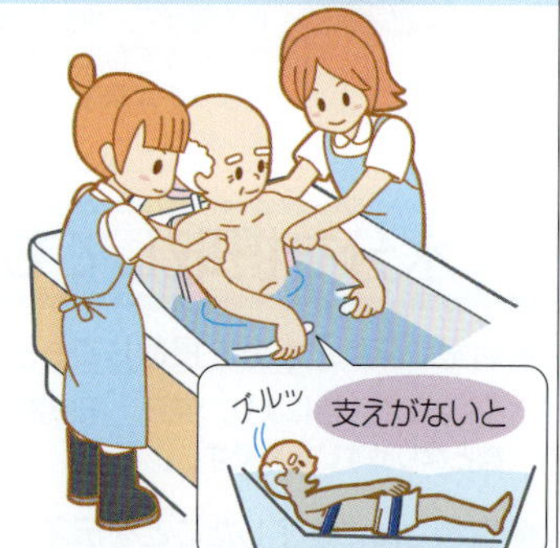

- 水中に沈んでしまうことを防止するため，看護師は適宜，患者さんを脇から支える．

Step Up

様々な状態の患者さんに対する確認事項

● 患者さんによっては，入浴またはシャワー浴時に様々な準備・確認が必要となる場合があります．次にその例を示します．

輸液中〔看②p.64〕の患者さん

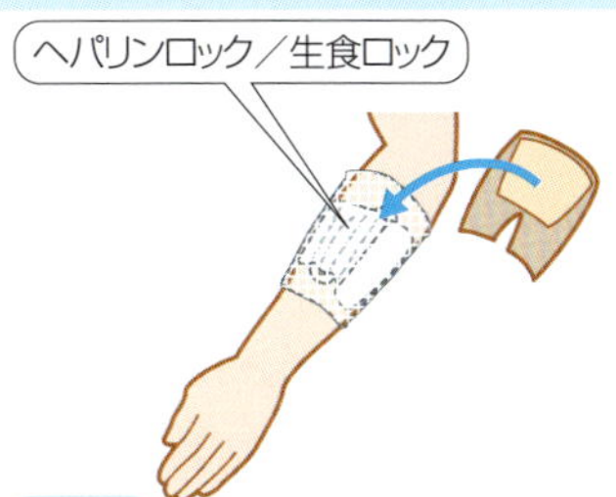

準備時

- ヘパリンロックもしくは生食ロック〔看②p.92〕する．
- 刺入部がぬれないように，さらに上からフィルムドレッシング材などで覆い，密閉する．

終了後

- 覆っていたフィルムドレッシング材をはがし，ぬれていないか確認する．ぬれている場合は留置針を覆っているフィルムドレッシング材を貼り替える*．

* なぜなら 感染予防のためです．

創傷のある患者さん

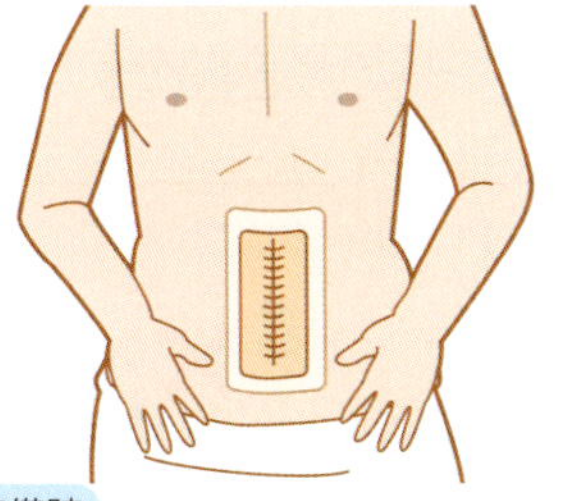

準備時

- 創部にガーゼが当たっている場合には，ガーゼを取り除くか必要に応じてフィルムドレッシング材などで保護する．

入浴時

- 創や，その周囲はこすらずやさしく泡で洗い，シャワーでよく洗い流す．
- 痂皮（かさぶた）ははがさないようにする．

終了後

- 消毒，ガーゼ保護など創部の状態に応じた処置をする．

膀胱留置カテーテル挿入中〔看②p.283〕の患者さん

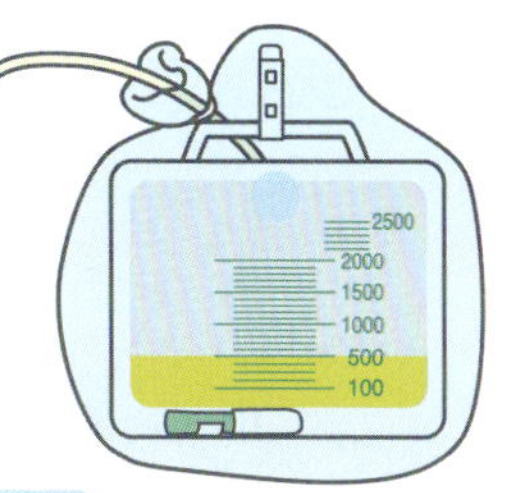

準備時

- バッグ内の尿は必要に応じて廃棄する．
- 蓄尿バッグがぬれないようビニール袋などで覆う．

入浴時

- 膀胱より高い位置にならないように注意しながら入浴を行う（入浴直前にチューブ内の尿を蓄尿バッグ内に誘導しておけば，膀胱より多少高い位置でも逆流を防ぐことができる）．

終了後

- カテーテルをテープで再固定する．

胃瘻カテーテル挿入中〔看②p.256〕の患者さん

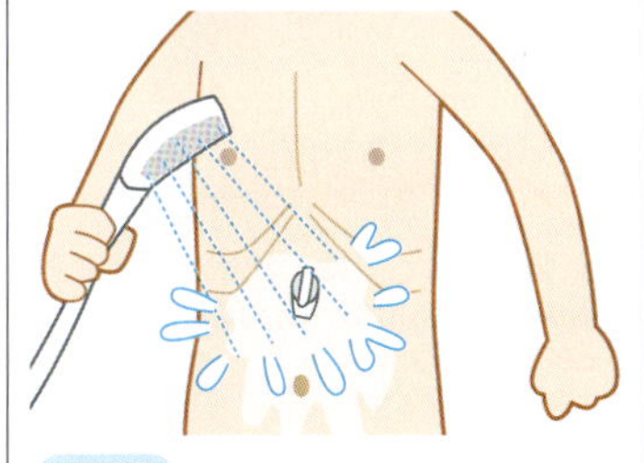

準備時

- 特に覆ったりする必要はなく，そのまま入浴できる．

入浴時

- お湯と洗浄剤で挿入部周囲を洗浄する．

終了後

- 胃瘻周囲の水分をしっかりと拭き取り乾燥させる．

気管切開を行っている患者さん

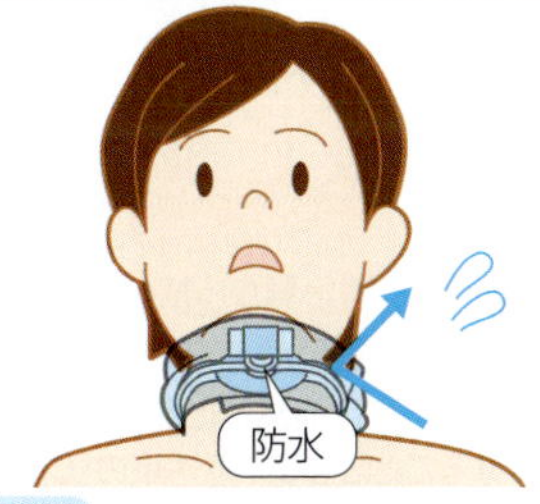

準備時

- 入浴前にあらかじめ吸引〔看②p.186〕しておく．
- 気管孔周囲を必要に応じてタオルなどで保護する．

入浴時

- 気管孔から湯が入り込まないように注意する．
- カニューレ挿入中の患者さんは，ベルトと首の間に汚れが溜まりやすいのできれいに洗う．
- 洗髪の際はシャンプーハットを用いる．

終了後

- 気管孔周囲の水分をよく拭き取る．

酸素療法中〔看②p.202〕の患者さん

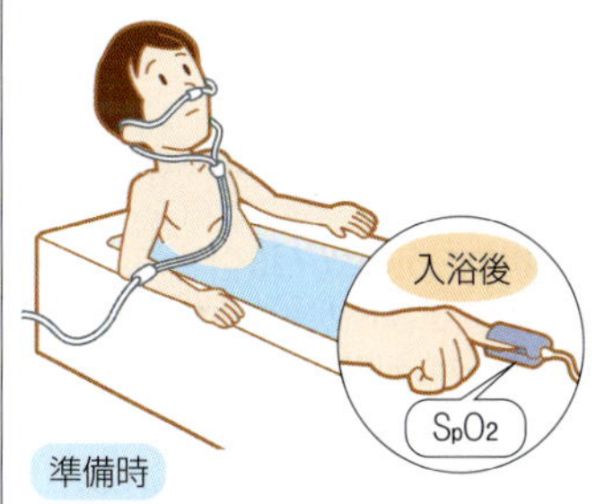

準備時

- 入浴時に酸素投与量変更の指示がないか確認する．必要に応じて酸素チューブの長い酸素投与器具や酸素ボンベ，酸素ボンベホルダーを用意する．

入浴時

- 酸素ボンベまたは浴室の中央配管へ接続を変える．確実な酸素投与がなされるよう，酸素流量の設定・確認を行う．また，チューブの絡まり，接続部のゆるみがないか確認する．

終了後

- 呼吸状態に注意しながら介助する．
- パルスオキシメーターを用いて動脈血の酸素飽和度を測定する．

● その他，ギプス固定中の患者さんの場合には，ギプスにお湯がかからないよう，ビニール袋や専用カバーなどを用いて入浴・シャワー浴を行います．

●経皮的動脈血酸素飽和度（S_pO_2）：percutaneous arterial oxygen saturation

清拭

清拭の基本

- 患者さんの安全・安楽に配慮して清拭を行うために，清拭の基本として次の点をおさえておきましょう．

温度確認

- 絞ったウォッシュクロスの温度は前腕の内側*1 に当てて確認する．

*1 なぜなら 温度に敏感な部分だからです．

- 熱い場合は，絞ったウォッシュクロスを広げたり，手であおいだりすることで温度を下げる．

できるだけ密着させる

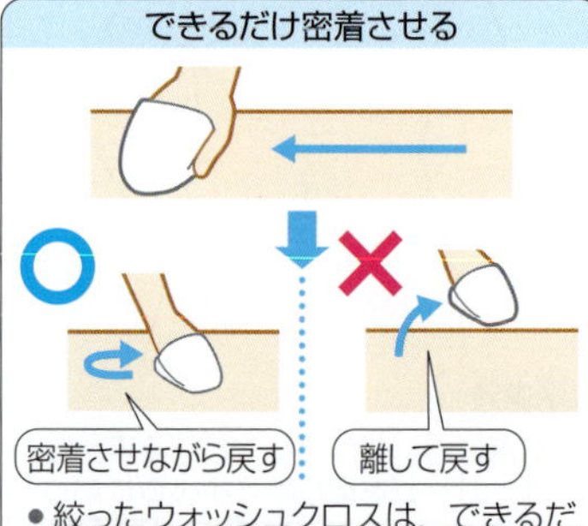

- 絞ったウォッシュクロスは，できるだけ患者さんの肌から離さずに*2 拭く．

*2 なぜなら 肌から離すと，ウォッシュクロスの表面温度が下がりやすくなるためです．

ウォッシュクロスの端がはみ出ないようにする

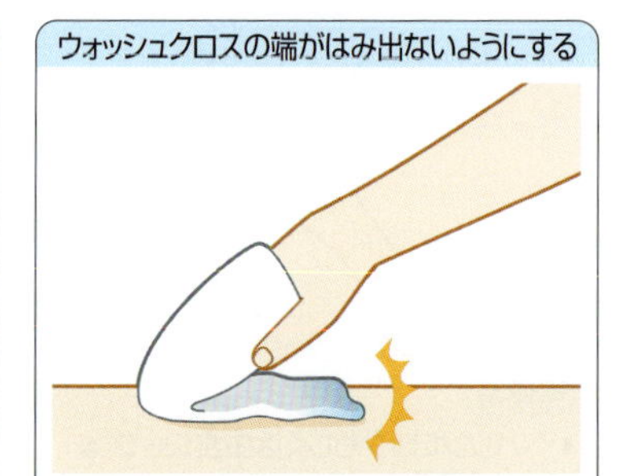

- 端がはみ出さないように*3 折りたたむか，手に巻き付けて用いる．

*3 なぜなら はみ出たウォッシュクロスの端は空気によって冷やされ，そこが患者さんに触れると，冷感を与えるためです．

拭く方向

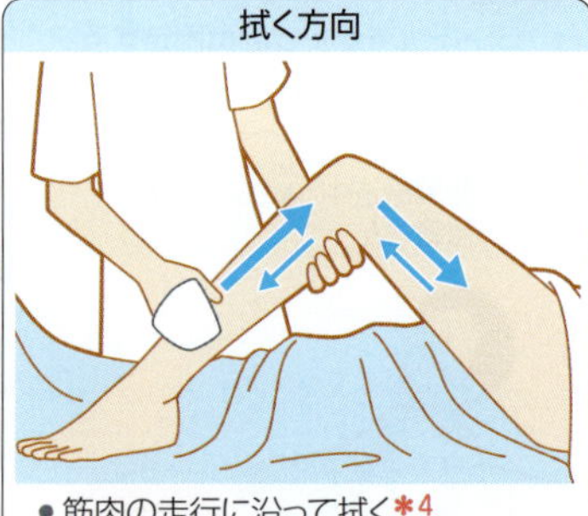

- 筋肉の走行に沿って拭く*4．

*4 なぜなら 筋肉が刺激され，廃用性萎縮〔p.71〕を予防することができるためです．

- 力加減は中枢に向かって強めで拭き，末梢方向に戻るときに弱めると患者さんが気持ちよいと感じる場合が多い．患者さんに力加減を確認し，皮膚の状態や好みに応じて調整する．

遠い側から拭く

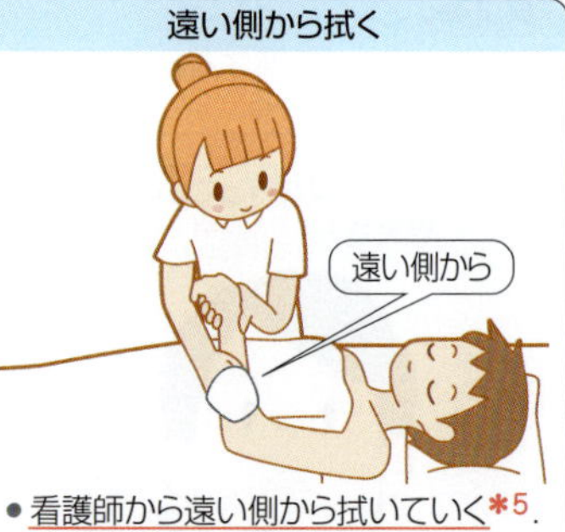

- 看護師から遠い側から拭いていく*5．

*5 なぜなら 近い側から拭くと，遠い側を拭く際に清拭した身体の上で操作することになり，再汚染のリスクがあるためです．

アセスメントも同時に行う

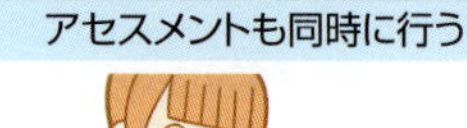

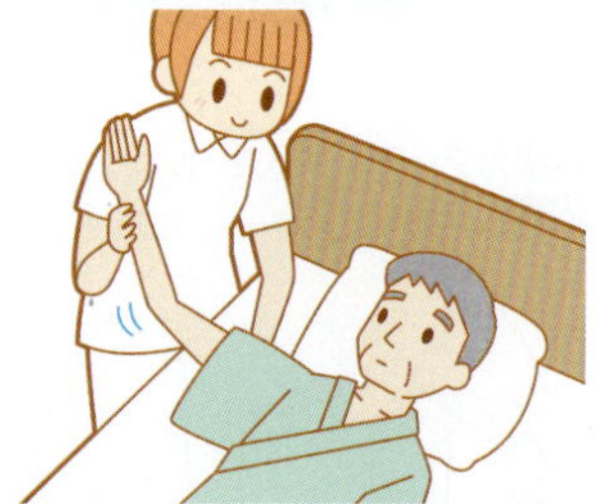

- 必要に応じて皮膚の状態や，関節可動域〔フィジp.315〕，筋力の評価〔フィジp.325〕も行う．

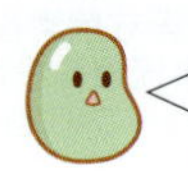

豆知識

以前は末梢から中枢への清拭で循環が促進されると考えられていました．現在では，「末梢から中枢」，「中枢から末梢」，「末梢と中枢の往復」で，それぞれ清拭した際に皮膚血流量の変化に差がないという研究報告もあり，必ずしも末梢から中枢に清拭する必要はないと考えられています．

部位別皮膚の特徴

- 皮膚は部位ごとに異なった特徴をもちます．基礎知識として学んでおきましょう．

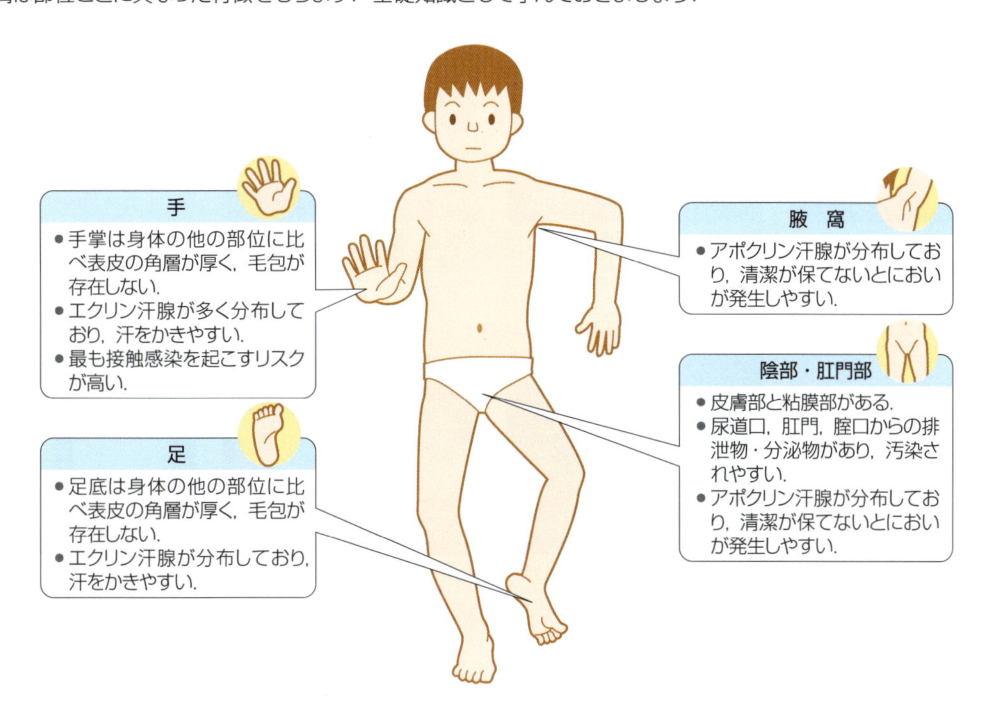

- 皮膚と皮膚が接する部位（乳房の下，腋窩，鼠径部など）は汚れが溜まりやすくなります．またこの理由から，拘縮があるとその部位も汚れが溜まりやすくなります．

Step Up

清拭方法の選択におけるアセスメント

- 清拭はいつでも洗浄剤を用い全身に行う必要があるわけではありません．洗浄剤を用いずに行ったり，部分的に行ったりすることもできます．また循環促進を目的として行われる場合もあります．
- 清拭方法は，目的や患者さんの体力などに応じて選択され，ときには組み合わせて実施されます．具体例を次に挙げます．

熱布清拭〔p.162〕を行う

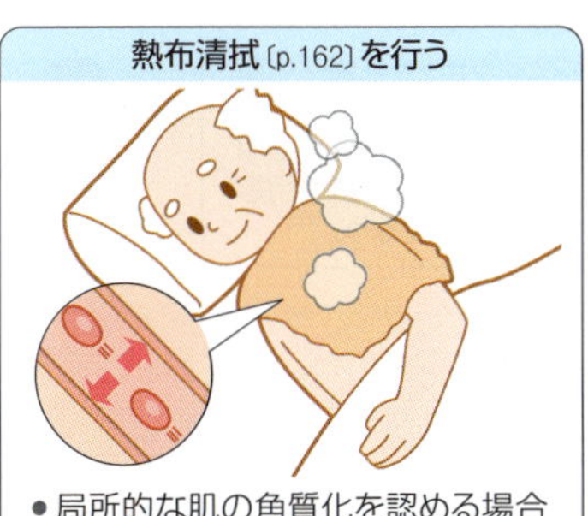

- 局所的な肌の角質化を認める場合などに，皮膚を浸軟させ角質を落としやすくするために行われる．
- 循環促進の意味合いも大きく，温罨法〔p.288〕として行われることもある．

部分清拭を行う

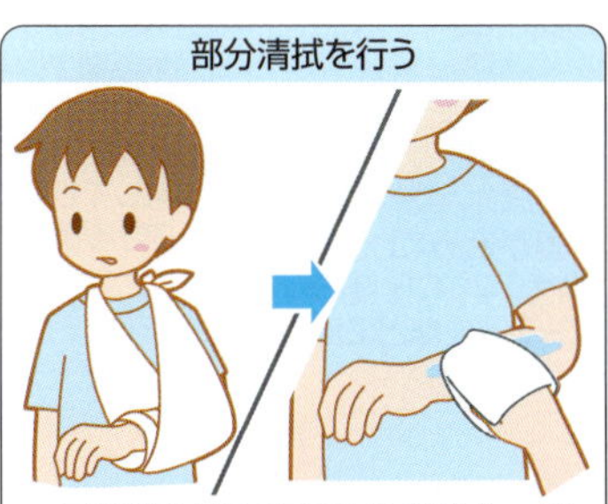

- 局所的な汚れを認める場合や，清拭時間を短縮し体力消耗を最小限に抑えたい場合に行われる．
- 全身清拭を行う際に，一部のみに洗浄剤を用い，その他の部分を湯のみで行う方法もある．

液状清拭剤（沐浴剤など）を用いる

- 液状清拭剤（沐浴剤など）を入れた湯にひたしたタオルで拭く．清拭剤の拭き取りが不要なため，清拭時間を短縮できる．
- 清拭剤には保湿効果をもつものもある．

必要物品 清拭

湯入りバケツ

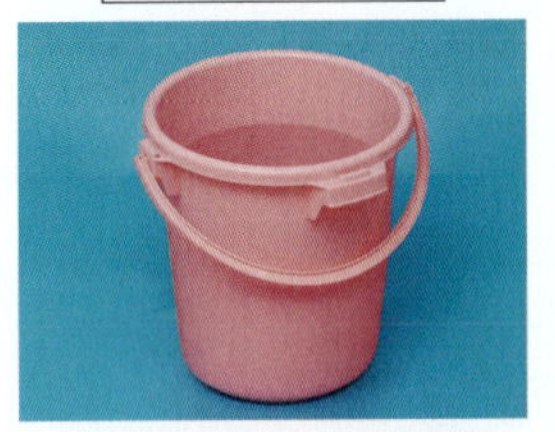

- 絞ったウォッシュクロスが肌に触れるときに適温となるように，55℃前後の湯を用意する．

温度計

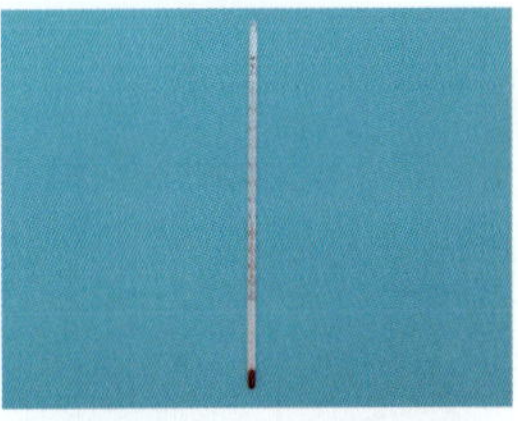

- 湯温が適切かどうか調べるために用いる．

タオルケット

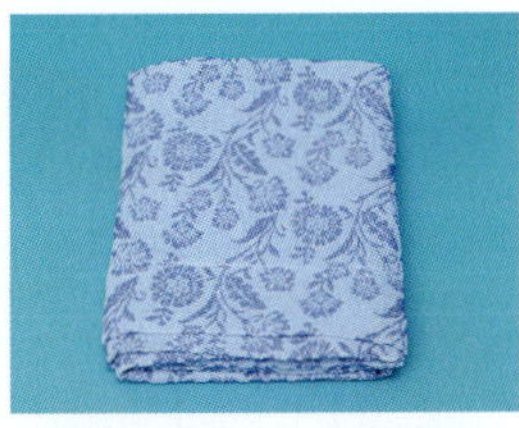

- 保温，羞恥心への配慮のために用いる．

小ピッチャー

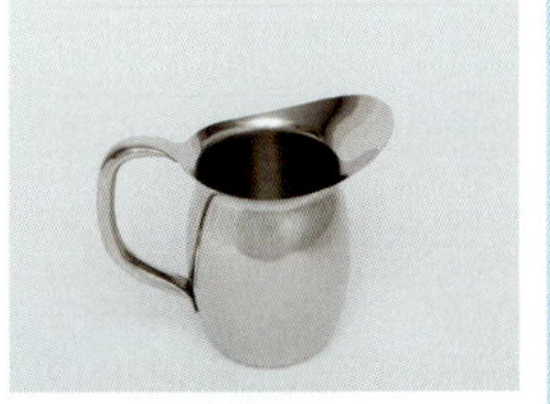

- バケツから湯をすくい，ベースンへ移すために用いる．

ベースン

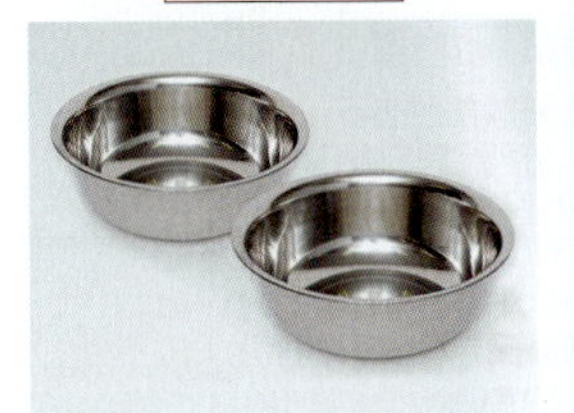

- 湯を入れて用いる．洗浄用と拭き取り用に2つ用意する．

水分を拭き取るもの

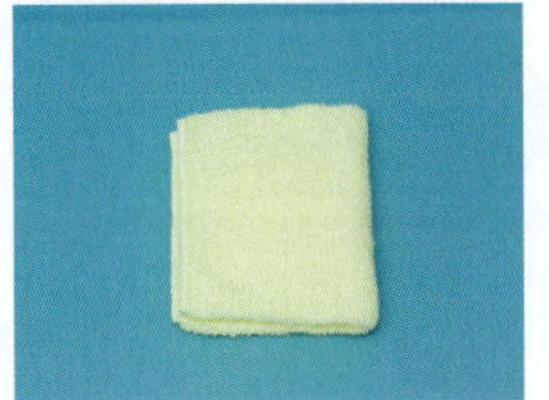

- フェイスタオルや不織布ガーゼなどを用いる．

身体を拭くもの

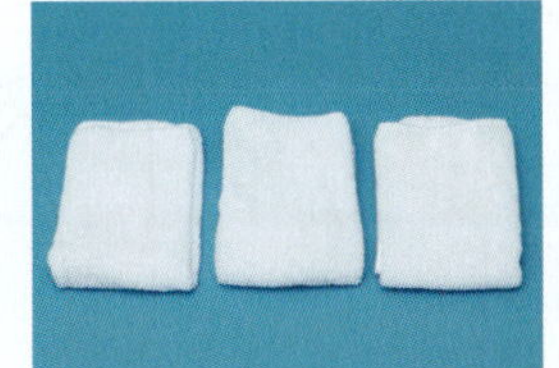

- 洗浄用にウォッシュクロスを1枚，拭き取り用にフェイスタオルを2枚用意する．

バスタオル

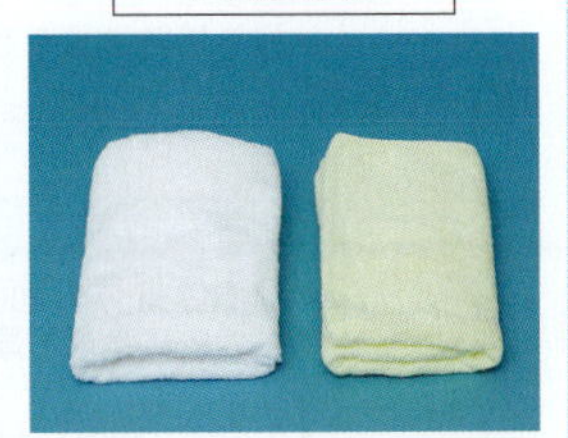

- 保温，羞恥心への配慮のため，また水分を拭き取るために用いる．

洗浄剤

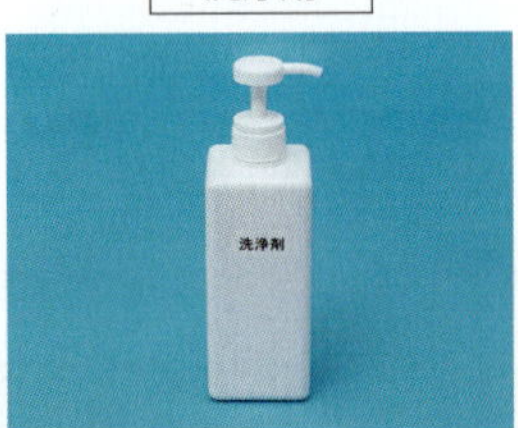

- ぬらしたウォッシュクロスに付けて用いる．湯による拭き取りが不要なタイプもある．

個人防護具

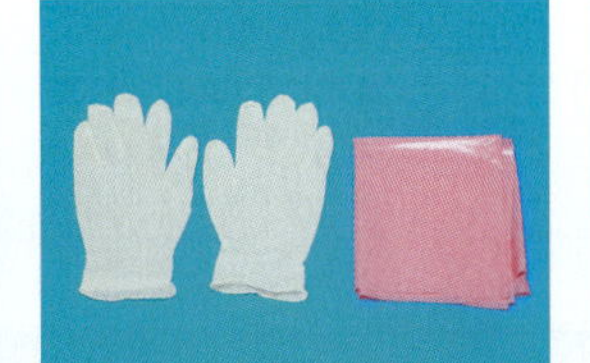

- 殿部，陰部の清拭に備え手袋，エプロンを用意する．患者さんの状態に応じて，他の部位にも用いる〔p.140〕．

陰部清拭用品

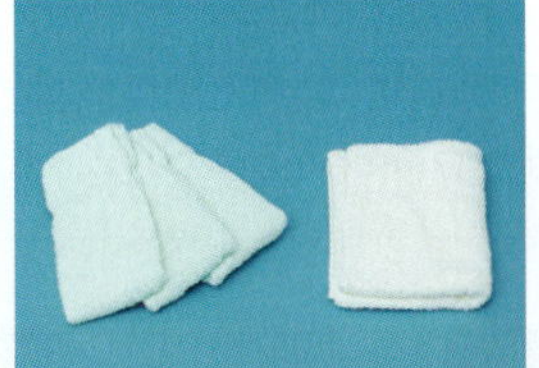

- 陰部専用のウォッシュクロスと拭き取り用のタオルを用意する（陰部洗浄を行う場合〔p.175〕）．

新しい寝衣（着替え）

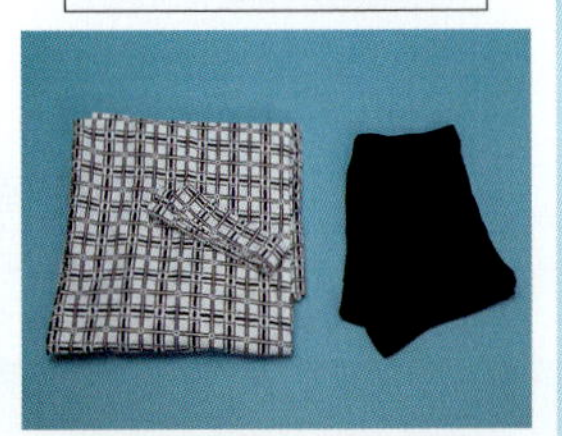

- 清拭後の寝衣交換〔p.195〕に備えて寝衣・下着などを用意する．

汚水用バケツ，新聞紙

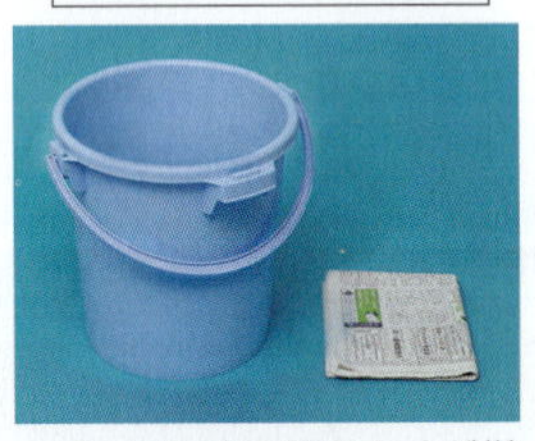

- ベースン内の湯のかさが増したり汚れたりした際に，汚水を廃棄するために用いる．床ぬれ防止のために下に敷く新聞紙も用意する．

差し湯

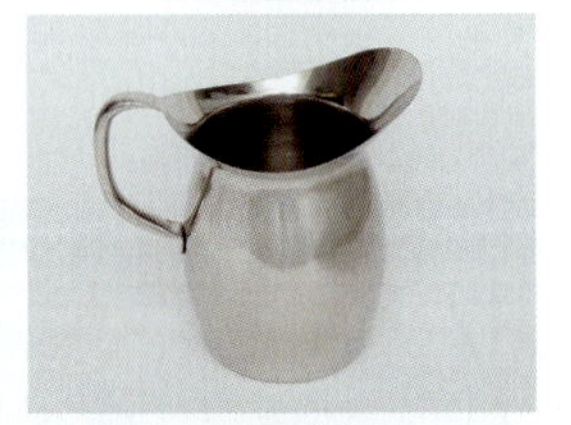

- バケツ内の湯が冷めてしまった場合に備え，70℃程度の湯を別のピッチャーなどに用意しておく．

ポイント

本手順ではバケツとピッチャーに湯を用意していますが，70℃程度の湯を1つのバケツに用意し，差し水用にピッチャーを用意してもよいでしょう．必要な湯量や用意できる物品によって工夫しましょう．

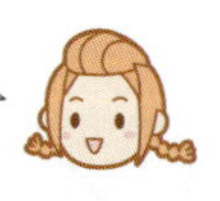

- 必要に応じて保湿剤や，臍部（さいぶ）の汚れを取り除くためのオリーブ油と綿棒，廃棄物入れなどを用意しましょう．

手順 清拭

拭く順番や方向に関しては，厳密な決まりはありません．原則を押さえ，患者さんに応じたケアを行えるようにしましょう．

1 準備をする

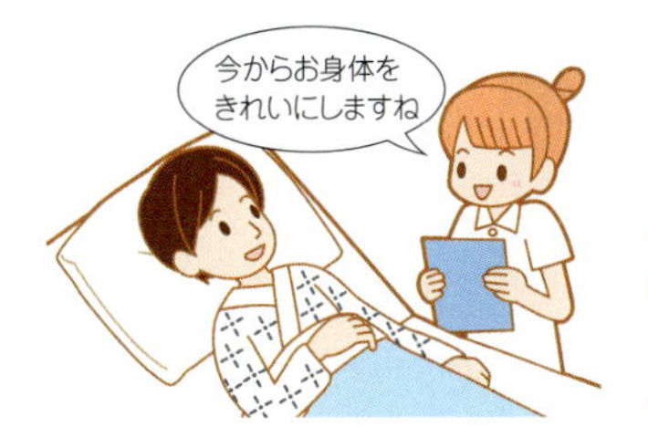

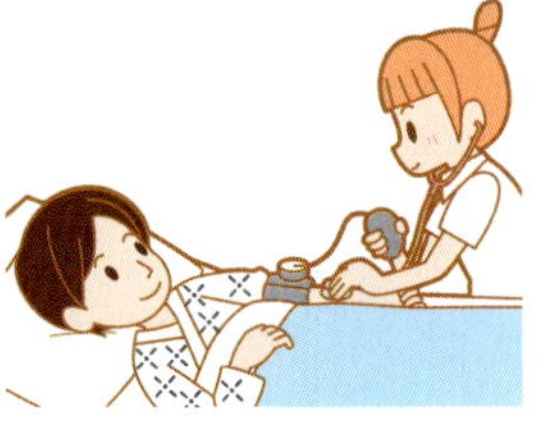

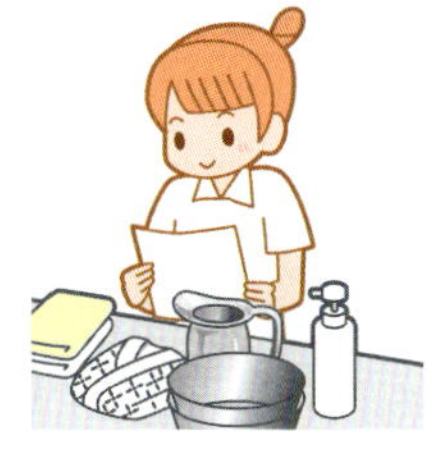

❶ 患者さんに全身清拭を行う目的と方法，所要時間などを説明し，了承を得る．排泄の意思を確認し，事前にすませてもらう．

❷ バイタルサイン〔フィジ p.22〕や全身状態を確認する．

❸ 必要物品を準備する．

ポイント
食後1時間以内の清拭は避けましょう*．

*なぜなら 清拭すると，末梢血管の循環血液量が多くなることで相対的に内臓血液量（消化活動に必要）が減少し，消化機能が低下するためです．

2 環境を整備する

- 室温が24±2℃であることを確認する．
- カーテンやスクリーンを使い患者さんを周囲から見えないようにし，羞恥心に配慮する．
- オーバーテーブルや床頭台などをベッドから離し，作業スペースを確保する．
- ストッパーを確認し，ベッドを看護師の腰の高さに調整する．
- 物品ののったワゴンを，ケア中に患者さんが死角に入らない位置，かつ動線が短くなるようにベッドサイドに配置する．
- 患者さんの掛けぶとんをタオルケットにかけ替える．

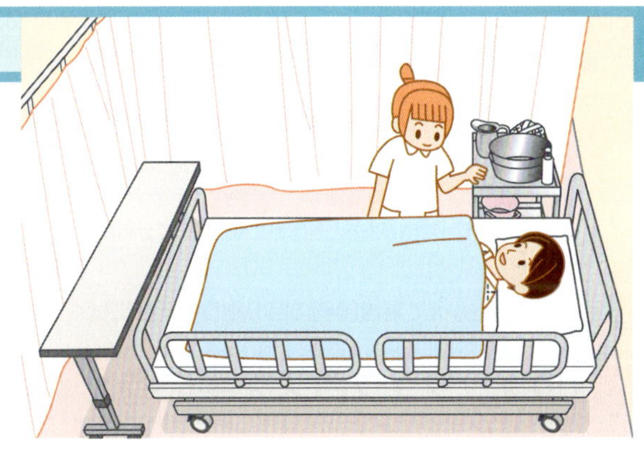

3 ベースンに湯を準備する

- ベースンの1/2～2/3が満たされるようにバケツから湯を入れる．

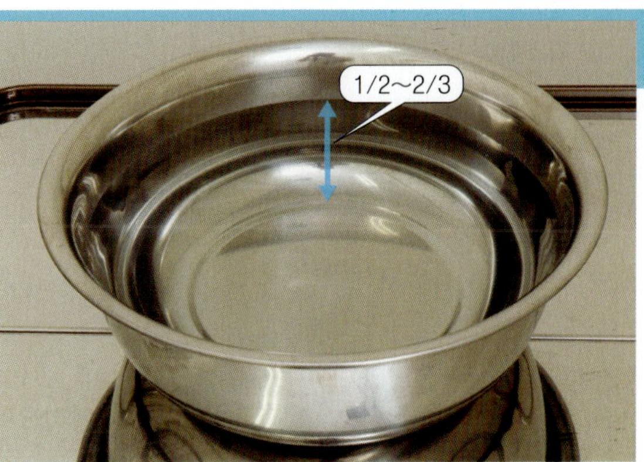

ポイント
ベースン内の湯が52～55℃を保つように*適宜差し湯をしましょう．また湯量や汚れ具合，患者さんの心理面（足や殿部を拭いた後など）に配慮して，適宜お湯を交換しましょう．

*なぜなら この温度のお湯で絞ったウォッシュクロスは肌に触れるときに適温（約42℃）となるためです．50℃以下の湯で絞ったタオルは，身体に触れるときには40℃以下になることも考えられ，拭いたときに患者さんに冷感を与えてしまう可能性があります．また熱すぎると素手でタオルを絞るのが難しくなってしまいます．

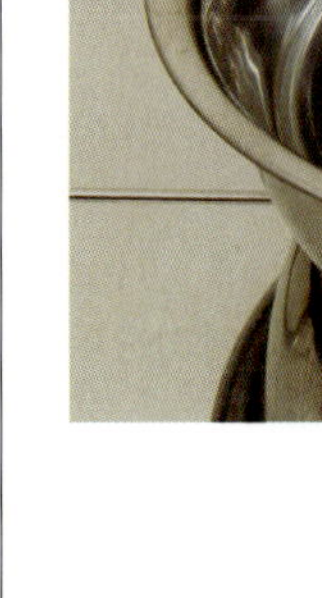

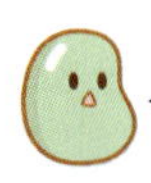

豆知識
タオルを1回ゆすぐごとに湯温が1℃低下するという研究報告があります．

4 目の周りを拭く

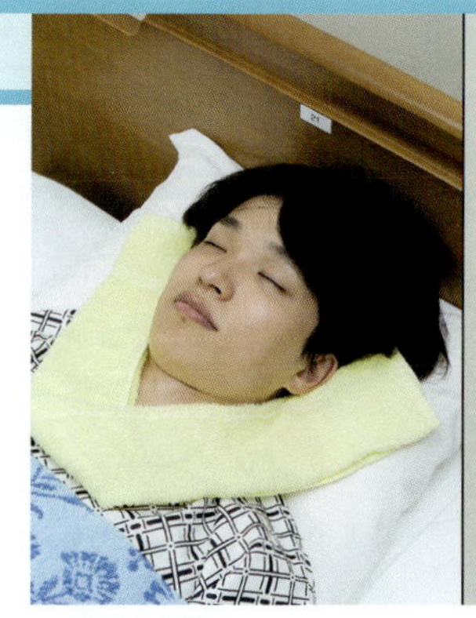

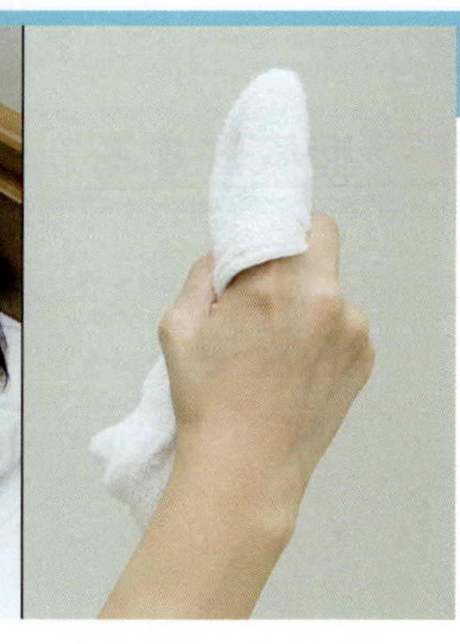

- フェイスタオルを襟元(首元～耳の後ろあたり)にかける*.

* なぜなら 寝衣や寝具がぬれるのを防ぐためです.

- ウォッシュクロスを湯にひたして絞り，示指に巻き込んで握る.

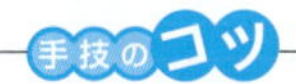

手技のコツ

患者さんの要望によっては，顔の上に絞ったタオルを広げて蒸したあとで清拭を行っても構いません．なおこの際には，呼吸状態に注意しましょう.

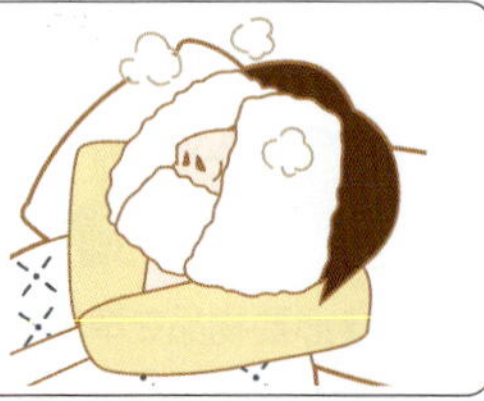

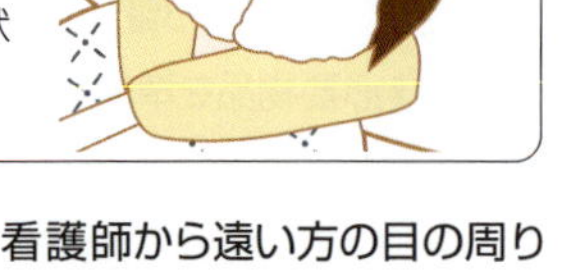

- 頭部に軽く手を添え，看護師から遠い方の目の周りを，上眼瞼，下眼瞼の順に目頭から目尻に向かって**，優しく拭く.

** なぜなら 筋肉の走行に沿うため，また涙管を眼脂などで詰まらせないためです.

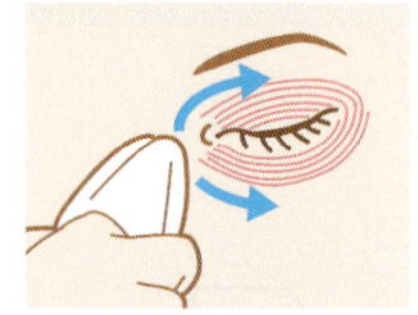

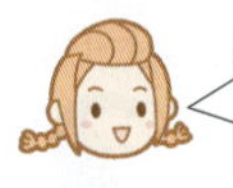

ポイント

眼脂があるときは先に取り除いてから拭きましょう.

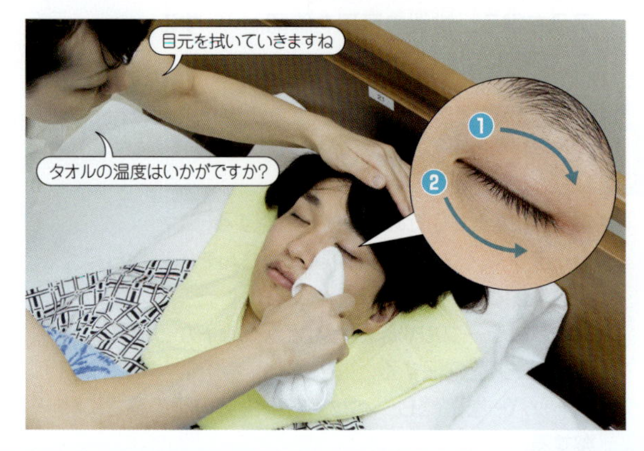

- タオルの面をかえて看護師側の目の周りも同様に拭く.

5 ウォッシュクロスを手に巻く

- ウォッシュクロスを湯につけて絞り，次のように手にすばやく*巻き付ける.

* なぜなら ぬれたウォッシュクロスが空気に触れていると温度が低下していくためです.

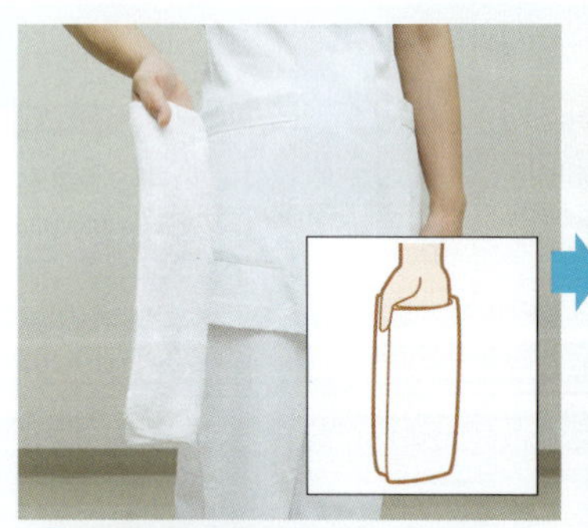

❶ ウォッシュクロスを広げ，縦に三つ折りにして，きき手に巻く.

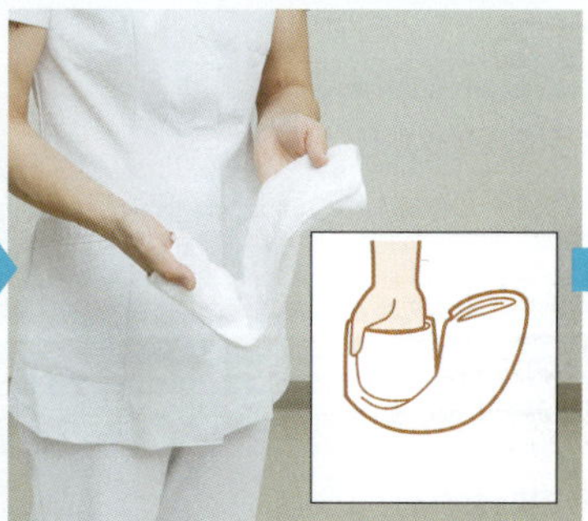

❷ 余った部分を手掌側に折り返す.

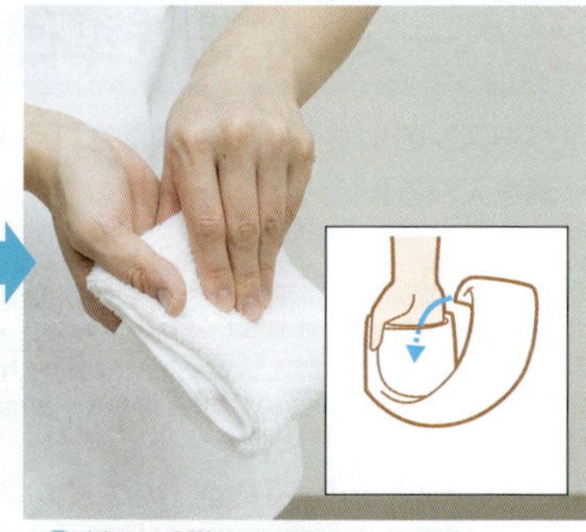

❸ 端を手掌との間に入れ込む.

手技のコツ

お湯に入れる時点で❷から手を抜いた状態にしておくと，絞った後ウォッシュクロスを広げずに手に巻き付けることができるため，無駄な温度低下を防ぐことができます.

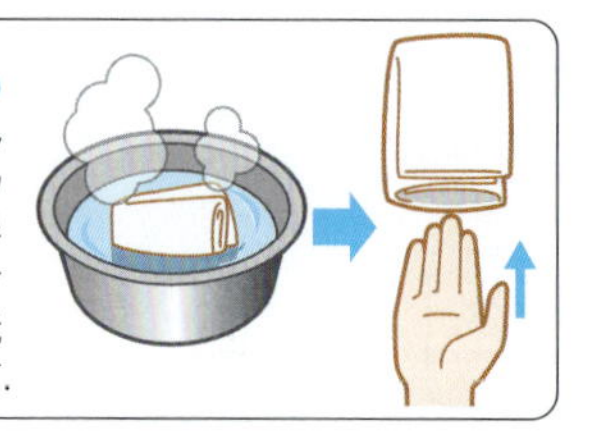

ポイント

患者さんに当たる部分に厚みがあり，看護師の手の中におさまる折り方であれば，この方法でなくとも構いません.

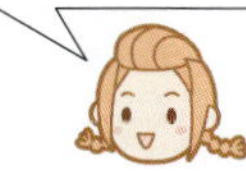

6 顔を拭く

- 額➡頬➡あごの順に数字の「3」の字を書くように拭く．

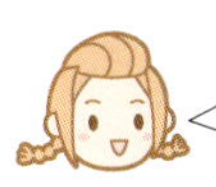

ポイント
汚れの程度や患者さんの希望に応じて洗浄剤を用いてもよいでしょう．

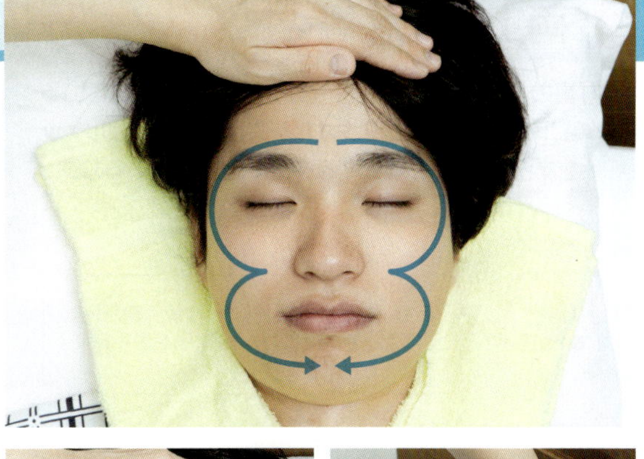

- 眉間～鼻筋➡両小鼻～鼻の下➡口唇周囲を拭く．
- 耳介と耳介後部を拭き，頸部側面・前面を拭く．

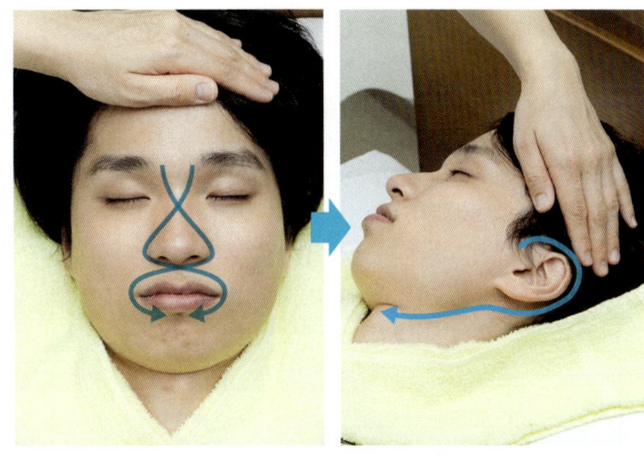

- 拭き終えたら，速やかに＊襟元にかけているフェイスタオルを広げ押さえ拭きし，水分を取り除く．

＊ なぜなら ぬれた皮膚をそのままにしておくと，その水分が蒸発するときの気化熱により体温が奪われ，患者さんに寒さを感じさせてしまうためです．

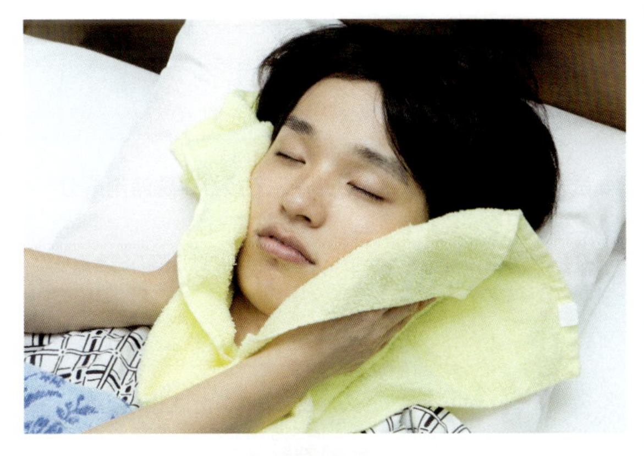

7 寝衣を脱がせる

- タオルケットの下で，寝衣を脱がせる（寝衣交換〔p.195〕）．

ポイント
清拭する部位ごとに寝衣を脱いでもらってもよいでしょう．患者さんの状態に合わせて方法を選択しましょう．

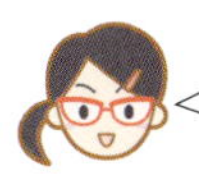

手技のコツ
患者さんの身体の下にバスタオルなどを敷いてもよいでしょう．ベッドの汚染を防ぐことができます．

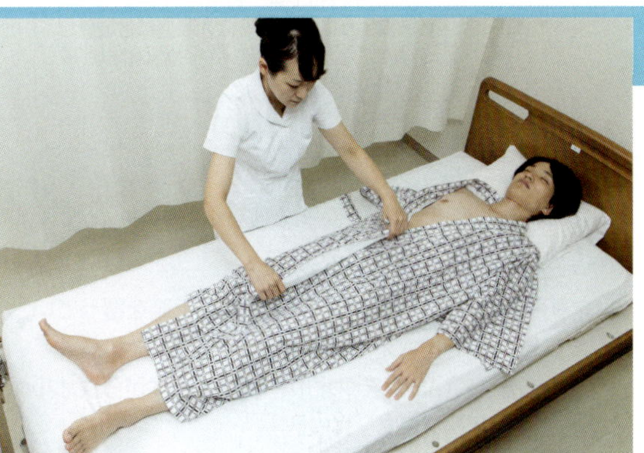

※わかりやすいように上の写真ではタオルケットを外した状態にしてありますが，実際はタオルケットで覆われています．

8 両上肢，腋窩を拭く

● 写真のように，看護師から遠い側の上肢を覆っているタオルケットの上にバスタオルを縦に広げ，タオルケットをずらし，バスタオルで患者さんの上肢をくるむ．

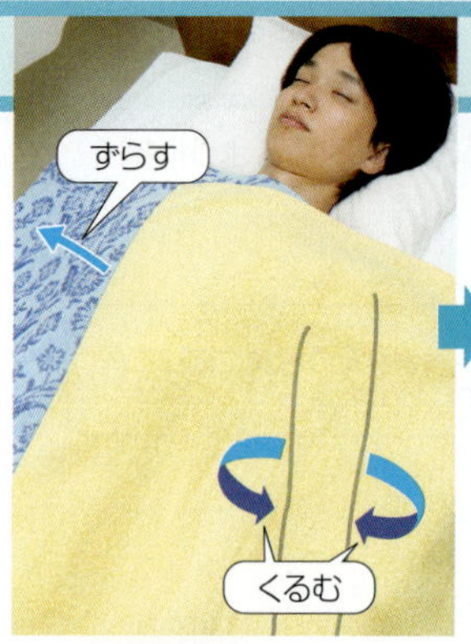

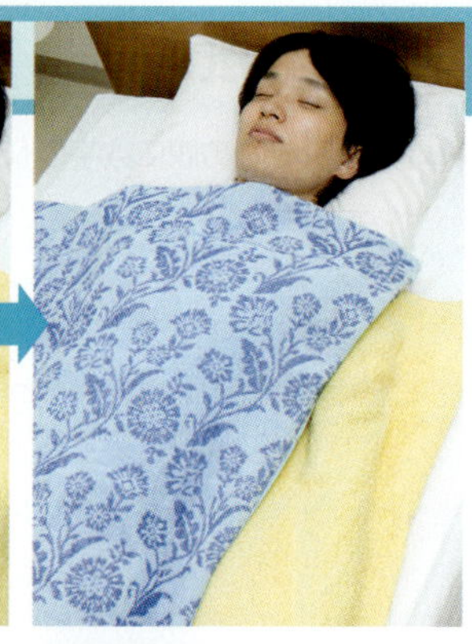

ポイント
手順13〔p.160〕のようにかけ替えるのもよいでしょう．患者さんの露出を最小限にすることが重要です．

● 湯につけたウォッシュクロスで洗浄剤をよく泡立てる．

● 上肢に巻いたバスタオルをまくり，手指→前腕→上腕→肩→腋窩の順に拭く．腋窩は念入りに拭く*．

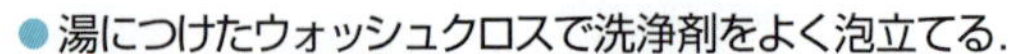

* なぜなら 腋窩は皮膚と皮膚が接触しており，汚れが溜まりやすいためです．またアポクリン汗腺が分布しており，においが発生しやすいためです．

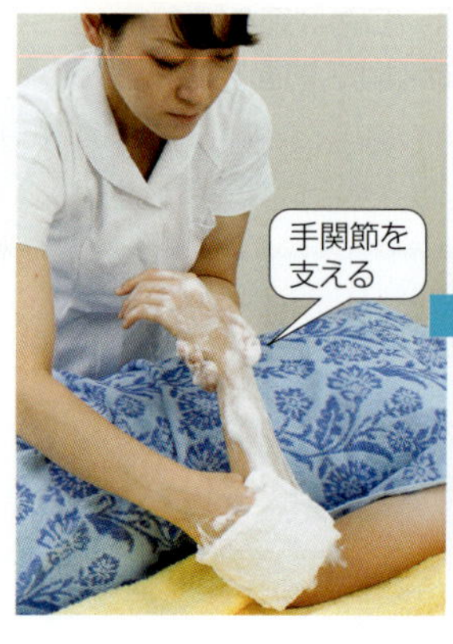

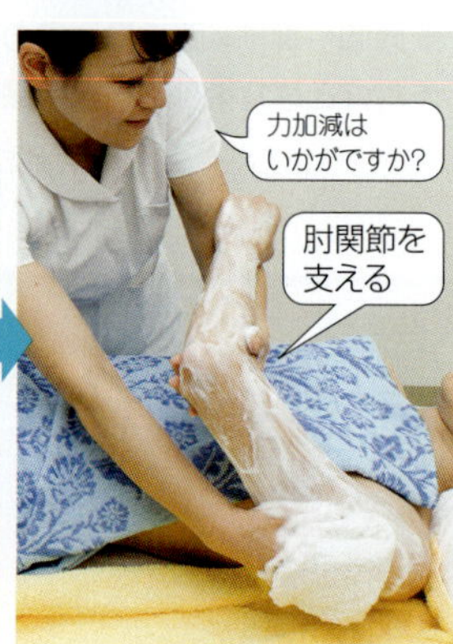

ポイント
肘関節は伸ばしてしわの方向に，肘頭は肘関節を曲げて渦巻きを描くように拭きましょう．

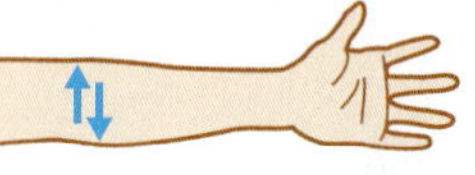

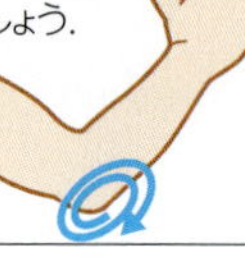

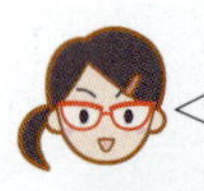

手技のコツ
手浴〔p.170〕を行う場合は手指以外を清拭し，その後に行うとよいでしょう．手浴の方が爽快感を得られやすいです．

● 拭き取り用のフェイスタオルを湯で絞り，洗浄剤成分を拭き取る．これを3回**繰り返す．

** なぜなら 洗浄剤成分を十分に落とすためには3回の拭き取りが必要なためです．

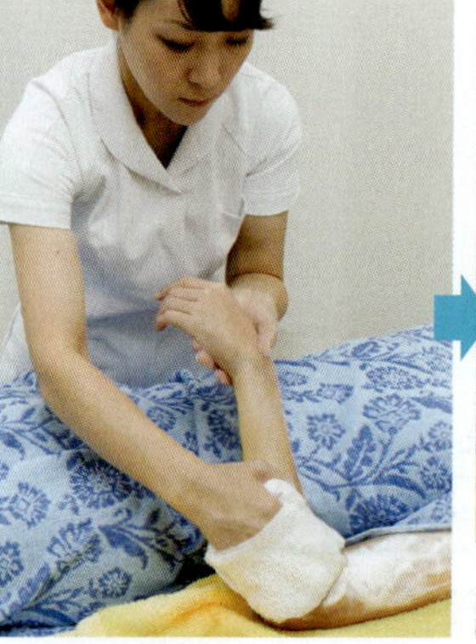

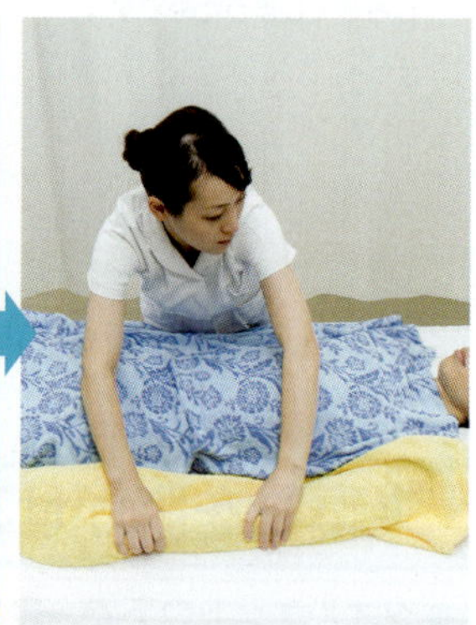

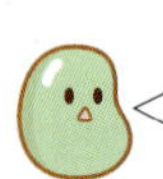

豆知識
清拭後と入浴後の皮膚のpHを比べた研究（西田・工藤・阿部 2002）〔対象者は70～80歳代〕では，通常の入浴後と同等の皮膚pHに戻すために3回の拭き取りが必要なことがわかりました（タオルは拭き取りごとに交換）．

ポイント
拭き取り用のフェイスタオルは2枚同時に絞っておき，1枚目の表（1回目）→裏（2回目）と面をかえて拭き，2枚目で仕上げ拭き（3回目）するとよいでしょう．

1度湯につけたウォッシュクロスで拭いてから，洗浄剤を用いて清拭するという方法もあります．

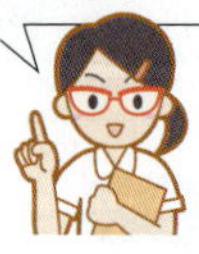

● 洗浄剤成分を拭き取ったら，速やかに上肢を覆っていたバスタオルで押さえ拭きし水分を取り除く．

● 上肢を覆っていたバスタオルを取り除きながらタオルケットにかけ替える．

● 看護師側の上肢も同様に拭く．

● 水素イオン濃度（pH）：hydrogen ion concentration

9 胸部を拭く

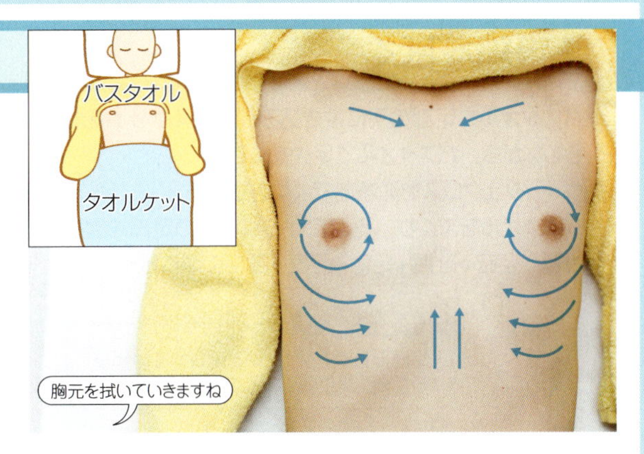

- 胸にバスタオルを横にして広げ，バスタオルの下でタオルケットを胸の下までおろす．
- ウォッシュクロスを洗浄剤でよく泡立てる．
- 胸部が露出するようにバスタオルをたくし上げ（両腕は覆ったまま），乳房，胸骨上部，側胸部を拭く．

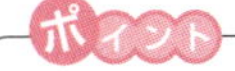

ポイント
乳房は円を描くように，側胸部は肋骨に沿って拭きましょう．

- 拭き取り用のフェイスタオルで洗浄剤成分を3回拭き取り，速やかに胸部を覆っていたバスタオルで押さえ拭きし水分を取り除く．

10 腹部を拭く

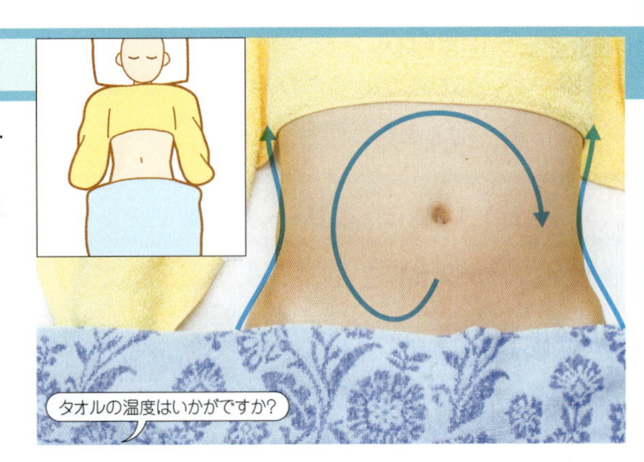

- バスタオルの下でタオルケットを恥骨あたりまでおろす．
- ウォッシュクロスを洗浄剤でよく泡立てる．
- バスタオルをまくり腹部のみ露出させ，腹部を大腸の走行に沿って＊清拭する．続いて側腹部も清拭する．

＊ なぜなら 腸の蠕動運動を促すためです．

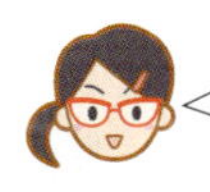

手技のコツ
臍（さいぶ）部が汚れている場合は無理にこすると，患者さんが痛みを感じるおそれがあるため，オリーブ油などを含ませた綿棒でふやかして取り除くとよいでしょう．

- 拭き取り用のフェイスタオルで洗浄剤成分を3回拭き取り，速やかに腹部を覆っていたバスタオルで押さえ拭きし水分を取り除く．
- バスタオルを取り除きながら，タオルケットを，胸を覆う位置まで上げる．

11 下肢を拭く

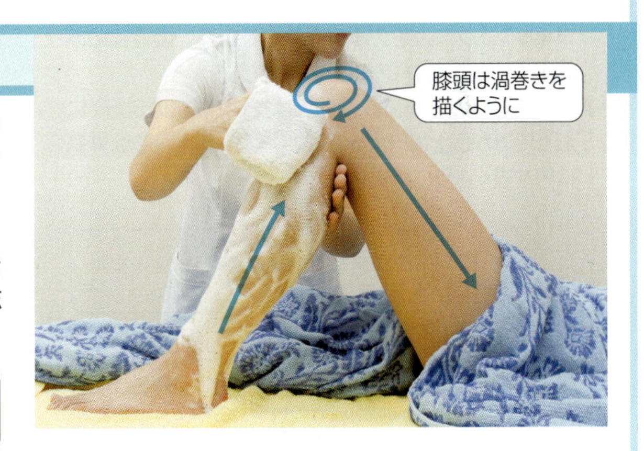

- 上肢と同様に，看護師から遠い側の下肢を覆っているタオルケットの上にバスタオルを縦に広げ，タオルケットをずらし，バスタオルで患者さんの下肢をくるむ．
- ウォッシュクロスを洗浄剤でよく泡立てる．
- バスタオルをまくり，膝関節を軽く曲げ，膝の後ろを支えながら下腿➡膝関節➡大腿の順に拭く．膝裏も忘れずに拭く．

ポイント
膝裏は肘関節と同じようにしわの方向に拭きましょう．

- 拭き取り用のフェイスタオルで洗浄剤成分を3回拭き取り，下肢を覆っていたバスタオルで押さえ拭きし水分を取り除く．
- バスタオルを取り除きながらタオルケットで下肢を覆う．
- 看護師側の下肢も同様に拭く．

12 足部を拭く

- バスタオルを足部の下に敷き込み，タオルケットをずらしながら，バスタオルで足先をくるむ．
- ウォッシュクロスを洗浄剤でよく泡立てる．
- バスタオルをまくり，看護師から遠い方の足部を露出させ，足趾（そくし）→趾間→足背→足底→踵部（しょうぶ）の順に拭く．

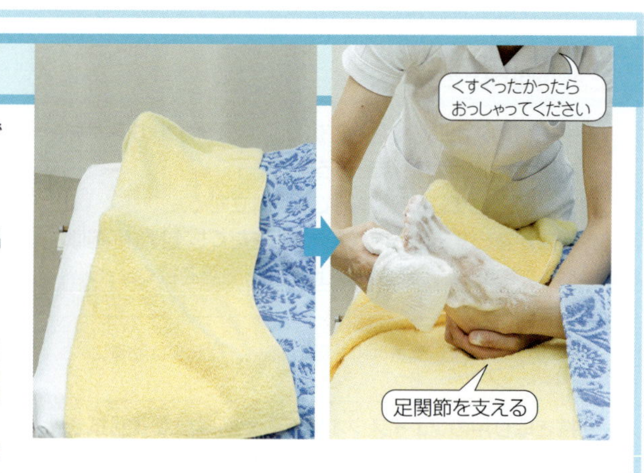

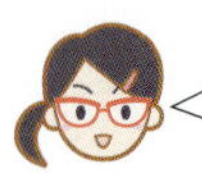
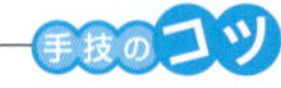

足底部はくすぐったいと感じやすい部位のため，少し強めにこするとよいでしょう．

- 拭き取り用のフェイスタオルで洗浄剤成分を3回拭き取り，足部を覆っていたバスタオルで押さえ拭きし水分を取り除く．
- 看護師側の足部も同様に拭く．
- バスタオルを取り除きながらタオルケットで足部を覆う．

足浴を行う場合 〔p.164〕

13 背部・腰部を拭く

- 患者さんを側臥位にする 〔p.77〕．
- 写真のように，タオルケットをまくりながらバスタオルを腰背部・殿部にかけ替える．
- 身体の下にバスタオルの端を入れ込む．

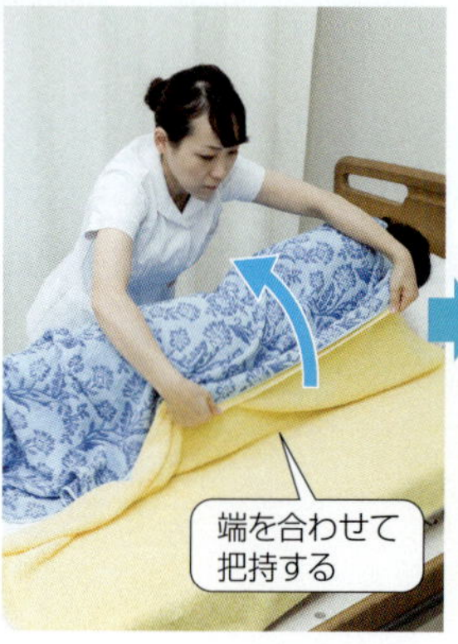

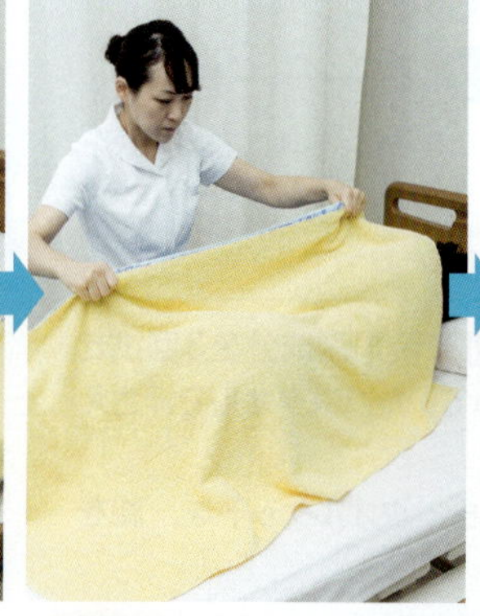

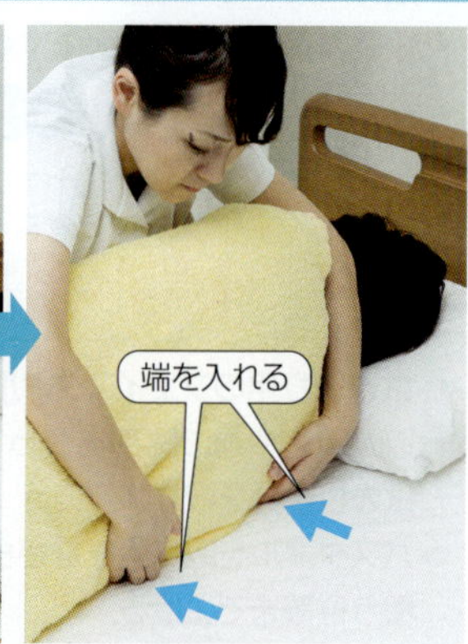

- ウォッシュクロスを洗浄剤でよく泡立て，腰背部のみ露出させるようにバスタオルをおろす．
- 後頸部は上から下に，腰背部は脊柱（筋肉の走行）に沿って下から上に向かって拭き上げ，脊柱両脇は外側に円を描くように拭きおろす．

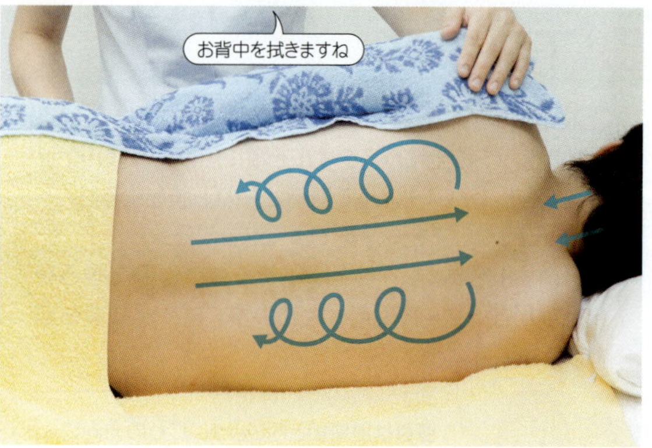

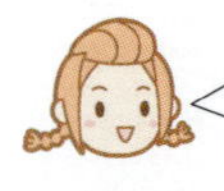
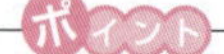

片方の手で患者さんの肩や腸骨部を支えながら拭きましょう．

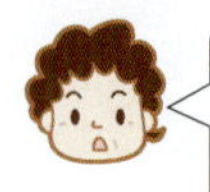
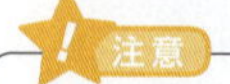

清拭しながら，褥瘡好発部位に発赤などがないか皮膚の観察もあわせて行います．褥瘡がある場合にはこすらず，必要に応じて創洗浄 〔p.312〕を行いましょう．

- 拭き取り用のフェイスタオルで洗浄剤成分を3回拭き取り，腰背部を覆っていたバスタオルで押さえ拭きし水分を取り除く．
- バスタオルで再び覆っておく．

羞恥心に配慮し，殿部・陰部は可能な限り患者さん自身に拭いてもらいましょう．

14 殿部を拭く

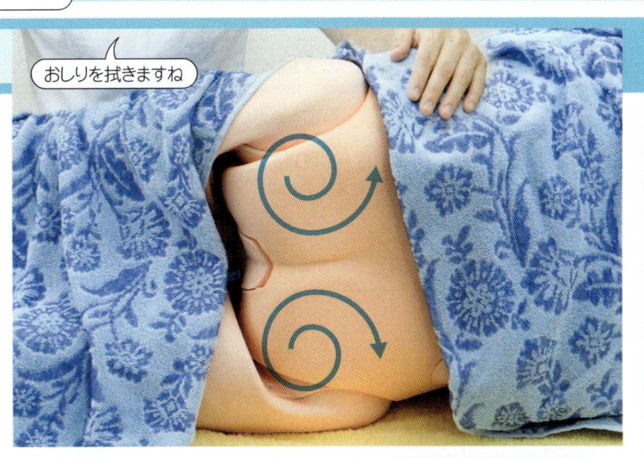

- 患者さんの下着をおろす．
- バスタオルをおろし，殿部のみ露出させる．
- ウォッシュクロスを洗浄剤でよく泡立て，殿部を内側から外側に向かって円を描くように拭く．
- 拭き取り用のフェイスタオルなどで洗浄剤成分を3回拭き取り，ガーゼなどで押さえ拭きし水分を取り除く．
- バスタオルを取り除きながら，タオルケットで殿部を覆う．

15 陰部を拭く

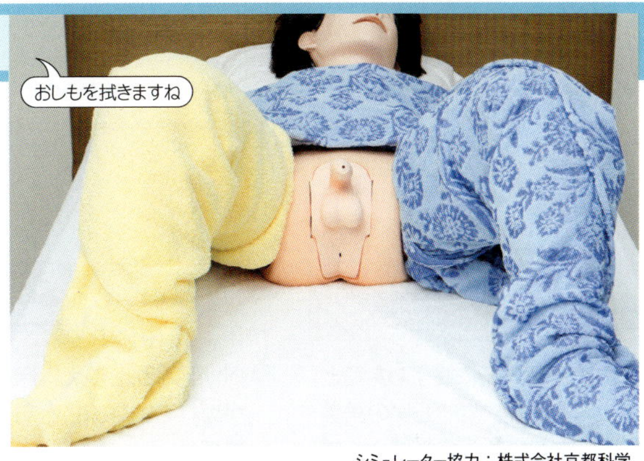

シミュレーター協力：株式会社京都科学

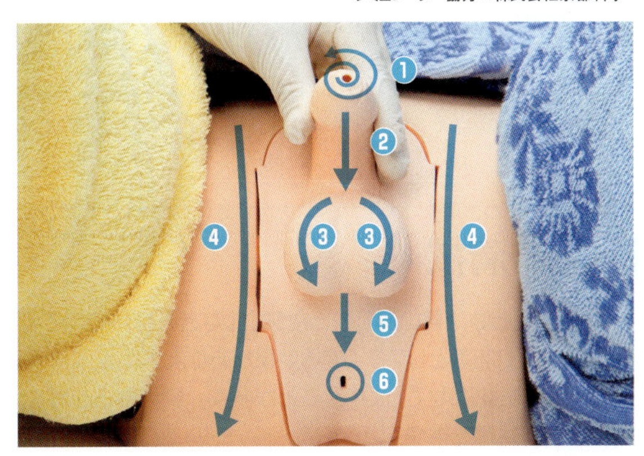

陰部洗浄を行う場合〔p.175〕

- 患者さんの殿部の下にバスタオルなどを敷く*．

* なぜなら シーツを汚さないようにするためです．

- 患者さんを仰臥位にする．
- 個人防護具を装着する．
- 両下肢を広げてもらい，陰部が見えやすいように膝を立ててもらう．
- 片足のタオルケットをたくし上げ，露出した足にバスタオルを巻き付ける（もう一方の足にも同様にバスタオルを巻き付けてもよい）．
- 陰部用ウォッシュクロスを洗浄剤でよく泡立て，恥骨部，陰部，鼠径部を拭く．肛門部は前から後ろに**拭く．

** なぜなら 肛門周囲の大腸菌が尿路に侵入するのを防止するためです．

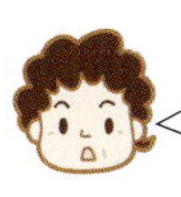
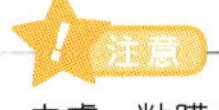

注意

皮膚，粘膜が薄いため強くこすらないように拭きましょう．

- 拭き取り用のタオルなどで洗浄剤成分を3回拭き取り，ガーゼなどで押さえ拭きし水分を取り除く．
- 個人防護具を外し，下肢に巻いたバスタオルを取り除く．

16 下着・寝衣を交換する

- 新しい下着を着用させ，殿部の下のバスタオルを取り除く．
- 新しい寝衣に袖を通し，側臥位にして背中心を合わせる．
- 仰臥位に戻し，反対側の袖を通して前身頃を合わせておく．

寝衣交換〔p.195〕

ポイント

新しい寝衣に交換している間もタオルケットを用い，露出を最小限にし，羞恥心や保温などに配慮をしましょう．

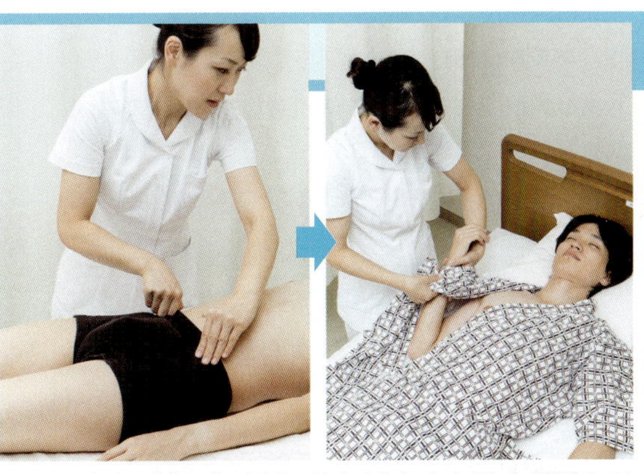

※わかりやすいように上の写真ではタオルケットを外した状態にしてありますが，実際はタオルケットで覆われています．

17 寝衣，寝具を整える

- 寝衣を整える．
- タオルケットを掛けぶとんにかけ替え，寝具を整える．

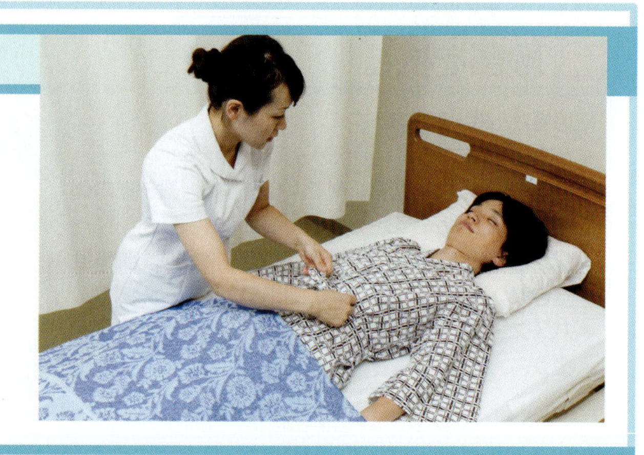

18 終わりに

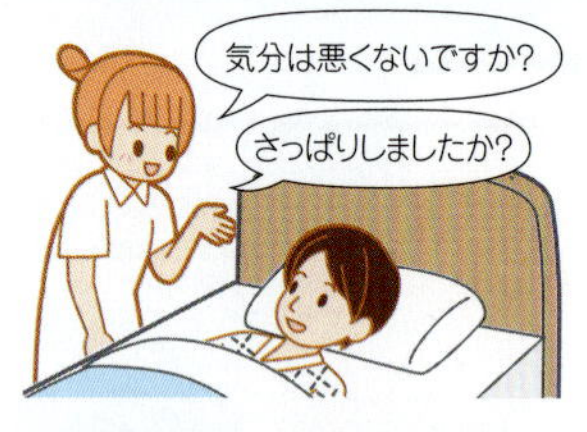

❶患者さんに終了したことを伝え，ねぎらいの言葉をかける．疲労感や冷感などがないかも確認する．

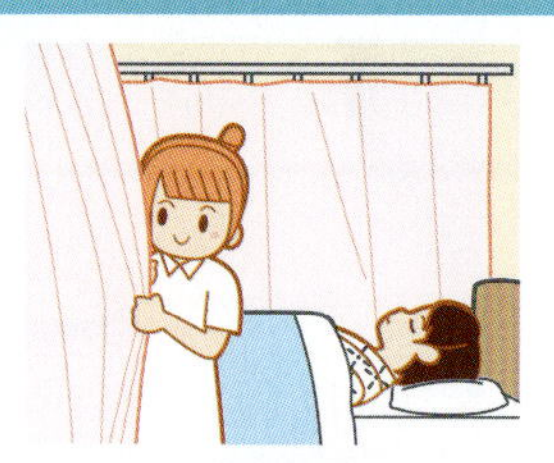

❷ベッド周囲を整え，床がぬれていないことを確認し，退室する．

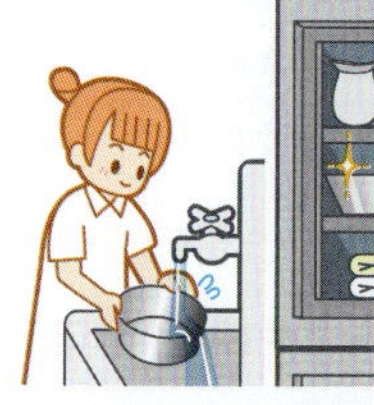

❸使用した物品を，決められた方法で処理し，所定の場所に片付ける．

❹実施記録として，皮膚の状態，訴えなどを記録する．

熱布清拭

- 熱布清拭とは，熱い湯で絞ったタオルなどを身体に当てることで入浴に近い効果〔p.143〕を得ようとするもので，循環の促進や汚れを落としやすくする効果があります．
- 全身清拭とあわせて行われることが多く，特に寒さを感じやすい背部だけでも行うと，患者さんがおふろに入ったときのような満足感を得やすいです．
- 次に熱布清拭の方法の一例を示します（別の方法として罨法章の『温湿布による温罨法』〔p.294〕も参考のこと）．

熱布清拭の例

- 熱布清拭する部位に，湯で絞った厚めの*フェイスタオル2～3枚またはバスタオルを当て，手で押さえるか，乾いたバスタオルで覆い蒸す．

*なぜなら タオルに厚みをもたせることで熱布の温度を下げにくくするためです．

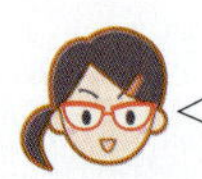

手技のコツ

全身清拭とあわせて行う場合，上肢を拭いている間に胸部に，胸部を拭いている間に腹部に熱布を当てるなど，次に清拭する場所にあらかじめ熱布清拭をしておくと時間を有効に使うことができます．

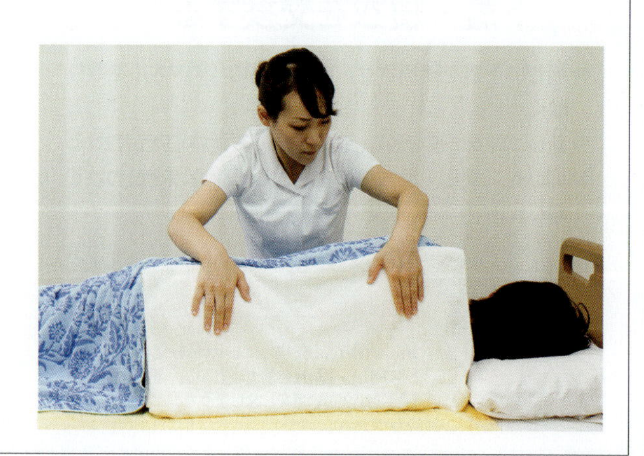

Step Up

様々な患者さんに対する清拭

● 患者さんによっては清拭時に注意が必要な場合があります．次にその例を示します．

カテーテル・ドレーン挿入中の患者さん

発赤・潰瘍の確認

- 固定部のテープを外した際，カテーテルやドレーンが引っぱられないよう注意する．
- 清拭の際に，固定部・挿入部の皮膚の発赤・潰瘍の有無を観察し，清拭後に位置をずらして再固定する*.

* なぜなら 挿入部の同じ場所に圧力がかかり続けるのを防ぐためです．

浮腫のある患者さん

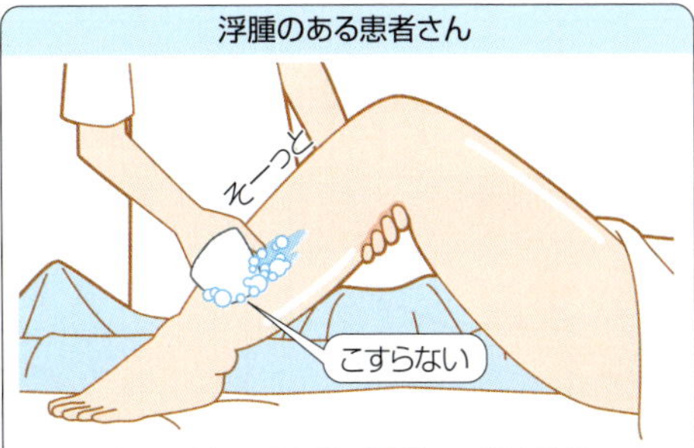

- 泡でやさしくなでるように**洗い，拭き取る．

** なぜなら 浮腫がある部位は皮膚が脆弱化しており，傷つきやすくなっているためです．

酸素療法中〔看②p.202〕の患者さん

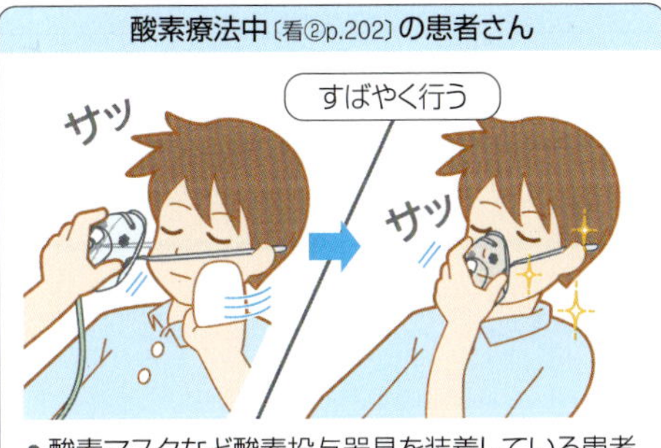

- 酸素マスクなど酸素投与器具を装着している患者さんの場合，器具を外す時間が最小限となるように手早く拭く．
- マスクやカニューラが皮膚と接触していた部分を観察し，位置をずらす．必要に応じてガーゼやドレッシング材を用い，摩擦や圧迫の予防をする〔看②p.218〕．

装具装着中の患者さん

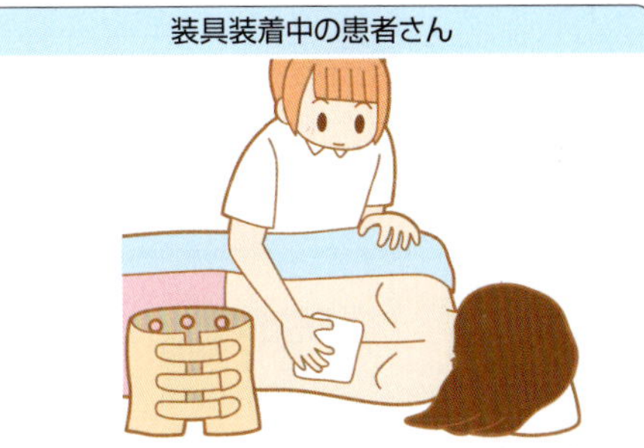

- 医師の指示（許可）範囲内の体動を遵守し，装具を外して拭く．
- 装具を外せない場合は，皮膚と装具の隙間にウォッシュクロスを差し入れて拭く．

● その他にもモニター心電図の電極，経皮吸収型製剤〔p.271〕などは必要に応じてはがし，皮膚のかぶれや発赤がないか観察し，清拭後に貼付部位をずらして新しいものに貼り替えましょう．また，気管切開を行っておりカニューレ挿入中の患者さんは，ベルトと首の間も忘れずに拭きましょう．

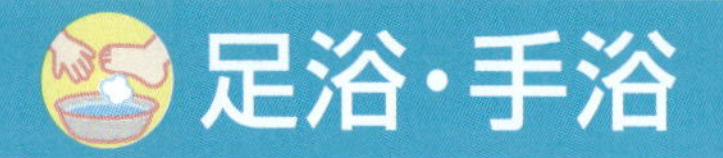

足浴・手浴

監修
川島 悠

足浴・手浴は，入浴に近い効果〔p.143〕が得られるケアです．そのため感染予防のみならず，入浴で得られるような温熱作用を期待して行われることも多いです．

足浴・手浴の効果

● 足浴・手浴は部分浴の一種であり，様々な効果が得られます．具体的には次のような効果を期待して行われます．

感染予防効果

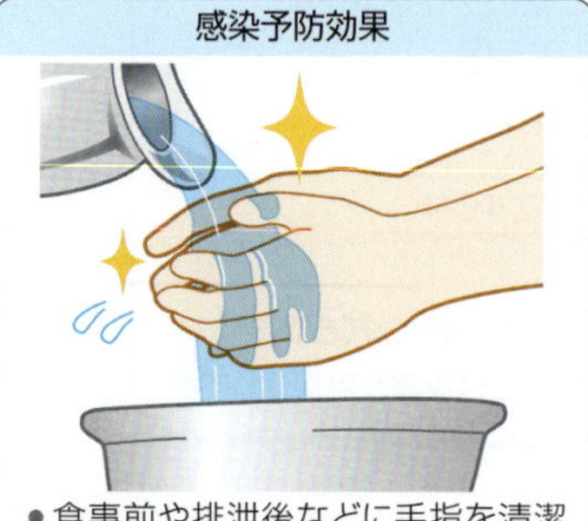

- 食事前や排泄後などに手指を清潔にする．
- 足や手のけががある場合，清潔にすることで感染の予防，壊死の予防につながる．

リラックス効果

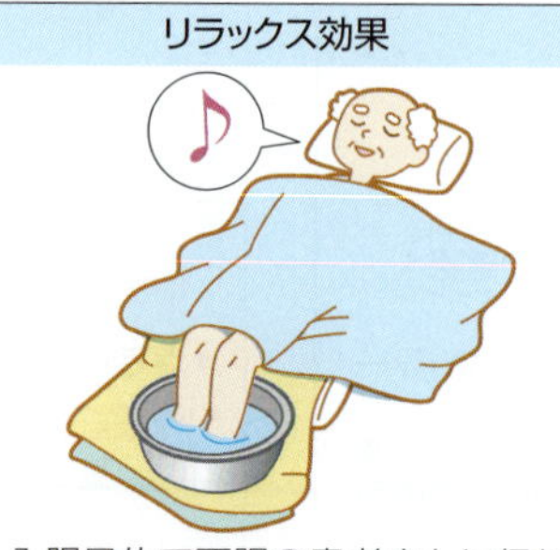

- 入眠目的で不眠の患者さんに行われることがある．
- アロマオイルを入れることもある．

循環促進効果

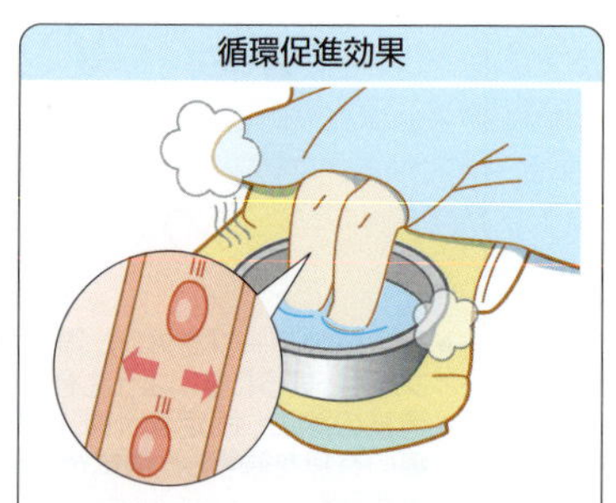

- 温熱作用により血流がよくなる．関節リウマチの患者さんの疼痛緩和や，糖尿病患者さんのフットケアなどで行う．

● 足浴・手浴はベッド上，ベッドサイドだけでなく，浴室やデイルームなど，様々な場所で気軽に行うことができます．

● 足浴 ●

必要物品 足浴

ベースン

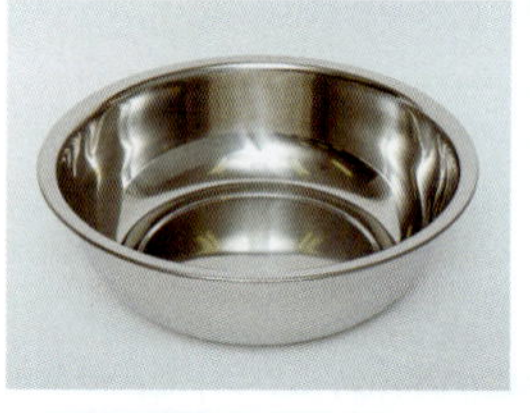

- 両足が重ならないサイズのものに，40℃前後の湯を1/2程度入れて用いる．

温度計

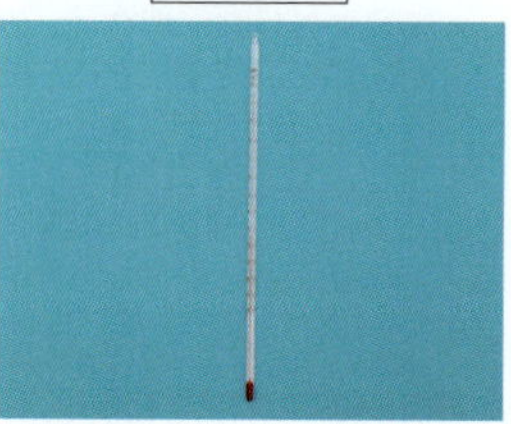

- 湯温が適切かどうか調べるために用いる．

タオルケット

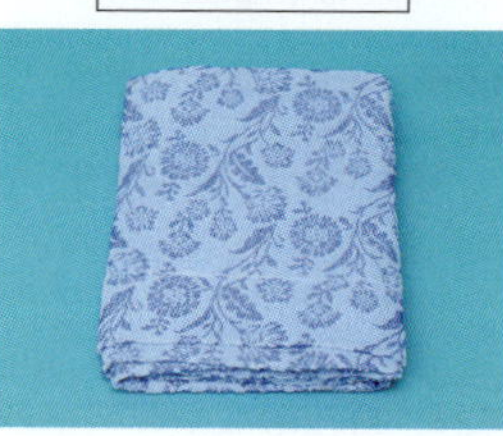

- 保温・体位保持のために用いる．

防水シーツ

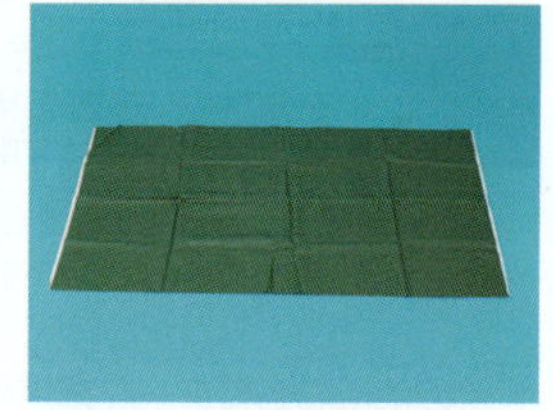

- ベッドの汚染を防ぐために用いる．ゴム製や紙製のディスポーザブルのものがある．

バスタオル

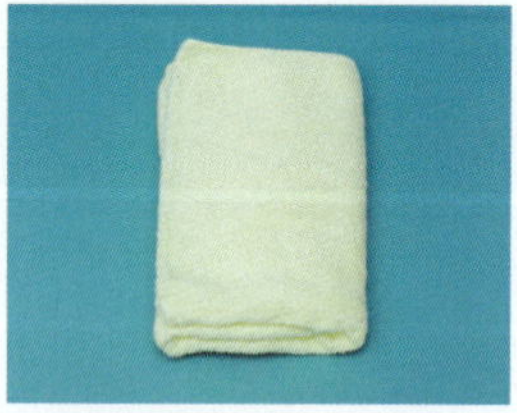

- 水分を拭き取るために用いる．あらかじめ防水シーツの上に重ねて準備しておくとよい．

安楽枕

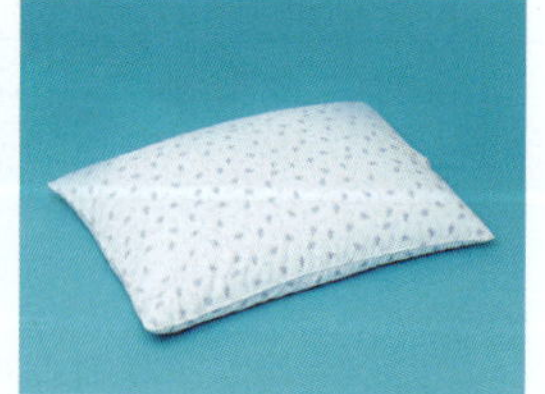

- 膝を立てる際，安定させるために用いる．

湯・水

- 2つのピッチャーに40℃より熱めの湯と水を用意する．温度調整や上がり湯に用いる．

ウォッシュクロス

- 足を洗うために，おしぼりサイズのタオルやガーゼなどを用いる．

洗浄剤

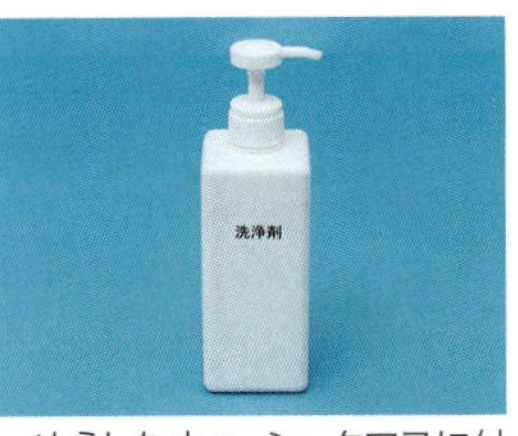

- ぬらしたウォッシュクロスに付けて用いる．清潔目的以外では必ずしも準備する必要はない．

汚水用バケツ，新聞紙

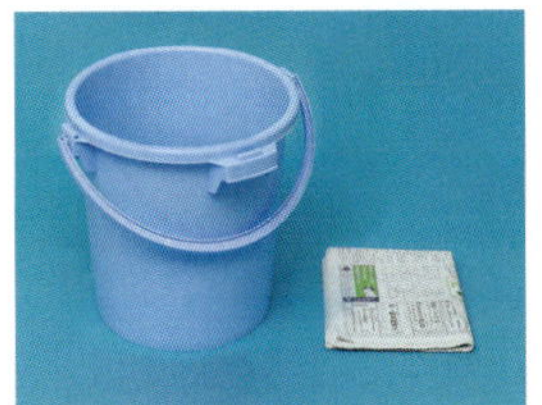

- ベースン内の湯のかさが増した際に，汚水を廃棄するために用いる．床ぬれ防止のために下に敷く新聞紙も用意する．

手技のコツ

ベースンにビニール袋を入れ，お湯をはってもよいでしょう．共有ベースンに直接足をつけることの抵抗感を軽減し，掃除も行いやすくなります．

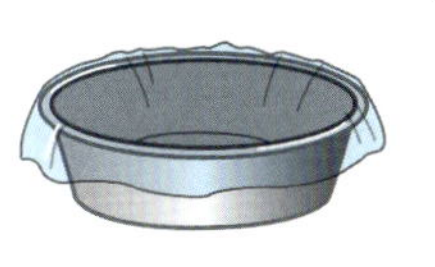

ポイント

熱さを感じにくい糖尿病などの患者さんの場合，ぬるめ（37〜39℃）の湯*を用いましょう．

*なぜなら 患者さんが気づかない間に熱傷を負う可能性があるためです．

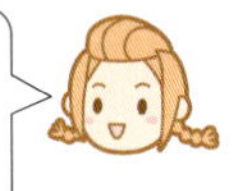

- 必要に応じて，保湿剤を用意しましょう．また患者さんの状態に応じて，手袋やエプロンなどの個人防護具を用意しましょう〔p.140〕．
- 坐位で行う場合〔p.169〕はベースンの代わりにバケツを用意しましょう．またバケツの下に敷く，新聞紙なども用意しましょう．

手順 足浴（臥位で行う場合）

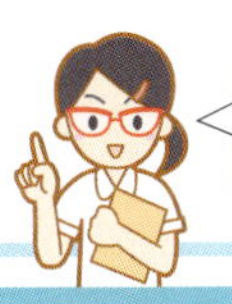

本手順は臥位で行う手順を示しますが，坐位が保てる患者さんは坐位で行うとよいでしょう．

1 準備をする

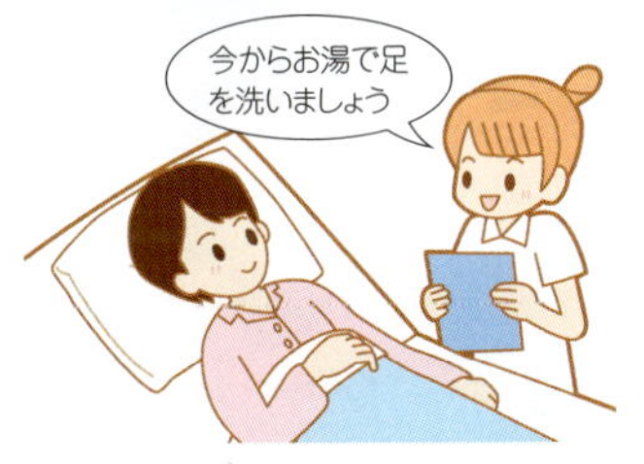

❶ 患者さんに足浴を行う目的と方法を説明し，了承を得る．排泄の意思を確認し，事前にすませてもらう．

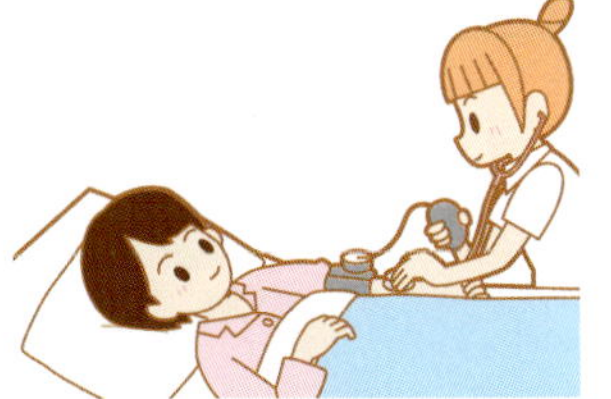

❷ バイタルサイン〔フィジ p.22〕や全身の状態を確認する．

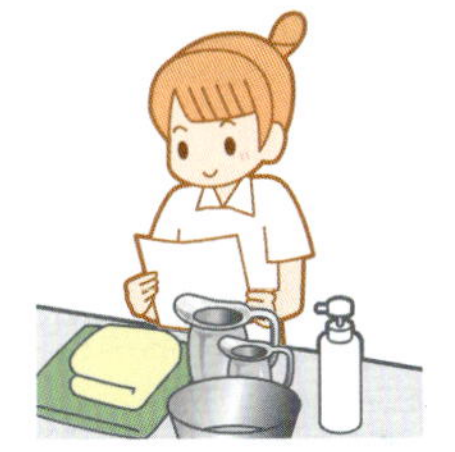

❸ 必要物品を準備する．

2 環境を整備する

- 室温が24±2℃であることを確認する．
- カーテンやスクリーンを使い患者さんを周囲から見えないようにし，羞恥心に配慮する．
- オーバーテーブルや床頭台などをベッドから離し，作業スペースを確保する．
- ストッパーを確認し，ベッドを看護師の腰の高さに調整する．
- 物品ののったワゴンを，ケア中に患者さんが死角に入らない位置，かつ動線が短くなるようにベッドサイドに配置する．
- 患者さんの掛けぶとんをタオルケットにかけ替える．

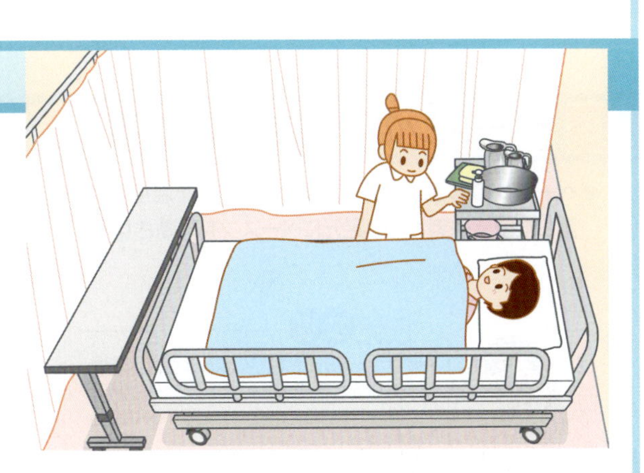

3 寝衣をまくる

- タオルケットをまくり膝下のみを露出させる．
- 患者さんの寝衣をぬらしてしまわないよう，寝衣の裾を膝上までまくる．
- 皮膚や爪の状態などを観察する．

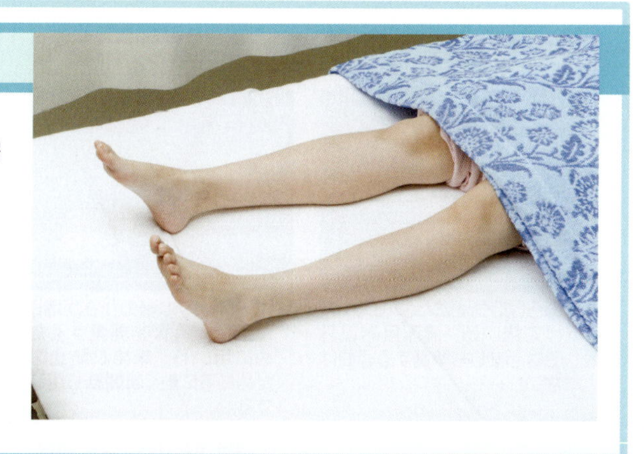

4 防水シーツとバスタオルを敷く

- 防水シーツの上にバスタオルを重ねて，患者さんの足の下に敷く．

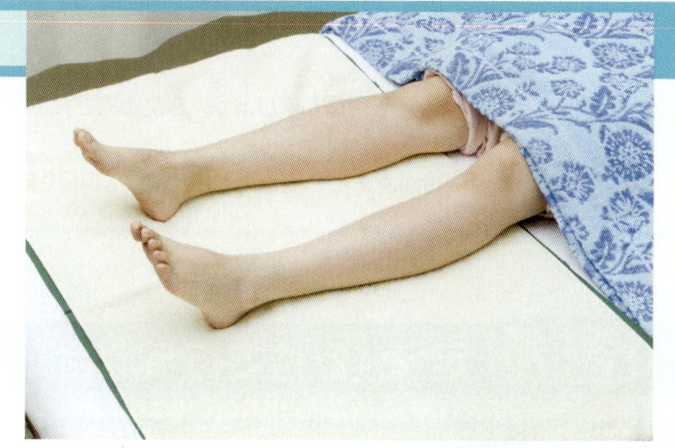

5 膝の下に安楽枕を入れる

- 患者さんに膝を立ててもらう．
- 患者さんの膝下かつ防水シーツの下に安楽枕を挿入し，姿勢を維持させる．
- タオルケットで大腿・両膝をくるみ安定させる*．

*なぜなら 立てた膝はタオルケットでくるまないと不安定になり，足を入れたベースンが傾いたり，湯がこぼれたりするためです．

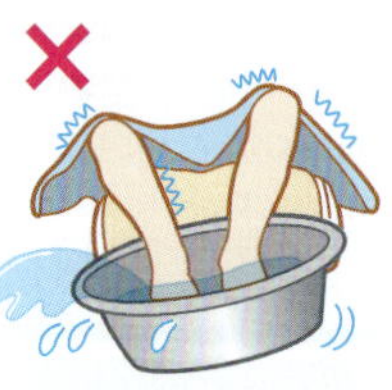

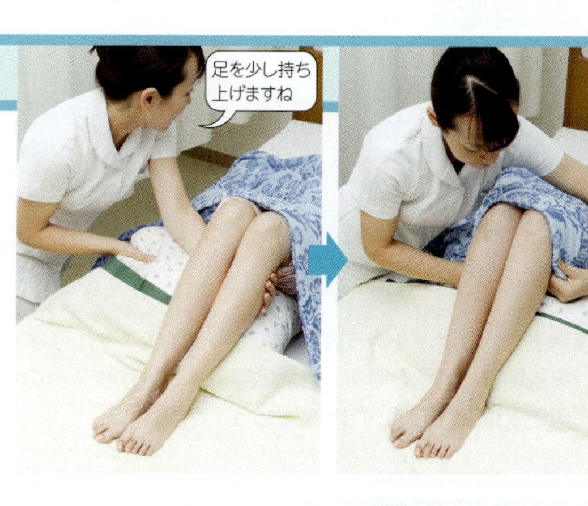

6 ベースンの湯温を確認する

- ベースンの湯温が40℃前後であることを温度計で確認した後，患者さんの足元にベースンを移動させる．

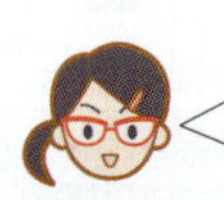

手技のコツ
患者さんの足が冷えている場合は，湯温はやや低めで準備し，ベースン内の湯温に慣れてもらってから，差し湯で徐々に温めましょう．

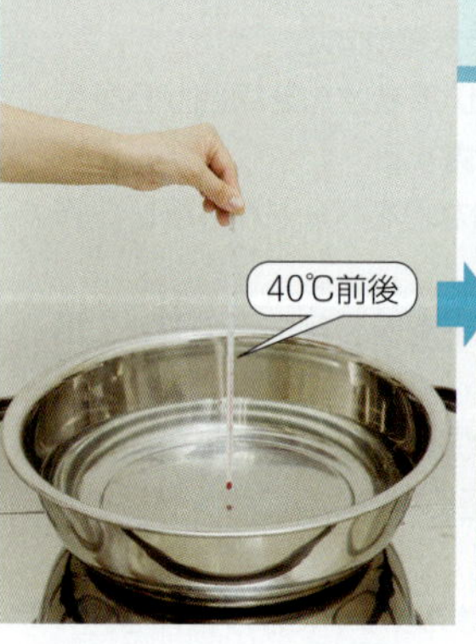

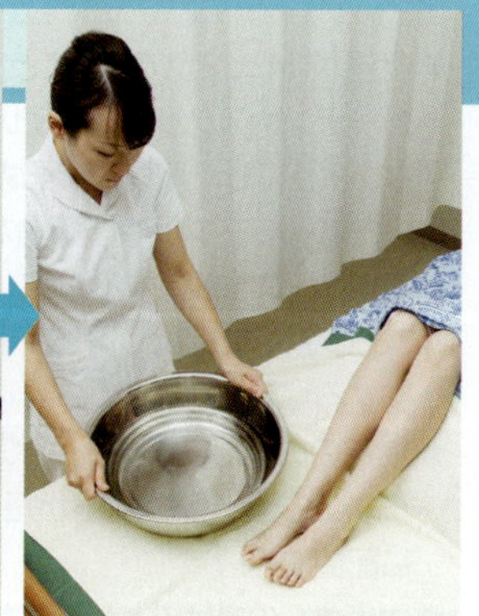

7 温度を確認してもらう

- 患者さんの足部に湯を少しかけ，温度を確認してもらう．必要があれば差し湯または差し水を行い，温度調節をする．

ポイント

湯・水を足すときは患者さんの足に直接かからないよう，手を添えながら行いましょう．

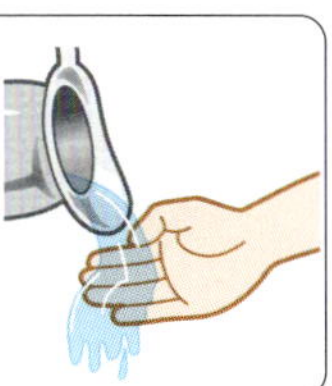

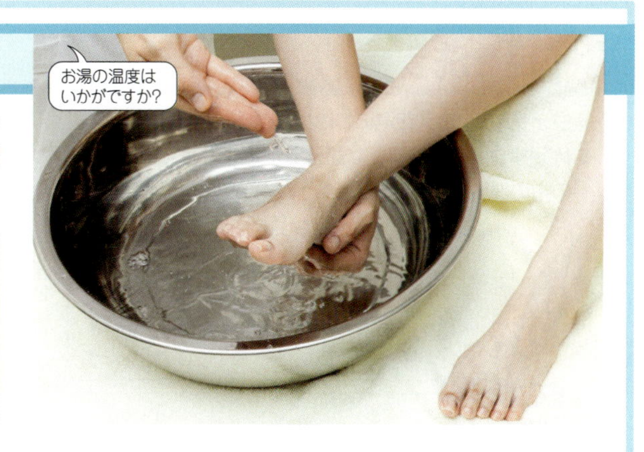

8 湯に足を入れる

- ベースンの底に足底がつくように，また足関節まで十分つかるように片足ずつ静かに足を入れる．

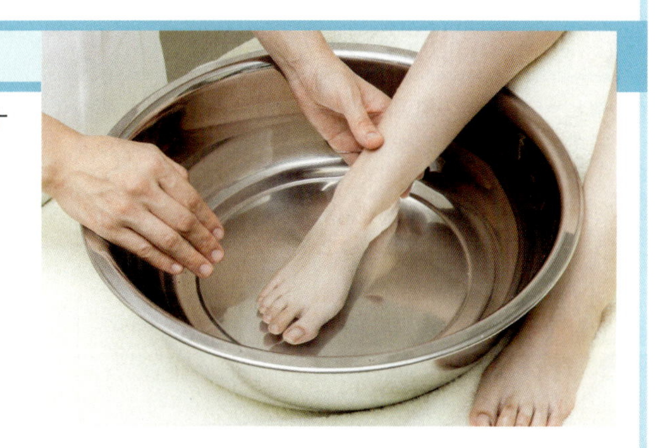

9 足をひたす

- 患者さんの足を湯の中でしばらく（5～10分程度）温める*．時間の経過とともに湯温が低下するため，必要に応じて湯を足す．

* なぜなら 湯にひたすことで血液循環が促されると同時に，角質化した皮膚がやわらかくなることで，汚れが落ちやすくなるためです．

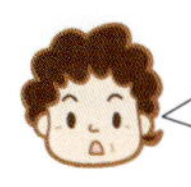

注意

浸水時間が長すぎると，皮膚がふやけて表皮がはがれやすくなり，皮膚が傷つきやすくなるので注意しましょう．

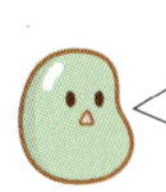

豆知識

成人女性を対象としたものですが，足首までを40℃の湯に10分つけたところ，副交感神経活動が優位となりリラックス効果が得られたという研究報告があります．

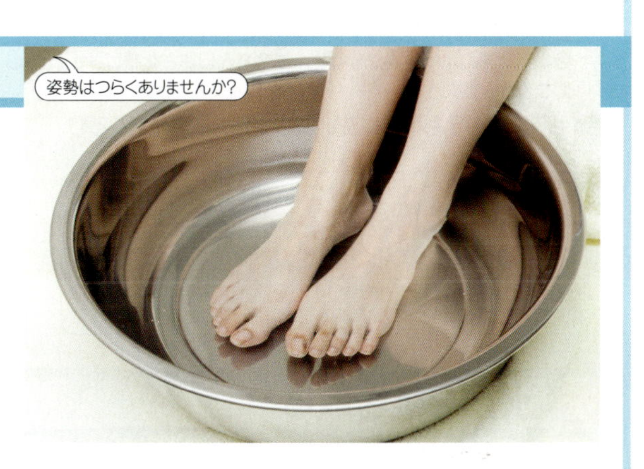

10 足を洗う

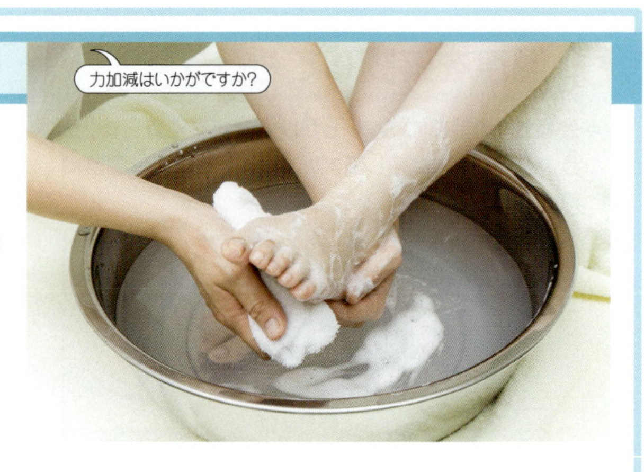

- ウォッシュクロスを湯につけ，洗浄剤をよく泡立てる．
- 片足ずつ足関節を支えながら足全体を洗う．趾間(しかん)*（足の指の間）も忘れずに洗う．

* なぜなら 趾間は皮膚が密着しており，汚れが溜まりやすいためです．

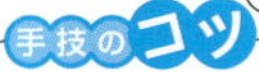

ポイント

洗うときは患者さんに力加減を確認しましょう．特に足底部はくすぐったいと感じやすい部位のため，少し強めにこすりましょう．

手技のコツ

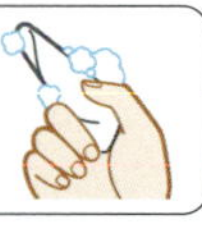

趾間を洗う際，ウォッシュクロスで洗いにくい場合は泡立てたガーゼを指に巻いて洗ってもよいでしょう．

11 洗浄剤成分を洗い流す

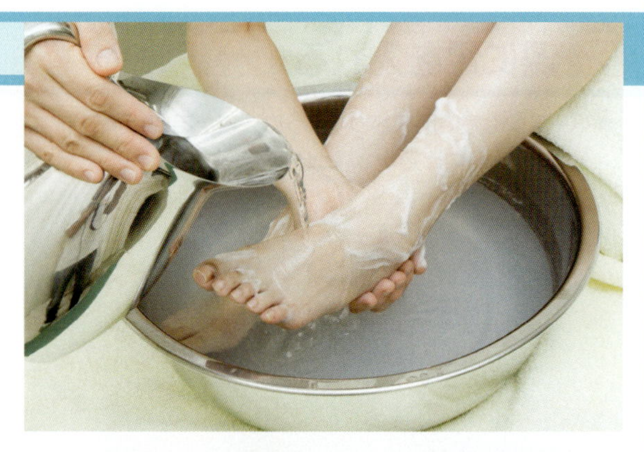

- ピッチャー内の湯温がベースン内の湯温より少し高めの温度*であることを確認し，足関節を支えながら湯をかける．

* なぜなら 上がり湯はすでに温まった足にかけるものであり，少し高めの温度の方が患者さんにとって気持ちよいためです．

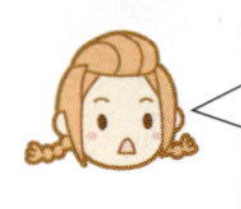

ポイント

このとき，汚れている湯に患者さんの足がつからないようにしましょう．またベースン内の湯があふれそうな場合には，バケツに汚水を廃棄しましょう．

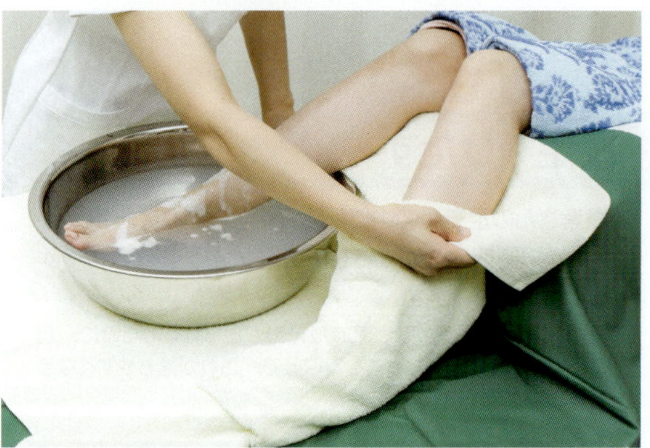

- きれいに泡を洗い流したら，敷いてあるバスタオルの上に足を置き，速やかにくるむ**．

** なぜなら 足をぬれたままにしておくと，その水分が蒸発するときに気化熱により体温が奪われ，患者さんに寒さを感じさせてしまうためです．

- もう一方の足も同様に洗い流し，バスタオルでくるむ．

ポイント

足はベースンをまたぐように置きましょう．片側に寄せると不安定になるばかりでなく，腰に負担がかかり患者さんに苦痛を与えてしまいます．

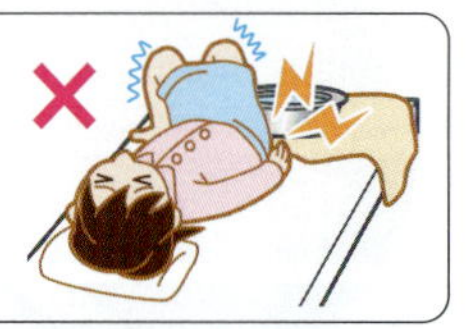

12 水分を拭き取る

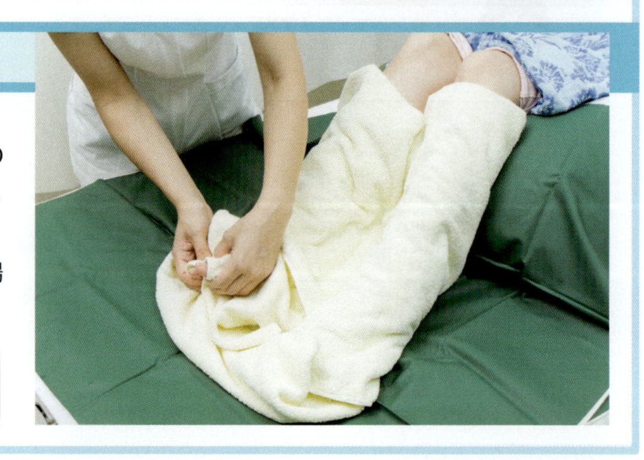

- ベースンをワゴンに片付ける．
- バスタオルで足を押さえ拭きし，水分を取り除く．このとき，趾間に水分が残らないようしっかりと拭き取る*．

* なぜなら 湿潤した趾間は汚染されやすくなるためです．

- 必要に応じて保湿剤などを塗布し，爪が伸びている場合は切る（爪切り 〔p.208〕）．

手技のコツ

足浴後は，爪がやわらかくなるため切りやすいです．

13 寝衣，寝具を整える

- バスタオル，防水シーツを取り除きワゴンに片付ける．
- 膝の下の枕を外す．
- シーツや寝衣の裾がぬれていないことを確認し，寝衣を整える．
- タオルケットを掛けぶとんにかけ替え，寝具を整える．

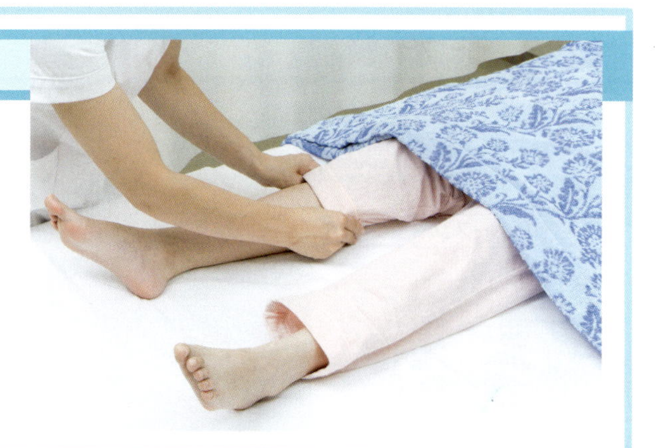

14 終わりに

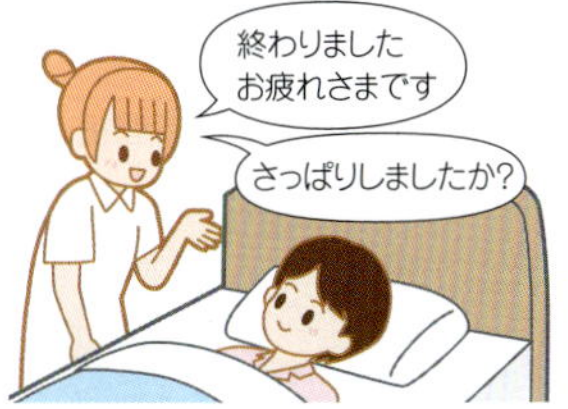

1. 患者さんに終了したことを伝え，ねぎらいの言葉をかける．

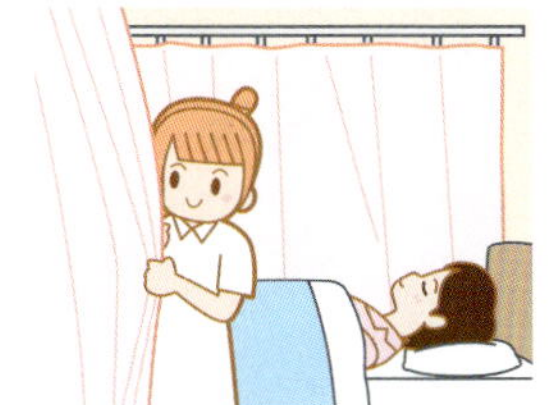

2. ベッド周囲を整え，床がぬれていないことを確認し，退室する．

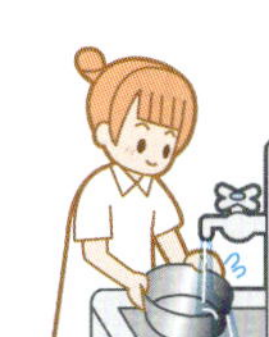
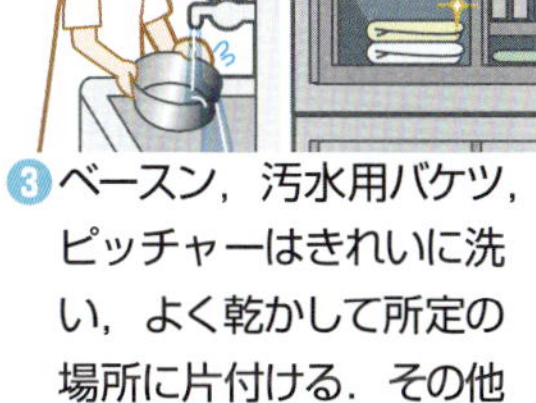

3. ベースン，汚水用バケツ，ピッチャーはきれいに洗い，よく乾かして所定の場所に片付ける．その他使用した物品も決められた方法で処理する．

4. 実施記録として，患者さんの足の皮膚や爪の状態，訴えなどを記録する．

坐位で行う場合

- 坐位になれる患者さんの場合，椅子やベッドに腰をかけてバケツを用いた足浴を行うことができます．次にその方法を示します．

準　備

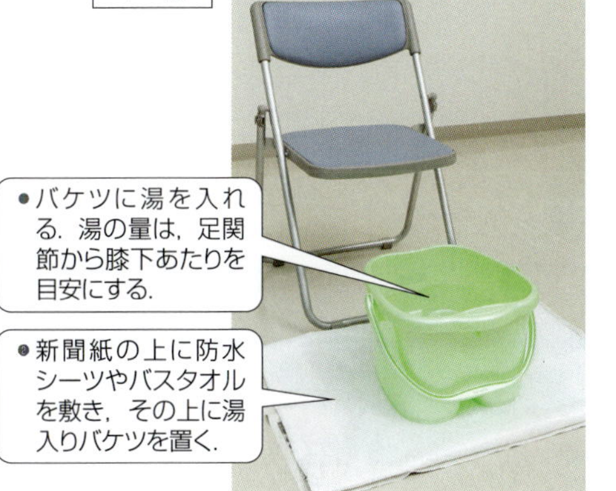

- バケツに湯を入れる．湯の量は，足関節から膝下あたりを目安にする．
- 新聞紙の上に防水シーツやバスタオルを敷き，その上に湯入りバケツを置く．

実　施

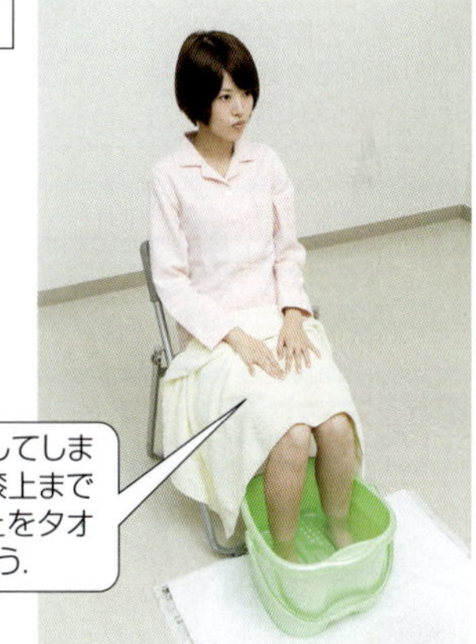

- 寝衣をぬらしてしまわないよう膝上までまくり，膝上をタオルケットで覆う．

手技のコツ

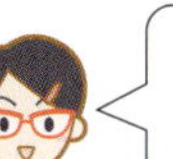

ビニール袋をバケツの中に入れて行うと，湯に足をひたす際，ビニール袋の口をしばることができ，湯温の温度低下を最小限に抑えることができます．

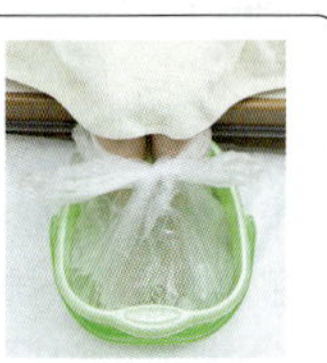

手浴

必要物品 手浴

ベースン

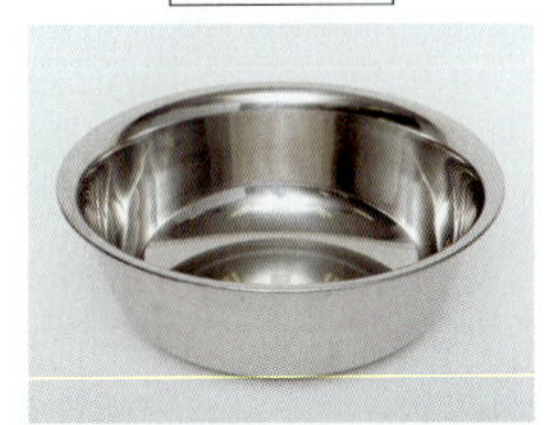

- 両手が重ならないサイズのものに，40℃前後の湯を1/3～1/2程度入れて用いる．

温度計

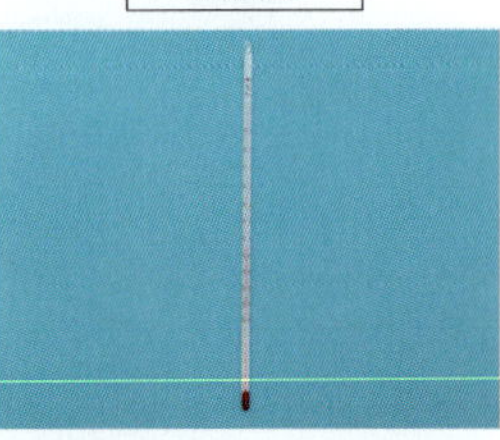

- 湯温が適切かどうか調べるために用いる．

防水シーツ

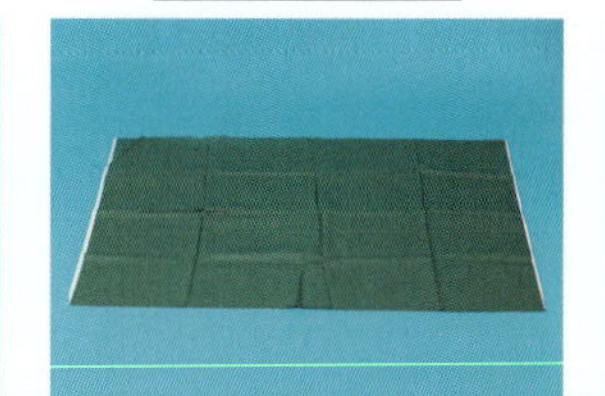

- オーバーテーブルの汚染を防ぐために用いる．ゴム製や紙製のディスポーザブルのものがある．

バスタオル

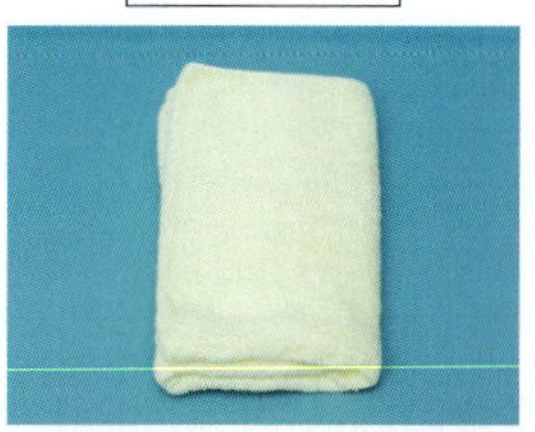

- 水分を拭き取るために用いる．あらかじめ防水シーツの上に重ねて準備しておくとよい．

湯・水

- 2つのピッチャーに40℃より熱めの湯と水を用意する．温度調整や上がり湯に用いる．

ウォッシュクロス

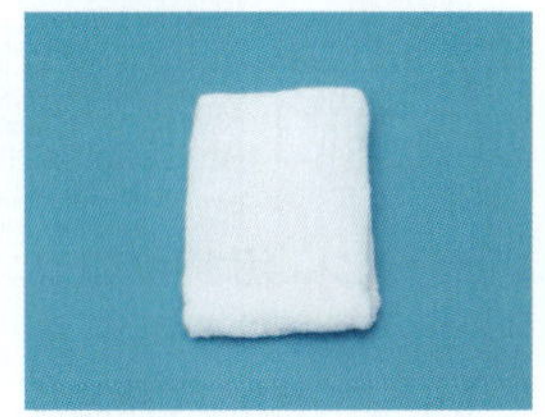

- 手を洗うために，おしぼりサイズのタオルやガーゼなどを用いる．

洗浄剤

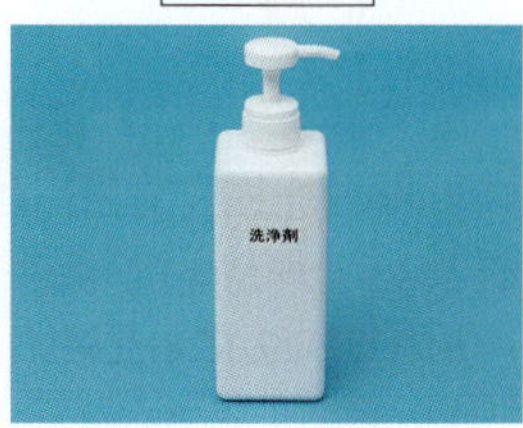

- ぬらしたウォッシュクロスに付けて用いる．清潔目的以外では必ずしも準備する必要はない．

汚水用バケツ，新聞紙

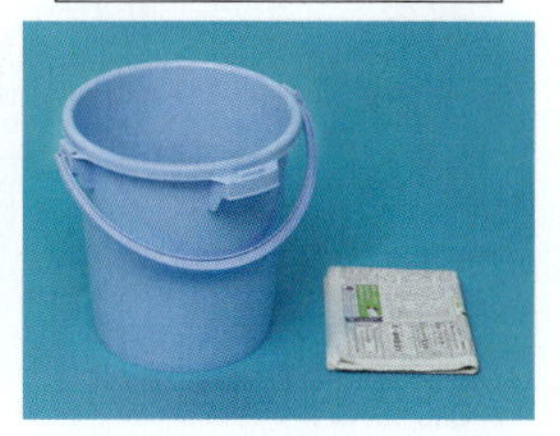

- ベースン内の湯のかさが増した際に，汚水を廃棄するために用いる．床ぬれ防止のために下に敷く新聞紙も用意する．

● 必要に応じて，保湿剤を用意しましょう．また患者さんの状態に応じて，手袋やエプロンなどの個人防護具を用意しましょう〔p.140〕．

手技のコツ

ベースンにビニール袋を入れ，お湯をはってもよいでしょう．共有ベースンに直接手をつけることの抵抗感を軽減し，掃除も行いやすくなります．

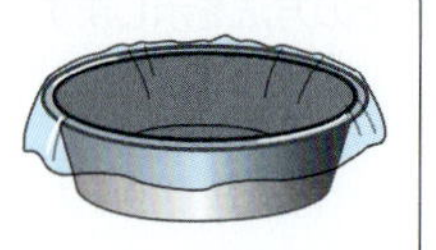

手順 手浴（坐位で行う場合）

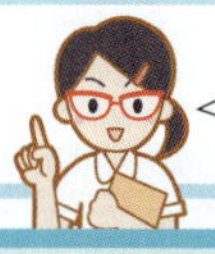

本手順は坐位で行う場合を示しますが，坐位が保てない患者さんは臥位で行うとよいでしょう．

1 準備をする

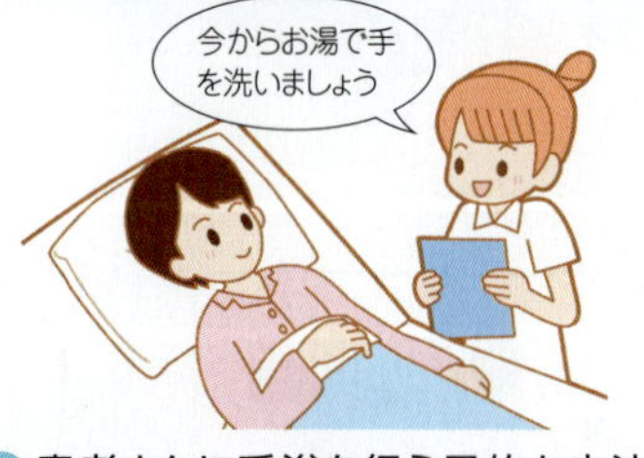

❶ 患者さんに手浴を行う目的と方法を説明し，了承を得る．排泄の意思を確認し，事前にすませてもらう．

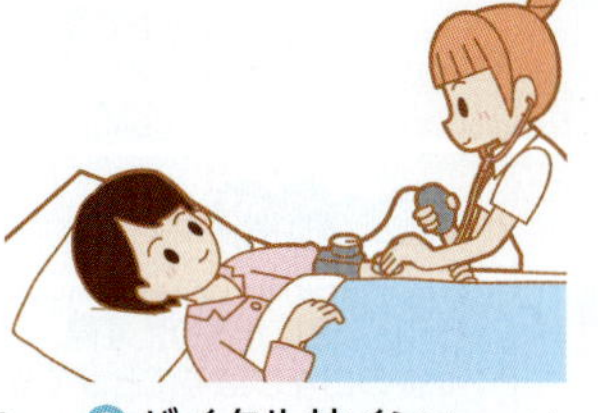

❷ バイタルサイン〔フィジ p.22〕や全身の状態を確認する．

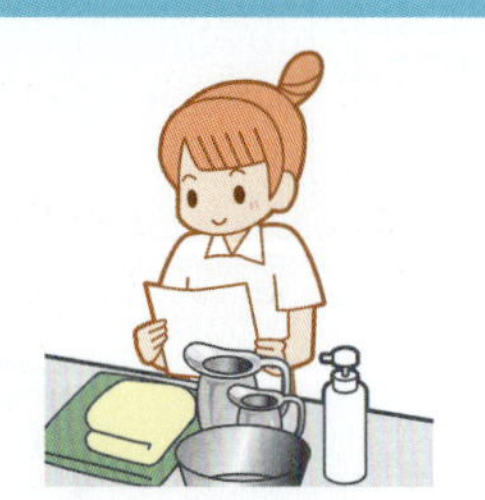

❸ 必要物品を準備する．

2 環境を整備する

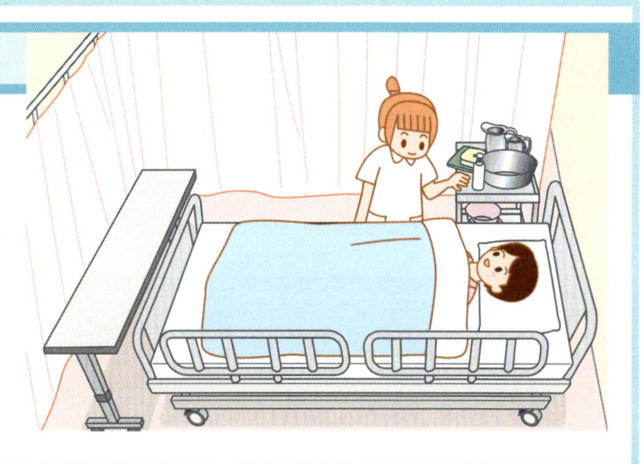

- 室温が24±2℃であることを確認する.
- カーテンやスクリーンを使い患者さんを周囲から見えないようにし，羞恥心に配慮する.
- 床頭台などをベッドから離し，作業スペースを確保する.
- ストッパーを確認し，ベッドを看護師の腰の高さに調整する.
- 物品ののったワゴンを，ケア中に患者さんが死角に入らない位置，かつ動線が短くなるようにベッドサイドに配置する.

3 患者さんの体位を整える

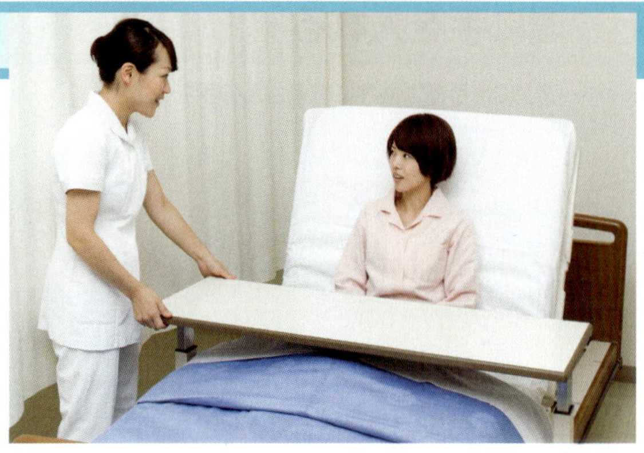

- 患者さんが安楽な体勢となるようベッドをギャッジアップし，坐位をとってもらう．麻痺のある場合はクッションなどを入れて坐位を保持する.
- オーバーテーブルの高さを調整する.

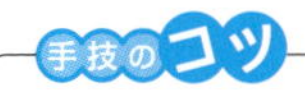

坐位を保持できない患者さんの場合，ベッドサイドにベッドより少し低めの台などを置くと仰臥位のままで行うことができます．この場合は片手ずつ洗います.

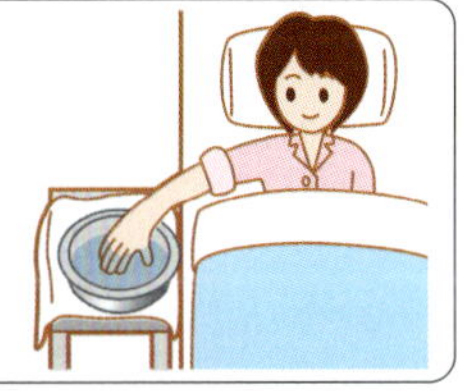

4 寝衣をまくる

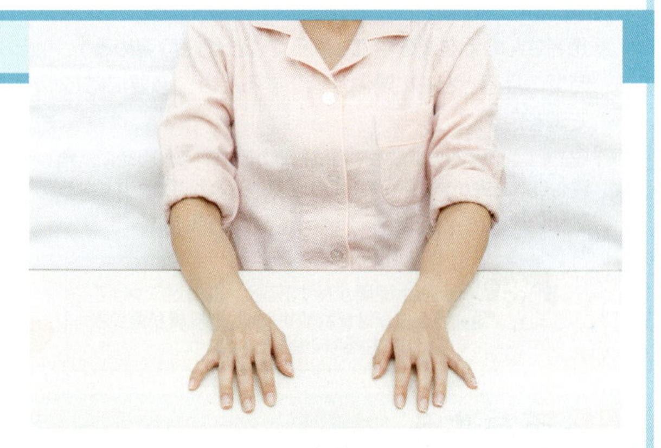

- 患者さんの両袖を十分にまくり上げる.
- 皮膚や爪の状態などを観察する.

5 防水シーツとバスタオルを敷く

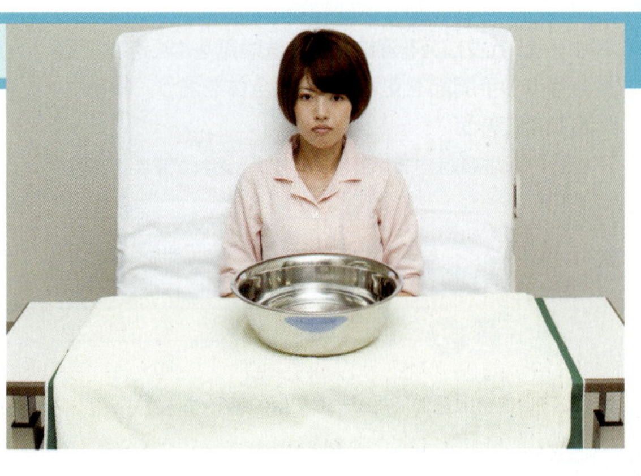

- 防水シーツの上にバスタオルを重ねて，オーバーテーブルの上に敷く.
- ベースンの湯温が40℃前後であることを温度計で確認した後，患者さんの手元にベースンを移動させる.

6 温度を確認してもらう

● 患者さんの手に湯を少しかけ，温度を確認してもらう．必要があれば差し湯または差し水を行い，温度調節をする．

ポイント

湯・水を足すときは患者さんの手に直接かからないよう，手を添えながら行いましょう．

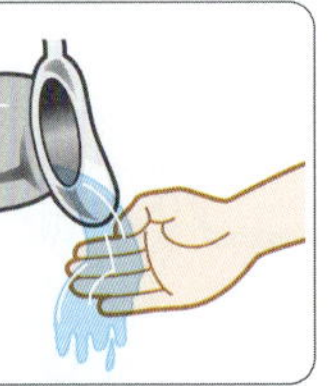

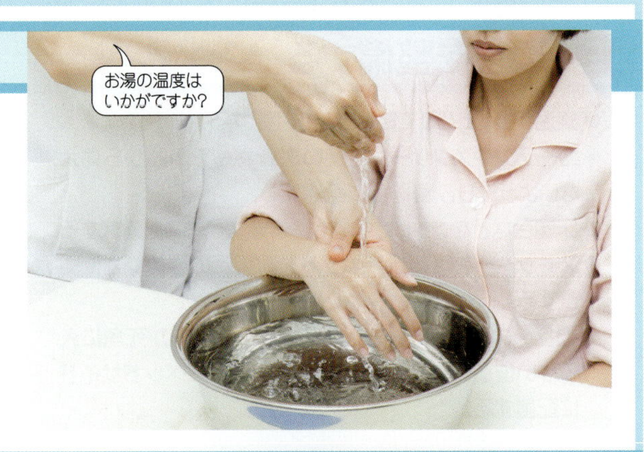

7 湯に手を入れる

● ベースンに片手ずつ静かに患者さんの手を入れる．

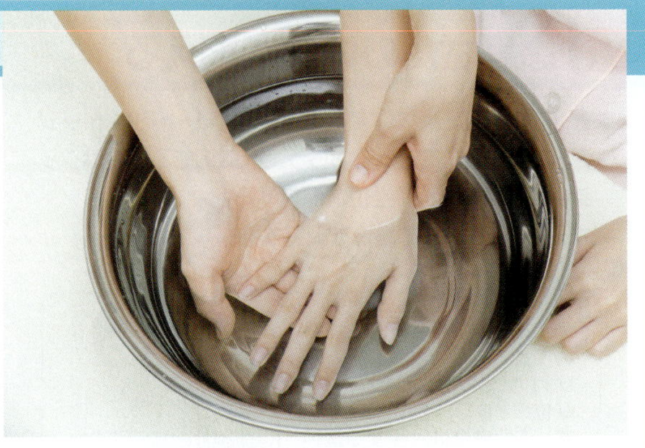

8 手をひたす

● 患者さんの手を湯の中でしばらく（2分程度）温める*．時間の経過とともに湯温が低下するため，必要に応じて湯を足す．

* なぜなら 湯にひたすことで血液循環が促されると同時に，角質化した皮膚がやわらかくなることで，汚れが落ちやすくなるためです．

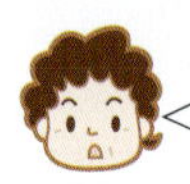

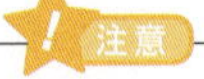

注意

浸水時間が長すぎると，皮膚がふやけて表皮がはがれやすくなり，皮膚が傷つきやすくなるので注意しましょう．

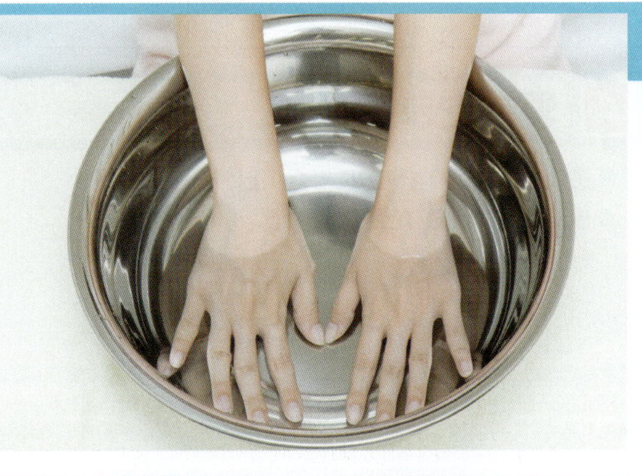

9 手を洗う

● ウォッシュクロスを湯につけ，洗浄剤をよく泡立てる．

● 片手ずつ手関節を支えながら手全体を洗う．指間も*忘れずに洗う．

* なぜなら 指間は皮膚が密着しており，汚れが溜まりやすいためです．

ポイント

自身でできるところを洗ってもらい，不足部分を介助しましょう．

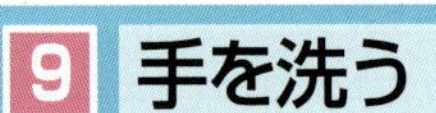

手技のコツ

指間を洗う際，ウォッシュクロスで洗いにくい場合は泡立てたガーゼを指に巻いて洗ってもよいでしょう．

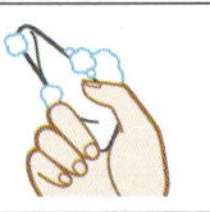

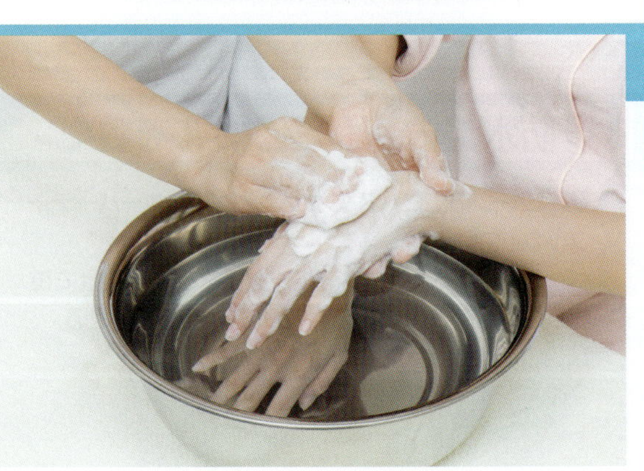

10 洗浄剤成分を洗い流す

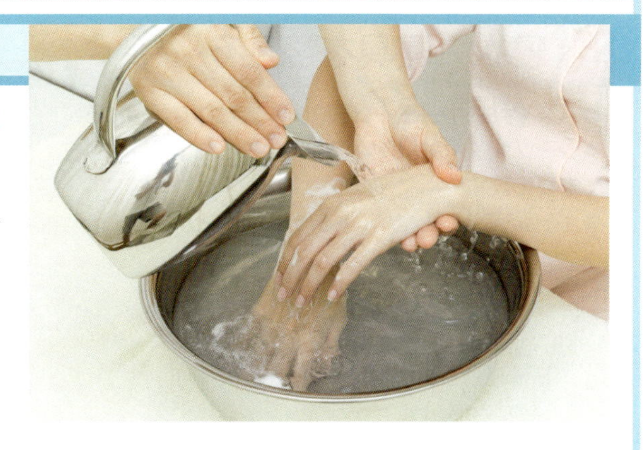

- ピッチャー内の湯温がベースン内の湯温より少し高めの温度*であることを確認し，手関節を支えながら湯をかける．

* なぜなら 上がり湯はすでに温まった手にかけるものであり，少し高めの温度の方が患者さんにとって気持ちよいためです．

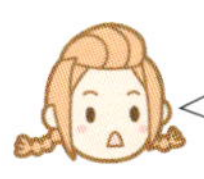

ポイント
このとき，汚れている湯に患者さんの手がつからないようにしましょう．またベースン内の湯があふれそうな場合には，バケツに汚水を廃棄しましょう．

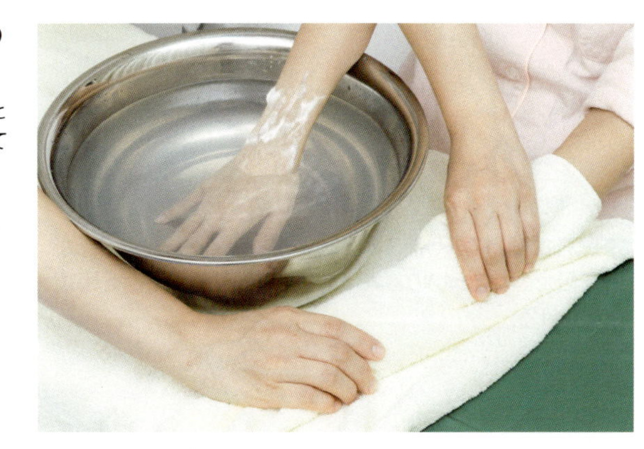

- きれいに泡を洗い流したら，敷いてあるバスタオルの上に手を置き，速やかにくるむ**．

** なぜなら 手をぬれたままにしておくと，その水分が蒸発するときに気化熱により体温が奪われ，患者さんに寒さを感じさせてしまうためです．

- もう一方の手も同様に洗い流し，バスタオルでくるむ．

11 水分を拭き取る

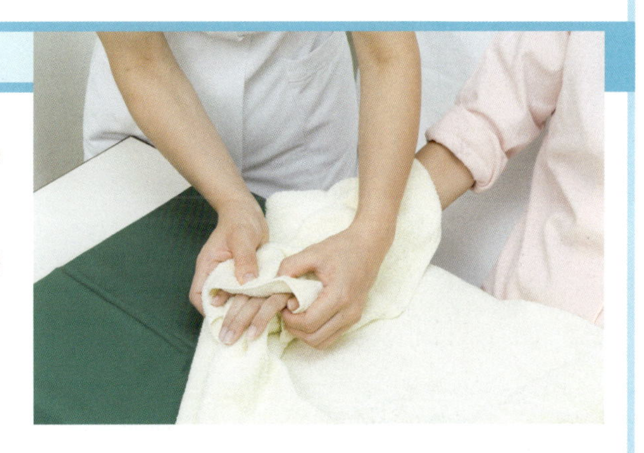

- ベースンをワゴンに片付ける．
- バスタオルで手を押さえ拭きし，水分を取り除く．このとき，指間に水分が残らないようしっかりと拭き取る*．

* なぜなら 湿潤した指間は汚染されやすくなるためです．

- 必要に応じて保湿剤などを塗布し，爪が伸びている場合は切る（爪切り p.208）．

手技のコツ
手浴後は，爪がやわらかくなるため切りやすいです．

12 寝衣，寝具を整える

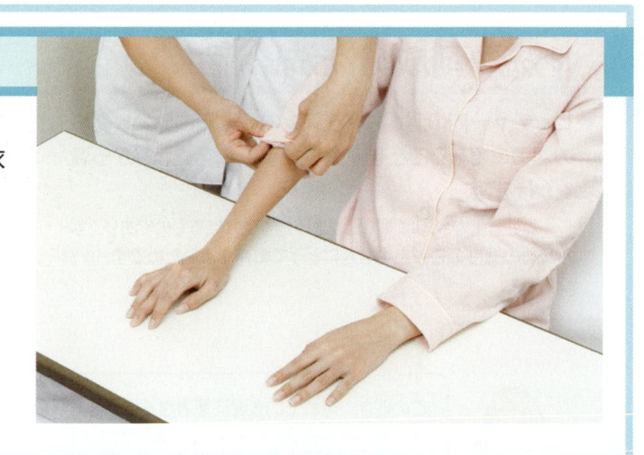

- バスタオル，防水シーツを取り除きワゴンに片付ける．
- シーツや寝衣の袖がぬれていないことを確認し，寝衣を整える．
- ギャッジアップしたベッドをゆっくりもとに戻す．

13 終わりに

終わりました
お疲れさまです
さっぱりしましたか?

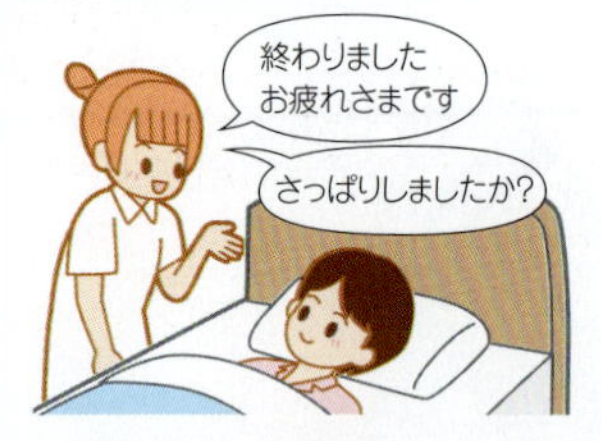

❶ 患者さんに終了したことを伝え，ねぎらいの言葉をかける．

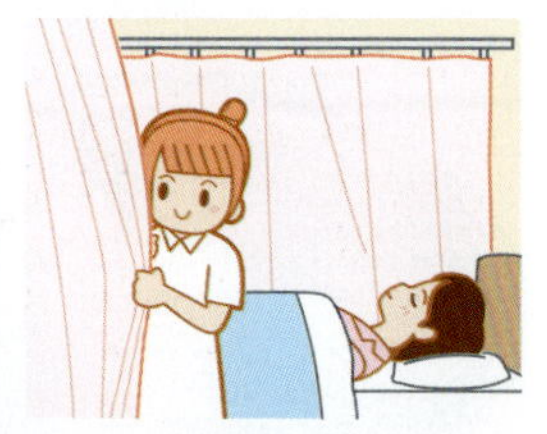

❷ ベッド周囲を整え，床がぬれていないことを確認し，退室する．

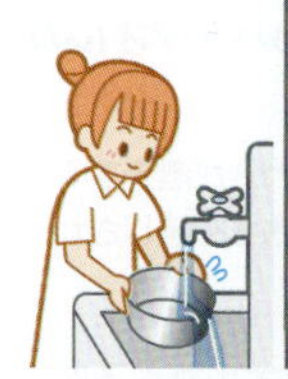

❸ ベースン，汚水用バケツ，ピッチャーはきれいに洗い，よく乾かして所定の場所に片付ける．その他使用した物品も決められた方法で処理する．

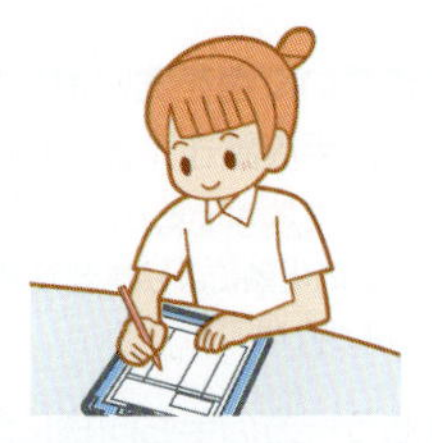

❹ 実施記録として，患者さんの手の皮膚や爪の状態，訴えなどを記録する．

陰部洗浄

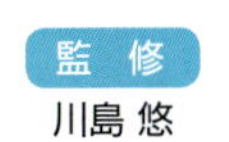
監 修
川島 悠

陰部・肛門部は排泄物などにより汚染されやすく，細菌が繁殖しやすい部位であるため，清潔ケアの必要性が高い場所です．陰部洗浄は感染症や汚臭の予防となるだけでなく，患者さんに爽快感を与える効果もあります．また陰部洗浄は羞恥心・緊張感を伴うケアであるため，患者さんの心理的負担を軽減できるような配慮が必要となります．本章では床上で行う陰部洗浄を扱います．

陰部洗浄を行うタイミング

- 陰部を自分自身では清潔に保てない患者さんに対しては，何らかの方法で陰部を清潔に保つ必要があり，陰部洗浄が適応となります．
- 陰部洗浄は入浴・シャワー浴やトイレ排泄後のウォシュレットでも行うことができますが，日常生活活動（ADL）の面などでそれが難しい場合には，床上で行う必要があります．
- 次に床上で陰部洗浄を行うタイミングの例を示します．この他にも全身清拭の一環として行う場合があります．

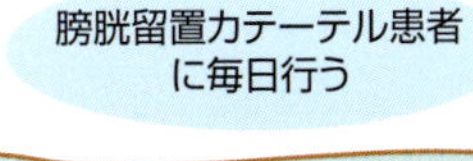

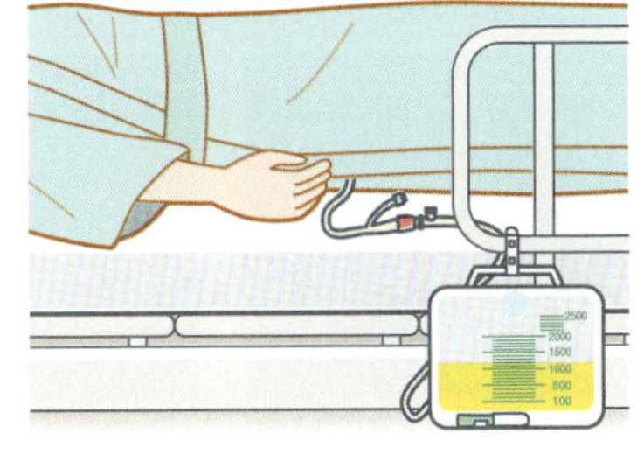

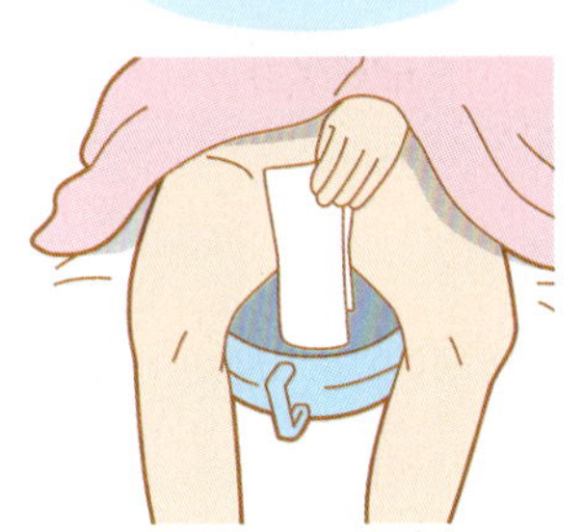

陰部の構造と特徴

- 陰部は排泄物や分泌物により汚染されやすい場所です．男性と女性では次のように外陰部周辺の構造が異なるため，それぞれ汚れが溜まりやすい場所を把握しておきましょう．
- 特に肛門部には大腸菌などの細菌が多数存在しています．この細菌が尿路へ侵入することで尿路感染症を引き起こすため，おむつ着用中の患者さんなど，便で汚れやすくなっている場合には特に注意する必要があります．

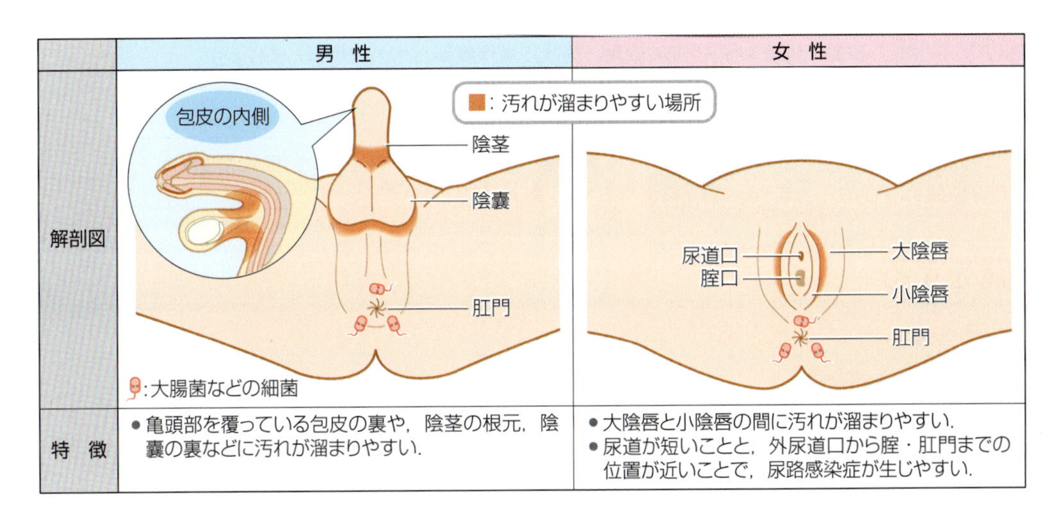

	男 性	女 性
解剖図		
特 徴	●亀頭部を覆っている包皮の裏や，陰茎の根元，陰嚢の裏などに汚れが溜まりやすい．	●大陰唇と小陰唇の間に汚れが溜まりやすい． ●尿道が短いことと，外尿道口から膣・肛門までの位置が近いことで，尿路感染症が生じやすい．

ポイント
女性では，肛門部周囲の細菌が尿路に侵入することを避けるため，洗浄や清拭は外陰部から肛門部に向けて行います．

●日常生活活動（ADL）：activities of daily living

必要物品 陰部洗浄

掛けもの

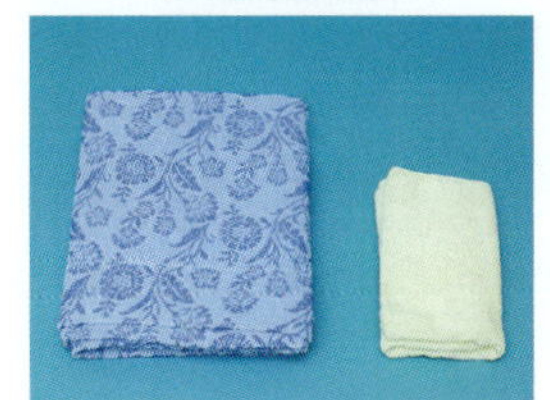

- 保温，羞恥心への配慮のためにタオルケットとバスタオルを用いる．

個人防護具

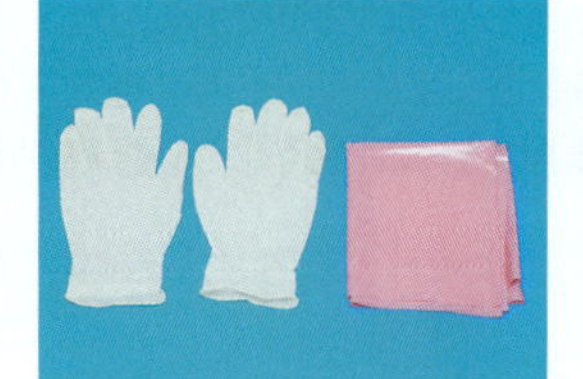

- 手袋，エプロンを用意する．

処置用シーツ

- ベッドの汚染を防ぐために用いる．

差し込み便器

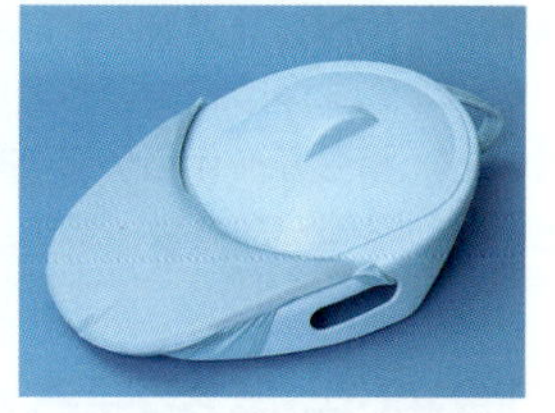

- 患者さんに合ったもの〔p.234〕を用意する．腰が挙上できない場合など必要に応じておむつを用いてもよい〔p.228〕．

タオル

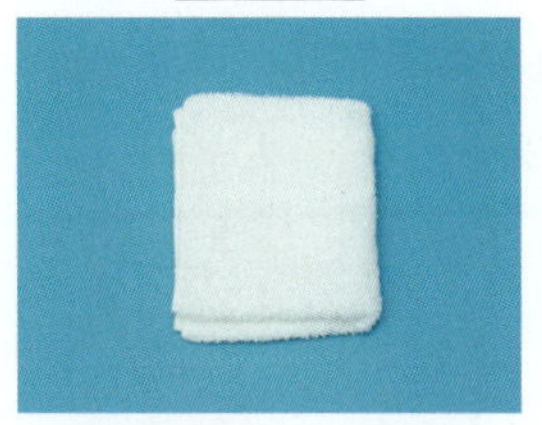

- 腹部・腰背部への湯の流入を防ぐために用いる．

洗浄ボトル

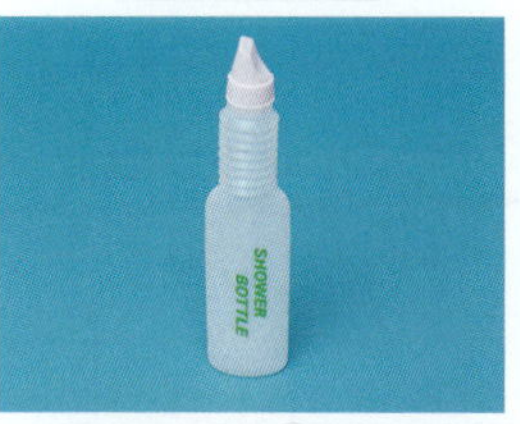

- 洗浄のために38～40℃の微温湯を入れて用いる．

ウォッシュクロス

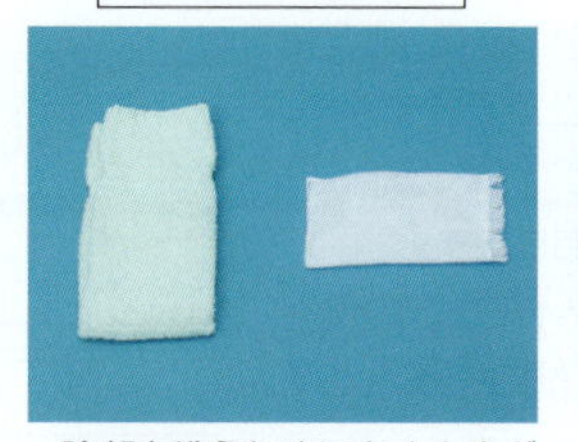

- 陰部を洗うためにタオルやガーゼなどを用いる．洗浄用とすすぎ用に2枚用意する．

洗浄剤

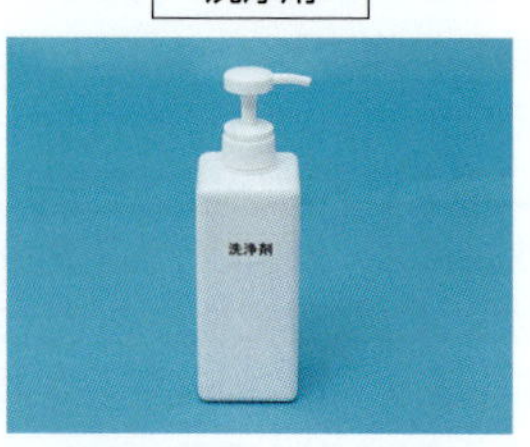

- ぬらしたウォッシュクロスに付けて用いる．

廃棄物入れ

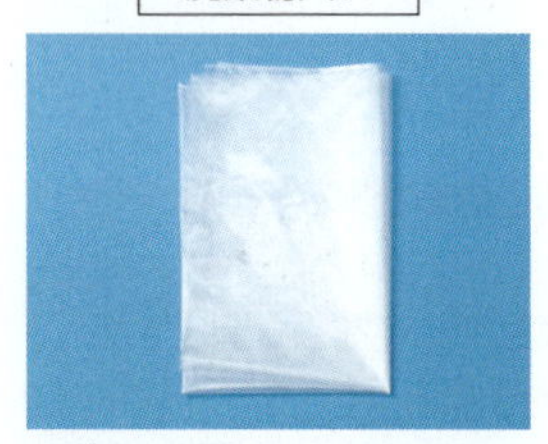

- ビニール袋を用いる．

- 必要に応じて，尿や便が皮膚に付着するのを防ぐ軟膏・粉状皮膚保護剤〔p.332〕を用意しましょう．

手順 陰部洗浄（女性）

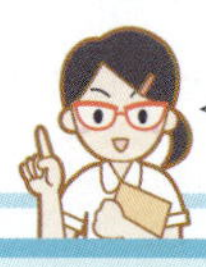

おむつ交換時のおむつを用いた陰部洗浄はp.228で紹介しています．

1 準備をする

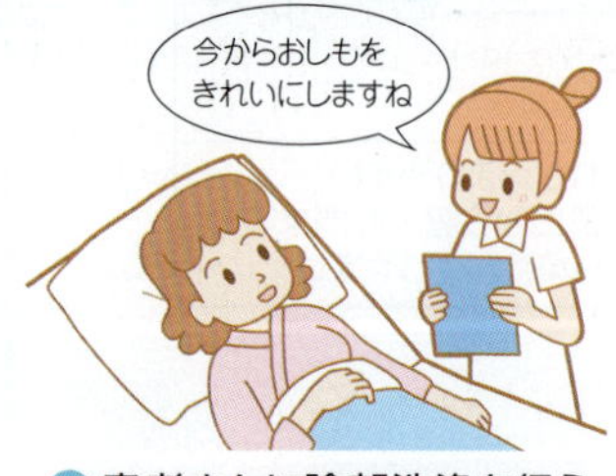

❶ 患者さんに陰部洗浄を行う目的と方法を説明し，了承を得る．排泄の意思を確認し，事前にすませてもらう．

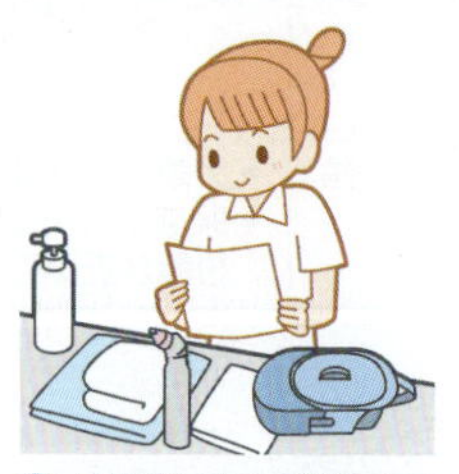

❷ 必要物品を準備する．

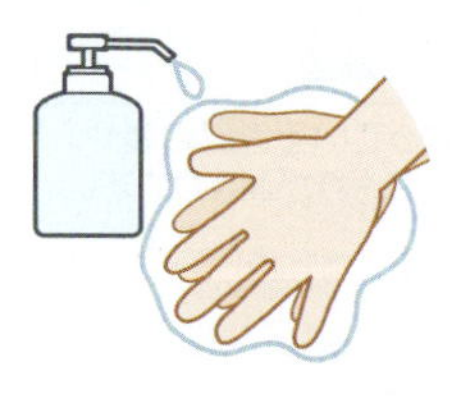

❸ 衛生学的手洗い〔p.15，16〕を行う．

2 環境を整備する

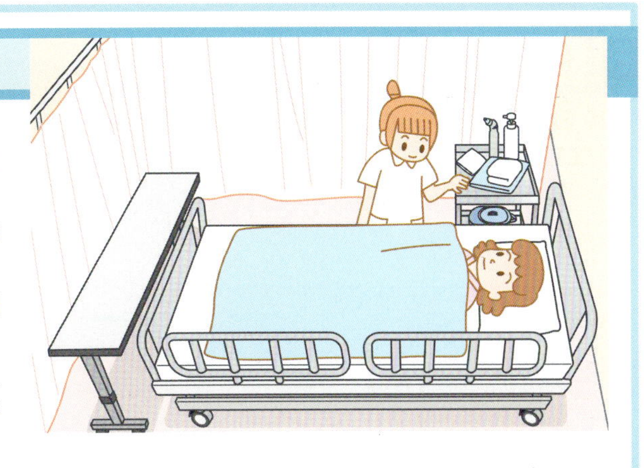

- 室温が24±2℃であることを確認する．
- カーテンやスクリーンを使い患者さんを周囲から見えないようにし，羞恥心に配慮する．
- オーバーテーブルや床頭台などをベッドから離し，作業スペースを確保する．
- ストッパーを確認し，ベッドを看護師の腰の高さに調整する．
- 物品ののったワゴンを，ケア中に患者さんが死角に入らない位置，かつ動線が短くなるようにベッドサイドに配置する．
- 患者さんの掛けぶとんをタオルケットにかけ替える．

3 処置用シーツを敷く

- 個人防護具を装着する．
- 患者さんを側臥位にして〔p.77〕，もしくは腰を挙上してもらい，殿部の下に処置用シーツを敷く．

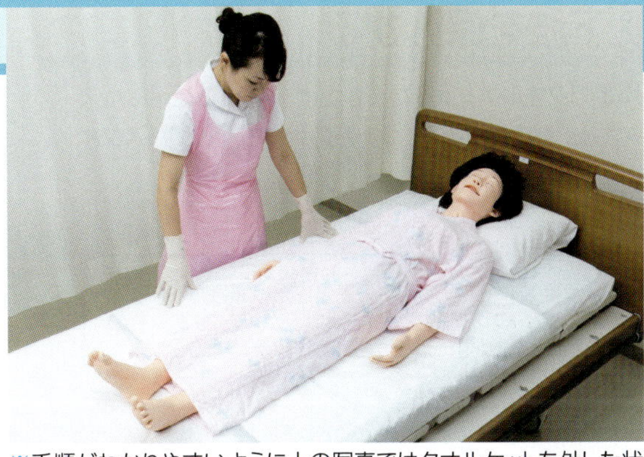

※手順がわかりやすいように上の写真ではタオルケットを外した状態にしてありますが，実際はタオルケットで覆われています．

4 下着をおろす

- タオルケットの下で患者さんの寝衣と下着をおろす．

ポイント
陰部周辺に便が付着しているときには，軽く拭き取りましょう．

- 陰部の観察を行い，外陰部周辺に創があり洗浄が困難と判断される場合には陰部清拭を行う〔p.161〕．

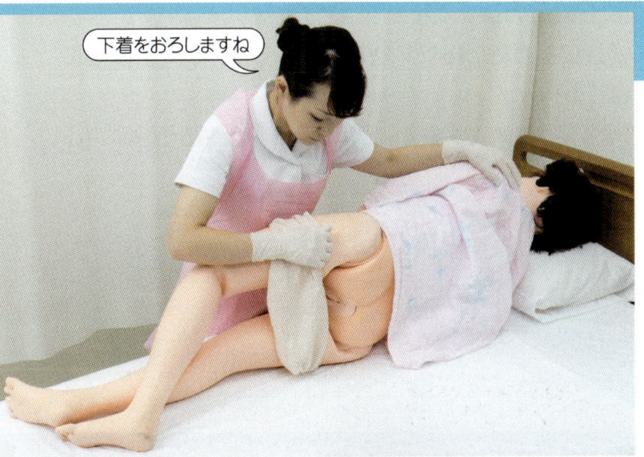

5 便器を当てる

- 患者さんを側臥位にして，もしくは腰を挙上してもらい差し込み便器を当てる．このとき肛門部が便器の中央になるように，また殿部が便器に密着するように*注意する．

* **なぜなら** 洗浄時に湯が殿部をつたって流れ，シーツがぬれてしまうのを防ぐためです．

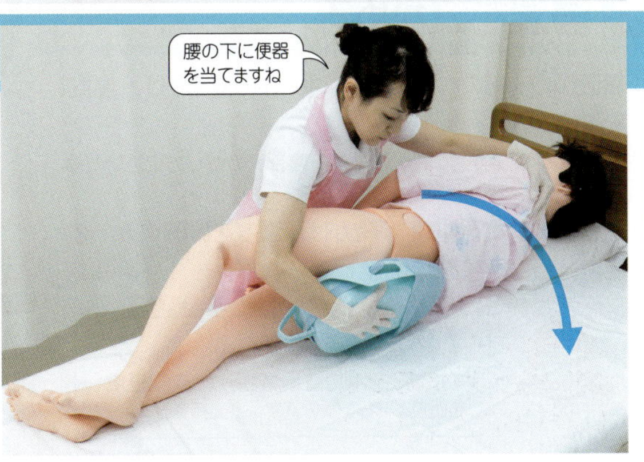

6 体位を整えてもらう

- 両下肢を開いてもらい，陰部が見えやすいように膝を立ててもらう．

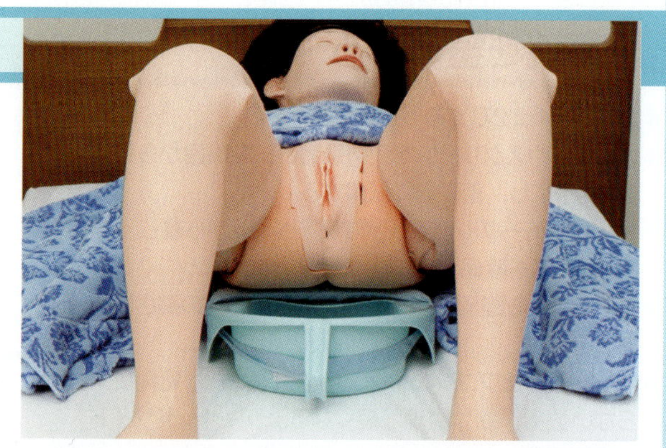

※体位がわかりやすいように上の写真ではタオルケットをまくった状態にしてありますが，実際はタオルケットで覆われています．

7 下肢を保護する

- 片足のタオルケットをたくし上げ，露出した足にバスタオルを巻き付ける（もう一方の足にも同様にバスタオルを巻き付けてもよい）．

膀胱留置カテーテル挿入中の患者さんの場合，このタイミングでテープの固定を外すとよいでしょう．なお，その際にカテーテルが引っぱられないよう注意しましょう．

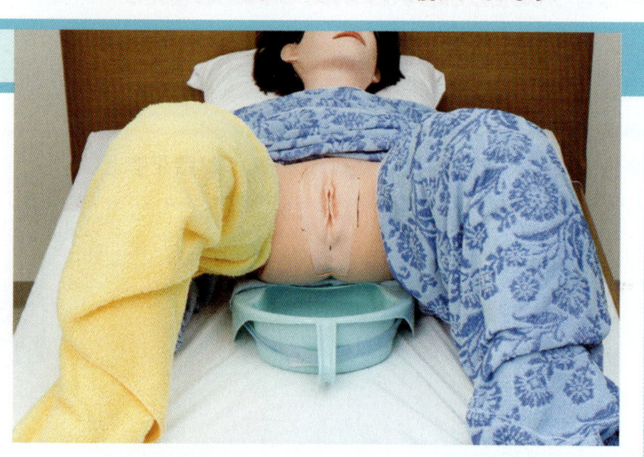

8 タオルを当てる

- 横長に折りたたんだタオルを下腹部および両鼠径部に当てる*．

*なぜなら 腹部，腰背部への湯の飛散や流入を防ぐためです．

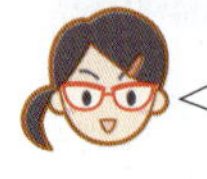

手技のコツ

図のようにガーゼを当ててもよいでしょう．

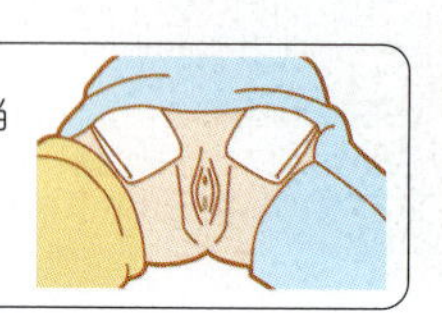

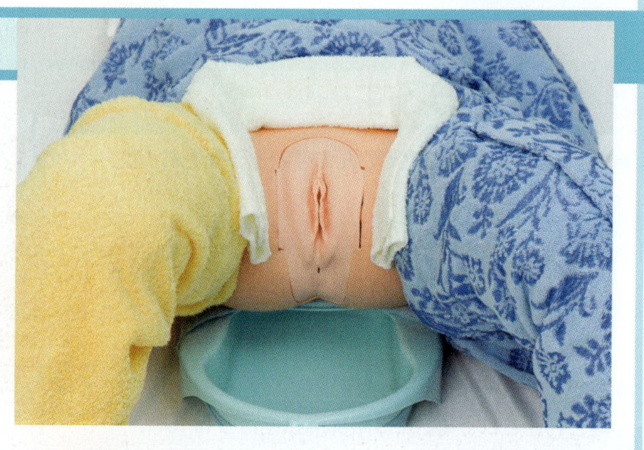

9 湯温を確かめる

- 看護師の前腕の内側*に洗浄ボトルの湯をかけ，温度を確認する．

*なぜなら 皮膚が薄い部分であり，陰部での感じ方に近いためです．

- 患者さんの大腿内側に湯をかけ，温度を確認する．必要時，温度調整を行う．

ポイント

陰部は敏感な部位であるため，患者さんの皮膚・粘膜に直接湯をかける前に温度を確認しましょう．

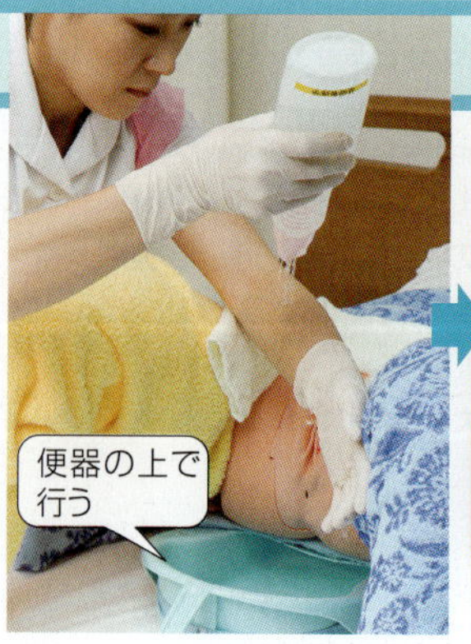

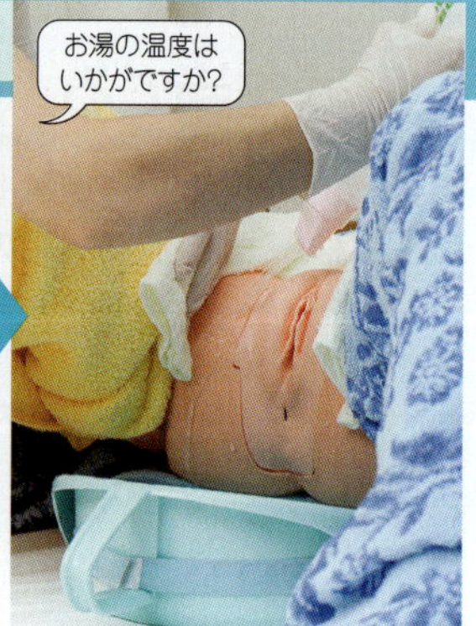

10 陰部に湯をかける

● 温度が確認できたら，外陰部全体にくまなく湯をかける．陰唇の内側にも忘れずに湯をかける．

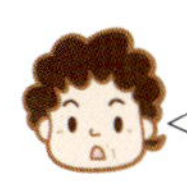

注意
洗浄ボトルの先が陰部に当たらないようにしましょう（手順13でも同様）．

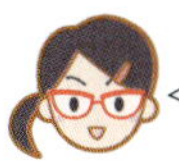

手技のコツ
汚染が強い場合は，この時点でガーゼなどを用いて汚れを拭き取っておくとよいでしょう．

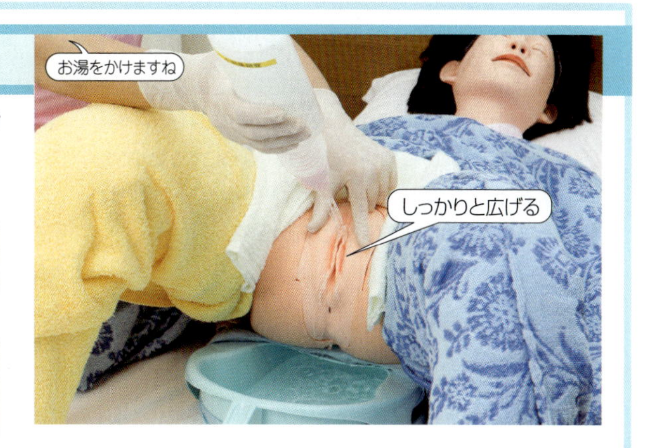

11 洗浄剤を泡立てる

● ウォッシュクロスに洗浄ボトルの湯をかけ，洗浄剤を付けてよく泡立てる．

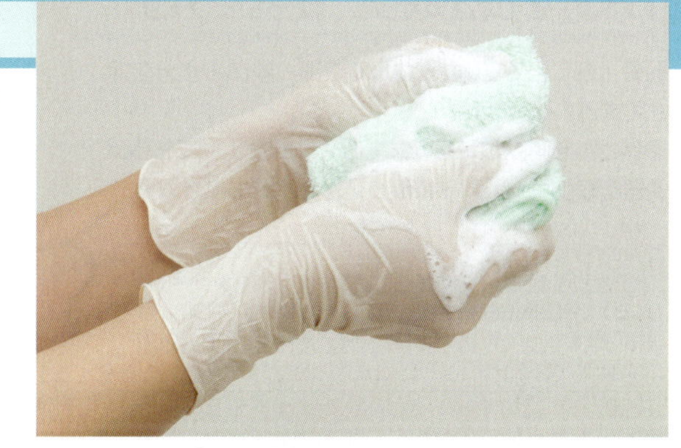

12 洗浄する

● きき手にウォッシュクロスを持ち，反対の手指で大陰唇をしっかりと開く．

ポイント
次のことなどを観察しましょう．
- □瘙痒感・痛みの有無
- □皮膚・粘膜の汚れの程度
- □分泌物・出血の有無
- □かぶれ・発赤の有無

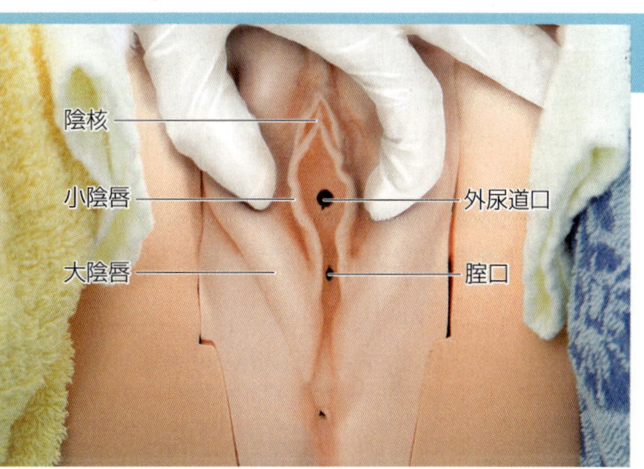

❶ 外尿道口・腟口・小陰唇の内側を会陰に向かって洗う．
❷ 左右大陰唇を会陰に向かって洗う．
❸ 恥骨部，鼠径部を上から下に向かって洗う．
❹ 会陰部から肛門部に向かって洗う．
❺ 最後に肛門部を洗う．

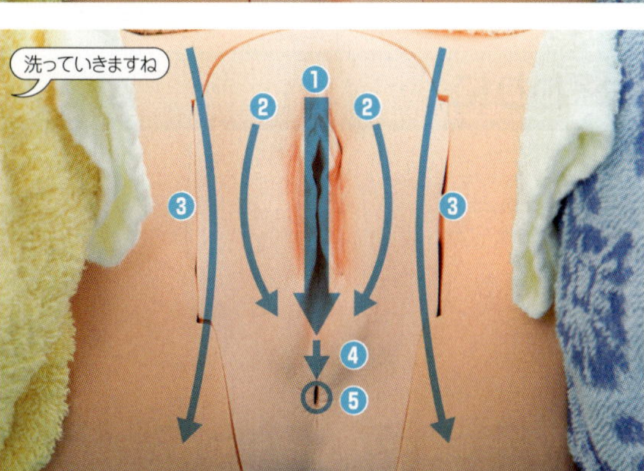

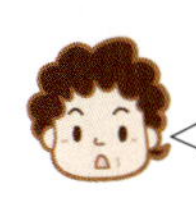

注意
陰部は皮膚・粘膜がやわらかく傷つきやすい部位であるため，強くこすりすぎないようにしましょう．

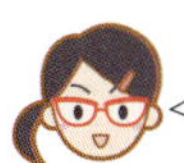

手技のコツ
ウォッシュクロスの面を替えながら洗浄しましょう．汚染が強い場合は，泡立てたウォッシュクロスを適宜取り替えましょう．

13 湯をかけて流す

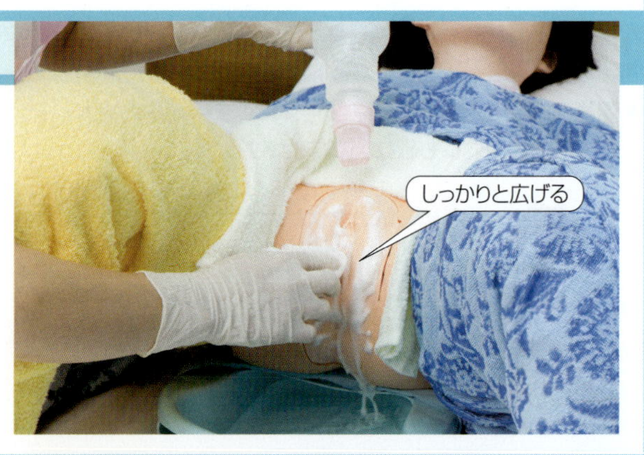

- 手袋を廃棄し，新しいものに取り替える＊.

＊ なぜなら 汚れた手で洗浄ボトルに触れないようにするためです.

- 微温湯を十分にかけて，ガーゼなどでやさしくなでながら洗浄剤成分が残らないよう洗い流す.

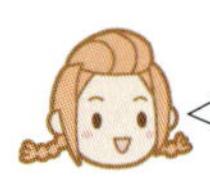

ポイント
適宜，ガーゼを持っている方の手で陰唇を開いて，洗浄剤成分を流しましょう.

14 水分を拭き取り，便器を外す

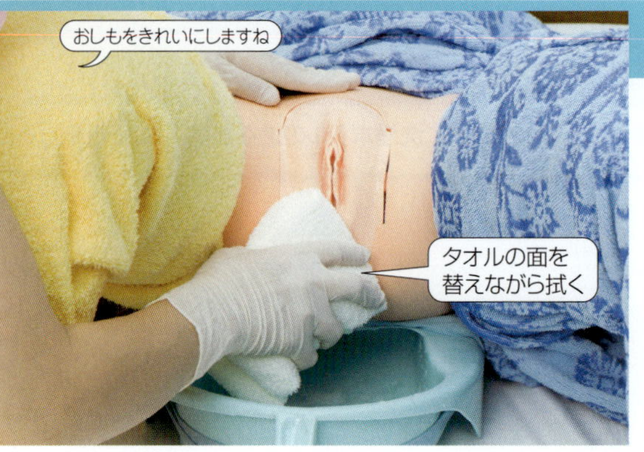

- 恥骨上部に当てていたタオルで陰部・殿部の水分を押さえ拭きする.
- 患者さんを側臥位にして，もしくは腰を上げてもらい便器を取り除く．背部に回り込んだ水分も拭き取る.

ポイント
水分を拭き取った後に必要に応じて皮膚保護剤を塗布しましょう．特に排泄物により皮膚が汚染されやすいおむつ着用の患者さんに有効です（尿・便失禁時のスキンケア 〔p.332〕）.

- 個人防護具を外して廃棄し，手指消毒をする.

15 寝衣，寝具を整える

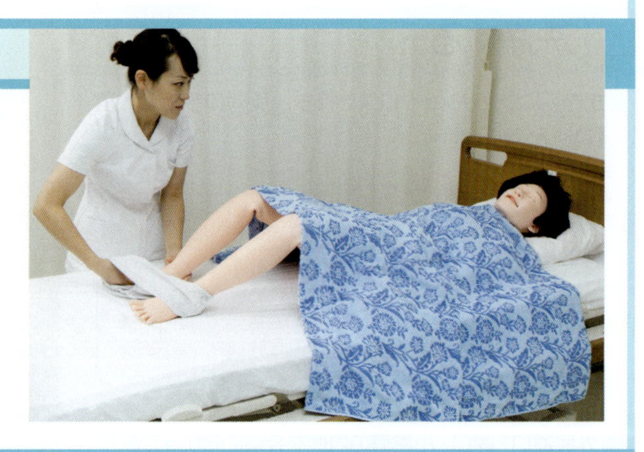

- 下肢に巻いたバスタオルを取り除き，新しい下着に着替えさせる.
- 処置用シーツを取り除く.
- タオルケットを掛けぶとんにかけ替え，寝具を整える.

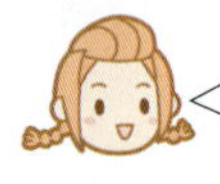

ポイント
膀胱留置カテーテル挿入中の患者さんの場合，下着を履いてもらう前に，テープを再固定しましょう．なお，この際，前回と位置をずらしましょう 〔p.163〕.

16 終わりに

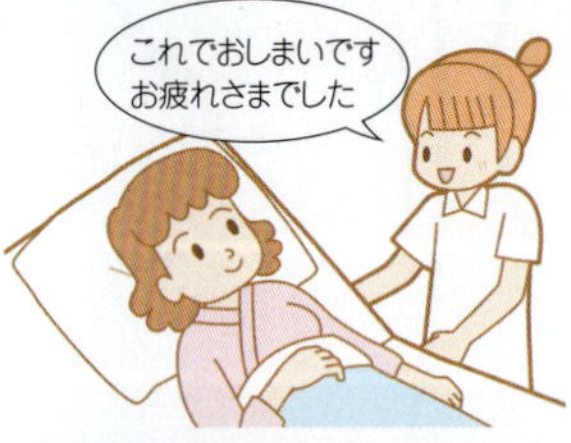

❶ 患者さんに終了したことを伝え，ねぎらいの言葉をかける.

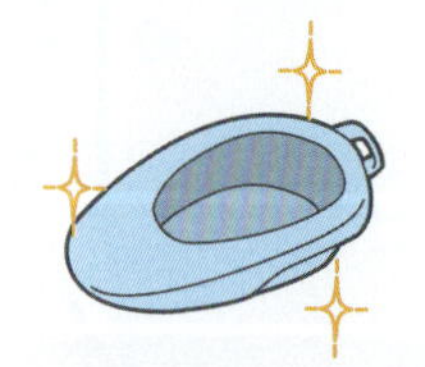

❷ 便器など使用した物品は決められた方法で処理し，よく乾かして所定の場所に片付ける.

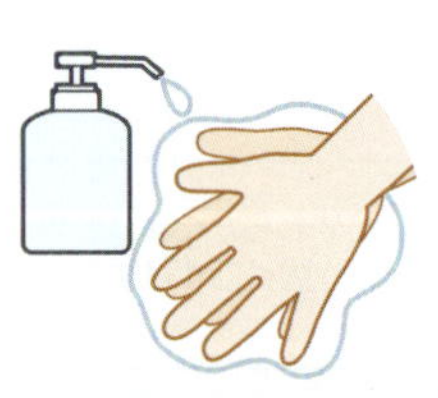

❸ 衛生学的手洗い 〔p.15，16〕 を行う.

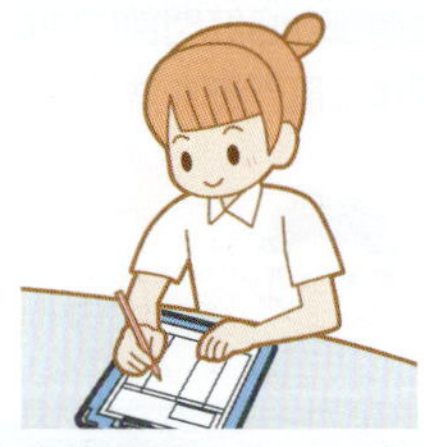

❹ 実施記録として，患者さんの皮膚・粘膜の状態や訴えなどを記録する.

手順 陰部洗浄（男性）

1 準備をする ～ 9 湯温を確かめる

- 手順1～9までは，陰部洗浄（女性）と同じです．

10 陰部に湯をかける

- 温度が確認できたら，外陰部全体にくまなく湯をかける．左手で陰茎を軽く把持し，向きを変えながら陰茎の根元，陰嚢の裏も忘れずに湯をかける．亀頭部に包皮がかぶっている場合は包皮を反転させる*．

* なぜなら 包皮と亀頭の間に恥垢が溜まりやすく包皮炎や亀頭炎の原因となるからです．

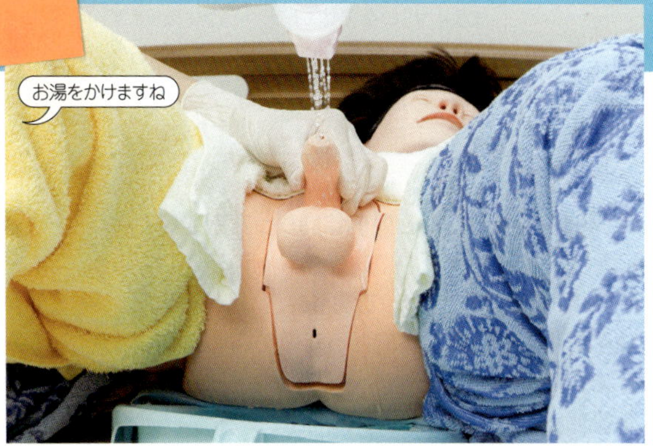

シミュレーター協力：株式会社京都科学

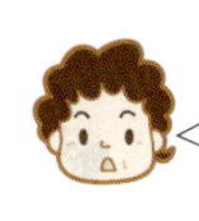

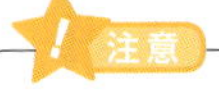

注意 洗浄ボトルの先が陰部に当たらないようにしましょう（手順13でも同様）．

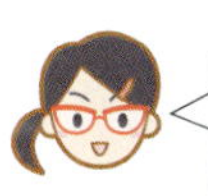

手技のコツ 汚染が強い場合は，この時点でガーゼなどを用いて汚れを拭き取っておくとよいでしょう．

11 洗浄剤を泡立てる

- ウォッシュクロスに洗浄ボトルの湯をかけ，洗浄剤を付けてよく泡立てる．

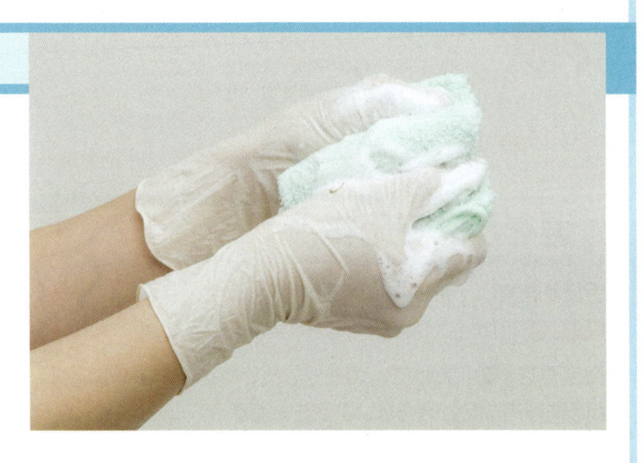

清潔ケア
陰部洗浄

12 洗浄する

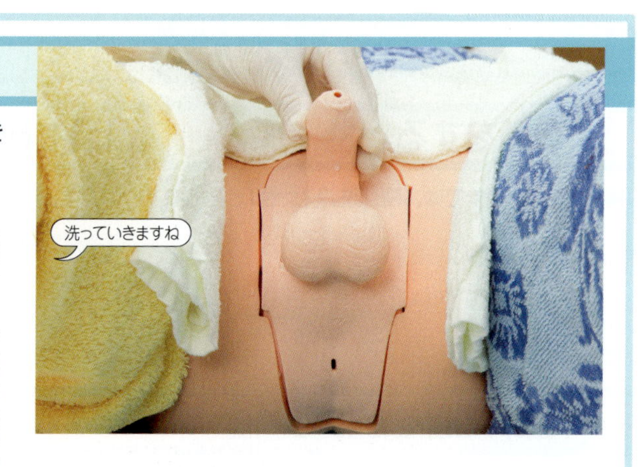

● きき手にウォッシュクロスを持ち，反対の手で陰茎を把持する．

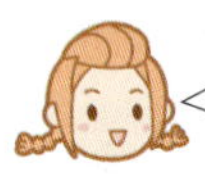

ポイント
観察項目は，女性のときと同様です〔p.179〕．

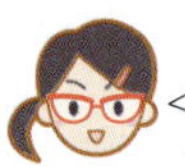

手技のコツ
洗うことに躊躇したり，集中し過ぎたりすると勃起させてしまい，患者さんに恥ずかしい思いをさせてしまうことがあります．さりげない会話をしながら行うなどして意識を集中させないように工夫しましょう．なお洗浄中に勃起してしまった場合にも，そのまま洗浄を続けて構いません．

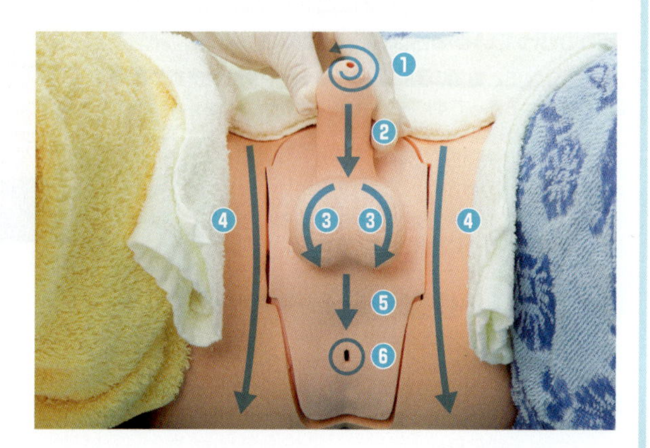

1. 亀頭部を外尿道口から外側に向かって円を描くように洗う．
2. 陰茎体部を陰嚢に向かって洗う．
3. 陰茎の根元から外側へ向かって弧を描くように陰嚢を洗う．
4. 恥骨部，鼠径部を上から下に向かって洗う．
5. 会陰部から肛門部に向かって洗う．
6. 最後に肛門部を洗う．

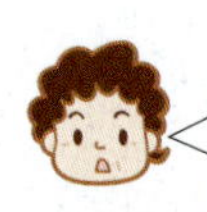

注意
陰部は皮膚・粘膜がやわらかく傷つきやすい部位であるため，強くこすりすぎないようにしましょう．

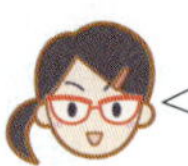

手技のコツ
ウォッシュクロスの面を替えながら洗浄しましょう．汚染が強い場合は，泡立てたウォッシュクロスを適宜取り替えましょう．

13 湯をかけて流す

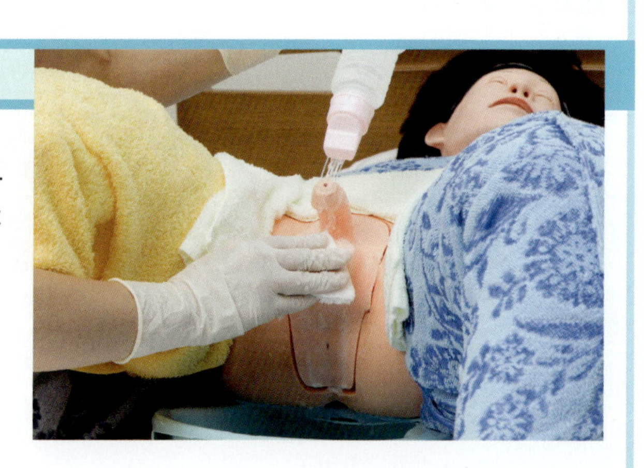

● 手袋を廃棄し，新しいものに取り替える*．

* なぜなら 汚れた手で洗浄ボトルに触れないようにするためです．

● 微温湯を十分にかけて，ガーゼなどでやさしくなでながら洗浄剤成分が残らないよう洗い流す．

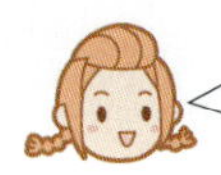

ポイント
適宜，ガーゼを持っている方の手で陰茎を持ち上げて，洗浄剤成分を流しましょう．

14 水分を拭き取り，便器を外す

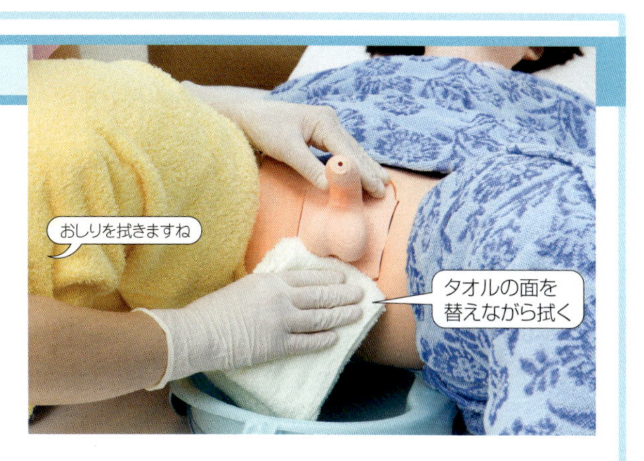

- 恥骨上部に当てていたタオルで陰部・殿部の水分を押さえ拭きする．
- 包皮を反転させた場合はもとに戻す*．

* なぜなら 亀頭粘膜を保護するためです．

- 患者さんを側臥位にして，もしくは腰を上げてもらい便器を取り除く．背部に回り込んだ水分も拭き取る．

ポイント
水分を拭き取った後に必要に応じて皮膚保護剤を塗布しましょう．特に排泄物により皮膚が汚染されやすいおむつ着用の患者さんに有効です（尿・便失禁時のスキンケア〔p.332〕）．

- 個人防護具を外して廃棄し，手指消毒をする．

15 寝衣，寝具を整える

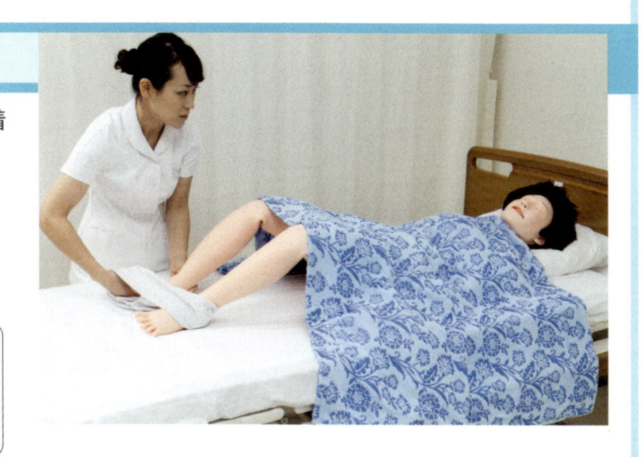

- 下肢に巻いたバスタオルを取り除き，新しい下着に着替えさせる．
- 処置用シーツを取り除く．
- タオルケットを掛けぶとんにかけ替え，寝具を整える．

ポイント
膀胱留置カテーテル挿入中の患者さんの場合，下着を履いてもらう前に，テープを再固定しましょう．なお，この際，前回と位置をずらしましょう〔p.163〕．

16 終わりに

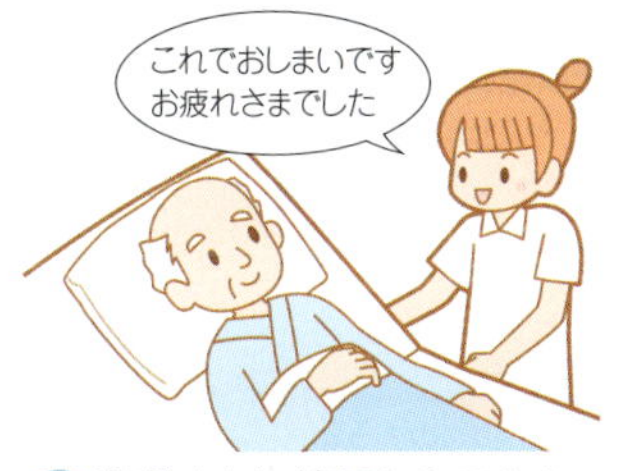

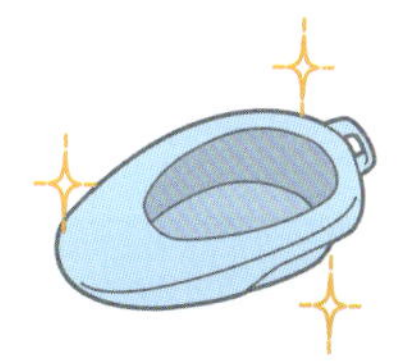

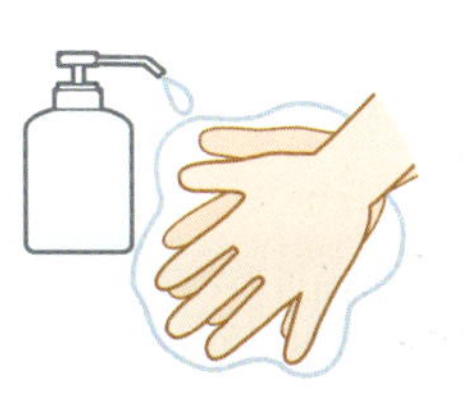

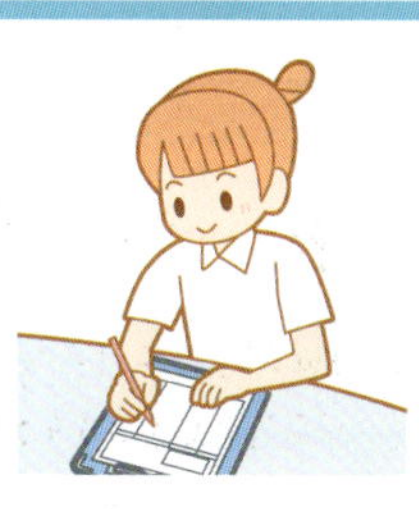

1. 患者さんに終了したことを伝え，ねぎらいの言葉をかける．
2. 便器など使用した物品は決められた方法で処理し，よく乾かして所定の場所に片付ける．
3. 衛生学的手洗い〔p.15，16〕を行う．
4. 実施記録として，患者さんの皮膚・粘膜の状態や訴えなどを記録する．

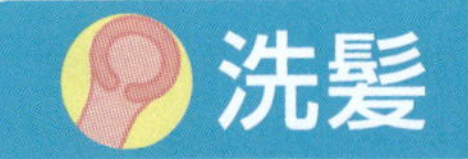

洗髪

監修
鈴木小百合

頭皮には皮脂腺が密集しており，ふけや皮脂などで汚れやすくなっています．これらを放っておくと悪臭やかゆみの原因となるため，毛髪は清潔に保つ必要があります．毛髪を清潔に保つことは，患者さんに爽快感を与え，身だしなみを整えるという意味においても非常に重要です．

洗髪の種類と適応

● 浴室で洗髪を行うことが難しい患者さんにとって，洗髪は次のような方法で行われます．

洗髪の種類

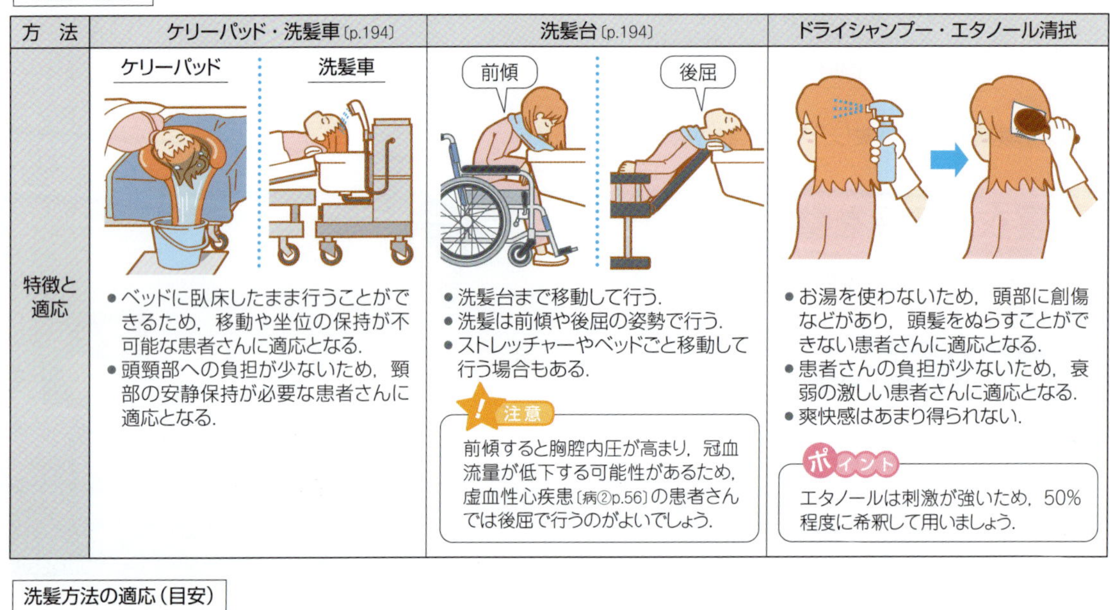

方　法	ケリーパッド・洗髪車 〔p.194〕	洗髪台 〔p.194〕	ドライシャンプー・エタノール清拭
特徴と適応	●ベッドに臥床したまま行うことができるため，移動や坐位の保持が不可能な患者さんに適応となる． ●頭頸部への負担が少ないため，頸部の安静保持が必要な患者さんに適応となる．	●洗髪台まで移動して行う． ●洗髪は前傾や後屈の姿勢で行う． ●ストレッチャーやベッドごと移動して行う場合もある． 注意 前傾すると胸腔内圧が高まり，冠血流量が低下する可能性があるため，虚血性心疾患〔病②p.56〕の患者さんでは後屈で行うのがよいでしょう．	●お湯を使わないため，頭部に創傷などがあり，頭髪をぬらすことができない患者さんに適応となる． ●患者さんの負担が少ないため，衰弱の激しい患者さんに適応となる． ●爽快感はあまり得られない． ポイント エタノールは刺激が強いため，50%程度に希釈して用いましょう．

洗髪方法の適応（目安）

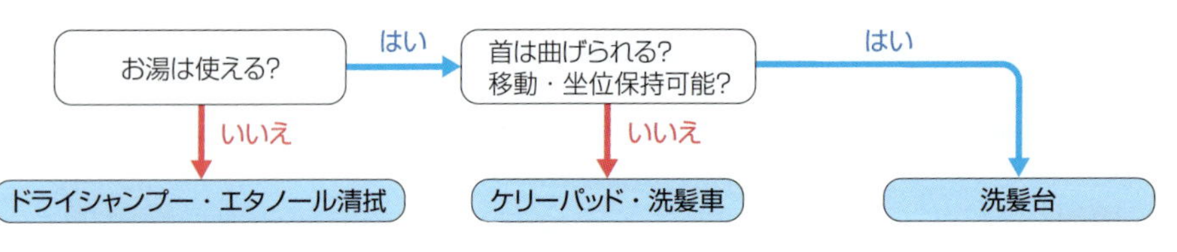

必要物品　ケリーパッドを使用した洗髪

湯入りバケツ

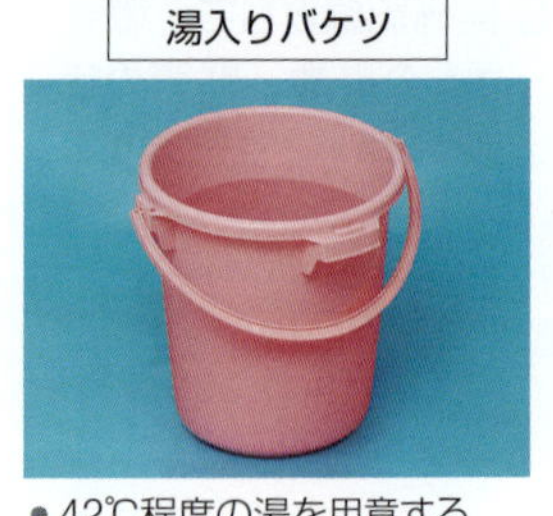

●42℃程度の湯を用意する．

温度計

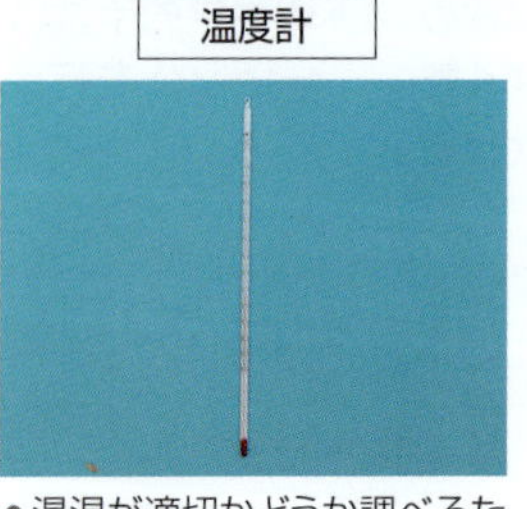

●湯温が適切かどうか調べるために用いる．

タオルケット

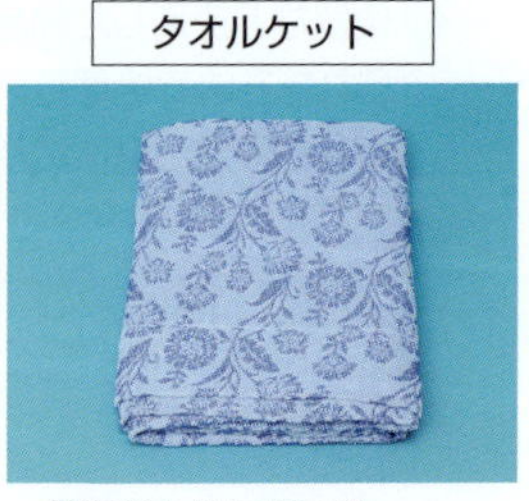

●保温のために用いる．

肩枕・膝枕

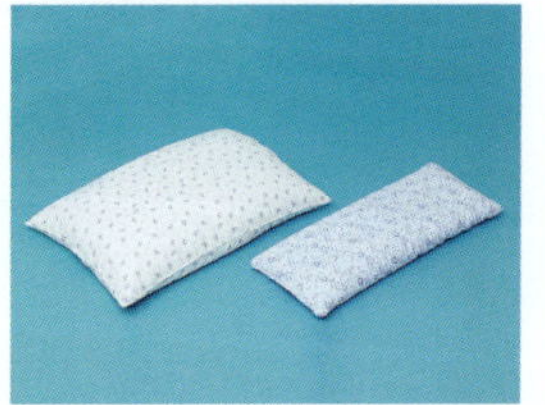

●患者さんの体位やケリーパッドを安定させるために用いる．

防水シーツ

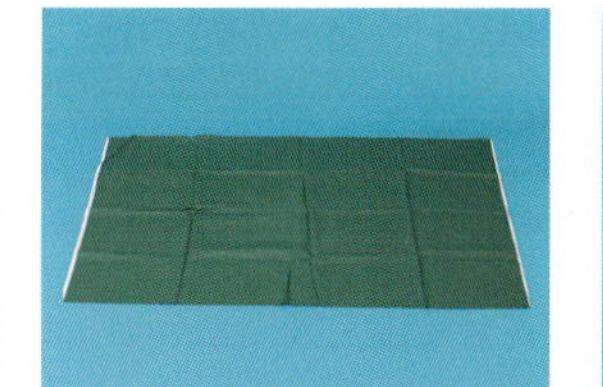

- ベッドの汚染を防ぐために用いる．ゴム製や紙製のディスポーザブルのものがある．

バスタオル

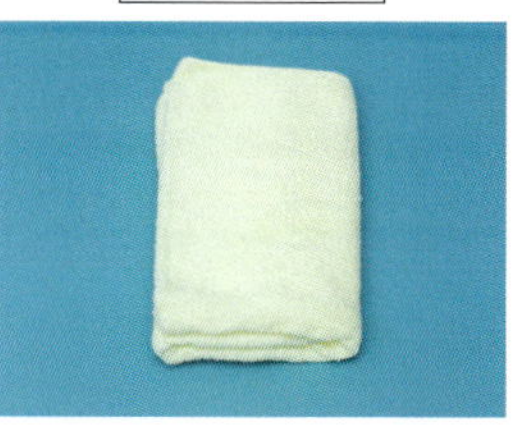

- 水分を拭き取るために用いる．あらかじめ防水シーツの上に重ねて準備しておくとよい．

フェイスタオル

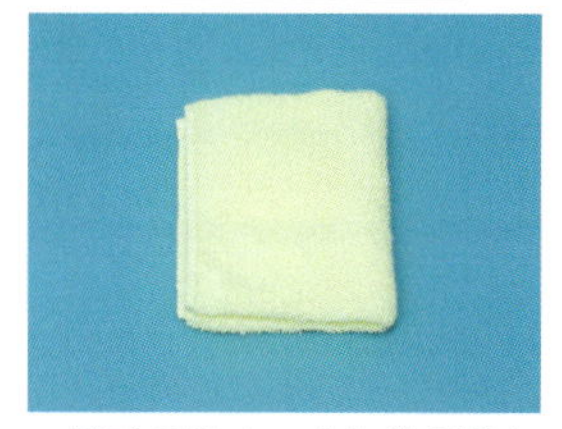

- 襟元の防水，また洗髪後に髪を拭くために用いる．数枚準備しておくとよい．

ケープ

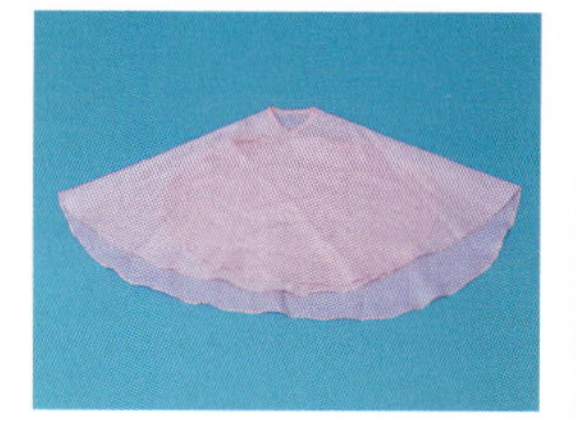

- 襟元，襟足をぬらさないために用いる．

ケリーパッド

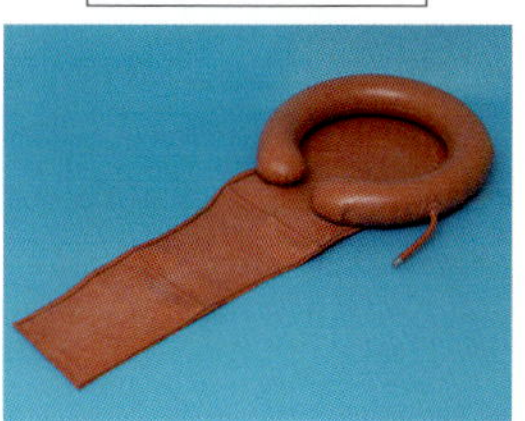

- 床上で洗髪を行う場合に用いる．空気が抜けていないか確認しておく．

汚水用バケツ，新聞紙

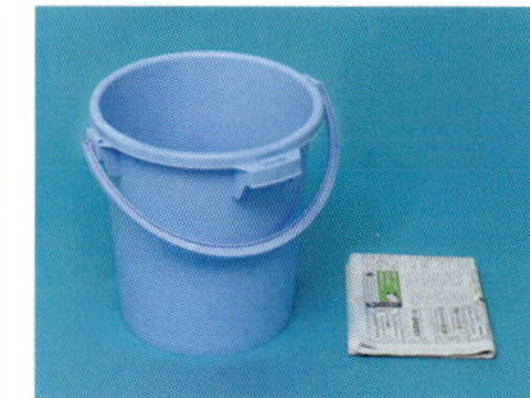

- 汚水を廃棄するために用いる．床ぬれ防止のために下に敷く新聞紙も用意する．

ブラシ・くし

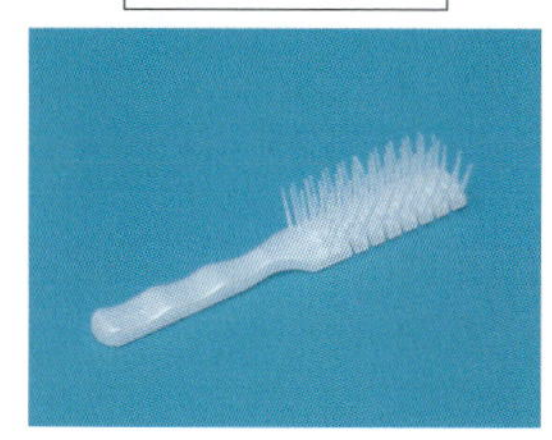

- 洗髪前に髪の絡まりをほどくために用いる．洗髪後の整髪にも用いる．

小ピッチャー

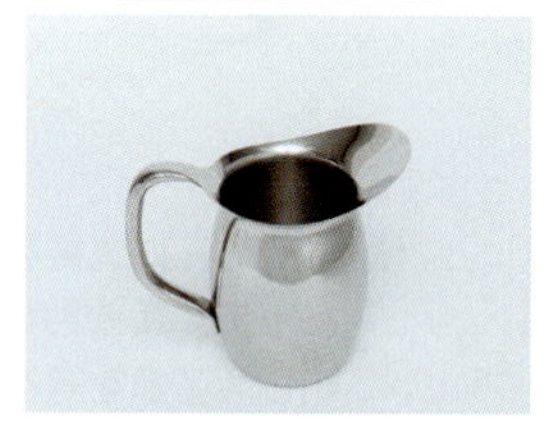

- かけ湯をするために用いる．

シャンプー・リンス

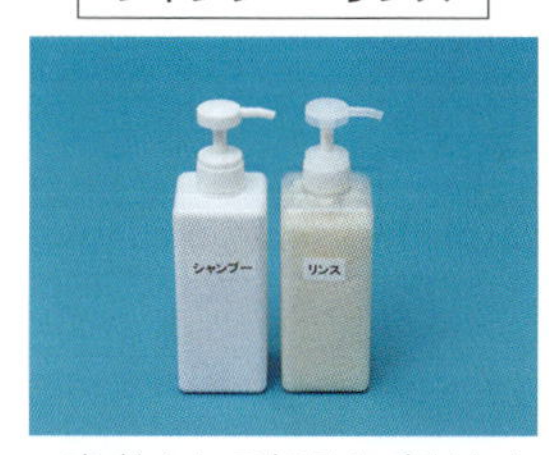

- 患者さんの好みに応じたものを用いる．

ドライヤー

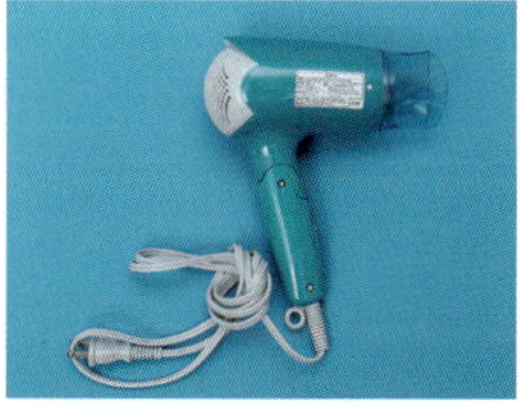

- 髪を乾かすために用いる．

廃棄物入れ

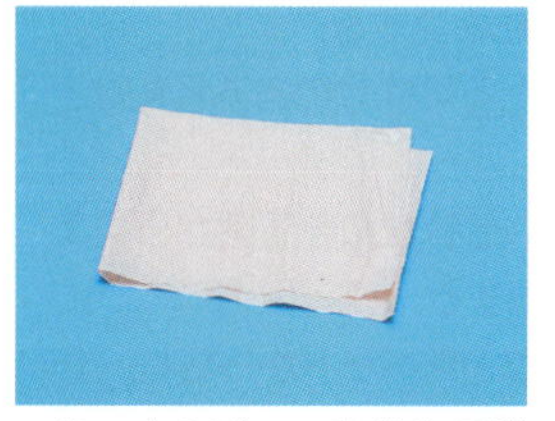

- 色つきのビニール袋や紙袋など中身が見えないものを用いる．

差し湯

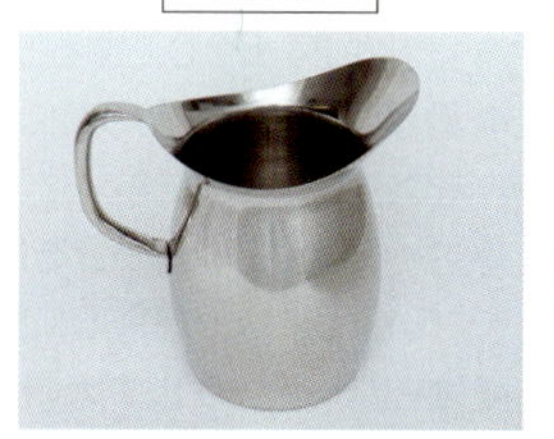

- 差し湯用に，適当なサイズのピッチャーに60℃程度の湯を入れておく．必要に応じて水を入れたピッチャーも用意する．

ポイント

洗髪では治療上の理由などで抜け毛が多く出る場合があります．それが患者さんの目にとまると不安感をあおる可能性があるため，中身が見えない入れものに廃棄するようにしましょう．

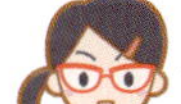

手技のコツ

ケリーパッドの代わりに吸水シーツを用いる場合もあります．

- 必要に応じて耳栓用の青梅綿(おうめわた)や目かくし用のガーゼ，整髪確認用の鏡などを用意しましょう．
- また患者さんの状態に応じて，手袋やエプロンなどの個人防護具を用意しましょう〔p.140〕．

豆知識

青梅綿は脱脂綿と違い，脱脂されていないため油分を含みます．このため水を吸収しにくく，耳栓に適しています．

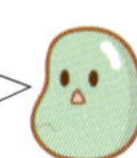

手順 ケリーパッドを使用した洗髪

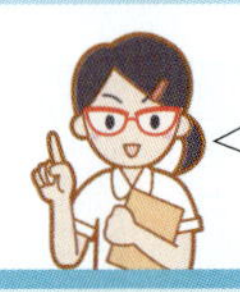

洗髪は3日に1回以上実施しましょう．頭皮の皮脂の状態や，洗髪をしないことの不快感は3日が限界だという研究報告があります．

1 準備をする

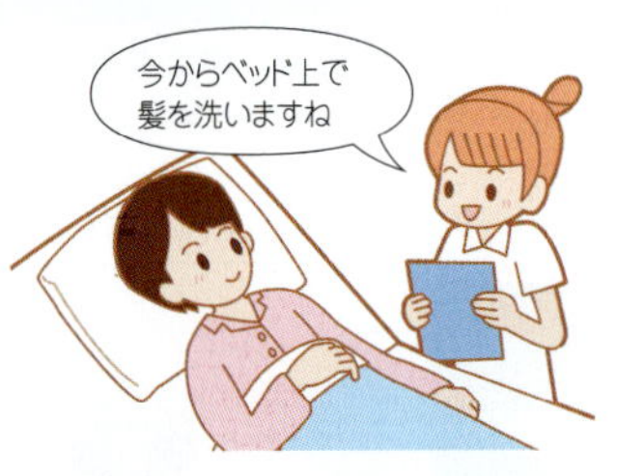

❶ 患者さんに洗髪を行う目的と方法，所要時間などを説明し，了承を得る．排泄の意思を確認し，事前にすませてもらう．

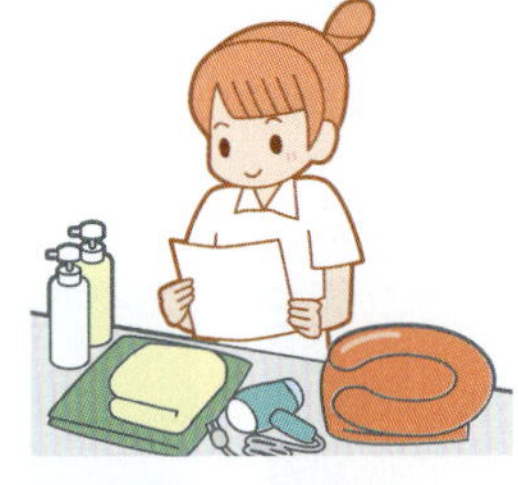

❷ 必要物品を準備する．

ポイント

頭皮の状態を観察し，湿疹や傷などがないか確認しましょう．必要に応じてバイタルサイン〔フィジ p.22〕を測定しましょう．

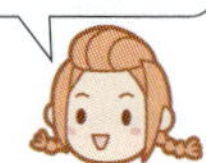

2 環境を整備する

- 室温が24±2℃であることを確認する．
- 看護師は患者さんの顔に当たる可能性のある名札などを外す．
- カーテンやスクリーンを使い患者さんを周囲から見えないようにし，羞恥心に配慮する．
- オーバーテーブルや床頭台などをベッドから離し，作業スペースを確保する．
- ストッパーを確認し，ベッドを看護師の腰の高さに調整する．
- 物品ののったワゴンを，ケア中に患者さんが死角に入らない位置，かつ動線が短くなるようにベッドサイドに配置する．

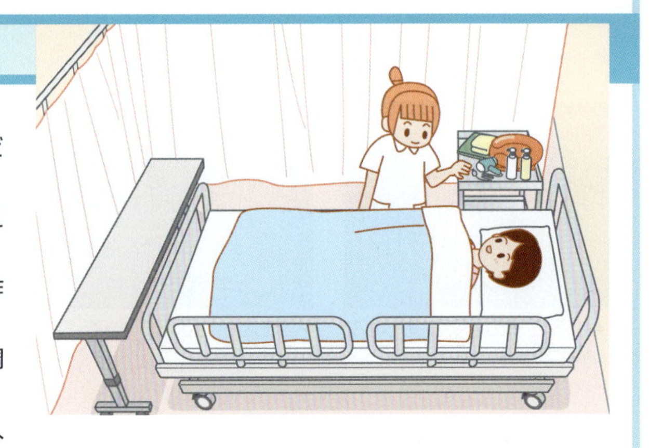

3 掛けものをタオルケットにかけ替える

- 患者さんの掛けぶとんをタオルケットにかけ替える．
- タオルケットを胸元まで下げておく．

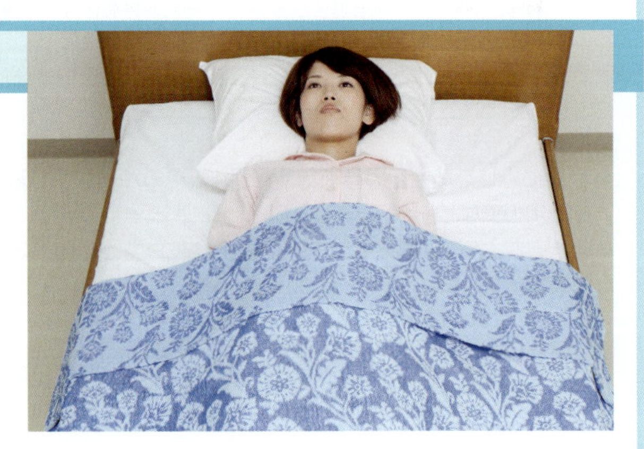

4 患者さんの体位を整える

- 後頭部を支え，枕を外す．
- 患者さんの頭部を，洗髪がしやすいように，看護師側のベッド端に寄せる．

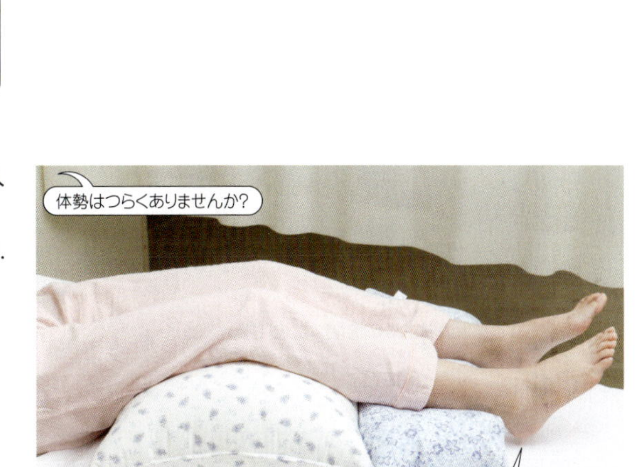

ポイント

寄せ方には次のような方法があります．患者さんの状態や病室の環境に応じて選択しましょう．

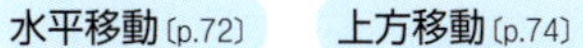

対角線に移動

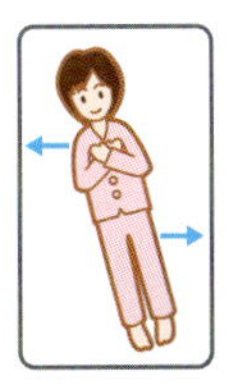

水平移動〔p.72〕

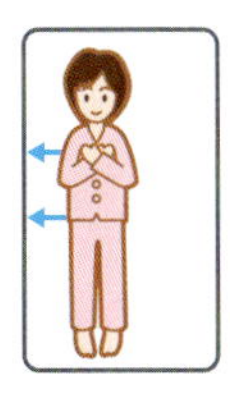

上方移動〔p.74〕

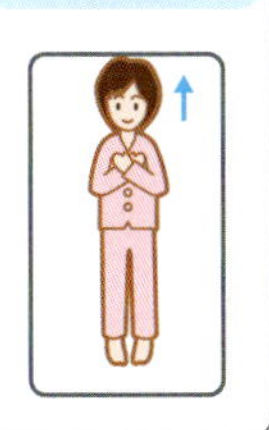

- 軽く両膝を立ててもらい＊，膝の下にクッションを入れる．

＊なぜなら 腹部の緊張を緩和させ，安楽な体位を保つためです．

体勢はつらくありませんか？

踵(しょうぶ)部は浮かせる

※体位がわかりやすいように上の写真ではタオルケットを外した状態にしてありますが，実際はタオルケットで覆われています．

5 防水シーツ・バスタオルを敷く

- 防水シーツの上にバスタオルを重ね，頭の下に敷く．

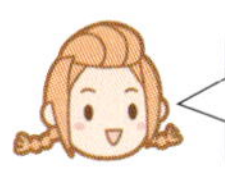

ポイント

ベッドをぬらしてしまわないよう，頭側のシーツ・マットレスをしっかりと覆いましょう．

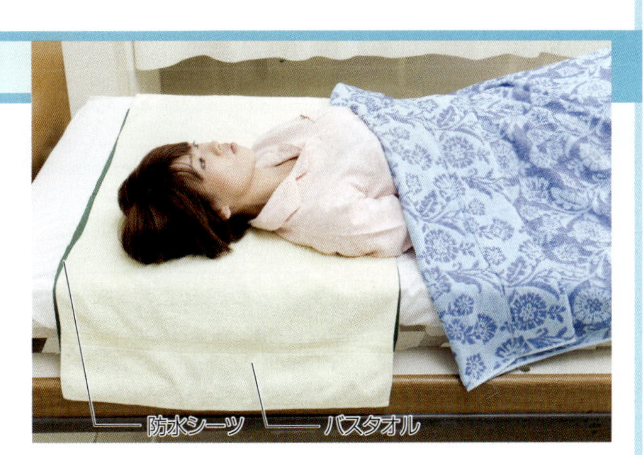

6 首にタオルを巻く

● 寝衣の襟元をゆるめる.

ポイント

和式寝衣の場合, 次のように襟元を広げましょう.

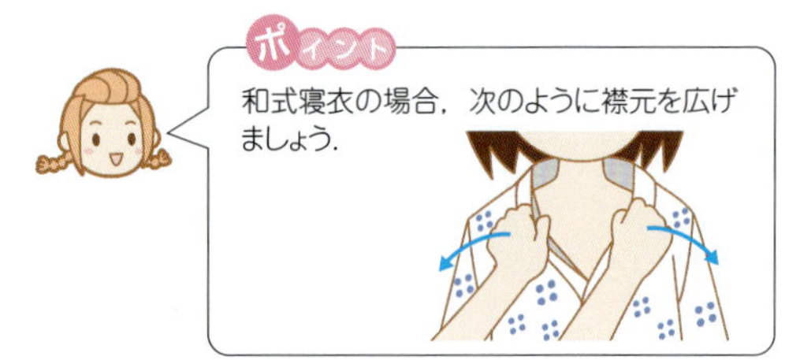

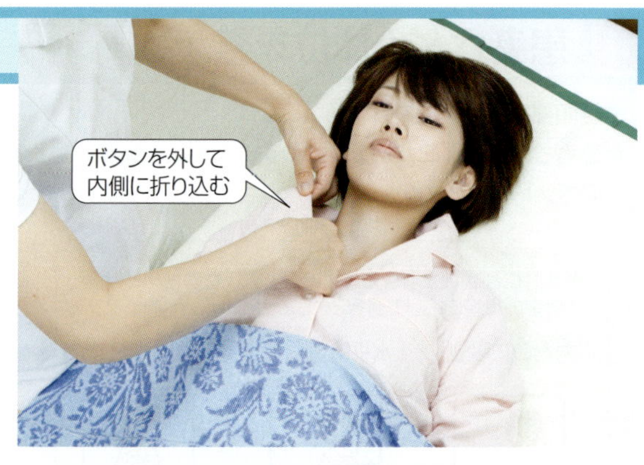

● 扇子折りにした*フェイスタオルを首の後ろから前に向けて巻く**.

* なぜなら 洗髪後にすばやく水分を拭き取るためです.

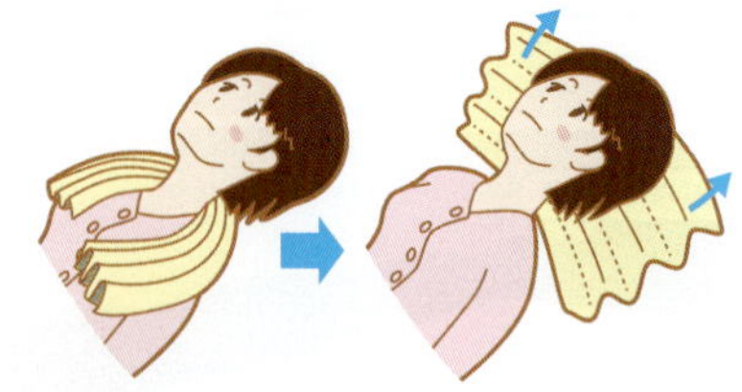

** なぜなら 襟元がぬれるのを防ぐためです.

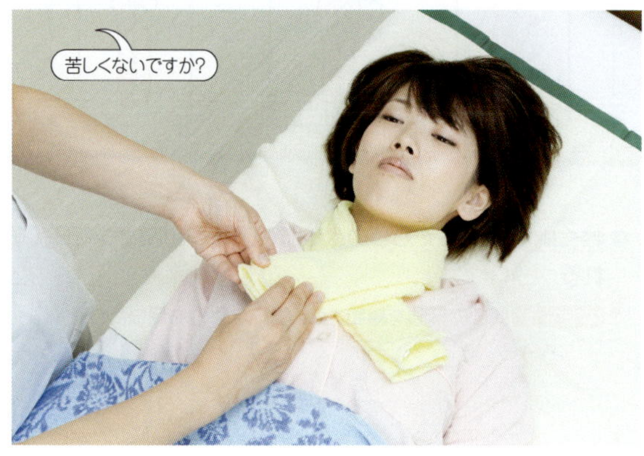

手技のコツ

ケリーパッドをあらかじめ差し込んでおいてもよいでしょう. この場合ケリーパッドの縁の部分を枕にすることで, 首の下に隙間ができてタオルやケープが巻きやすくなります.

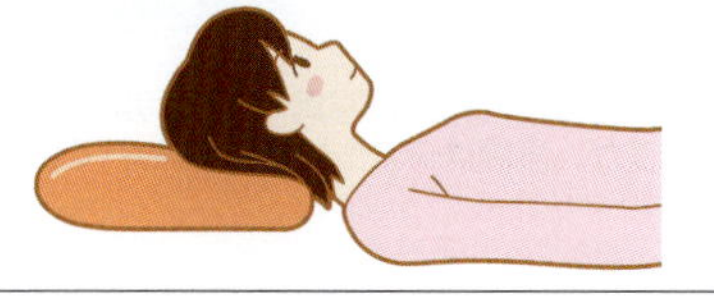

7 ケープを巻く

● 首に巻いたタオルの上からケープを巻く.

ポイント

ケープを巻く際, 首に巻いたタオルがケープから出ないように*しましょう.

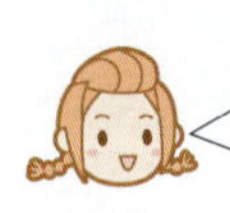

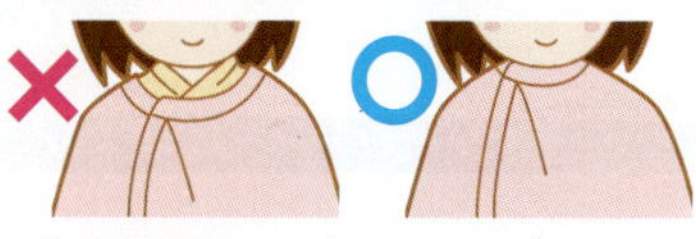

* なぜなら ケープからタオルが出てしまうと, お湯をかけた際に水分がタオルにしみこみ寝衣をぬらしてしまうためです.

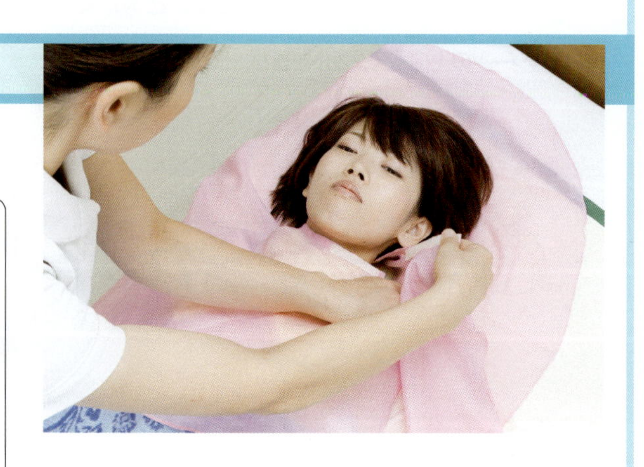

8 ケリーパッドを挿入する

- ケリーパッドを，排水路がベッドサイドに向き，頭がケリーパッドの中央にくるように挿入する．
- ケリーパッドの高さを確認し，ケリーパッドの底面に患者さんの後頭部がつくように*，空気量を調整する．

* なぜなら 患者さんの首に負担がかからないようにするためです．また首元が濡れないような高低差ができるためです．

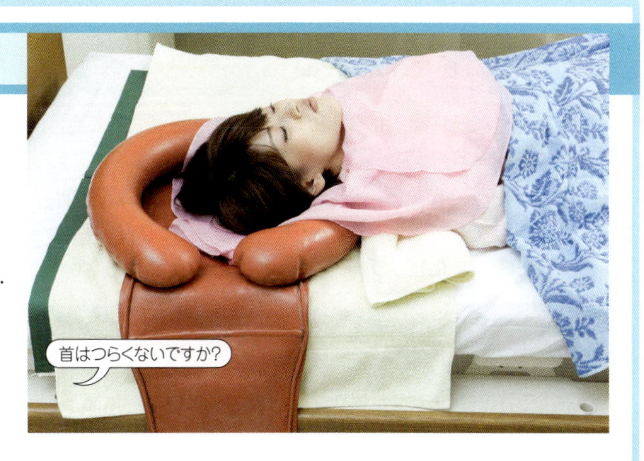

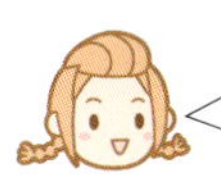

ケープの後ろに垂れた部分は，ケリーパッドの中に入れてまとめても，身体の下に敷きこんでも構いません．

手技のコツ

必要に応じて患者さんの肩の下に低い安楽枕やたたんだバスタオルなどを入れて，調整しましょう．

9 排水路をつくる

- ケリーパッドの排水路にくぼみをつくり，汚水用バケツに先端を垂らす．バケツの下に新聞紙を敷く．

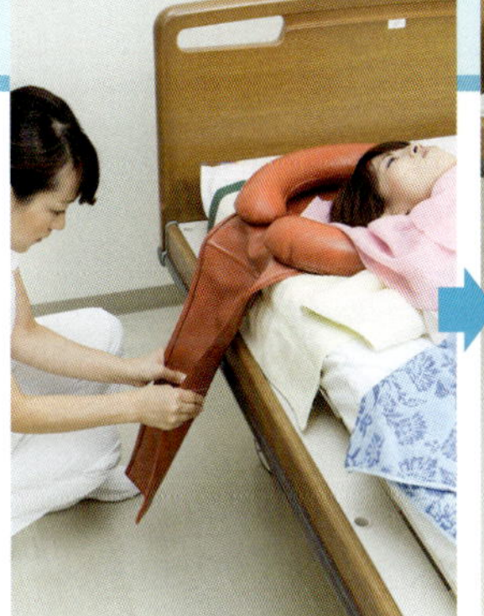
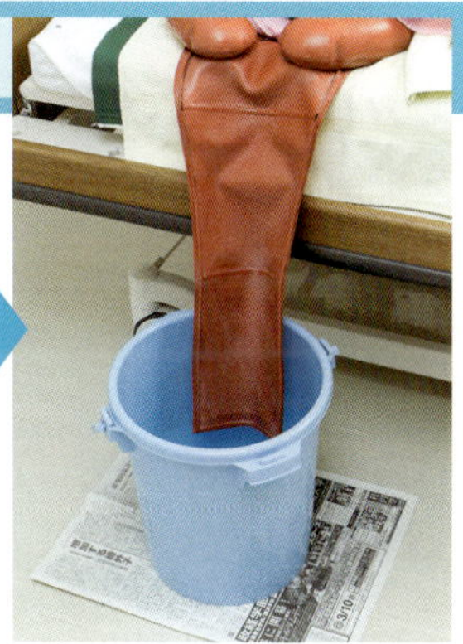

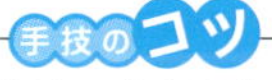

ケリーパッドの先端がバケツの中に入ることが重要です．必要に応じてバケツの下に台などを置きましょう．

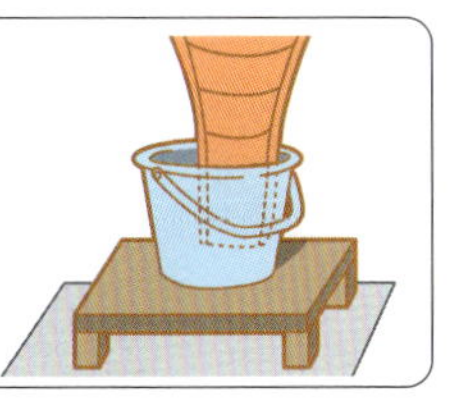

10 髪をとかす

- 髪を毛先からブラッシングし*，絡まりをほどく．

* なぜなら ブラッシングをすることで髪表面の汚れを落とすことができ，シャンプーを少量ですませることができるためです．

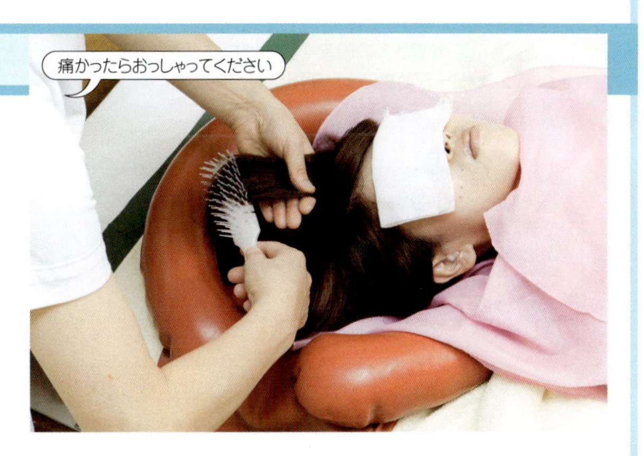

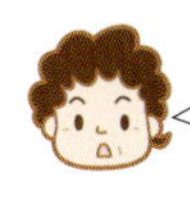
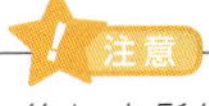

絡まった髪をとかすときには，そのままとかすと髪が引っぱられる可能性があるので，根元を押さえてゆっくりとかしましょう．

患者さんの希望に応じて，耳栓や目かくしをしましょう．このとき，鼻や口を覆うと息苦しさが生じる場合があるので注意しましょう．

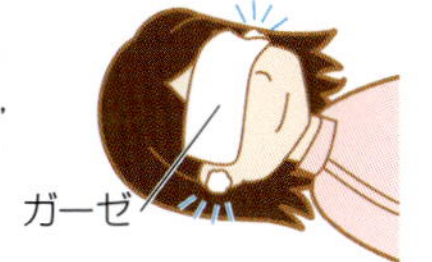

11 髪に湯をかける

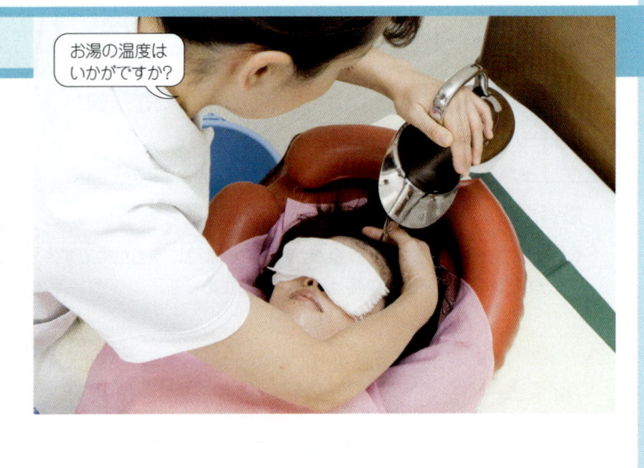

● 手を添えながら頭皮に少量の湯をかけ，患者さんに温度を確認する．

● 温度が確認できたら，髪全体に行き渡るように湯をかける．湯をかけるときはピッチャーの注ぎ口が見えるように*，またピッチャーが患者さんの上を通らないように**する．

* なぜなら 湯量の調節がしやすく最少量の湯で髪をぬらすことができるためです．

** なぜなら 患者さんの上にピッチャーや湯が落ちないようにするためです．

● 同時にケリーパッドから排水がうまく行えているかを確認する．

手技のコツ

ピッチャーは手掌全体で持ちましょう．しっかりと支えられ落ちにくくなります．

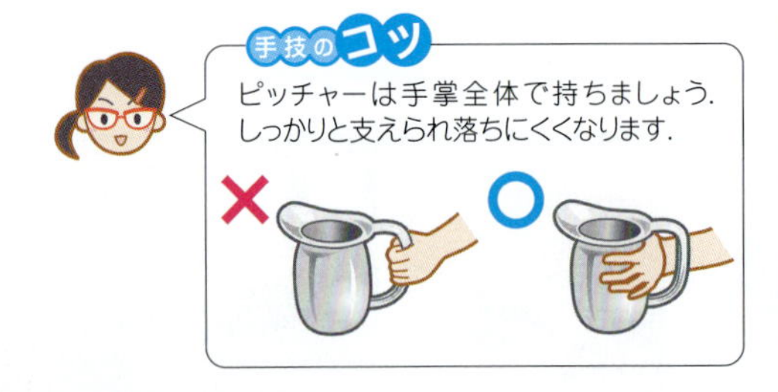

ポイント

排水路に湯がうまく流れていかないときは次のようにして排水を促しましょう．

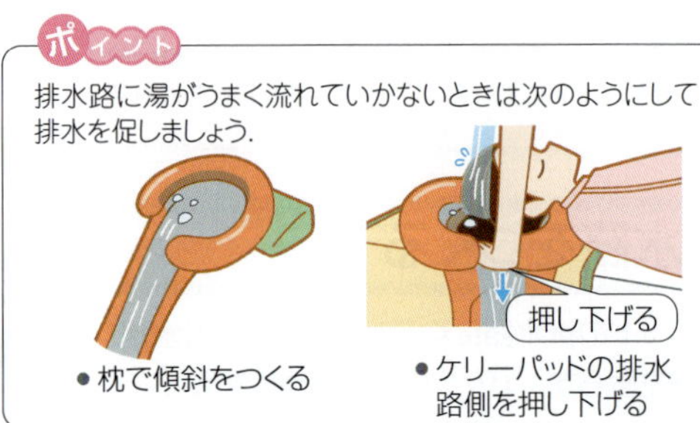

● 枕で傾斜をつくる

● ケリーパッドの排水路側を押し下げる

12 髪を洗う

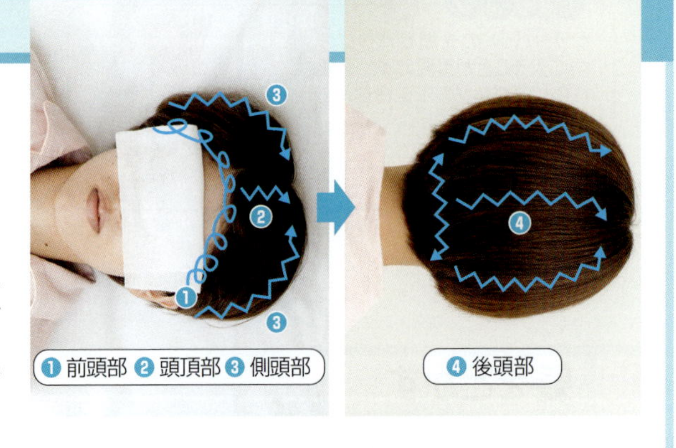

● シャンプーを手に取り，よく泡立ててから髪全体になじませる．

● 看護師は片方の手で患者さんの頭部を支えながら*，写真の順に髪と頭皮を洗う．指の腹でこするように洗う**．

* なぜなら 頭部を支えないで洗うと，頭頸部が動いて不安定になるためです．また振動により患者さんが気分不快となる場合があります．

** なぜなら 爪で患者さんの頭皮を傷つけないようにするためです．またマッサージ効果により新陳代謝が促されます．

手技のコツ

後頭部などケリーパッドに接していて洗いにくい部位は，患者さんの頭を横に向けると洗いやすいです．

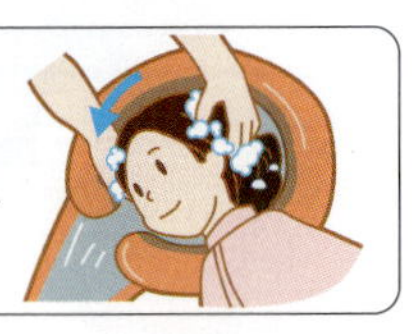

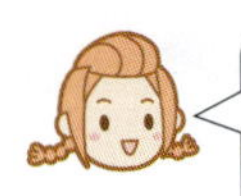

ポイント

汚れが強く泡が立たない場合は，一度軽くすすいでから再度シャンプーを付けて洗いましょう．

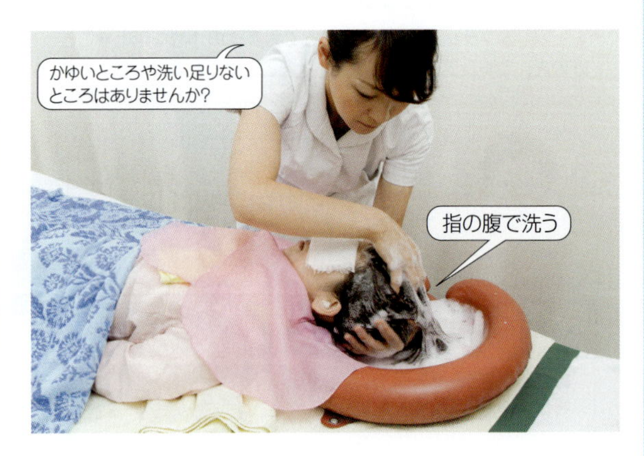

13 泡を取り除く

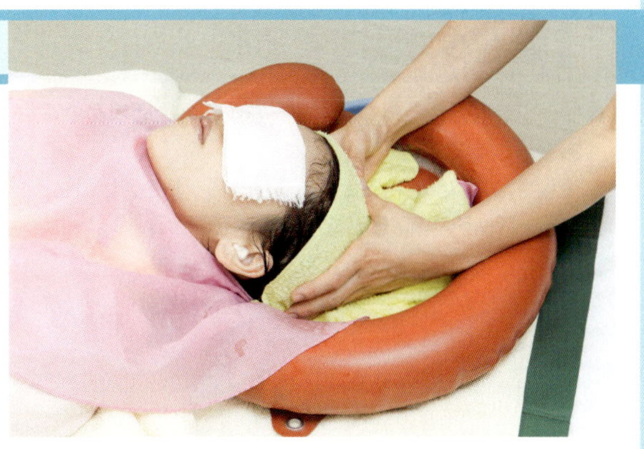

- 手やフェイスタオルなどを用い，泡を取り除いて*汚水用バケツに入れる．フェイスタオルを用いた場合は使用後，ワゴンの下段に置いておく．

* なぜなら あらかじめ泡を取り除いておくことで，すすぐ湯の量を少なくでき，時間を短縮できるためです．患者さんの疲労も少なくすませることができます．

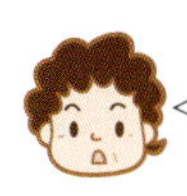

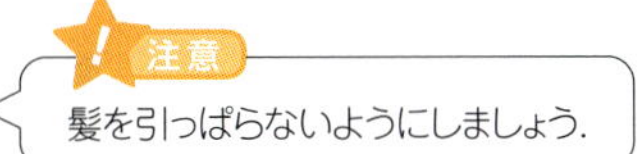

注意
髪を引っぱらないようにしましょう．

14 髪をすすぐ

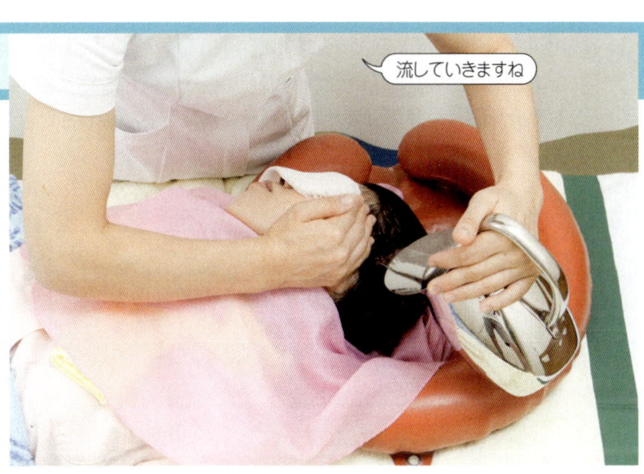

- 顔や耳に湯がかからないよう髪の生え際に手を添え，排水路と反対側の頭部からすすぐ*．

* なぜなら 排水路と反対側の頭部からすすぐことで，泡や汚水がすすぎ終わった頭皮・毛髪に触れるのを防ぐためです．

逆にすると
再汚染

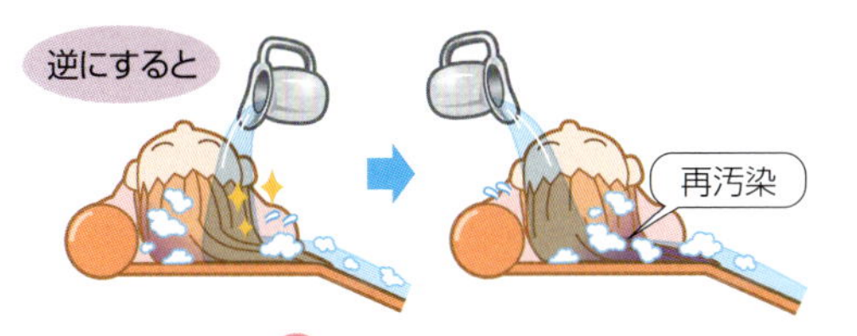

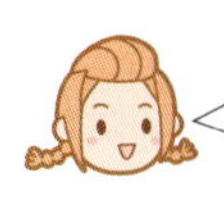

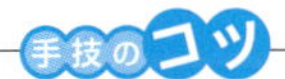

ポイント
必要に応じて，差し湯で湯温を調整しましょう．

手技のコツ
手をお椀型にして水を溜め，軽く叩くようにして湯をかけていくと，少量でも頭皮全体に湯を行き渡らせることができます．

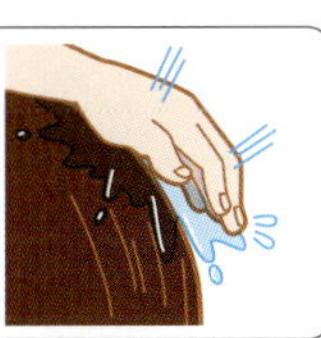

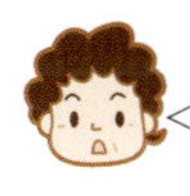

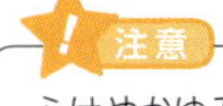

注意
ふけやかゆみの原因にもなるため，すすぎ残しのないようにしましょう．特に耳介の周りや後頭部はすすぎ残しが発生しやすいので注意しましょう．

- 手で髪を優しく絞り水分を除去する．
- リンスを行う場合は，リンスを髪全体になじませ，もう一度ピッチャーの湯をかけてすすぐ．その後，再び手で髪をやさしく絞り水分を除去する．

痛かったらおっしゃってください

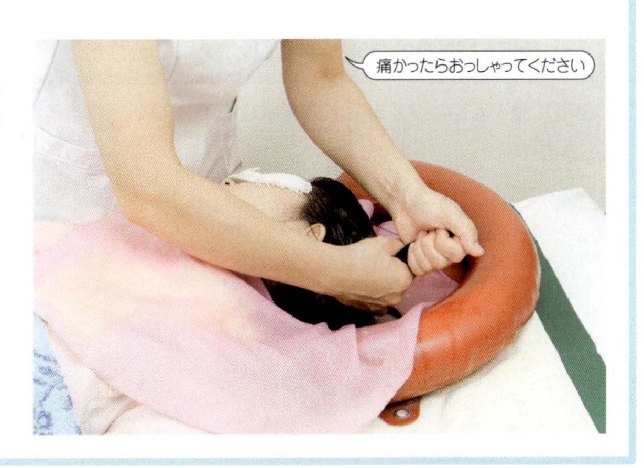

15 髪をタオルでくるむ

- ケープを首元から外し，ケリーパッドの上でまとめておく．
- 患者さんの頭部を持ち上げ，ケリーパッドを少し引き，ケリーパッドの縁に患者さんの頭部をのせる．

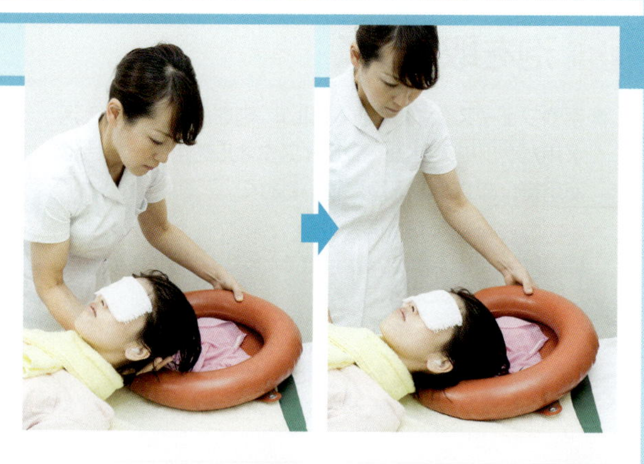

- 速やかに*首に巻いていたタオルを開いて髪をくるむ．

* なぜなら 髪をぬれたままにしておくと，その水分が蒸発するときに気化熱により体温が奪われ，患者さんに寒さを感じさせてしまうためです．

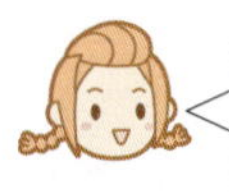

ポイント

頭の下のバスタオルがぬれてしまうと，髪を乾かす際に患者さんが不快に感じます．このため，あらかじめ髪をタオルでくるみ，ケリーパッドを取り除くようにしましょう．

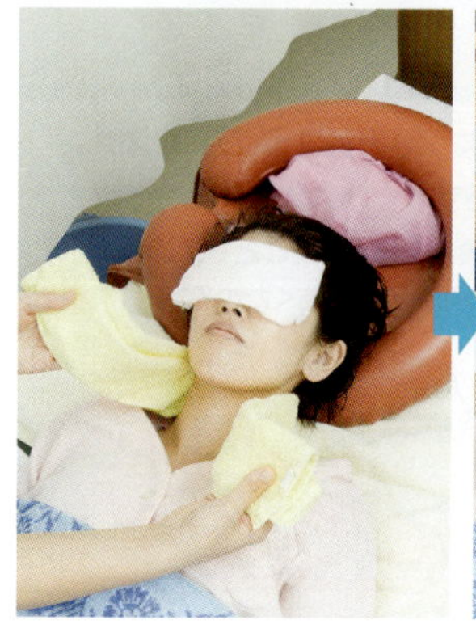

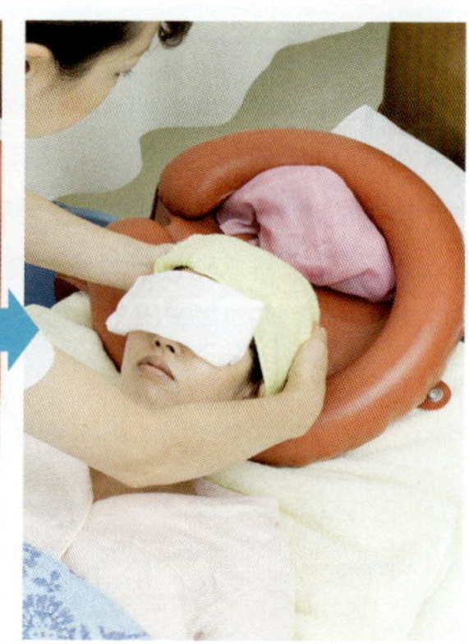

16 ケープとケリーパッドを取り除く

- 患者さんの頭部を持ち上げ，ケープごとケリーパッドを取り除いて汚水用バケツの上に置いておく．

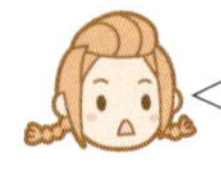

ポイント

耳栓や目かくしを使用していた場合は，このタイミングで取り除きましょう．

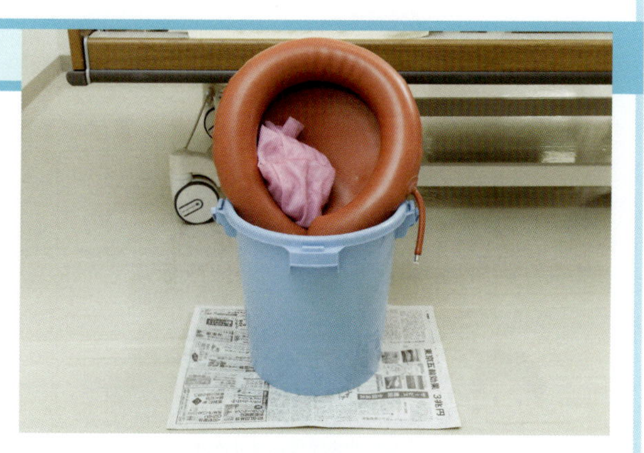

17 髪の水分を拭き取る

- 髪に巻いていたタオルで水分を拭き取る．耳も忘れずに拭く．

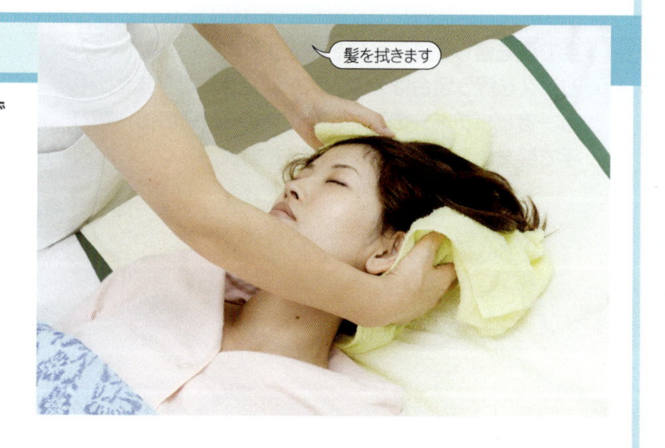

18 ドライヤーで乾かす

- ドライヤーで髪を乾かす.

ポイント
熱傷を防ぐため，10 cm以上離してドライヤーをかけましょう．また看護師の手に風を当てながら行うとよいでしょう．

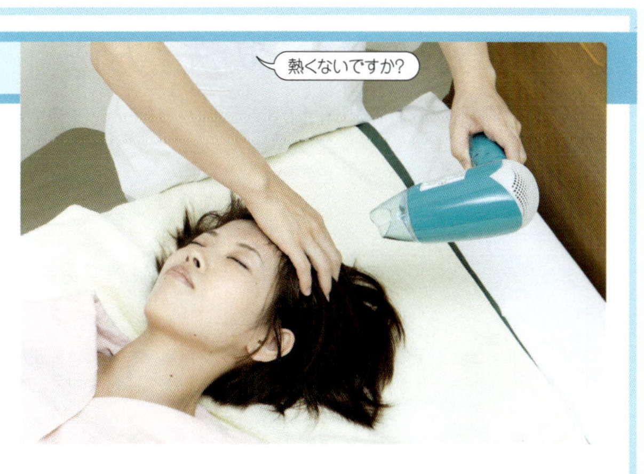

19 寝衣，寝具を整える

- ブラシなどで髪を整える．抜けた髪の毛は廃棄物入れに捨てる.
- バスタオル・防水シーツを取り除き，ワゴンに片付ける.
- シーツや襟元などがぬれていないか確認し，寝衣を整える.
- 肩や膝に入れていた枕などを取り外す.
- 患者さんの身体の位置をベッド中央に戻す.
- タオルケットを，掛けぶとんにかけ替え寝具を整える.
- ケリーパッド・汚水用バケツ・新聞紙をワゴンに片付ける.

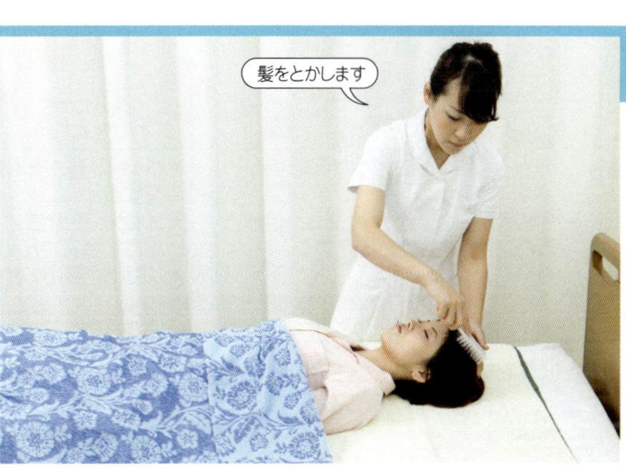

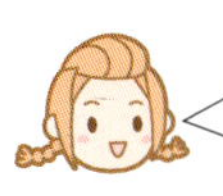

整髪は，自分でできる患者さんには鏡とブラシを渡して，自分で行ってもらうとよいでしょう．この際，必要に応じてベッドをギャッジアップするなどしましょう.

20 終わりに

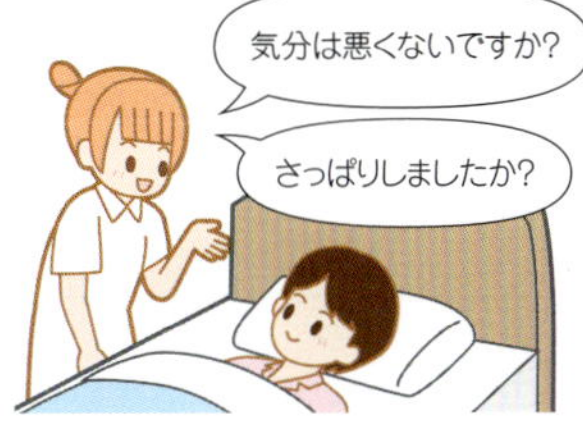

❶ 患者さんに終了したことを伝え，ねぎらいの言葉をかけ，気分不快などないか確認する．必要時，バイタルサイン〔フィジp.22〕を測定する.

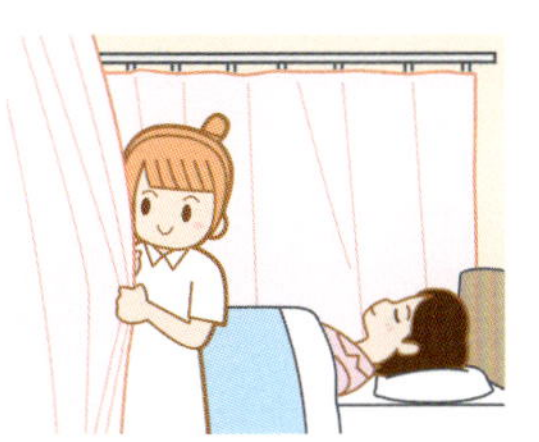

❷ ベッド周囲を整え，床がぬれていないことを確認し，退室する.

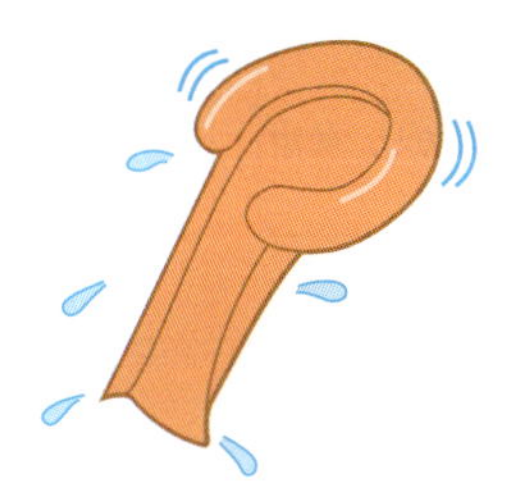

❸ ケリーパッドはきれいに洗い，よく乾かして所定の場所に片付ける．その他使用した物品も決められた方法で処理する.

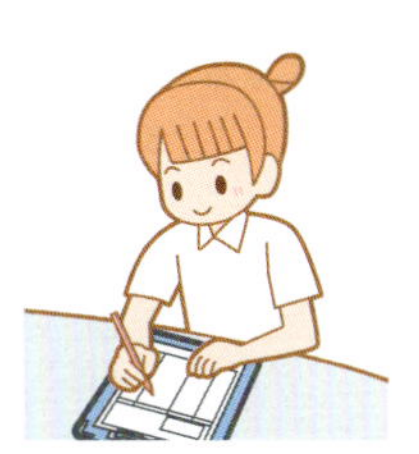

❹ 実施記録として，患者さんの頭皮の状態や訴えなどを記録する.

洗髪車・洗髪台での洗髪方法

- 洗髪車，洗髪台ともに，基本的な手順はケリーパッドを用いた洗髪と同様です．ここでは，異なる点に焦点を絞って解説します．

洗髪車

洗髪車の準備

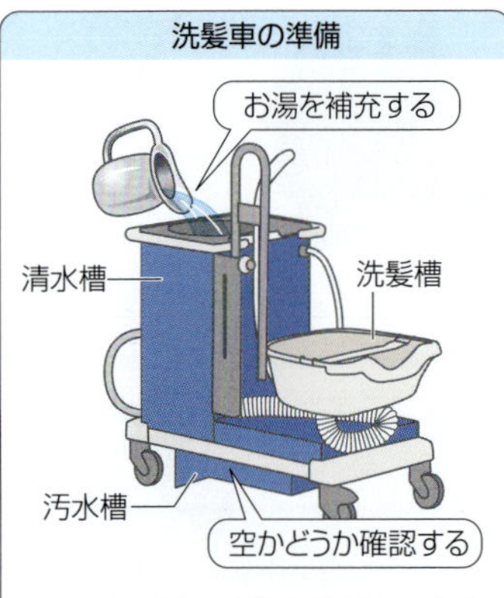

- 汚水槽が空かどうか確認し，清水槽に使用するお湯を補充する．

洗髪車の設置と患者さんの体位

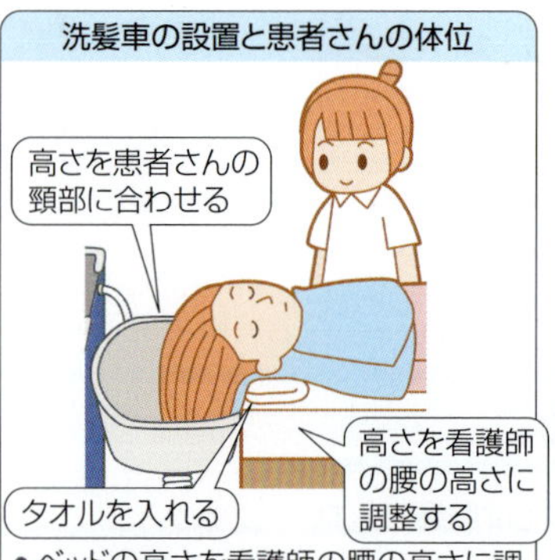

- ベッドの高さを看護師の腰の高さに調整する．
- 洗髪車を患者さんの頭側に配置し，高さを患者さんの頸部に合わせる．
- 洗髪槽と頸部の間にタオルを入れる*1．

*1 なぜなら 頸部への負担を軽減させるためです．

後片付け

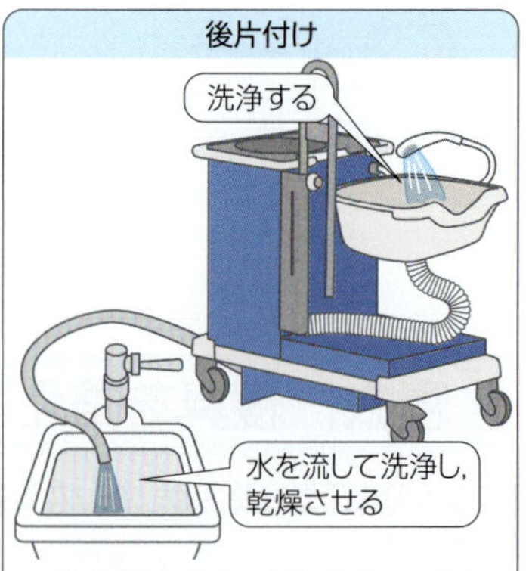

- 清水槽のお湯などを利用し，洗髪槽を洗浄する．
- 清水槽内の湯を捨て，ふたを開け乾燥させる．
- 汚水槽の水を流して洗浄し，乾燥させる．

洗髪台

前屈位で行う場合

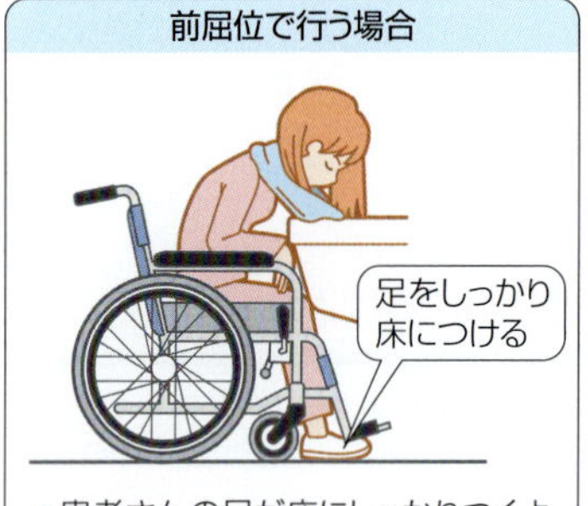

- 患者さんの足が床にしっかりつくようにする*2．

*2 なぜなら 支持基底面が広がり，前傾姿勢でも安定するためです．

後屈位で行う場合

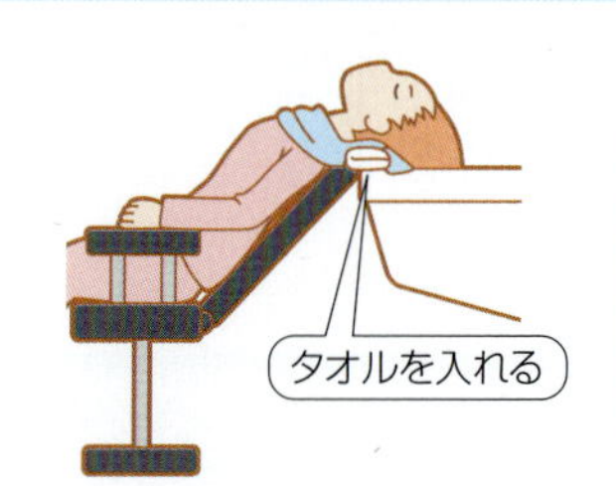

- 洗髪槽と頸部の間にタオルを入れる*3．

*3 なぜなら 頸部への負担を軽減させるためです．

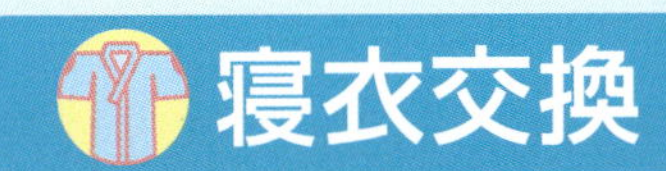

寝衣交換

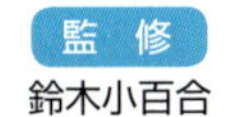

監修
鈴木小百合

入院中の患者さんは発汗や分泌物などにより寝衣が汚染されやすい状態となっています．寝衣を汚れたままにしておくと皮膚の清潔が保てなくなるばかりでなく，患者さんの心理面・社会面にも影響を及ぼす可能性があります．定期的に寝衣交換を行うようにしましょう．

寝衣の選択

- 寝衣はサイズが合い，吸湿性・通気性がよく，色は汚れの目立つ淡いものが適しています．
- 寝衣は，患者さんの病態やADL，好みなどを考慮して選択する必要があります．留意点をまとめると次のようになります．

形　状	和式寝衣	●上下セパレート式のパジャマに比べて，交換の際に患者さんの関節の屈曲が少なくてすむため，四肢の動作制限や疼痛がある患者さんに適している． ●比較的交換しやすいため，輸液を行っている患者さん〔p.201〕など，寝衣交換に時間がかかる場合に適している．
	上下セパレート式のパジャマ	●動きやすいため，離床できる患者さんに適している．
素　材	ポリエステル（化学繊維）など速乾性に優れた素材，タオル地	●発汗が多い場合に用いる．化学繊維は吸収した水分を外へ逃がしやすく，またタオル地は肌との接触面積を小さくすることでベタつきを抑える．
	やわらかいガーゼやフランネル素材	●皮膚が傷つきやすい状態にある場合（高齢者，浮腫のある患者さん，乳児など）に用いる．
その他	マジックテープ，大きめのボタン，ファスナーなど	●着脱しやすいため，残存機能を生かし，患者さん自身で着脱を行う場合に用いる．

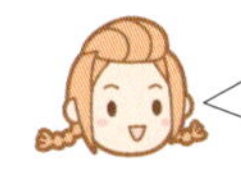

ポイント

和式寝衣は，はだけやすいため，離床できる患者さんには向きません．

Supplement

履物の選択

- 入院中の患者さんの履物も寝衣と同様に，患者さんのADLや好みに応じて選択します．次の条件を満たしているものを選択しましょう．

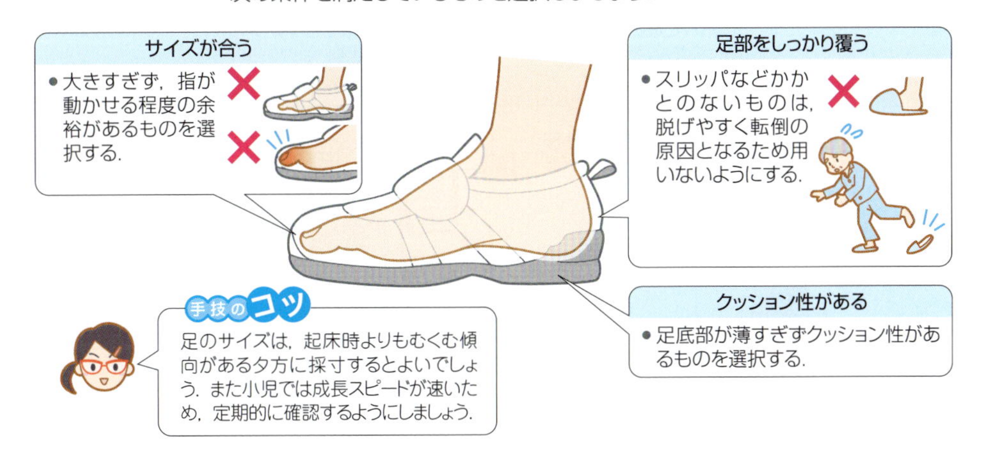

- その他マジックテープ式の靴は着脱しやすく，麻痺のある患者さんなどに有効です．また足の容積拡大（むくみなど）に応じてサイズ調節もできるため，立位や坐位姿勢を長時間とる場合にも有効となります．

●日常生活活動（ADL）：activities of daily living

脱健着患

- 麻痺のある患者さんでは，衣服を脱ぐときは健側から，衣服を着るときは患側から行います（脱健着患）．
- 麻痺のみならず，拘縮などにより可動域制限がある場合や輸液をしている場合なども，自由に動かせない部位を患側とみなして同様に寝衣交換を行います．

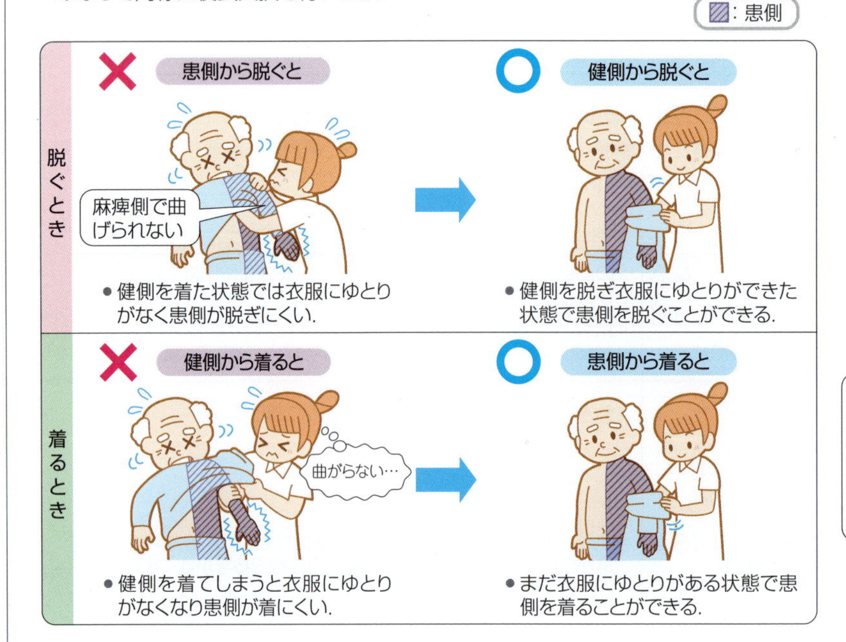

○のついた2つのイラストを見てみましょう．どちらも同じ状態であることがわかります．これは患側の着脱を行う際には，健側は脱いでおくということを表しています．

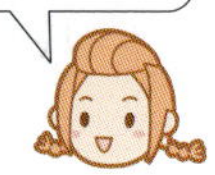

必要物品　寝衣交換

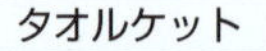

タオルケット

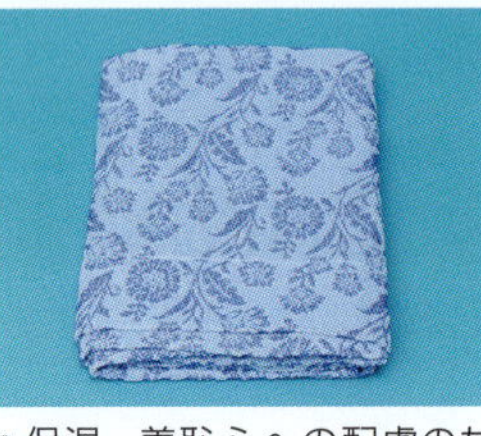

- 保温，羞恥心への配慮のために用いる．

寝　衣

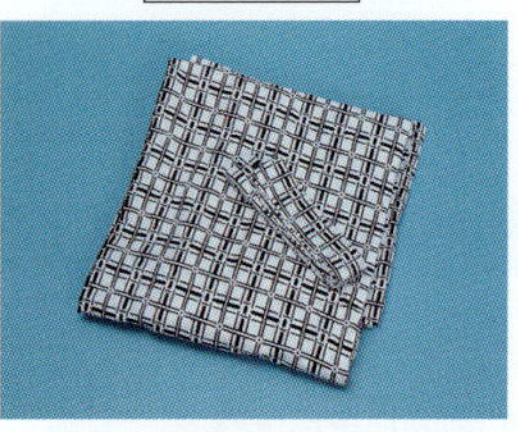

- 患者さんのADLや好みなどに応じて選択する．サイズの合ったものを用いる．

汚れた寝衣を入れるもの

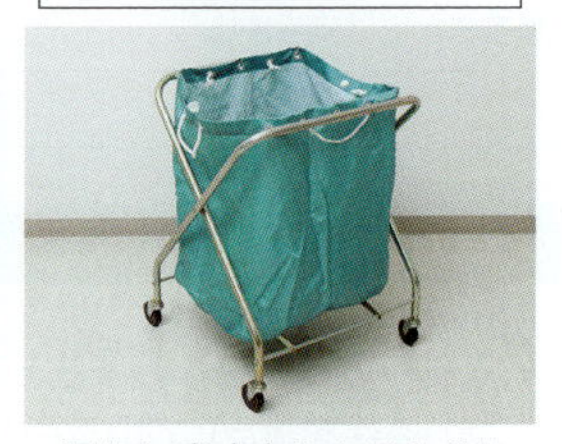

- 汚れた寝衣を入れるために，洗濯物用の袋やランドリーバッグを用意する．

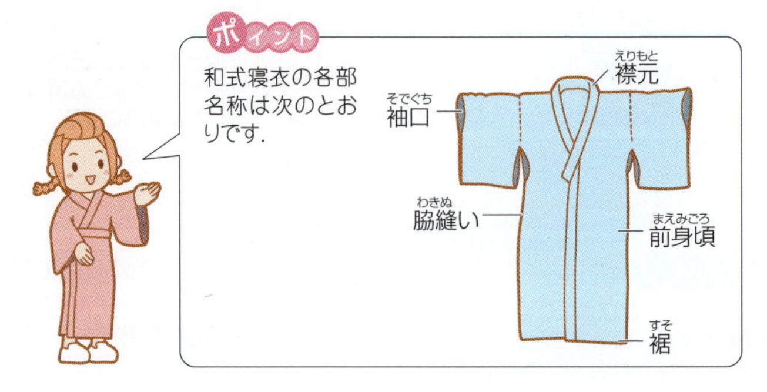

- 必要に応じて肌着やくつ下などを用意しましょう．
- 寝衣が血液や排泄物で汚染されている場合は，感染予防のために個人防護具の装着や水溶性ランドリーバッグなどを使用します（感染性のシーツ類の取り扱い〔p.67〕と同様）．

●日常生活活動（ADL）：activities of daily living

手順 和式寝衣の交換

1 準備をする

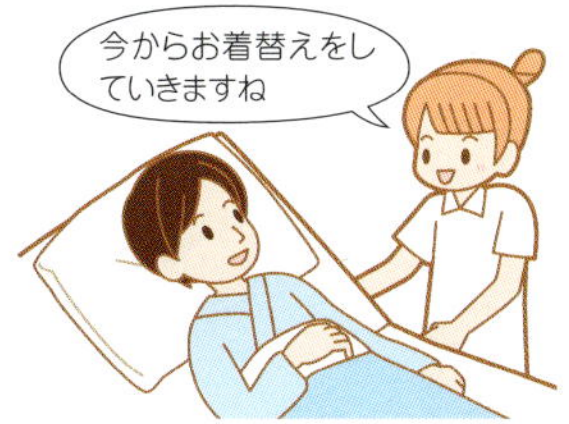

❶患者さんに寝衣交換を行う目的と方法を説明し，了承を得る．排泄の意思を確認し，事前にすませてもらう．

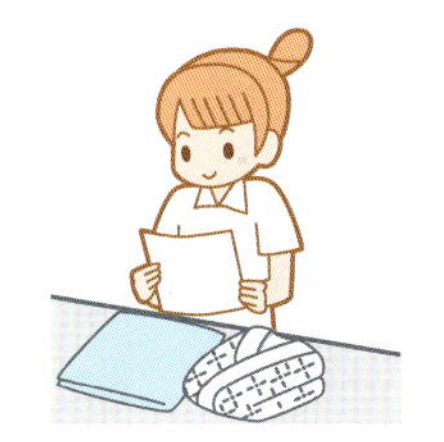

❷必要物品を準備する．

2 環境を整備する

- 室温が24±2℃であることを確認する．
- カーテンやスクリーンを使い患者さんを周囲から見えないようにし，羞恥心に配慮する．
- オーバーテーブルや床頭台などをベッドから離し，作業スペースを確保する．
- ストッパーを確認し，ベッドを看護師の腰の高さに調整する．
- 物品ののったワゴンを，ケア中に患者さんが死角に入らない位置，かつ動線が短くなるようにベッドサイドに配置する．
- 患者さんの掛けぶとんをタオルケットにかけ替える．

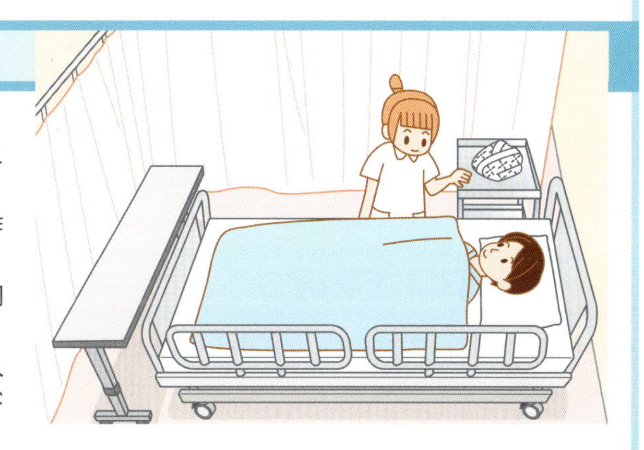

3 襟元をゆるめる

- 寝衣の腰ひもをほどく．
- 看護師から遠い側の前身頃を頭側へ引き上げゆとりをつくる．
- 患者さんの後頭部を支えながら，看護師側の襟元を手前に広げる．

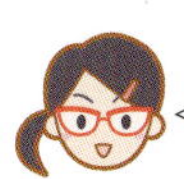

手技のコツ
仰臥位のままでは脱がせにくい場合には，脱がせる側が上になるように側臥位になってもらうとよいでしょう．

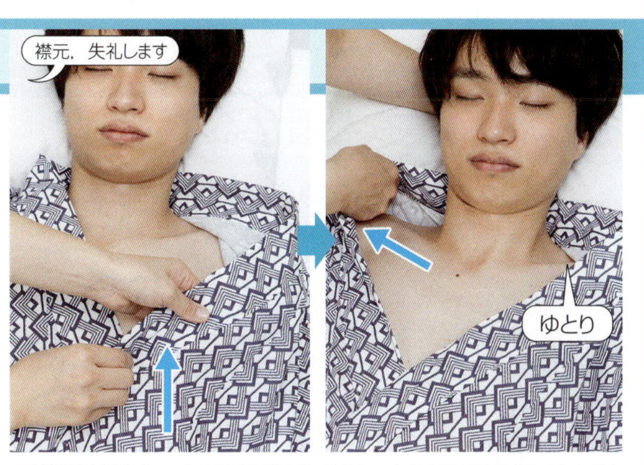

※説明の都合上，全ての手順でタオルケットを外して撮影を行っています．

清潔ケア　寝衣交換

4 看護師側の寝衣を脱がせる

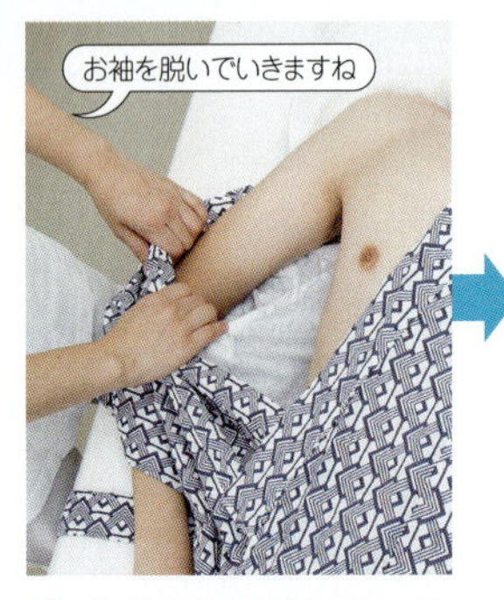

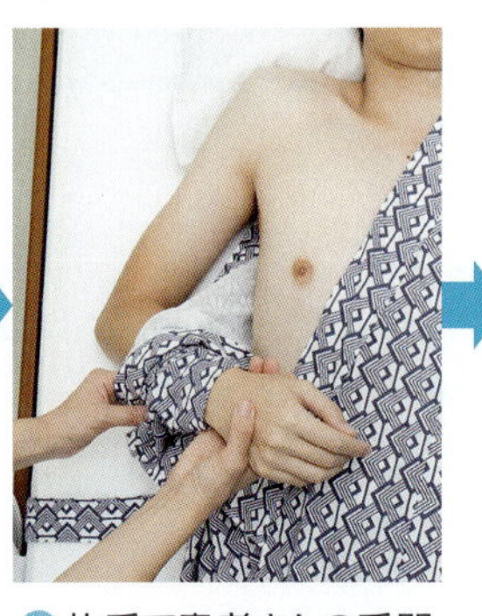

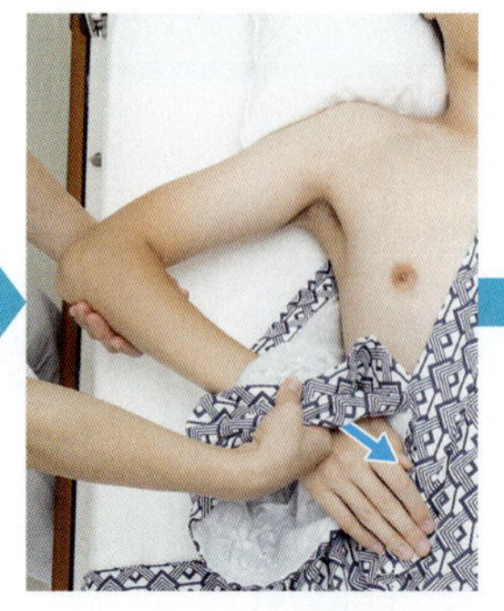

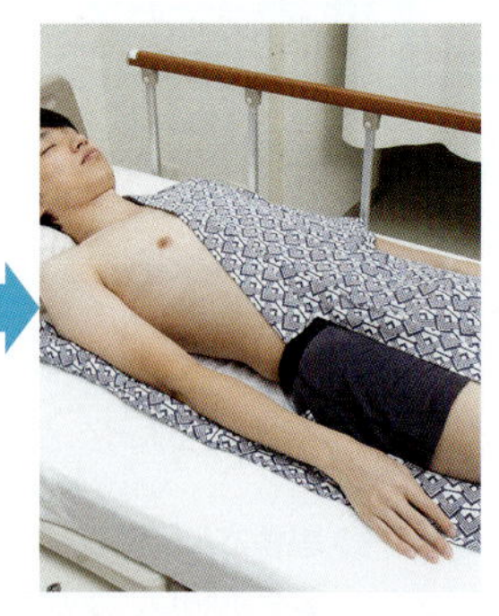

❶ 患者さんの肘を少し曲げ，肘のあたりまで寝衣をおろす．

ポイント

上肢の可動性の確認〔フィジp.315〕を合わせて行うとよいでしょう．

❷ 片手で患者さんの手関節を保持し前腕を挙上する．もう片方の手で寝衣を把持し肘を抜く．

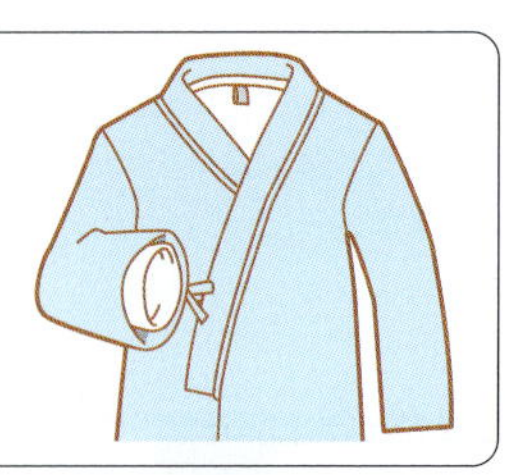

注意

麻痺や拘縮がある場合，上肢を無理に動かすと脱臼が生じる危険性があります．十分に注意しましょう．

❸ 片手で肘関節を支えて，もう片方の手で寝衣を腕から抜く．

❹ 脱いだら，腰ひもと前身頃を内側に丸めて＊身体に沿わせる．

＊ なぜなら 落屑（らくせつ）が周りに散らないようにするためです．また新しい寝衣が汚れた面に触れるのを防ぐためです．

5 新しい寝衣を持つ

● 看護師は新しい寝衣の袖口に手を通し，袖をたぐり寄せて持つ．

手技のコツ

肌着（前開きのもの）の交換も一緒に行う場合は，交換前に寝衣と肌着を重ね，袖や襟ぐりを合わせておくとよいでしょう．

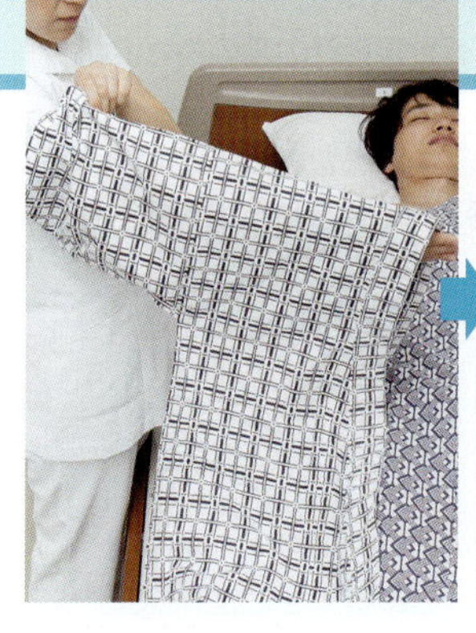

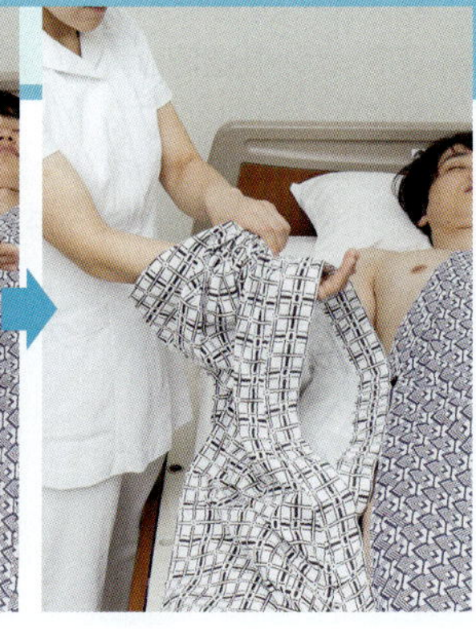

6 新しい寝衣を着せる

● 寝衣を持っている方の手で患者さんの手関節を支えながら，手関節➡肘関節➡肩の順に袖を通す．

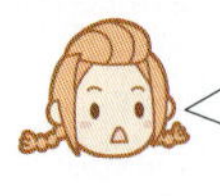

ポイント

患者さんに寒さを感じさせてしまわないよう，速やかに新しい寝衣の袖を通しましょう．

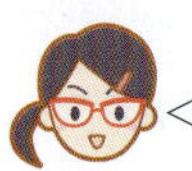

手技のコツ

麻痺のある患者さんに対しては，指がばらけないように手を持つとよいでしょう．

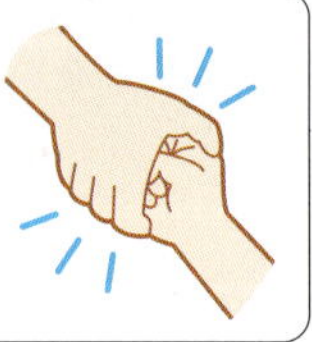

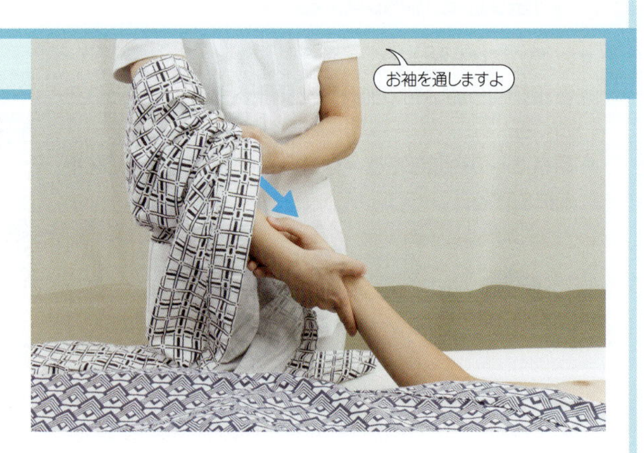

- 新しい寝衣の襟元を合わせ，前身頃を広げて，患者さんの身体の手前半分を覆う．
- 残った部分は扇子折りにし，患者さんの身体に沿わせておく．

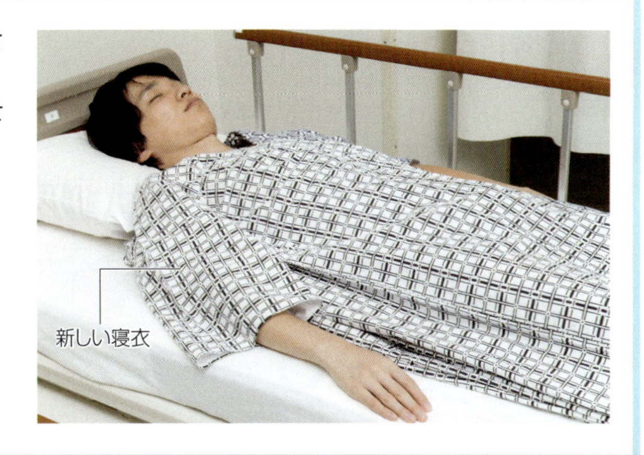

7 背部を着せる

- 患者さんを側臥位にする．

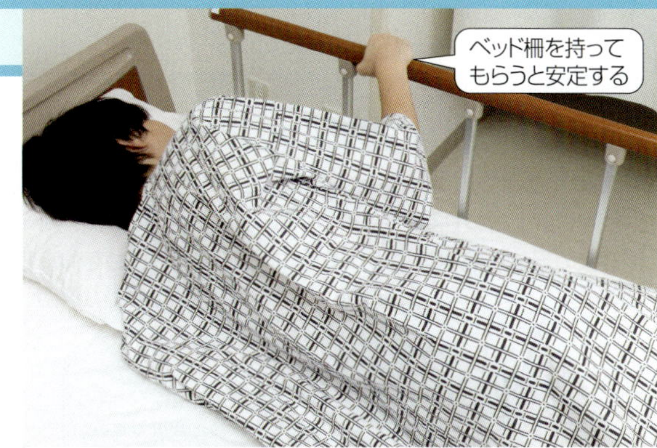

- 新しい寝衣の背中心を脊柱に合わせて広げる．
- 反対側の前身頃と，手順4で身体に沿わせておいた汚れた寝衣を身体の下に入れ込む．このとき，汚れた寝衣の上に新しい寝衣がくるようにする．
- 腰ひもの中心を脊柱に合わせ腰部に当て，下半分は折りたたんで，身体の下に入れ込む．

ポイント
必要に応じて，粘着テープ付きローラーなどでベッド上の落屑や髪の毛などを取り除きましょう．

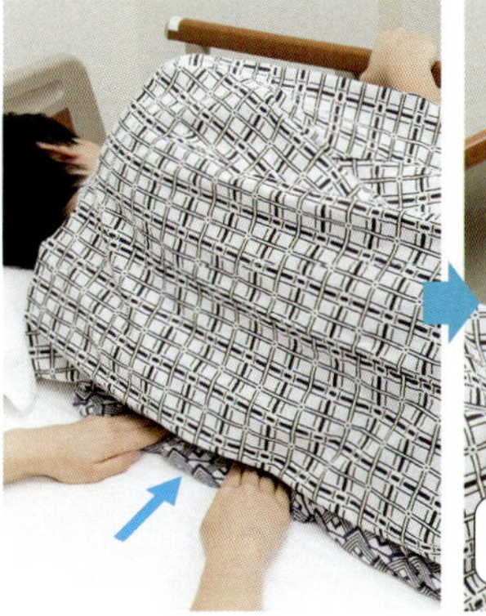

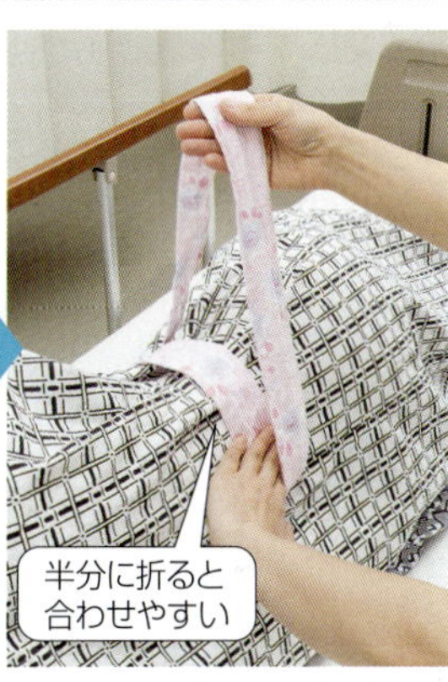

※わかりやすくするために色つきの腰ひもを用いています．

8 反対側の寝衣を脱がせる

- 患者さんを仰臥位に戻して，反対側の汚れた寝衣を脱がせる．

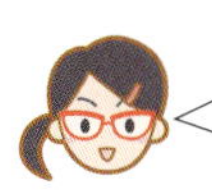

手技のコツ
寝衣・腰ひもの中心はずれやすいので，背中に手を当てながら仰臥位に戻すとよいでしょう．

- 汚れた寝衣は，頭側から足元に向かって内側に丸めながら取り除き，ランドリーバッグなどに入れる．

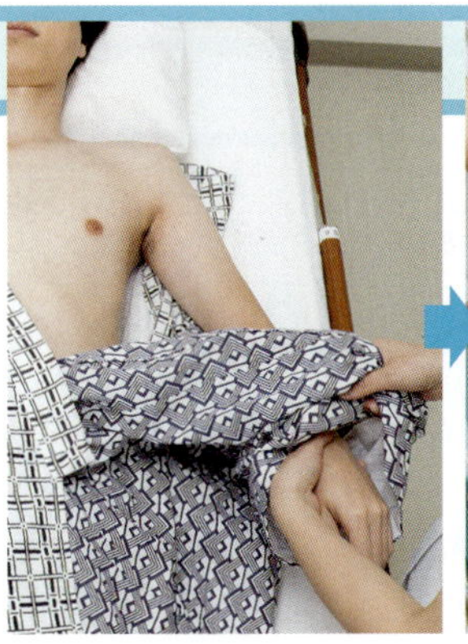

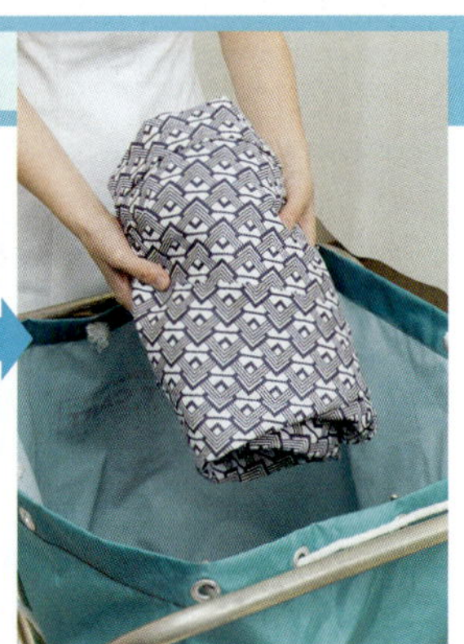

9 新しい寝衣を着せる

- 新しい寝衣・腰ひもを引き出し，手順6〔p.198〕と同様に袖を通す．
- 襟元部分にゆとりをもたせながら，左前身頃が上になるように前身頃を合わせる．

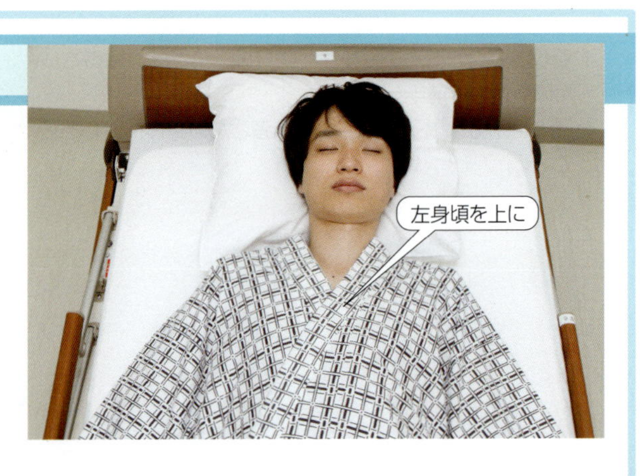

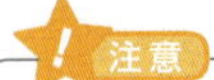

右前身頃を上にするのは死装束を表します．また腰ひもの結び方（手順10）にも注意しましょう．

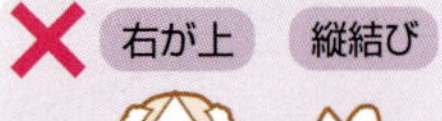

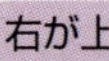

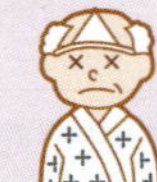
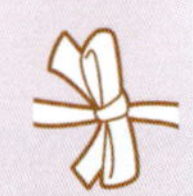

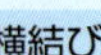
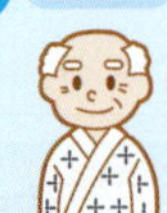

10 寝衣を整える

- 胸部・腰部の脇縫い部分を左右に引き，背部のしわを伸ばす．合わせて襟元も整える．
- 寝衣の裾を足先側に引っぱり，同様に背部のしわを伸ばす．

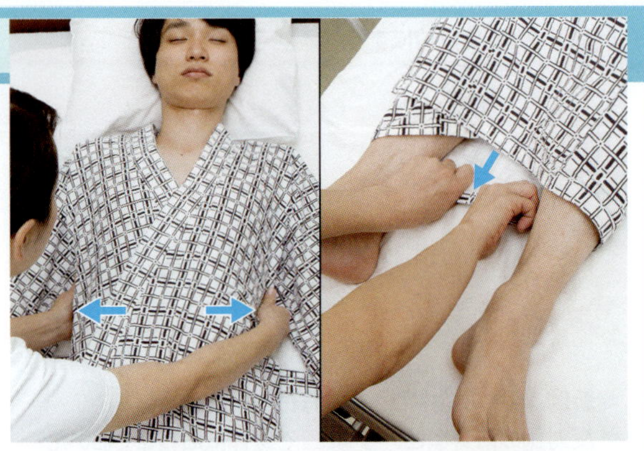

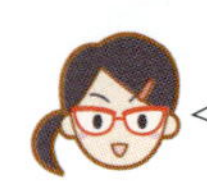
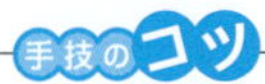

腰を上げてもらったり，側臥位になってもらったりすることで，しわを伸ばすときの摩擦を抑えることができます．特に褥瘡のある患者さんでは注意しましょう．

- 身体の前に結び目がくるように腰ひもを結ぶ．結び目は横になるようにする．

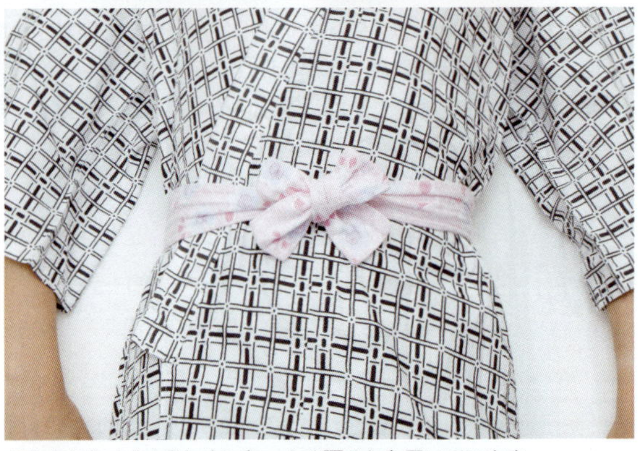

※わかりやすくするために色つきの腰ひもを用いています．

11 終わりに

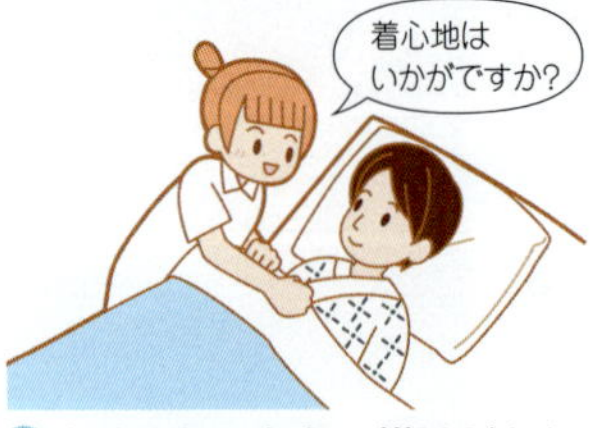

❶タオルケットを，掛けぶとんにかけ替え寝具を整える．またベッド周囲を整える．

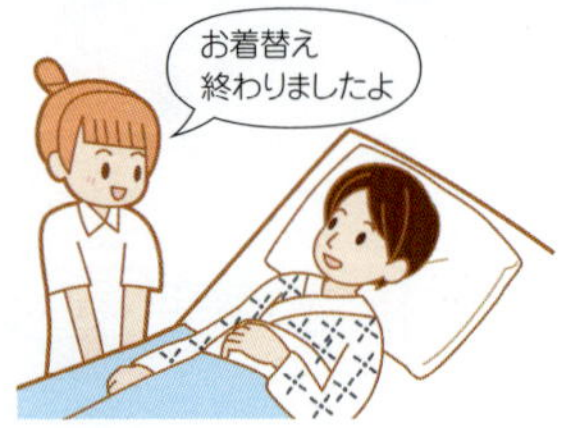

❷患者さんに終了したことを伝え，ねぎらいの言葉をかける．

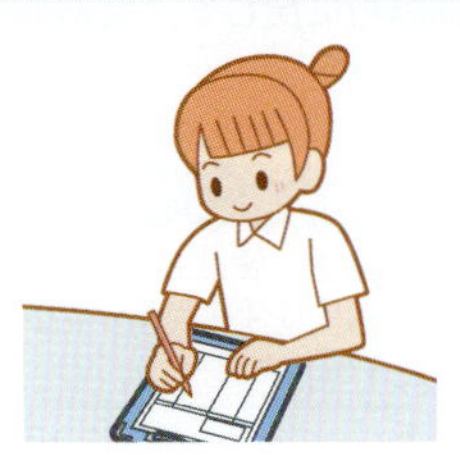

❸実施記録として，患者さんの皮膚の状態や褥瘡の有無，訴えなどを記録する．

手順 輸液中における和式寝衣の交換

1 準備をする ～ 3 襟元をゆるめる

- 手順1～3までは，和式寝衣の交換での手順〔p.197〕と同じです．

4 輸液を行っていない側の袖を脱がせる

- 和式寝衣の交換での手順4〔p.198〕と同じです．

5 輸液側の寝衣を脱がせる

- 輸液を行っている側が上になるように側臥位にし〔p.77〕，汚れた寝衣を引き出す．
- 刺入部が引っかからないように腕を寝衣から抜く．

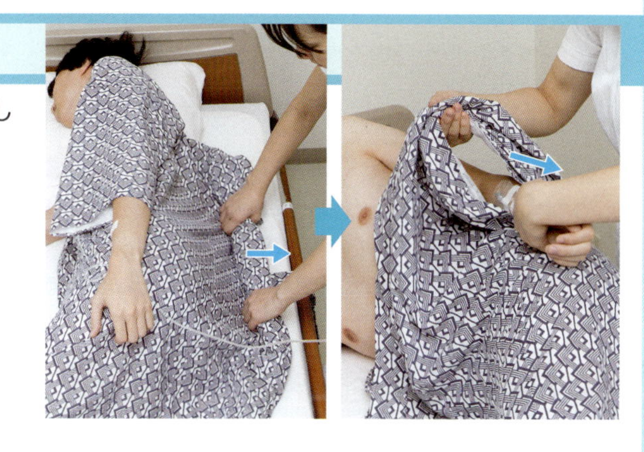

6 輸液ボトルを袖に通す

- 点滴棒から輸液ボトルを外す．

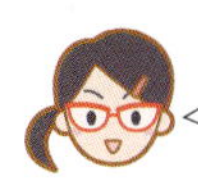

手技のコツ

延長チューブや三方活栓が接続されている場合，袖を通す際に引っかかって接続が外れないように，輸液ボトルとラインをひとまとめにして持ちましょう．

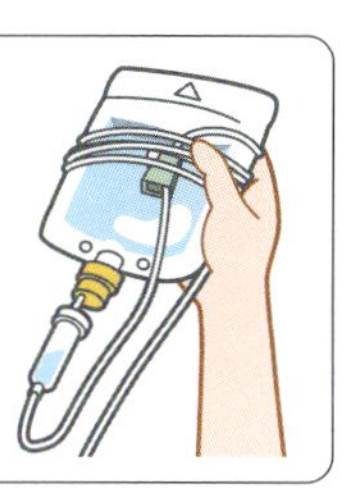

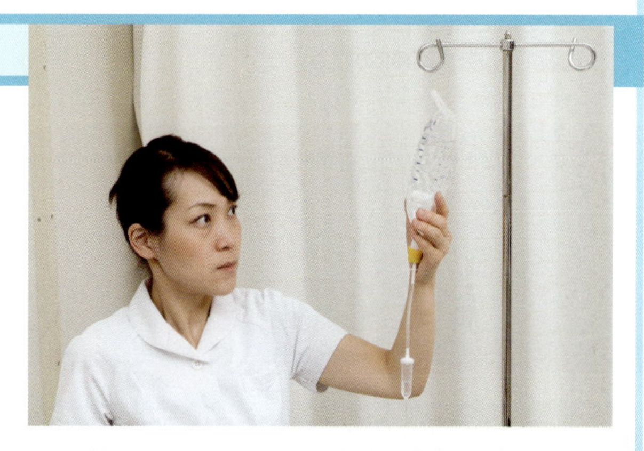

- 寝衣の袖口をたぐり寄せて持ち，袖口から輸液ボトルをくぐらせる．
- 輸液ボトルを点滴棒にかける．
- 汚れた寝衣は，落屑(らくせつ)が散らないように丸めながら取り除き，ランドリーバッグなどに入れる．

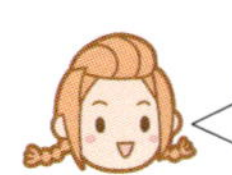

ポイント

輸液ポンプ・シリンジポンプ〔看②p.96〕の使用中は，滴下速度を厳密に守らなくてはならない場合があるため，速やかに行いましょう．その場合にはクレンメを閉じてラインをいったんポンプから外し，手順6終了後に再装着しましょう．

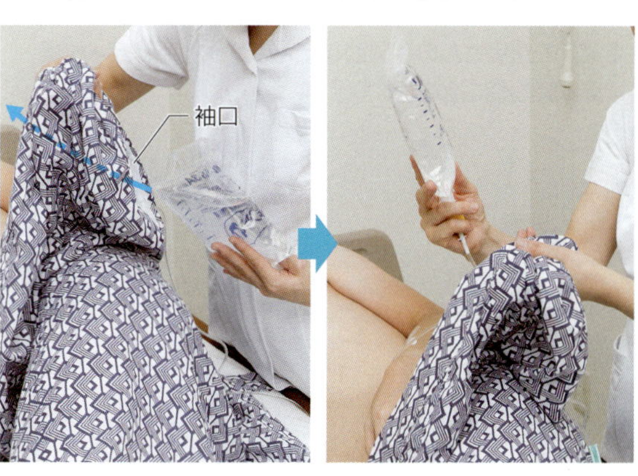

清潔ケア　寝衣交換

輸液ボトルを通す際の注意点

● 寝衣の袖に輸液ボトルを通す際には主に次の点に注意しなくてはなりません.

輸液ボトルの向き

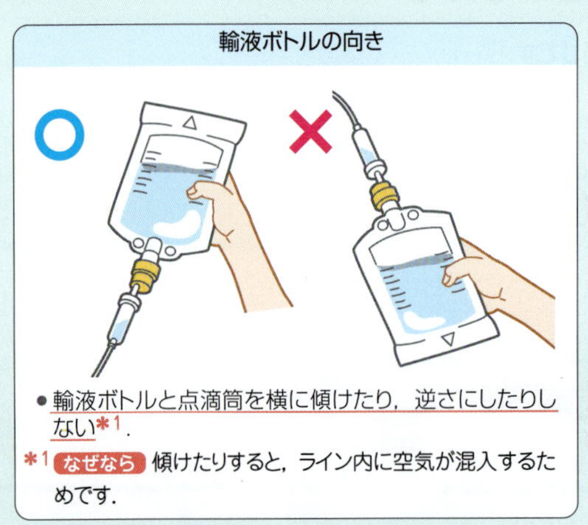

● 輸液ボトルと点滴筒を横に傾けたり，逆さにしたりしない＊1.

＊1 なぜなら 傾けたりすると，ライン内に空気が混入するためです.

輸液ボトルの高さ

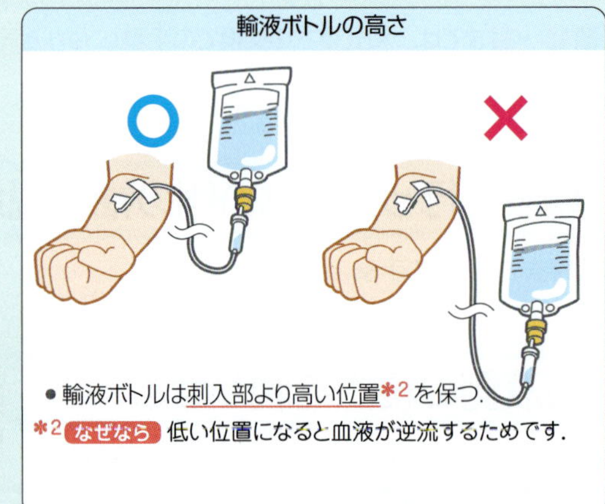

● 輸液ボトルは刺入部より高い位置＊2を保つ.

＊2 なぜなら 低い位置になると血液が逆流するためです.

● 寝衣交換中，一時的にクレンメを閉じる場合には，閉じている時間が最小限となるように配慮する必要があります．また，寝衣交換後の滴下の再開・滴下状況の確認も忘れずに行いましょう＊3.

＊3 なぜなら クレンメを閉じたままにしてしまうと，刺入部の血液が凝固し，ラインの閉塞を起こす可能性があるためです.

7 新しい寝衣の袖に輸液ボトルを通す

● 新しい寝衣の袖口をたぐり寄せて持ち，輸液ボトルを寝衣の袖に襟側からくぐらせる.

● 輸液ボトルを点滴棒にかける.

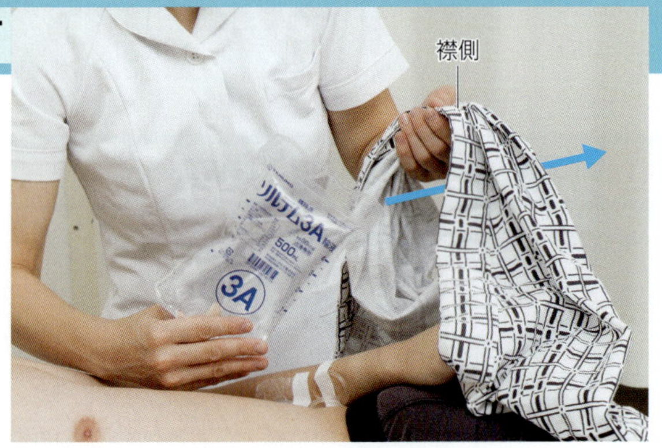

8 新しい寝衣の袖に輸液側の腕を通す

● 続いて患者さんの手関節を支えながら，手関節➡肘関節➡肩の順に袖を通す.

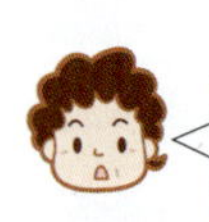

注意

腕を通す際，脱がせるとき（手順5 [p.201]）と同様に，刺入部が袖に引っかからないようにしましょう.

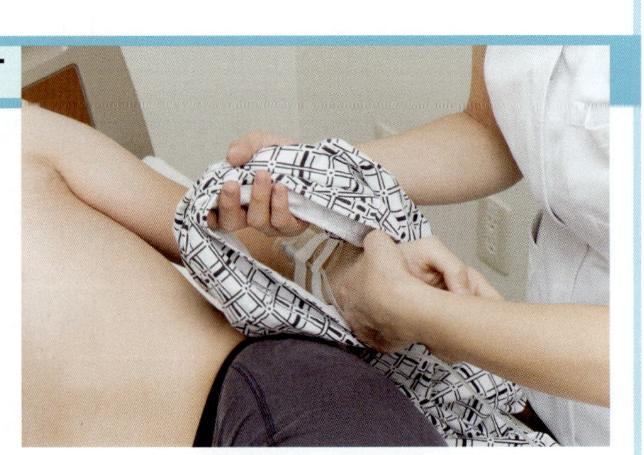

9 背部を着せる

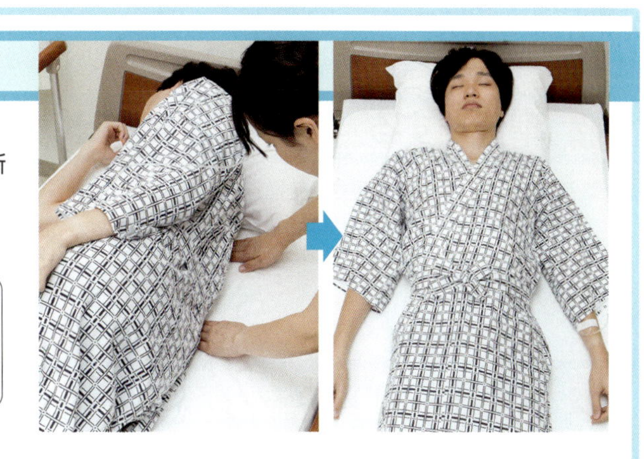

- 背部を着せる（和式寝衣の交換手順 7〔p.199〕と同様）.
- 患者さんを仰臥位に戻し，輸液を行っていない側に新しい寝衣を着せて整える.

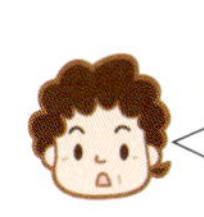

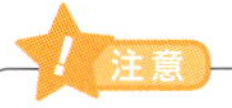

輸液ラインが身体の下敷きにならないように注意しながら仰臥位に戻しましょう．またラインがピンと張らないように点滴スタンドの位置を調整しましょう．

- タオルケットを掛けぶとんにかけ替え，寝具を整える．

10 輸液ラインに異常がないか確認する

- 輸液ボトル，点滴筒，ライン，接続部，刺入部に異常がないか確認する．滴下速度が変化していないかも確認する．

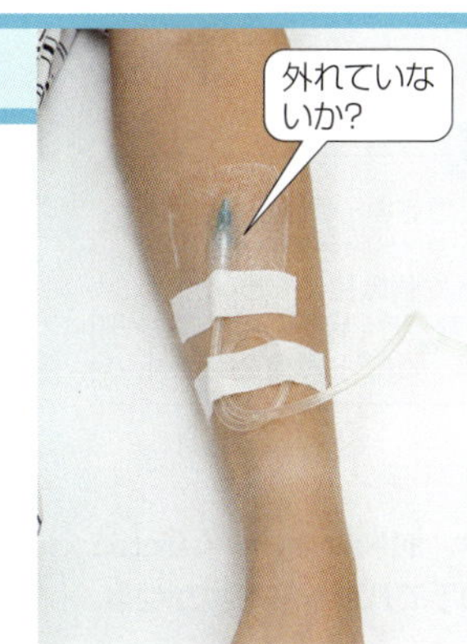

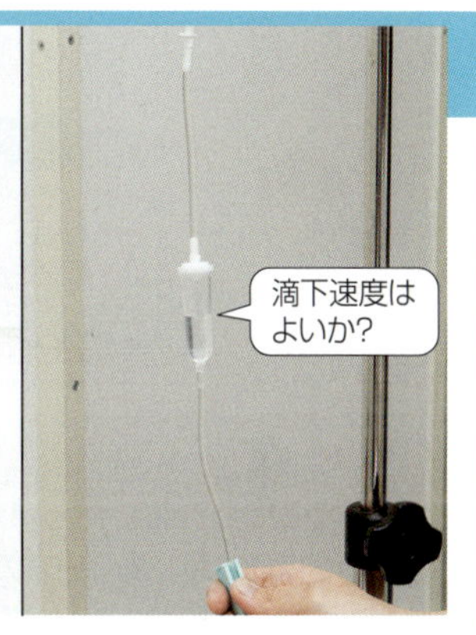

11 終わりに

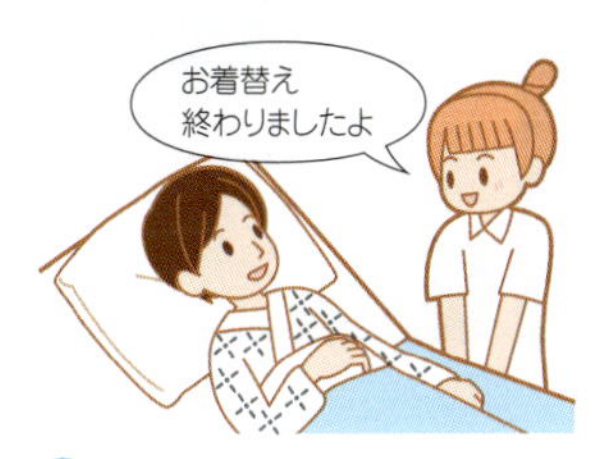

❶ 患者さんに終了したことを伝え，ねぎらいの言葉をかける．またベッド周囲を整える．

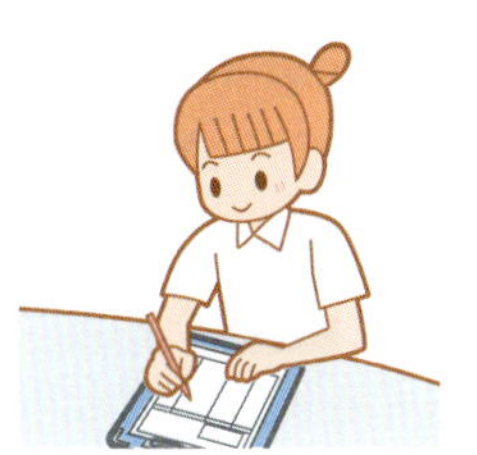

❷ 実施記録として，患者さんの皮膚の状態や褥瘡の有無，訴えなどを記録する．

手順 かぶりパジャマの交換

1 準備をする ～ 2 環境を整備する

- 手順1，2は，和式寝衣の交換での手順〔p.197〕と同じです．

3 上衣を脱がせる

- パジャマの上衣の裾を胸部の位置まで上げる．

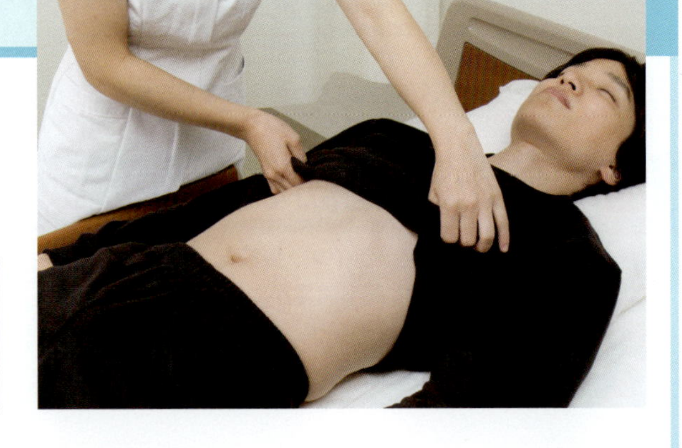

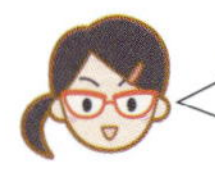

手技のコツ

腰を挙上できる患者さんの場合には腰を上げてもらい，できない患者さんの場合には，患者さんを側臥位にするなどしましょう．これは着る時（手順5）やズボンの着脱（手順6，7）でも同様です．

- 上衣の裾から内側に手を入れ，肘関節を曲げて挙上させた状態で支え，もう一方の手でパジャマを脱がせる．
- 反対の上肢も同様に脱がせる．

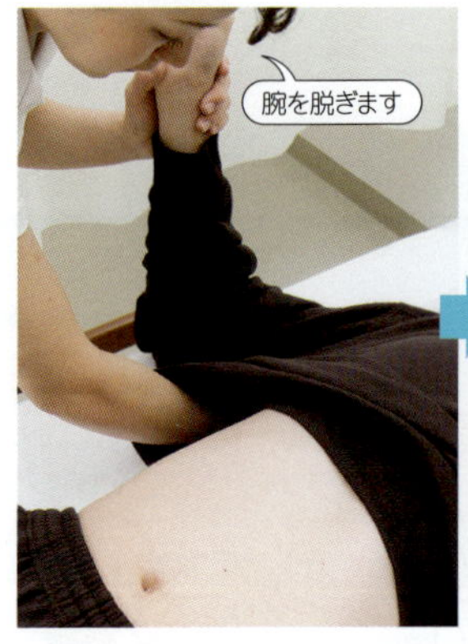

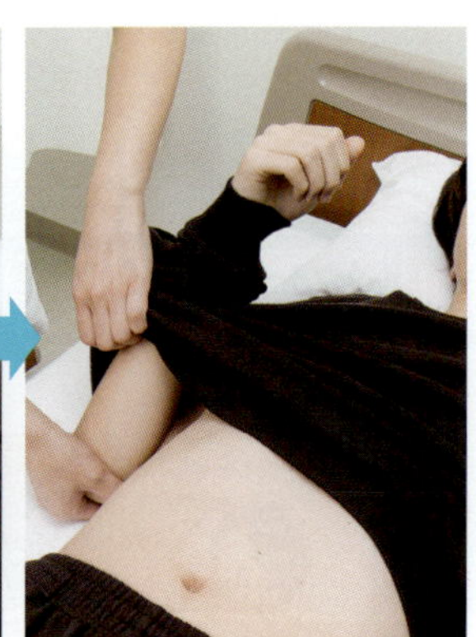

- 襟元が患者さんの顔面に当たらないよう襟ぐりを伸ばしながら顔面を通過させ，その後，後頭部を支えて頭部を脱がせる．
- 脱いだパジャマは落屑（らくせつ）が周りに散らないよう，丸めてランドリーバッグなどに入れる．

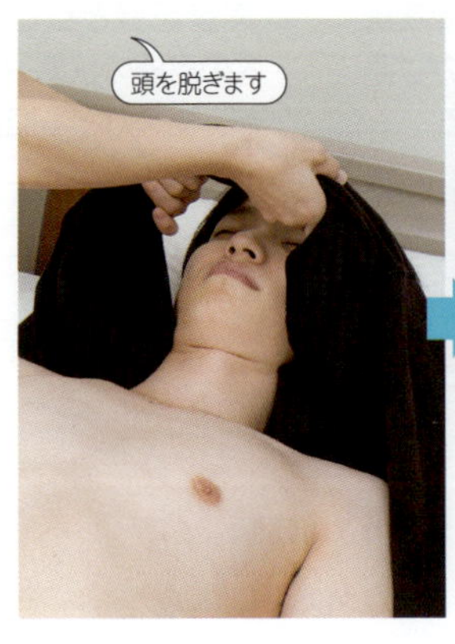

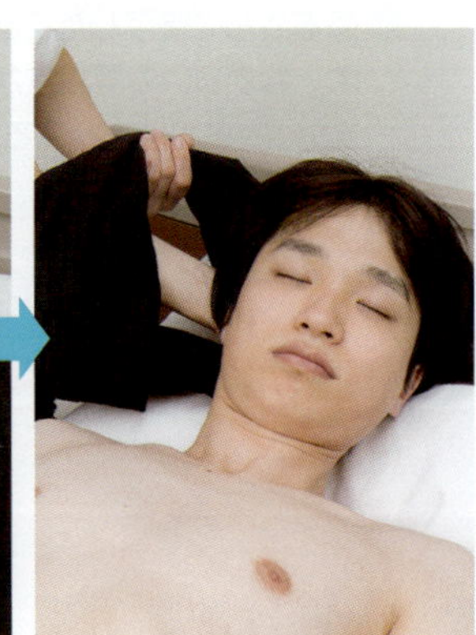

ポイント

上衣の着脱の際は，患者さんの眼鏡などを外して行いましょう．

4 新しい上衣を着せる

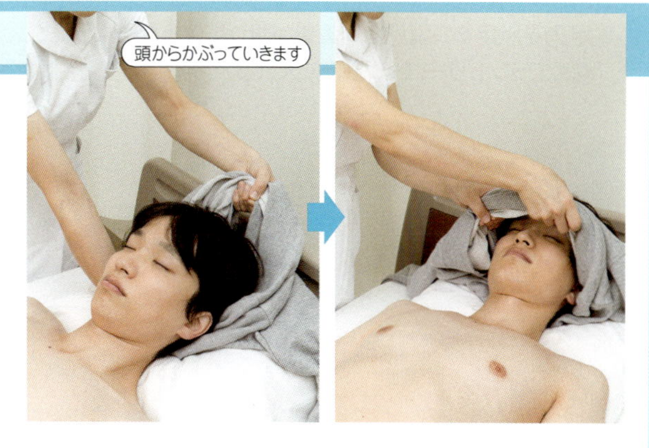

- 片手で，新しい寝衣の裾を首元までたぐり寄せた状態で持ち，もう片方の手で後頭部を支え，後頭部の下に寝衣を入れ込む．
- 襟元が患者さんの顔面に当たらないよう襟ぐりを伸ばしながら顔面を通過させる．

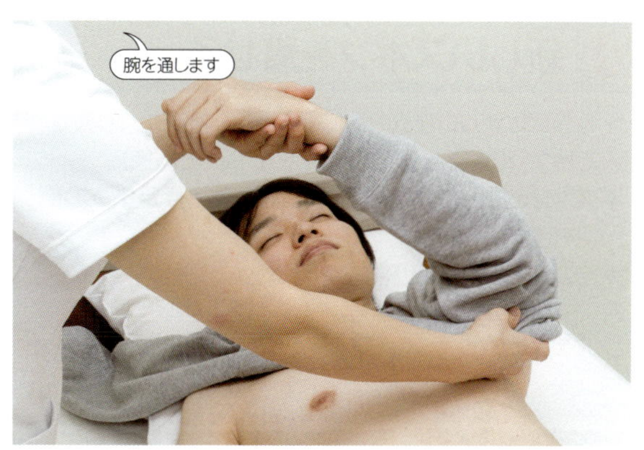

- 新しい寝衣の袖口から手を入れ，患者さんの手関節を持ちながら袖を通す．
- 反対側も同様に袖を通す．

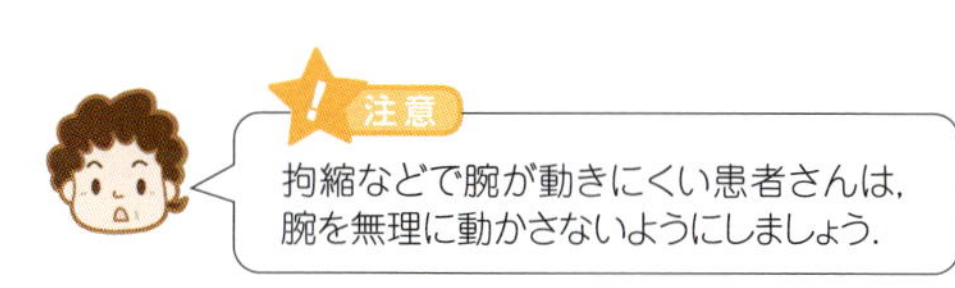

5 背部を着せる

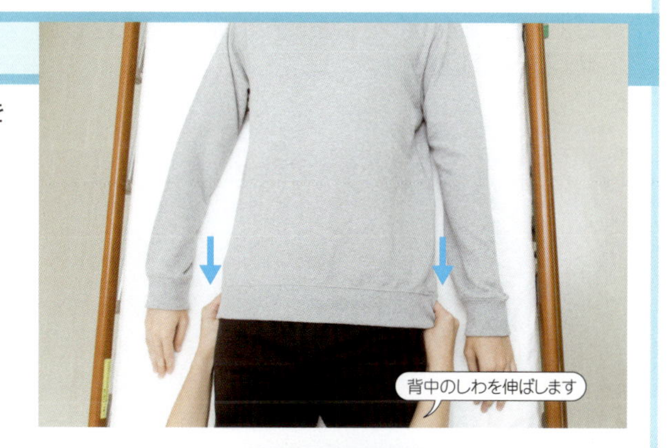

- 寝衣の両脇の裾を持っておろし，背部を着せ，しわを伸ばす．

6 ズボンを脱がせる

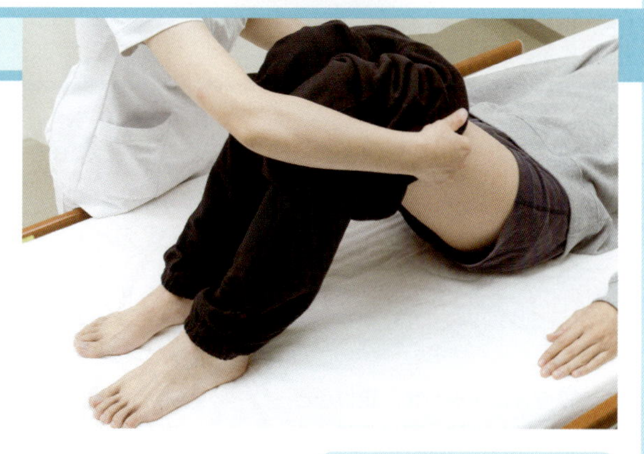

- ズボンを患者さんの膝上あたりまでおろし，膝を曲げてもらう．

次ページに続く

- 足先を片足ずつ脱がせ，落屑が周りに散らないよう，丸めてランドリーバッグなどに入れる.

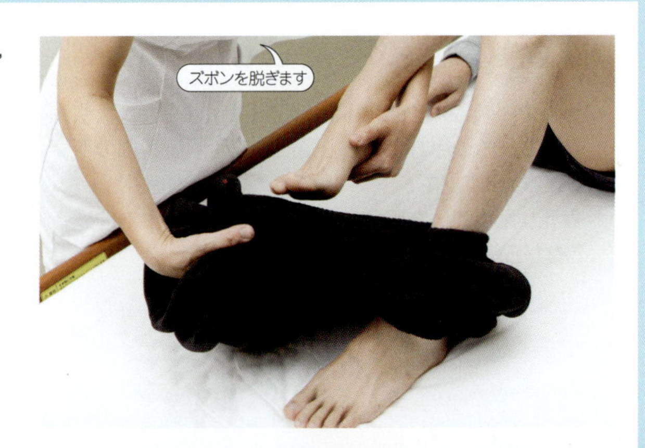

7 新しいズボンを着せる

- 看護師は新しい寝衣の裾に手を通し，裾をたぐり寄せて持つ（和式寝衣の交換手順 5 〔p.198〕と同様）.
- ズボンを持っている手で足関節を支え，片足ずつズボンを通す.
- そのままズボンを大腿まで着せる.

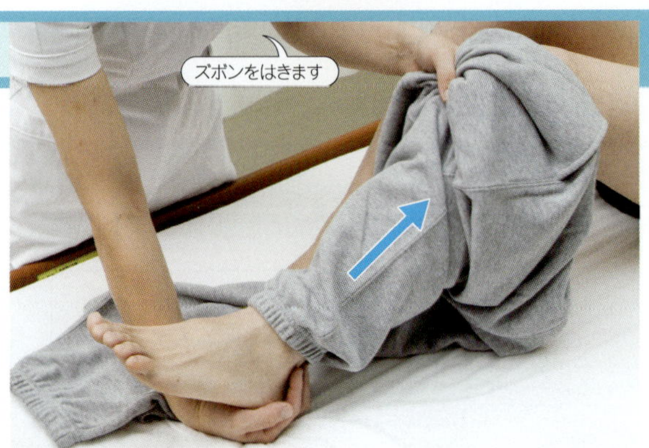

- 殿部・腰部までズボンを引き上げ，ズボンの裾を足元側に引っぱりしわを伸ばす.

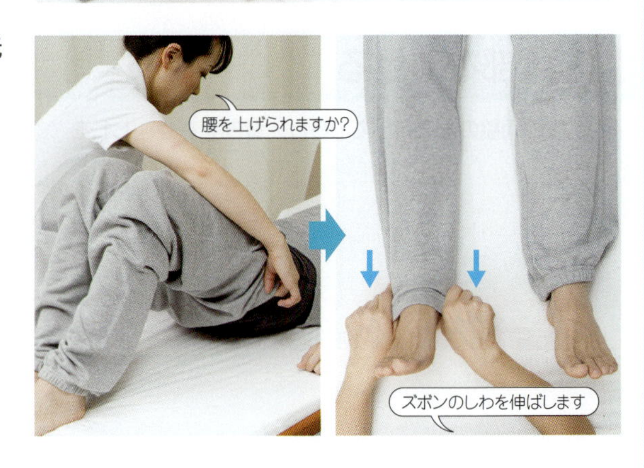

8 終わりに

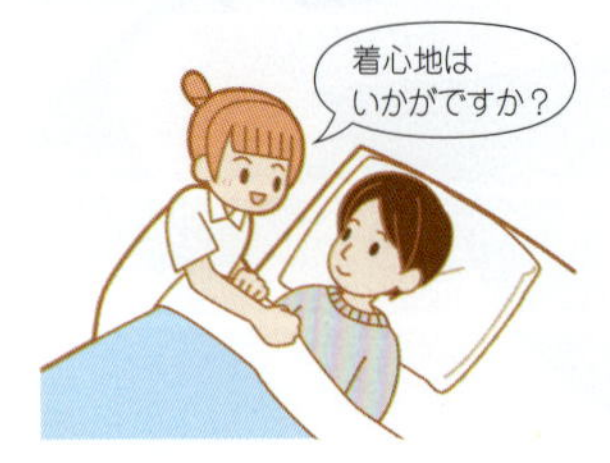

❶ タオルケットを，掛けぶとんにかけ替え寝具を整える．またベッド周囲を整える.

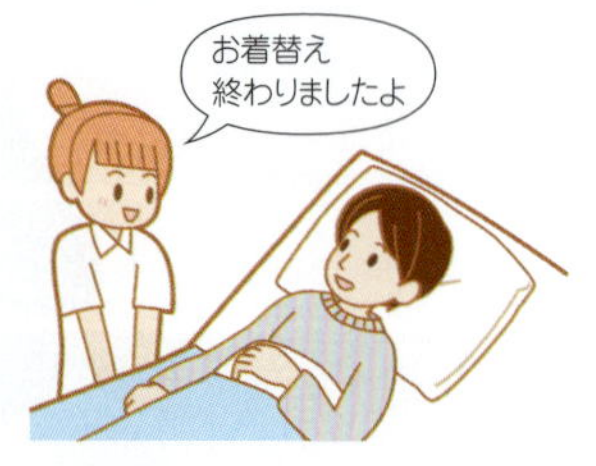

❷ 患者さんに終了したことを伝え，ねぎらいの言葉をかける.

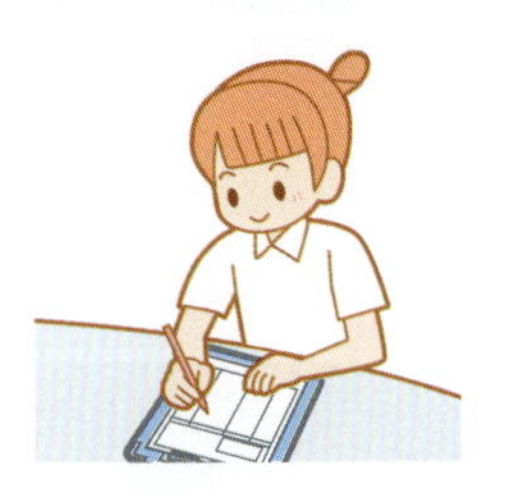

❸ 実施記録として，患者さんの皮膚の状態や褥瘡の有無，訴えなどを記録する.

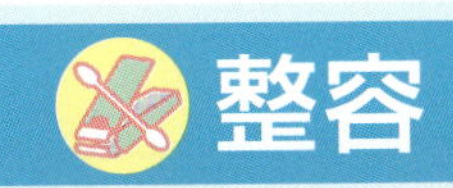

整容

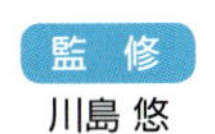

監修
川島 悠

われわれは，洗面，歯磨き，爪切りなどで自分自身を清潔に保ち，髪型や服装，装飾品などで自分らしさを表現しながら社会的活動を営んでいます．しかし健康上の理由でこの当たり前の習慣が障害されると，大きな精神的ストレスを感じたり，不潔な姿を見られたくないなどと社会との交流を拒絶したりすることがあります．こうした状況を防ぎ，患者さんが人間らしく，また自分らしく生活を送ることができるように，整容の介助が必要となります．

整容の種類と効果

- 整容は，患者さんが入院生活を送るうえで生活リズムを整えるきっかけとなります．代表的な整容の種類には次のようなものがあります．

爪を切る
〔p.208〕

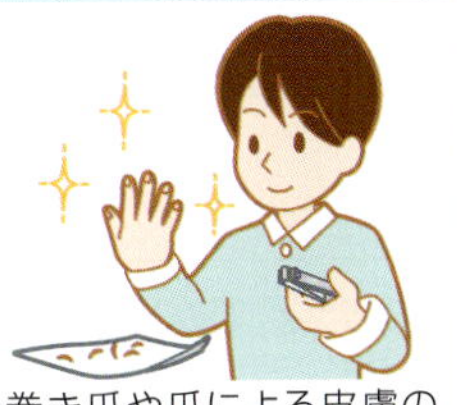

- 巻き爪や爪による皮膚の損傷などを防ぐことができる．また手指を清潔に保つことができるので，爽快感を得られる．

耳垢を取り除く
〔p.210〕

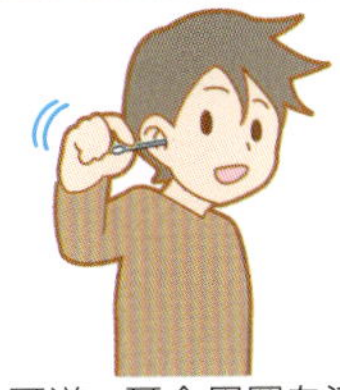

- 外耳道，耳介周囲を清潔に保つことで，耳垢の貯留による聴力低下などを防ぐことができる．

ひげを剃る
〔p.212〕

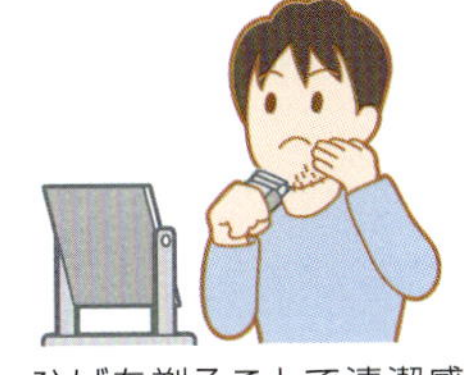

- ひげを剃ることで清潔感が生まれ，外見の印象がよくなる．

毛髪を整える
（洗髪〔p.184〕）

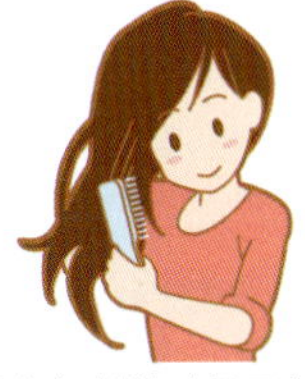

- 頭皮を刺激することで血行がよくなる．また，好みの髪型にすることは自分らしさを表現する手段となる．

顔を拭く・洗顔する
（清拭〔p.152〕）

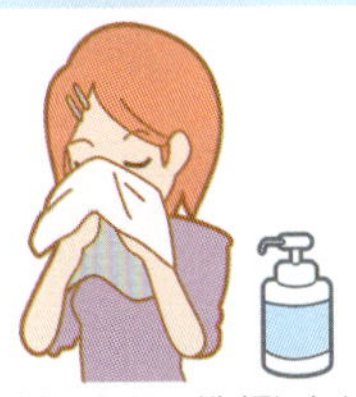

- 顔を拭いたり，洗顔したりすることで，皮脂や汚れを取り除くとともに爽快感が得られる．

寝衣を整える
（寝衣交換〔p.195〕）

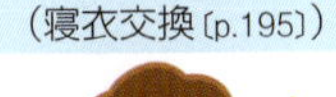

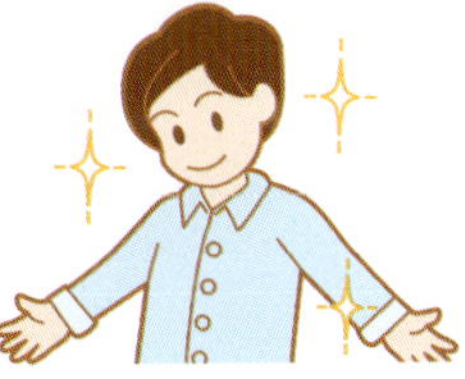

- 常に清潔感のある衣服（寝衣）を身に付けることで，心理的な爽快感が得られ，気持ちよく過ごすことができる．

装飾品を身に付ける

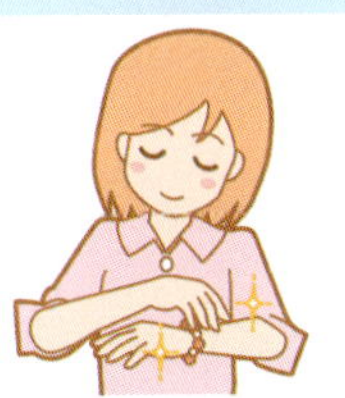

- 患者さんによっては，自分らしさを表現する手段となる．
- 身体に傷をつけるおそれがなく，治療や病状に影響しない範囲で身に付けてもらう．

化粧をする

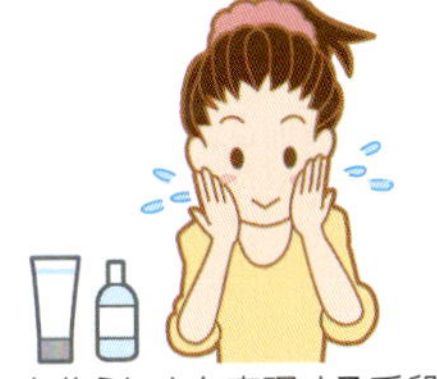

- 自分らしさを表現する手段となる．
- 病状把握（顔色やチアノーゼなど）に影響しない範囲で行ってもらう．

ポイント
患者さんの状態や好みに応じて組み合わせて行い，朝起きてから夜寝るまで1日を気持ちよく，患者さんらしく過ごせるよう援助しましょう．

爪のケア

必要物品 爪切り

爪切り

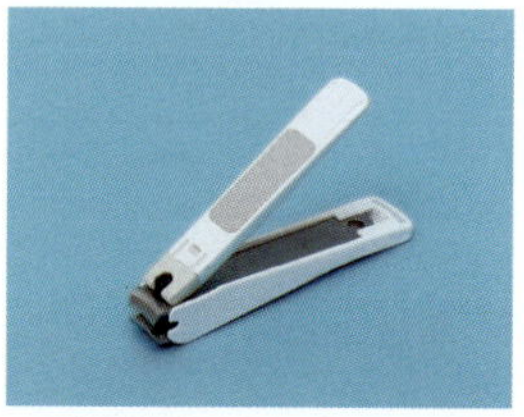

- 爪の状態に合わせ，家庭用のものやニッパーなどを用いる．

爪やすり

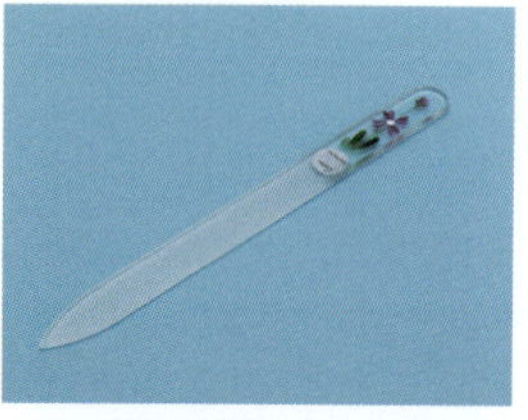

- 爪を切った後，爪の切り口をなめらかにするために用いる．爪切り付属の金やすりや，ガラス製の爪やすりを用いる．

拭くもの

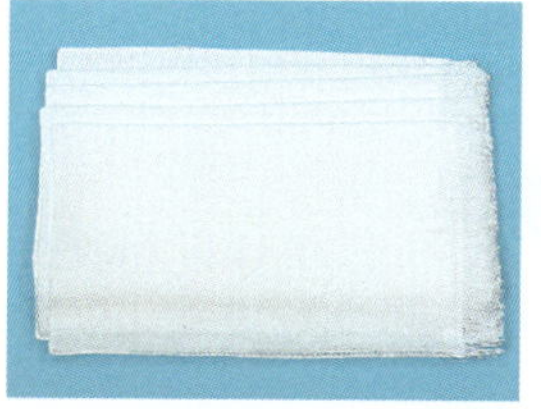

- 爪とその周囲を拭くために，ぬらして絞ったガーゼやおしぼりを用いる．

敷くもの

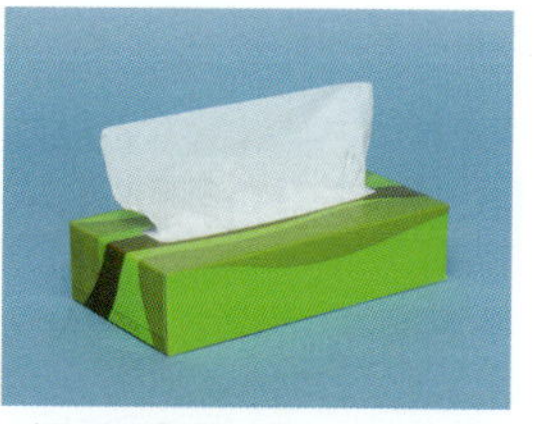

- 切った爪が散らないようにするため，また爪を包んで後始末をするためにティッシュペーパーや処置用シーツを用いる．

- 必要に応じて，保湿剤やビニール袋を用意しましょう．また患者さんの状態に応じて，手袋やエプロンなどの個人防護具を用意しましょう〔p.140〕．

手順 爪切り

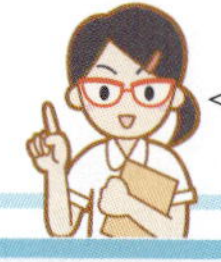

足浴・手浴〔p.164〕後に行うと，爪がやわらかく切りやすいです．

1 爪の状態を観察する

- 患者さんに爪切りの目的と方法を説明し，了承を得る．
- 必要物品を準備する．
- 患者さんの爪と，周囲の皮膚の状態を観察する．

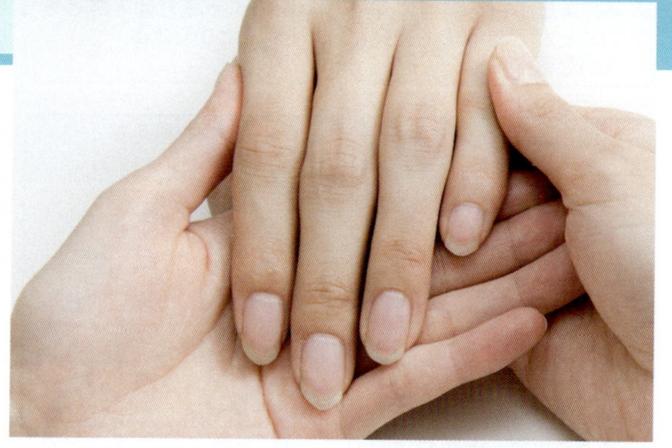

爪の観察と対応

- 爪の状態を観察した際に，次のような状態を認める場合には注意が必要です．重度の場合などは無理に爪を切らずに医師に相談しましょう．

巻き爪

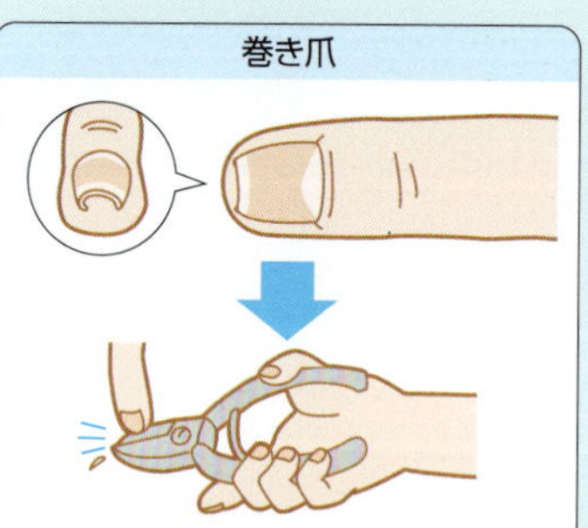

- 爪切りの刃で挟むことが困難であるため，爪切りニッパーを用い，少しずつ切るようにする．

肥　厚

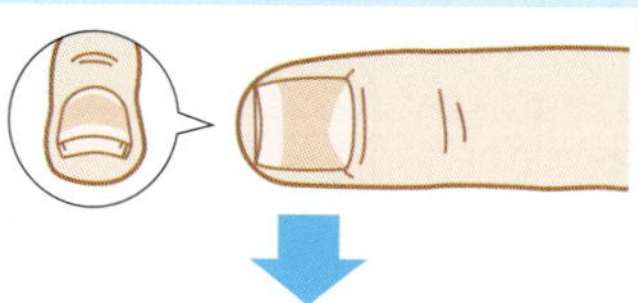

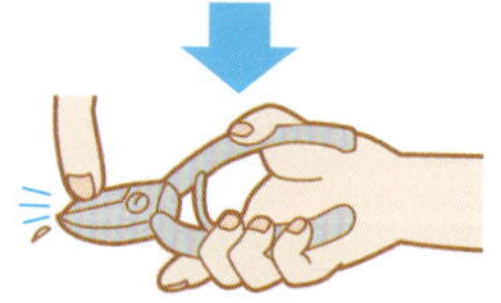

- 爪がもろく，力を入れすぎると割れたりするおそれがあるため，爪切りニッパーを用い，少しずつ切るようにする．

爪白癬

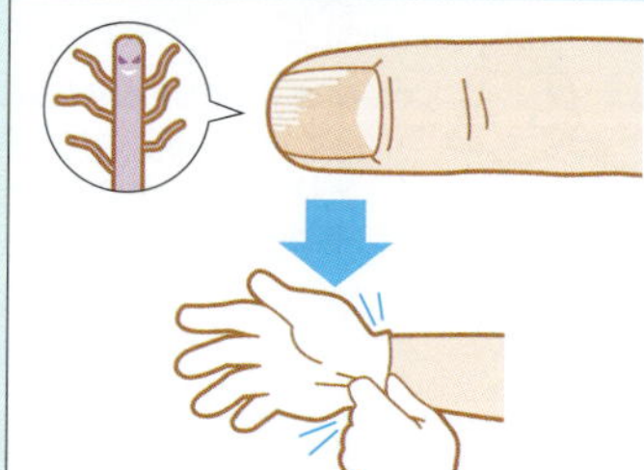

- 白癬菌の伝播を防ぐために，ケアの際は手袋を装着する．

2 爪を切る

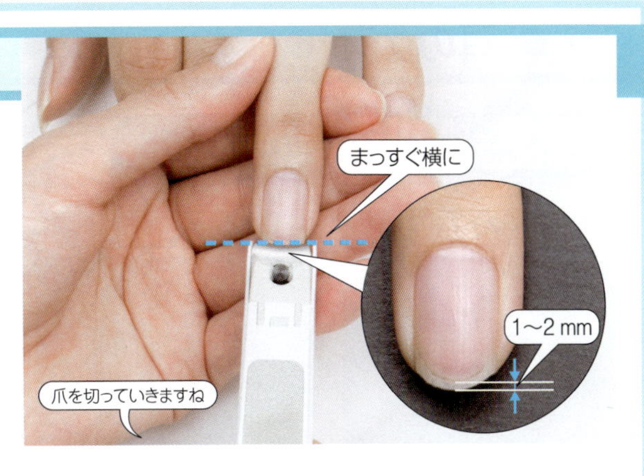

- 患者さんの手元にティッシュペーパーなどを敷く.
- 指先を把持し，爪と皮膚の境目を確認する.
- ぬらして絞ったガーゼなどで，爪とその周囲を清拭する.
- 爪の中央部分を皮膚から1〜2 mm程度のところ*まで少しずつ切る．続いて指先のカーブにそって爪を切り進める.

* なぜなら 深爪しないためです．深爪は巻き爪などの原因となります.

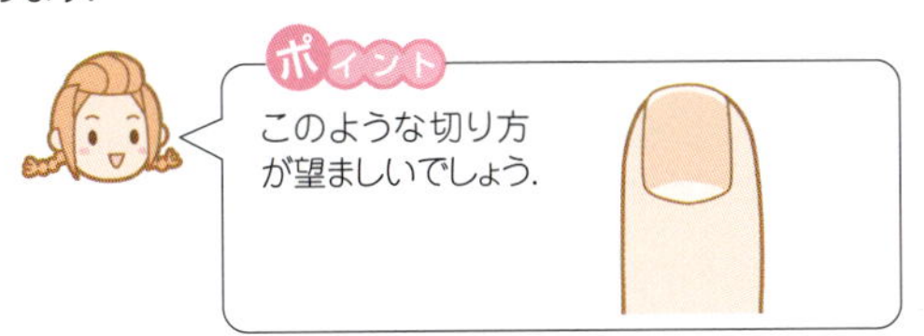

3 爪の先端をなめらかにする

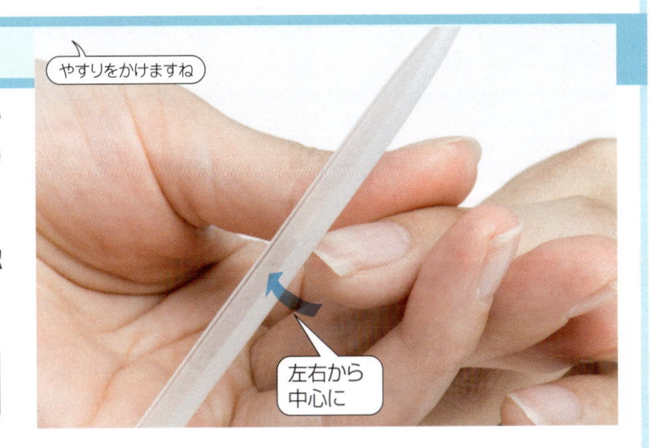

- 爪に対して直角〜45°の角度でやすりを当て，左右から中心に向かってやすりをかける．爪角には丸みをもたせるようにする.
- ぬらして絞ったガーゼなどで爪とその周囲を清拭する.
- 爪先がなめらかであるか，また痛みなどがないか確認する.

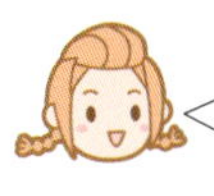

ポイント
爪切りが終了したら，必要に応じて手の保湿を行いましょう.

4 終わりに

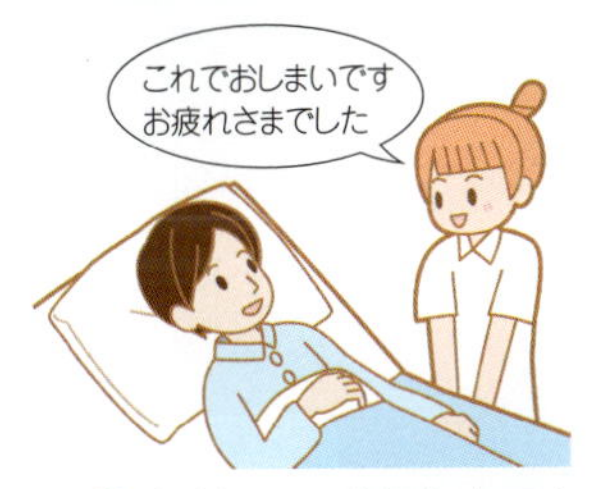

❶ 患者さんに終了したことを伝え，ねぎらいの言葉をかける.

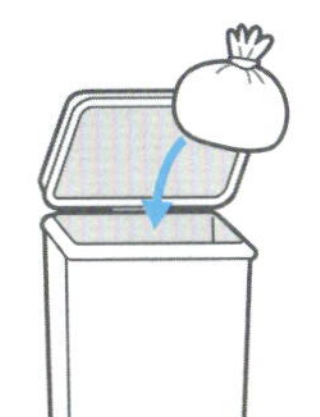

❷ 使用した物品を，決められた方法で処理し，所定の場所に片付ける.

❸ 実施記録として，爪や爪周囲の皮膚状態など観察したことを記録する.

耳のケア

必要物品 耳そうじ

ペンライト

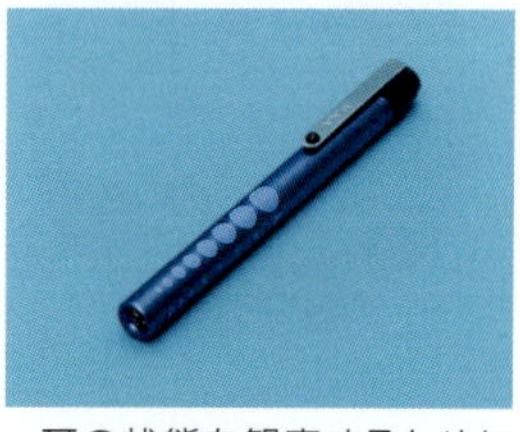

- 耳の状態を観察するために用いる.

綿　棒

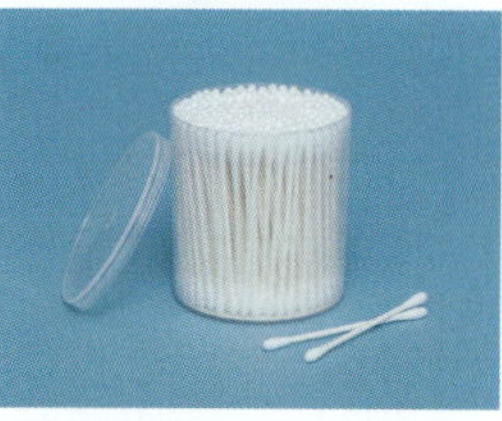

- 耳垢を取り除くために用いる.

敷くもの

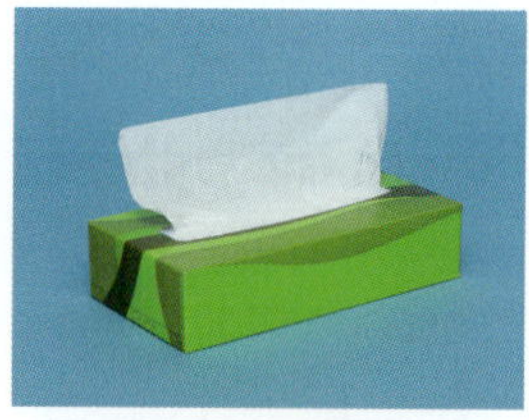

- 取り除いた耳垢が散らないようにするため，また耳垢を包んで後始末をするためにティッシュペーパーや処置用シーツを用いる.

清拭用タオル

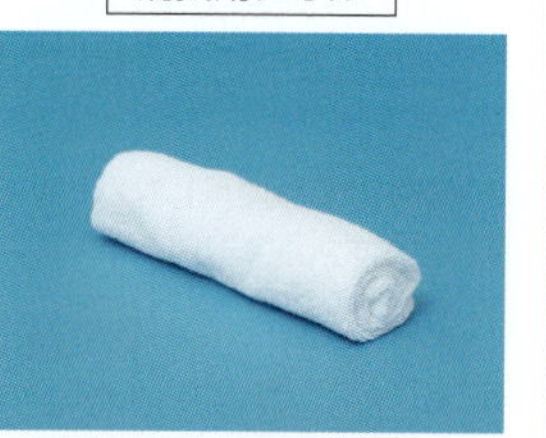

- 蒸しタオルを準備する．耳介，耳介後部を清拭するために用いる.

- 必要に応じてビニール袋を用意しましょう．また患者さんの状態に応じて，手袋やエプロンなどの個人防護具を用意しましょう〔p.140〕.

手順 耳そうじ

1 耳の状態を観察する

- 患者さんに耳そうじの目的と方法を説明し，了承を得る.
- 必要物品を準備する.
- ペンライトを用い，外耳道の耳垢の蓄積状態や，耳漏，炎症などがないか観察する.

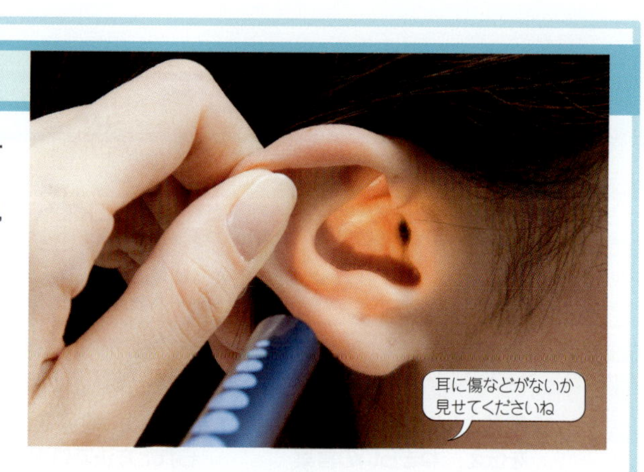

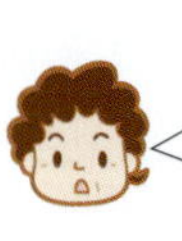

注意

耳漏，炎症，鼓膜穿孔の既往のある患者さんの場合には，耳垢が蓄積していても医師に除去してもらうようにしましょう.

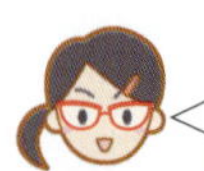

手技のコツ

耳垢が硬い場合には入浴〔p.144〕後など耳垢が湿った状態で行うとよいでしょう．耳鼻科を受診してもらい点耳薬を使用することもあります〔p.282〕.

2 耳垢を取り除く

- 患者さんに頭を動かさないように声をかけ，頭部を安定させ耳介を上後方にやさしく引く＊.

＊ なぜなら 外耳道がまっすぐになるためです.

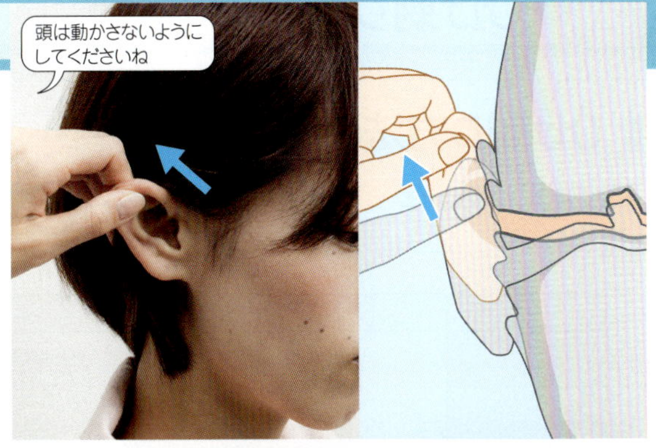

- 綿棒を外耳道にゆっくり挿入し，入口付近（外耳孔から1～1.5 cm程度）をぬぐうように耳垢を取り除く.

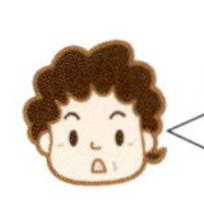

注意
綿棒を奥まで挿入しないようにしましょう．粘膜や鼓膜を傷つけてしまったり，耳垢を奥へ押し込んでしまったりするおそれがあります.

手技のコツ
耳垢は日常生活の中で自然に排泄されるため，全て取り除く必要はありません.

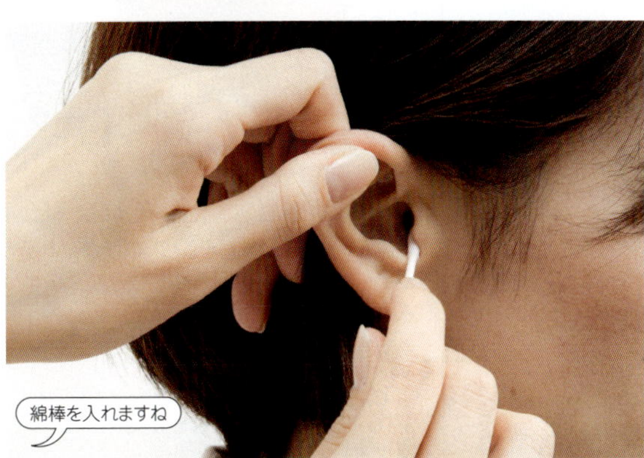

3 耳介を清拭する

- 耳介，耳介後部を蒸しタオルなどで丁寧に清拭する.
- 清拭後，傷をつくっていないか，また出血がないかを確認する.

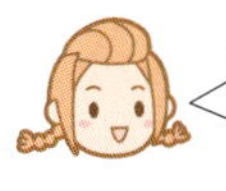

ポイント
耳介のひだは複雑な構造をしているため，拭き残しのないように気をつけましょう.

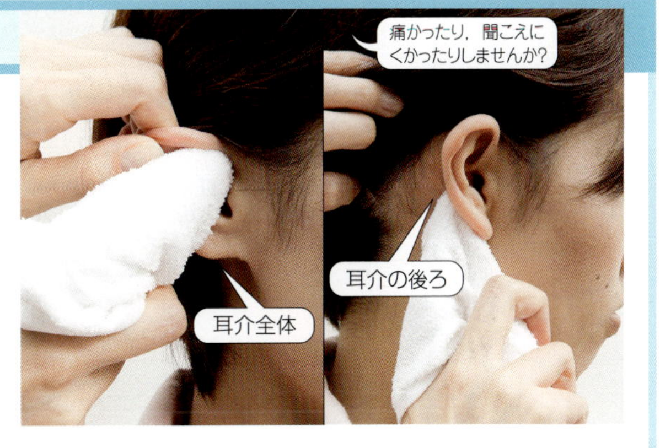

4 終わりに

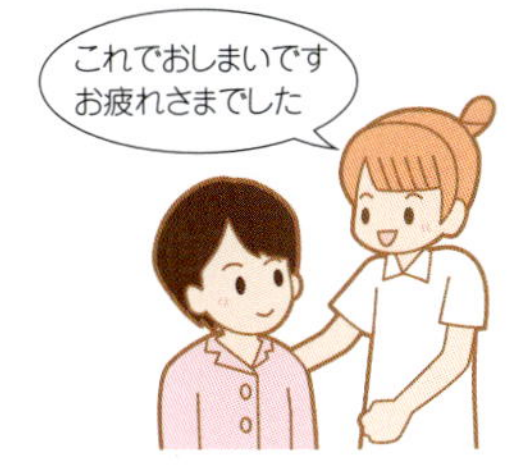

❶ 患者さんに終了したことを伝え，ねぎらいの言葉をかける.

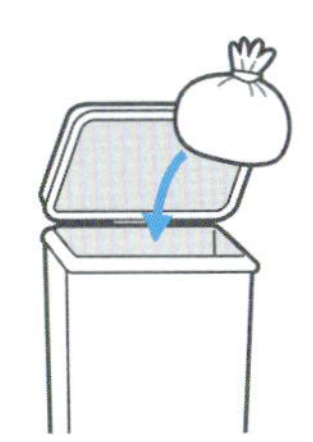

❷ 使用した物品を，決められた方法で処理し，所定の場所に片付ける.

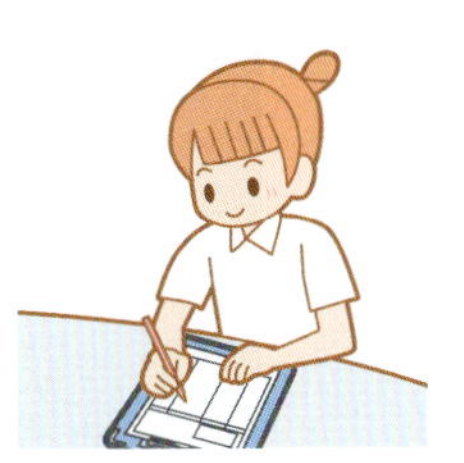

❸ 実施記録として，耳垢や耳周囲の状態など観察したことを記録する.

ひげ剃り

ひげ剃り方法の種類

- ひげ剃りには電気シェーバーを用いる方法とT字カミソリを用いる方法があります．2つの相違点について次にまとめます．

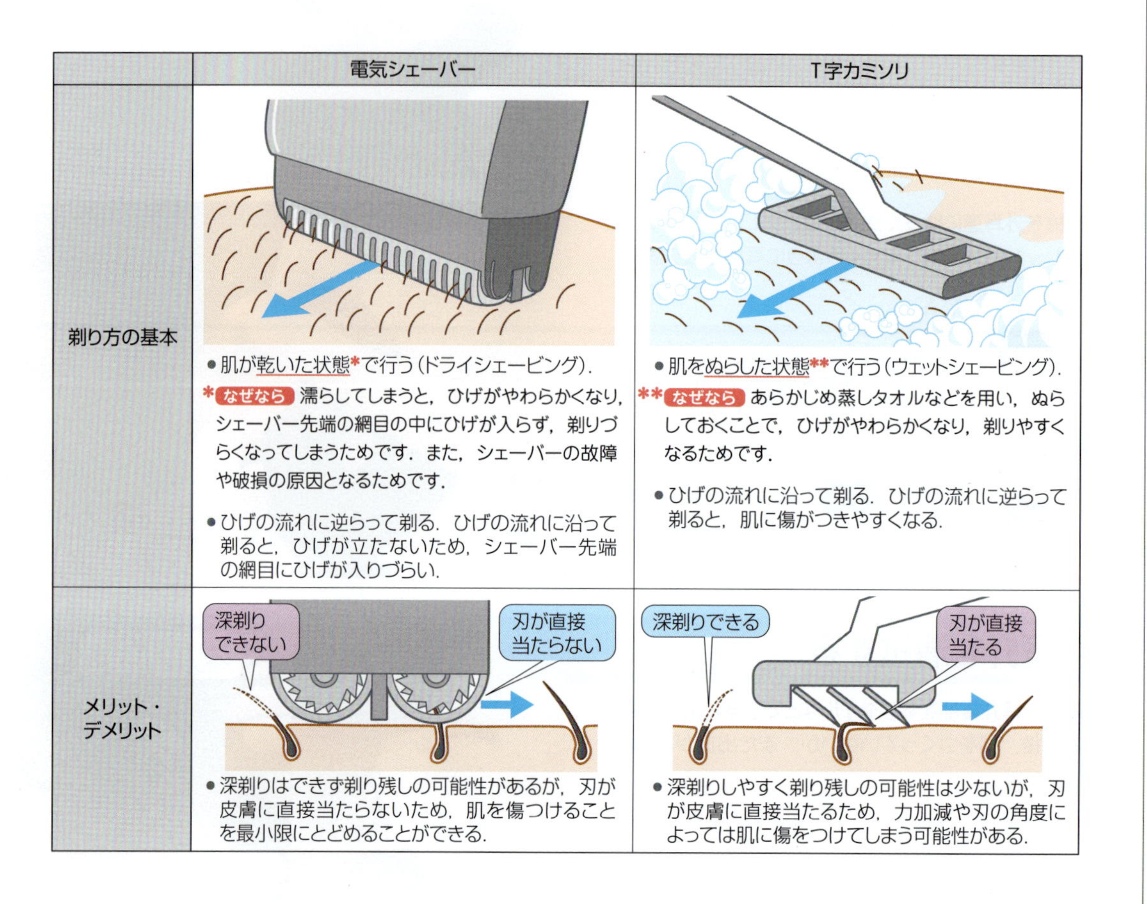

	電気シェーバー	T字カミソリ
剃り方の基本	●肌が乾いた状態*で行う（ドライシェービング）． *なぜなら 濡らしてしまうと，ひげがやわらかくなり，シェーバー先端の網目の中にひげが入らず，剃りづらくなってしまうためです．また，シェーバーの故障や破損の原因となるためです． ●ひげの流れに逆らって剃る．ひげの流れに沿って剃ると，ひげが立たないため，シェーバー先端の網目にひげが入りづらい．	●肌をぬらした状態**で行う（ウェットシェービング）． **なぜなら あらかじめ蒸しタオルなどを用い，ぬらしておくことで，ひげがやわらかくなり，剃りやすくなるためです． ●ひげの流れに沿って剃る．ひげの流れに逆らって剃ると，肌に傷がつきやすくなる．
メリット・デメリット	●深剃りはできず剃り残しの可能性があるが，刃が皮膚に直接当たらないため，肌を傷つけることを最小限にとどめることができる．	●深剃りしやすく剃り残しの可能性は少ないが，刃が皮膚に直接当たるため，力加減や刃の角度によっては肌に傷をつけてしまう可能性がある．

必要物品 ひげ剃り（電気シェーバー）

電気シェーバー

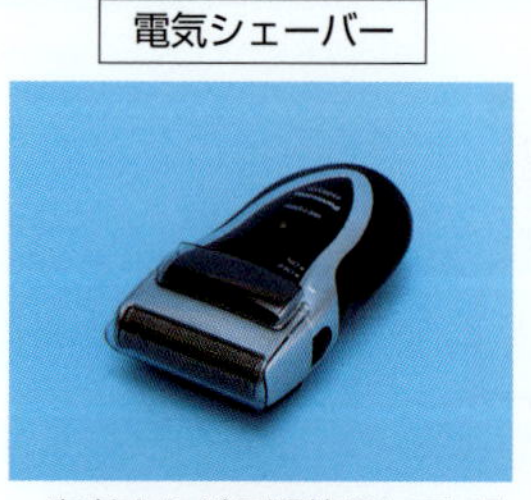

●患者さんが日頃使用しているものを用いる．共用はしない．

蒸しタオル

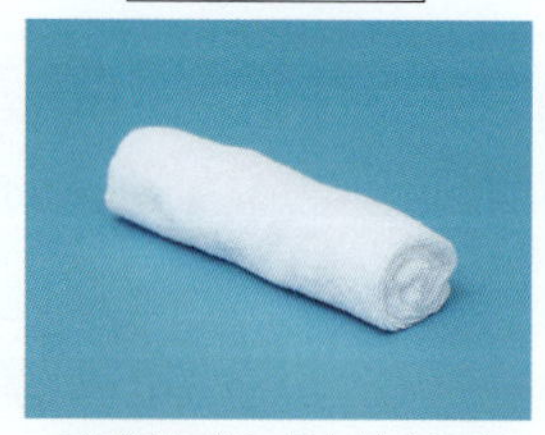

●ひげ剃り前に顔を拭くために用いる．

鏡

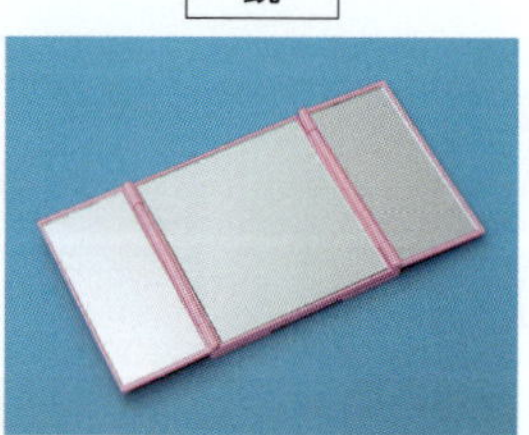

●ひげ剃り後に自身で確認してもらうために用いる

- 必要に応じて，ひげ剃り後の皮膚保護用にローションなどを用意しましょう．
- また患者さんの状態に応じて，手袋やエプロンなどの個人防護具を用意しましょう〔p.140〕．

手順 ひげ剃り（電気シェーバー）

1 準備をする

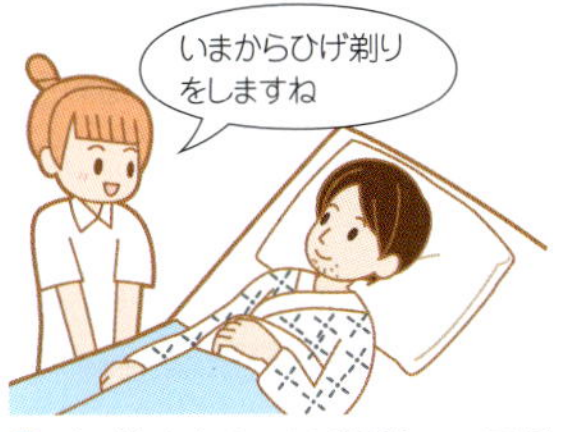

❶ 患者さんにひげ剃りの目的と方法を説明し，了承を得る．

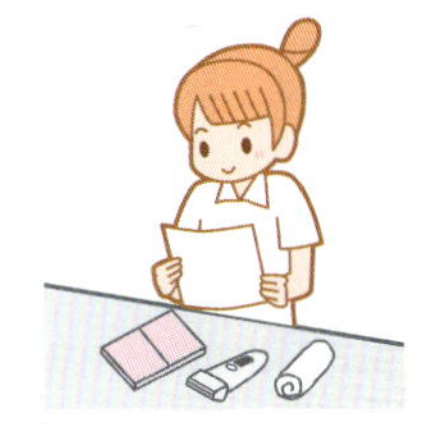

❷ 必要物品を準備する．

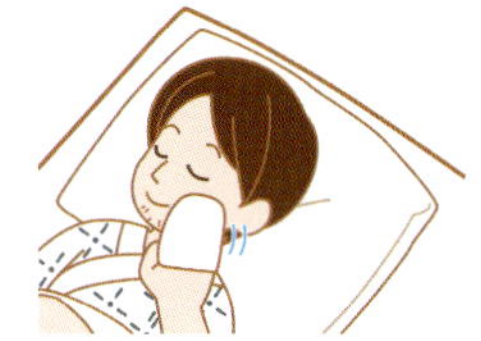

❸ 患者さんの顔を蒸しタオルで拭き，乾くまで待つ．

2 ひげを剃る

- シェーバーの先端を肌に対して垂直に軽く押し当てる．
- ひげの流れに逆らって，ゆっくりとシェーバーを動かしながら剃る（必要に応じて皮膚を伸ばす）．

ポイント
基本的に電気シェーバーによるひげ剃りは肌が乾いた状態で行いますが，電気シェーバー専用のローションもあります．必要に応じて用いるのもよいでしょう．

手技のコツ
あごの下や首筋など彎曲した部位を剃る場合には，肌を伸展させてひげを立たせると剃りやすくなります．また，鼻や口の下などの狭い部位は，シェーバーを上下に小刻みに動かすとよいでしょう．

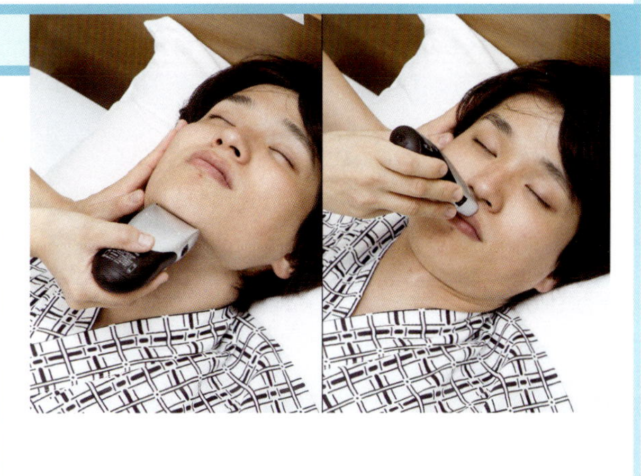

- 患者さん自身に鏡で確認してもらう．

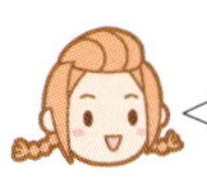

ポイント
必要に応じて，ローションやクリームを塗布し皮膚を保護しましょう．

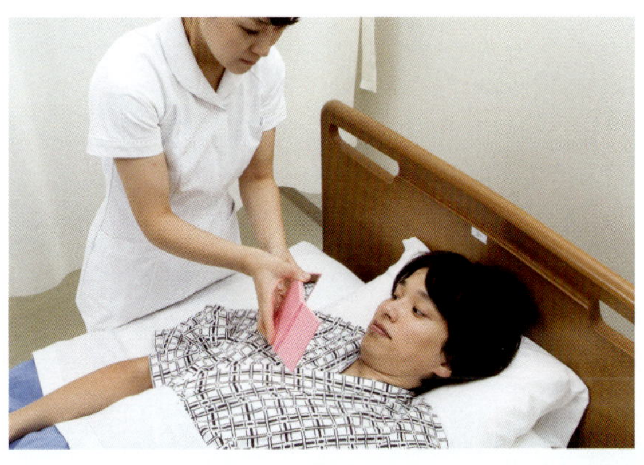

3 終わりに

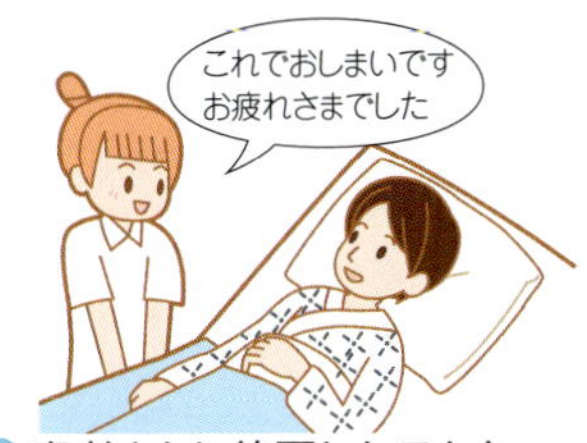

❶ 患者さんに終了したことを伝え，ねぎらいの言葉をかける．

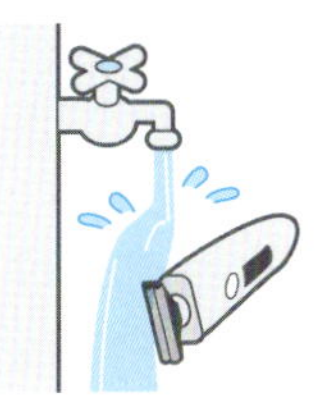

❷ 使用した物品を決められた方法で処理する．電気シェーバーは掃除をして患者さんに返却する．

❸ 実施記録として，肌の状態や訴えなどを記録する．

清潔ケア
整容

必要物品　ひげ剃り（T字カミソリ）

カミソリ

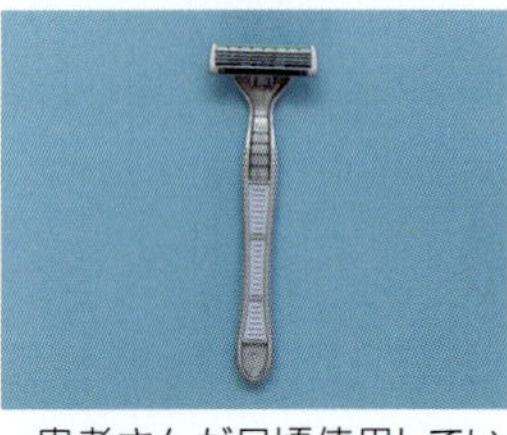

●患者さんが日頃使用しているものを用いる．共用はしない．

フェイスタオル

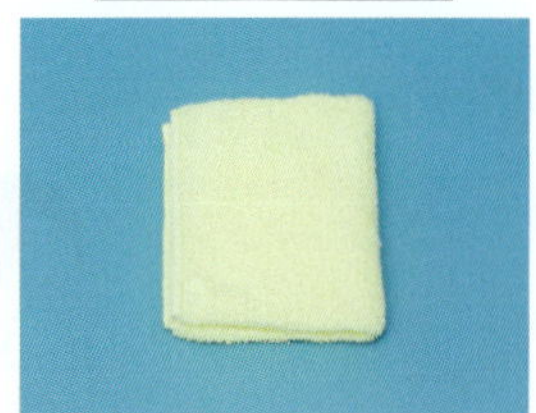

●襟元を覆い，寝衣を汚さないようにするために用いる．

蒸しタオル

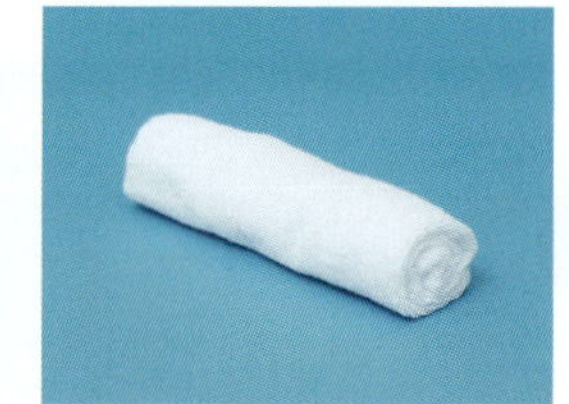

●ひげ剃りを行う部分を蒸すため，またひげ剃り後に顔を拭くために用いる．

シェービングフォーム

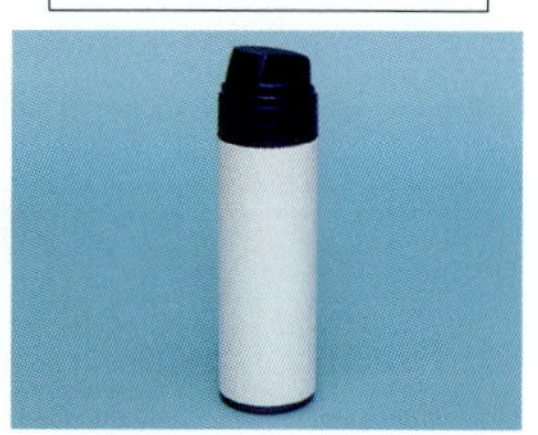

●カミソリのすべりをよくするために用いる．石けんの泡でも代用できる．

泡を拭くもの

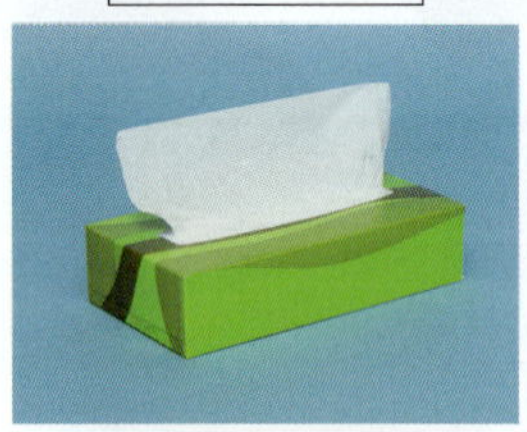

●カミソリに付いた泡をとるためにティッシュペーパーなどを用意する．水ですすいでもよい．

鏡

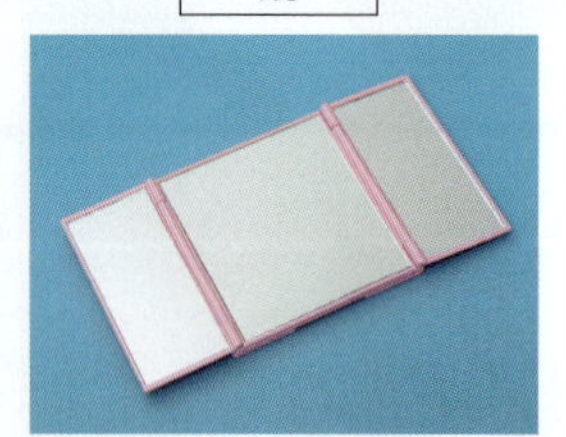

●ひげ剃り後に自身で確認してもらうために用いる．

- 必要に応じて，ひげ剃り後の皮膚保護用ローション，ビニール袋を用意しましょう．
- また患者さんの状態に応じて，手袋やエプロンなどの個人防護具を用意しましょう〔p.140〕．

手順　ひげ剃り（T字カミソリ）

1 準備をする

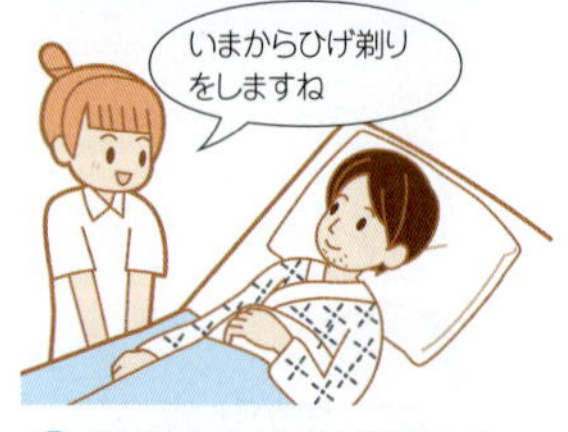

❶ 患者さんにひげ剃りの目的と方法を説明し，了承を得る．

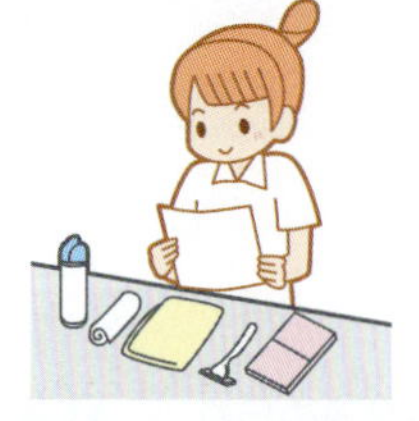

❷ 必要物品を準備する．

注意

カミソリの刃の状態を確認しておきましょう．劣化していると皮膚を傷つけてしまうおそれがあります．

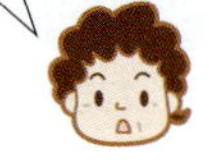

2 襟元にタオルを当てる

- 患者さんの襟元にフェイスタオルを当てる.

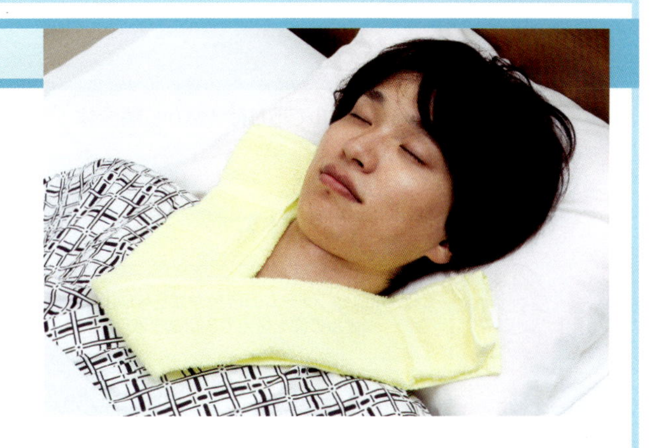

3 蒸しタオルを当てる

- 蒸しタオルの温度確認を行い，ひげの部分に蒸しタオルを当て数分間蒸す*．このとき息苦しくないか確認する.

*なぜなら ひげをやわらかくして，剃りやすくするためです.

- カミソリのすべりをよくするためにシェービングフォームを塗布する.

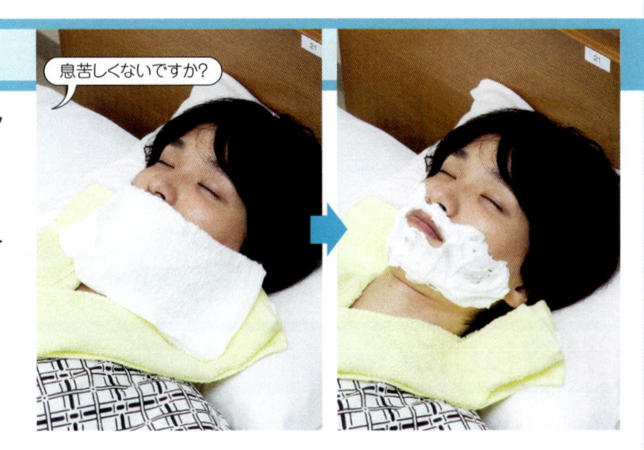

4 ひげを剃る

- 刃を肌に対して一定の角度に保ち，カミソリを持っていない方の手で皮膚を伸ばしながら，ひげの流れに沿うように*剃る.

*なぜなら ひげの流れに逆らって剃ると，肌を傷つけてしまうおそれがあるためです.

- カミソリについた泡は，ティッシュペーパーなどで適宜拭き取る.

ひげを剃っていきますね
危ないので頭を動かさないようにしてくださいね

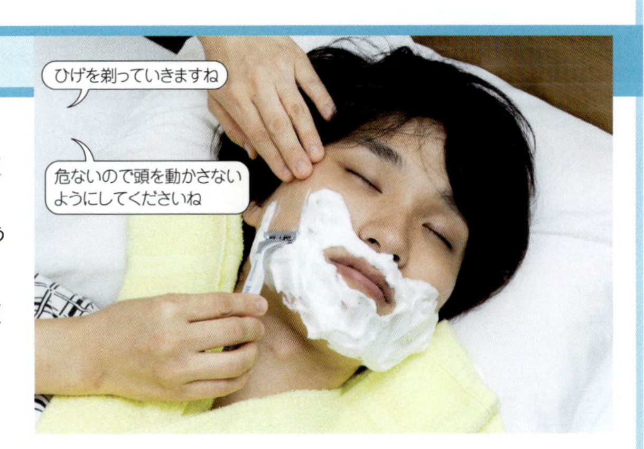

5 顔を清拭する

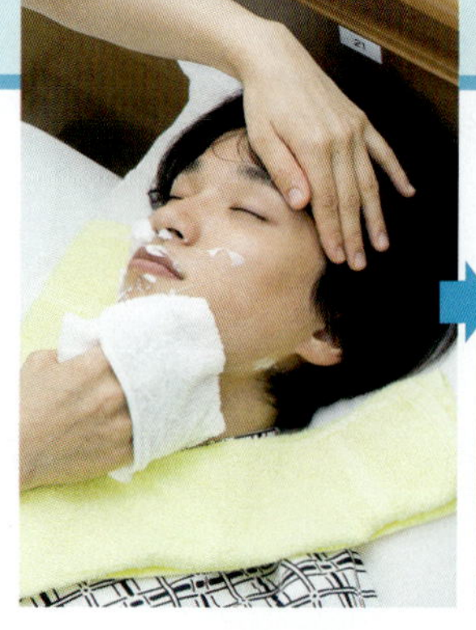

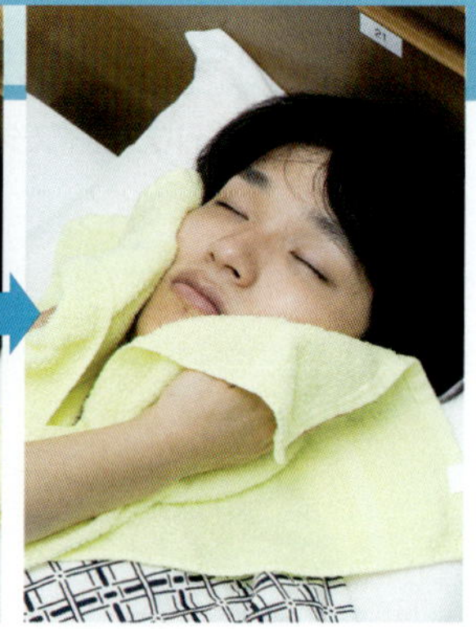

- 泡や剃ったひげを蒸しタオルで取り除きながら顔全体を拭く.
- 襟元のタオルで水分を拭き取る.

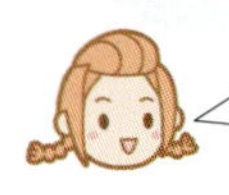

ポイント

シェービングフォームの成分が残らないように，タオルの面を替えて3回拭き取りましょう.

- 患者さん自身に鏡で確認してもらう.

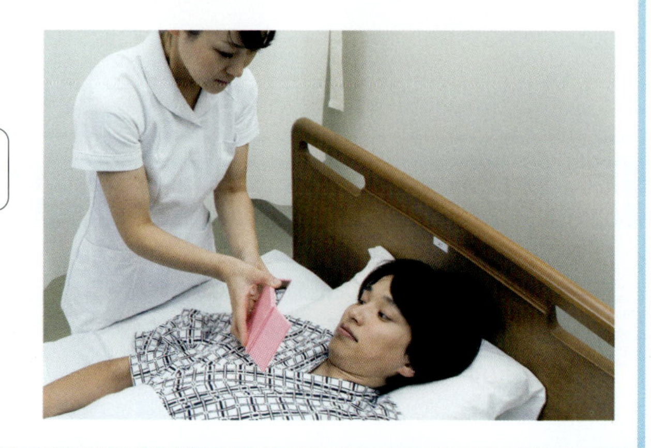

ポイント

必要に応じて，ローションやクリームを塗布し皮膚を保護しましょう.

6 終わりに

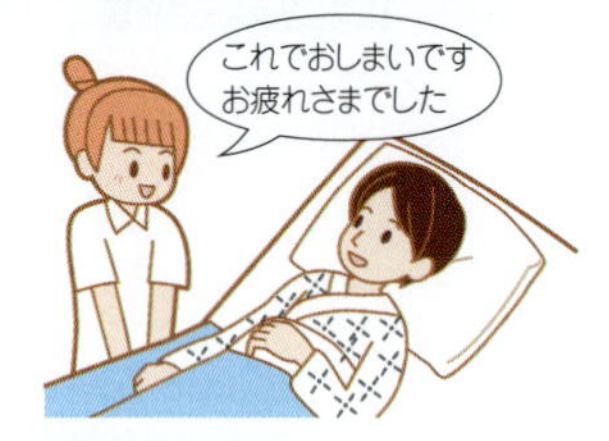

❶ 患者さんに終了したことを伝え，ねぎらいの言葉をかける.

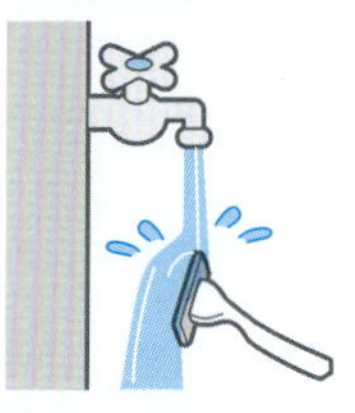

❷ 使用した物品を決められた方法で処理する．カミソリは洗浄して患者さんに返却する.

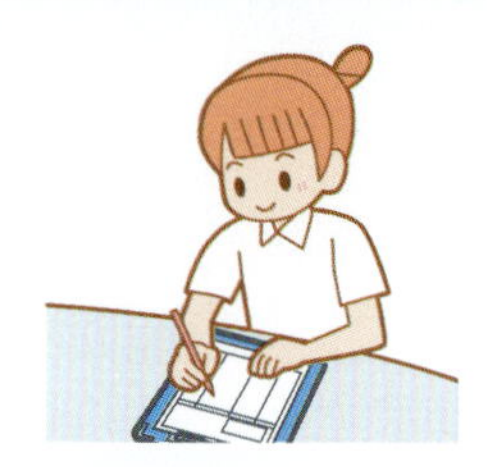

❸ 実施記録として，肌の状態や訴えなどを記録する.

Column　最後の恩返し

Sさんの膵癌は入院したときすでに末期に達していた．強い倦怠感で日常をほぼベッド上で過ごされているにもかかわらず，毎朝「大丈夫，自分でできるよ！」と病室の洗面所まで歩き，顔を洗い，整髪されていた．「身体はだるくても，朝起きたら，まず身なりをきちんとしたいと思うのは，仕事柄かな．人相手の仕事だったから……あなたもそうでしょ？」．ラウンドに伺ったときにもベッド周りはいつも片付いており，Sさんの人間性をかいま見ることができた．

ある日オーバーテーブルでノートにペンをとるSさんを見かけた．「何でも自分でやらないと気のすまない性格でねぇ，結婚してからも家のことはずっと自分でやっていたから，今更になって妻が困らないようにこうやって書き残しているんだよ」．見せてくださったノートには，家のどこに何がしまってあるのか，こと細かくびっしりと書き込まれていた．

Sさんはモルヒネの使用量が増すにつれ，徐々に眠られている時間が長くなり，意思疎通を図ることが難しい状況になっていた．ある日，Sさんに口腔ケアをしているところに奥様が面会にいらした．「寝たままでも，歯磨きってできるんですね．いつも皆さんに綺麗にして頂いて……お父さん，さっぱりしたね！よかったね！」とSさんに声をかけられ，続けて「主人は何をやるにも，私に『手を出さなくていい』ばかりで……今まで何もしてあげられてなかったんですよ」とこぼした．私は思いつきで奥様に「リップクリームを塗ってみませんか？酸素マスクは私が持っていますので」と声をかけた．すると奥様は一瞬戸惑いながらも慣れない手つきでSさんの乾いた唇にリップクリームを塗り始めた．「お父さん，これくらい私にやらせてね……」奥様は涙を流していた．これを機に，奥様が面会にいらっしゃるたびに，Sさんの顔を拭いて頂いたり，寝衣交換を介助して頂いたりと身の回りのお世話を手伝って頂いた．これまでできなかった分を取り戻すように，奥様はとても熱心に取り組まれた．

Sさんが亡くなられた後，奥様よりお礼の言葉を頂いた．「主人の最期を後悔なく受け入れることができました．家族のために尽くしてきてくれた主人に，やっと恩返しができた気がします……．看護師さん，ありがとうございました」．整容に関する忘れられないできごとである．

● 別府 朋子

排泄ケア（侵襲を伴わない技術）

監修
佐居 由美

通常，人間は誰の援助も受けることなくトイレでの排泄を行っています．しかし何らかの原因で自立した排泄が行えなくなると，排泄援助を受ける必要性が生じます．普段誰の目にも触れることのなかった排泄を援助されることは，羞恥心が生じるばかりか，患者さんの自尊心を傷つけることにもつながります．排泄援助では患者さんの状態をアセスメントし，適切な排泄方法を選択することも重要ではありますが，患者さんの尊厳を守り，より自立した排泄を目指すことが非常に重要です．

正常な排泄

- 正常な排泄は，排泄機能に問題がなく（尿・便を溜める，出す），さらに自立した排泄行動（トイレまでの移動，衣服の着脱，姿勢の保持，清拭など）をとることができて初めて成立します．

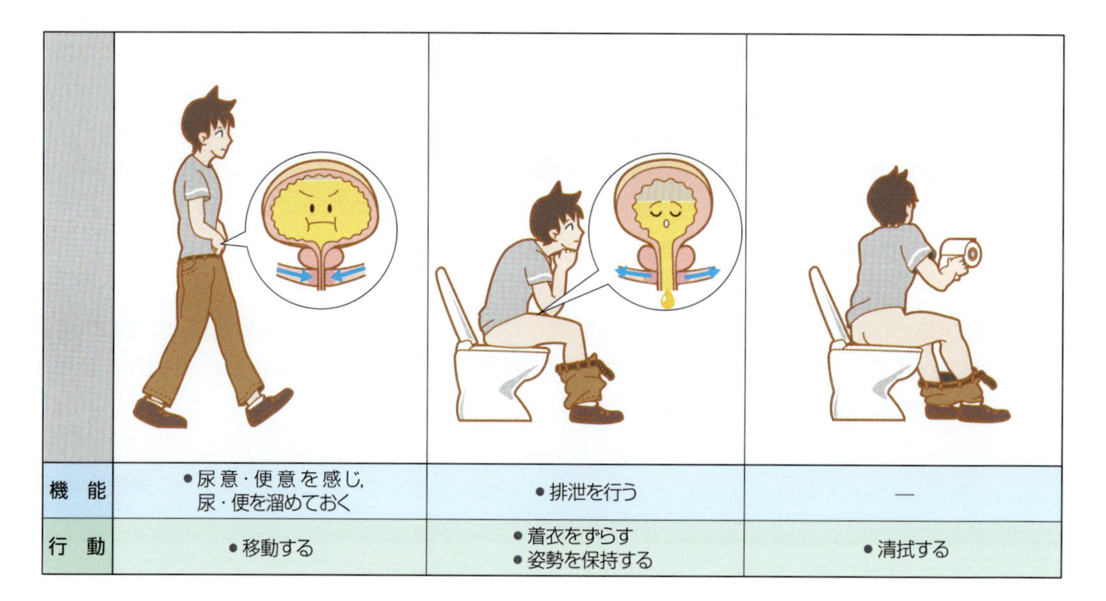

機能	●尿意・便意を感じ，尿・便を溜めておく	●排泄を行う	―
行動	●移動する	●着衣をずらす ●姿勢を保持する	●清拭する

ポイント

何らかの理由で排泄機能が障害される（尿閉，便秘など），もしくは自立した排泄行動をとることができない場合（身体機能低下など）は，排泄に問題がある状態となり，排泄ケアが必要となります．

排泄ケアの種類

- 排泄ケアには，排泄機能を援助するものと，排泄行動を援助するものとがあります．
- 排泄行動の援助では，患者さんの自立のために，できない部分を援助することが大切になります．
- 排泄の自立は患者さんの自尊心を高め，生活の質（QOL）の向上にもつながります．ただ漫然と排泄ケアを行うのではなく，「より自立した排泄ができないか」ということを常に念頭に置き，看護を行いましょう．

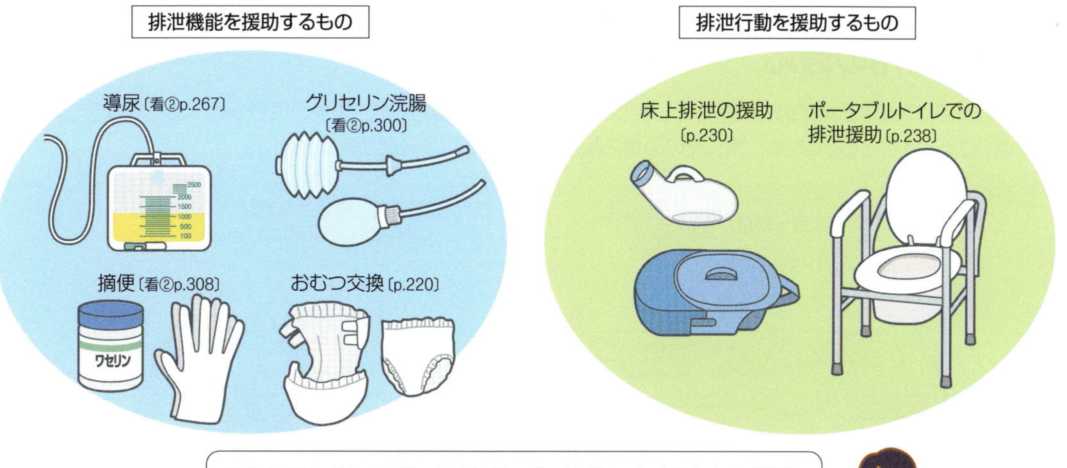

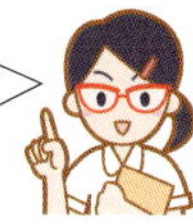

この章では，おむつ交換，床上排泄，ポータブルトイレを扱います．導尿，浣腸，摘便については『看護がみえる vol.2 臨床看護技術』の「排泄ケア（侵襲を伴う技術）」を参照してください．

排泄ケアの選択

- 患者さんの日常生活活動（ADL）や尿意・便意の感じ方などにより選択する排泄ケアは異なります．患者さんの状況に適した排泄ケアの方法を選択しつつ，患者さんにとってより自立した排泄を目指していきましょう．

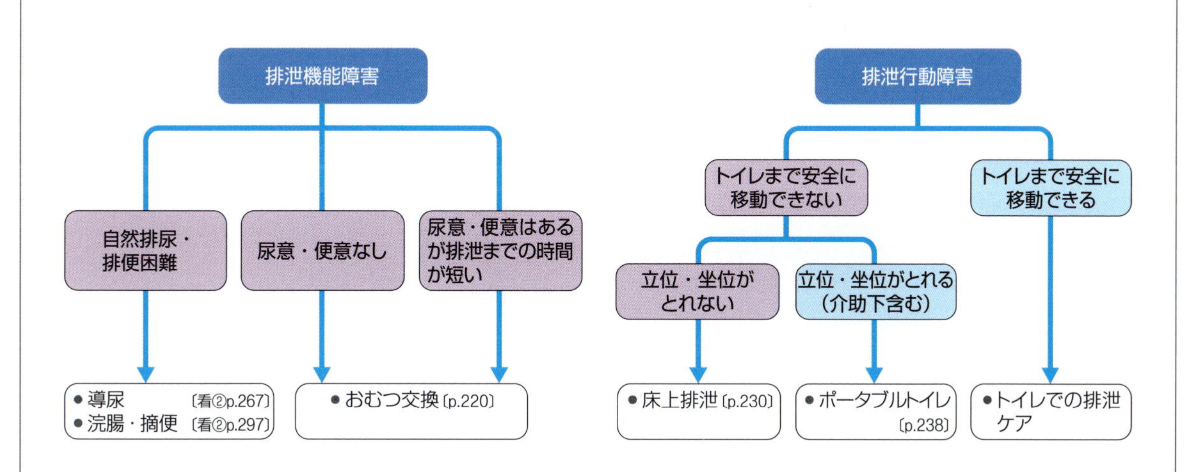

- 排泄機能や排泄行動が障害されていない場合でも，検査・治療上の理由により導尿や浣腸が行われることがあります．

●生活の質（QOL）：quality of life　●日常生活活動（ADL）：activities of daily living

おむつ交換

監修
佐居 由美

おむつ交換とは，排泄物が付着したおむつを新しいものに取り換えることであり，陰部周辺の皮膚を清潔に保つために行われます．習慣化したおむつの着用により排泄行動をとる必要がなくなると，排泄機能はますます低下してしまいます．おむつ着用は必要最低限にとどめ，患者さんがおむつを着用せずに排泄を行える状態を目指しましょう．

おむつ着用の適応

- おむつの着用は次のような原因で失禁してしまう患者さんに対して適応となります．失禁〔病⑧p.304〕は患者さんの自尊心を傷つけるできごとであるため，常にその心情に配慮して援助を行う必要があります．

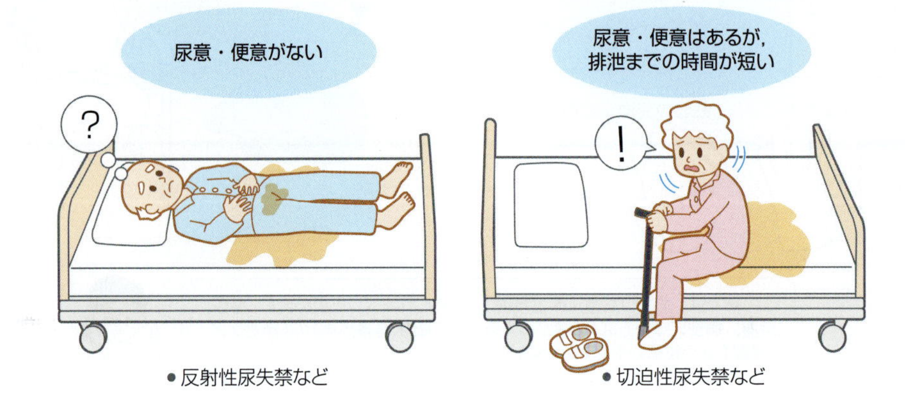

- 反射性尿失禁など
- 切迫性尿失禁など

用語

反射性尿失禁
膀胱に尿が貯留したときに，本人の意思とは無関係に，膀胱が収縮して生じる失禁．尿意を感じない．

切迫性尿失禁
膀胱に尿が貯留したときに，排尿を抑える機能が十分に働かずに生じる失禁．強い尿意を突然感じるが，耐え切れずに尿が流出する．

おむつとパッド

- おむつは下着と同様に陰部・殿部全体を覆い，排泄物を吸収します．一方パッドは，おむつや下着の内側に装着し，排泄物の吸収を補助します．
- おむつとパッドはそれぞれ単体で用いることもできますが，組み合わせて用いることが多いです．

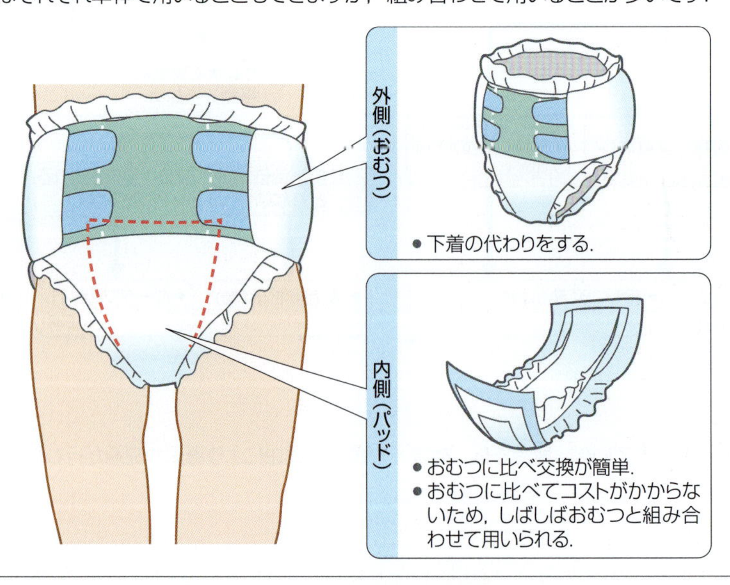

外側（おむつ）
- 下着の代わりをする．

内側（パッド）
- おむつに比べ交換が簡単．
- おむつに比べてコストがかからないため，しばしばおむつと組み合わせて用いられる．

おむつの種類

- おむつは使用する人の日常生活活動（ADL）に応じて，適切な種類を選択する必要があります．
- またウエストやヒップのサイズに応じて，おむつのサイズにはS～LLなどの種類があります．サイズが不適切だと，漏れや不快感などが生じるため，適切なサイズのものを選択することが重要です．

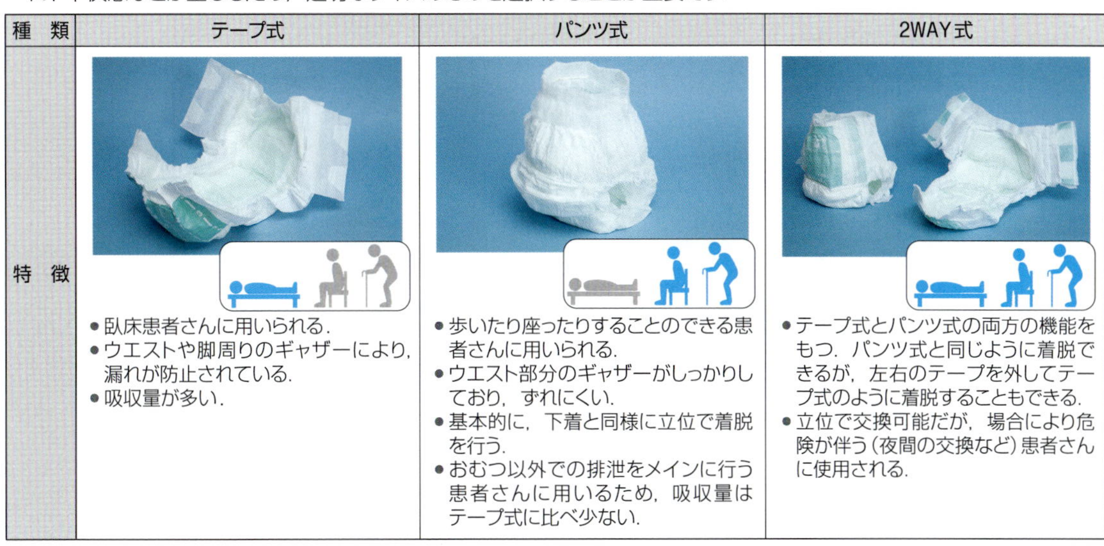

種　類	テープ式	パンツ式	2WAY式
特　徴	●臥床患者さんに用いられる． ●ウエストや脚周りのギャザーにより，漏れが防止されている． ●吸収量が多い．	●歩いたり座ったりすることのできる患者さんに用いられる． ●ウエスト部分のギャザーがしっかりしており，ずれにくい． ●基本的に，下着と同様に立位で着脱を行う． ●おむつ以外での排泄をメインに行う患者さんに用いるため，吸収量はテープ式に比べ少ない．	●テープ式とパンツ式の両方の機能をもつ．パンツ式と同じように着脱できるが，左右のテープを外してテープ式のように着脱することもできる． ●立位で交換可能だが，場合により危険が伴う（夜間の交換など）患者さんに使用される．

- その他にフラットタイプのおむつも存在し，下痢などでおむつから便が漏れる場合に，患者さんの殿部・腰部の下に敷いて使用できます．

パッドの種類

- パッドも，目的や排泄量に応じて適切なものを選択する必要があります．次に主な種類を示します．

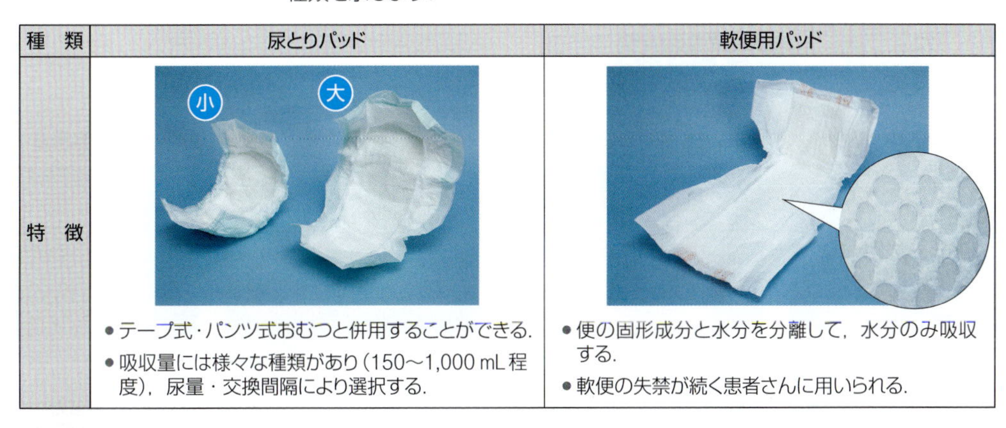

種　類	尿とりパッド	軟便用パッド
特　徴	●テープ式・パンツ式おむつと併用することができる． ●吸収量には様々な種類があり（150～1,000 mL程度），尿量・交換間隔により選択する．	●便の固形成分と水分を分離して，水分のみ吸収する． ●軟便の失禁が続く患者さんに用いられる．

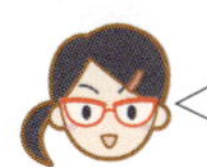

尿とりパッドと軟便用パッドには次のような構造の違いがあります．尿とりパッドでは，便は表面シートで目詰まりを起こしやすいですが，軟便用パッドでは便は表面シートを通過し，固形成分がろ過シートで分離され，水分が吸収体で吸収されます．

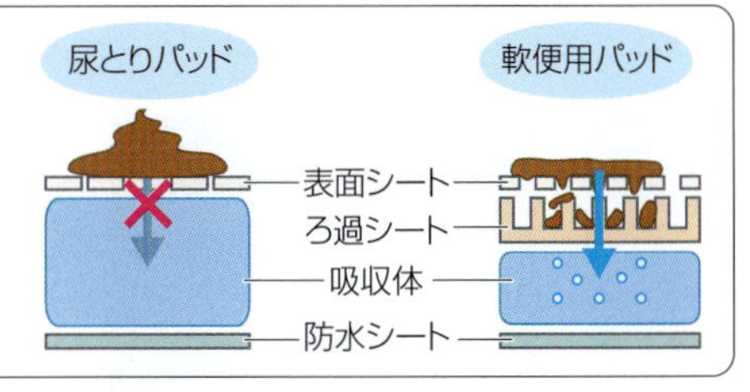

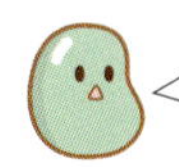

豆知識

他に，軽失禁パッドというものがあります．これは吸収量が尿とりパッドに比べて少なく（～120 mL程度），尿失禁がごく軽度の人に用いられます．普段履いている下着に直接あてて用いることができ，見た目を気にせずに装着できます．

●日常生活活動（ADL）：activities of daily living

おむつ関連トラブル

● おむつ内の排泄物を放置しておくと，次のようなトラブルを引き起こす可能性があります．適切なタイミングでのおむつ交換と，十分な清拭・洗浄，乾燥で皮膚の清潔を保つようにこころがけましょう．

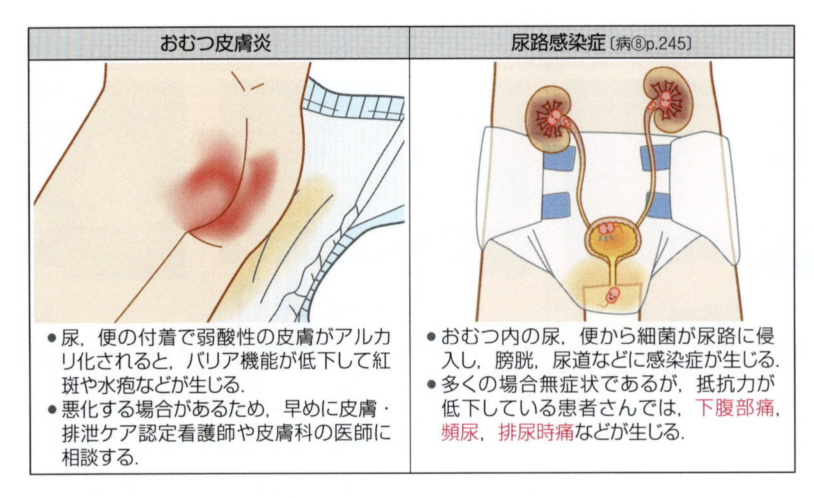

おむつ皮膚炎	尿路感染症〔病⑧p.245〕
● 尿，便の付着で弱酸性の皮膚がアルカリ化されると，バリア機能が低下して紅斑や水疱などが生じる． ● 悪化する場合があるため，早めに皮膚・排泄ケア認定看護師や皮膚科の医師に相談する．	● おむつ内の尿，便から細菌が尿路に侵入し，膀胱，尿道などに感染症が生じる． ● 多くの場合無症状であるが，抵抗力が低下している患者さんでは，下腹部痛，頻尿，排尿時痛などが生じる．

● むれや尿・便による皮膚の湿潤は，褥瘡を悪化させる要因にもなるので注意しましょう．

必要物品 おむつ交換

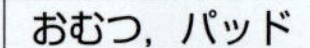

おむつ，パッド

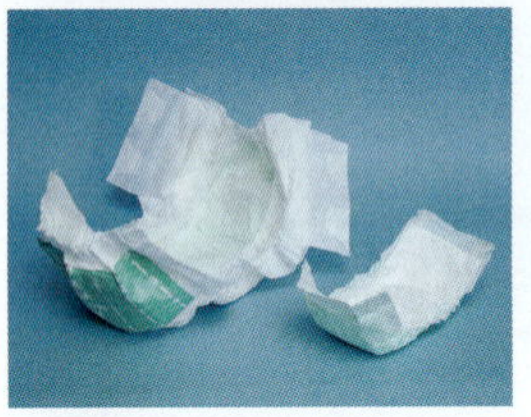

● 患者さんのADLや体格，排泄物の性状などに応じて選択する．

掛けもの

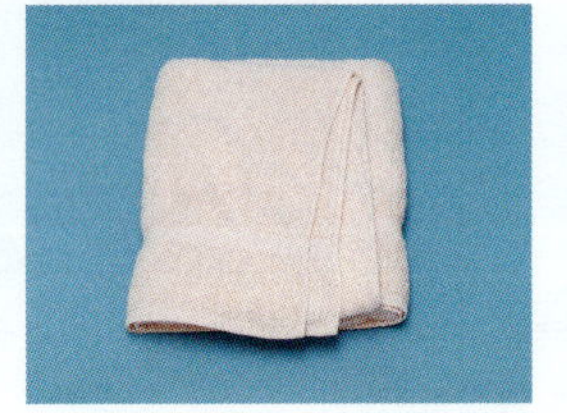

● 保温，羞恥心への配慮のためにタオルケットやバスタオルなどを用いる．

個人防護具

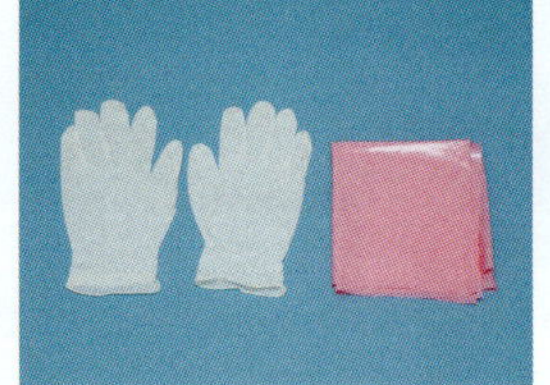

● 手袋とエプロンを用いる．

清拭用品

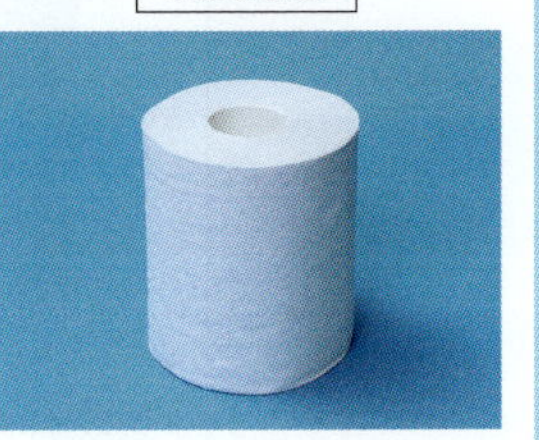

● トイレットペーパー，温かく湿らせた不織布ガーゼなどを，汚れ具合に応じて用いる．

廃棄物入れ

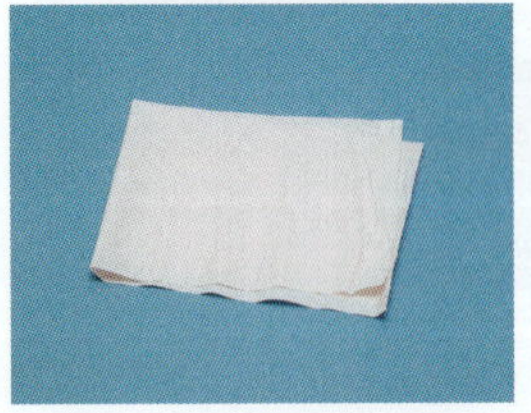

● ビニール袋などを用いる．

手指清拭物品

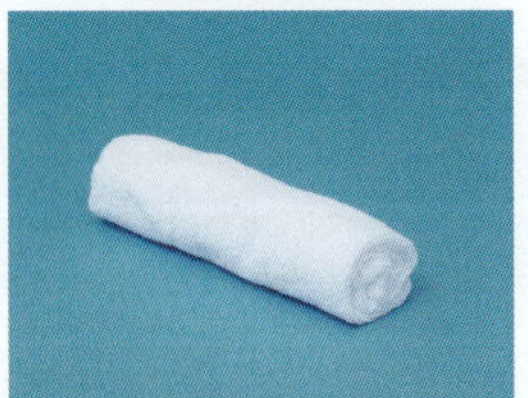

● おしぼりなどの清拭用品，または手浴用物品〔p.170〕をおむつ交換後に用いる．

● その他，必要に応じて処置用シーツを準備しましょう．

●日常生活活動（ADL）：activities of daily living

手順 おむつ交換（女性）

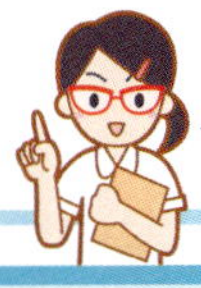

ここではテープ式おむつの交換方法を示します．

1 準備をする

❶ 必要物品を準備する．

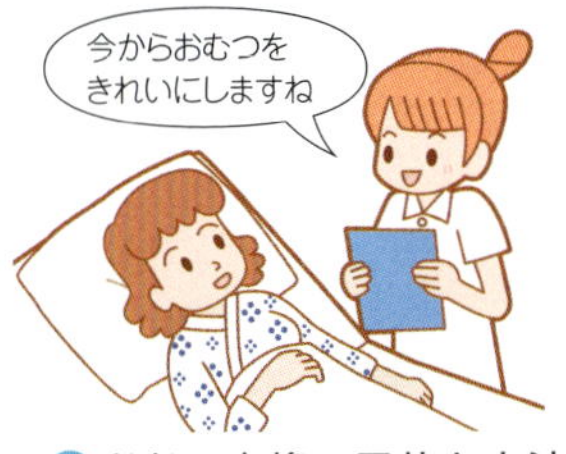

❷ おむつ交換の目的と方法を説明し，同意を得る．

ポイント

臭気などにも配慮し，可能であれば食事時間や面会時間中の実施は避けましょう．

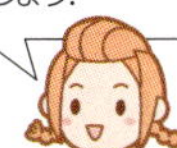

2 環境を整備する

- 室温が24±2℃であることを確認する．
- カーテンやスクリーンを使い患者さんを周囲から見えないようにし，羞恥心に配慮する．
- オーバーテーブルや床頭台などをベッドから離し，作業スペースを確保する．
- ストッパーを確認し，ベッドを看護師の腰の高さに調整する．
- 物品ののったワゴンを，ケア中に患者さんが死角に入らない位置，かつ動線が短くなるようにベッドサイドに配置する．
- 掛けぶとんをタオルケットやバスタオルにかけ替える．

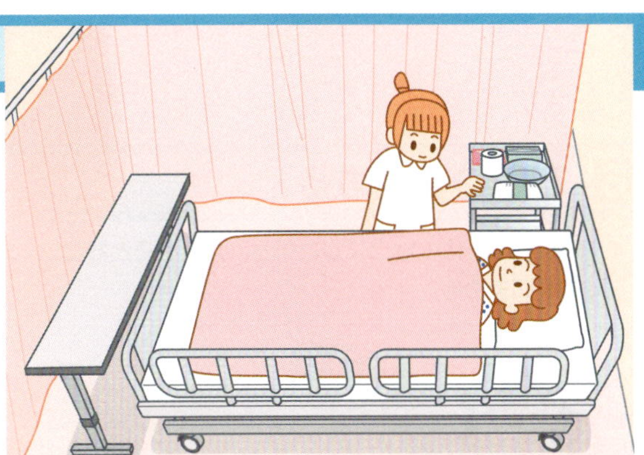

3 新しいおむつを準備する

- 個人防護具を装着する．
- 新しいおむつを伸ばし，ギャザーを立てる*．

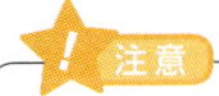

* なぜなら 漏れを防止するためです．

- 女性の場合は，パッドを同様に伸ばし，おむつの上に重ねる．
- 新しいおむつを，患者さんの足元で看護師の手が届くところにおく．

注意

たとえ新しいおむつであっても，患者さんの枕元や食事を行うオーバーテーブルなどに置かないようにしましょう．患者さんが不快に感じる可能性があります．

ギャザーを立てる

4 患者さんの準備をする

- 掛けものをめくり，患者さんの寝衣の裾を広げる．

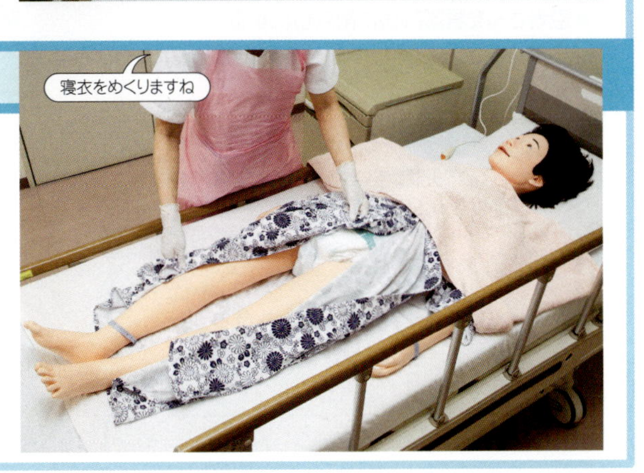

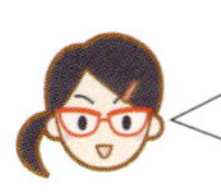

手技のコツ

排泄物が多く，おむつ交換中に寝衣やベッドを汚してしまうおそれがある場合には処置用シーツを敷きましょう．また，寝衣に汚染が認められるときなど，必要に応じて寝衣交換〔p.195〕も行いましょう．

5 おむつを広げる

- おむつのテープを外して大腿の間に広げる．パッドも同様に広げる．
- 排泄物の量・性状を確認する．排泄量が多く，陰部の汚染が強い場合など，必要に応じて陰部洗浄〔p.175〕を行う．
- トイレットペーパーなどで陰部を押さえ拭きし，水分を取り除く．

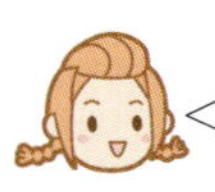

ポイント
尿道口から肛門部に向かって洗浄・清拭しましょう．肛門周囲が最も強く汚染されています〔p.175〕．

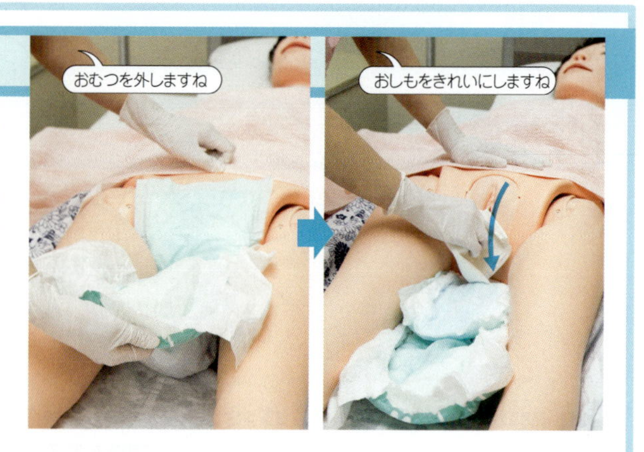

6 おむつを丸める

- 排泄物が漏れないようにしながら，パッドごとおむつを内側に丸める．

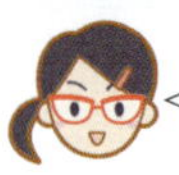

手技のコツ
この時点でおむつを身体の下に押し込んでおくと，側臥位にした際におむつが簡単に引き抜けます．

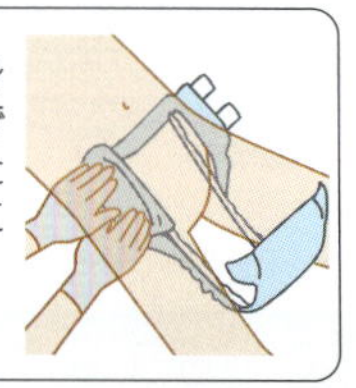

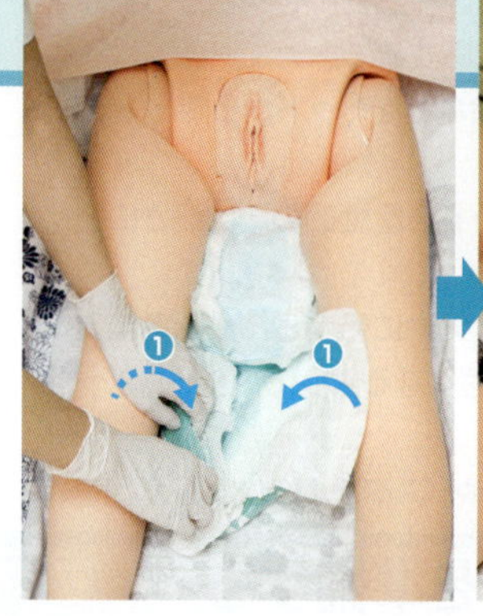

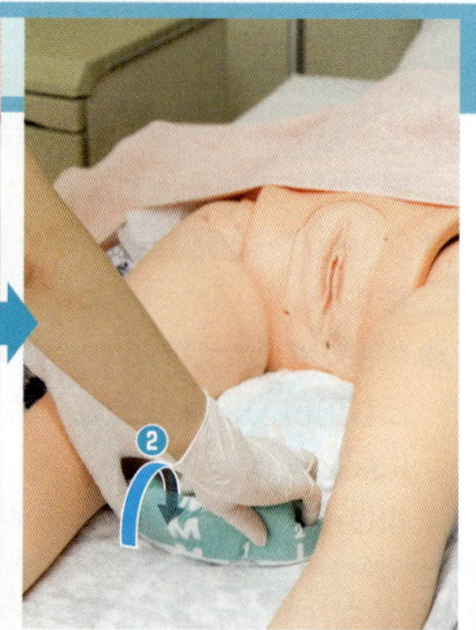

7 清拭する

- 看護師は手袋を交換する．

ポイント
汚れた手袋で患者さんの身体やベッドに触れることのないように，手袋は適切なタイミングで交換しましょう．

- 患者さんを看護師側に側臥位にする．
- 皮膚の状態を観察し，殿部や肛門部周辺などの汚染部分を清拭する．

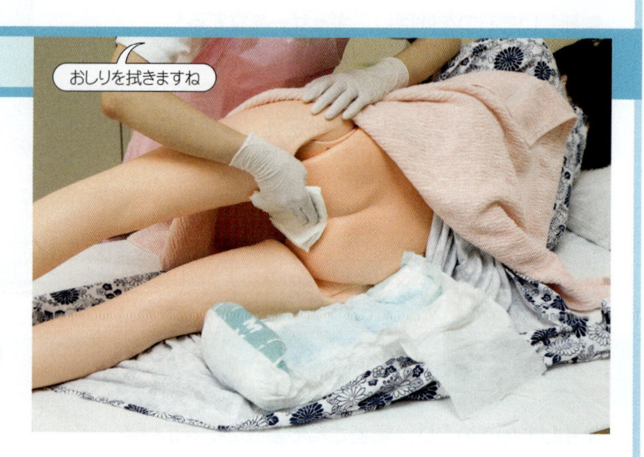

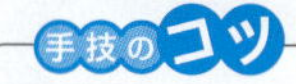

手技のコツ
清拭中などに失禁してしまう可能性のある患者さんには，あらかじめ次のような準備をしておきましょう．

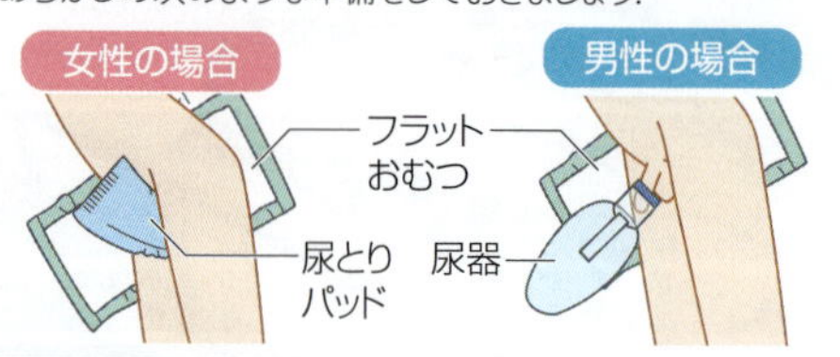

8 汚れたおむつを取り除く

- おむつを排泄物が漏れないように気をつけながら丸めて取り除き，すばやくビニール袋などに廃棄する．
- 看護師は手袋を交換する．

注意
取り除いたおむつを床や，ベッド上に直接置かないようにしましょう．

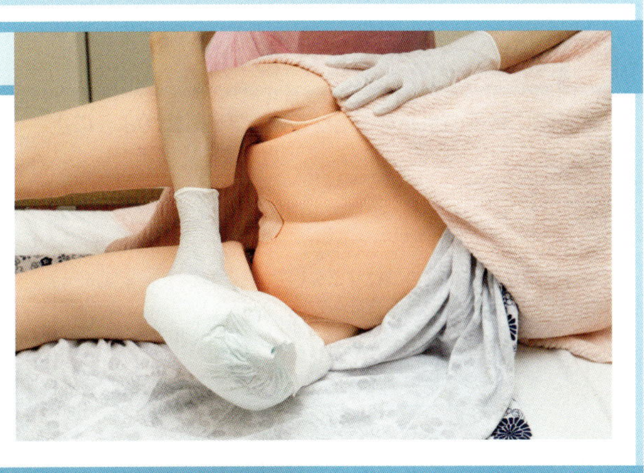

9 殿部に新しいおむつを当てる

- 尿とりパッドが殿部を十分覆うように調整し*，新しいおむつを当てる．このとき，おむつの中心が身体の中心に合うようにする．

* なぜなら 女性の場合は背部に尿がまわりやすく，殿部まで覆うことで漏れを防ぐことができるためです．

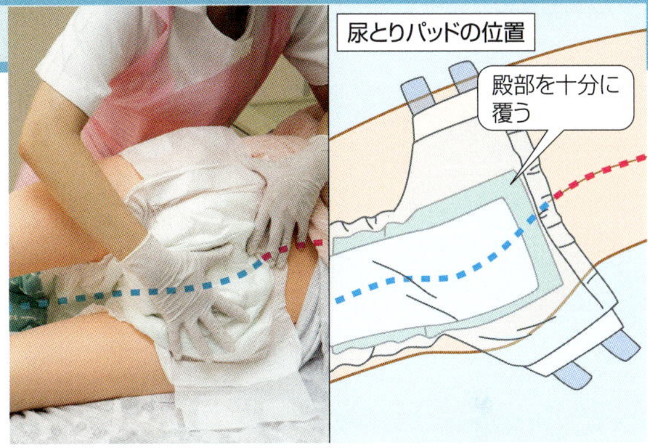

10 患者さんを仰臥位に戻す

- おむつを当てたまま患者さんを仰臥位に戻す．
- おむつの手前側を引き出して整える．

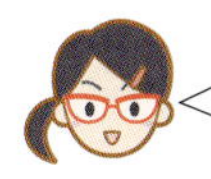

手技のコツ
おむつを引き出しにくいときは，殿部を少し挙上してもらうか，反対側に側臥位になってもらうと簡単に引き出せます．

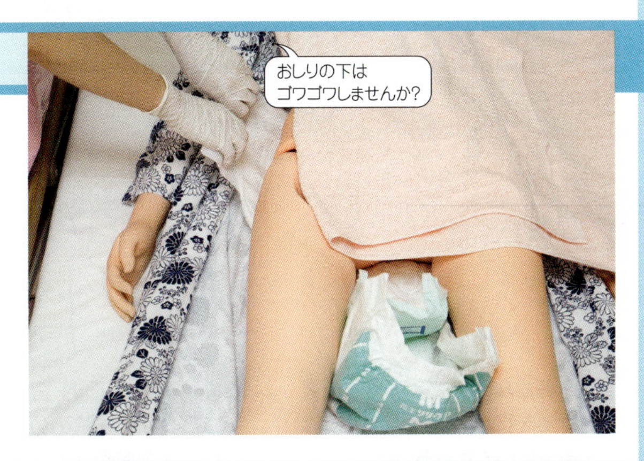

11 パッド・おむつを陰部に当てる

- 尿とりパッドを陰部や股関節とぴったりと沿うように*当てる．

* なぜなら ぴったりと合わせることで漏れ防止につながるためです．

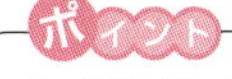

ポイント
サイドにギャザーの付いた尿とりパッドを用いる場合は，ギャザーが外側に開くように当てましょう．ぴったりと沿いやすくなります．

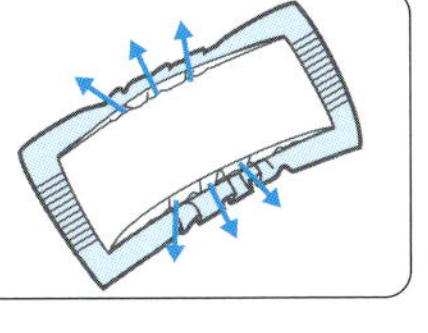

- おむつも尿とりパッドと同様に，陰部や股関節とぴったりと沿うように当てる．

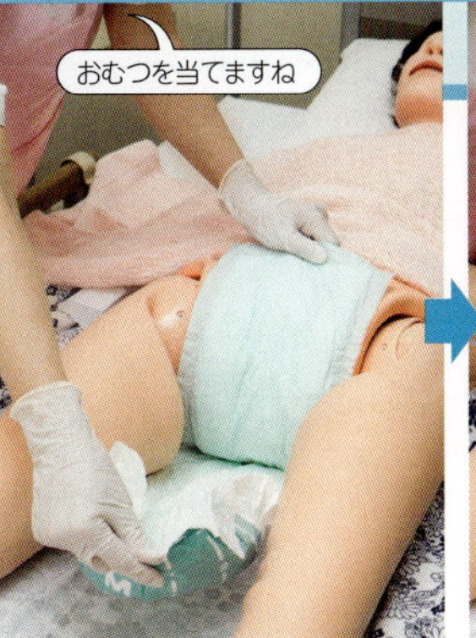

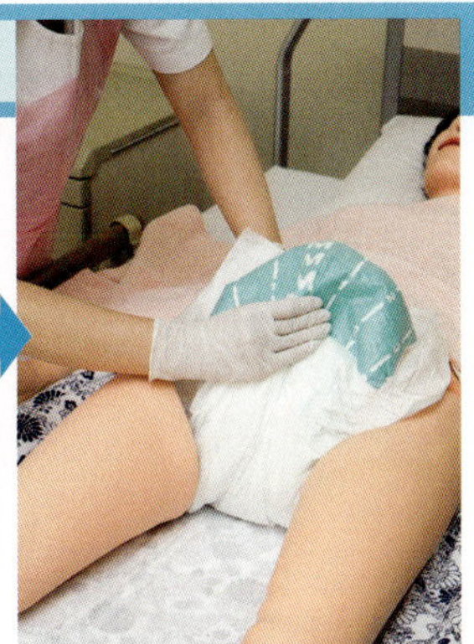

12 おむつを固定する

- 腹部に若干の余裕をもたせてテープを写真のように止める.

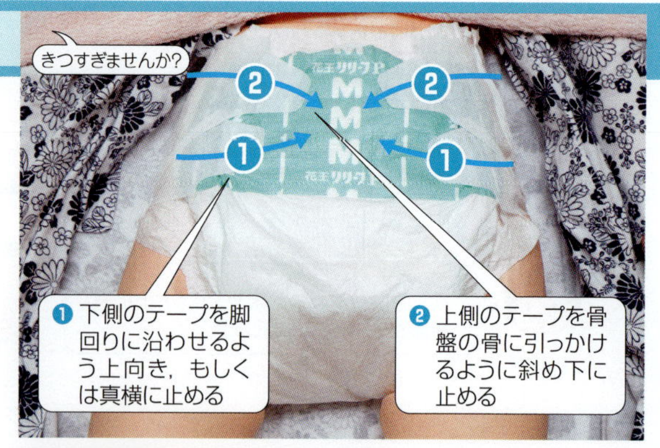

注意

股関節を強く締めつけすぎないようにしましょう．患者さんの股関節の動きを阻害してしまいます．また，圧迫により皮膚障害を起こすこともあります.

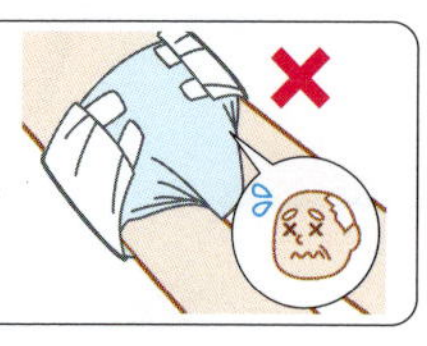

- 股関節部の立体ギャザーを，指で外側に全て出す.

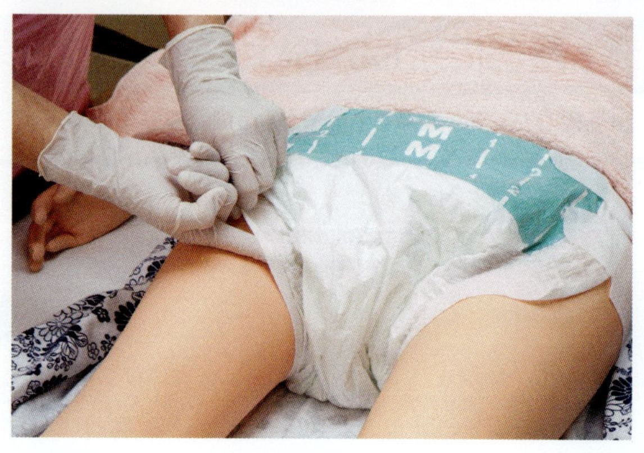

13 終わりに

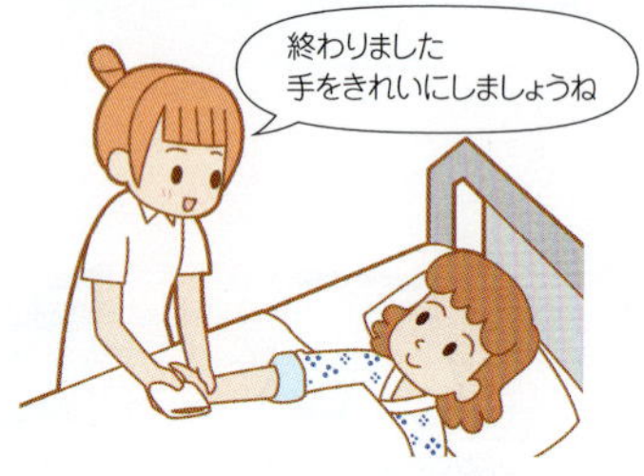

❶ 患者さんの寝衣，寝具を整え手浴を行う〔p.170〕，もしくは手を拭いてもらう.

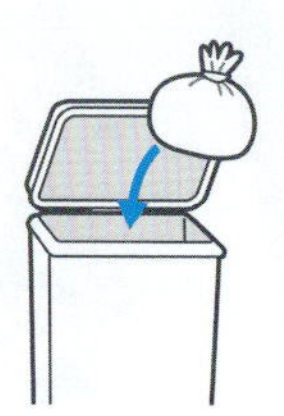

❷ 換気をして退室し，おむつなどは決められた方法で廃棄する.

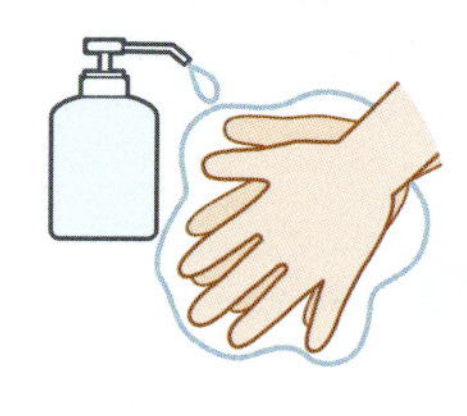

❸ 衛生学的手洗い〔p.15，16〕をする.

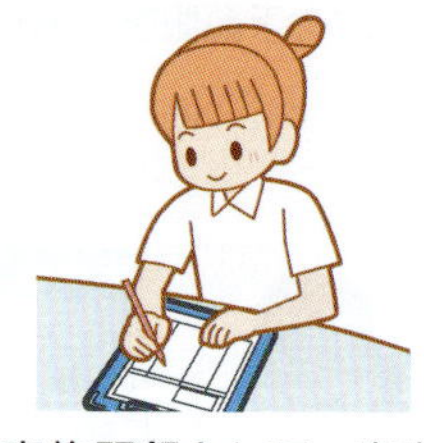

❹ 実施記録として，患者さんの状態・訴えや排泄物の量・性状などを記録する.

手順 おむつ交換（男性）

1 準備をする ～ 10 患者さんを仰臥位に戻す

- おむつ交換（女性）の手順 1 ～ 10 〔p.223～225〕と同様．

ポイント
男性の場合，尿とりパッドはおむつに重ねておく必要はありません（手順 11 参照）．

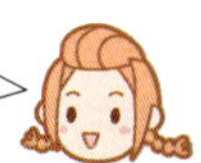

11 パッドを当てる

- 陰茎の下に写真のように尿とりパッドを当てる．

手技のコツ
パッドの幅に余裕がある場合，この時点で陰茎の先を覆うようにパッドの下側を折る工夫を加えると，パッドだけでさらにうまく尿を吸収することができます．

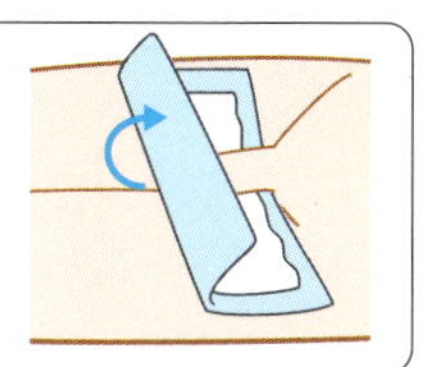

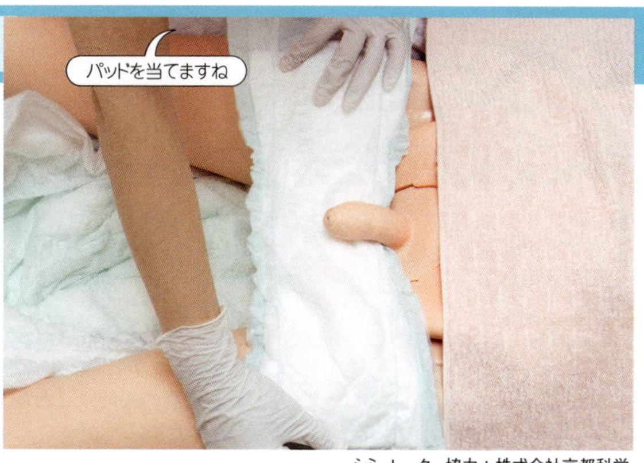

シミュレーター協力：株式会社京都科学

12 パッドで陰茎をくるむ

- 尿とりパッドで陰茎をくるむように折りたたみ*，上端をパッドの内側へ折り込む．

* なぜなら 男性の場合は陰茎周囲に尿が集中するためです．

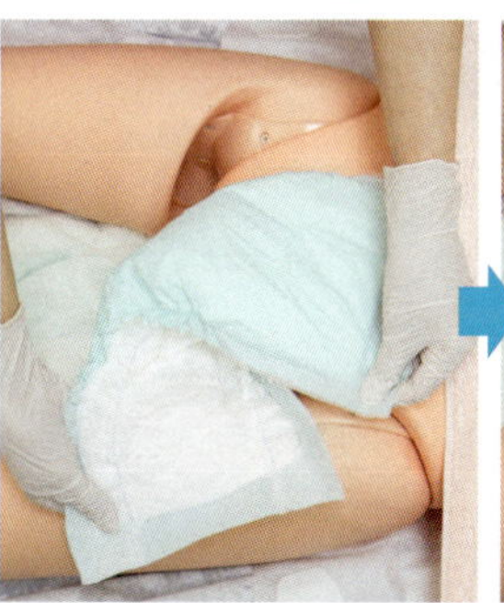

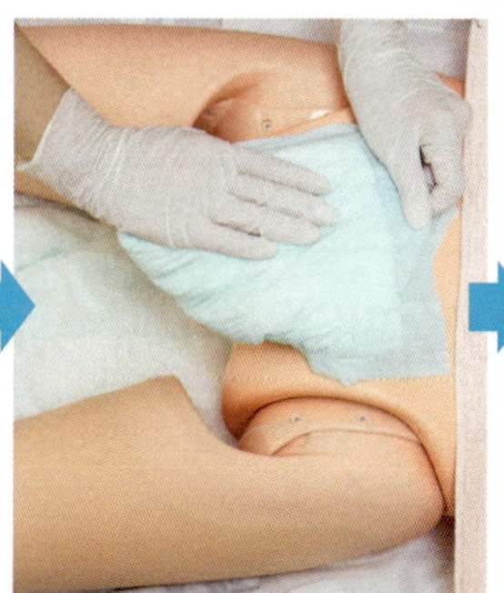

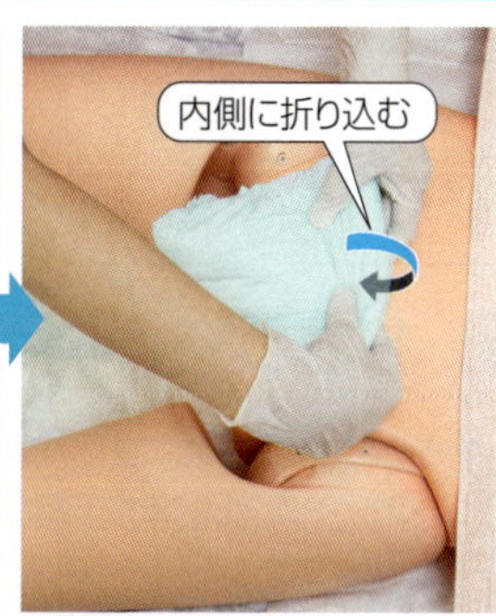

13 おむつを陰部に当てる

- おむつを陰部や股関節とぴったりと沿うように*当てる．

* なぜなら ぴったりと合わせることで漏れ防止につながるためです．

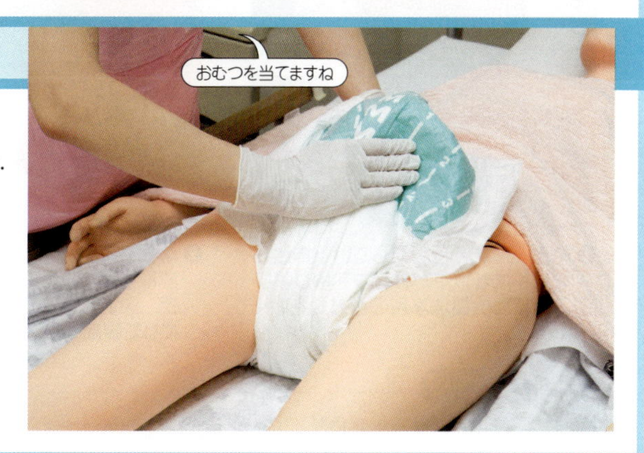

14 おむつを固定する ～ 15 終わりに

- おむつ交換（女性）の手順 12，13 〔p.226〕と同様．

パッドのみを交換する場合

- 軽度の尿失禁などではパッドのみを交換する場合があります．
- おむつとパッドを併用している患者さんにおいて，パッドのみを交換する方法は次のようになります．

女性の場合

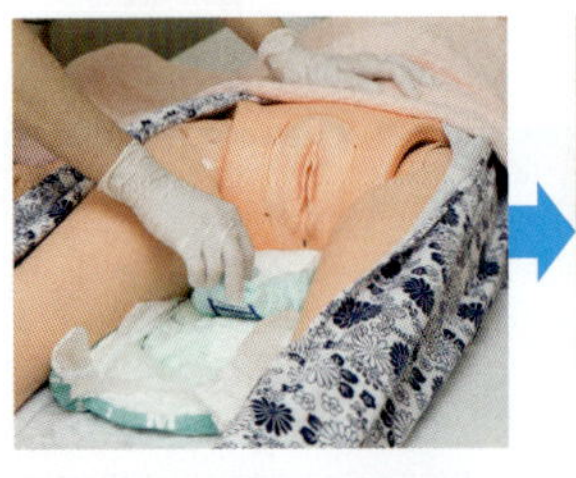

❶ おむつを外して陰部を押さえ拭きした後，パッドを内側に丸める．

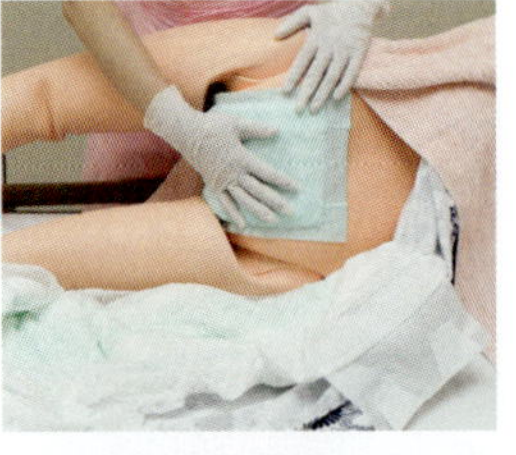

❷ 側臥位にして丸めたパッドを取り除き，殿部を十分に覆うように*，新しいパッドを当てる．

* なぜなら 女性の場合は背部に尿がまわりやすく，殿部まで覆うことで漏れを防ぐことができるためです．

男性の場合

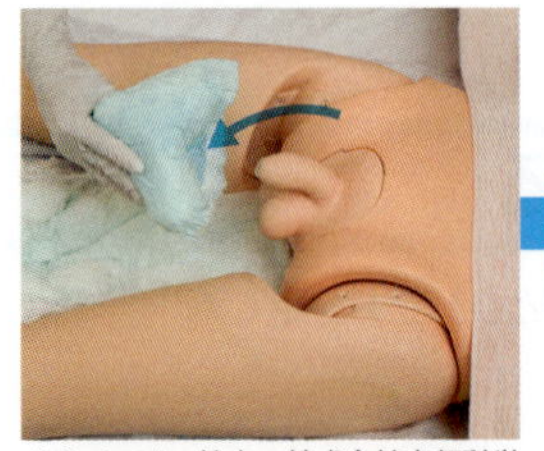

シミュレーター協力：株式会社京都科学

❶ おむつを外して，パッドを取り除き，陰部を押さえ拭きする．

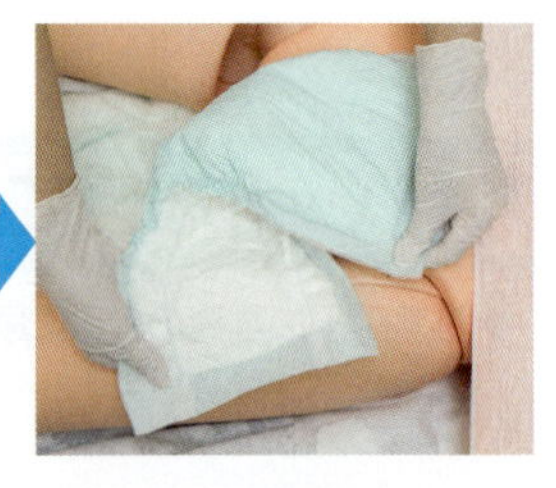

❷ パッドを，陰茎をくるむように**折りたたむ．

** なぜなら 男性の場合は陰茎周囲に尿が集中するためです．

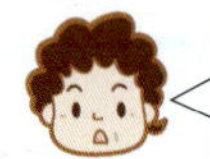

注意

おむつが汚染されていないという理由でパッド交換のみを繰り返さないようにしましょう．おむつは下着と同様に直接肌に触れているため，汗や皮膚の落屑（らくせつ）により徐々に汚染されていきます．1日に最低1回はおむつの交換を行いましょう．

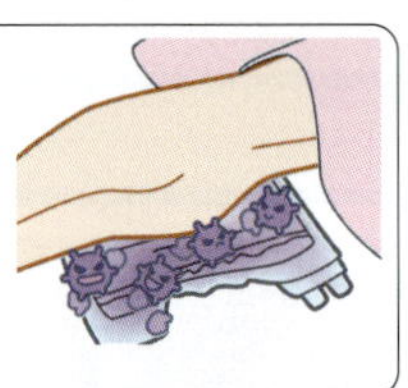

おむつ交換時の陰部洗浄

- おむつ交換の際に陰部洗浄を行う場合も，基本的には差し込み便器を用いた陰部洗浄〔p.175〕と同様です．次におむつを用いた陰部洗浄の手順を示します．

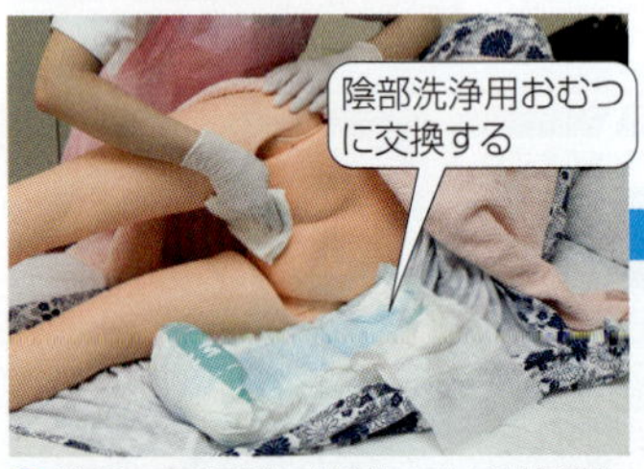

❶ 陰部・肛門部に付着している排泄物を軽く拭き取り，おむつを取り除いて新たに陰部洗浄用のおむつを敷く．

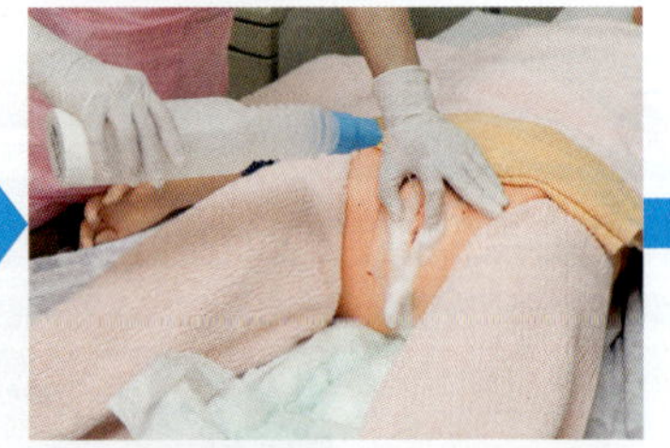

❷ 陰部洗浄を行い，水分を押さえ拭きで取り除く．汚染が広範囲の場合など，必要に応じて患者さんを側臥位にして腰部・殿部の洗浄を行う．

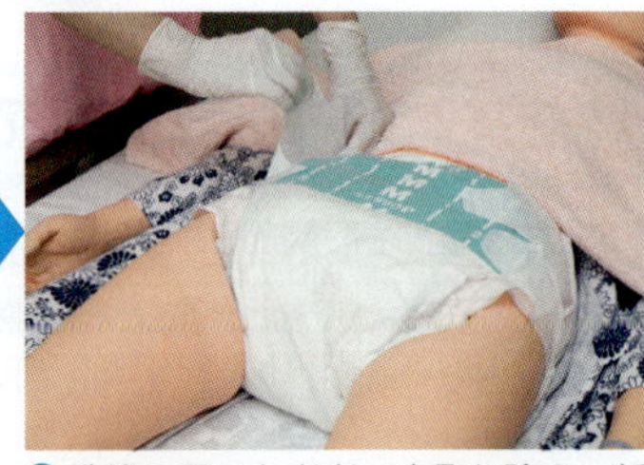

❸ 洗浄に用いたおむつを取り除き，新しいおむつを着用させる．

手技のコツ

おむつを広げた際に排泄物が少ない場合には，排泄物の付着していない部分を利用して，そのまま陰部洗浄を行うこともできます．

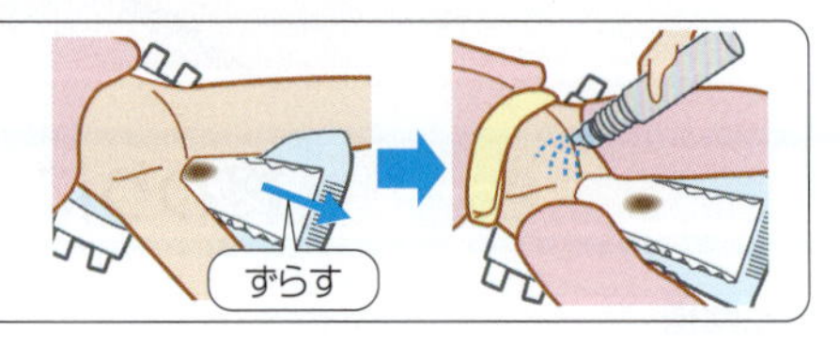

Step Up

より自立した排泄を目指して

- 不必要なおむつの着用は，患者さんの自尊心を傷つけたり，残存する排泄機能を低下させたりすることにつながります．
- 習慣的におむつ着用を続けるのではなく，「おむつを外すことはできないだろうか？」と常に疑問をもち，患者さんの排泄をより自立させることを目指しましょう．

おむつ外しの例

認知症のある場合

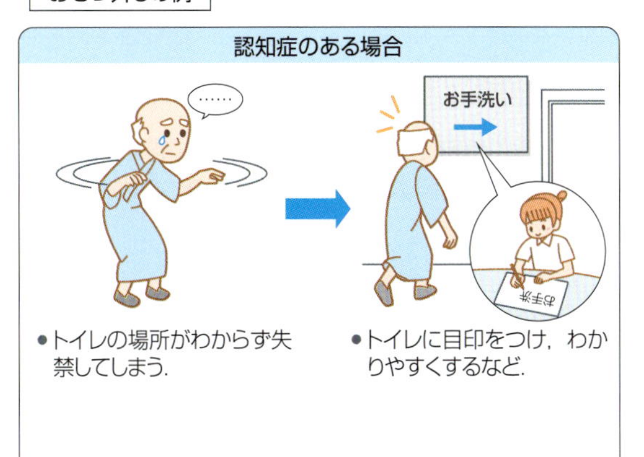

- トイレの場所がわからず失禁してしまう．
- トイレに目印をつけ，わかりやすくするなど．

トイレまでの移動が困難な場合

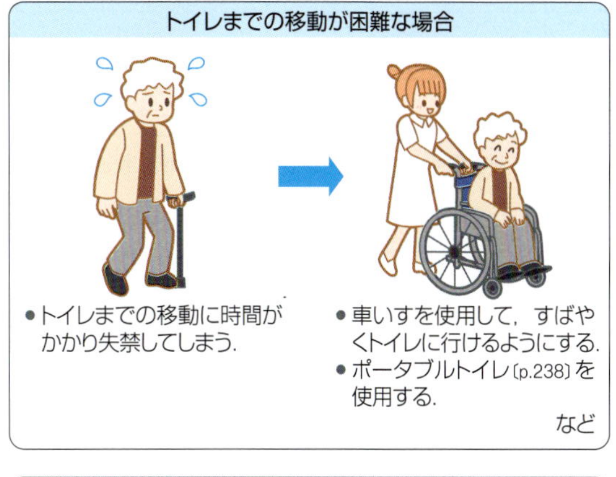

- トイレまでの移動に時間がかかり失禁してしまう．
- 車いすを使用して，すばやくトイレに行けるようにする．
- ポータブルトイレ〔p.238〕を使用する．

など

衣類の着脱が困難な場合

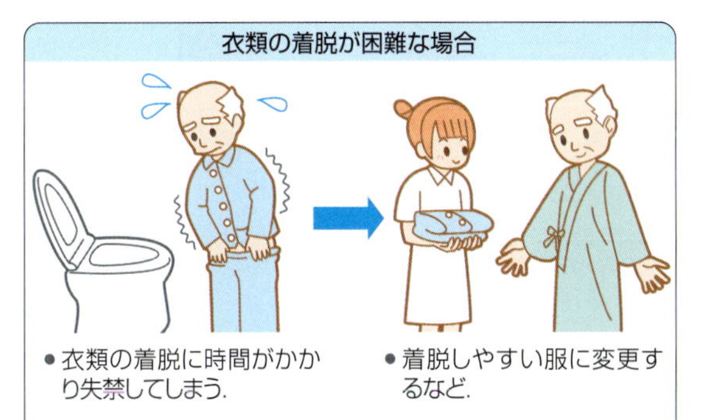

- 衣類の着脱に時間がかかり失禁してしまう．
- 着脱しやすい服に変更するなど．

尿意・便意があいまいな場合

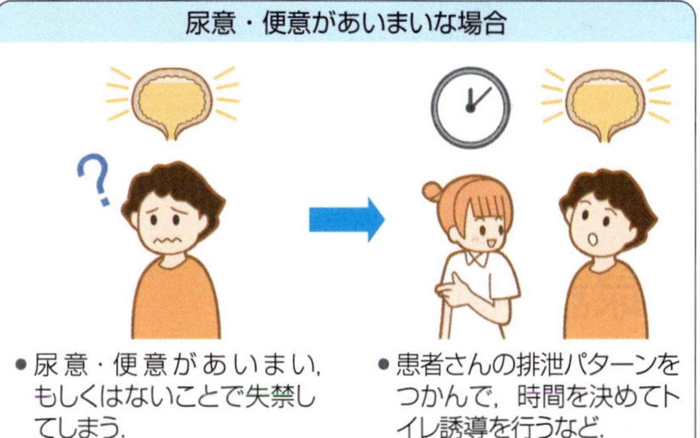

- 尿意・便意があいまい，もしくはないことで失禁してしまう．
- 患者さんの排泄パターンをつかんで，時間を決めてトイレ誘導を行うなど．

Column　おむつ使用証明書と医療費控除

医療費控除とは，1年間（1月1日～12月31日）に支払った医療費の合計が10万円を超えた場合，または，総所得金額の5%を超えた場合（総所得金額200万円未満の人）に確定申告をすることにより，税金の一部が還付，軽減される所得控除のことをいいます．この医療費には医師が必要と認めた大人用紙おむつ・尿とりパッドなどの購入費も含まれ，医療費控除の対象となります．

医療費控除は①『医療費控除の明細書』②医師が発行する『おむつ使用証明書』（紙おむつ使用を開始した日での発行）を確定申告とあわせて税務署に提出すると，医師が証明したおむつ使用開始日から適用されます．要介護認定を受けている場合，2年目以降の確定申告では『おむつ使用証明書』の代わりに，『市町村長が交付するおむつ使用の確認書等』を用いることができる場合があります．

医療情報科学研究所

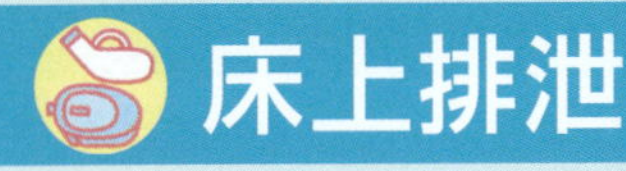

床上排泄

監修
佐居 由美

床上排泄とは，ベッド上で尿器や差し込み便器を用いて行う排泄のことを指します．患者さんに合わせて適切な器具を選択し，患者さんが羞恥心を感じることなくできるだけ快適に，また清潔に行うことが必要とされます．

尿器での排尿

目的と適応

- 床上排泄は尿意・便意はあるが，次のようにベッド上でしか排泄を行うことができない患者さんに対して適応となります．床上排泄を余儀なくされる患者さんの心情に配慮し，できるだけ気持ちよく排泄してもらえるように実施しましょう．

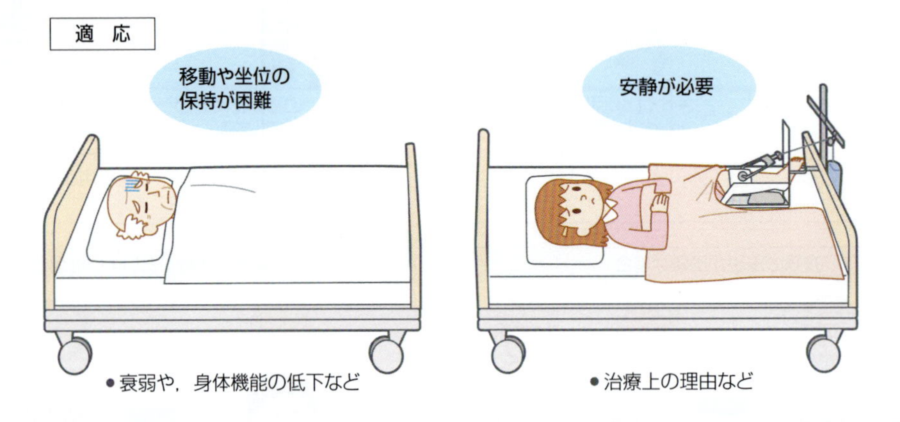

- 衰弱や，身体機能の低下など
- 治療上の理由など

尿器の種類

- 尿器にはそのタイプにいくつかの種類があり，男女の性差に合わせて尿の受け口（受尿部）の形状が異なっています．
- 男性には，一般的に「しびん」とよばれる手持ちタイプの尿器が多く使用されています．一方，女性では尿器より失敗しにくいという理由から差し込み便器〔p.234〕がよく選択されます．

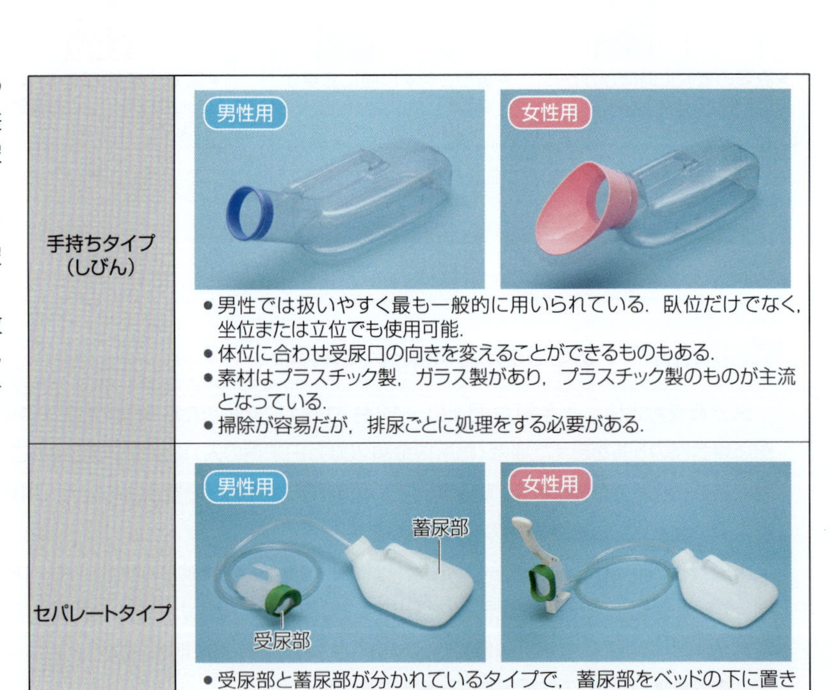

手持ちタイプ（しびん）	・男性では扱いやすく最も一般的に用いられている．臥位だけでなく，坐位または立位でも使用可能． ・体位に合わせ受尿口の向きを変えることができるものもある． ・素材はプラスチック製，ガラス製があり，プラスチック製のものが主流となっている． ・掃除が容易だが，排尿ごとに処理をする必要がある．
セパレートタイプ	・受尿部と蓄尿部が分かれているタイプで，蓄尿部をベッドの下に置き使用する．ベッド柵に受尿部をかけておくことで，いつでも使用が可能． ・一定量の尿を溜めることができるため，排尿ごとの処理は必要ないが，使用には多少の練習が必要となる．

必要物品　尿器での排尿

尿　器

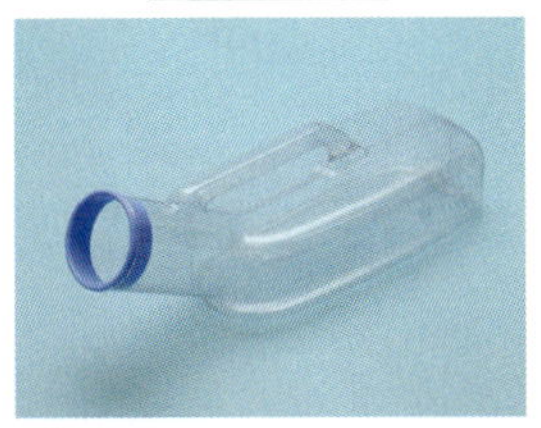

● 患者さんに合ったものを選ぶ.

尿器カバー

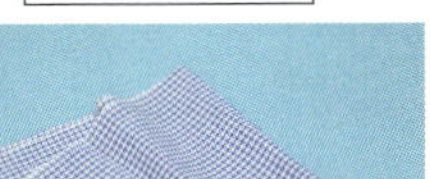

● 防臭，羞恥心への配慮のために用いる.

掛けもの

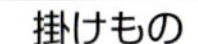

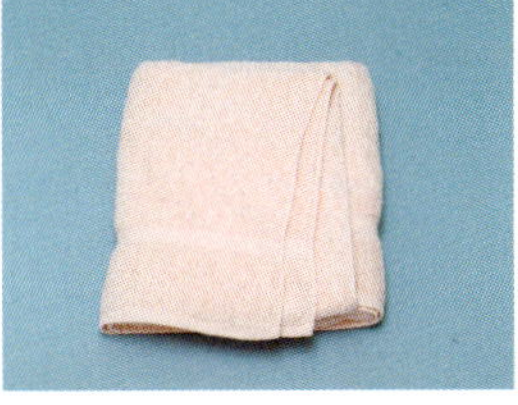

● 保温，羞恥心への配慮のためにタオルケットやバスタオルなどを用いる.

個人防護具

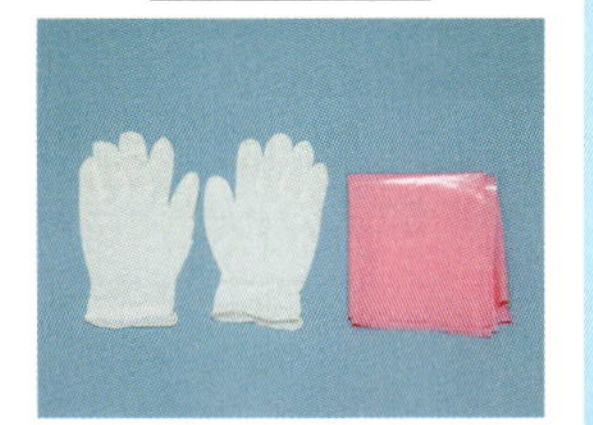

● 手袋とエプロンを用いる.

処置用シーツ

● ベッドの汚染を防ぐために用いる.

清拭用品

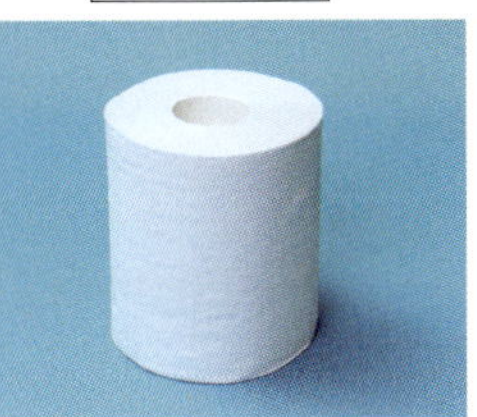

● トイレットペーパー，温かく湿らせた不織布ガーゼなどを，汚れ具合に応じて用いる.

廃棄物入れ

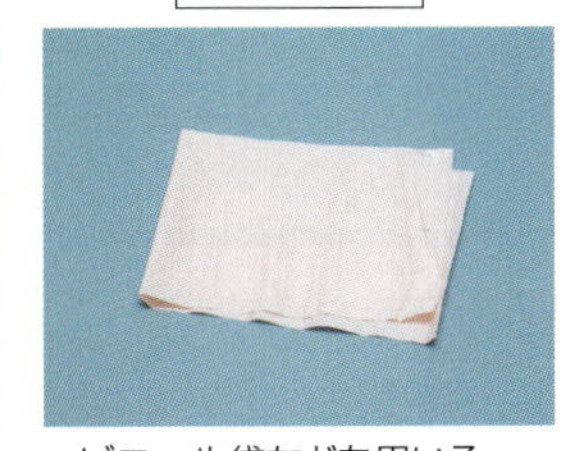

● ビニール袋などを用いる.

手指清拭物品

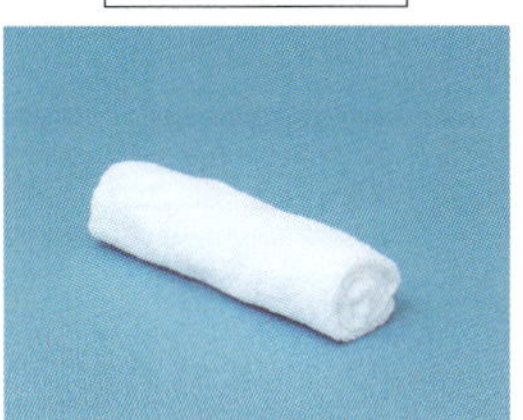

● おしぼりなどの清拭用品，または手浴用物品〔p.170〕を排泄後に用いる.

● その他，必要に応じて尿器固定用の砂のうを用意しましょう.

手順　尿器での排尿

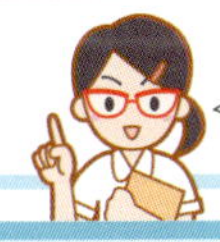

ここでは最も介助が必要な場合の手順を示します．原則として，可能な限り患者さん自身に行ってもらうようにしましょう.

1 準備をする

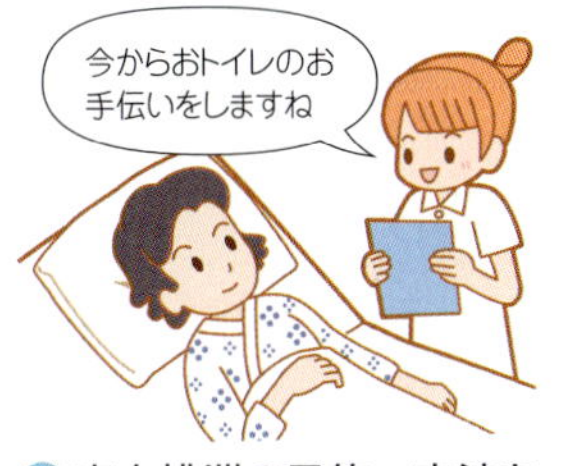

① 床上排泄の目的・方法を説明し，同意を得る.

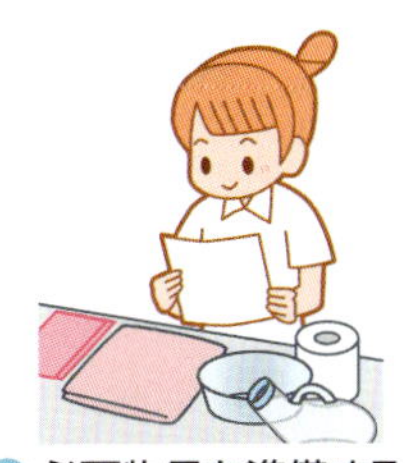

② 必要物品を準備する.

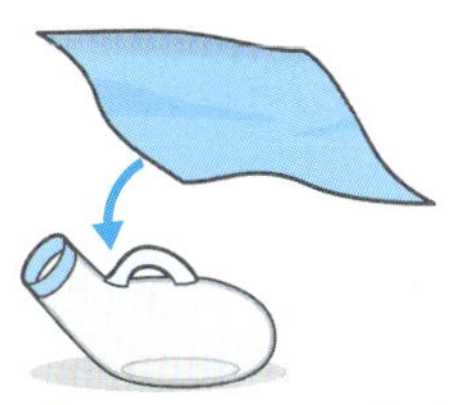

③ 尿器に尿器カバーをかける.

ポイント

患者さんの排泄パターンを把握し，可能であれば食事時間や面会時間に重ならないように，事前にケアを提案するのがよいでしょう.

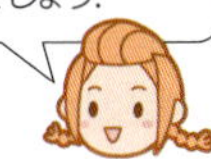

2 環境を整備する

● 室温が24±2℃であることを確認する.
● カーテンやスクリーンを使い患者さんを周囲から見えないようにし，羞恥心に配慮する.
● オーバーテーブルや床頭台などをベッドから離し，作業スペースを確保する.
● ストッパーを確認し，ベッドを看護師の腰の高さに調整する.
● 物品ののったワゴンを，ケア中に患者さんが死角に入らない位置，かつ動線が短くなるようにベッドサイドに配置する.
● 掛けぶとんをタオルケットやバスタオルにかけ替える.

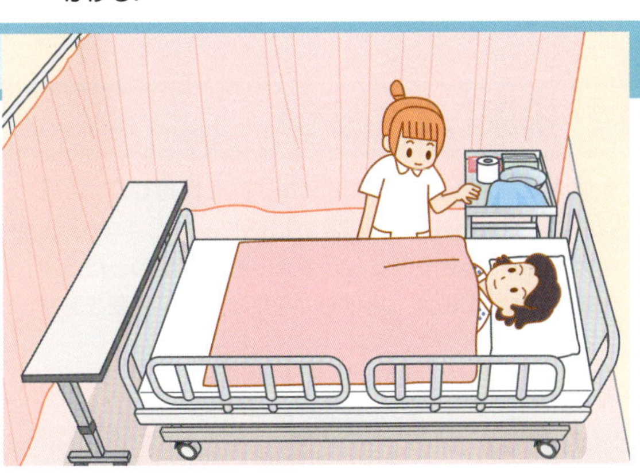

3 患者さんの準備をする

● 個人防護具を装着する．
● 掛けものをめくり，患者さんの寝衣の裾を広げ，殿部の下に処置用シーツを敷く．
● 患者さんの下着をおろす．

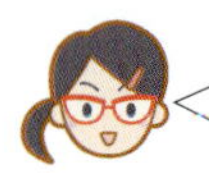

手技のコツ
羞恥心に配慮するためバスタオルなどを用い露出は最小限にしましょう．

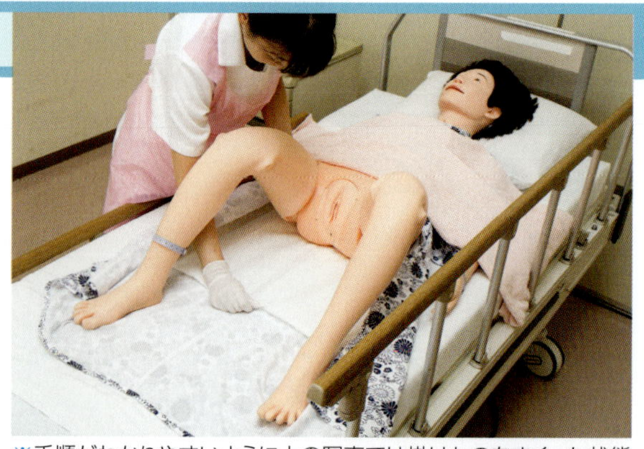

※手順がわかりやすいように上の写真では掛けものをまくった状態にしてありますが，実際は掛けもので覆われています．

4 尿器を当てる

男性の場合

● 陰茎を尿器に入れる．
● 尿器は患者さん自身に保持してもらう．できない場合は，砂のうで固定するか看護師が保持する．

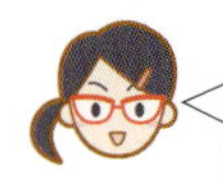

手技のコツ
男性の場合，患者さんの要望があれば側臥位で行っても構いません．

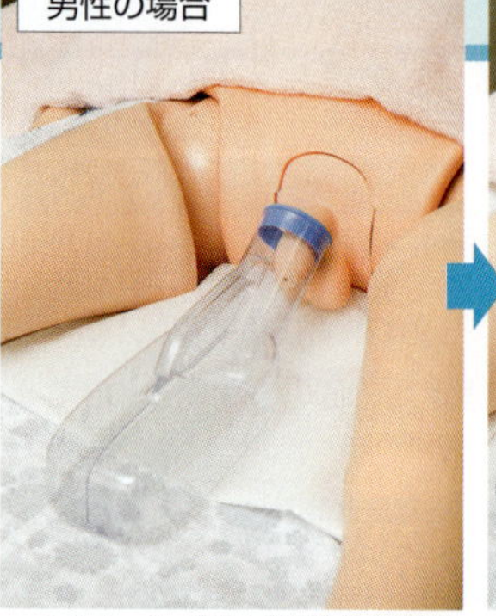

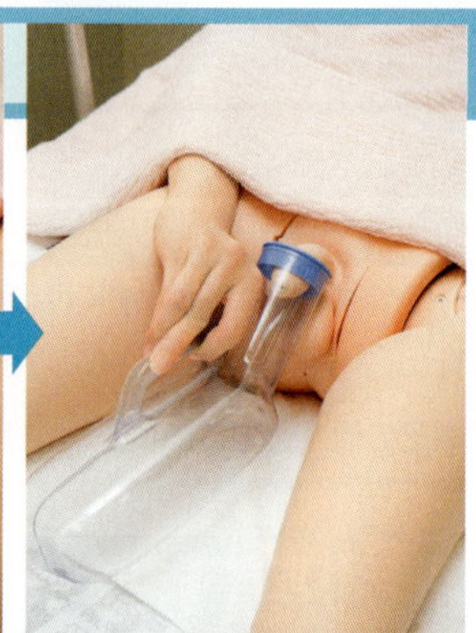

シミュレーター協力：株式会社京都科学

女性の場合

● 会陰部に尿器の受尿口の下側をしっかりと当てる．
● 縦に折った長めのトイレットペーパーを陰部に当て*，先端は尿器内に入るようにする．またトイレットペーパーの上端は患者さん自身に押さえてもらう．できない場合は看護師が保持する．

* なぜなら 尿が飛散するのを防ぐため，また排尿音を抑えるためです．

● 尿器は患者さん自身に保持してもらう．できない場合は，砂のうで固定するか看護師が保持する．

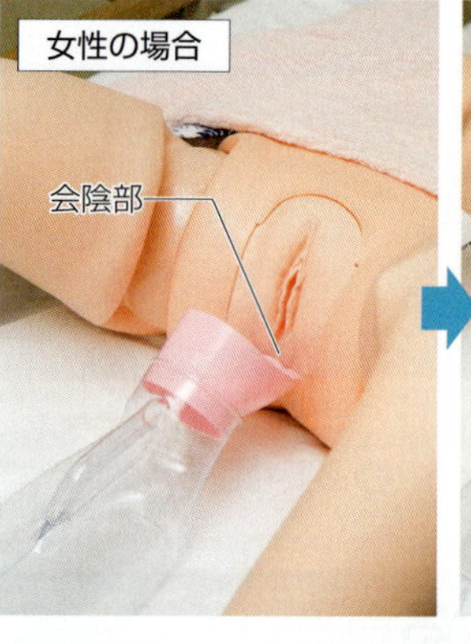

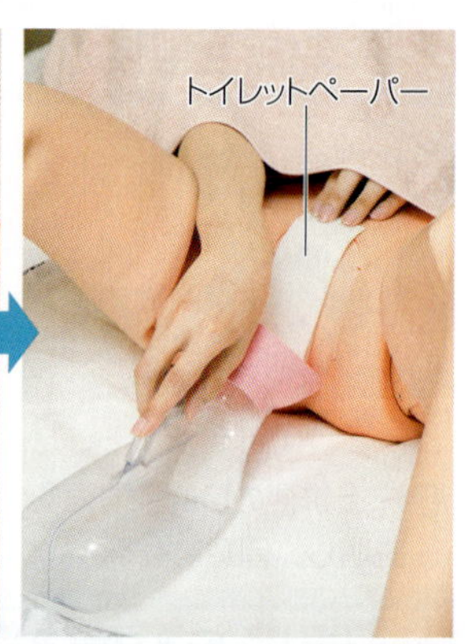

5 排尿してもらう

● 個人防護具を外す．看護師が尿器を保持している場合は，個人防護具はそのままでよい．
● ナースコールを患者さんの手元に置き，終わったら連絡するように伝え，掛けものをかけ，ベッド柵をあげて退室する*．

* なぜなら 患者さんの羞恥心に配慮するためです．

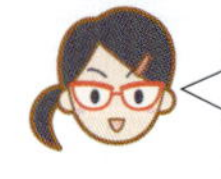

手技のコツ
夜間でなければテレビやラジオをつけるなど，消音の工夫をしましょう．

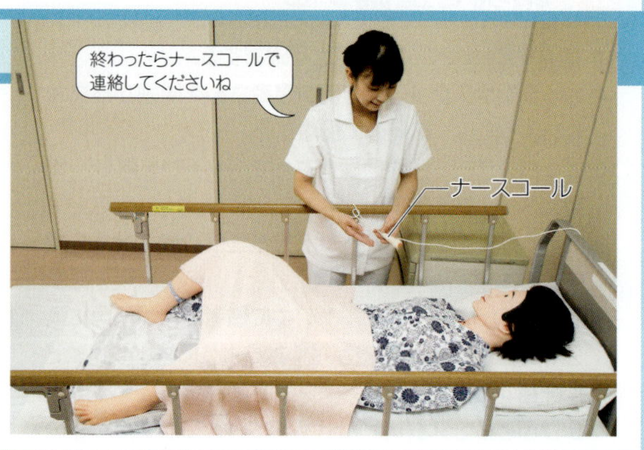

6 清拭する

男性の場合
おしもをきれいにしますね
女性の場合

● 個人防護具を装着する．

男性の場合

● 陰茎を持って尿器を取り外す．外尿道口周辺に残った尿をトイレットペーパーで押さえ拭きする．

女性の場合

● 尿器を取り外し，尿道口から肛門部に向かって*押さえ拭きする．尿が背部方向を汚染していないかも確認する．

* **なぜなら** 肛門周囲が最も強く汚染されているためです〔p.175〕．

厳密に尿量を測定する必要がない場合は，清拭に使ったトイレットペーパーは尿器の中に入れても構いません．

7 尿器を除去する

● 尿器にふたをしてワゴンの下段など所定の場所に置き，カバーをかける*．

* **なぜなら** 防臭のためと羞恥心に配慮するためです．

● 処置用シーツを取り除き，個人防護具を外し，手指消毒を行う．

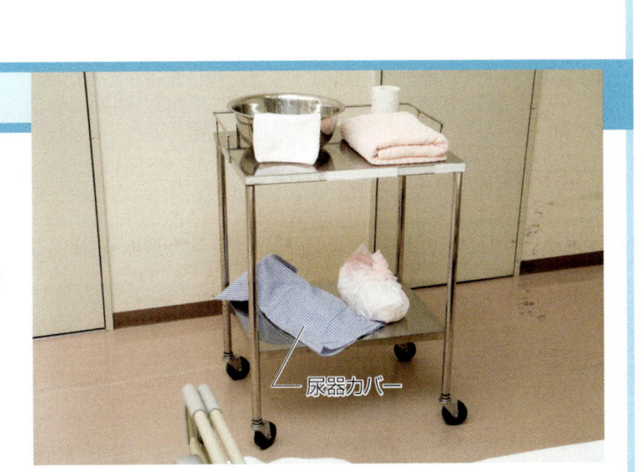

8 終わりに

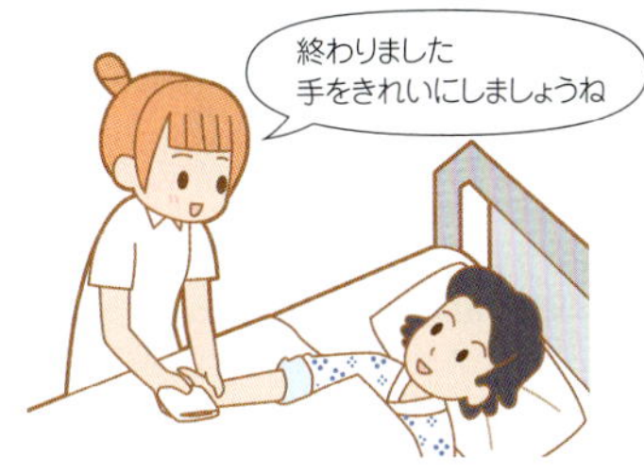

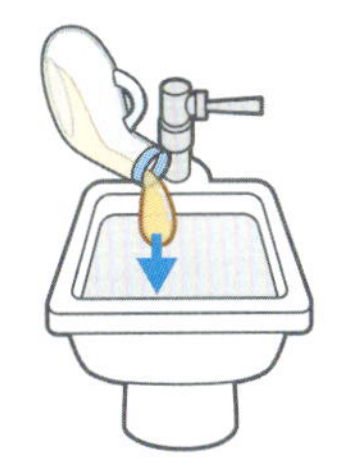

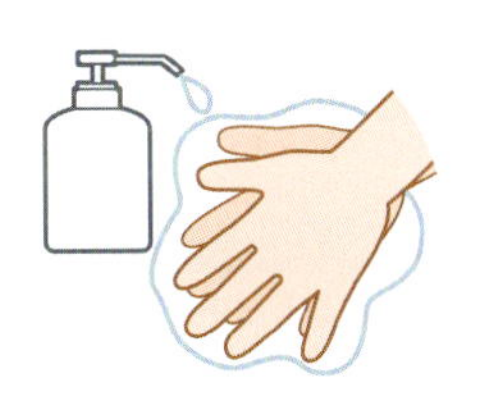

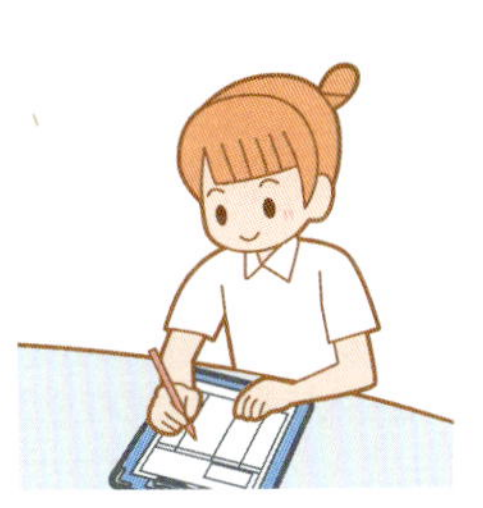

❶ 患者さんの寝衣，寝具を整え手浴を行う〔p.170〕，もしくは手を拭いてもらう．

❷ 換気をして退室し，尿器内の尿の量・性状を確認した後，決められた方法で廃棄する．

❸ 尿器を洗浄し，物品をもとの場所に戻す．その後衛生学的手洗い〔p.15，16〕をする．

❹ 実施記録として，患者さんの状態・訴えや尿の量・性状などを記録する．

● 差し込み便器での排便 ●

差し込み便器の種類

- 床上排泄に用いる便器の種類には次のようなものがあります.
- 便器によって容量や接触面積，厚みが異なります．患者さんの排泄量や体格，またどのくらい腰を上げることができるのかなどに合わせて適切なものを選択しましょう.

和式便器	洋式便器	和洋折衷型便器	ゴム製便器
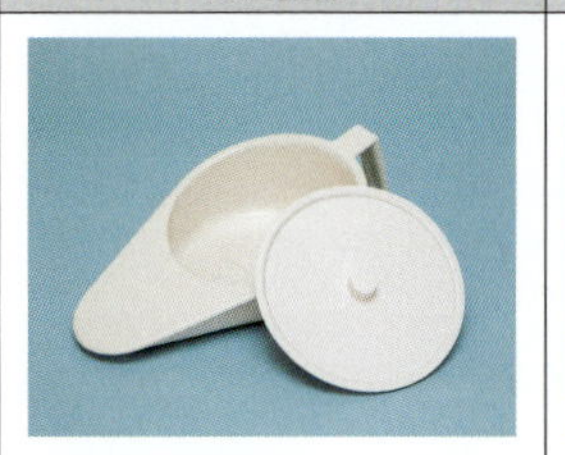	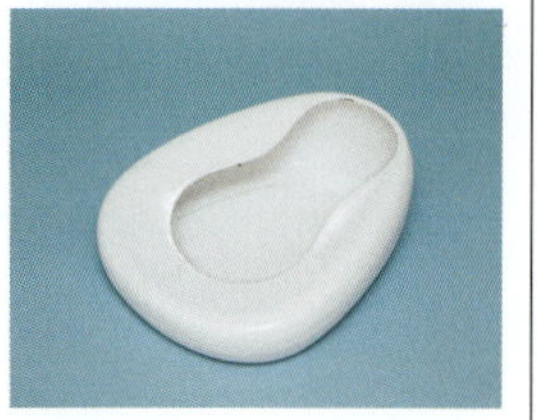	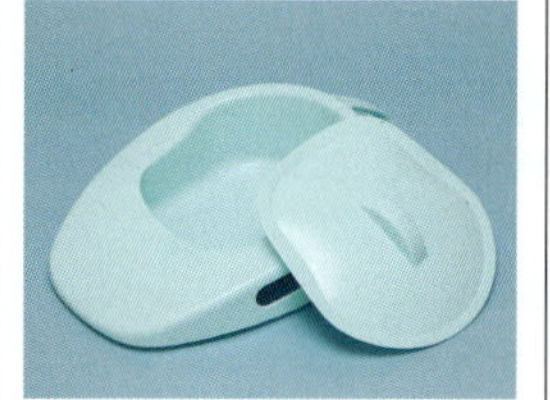	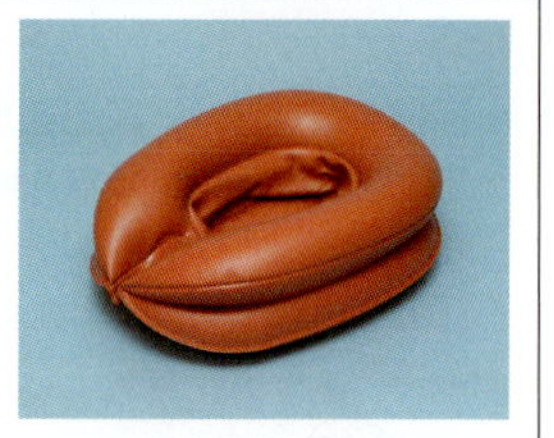
●傾斜がついており，厚みもあまりないので挿入しやすい. ●殿部を支える面積が狭いので不安定であり，特に大柄な人には適さない. ●容量が小さく，排泄量が多い場合には適さない. ●差し込む部分が長く，腰に当たることで痛みが発生する場合がある.	●殿部を支える面積が広いので安定しており，大柄な人にも適している. ●容量が大きく，排泄量が多くても対応できる. ●便器自体に厚みがあるため，腰を浮かせるのが困難な人には挿入が難しい.	●和式・洋式の長所をあわせもつ. ●挿入しやすく，適度に安定しており，ある程度の容量もある. ●和式便器の欠点を改善し，差し込む部分が短く，腰に負担がかからないようになっている.	●つぶれた状態で挿入し空気を入れて用いる. ●つぶれた状態で挿入できるので，腰が上げられない患者さんなどでも挿入できる. ●素材がやわらかく，圧迫も弱いので，仙骨に褥瘡がある患者さんなどに適している. ●患者さんの動きにより便器自体が変形するので不安定である.

※比較しやすくするために差し込み便器のクッション類は取り除いています.

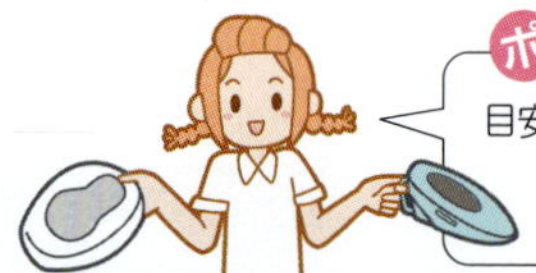

ポイント

目安として，和式便器は小柄，排泄量が少ない，腰があまり上がらない人
洋式便器は大柄，排泄量が多い，腰を十分に上げることのできる人
和洋折衷型便器はその中間の人に適しています.

必要物品 差し込み便器での排便

差し込み便器

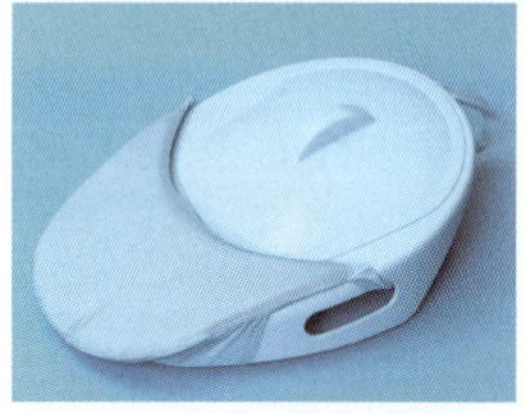

●患者さんに合ったものを選ぶ.

便器カバー

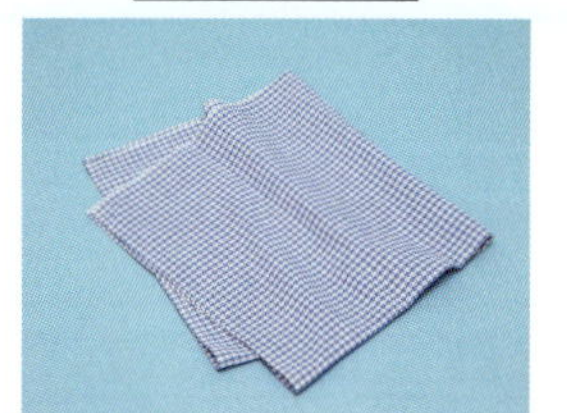

●防臭，羞恥心への配慮のために用いる.

掛けもの

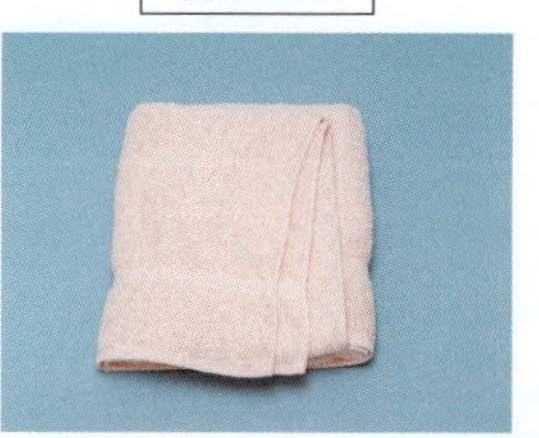

●保温，羞恥心への配慮のためにタオルケットやバスタオルなどを用いる.

個人防護具

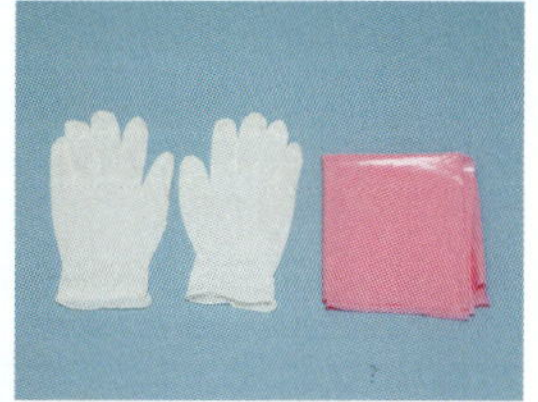

●手袋とエプロンを用いる.

処置用シーツ

●ベッドの汚染を防ぐために用いる.

清拭用品

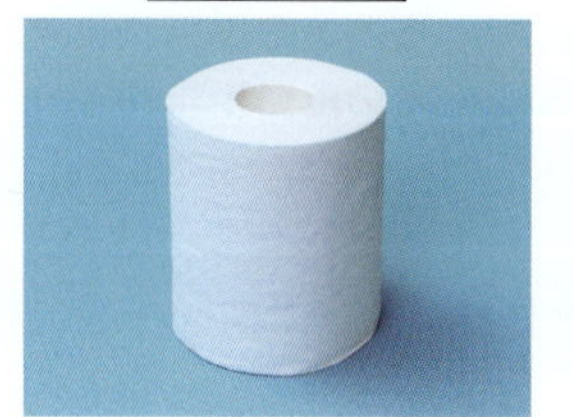

●トイレットペーパー，温かく湿らせた不織布ガーゼなどを，汚れ具合に応じて用いる.

廃棄物入れ

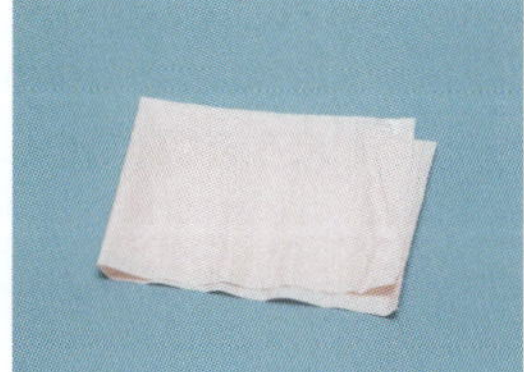

●ビニール袋などを用いる.

手指清拭物品

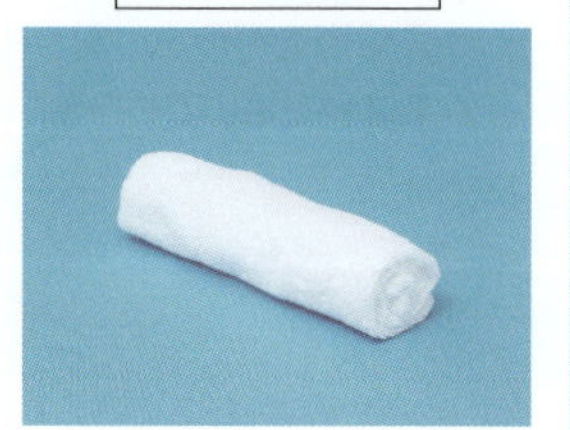

●おしぼりなどの清拭用品，または手浴用物品〔p.170〕を排泄後に用いる.

尿器，尿器カバー

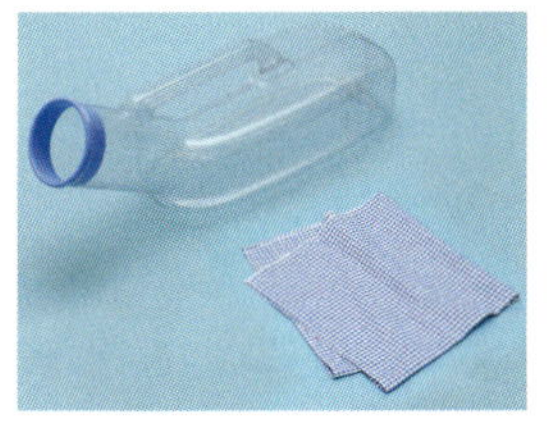

● 男性の場合に，排尿に備えて用意する．

● その他，必要に応じて尿器固定用の砂のうを用意しましょう．

手順 差し込み便器での排便

1 準備をする

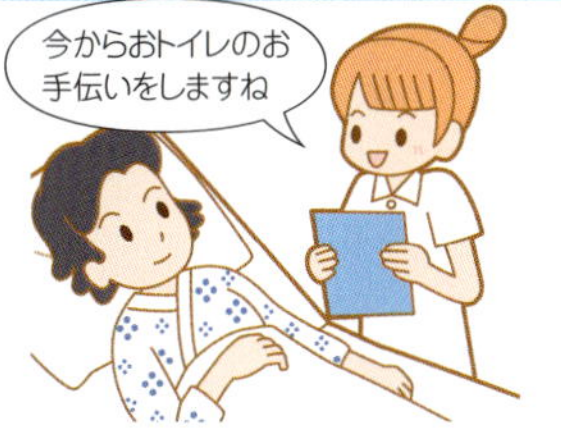

❶ 床上排泄の目的・方法を説明し，同意を得る．

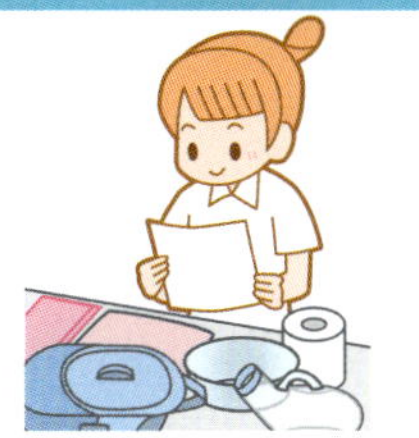

❷ 必要物品を準備する．

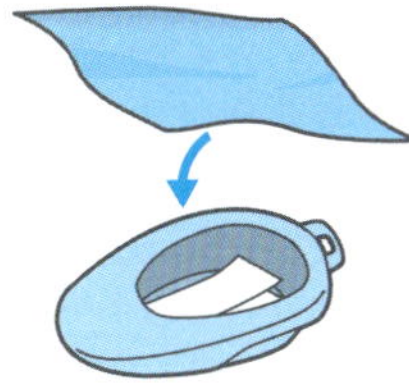

❸ 便器にトイレットペーパーを敷き＊便器カバーをかける．

ポイント
患者さんの排泄パターンを把握し，可能であれば食事時間や面会時間に重ならないように，事前にケアを提案するのがよいでしょう．

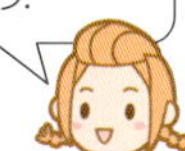

＊ なぜなら 便による便器の汚染を防ぎ，洗浄を行いやすくするためです．

2 環境を整備する

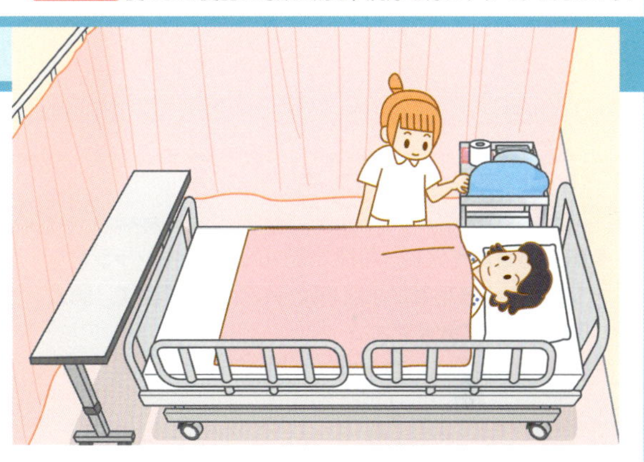

- 室温が24±2℃であることを確認する．
- カーテンやスクリーンを使い患者さんを周囲から見えないようにし，羞恥心に配慮する．
- オーバーテーブルや床頭台などをベッドから離し，作業スペースを確保する．
- ストッパーを確認し，ベッドを看護師の腰の高さに調整する．
- 物品ののったワゴンを，ケア中に患者さんが死角に入らない位置，かつ動線が短くなるようにベッドサイドに配置する．
- 掛けぶとんをタオルケットやバスタオルにかけ替える．

3 患者さんの準備をする

- 個人防護具を装着する．
- 患者さんを側臥位にして寝衣の裾をまくり上げ，腰殿部の下に処置用シーツを敷く．
- 患者さんの下着をおろす．

手技のコツ
羞恥心に配慮するためバスタオルなどを用い露出は最小限にしましょう．

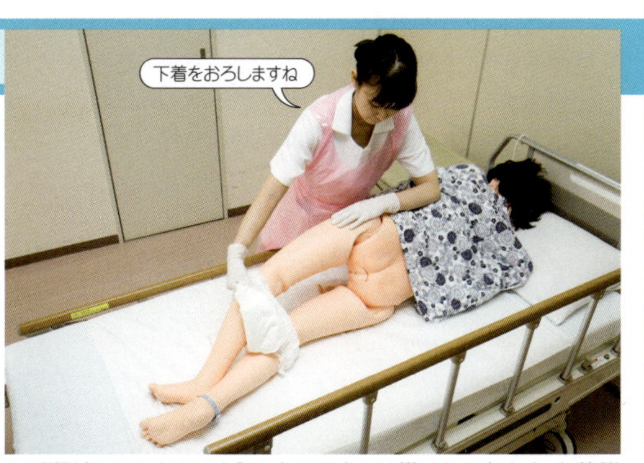

※手順がわかりやすいように上の写真では掛けものをまくった状態にしてありますが，実際は掛けもので覆われています．

4 便器を当てる

- 殿部に便器を当て，肛門部が便器の中央になるように注意しながら仰臥位に戻す．

ポイント

肛門部が便器の中央にくるように当てましょう．

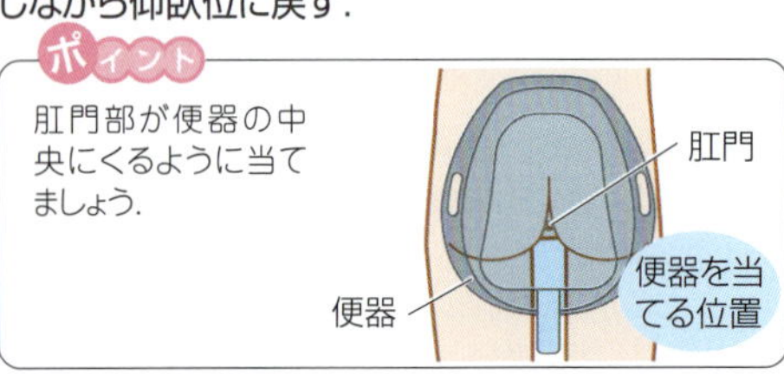

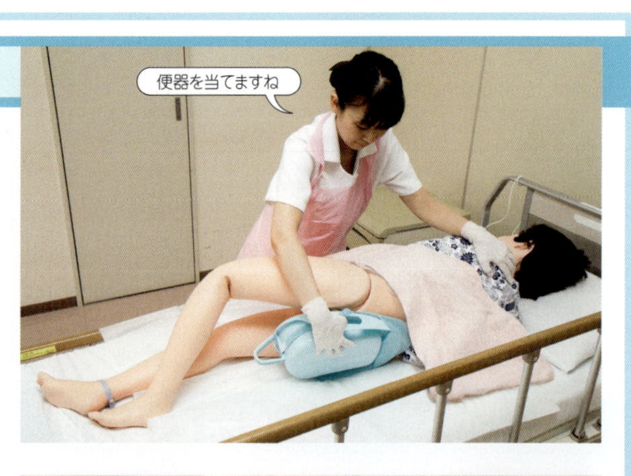

- 排便と同時に排尿がみられることも多いため次のように排尿に備える．

男性の場合

- 陰茎を尿器に入れる．
- 尿器は患者さん自身に保持してもらう．できない場合は，砂のうで固定するか看護師が保持する．

女性の場合

- 縦に折った長めのトイレットペーパーを陰部に当て*，先端は便器内に入るようにする．またトイレットペーパーの上端は患者さん自身に押さえてもらう．できない場合は看護師が保持する．

* なぜなら 尿が飛散するのを防ぐため，また排尿音を抑えるためです．

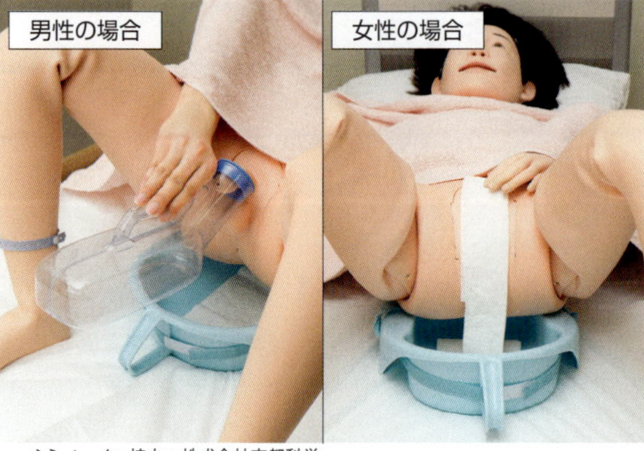

シミュレーター協力：株式会社京都科学

5 排便してもらう

- 個人防護具を外し，可能であれば上体をギャッジアップする*．看護師が尿器を保持している場合は，個人防護具はそのままでよい．

* なぜなら 排便時に腹圧をかけやすくするためです．

ポイント

ギャッジアップした際に尿器・便器がずれやすいため，ずれがないかを確認しましょう．

- ナースコールを患者さんの手元に置き，終わったら連絡するように伝え，掛けものをかけ，ベッド柵をあげて退室する**．

** なぜなら 患者さんの羞恥心に配慮するためです．

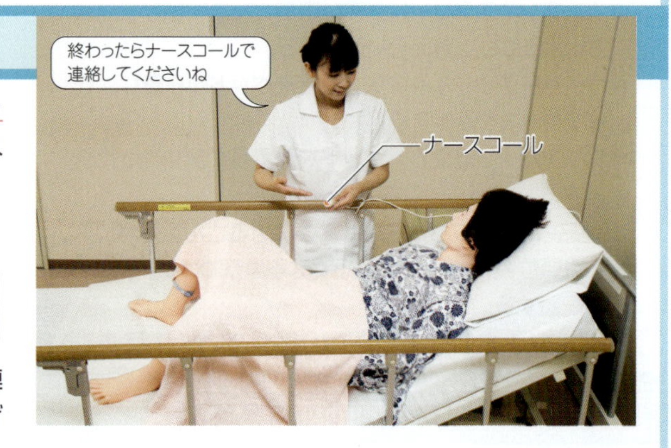

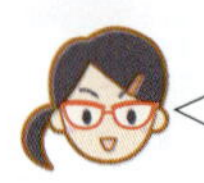

手技のコツ

夜間でなければテレビやラジオをつけるなど，消音の工夫をしましょう．

6 清拭する

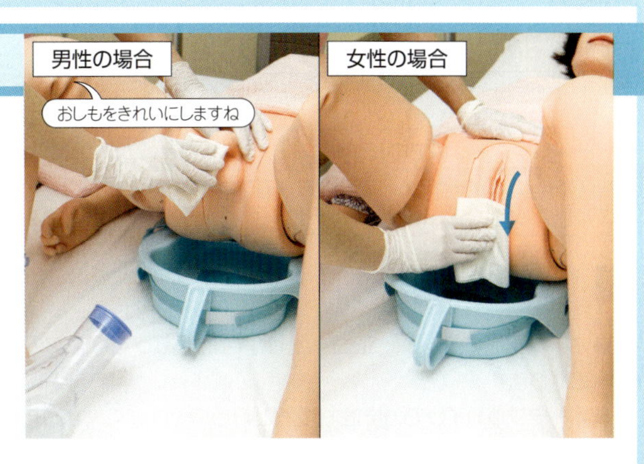

- 個人防護具を装着する．

男性の場合

- 陰茎を持って尿器を取り外す．外尿道口周辺に残った尿をトイレットペーパーで押さえ拭きする．

女性の場合

- 尿道口から肛門部に向かって*押さえ拭きする．尿が背部方向を汚染していないかも確認する．

* なぜなら 肛門周囲が最も強く汚染されているためです〔p.175〕．

- 便器を傾けないように，患者さんを側臥位にする．
- 側臥位のまま肛門部を清拭する．殿部が汚れている場合は殿部も清拭する．汚染が強い場合など必要に応じて陰部洗浄〔p.175〕を行い，水分を押さえ拭きで取り除く．

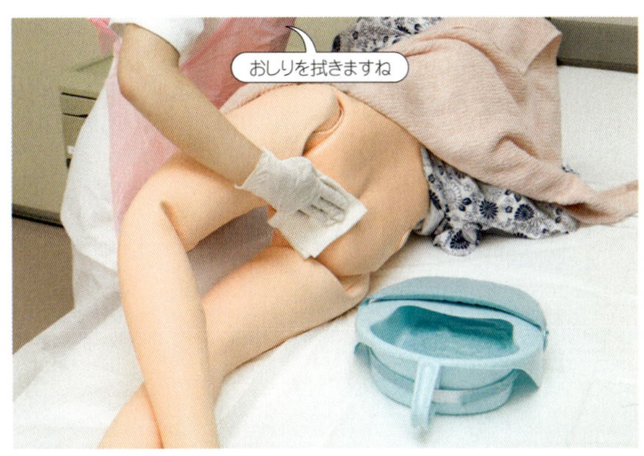

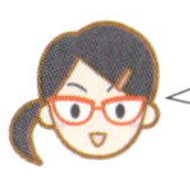

手技のコツ
清拭に使ったトイレットペーパーは便器の中に入れても構いません．

7 便器を除去する

- 便器と処置用シーツを取り除く．
- 便器にふたをしてワゴンの下段など所定の場所に置き，カバーをかける*．

* なぜなら 防臭のためと羞恥心に配慮するためです．

- 個人防護具を外し，手指消毒を行う．

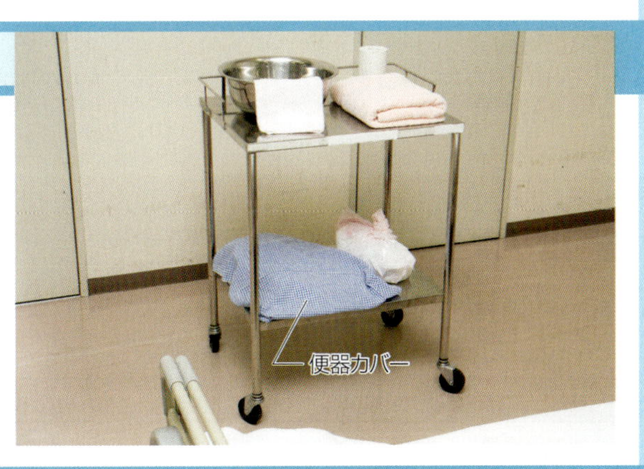

8 終わりに

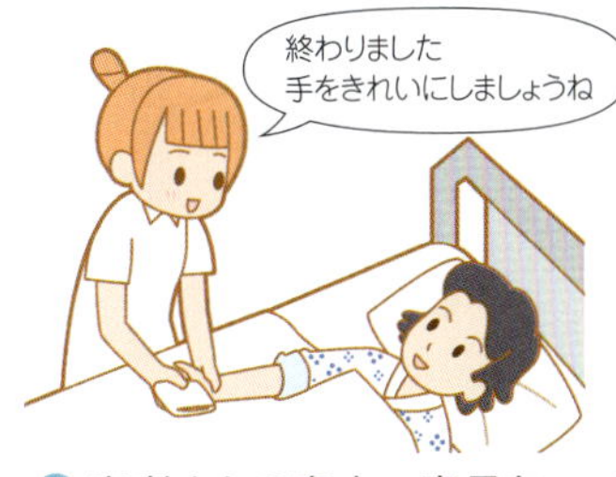

❶ 患者さんの寝衣，寝具を整え手浴を行う〔p.170〕，もしくは手を拭いてもらう．

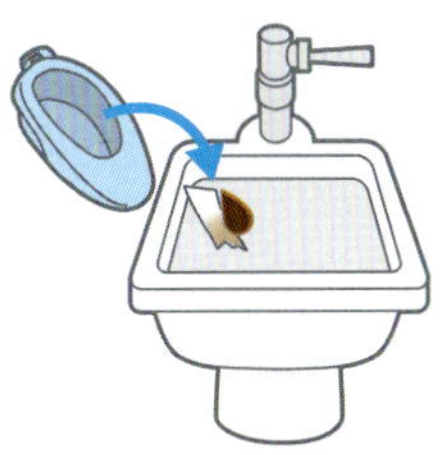

❷ 換気をして退室し，便器内の排泄物の量・性状を確認した後，決められた方法で廃棄する．

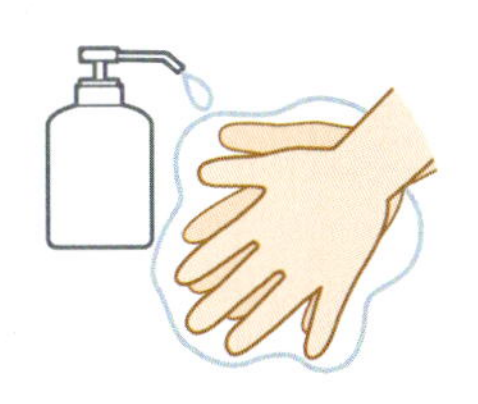

❸ 便器を洗浄し，物品をもとの場所に戻す．その後衛生学的手洗い〔p.15, 16〕をする．

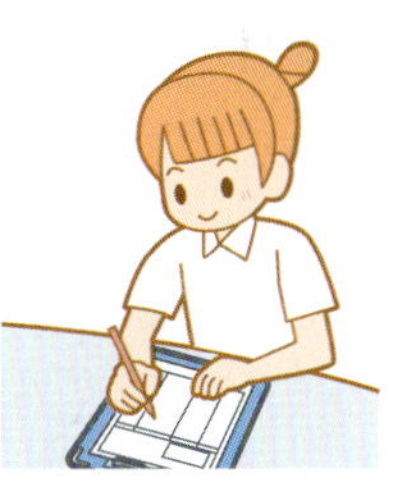

❹ 実施記録として，患者さんの状態・訴えや排泄物の量・性状などを記録する．

ポータブルトイレ

監 修
佐居 由美

ポータブルトイレでの排泄は，床上排泄に比べて自然な体勢で行えるため，患者さんの満足感も大きくなります．また，移動介助の要素が含まれるため，転倒・転落を引き起こさないように安全かつ確実に実施することが求められます．

目的と適応

- ポータブルトイレは，立位・坐位が可能であっても，次のような理由でトイレでの排泄が難しい患者さんに対して適応となります．
- ポータブルトイレでの排泄も漫然と行うのではなく，より自立した排泄を目指して患者さんを援助していきましょう．

適 応

トイレまでの移動が困難

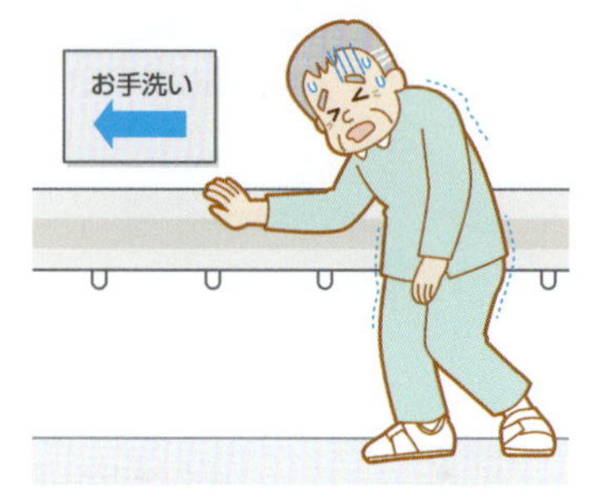

- 間に合わない場合や，苦痛が強い場合

トイレまでの移動が制限されている

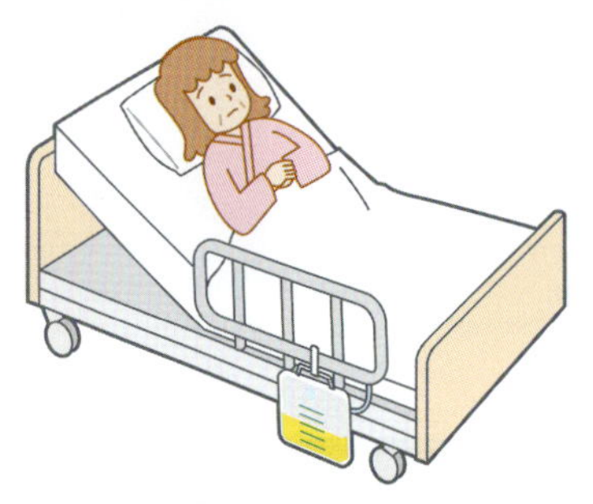

- 治療上の理由など

移動が可能でも危険が伴う

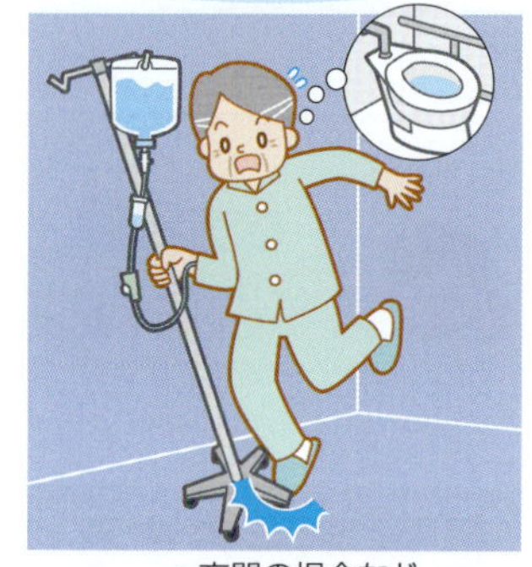

- 夜間の場合など

ポータブルトイレの種類

- ポータブルトイレの種類には次のようなものがあります．患者さんのADLなどに応じ，適切なものを選択しましょう．

プラスチック製標準型	木製椅子（いす）型	金属製コモード型
	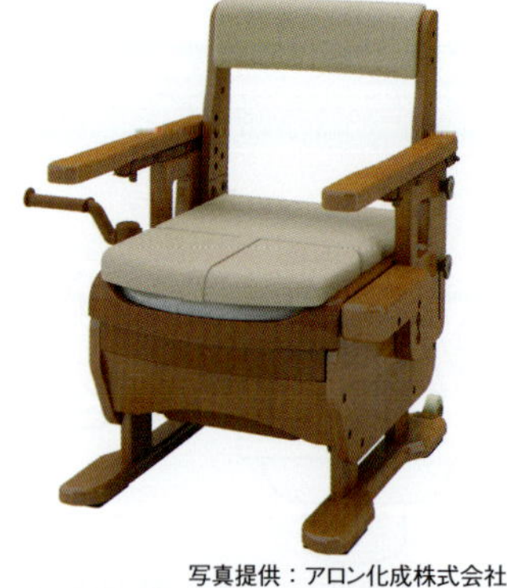 写真提供：アロン化成株式会社	写真提供：日進医療器株式会社
●メンテナンスがしやすいためよく用いられている． ●軽量で移動させやすい．	●普段は椅子として使用できる． ●木製で重量があるため安定しているが，他のものに比べ移動させにくい．	●軽量で，折りたたみができるものもある．

●日常生活活動（ADL）：activities of daily living

ポータブルトイレの特徴

- ポータブルトイレは持ち運びができ，安定して設置できるようにつくられています．また次に示すような，患者さんが使いやすい工夫も施されています．

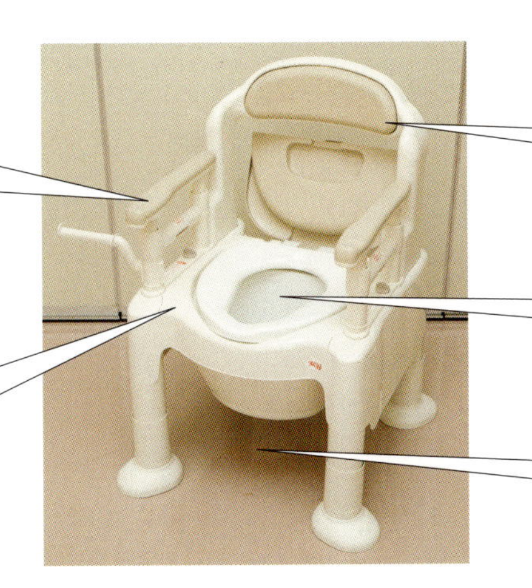

手すり・ひじ掛け
- 移乗時や排泄時に把持することで体位が安定する．可動式のものもある．

座面
- 患者さんの身長に合わせて座面の高さを調整できるものもある．

背もたれ
- 背中の支えとなるため坐位を保持しやすい．

排泄容器
- 取り外して洗浄できる．

蹴込み（けこ）
- 足を後ろに引けるため，立ち上がりやすい．

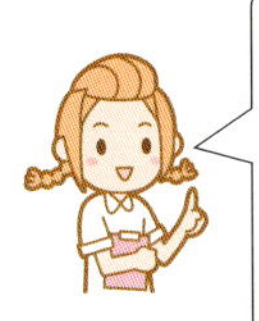

座面の高さの調節や手すりを動かすことができると，腰が上がりにくい患者さんでも自力で移乗がしやすくなります．

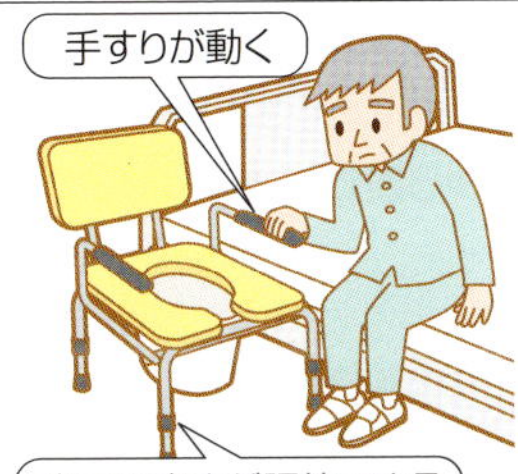

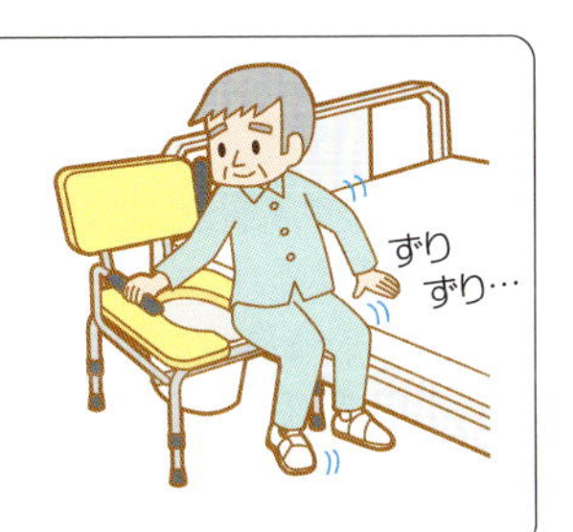

必要物品　ポータブルトイレでの排泄

ポータブルトイレ

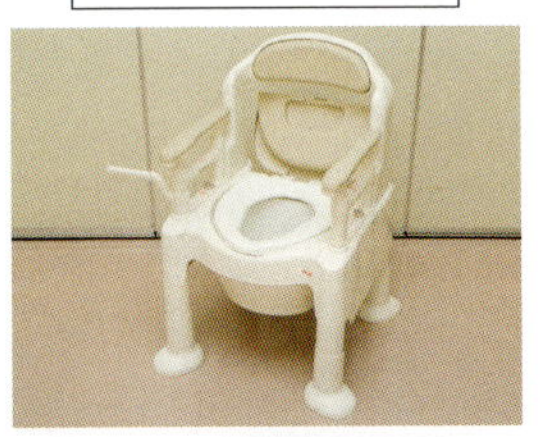

- 患者さんや部屋のスペースに合ったものを選ぶ．

掛けもの

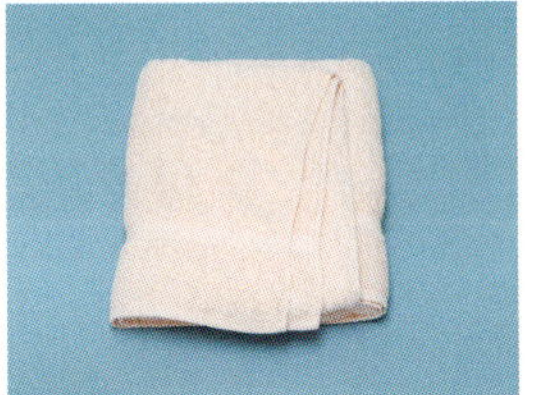

- 保温，羞恥心への配慮のためにタオルケットやバスタオルなどを用いる．

個人防護具

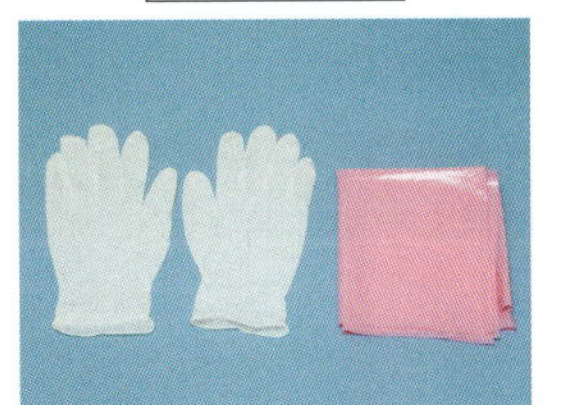

- 手袋とエプロンを用いる．

清拭用品

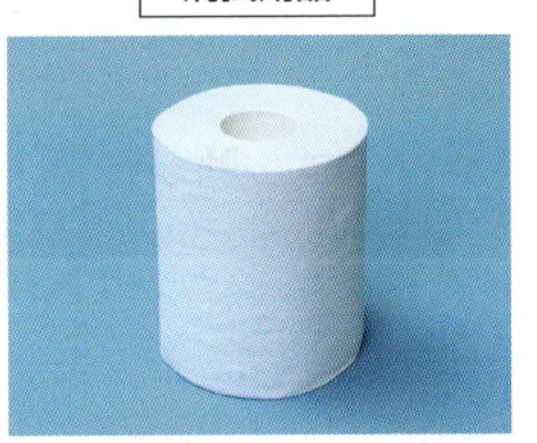

- トイレットペーパー，温かく湿らせた不織布ガーゼなどを，汚れ具合に応じて用いる．

手指清拭物品

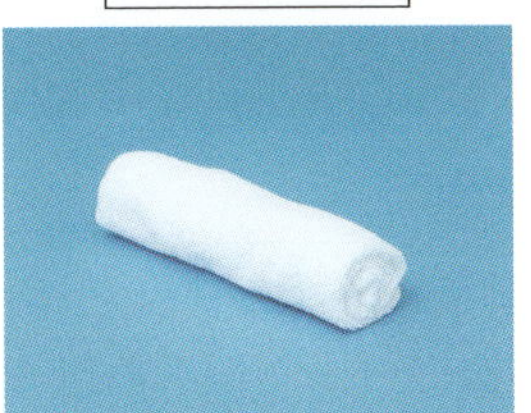

- おしぼりなどの清拭用品，または手浴用物品[p.170]を排泄後に用いる．

手 順 ポータブルトイレでの排泄

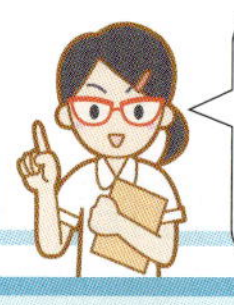

ポータブルトイレへの移乗は基本的に車いすへの移乗〔p.86〕と同様です．この手順ではそれ以外のポイントを中心に説明します．

1 準備をする

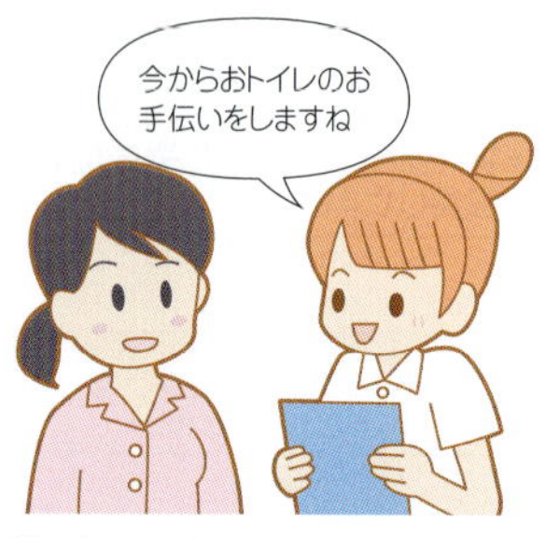

❶ポータブルトイレでの排泄方法・目的を説明し，同意を得る．

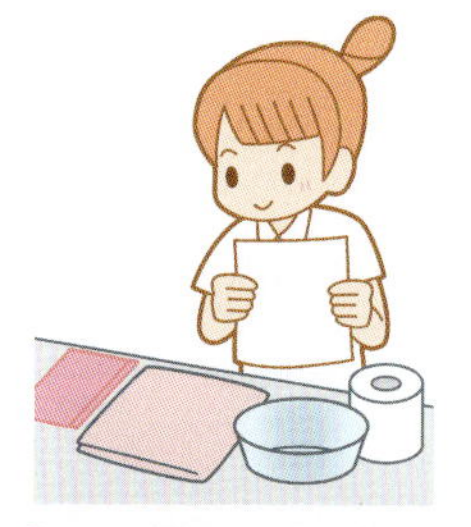

❷必要物品を準備する．

ポイント

患者さんの排泄パターンを把握し，可能であれば食事時間や面会時間に重ならないように，事前にケアを提案するのがよいでしょう．

2 環境を整備する

- 室温が24±2℃であることを確認する．
- オーバーテーブルや床頭台などをベッドから離し，作業スペースを確保する．
- ベッドのストッパーを確認する．
- 物品ののったワゴンを，ケア中に患者さんが死角に入らない位置，かつ動線が短くなるようにベッドサイドに配置する．

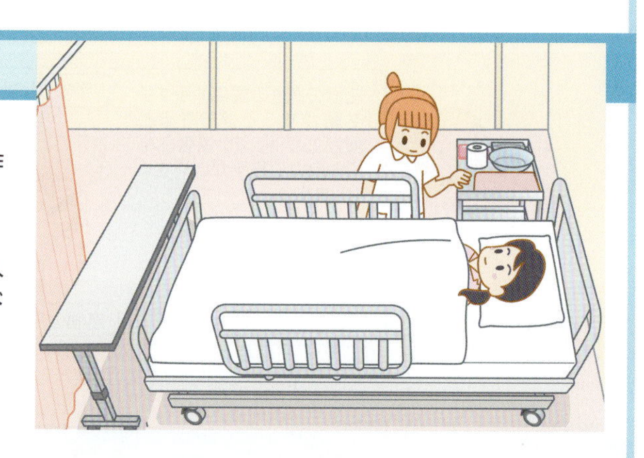

3 トイレを設置する

- ポータブルトイレをベッドサイドに平行に*設置する．

*なぜなら 移動距離が最も短くてすむためです．

手技のコツ

移動時に手すりが邪魔になるようであれば，ベッドと少し角度をつけて（20～30°）配置するとよいでしょう．

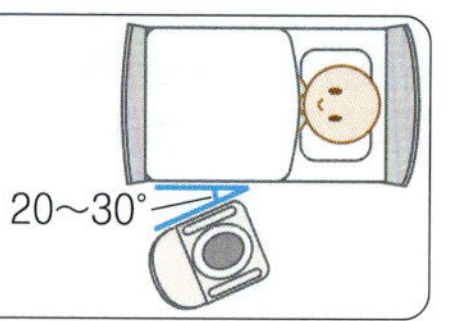

ポイント

麻痺のある患者さんの場合，車いすと同様に，臥位での健側，さらに端坐位での健側に配置しましょう〔p.87〕．

- カーテンやスクリーンを使い患者さんを周囲から見えないようにし，羞恥心に配慮する．

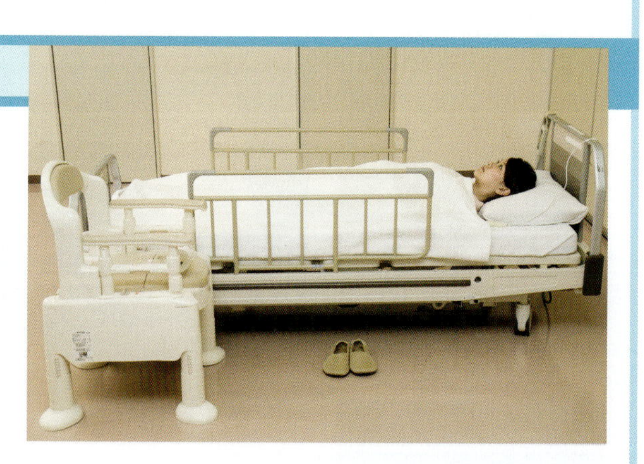

4 トイレを準備する

- ベッドの高さをポータブルトイレの座面と同じ高さにする．
- トイレのふたを開け，中にトイレットペーパーを敷く＊．

＊ なぜなら 便による便器の汚染を防ぎ，洗浄を行いやすくするためです．また排尿音を抑えることもできます．

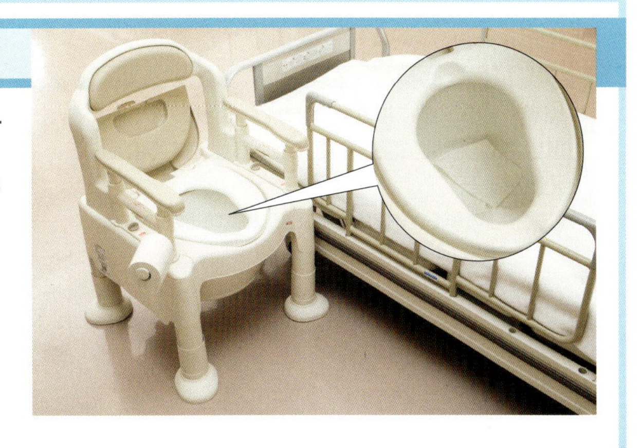

5 トイレに移乗する

- 患者さんの上半身を起こし，向きを変えて端坐位にする．
- 患者さんに履物を履いてもらう．

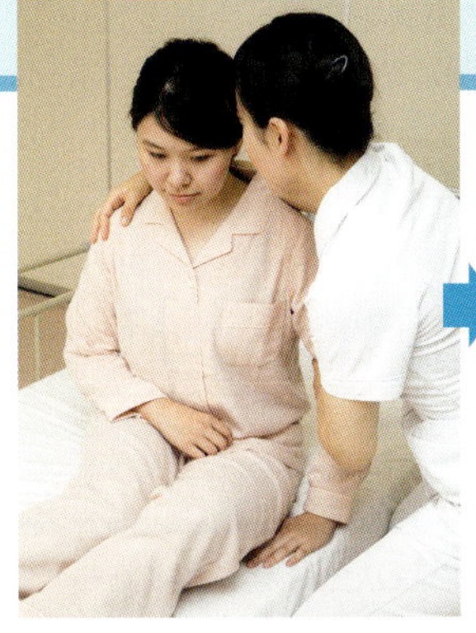

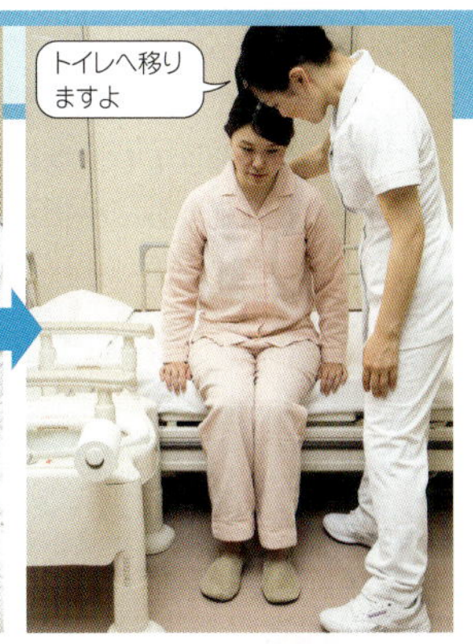

- 患者さんをしっかり支えて立位にする．
- ポータブルトイレに座る向きに患者さんの身体の向きを変える．

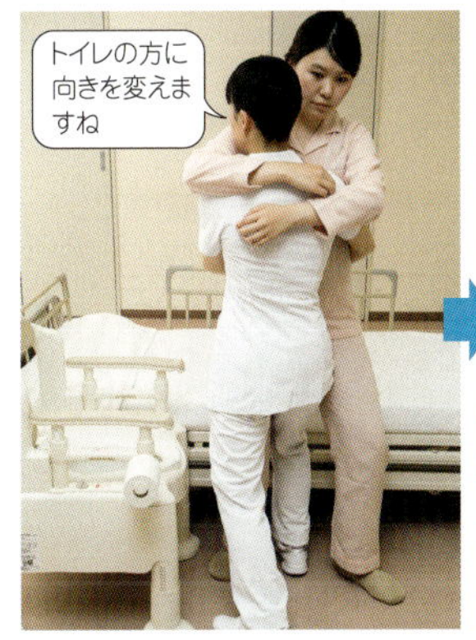

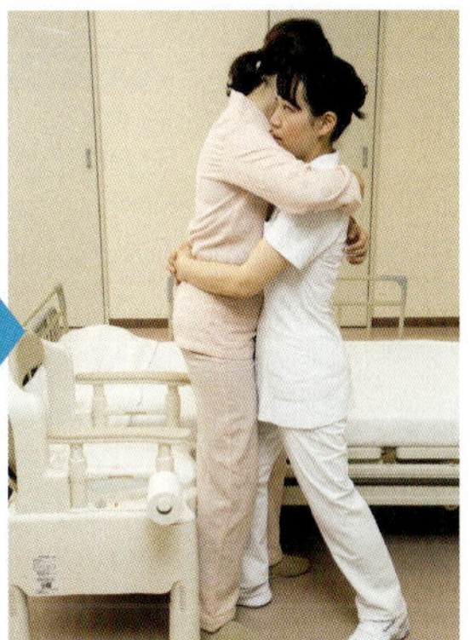

6 寝衣，下着をおろす

- 立位が安定した状態で寝衣，下着をおろし，ポータブルトイレに座らせる．

手技のコツ

下着をおろすときにポータブルトイレの手すり・ひじ掛けをつかんでもらうとより安定します．立位が安定しない場合は2人で援助しましょう．

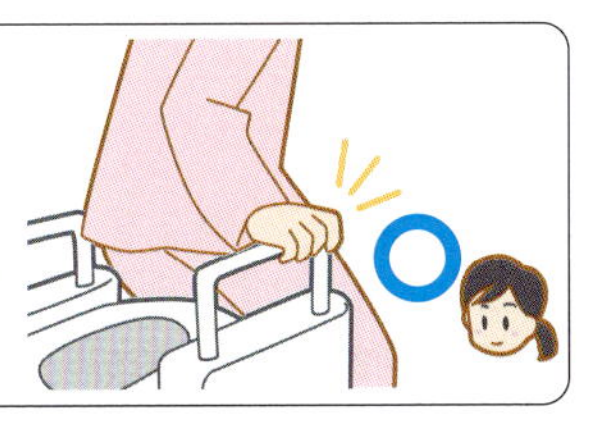

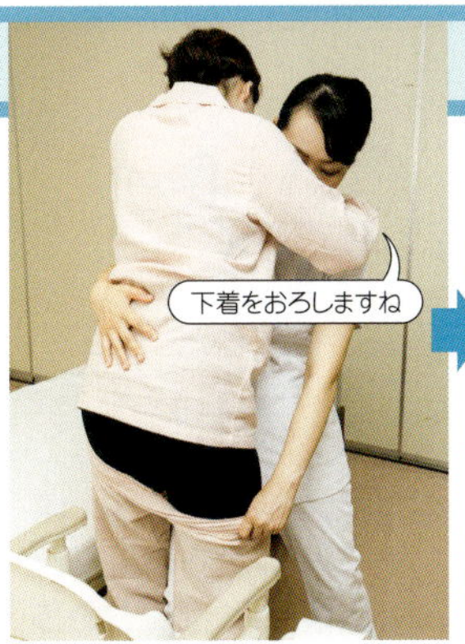

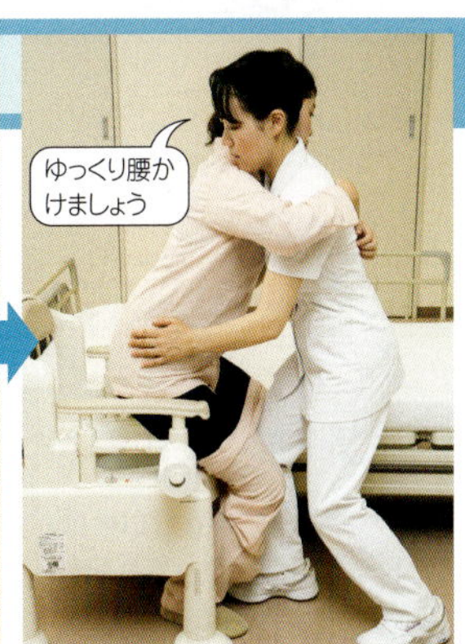

7 排泄してもらう

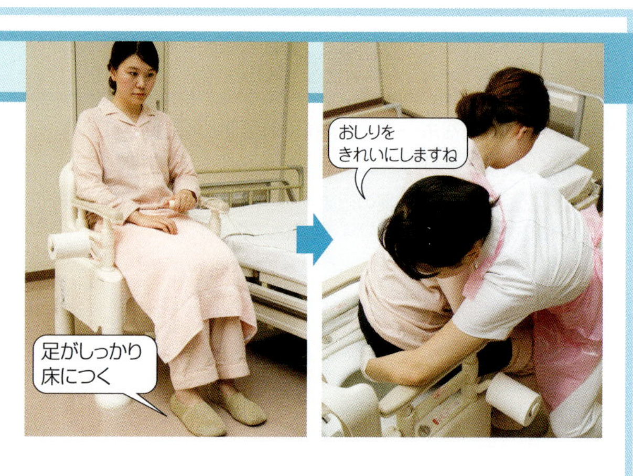

- 患者さんの下肢に掛けものをかけ*，ナースコールを患者さんの手元に置き，終わったら連絡するように伝え退室する．

*なぜなら 羞恥心への配慮や，保温，臭気防止のためです．

ポイント
自分で清拭できる患者さんの場合には手の届くところにトイレットペーパーを置いて退室しましょう．

手技のコツ
夜間でなければテレビやラジオをつけるなど，消音の工夫をしましょう．

- 排泄が終わったら，個人防護具を装着し，患者さんの殿部を前にずらして肛門周辺を清拭する．必要な場合には陰部洗浄〔p.175〕を行う．
- 個人防護具を外し，手指消毒を行う．

ポイント
患者さんが自分で清拭を行った場合は，この時点で手を拭いてもらいましょう．

8 ベッドに戻る

- 患者さんを立たせ，立位が安定したら下着，寝衣をもとに戻す．

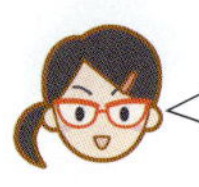

手技のコツ
立位になってもらう前に下着，寝衣をある程度上げておくとスムーズです．

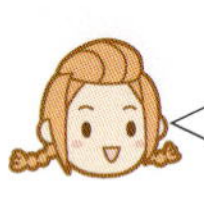

ポイント
自分で下着，寝衣をもとに戻すことができる患者さんでも，看護師はしっかりと患者さんの身体を支えておきましょう．

- 患者さんを抱え，ベッド上で端坐位にする．
- 便器のふたを閉める．

9 終わりに

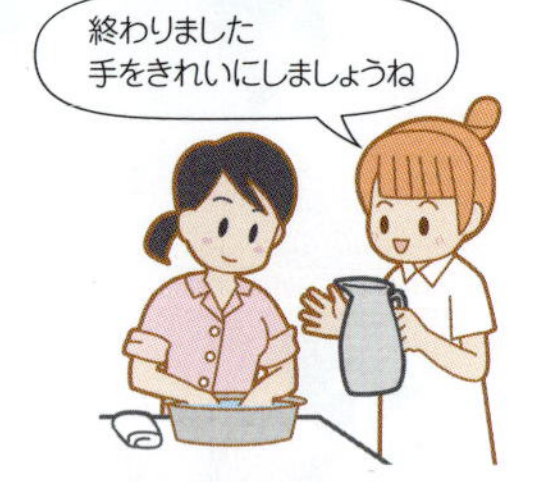

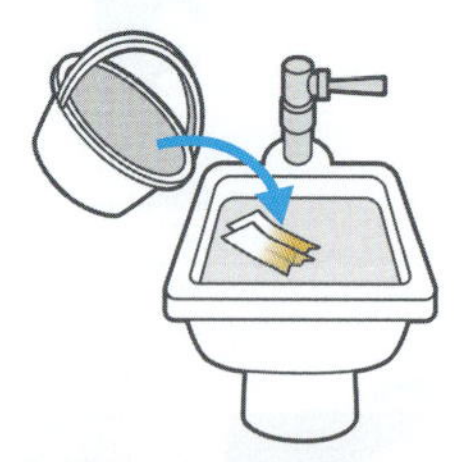

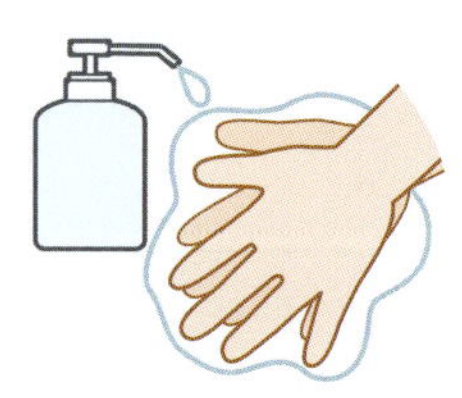

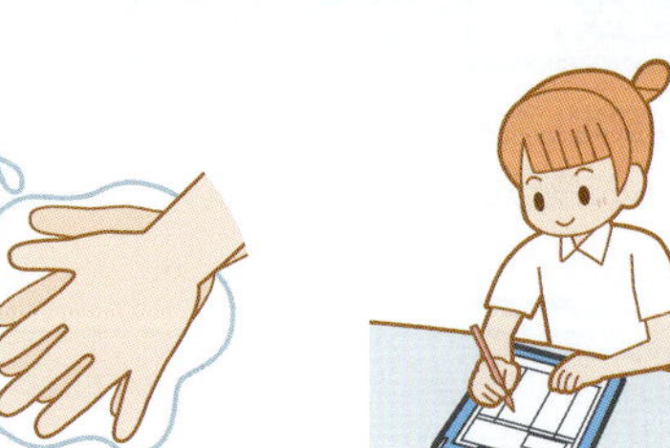

① 手浴を行う〔p.170〕，もしくは手を拭いてもらい，患者さんの体位・寝具を整える．

② 換気をして退室し，便器内の排泄物の量・性状を確認した後，決められた方法で廃棄する．

③ 便器を洗浄し，物品をもとの場所に戻す．その後衛生学的手洗い〔p.15, 16〕をする．

④ 実施記録として，患者さんの状態・訴えや排泄物の量・性状などを記録する．

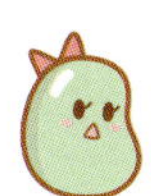
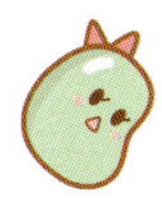
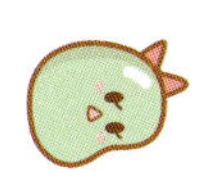
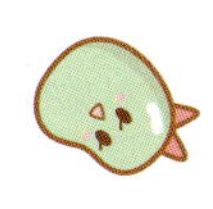
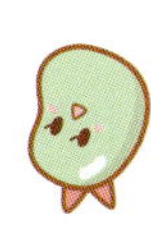
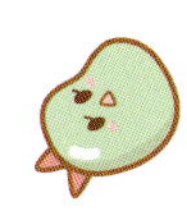
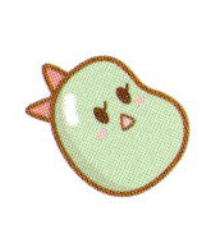
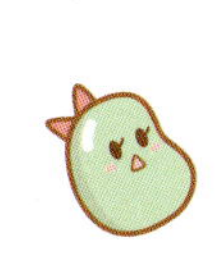
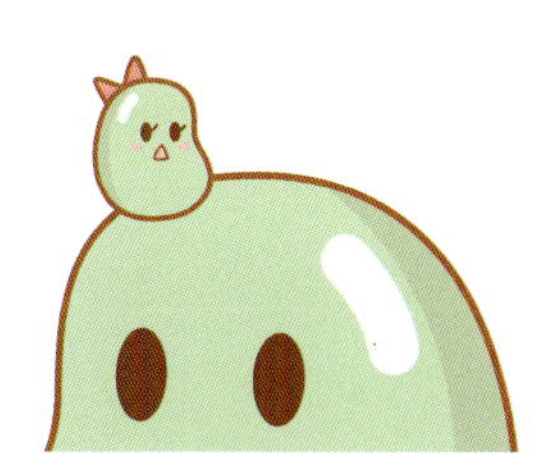

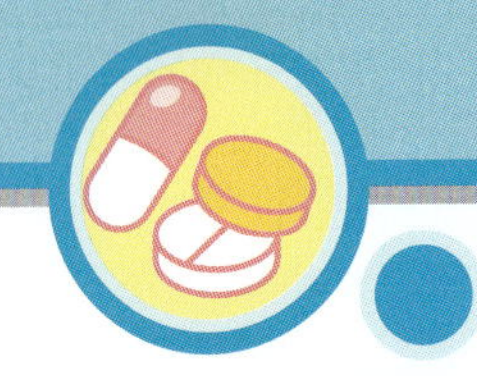

与薬

監修
栗原 博之

与薬とは，医師の指示のもとに医療者が患者さんに薬剤を投与することをいいます．看護師は，薬剤の効果や副作用を観察するとともに，薬剤の作用機序や患者さんの状態を理解し，薬物療法に対する患者さんのアドヒアランス〔p.251〕が向上するように支援します．また，指示確認を適切に行い，安全で正確な与薬を行えるようにしましょう．

投与方法

- 薬剤の投与方法には，口から投与し消化管を通じて体内に吸収させる内用（内服），皮膚や粘膜に投与する外用，注射針を用いて直接体内に薬剤を投与する注射があります．
- それぞれ，薬剤の作用や性質に応じて適切な投与方法が選択されます．

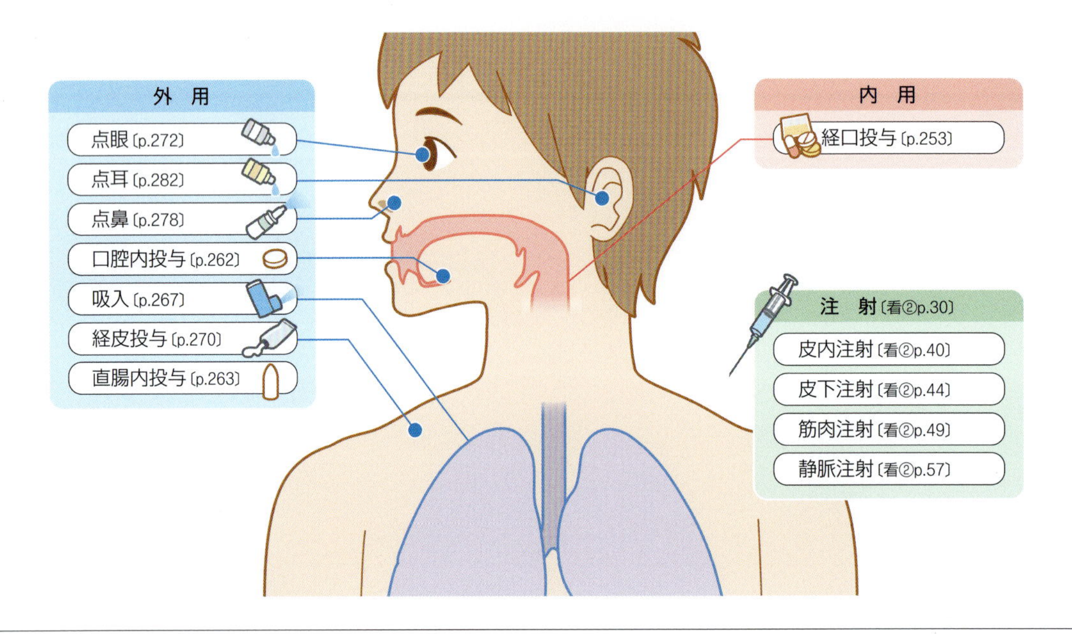

ADME

- 投与された薬物が体内を巡る過程として，「吸収（Absorption）」，「分布（Distribution）」，「代謝（Metabolism）」，「排泄（Excretion）」があります．これら4つの頭文字をとり，ADME（アドメ）といいます．

吸収〔p.245〕

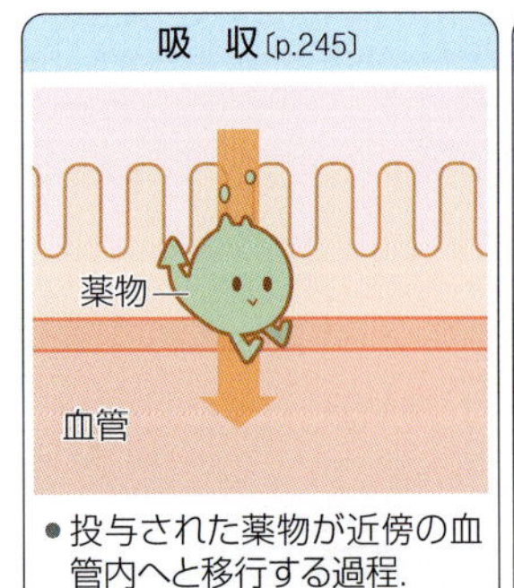

- 投与された薬物が近傍の血管内へと移行する過程．

分布〔p.247〕

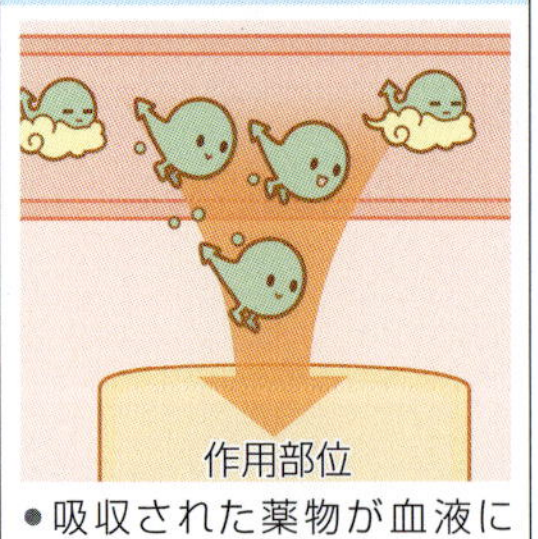

- 吸収された薬物が血液によって運ばれ，身体の各組織に移行する過程．

代謝〔p.247〕

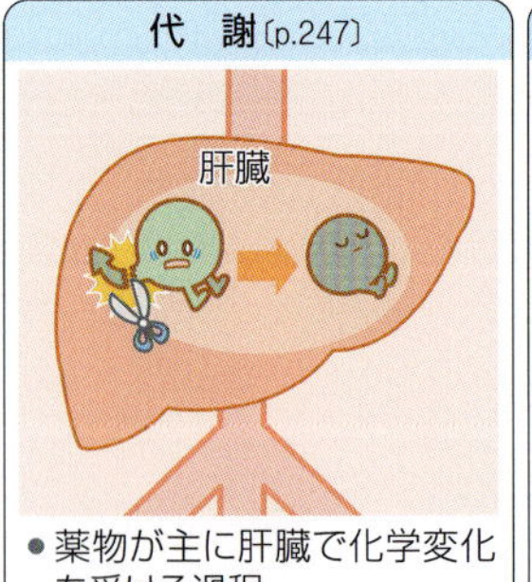

- 薬物が主に肝臓で化学変化を受ける過程．

排泄〔p.248〕

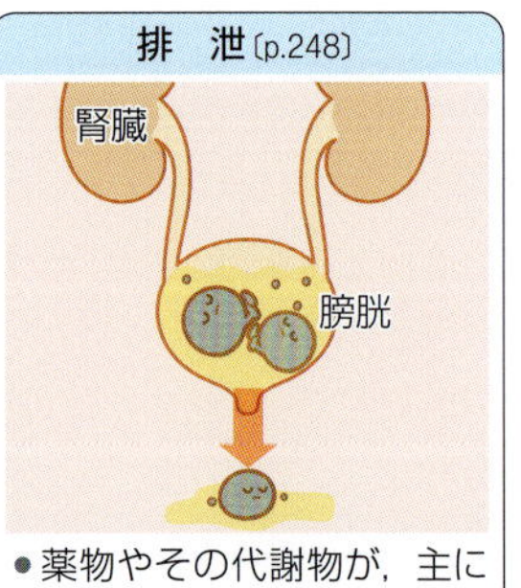

- 薬物やその代謝物が，主に尿と一緒に排出される過程．

ADMEにおける血中薬物濃度〔p.249〕の経時的変化を「薬物動態」といいます．

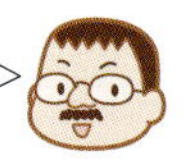

吸収

- 投与された薬剤は，投与部位から様々な過程を経て血管へ到達し，全身を循環します．この生体内への移行の過程を「吸収」といいます．

内　用

- 口から投与された内用薬は，消化管粘膜から吸収されます．その後，門脈へ移行し，肝臓で初回通過効果〔p.248〕を受けます．

経口投与〔p.253〕

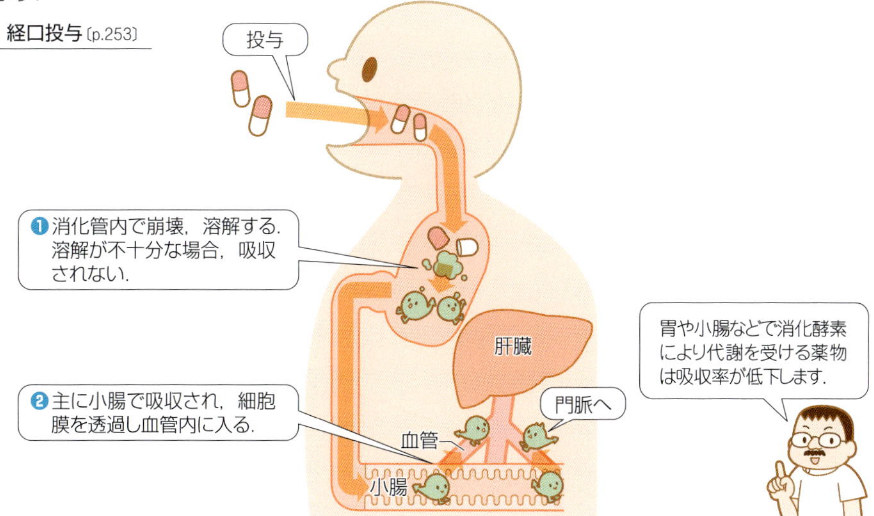

外　用

- それぞれの部位に投与された外用薬は各部位にある末梢血管内に吸収されます．消化管を通らないため，初回通過効果を受けずに，局所や全身へ移行します．

口腔内投与〔p.262〕

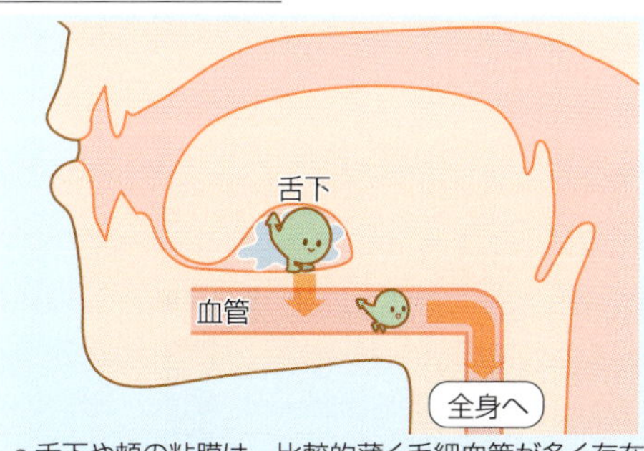

- 舌下や頬の粘膜は，比較的薄く毛細血管が多く存在するため，薬物は速やかに吸収される．

経皮投与〔p.270〕

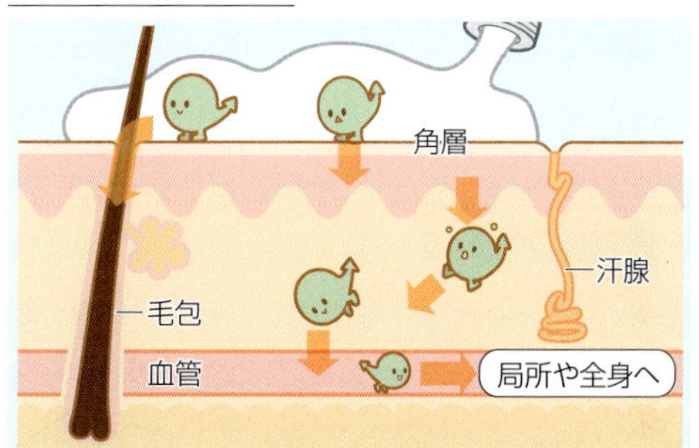

- 表皮を覆う角層は物質の透過性が極めて低いため，一般に薬物の吸収は非常に遅い．
- 角層や付属器官（毛包・汗腺など）といった，いくつかの経路が存在する．

点鼻〔p.278〕

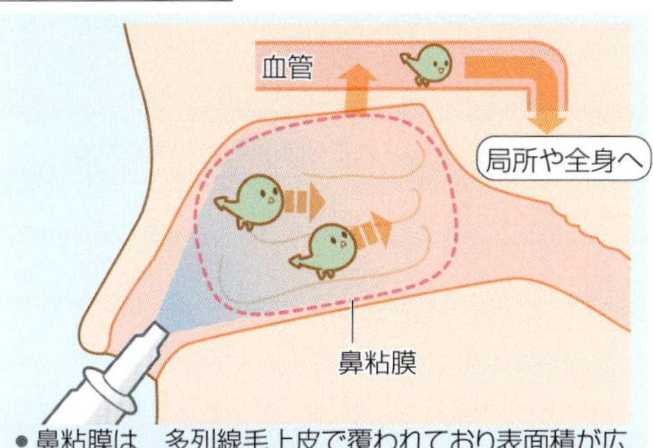

- 鼻粘膜は，多列線毛上皮で覆われており表面積が広く，粘膜下に毛細血管が多く存在するため，薬物は速やかに吸収される．

「口腔内投与」，「経皮投与」，「点鼻」などは，もともと局所作用を目的として用いられてきましたが，循環血中に吸収されるため全身作用を目的とした投与にも用いられるようになりました．
小児や高齢者など経口投与が難しい場合や，初回通過効果を避けたい場合に有効です．

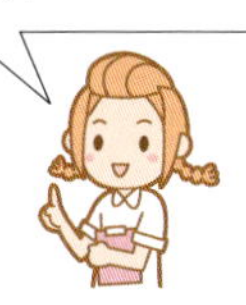

次ページに続く

直腸内投与 〔p.263〕

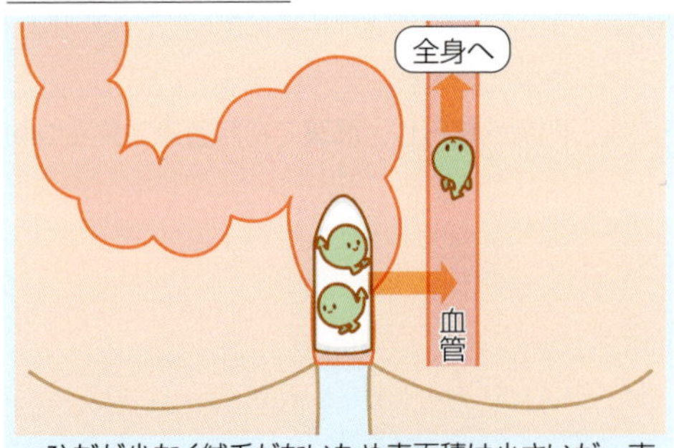

- ひだが少なく絨毛がないため表面積は小さいが，直腸内は水分が少なく，薬物が希釈されずに比較的高い濃度のまま留まり，速やかに吸収される．

吸入 〔p.267〕

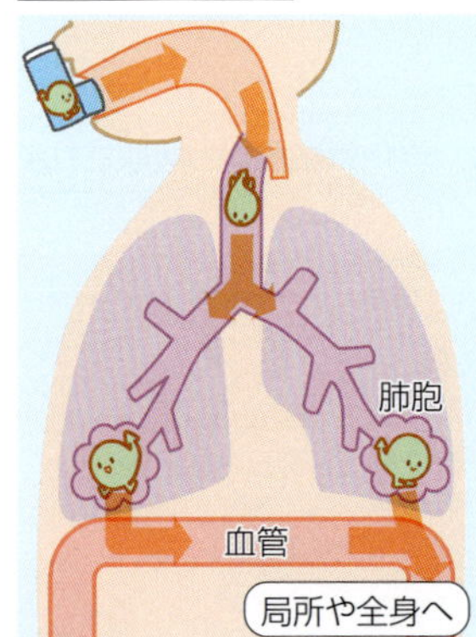

- 口から吸入された薬物は気道粘膜や肺胞から吸収される．
- 肺胞には多数の毛細血管が張り巡らされているため，薬物は速やかに吸収される．

点眼 〔p.272〕

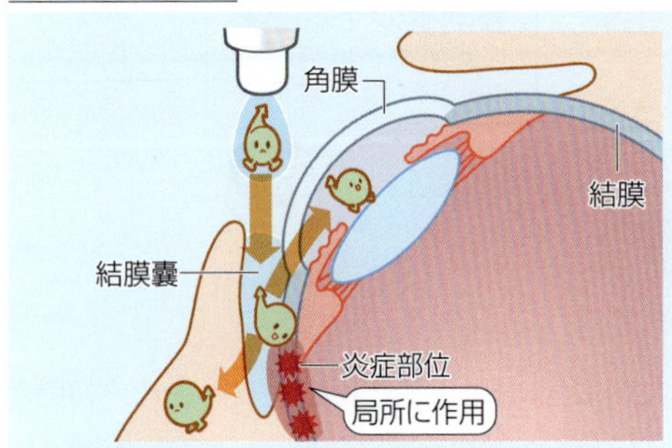

- 結膜嚢に滴下された薬物は結膜や角膜から吸収され，局所に作用する．
- 血中濃度はほとんど上昇しない．

点耳 〔p.282〕

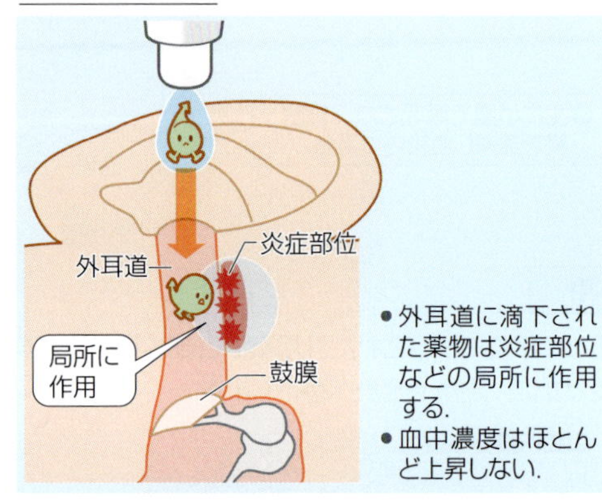

- 外耳道に滴下された薬物は炎症部位などの局所に作用する．
- 血中濃度はほとんど上昇しない．

注　射 〔看②p.30〕

静脈注射

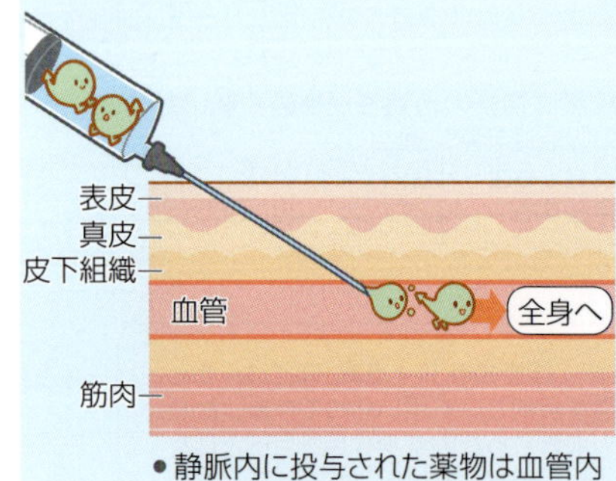

- 静脈内に投与された薬物は血管内に入ると同時に吸収される．

皮内・皮下注射

筋肉注射

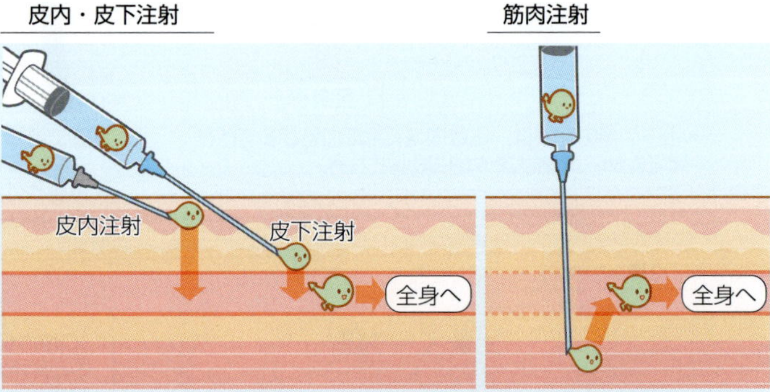

- 皮内・皮下・筋肉に投与された薬物は近傍の血管内へ吸収される．
- 吸収速度はそれぞれの部位の組織の血流によって異なる（一般に筋肉注射は皮下注射よりも速やかである）．

分布

- 体内に吸収された薬物は，血液によって全身を巡り，血管壁を透過して組織間液に移行し，作用部位に到達します．この過程を「分布」といいます．
- 多くの薬物は，血中で血漿蛋白質に結合しますが，組織に移行できるのは遊離型のみです．
- 薬物が体内で作用を発現するためには，標的部位への分布が必要です．一方，標的部位以外への分布は副作用〔p.250〕の発現につながります．

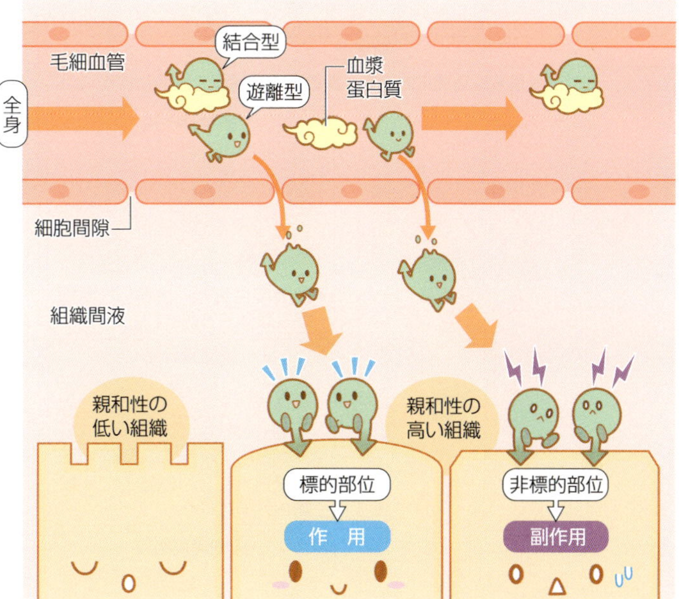

脳，精巣，胎盤の毛細血管壁は血液組織関門として薬物や異物の移行を妨げる構造になっています．特に脳（中枢神経）では，「血液脳関門（BBB）」とよばれ，油脂性の高い薬物しか移行しないため，脳に作用させるには特定の薬物を使う必要があります．

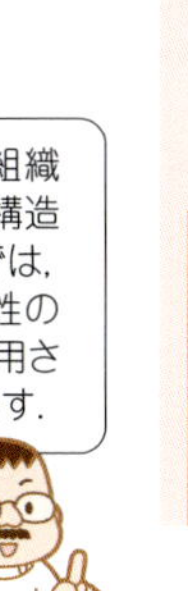

代謝

- 吸収された薬物は多くの場合，代謝酵素により化学構造が変化します．この過程を「代謝」といいます．
- 薬物は生体内で異物とみなされるため，これを体外へ排出しようとします．そのため，一般的には，薬物を排出しやすくするために，薬物代謝が行われます．
- 体内の薬物は主に，肝臓で代謝されます．その他，肺，腎臓，消化管，皮膚，胎盤なども薬物代謝に関わります．
- 経口投与で吸収された薬物は，まず門脈へ移行し，分布の前に肝臓で代謝され，初回通過効果〔p.248〕を受けます．

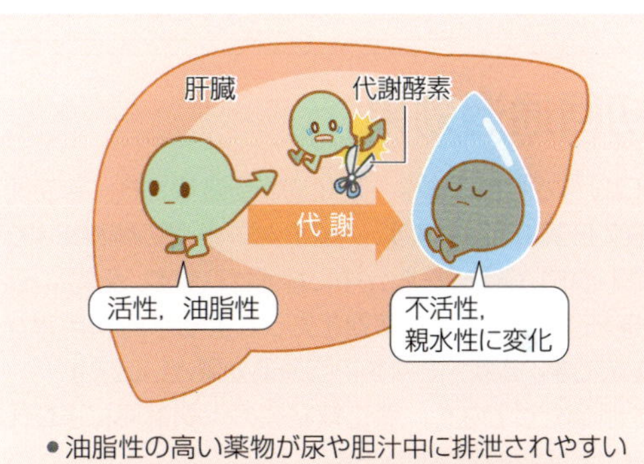

●油脂性の高い薬物が尿や胆汁中に排泄されやすいよう，水溶性の高い不活性な代謝物に変化する．

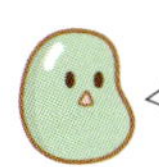

豆知識

活性のある薬物が不活性となる代謝が一般的ですが，他の化学変化もあります．例えば，代謝を受けることで活性を有する薬物はプロドラッグといいます．他にも，代謝によって活性が増強されたり，異なる活性をもつようになったりするものもあります．
また，毒性や発がん性，アレルギーの原因になる反応性中間体が生成されることもあります．

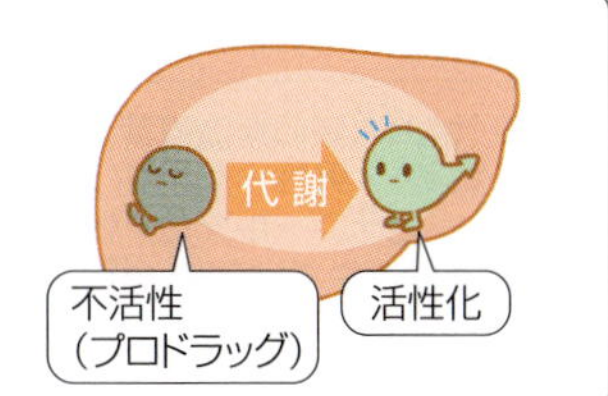

●血液脳関門（BBB）：blood-brain barrier

排泄

- 薬物は，未変化体のまま，あるいは代謝物として，主に尿中への腎排泄や，胆汁中への排泄により体外に排出されます．
- 他にも呼気，乳汁，唾液，汗中などへの排泄経路がありますが，その割合は非常に小さいです．

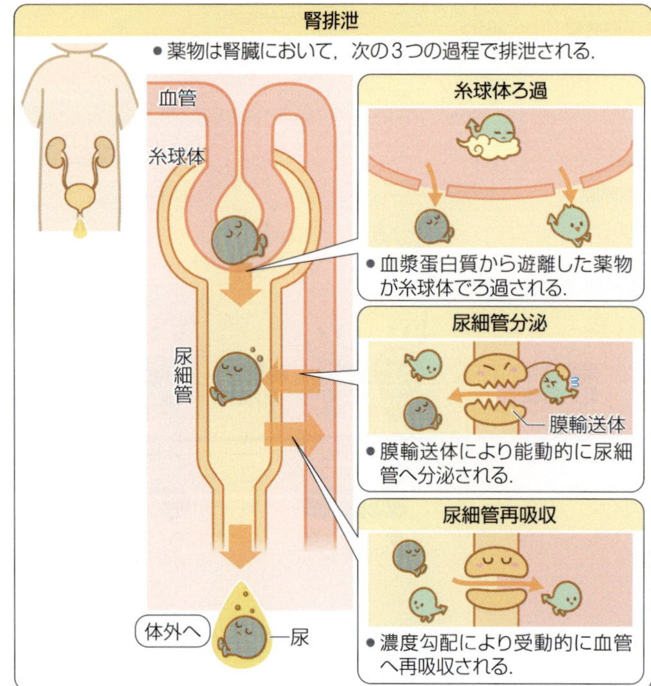

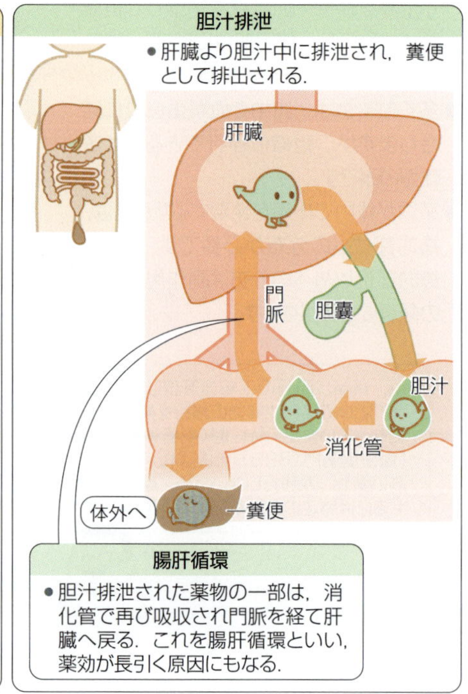

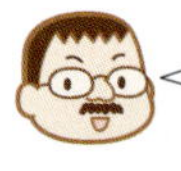

吸収された薬物のほとんどが肝臓で代謝されて腎排泄されるものを「肝臓代謝型」，吸収された薬物のほとんどが肝臓で代謝されず未変化体のまま腎排泄されるものを「腎排泄型」といいます．それぞれ，肝機能・腎機能が低下している患者さんに投与すると薬物が体内に蓄積してしまうので注意が必要です．

初回通過効果

- 経口投与された薬物は，消化管から吸収され，まず門脈を経て肝臓に運ばれます．そのため，肝臓の酵素により代謝されやすい薬物や，胆汁中に排泄されやすい薬物などは，全身を巡る前に多くが薬効を失って生物学的利用率が低下してしまいます．これを初回通過効果といいます．
- また肝臓だけでなく，消化管粘膜の代謝酵素により代謝を受ける薬物も多数あります．
- 初回通過効果を受けない投与経路として，外用薬〔p.244〕による口腔粘膜，皮膚，鼻腔，直腸，肺への投与や注射があり，経口投与が無効な薬物はこれらの投与経路が選択されます．

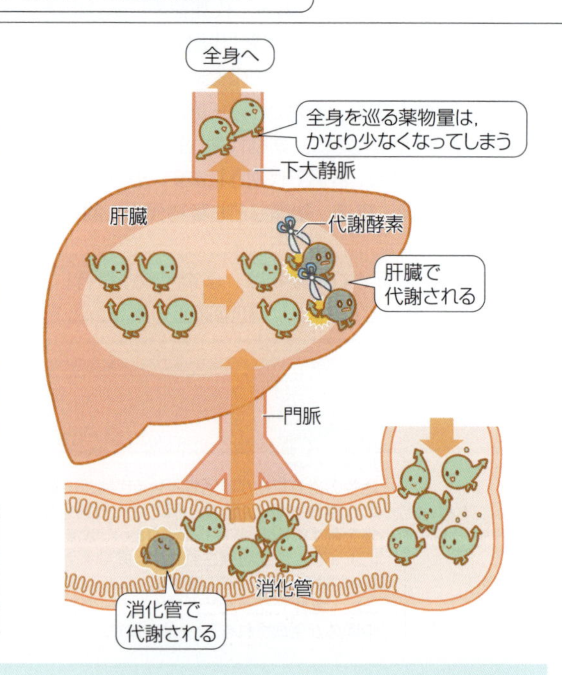

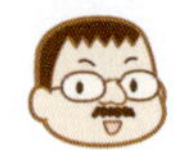

ニトログリセリン（狭心症治療薬），リドカイン（抗不整脈薬），男性・女性ホルモン製剤，インスリン，カテコールアミンなどは，初回通過効果を受けやすいため，投与経路が工夫されている薬剤もあります．

用語　生物学的利用率（bioavailability）

投与された薬物のうち，吸収されて生体に利用される薬物の割合．経口投与などで投与された薬物は，吸収，代謝（初回通過効果）の影響を受けるため，利用率は低下する．一方，静脈注射では，初回通過効果を受けずに直接血管内へ吸収されるため，利用率はほぼ100％になる．

血中薬物濃度

- 血中薬物濃度とは，投与された薬物の血液中での濃度であり，どのように変化するかは薬物の投与方法によって大きく異なります．
- 薬物を反復して投与することで，血中薬物濃度を一定の範囲に保つことができます．

薬物を1回投与した場合

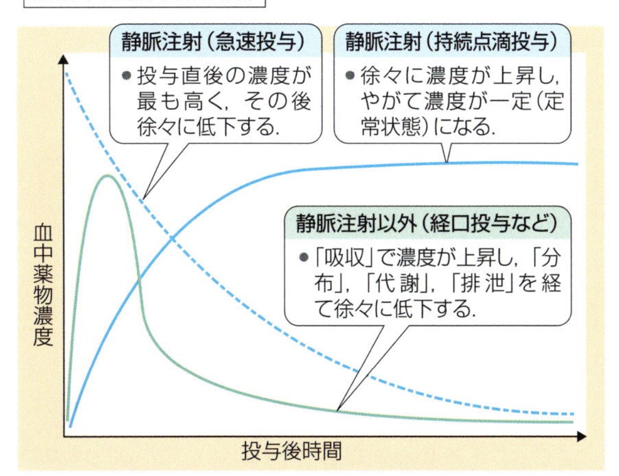

- 静脈注射は薬物が血管内へ直接投与されるが，静脈注射以外では薬物が様々な経路より血管内へ吸収されるという違いがあり，血中薬物濃度の上昇に影響する．静脈注射の中でも，急速投与は血中薬物濃度が投与直後に最も高く，持続点滴投与は投与量に応じて徐々に濃度が上昇していく．

薬物を反復投与した場合

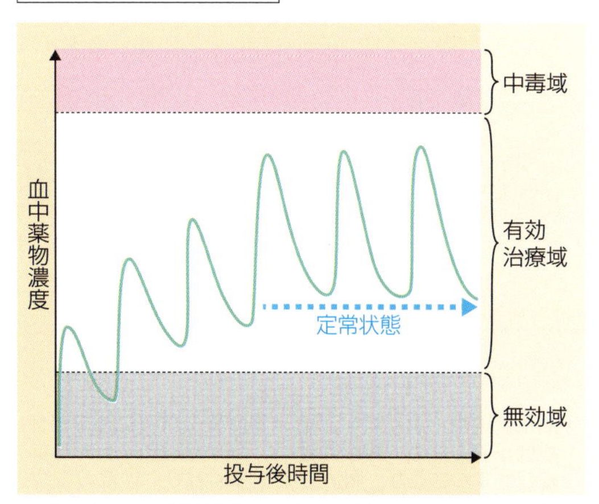

- 緊急時などの例外を除き，多くの薬物は反復して経口投与される．投与を繰り返すと，血中薬物濃度は上下しながら徐々に上昇し，やがて定常状態に達する．

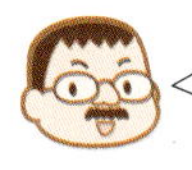

血中薬物濃度は薬物の投与経路以外にもADME〔p.244〕に関わる様々な要素によって影響を受けます．例えば，肝機能低下で「代謝」が，腎機能低下で「排泄」が妨げられれば，半減期〔次項〕が延長するため，薬物が体内に蓄積されて中毒域に達し，薬理作用〔p.250〕が増強し，副作用が出現しやすくなります．

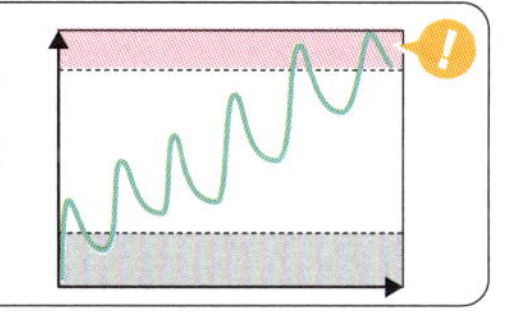

半減期（$t_{1/2}$）

- 投与された薬物のある時点での血中濃度が，その半分に低下するまでの時間を半減期（$t_{1/2}$）といいます．
- 半減期が長いほど薬効が持続しやすく，半減期が短いほど薬効が消失しやすくなります．
- 半減期は，薬物自体の性質だけでなく，肝機能，腎機能などにも影響されます．

経口投与時の血中薬物濃度の推移

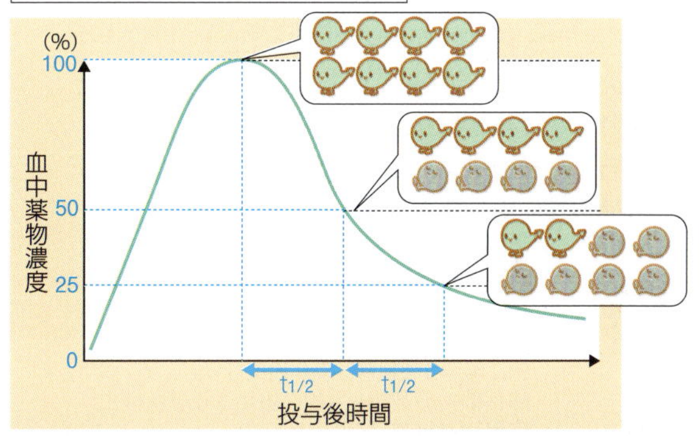

治療薬物モニタリング（TDM）

- 測定した血中薬物濃度に基づいて，投与量や投与間隔を適切に調整することを治療薬物モニタリング（TDM）といいます．
- TDMは全ての薬剤で行う必要はなく，主に特定薬剤治療管理料の対象で保険適用となっている薬剤で行われます．いずれも有効治療域が狭く，中毒域と近接している薬剤です．
- 他に，患者さんの状況によってTDMが行われる場合もあります．

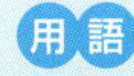

用語　特定薬剤治療管理料

対象となっている薬剤を投与する際，その血中薬物濃度を測定し，TDMを行った場合に算定できる管理料．

特定薬剤治療管理料の対象薬剤

- 抗てんかん薬
- 抗不整脈薬
- 抗精神病薬
- 免疫抑制薬　など

TDMが必要な患者さんの状況

- 肝機能・腎機能障害があり，薬物動態に影響があると考えられる場合．
- 薬剤の併用により，薬物動態に影響があると考えられる場合．
- 薬物中毒が疑われる場合．
- ノンアドヒアランスが疑われる場合．

など

●治療薬物モニタリング（TDM）：therapeutic drug monitoring

加齢による薬物動態への影響

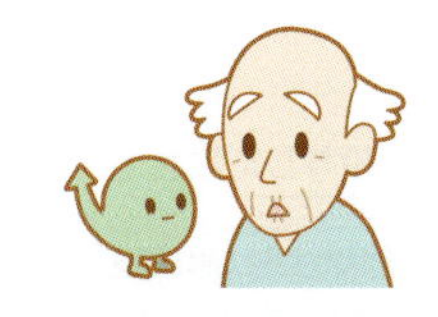

- 高齢者は，若年者と比べて各臓器の機能が低下しているため，次のような影響があります．
- また高齢者は，複数の疾患に対し多くの薬剤を同時に投与されていることがあります．そのため，薬剤間での相互作用による影響も考慮する必要があります．

吸　収

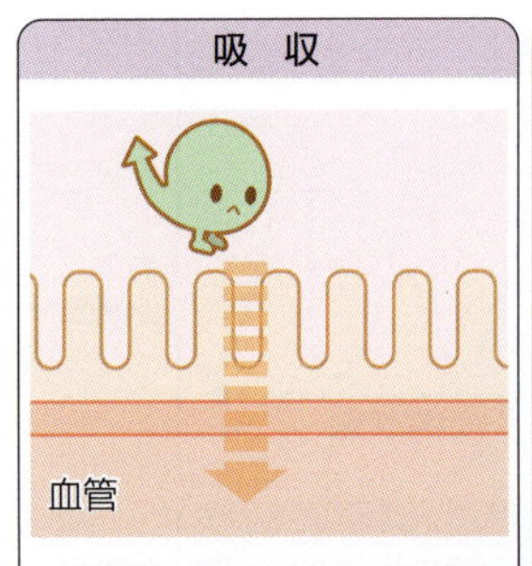

- 消化管運動・消化管血流量が低下するため，吸収は遅延しやすくなるが，個人差が大きい．

分　布

- 血漿蛋白質の濃度が低いため，遊離型〔p.247〕の薬物が多くなり，組織の薬物濃度が高くなる．

代　謝

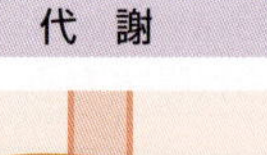

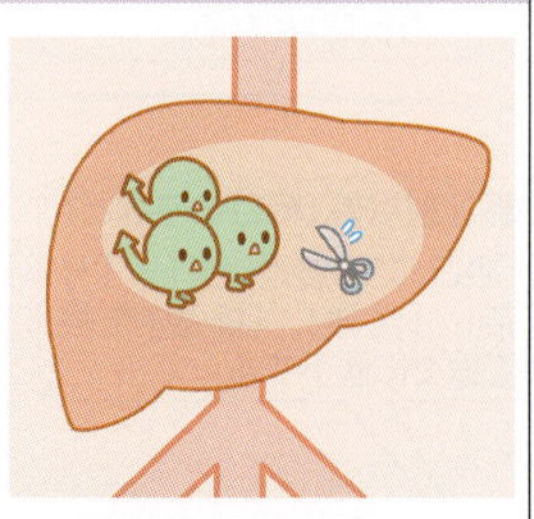

- 代謝酵素の活性が低いため，代謝が十分に行えない．これにより半減期〔p.249〕が延長し，血中薬物濃度〔p.249〕が高くなる可能性がある．

排　泄

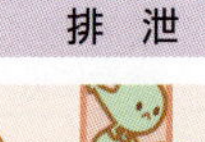

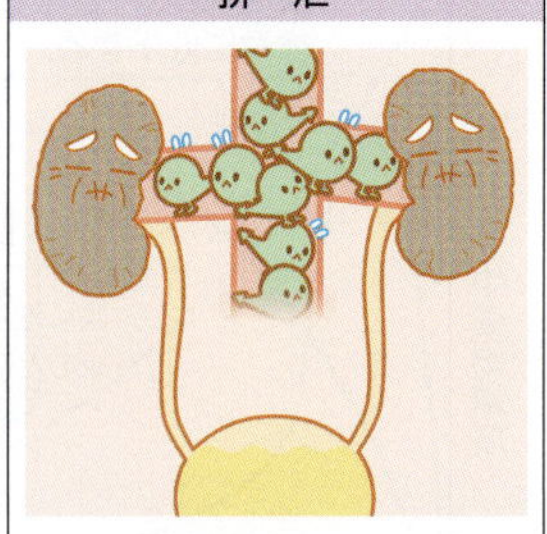

- 腎血流が低下しているため，血中の薬物が尿中に排泄されにくい．これにより半減期が延長し，血中薬物濃度が高くなる可能性がある．

小児は臓器が未発達であるために，高齢者の臓器機能低下と同じような薬理作用への影響があります．また，体重当たりの体表面積が大きく，経皮吸収率が高いので外用薬の過剰投与に注意しなければなりません．

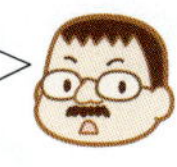

薬理作用

- 薬理作用には，治療上の目的となる「主作用」と，それ以外の作用である「副作用」とがあります．主作用か副作用かは薬剤の使用目的によって区別されるものであり，副作用だからといって必ずしも有害な作用というわけではありません．
- 副作用のうち，生体にとって望ましくない作用を特に「薬物有害作用」といいます．

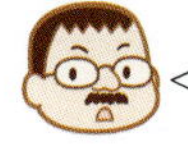

ある疾患に対しての副作用はときに，他の疾患では主作用になることもあります．例えば，ACE阻害薬による空咳誘発作用は，降圧目的に服用する場合は副作用になりますが，誤嚥性肺炎の予防を目的に服用する場合は主作用となります．

薬理作用

主作用
- 治療上，目的とする作用．

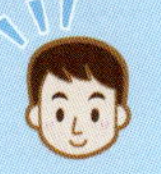

副作用
- 期待される目的以外の作用．

薬物有害作用
- 副作用のうち，生体にとって望ましくない作用．

プラセボ効果

- 本来は治療効果がないはずの物質（プラセボ）が，心理的要因により治療効果を示したり（正のプラセボ効果），有害作用を示したりします（負のプラセボ効果）．

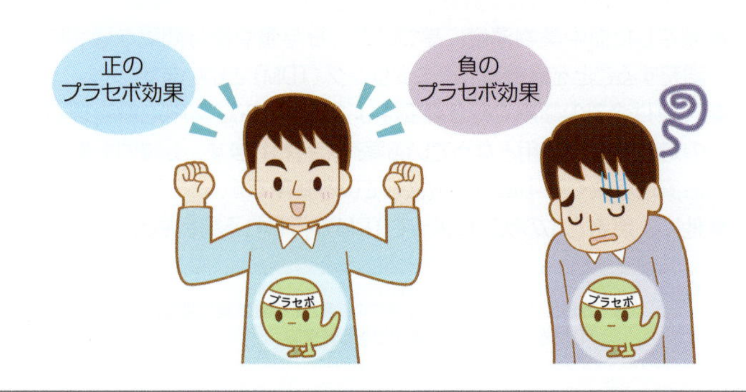

●アンジオテンシン変換酵素阻害薬（ACE阻害薬）：angiotensin converting enzyme inhibitor

服薬アドヒアランス

- 服薬アドヒアランスとは，医療者が服薬に関する情報を説明し，患者さんが治療や必要性を理解し同意したうえで，主体的に服薬管理をするという医療の考え方です．
- 患者さんが主体となるため，薬の自己調節，自己中断のケースが少なくなり，治療効果が上がると考えられています．

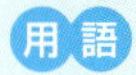

アドヒアランス
患者さん自身が積極的に治療方針の決定に参加し，よく理解し同意したうえで治療に取り組むという，患者さん主体の医療の考え方．

話し合い・治療方針の決定
忙しい仕事です
朝1回の服用ならどうですか?
それならできます
説明
理解・同意

治療の実行
適切な服薬

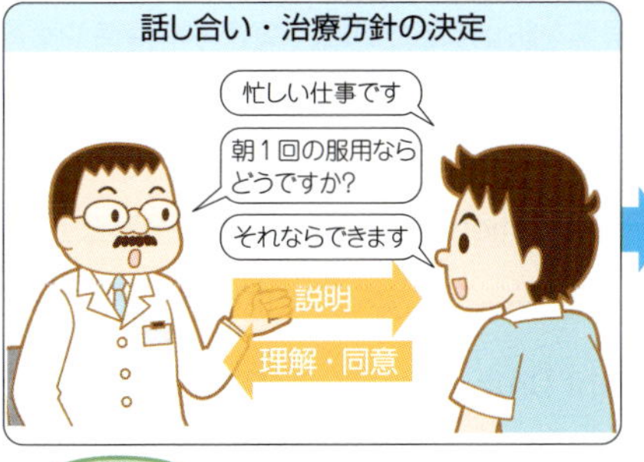

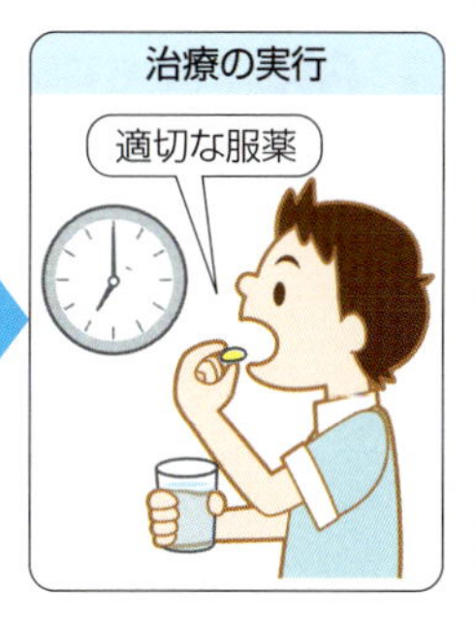

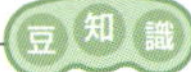

以前は，医療者の指示に患者さんが従う医療者主体のコンプライアンス（命令に従う）という考え方が重視されていました．しかし，これでは治療効果に限界があるため，アドヒアランス（同意し実行する）という考え方が生まれたのです．

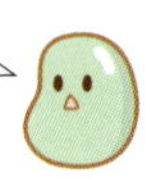

服薬アドヒアランスに影響を与える要因

- 医療者はアドヒアランスを向上させるため，その障害となる要因を理解し，それらを解決するために患者さんとともに考えていくことが重要です．

医療者側の要因
- 信頼関係の構築不良
- 治療の必要性，服用方法，副作用などについての説明不足

など

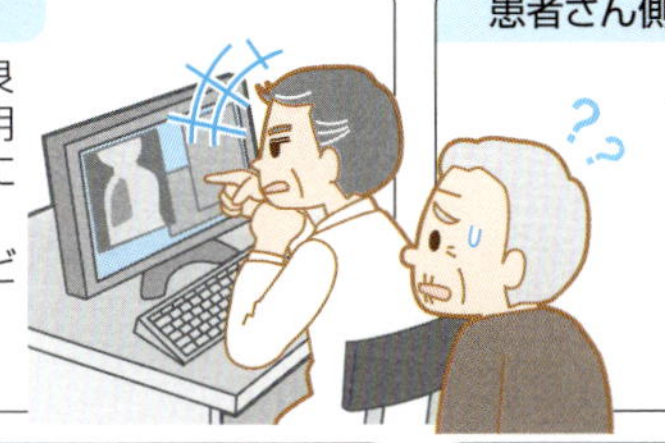

患者さん側の要因

理解・知識の問題
- 服用方法の誤解
- 効果に対する不安
- 疾患の理解不足
- 症状緩和・消退による自己中断

など

実践上の問題
- 身体的な問題（包装が開けられない，嚥下困難など）
- 記銘力や理解力低下による飲み忘れ
- 経済的な問題　など

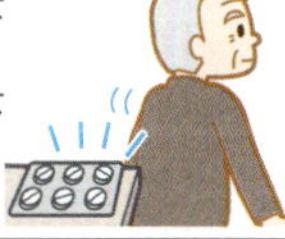

治療に関する要因
- 副作用
- 複雑な処方
- 類似した外観
- 飲み込みにくい形状
- 飲食物との飲み合わせ 〔p.261〕

など

日
月
火
水
木
金
土

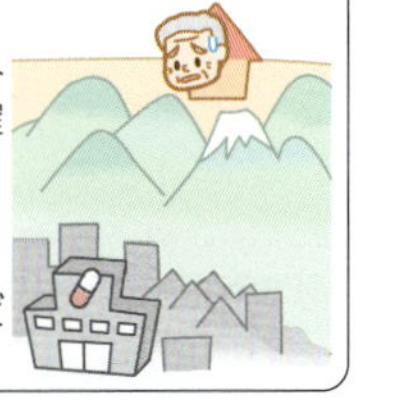

環境要因
- 周囲の理解，サポート不足（家族が服薬を確認できないなど）
- 経済的なサポート不足
- 医療機関の場所が遠い

など

アドヒアランスが低下する原因は患者さんのみにあるとは限りません．十分にアセスメントしましょう．

- 特に小児や高齢者は，アドヒアランスが低下する場合が多く，十分な介入が必要です．

服薬指導

- 服薬指導とは，治療方針に沿って患者さんに正しい服薬方法，主作用や副作用，服薬に際しての注意事項などを説明することです．
- ただ一方的に説明すればいいというわけではなく，患者さんの症状，体質，生活習慣など様々な情報を把握し，一人一人に適した指導を行う必要があります．
- 服用の必要性を患者さんだけではなく，場合によっては家族や介護者にも理解してもらい，正しく実行してもらうことで，アドヒアランスの向上が可能となります．

薬剤について
- 薬剤名
- 効果，効能，必要性など
- 用法，用量
- 保管方法，使用期限

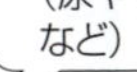

副作用など
- 起こりやすい副作用
- 重篤な副作用の初期症状
- 服用に伴う体調の変化（尿や便などの色調変化など）

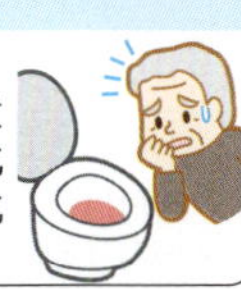

日常生活の注意点
- 他の薬剤との併用
- 飲食物との飲み合わせ 〔p.261〕

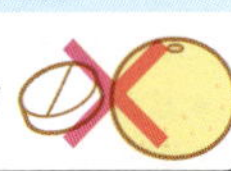

その他
- 医師や薬剤師に相談，報告すべき事項（併用薬剤やいつもと違う症状）
- 中断による問題点
- 飲み忘れ時の対応

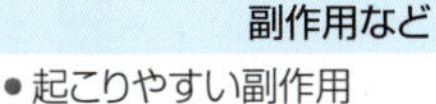

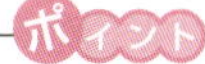

より効果的に服薬指導を行うためには，薬剤師だけでなく医師や看護師も一緒に連携して指導することが大切です．

6R

- 与薬時は誤薬を防止するために，薬袋の準備時や薬剤を取り出すときなどに，患者さんや薬剤が正しいかどうかを6つの項目（6つのRight）で確認します．

❶Right Patient ……… 正しい患者さんか?
○山×男です
❷Right Time…………… 正しい時間か?
6/12
❸Right Drug ………… 正しい薬剤か?
よく似てる…
❹Right Dose ………… 正しい量か?
○ 5 mg
○ 10 mg
用量が違う…
❺Right Route ………… 正しい方法か?
内服
点眼
吸入
❻Right Purpose ……… 正しい目的か?
降圧剤?
昇圧剤?
目的を考える

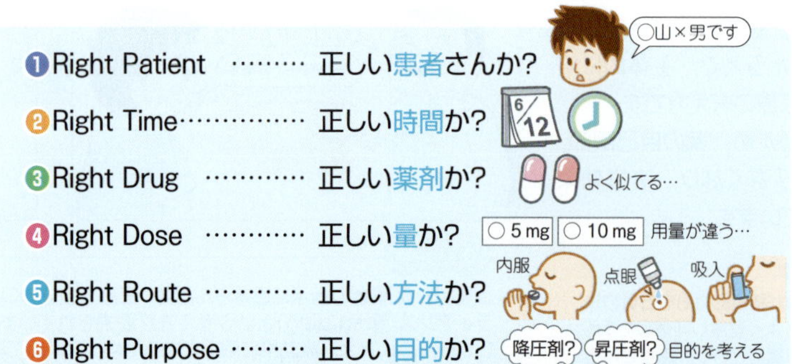

最低3回は薬剤の確認を行う

内服薬
○山×男 様
❶薬袋を準備するとき
内服薬
○山×男 様
❷薬剤を取り出すとき

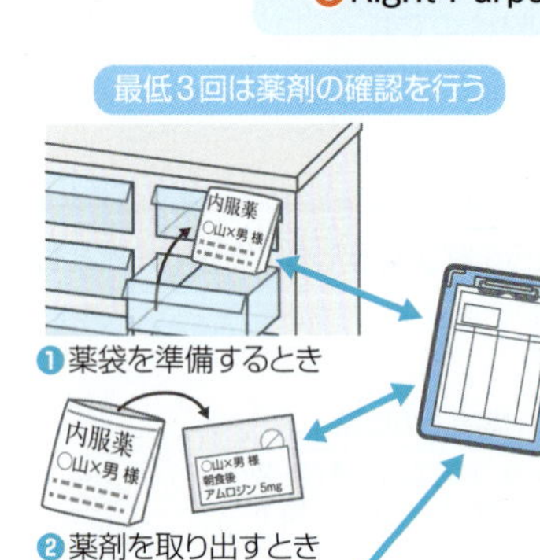

内服薬
○山×男 様

❸薬袋を戻すとき

指さし呼称で確認

- 看護師2人でダブルチェックできるとよい．

○山×男さんですね
○山×男さんです

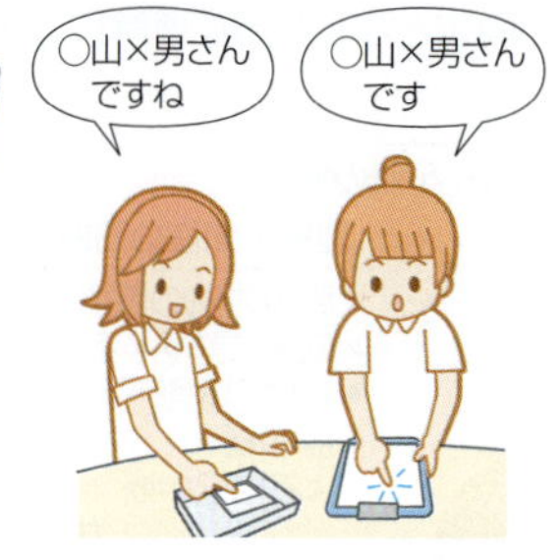

患者確認の方法

- 必ずネームバンドを確認する．
- 意思疎通ができる場合には，患者さんにフルネームで名乗ってもらう．

お名前をフルネームで教えてください
×川△郎さんですか?
○山×男です
は，はい…?
○山×男

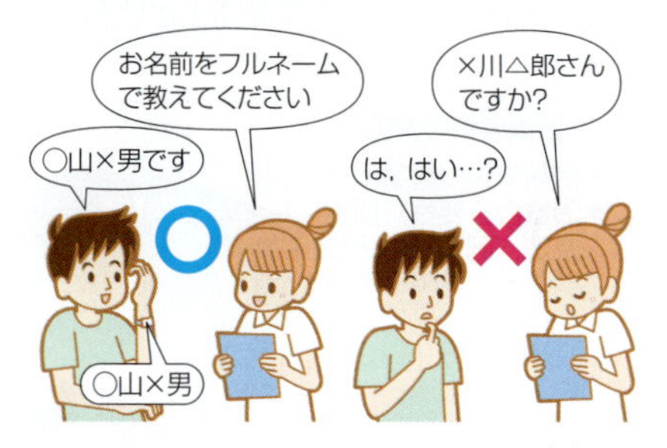

注射薬の6Rの確認〔看②p.39〕は内服薬とタイミングが違います．

指示書の見方

- 看護師が与薬を行う際には，必ず医師の指示書が必要です．指示書を正しく読みましょう．

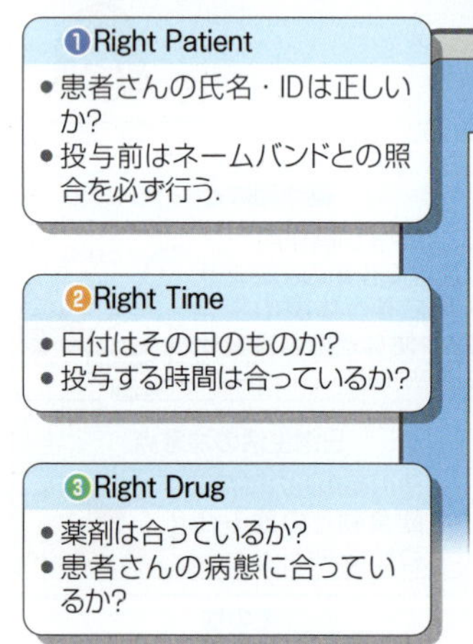

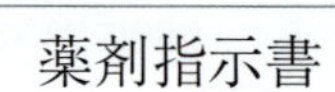

薬剤指示書

ID：0012345
❶ ○山 ×男
S54年5月29日 生

❷ 平成26年5月17日（土）
処方医：外苑前太郎

投与方法	時間	薬剤名	量
内服 ❺	朝食後 ❷	アムロジン錠5 mg ❸❹❻	1錠 ❹

❹Right Dose
- 薬剤の量は合っているか?

❺Right Route
- 投与方法は合っているか?
  - 内服
  - 点眼
  - 点鼻
  - 吸入　など

❻Right Purpose
- 投与の目的は合っているか?

患者さん・薬剤・指示書で確認！
○mg

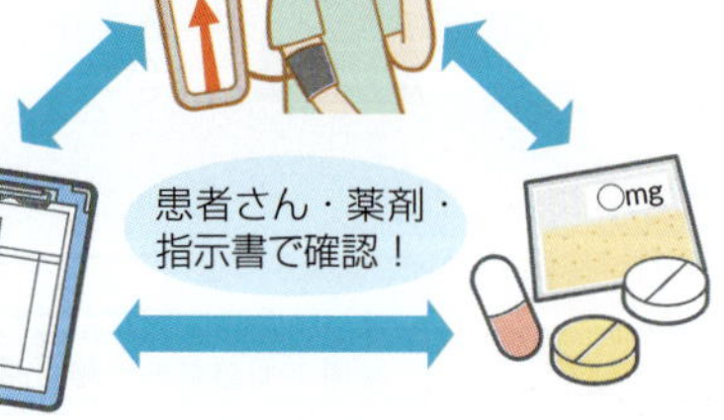

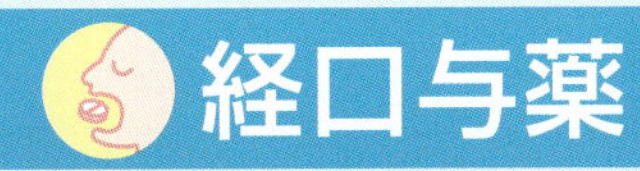

経口与薬

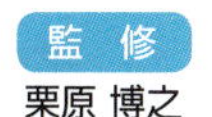
監修
栗原 博之

経口与薬は，最も簡便で生理的な与薬方法です．口から投与された薬剤は，消化管粘膜から吸収され，門脈，肝臓を経て，全身の各組織に作用します．疾患の予防や治療，症状緩和などの目的で多用されますが，医療事故も多く報告されています．安全かつ確実な与薬のために，指示確認をしっかり行い，指示自体が適切かどうかも考慮したうえで行えるようにしましょう．

内服薬の種類

- 内服薬とは，口から飲み込む薬剤です．
- 内服薬には，形状を安全かつ安定した状態に保ち，扱いを容易にするためのいろいろな剤形があります．これは，日本薬局方により定義されています．
- 同じ薬剤でも複数の剤形をもつ内服薬があるため，各剤形の特徴を理解し，使用目的や患者さんの年齢，生活習慣，身体機能などの状態に応じて，より適切な剤形を選択する必要があります．

主な剤形

固形状		粉状		液状	
●用量が正確で保管や携帯に便利である．しかし，用量の微調整はできない． ●用量が大きいと，小児や高齢者では飲み込みにくい場合がある． ●加工により味やにおいなどの刺激を抑えてあるものが多い．		●用量の微調整が可能であり，複数の薬剤を混合することができる． ●飛散性がある． ●味やにおいなどの刺激が強い． ●吸湿性が高い． ●むせやすい		●正確な量の計測が難しい． ●小児，高齢者でも飲み込みやすい． ●変質しやすく，携帯しにくい．	
錠剤	カプセル剤	顆粒剤	散剤	液剤	シロップ剤
裸錠 糖衣錠 OD錠〔次項〕 など	軟カプセル 硬カプセル	顆粒剤 細粒剤	散剤	水剤 乳剤 など	シロップ剤 ドライシロップ剤

- 錠剤やカプセル剤，顆粒剤の中には，表面コーティングによって，放出調整製剤〔p.254〕に加工されているものがあります．

ポイント

放出調整製剤などでなければ，剤形による吸収速度の違いは次のようになります．
液剤＞散剤＞顆粒剤＞カプセル剤＞錠剤

口腔内崩壊（OD）錠

- 口腔内崩壊（OD）錠とは，口腔内で速やかに溶解または崩壊させて，服用できる錠剤のことをいいます．商品名に「OD」と接尾語がついたものが多いです．
- この剤形は，水なしでも服用できるため，高齢者や軽い嚥下障害のある患者さん，水分摂取制限がある患者さんに適しています．また，外出先での服用にも便利です．
- ただし，口腔内崩壊錠は口腔粘膜からは吸収されないため，必ず飲み込むように指導しましょう．
- 壊れやすく，湿気に弱いため，一包化〔p.262〕に不向きというデメリットがあります．また，口腔内で崩壊するため，味や口当たりに課題もあります．

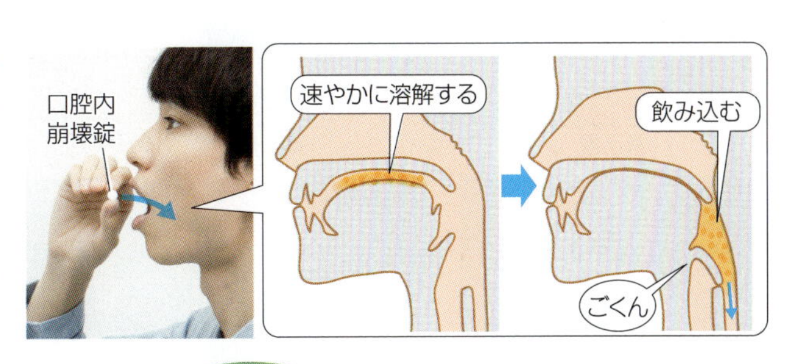

豆知識

口腔内崩壊錠と同じように口腔内で速やかに溶解する速崩（D）錠というものがあります．口腔内崩壊錠は水なしでも服用できますが，速崩錠は唾液や少量の水で服用します．

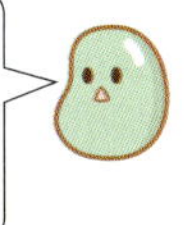

●口腔内崩壊（OD）錠：orally disintegrating tablets　●速崩（D）錠：disintegrating tablets

放出調整製剤

- 放出調整製剤とは，目的に合わせて薬剤の有効成分の放出性を調整した製剤のことをいいます．
- 血中濃度を長期間持続させるように調整した徐放性製剤や，胃ではなく小腸で溶解するように調整した腸溶性製剤などがあります．

	徐放性製剤	腸溶性製剤
目　的	●服用回数の減少 ●副作用の軽減*　など *なぜなら 服用回数が減り，急激な血中濃度の上昇を抑えることができるからです．	●胃粘膜の保護 ●胃酸による薬効低下の防止 ●作用時間の延長　など
構　造	●速溶性顆粒と徐放性顆粒を配合するなどして，薬効が持続するよう加工されている． 例）スパンスル型 速溶性顆粒 徐放性顆粒 例）スパスタブ型 徐放性顆粒 速溶性顆粒	●胃と小腸のpHの違いを利用して，低いpHでは溶解しないような高分子でコーティングされている． 例）レペタブ型 薬の変質を防ぐコーティング 胃酸で溶解しないコーティング 薬の成分 豆知識 胃は強酸性，小腸は弱アルカリ性です．
吸収過程	●徐々に薬物が消化管で吸収される．	胃酸 ●胃では薬物が放出されず，腸で吸収される．
例	●テオドール®錠 ●ヘルベッサー®Rカプセル　など	●バイアスピリン®錠 ●オメプラゾン®錠　など

豆知識

徐放性製剤は商品名に「L」，「LA」，「CR」，「R」，「SR」といった接尾語が付いているものが多いです．
それぞれ，「Long」，「Long Acting」，「Controlled Release」，「Retard」，「Slow Release」の略で，「長く効かせる」，「放出を遅らせる」などの意味を示しています．

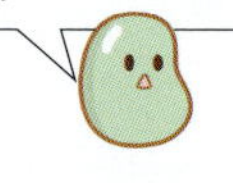

- これらの薬剤は，粉砕したり，噛み砕いたり，カプセルを開けて服用すると，治療効果や副作用の出現に影響する可能性があります．
- 粉砕の可否に関しては，添付文書の「使用上の注意」を参照し，必要であれば代替薬を検討しましょう．

必要物品　経口与薬

指示書

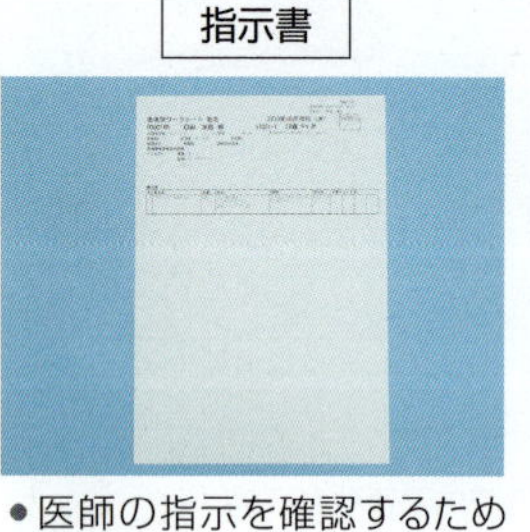

- 医師の指示を確認するために用いる．

薬　剤

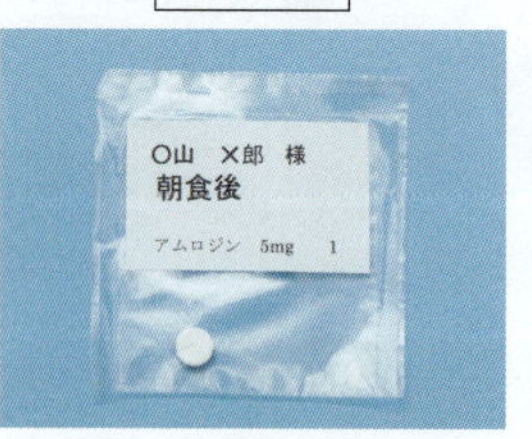

- 指示された薬剤を用意する．

水または白湯

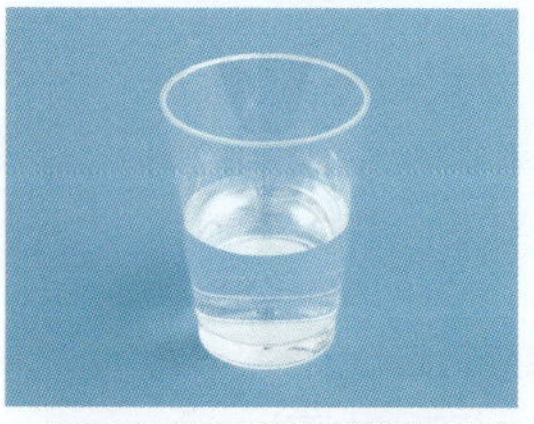

- 指示された薬剤が飲み込めるだけの水，または白湯を用意する．

トレイ

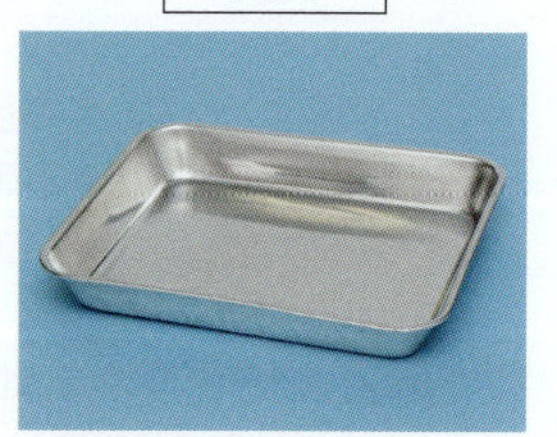

- 清潔，安全のために物品はトレイにまとめておく．

●水素イオン濃度（pH）：hydrogen ion concentration

手順 経口与薬

1 薬剤を準備する

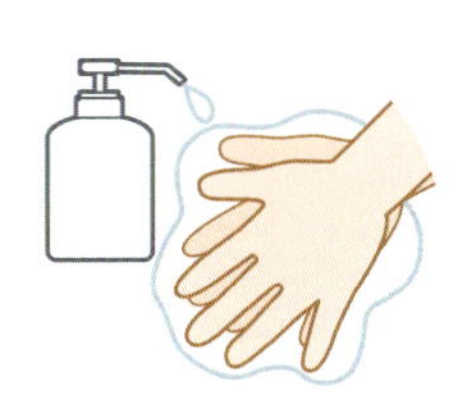

❶ 衛生学的手洗い〔p.15, 16〕を実施する．

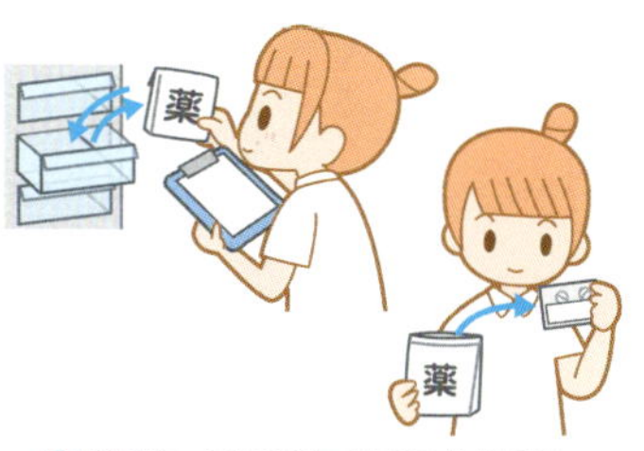

❷ 薬剤を最低3回は6Rを確認〔p.252〕し，トレイに薬剤を準備する．

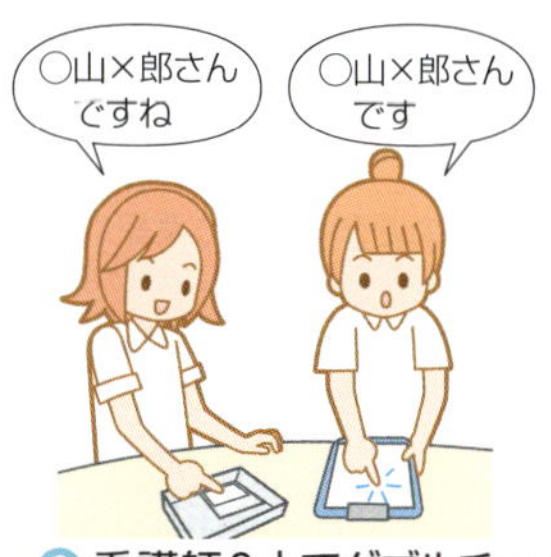

❸ 看護師2人でダブルチェックを実施する．

2 アセスメントを行う

- 医師による与薬指示が現状の患者さんに適しているかを，次の情報からアセスメントする*．

*なぜなら 状況によっては，与薬内容を変更または中止しなければならないこともあるからです．

観察ポイント

- □バイタルサイン
- □患者さんの状態（自覚症状など）
- □既往歴
- □過去の副作用の有無
- □検査・治療の予定
- □薬剤の作用・副作用
- □薬剤の用法・用量
- □薬剤アレルギーの有無　　など

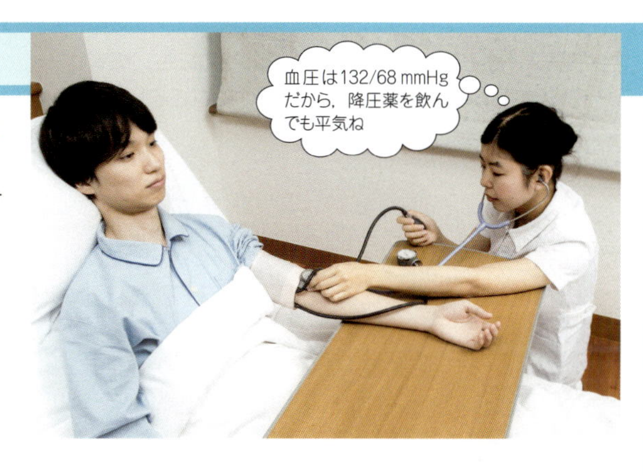

ポイント

経口投与が可能かどうかを，意識レベル〔フィジp.218，219〕，嚥下機能，消化吸収機能，悪心・嘔吐の有無などの情報から評価することも重要です．

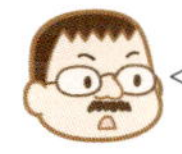

造影CTや腹部超音波検査など，絶食下で受ける検査や治療の予定がある場合には，与薬するかどうかを医師に確認しましょう．

3 薬剤の確認を行う

- 指さし声出し確認を行い*，6R〔p.252〕に基づいて指示書と薬剤を確認する．

*なぜなら 指さし声出し確認を行うことにより，エラーを予防することができるからです．

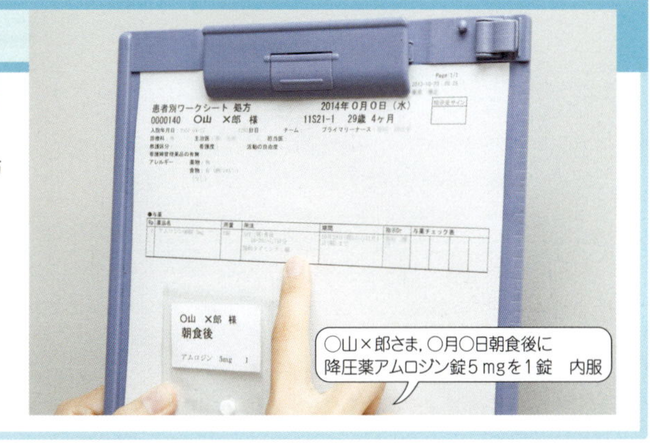

●コンピュータ断層撮影（CT）：computed tomography

与薬 / 経口与薬

4 患者さんの確認を行う

- 患者さんにフルネームを名乗ってもらい，ネームバンドとあわせて本人確認〔p.252〕を行う．

お名前を教えてください
○山×郎です

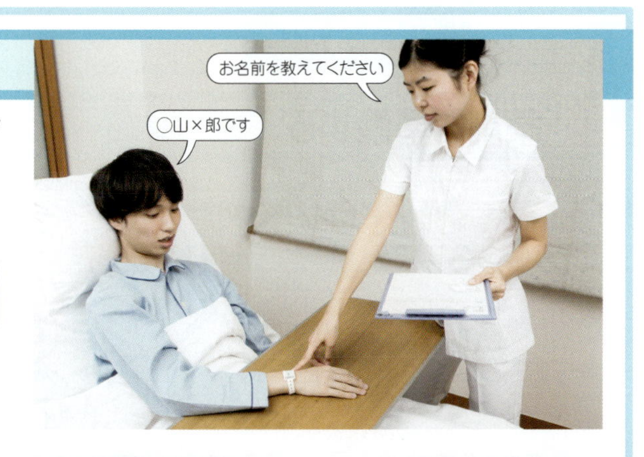

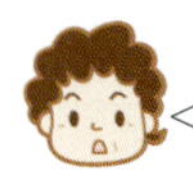

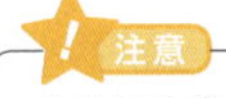

注意
名前を呼びかけての確認や，ベッドネームでの確認は，してはいけません．

5 患者さんに説明する

- 服薬アドヒアランス〔p.251〕を高めるためにも，患者さんに目的，用法・用量，作用，副作用などをしっかりと説明する．

朝食後なので血圧を下げるアムロジン錠5 mgを1錠飲みますね．副作用は…

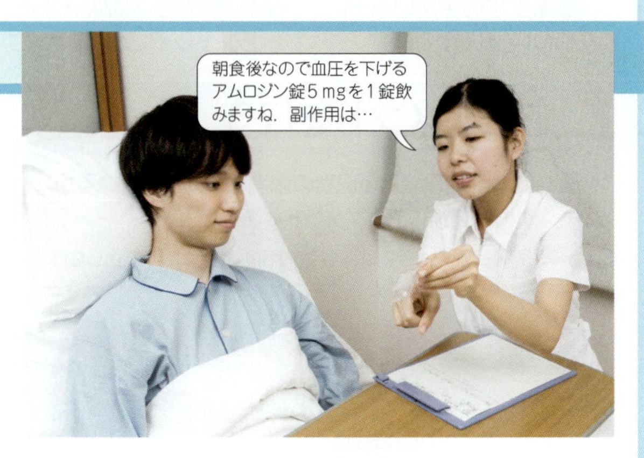

ポイント
目的を説明するためには，病態の理解も必要です．

6 姿勢を整える

- 患者さんのADLに合わせて，坐位または坐位に近いファウラー位〔p.83〕*に姿勢を整える．

* なぜなら 誤嚥や逆流を防ぎ安全に飲み込むことができるからです．

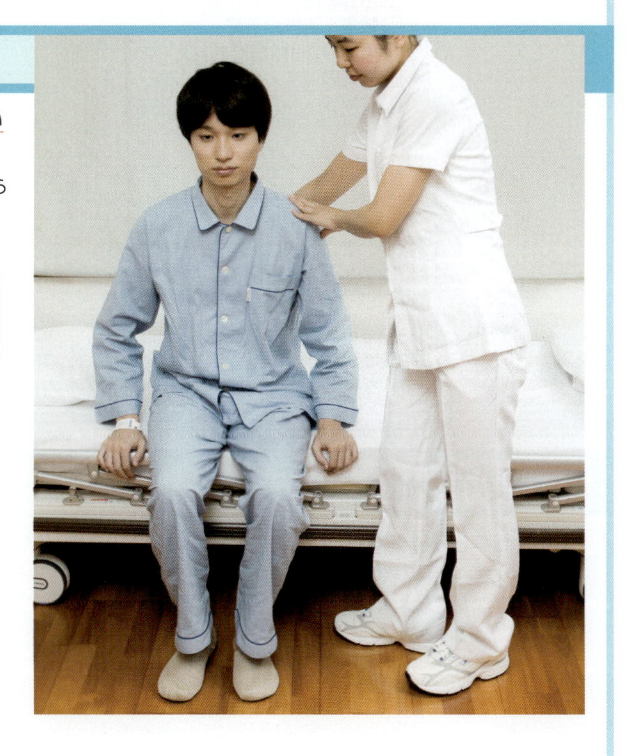

手技のコツ
検査や治療上，上体を起こせない場合には，顔を横に向けて頭部を持ち上げて服薬介助をしましょう．

●日常生活活動（ADL）: activities of daily living

7 薬を口に入れてもらう

- 少量の水で口を少し湿らせて，薬剤を舌の中央よりやや奥（舌の後ろ1/3よりやや手前*）へ入れてもらう．

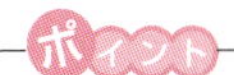

* なぜなら 舌の後ろ1/3は舌咽神経〔フィジp.248〕に支配されており，薬を奥へ入れすぎると舌の不随意運動を誘発し，誤嚥や咳反射を引き起こすおそれがあるからです．

- 顔面や口腔内に麻痺がある場合は，健側に薬を入れる．

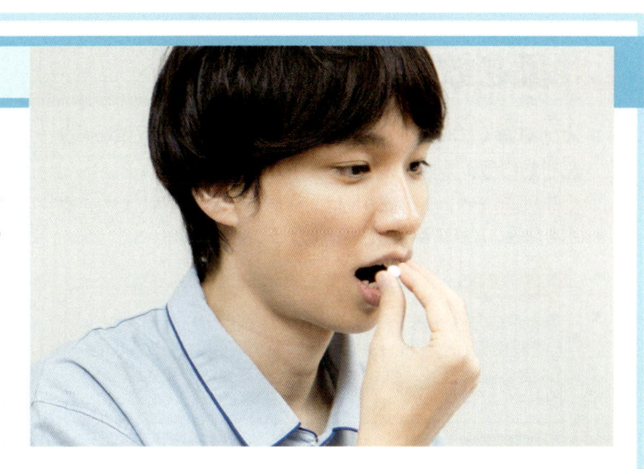

ポイント

複数の錠剤やカプセル剤などを手のひらにのせ，そのまま口に入れるのは，こぼれやすいだけでなく，誤嚥の原因にもなります．1つずつ口に入れて服用するようにしましょう．

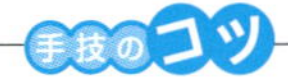

手技のコツ

散剤の場合，オブラート〔p.258〕を使用すると薬が口腔内で分散したり付着したりするのを防ぐことができます．また，薬を入れる前に水を口に含んでおいてもらうのも有効です．

服薬時の介助

- 服用には，飲み込むまでに「袋から出す」，「口へ運ぶ」といった動作が必要です．
- 「包装を開けられるか」，「薬剤を落とさずに口に運べるか」などの手や腕の運動機能の評価を行い，患者さんに必要な介助を行えるようにしましょう．

口へ運ぶまでの介助の一例

手を添える

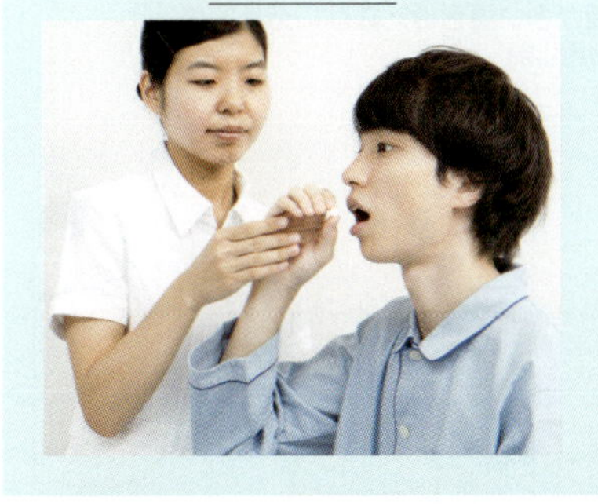

薬杯を使ってもらう

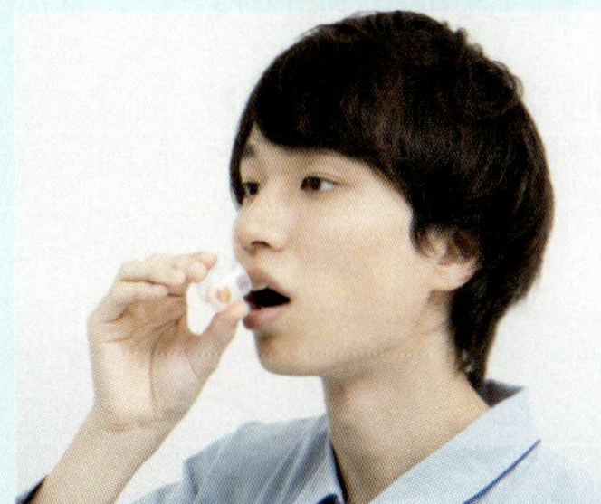

直接口に入れる

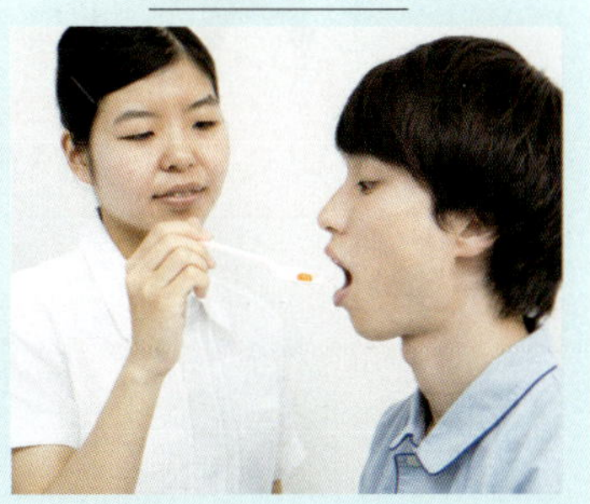

液剤・シロップ剤の場合

- 液剤やシロップ剤には，1～数種類の薬剤が溶剤に溶けているため，軽く混和させてから薬杯に入れましょう．
- 液剤やシロップ剤は腐敗しやすいため冷所で清潔に保管し，一度容器から出した薬液は戻さないようにしましょう．

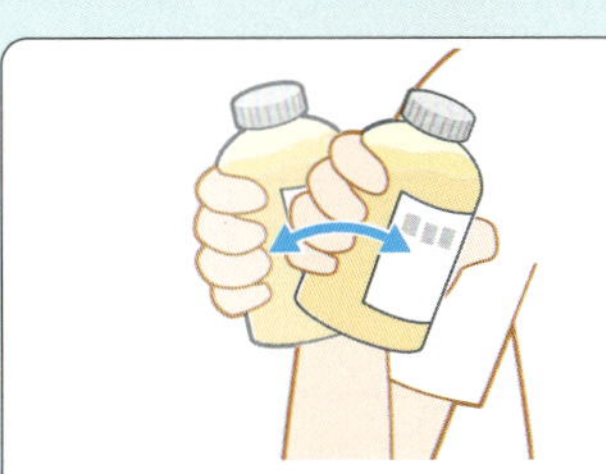

❶静かに*転倒混和させる．

* なぜなら 激しく振ると空気を含んで泡立ち，正しく計量できなくなってしまうからです．

薬液が垂れて汚れないようにラベルを上にして持つ
目の高さで目盛りを読む

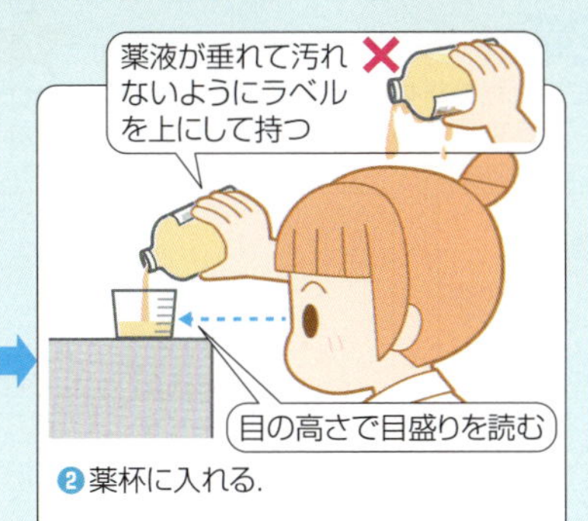

❷薬杯に入れる．

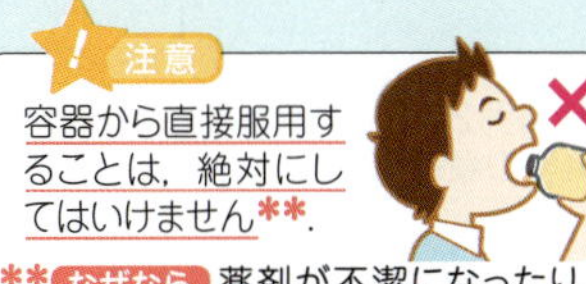

注意

容器から直接服用することは，絶対にしてはいけません**．

** なぜなら 薬剤が不潔になったり，1回量が不正確になったりするからです．

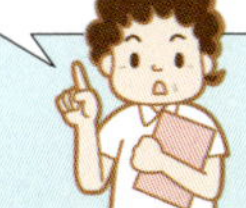

与薬 経口与薬

8 薬を飲み込んでもらう

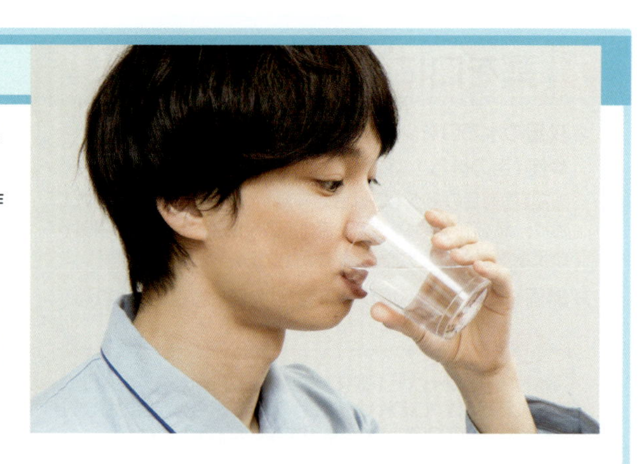

- 十分な量（100～120 mL）の水または白湯*で飲み込んでもらう．

* なぜなら それ以外の飲み物は，薬剤の吸収を阻害したり，作用を増強したりする可能性があるからです〔p.261〕．

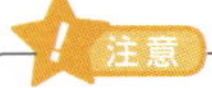

患者さんの摂食嚥下機能によっては，医師から指示されている程度のとろみ〔p.118〕を水または白湯で作り，飲んでもらいましょう．この場合，手順7〔p.257〕で用いる水にもとろみをつけます．

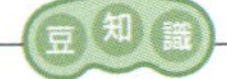

水の量が少ないと，口腔内に不快感が残ったり，食道壁に薬剤が付着したままとなり潰瘍の原因になったりします．一般的には，1回の服用には，コップ1/2杯（100～120 mL）とされています．飲水制限のある場合でも最低30 mLの水が必要です．

オブラート

- オブラートとは，でんぷんからつくられている薄い半透明の紙状の膜のことです．飲み込みにくい粉薬などを包むことで，飲み込みやすくすることができます．
- 特に苦味などの刺激が強い薬剤や，粉薬でむせやすい患者さんに有効です．

注意

オブラートを二重にして使用してはいけません*．

* なぜなら 胃内で溶けにくく，吸収に影響する場合があるからです．

ポイント

薬の量が多い場合は，数回に分けて包み，服用しましょう．

使用例1（袋型の場合）

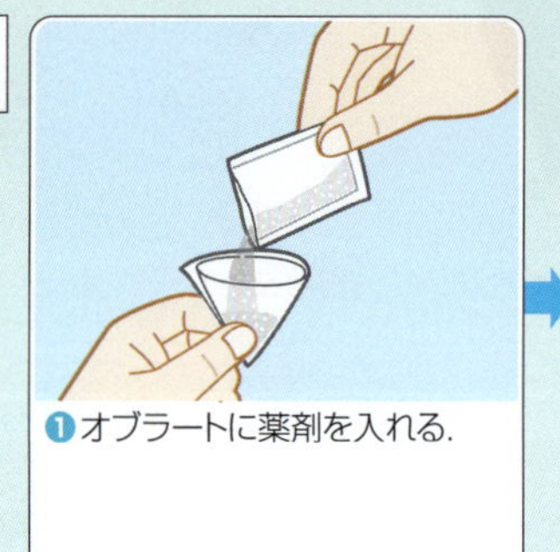

❶オブラートに薬剤を入れる．

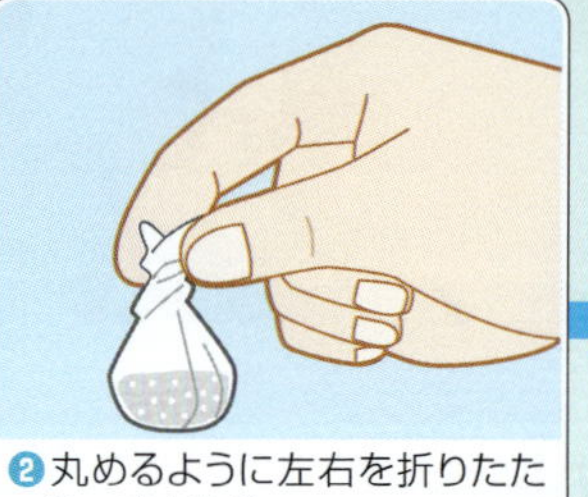

❷丸めるように左右を折りたたみ，まとめる．

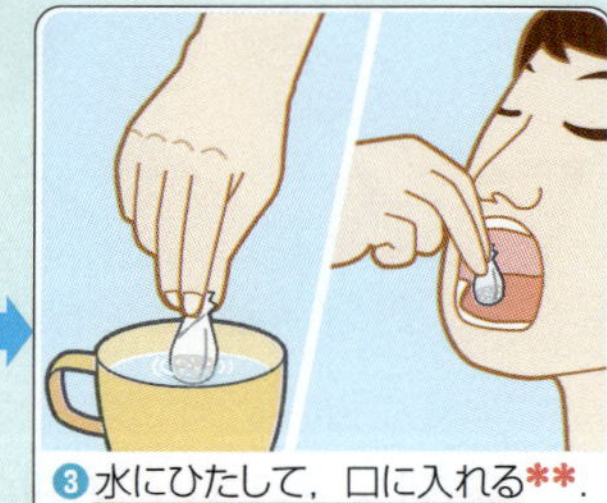

❸水にひたして，口に入れる**．

** なぜなら オブラートの表面がなめらかになり，口の中に張り付くことなく飲み込めるからです．

手技のコツ

オブラートに包んだ薬剤をスプーンにのせて水につけ，そのまますくって口に入れてもいいです．

注意

ぬれた手でさわるとオブラートが溶けてしまうので注意しましょう．

使用例2（丸型の場合）

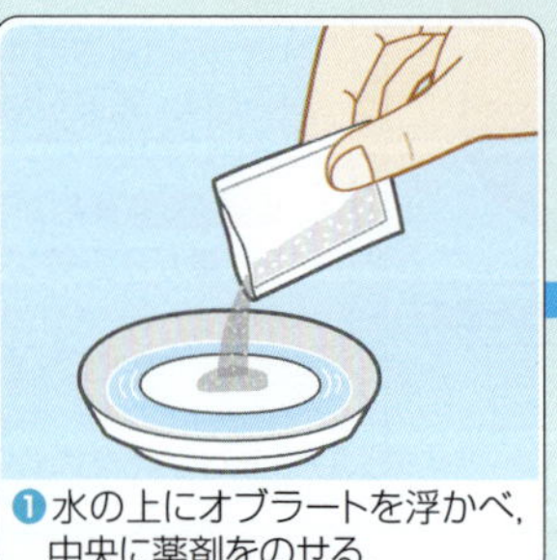

❶水の上にオブラートを浮かべ，中央に薬剤をのせる．

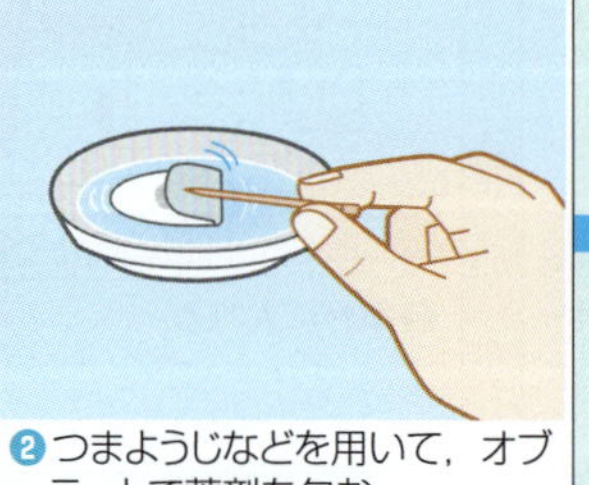

❷つまようじなどを用いて，オブラートで薬剤を包む．

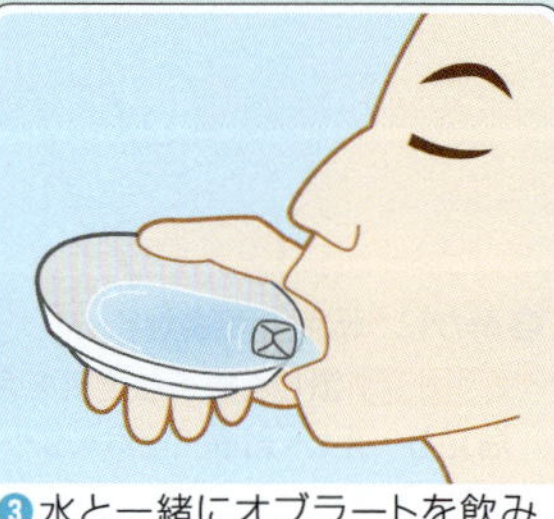

❸水と一緒にオブラートを飲み込む．

嚥下補助ゼリー

- ゼリーで薬剤を包み，飲み込みやすくすることができます．
- 特に，数種類の薬剤を飲む患者さんや水で薬剤を飲むのが苦手な患者さんに有効です．

カプセル剤・錠剤の場合

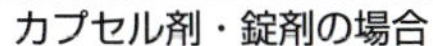

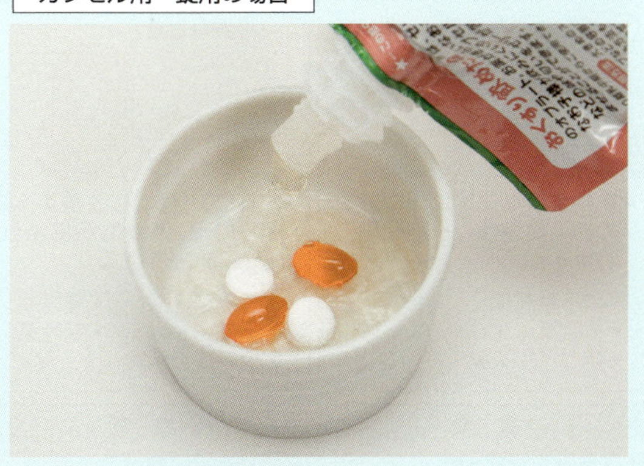

顆粒剤・散剤の場合

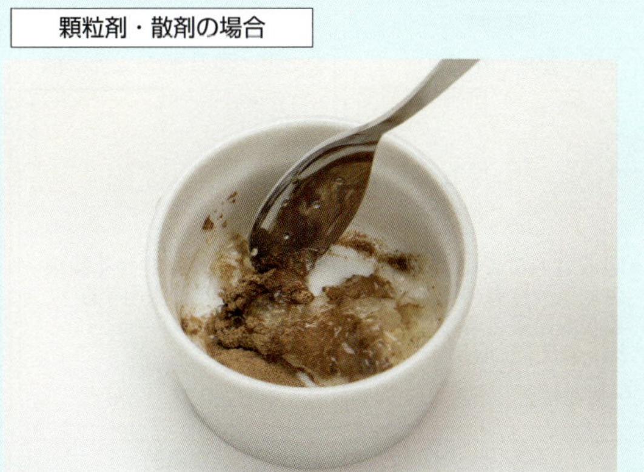

9 服用の確認をする

- 完全に飲み込めたかどうか，口の中を見て確認する．

ポイント

特に，小児，高齢者，嚥下障害がある患者さんは，薬剤が口の中に残ってしまうことがあるため必ず確認しましょう．

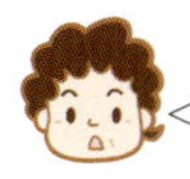

注意

薬剤によっては与薬後はすぐに臥位にならない*ように説明が必要なものもあります．

*なぜなら 薬剤が食道内に停留し，食道潰瘍を引き起こすおそれがあるからです．

飲み込めたか確認させてください

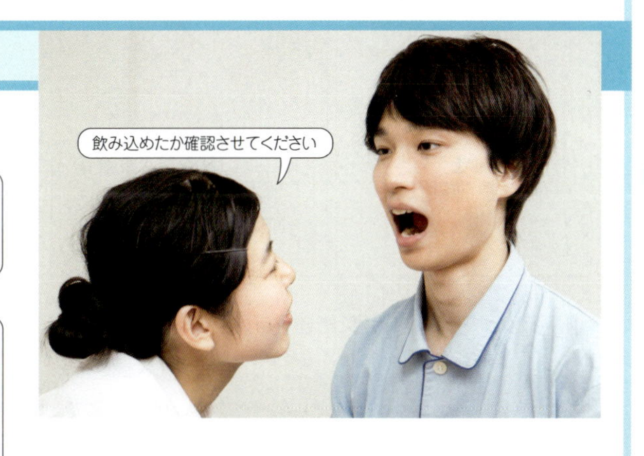

10 終わりに

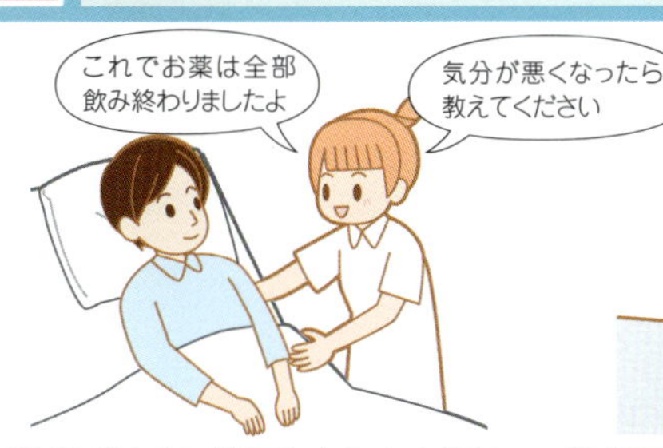

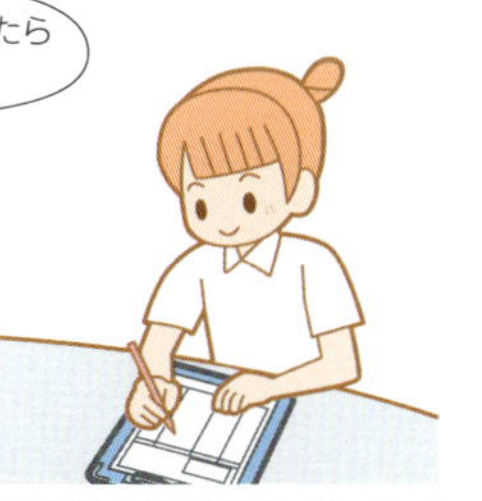

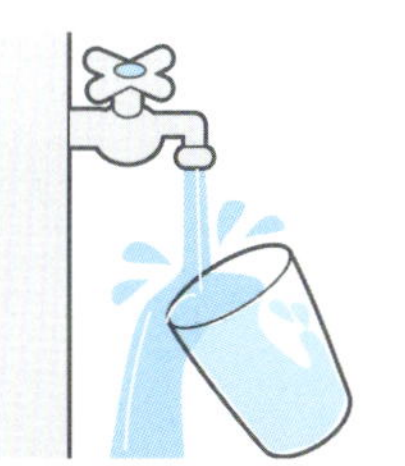

1. 患者さんに終了したことを伝え，気分不快などがないか確認する．
2. 指示書の実施欄にサインをし，実施記録を残す．
3. 使用したコップなどを所定の方法で片付ける．

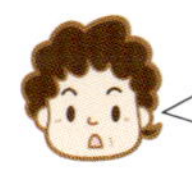

注意

与薬がすんだら，すぐに実施欄にサインをしましょう．サインがないと未投与と判断され重複投与を招くおそれがあります．逆に前もってサインするのもいけません．投与忘れを招くおそれがあるからです．

服用時間

- 服用するタイミングは，薬効を最大限に発揮し，副作用を最小限に抑えられるように決められています．そして，多くの場合，食事や睡眠といった生活習慣を基準にしています．

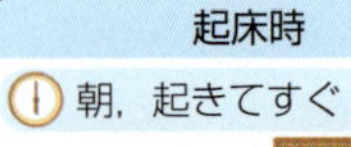

起床時

朝，起きてすぐ

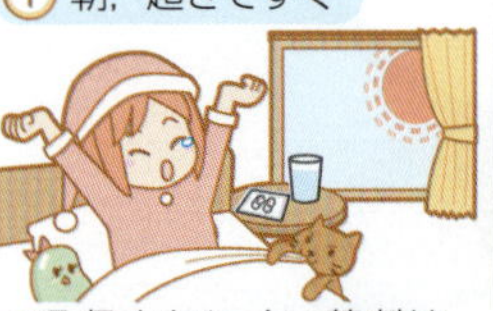

- 吸収されにくい薬剤は，併用薬や食事の影響による吸収阻害を避けるために，起床時に服用する．

• 骨粗鬆症治療薬　など

就寝前

夜，寝る30分くらい前

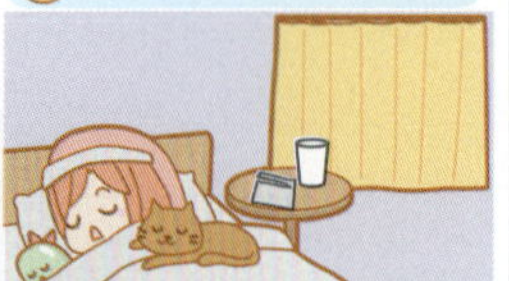

- 睡眠中に作用させる薬剤は，就寝前に服用する．

• 睡眠薬
• 下剤　など

時間指定

指定された時間

- 血中濃度を一定に保つ必要のある薬剤は，一定間隔で服用する．

• 抗不整脈薬
• 抗菌薬
• 抗ウイルス薬　など

頓服薬

必要なとき

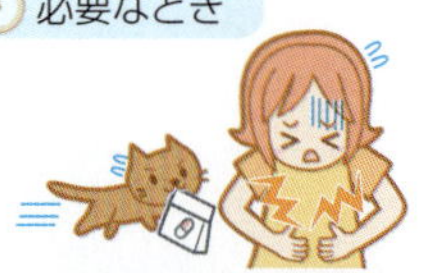

- 一時的に症状を改善する薬剤は，医師の指示により，必要時に服用する．

• 解熱鎮痛薬
• 睡眠薬
• 下剤
• 制吐薬
• 狭心症治療薬　など

食　前

食事の30～60分前

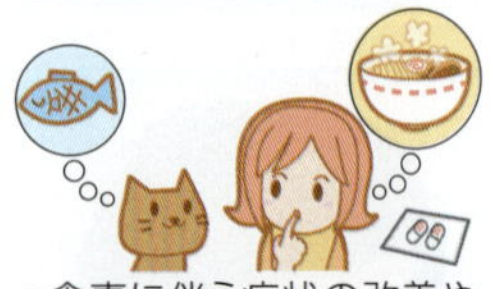

- 食事に伴う症状の改善や食事の影響を受けやすい薬剤は，食前に服用する．

• 食欲亢進薬
• 制吐薬　など

食直前

食事をする直前

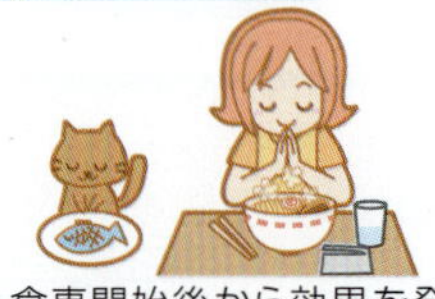

- 食事開始後から効果を発揮したい薬剤は，食直前に服用する．

• 血糖降下薬　など

食　後

食後30分以内

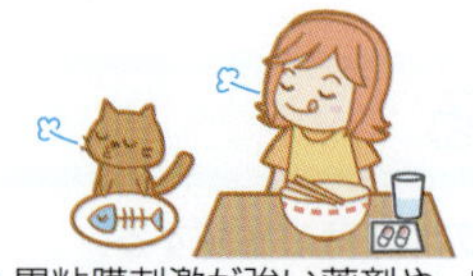

- 胃粘膜刺激が強い薬剤や，空腹時の服用で副作用が出やすい薬剤は，食後に服用する．

• 抗炎症鎮痛薬
• 副腎皮質ステロイド　など

食　間

食後約2時間

- 食事成分の影響を避け，胃粘膜へ直接作用させる必要がある薬剤は，食間に服用する．

• 胃粘膜保護薬
• 漢方薬　など

- 服用のタイミングが作用に影響を与えない薬剤は，その多くが食後に服用するように指定されています*．

*なぜなら 生活習慣に合わせて服用することで飲み忘れを防止できるからです．

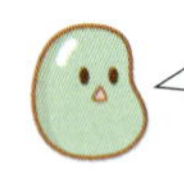

豆知識

食後薬の中には，食直後に服用しなければ効果を得られないものもあります．代表的なものに，摂取した食物のリンを吸収するカルタン®や，空腹時に服用すると極端に吸収が低下するエパデールやイトリゾール®などがあります．

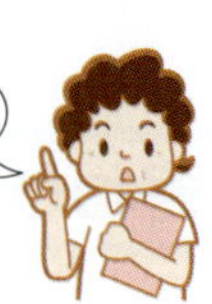

指示された服用時間には理由があるのでしっかりと守りましょう！

薬剤と飲食物の相互作用

- 薬には，薬剤同士だけでなく飲食物と相互作用を引き起こし，薬剤の作用が増強または減弱してしまうものがあります．
- そのような相互作用を理解しておくことは，患者さんの一番近くで食事や与薬の援助を行う看護師にはとても重要なことです．

相互作用を起こす飲食物と薬剤の一例

	飲食物	薬　剤	作用機序
作用が増強	グレープフルーツ（ジュース）	●Ca拮抗薬 ●脂質異常症治療薬 ●抗てんかん薬	●グレープフルーツ（ジュース）に含まれるフラノクマリン類が薬物の代謝を阻害することで，血中薬物濃度が上昇し，作用を増強させる．
作用が増強	カフェイン	●気管支拡張薬（テオフィリン薬）	●カフェインが薬物の代謝を阻害することで血中薬物濃度が上昇し，中枢神経の働きが増強するため，頭痛や動悸などの副作用が発現しやすくなる．
作用が増強	チーズ	●抗結核薬 ●抗うつ薬	●薬物が，チーズに多く含まれるチラミンの代謝を阻害するため，高血圧や頭痛，悪心などチラミンがもたらす作用を増強させる．
作用が増強	アルコール	●睡眠薬 ●抗不安薬 ●抗てんかん薬	●アルコールが中枢神経の働きを抑制するため，鎮静作用を増強させる．
作用が増強	アルコール	●糖尿病治療薬	●アルコールを多量に摂取すると（特に空腹時），肝臓でアルコールが代謝されることで，糖新生が抑えられ，糖尿病治療薬の血糖降下作用を増強させる．
作用が減弱	納　豆	●ワルファリン	●ワルファリンは，ビタミンKを阻害することでビタミンK依存性凝固因子の生合成を阻害する．しかし，納豆はビタミンKを多く含み，なおかつ納豆菌はビタミンKを合成するため，ワルファリンの作用を減弱させる．
作用が減弱	緑　茶	●鉄　剤	●緑茶などに含まれるタンニン酸が鉄剤と結合して吸収を阻害し，作用を減弱させる． ●ただし，服用前後30分程度の間隔をあければ問題はない． 豆知識 鉄欠乏状態では，鉄吸収能力が亢進しているうえに，治療薬に用いる鉄剤には1日に必要な鉄量の10倍の鉄が含まれているため，深刻な相互作用ではないということが最近の研究でわかっています．
作用が減弱	牛　乳	●抗菌薬（テトラサイクリン系，一部のニューキノロン系など） ●骨粗鬆症治療薬	●抗菌薬や骨粗鬆症治療薬などの一部は，カルシウムやマグネシウムと結合しやすく，吸収されにくい構造に変化するため，作用を減弱させることがある． 豆知識 牛乳は酸を中和させるため，胃内のpHが上昇します．そのため，本来小腸で溶解すべき腸溶性製剤（p.254）が胃で溶解され，その効果を低下させる可能性があります．
作用が減弱	牛　乳	●鉄　剤	●牛乳は鉄剤の吸収を抑制するため，作用を減弱させる．
作用が減弱	セイヨウオトギリソウ（セントジョーンズワート）	●抗うつ薬 ●脂質異常症治療薬 ●抗てんかん薬 ●睡眠薬　　など	●セイヨウオトギリソウが薬物を代謝する酵素を増加させるため，作用を減弱させる． ※セイヨウオトギリソウは，健康食品などに含まれるハーブの一種です．

- 上記の内容は，薬剤の添付文書の「相互作用」の欄に記載されています．

緑茶や牛乳など，飲み物でも相互作用を引き起こすものがあるので，内服薬は水または白湯で服用しましょう．

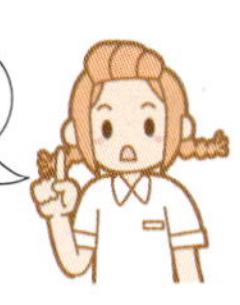

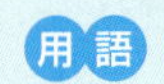

糖新生
血糖が少なくなったとき，肝臓でグリコーゲン以外のものからグルコースを合成し，足りない糖を補うこと．

●水素イオン濃度（pH）：hydrogen ion concentration

服薬支援

- 患者さんが積極的に服薬管理に参加できるように服薬支援を行うことは，アドヒアランスの向上につながるため非常に重要です．
- 患者さんの服薬管理能力を十分にアセスメントしたうえで，必要な支援方法を検討しましょう．

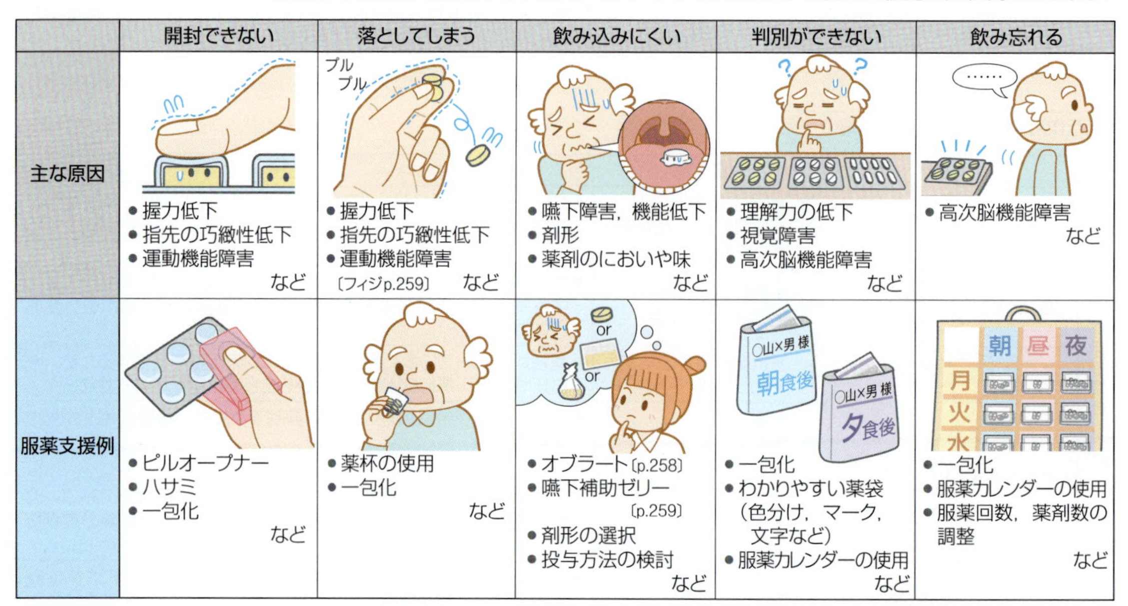

	開封できない	落としてしまう	飲み込みにくい	判別ができない	飲み忘れる
主な原因	●握力低下 ●指先の巧緻性低下 ●運動機能障害 など	●握力低下 ●指先の巧緻性低下 ●運動機能障害 〔フィジp.259〕 など	●嚥下障害，機能低下 ●剤形 ●薬剤のにおいや味 など	●理解力の低下 ●視覚障害 ●高次脳機能障害 など	●高次脳機能障害 など
服薬支援例	●ピルオープナー ●ハサミ ●一包化 など	●薬杯の使用 ●一包化 など	●オブラート〔p.258〕 ●嚥下補助ゼリー〔p.259〕 ●剤形の選択 ●投与方法の検討 など	●一包化 ●わかりやすい薬袋（色分け，マーク，文字など） ●服薬カレンダーの使用 など	●一包化 ●服薬カレンダーの使用 ●服薬回数，薬剤数の調整 など

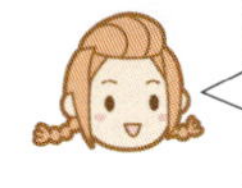

薬剤の一包化とは，同じ時間に服用する薬剤を1回分ずつ小分けに包装することです．飲み間違いや紛失のリスクがなくなり，手が不自由で薬剤をシートから取り出すのが難しい患者さんでも服薬しやすくなります．

● 口腔内与薬 ●

口腔内与薬

- 口腔内与薬は，薬剤を口腔内に投与し，口腔粘膜から吸収させる方法です．狭心症の治療などに用いられる全身作用をもつ薬剤や，口腔・咽頭の抗炎症，殺菌に用いられる局所作用をもつ薬剤があります．
- 薬剤の種類には舌下錠，トローチ，バッカル錠などがあります．

舌下錠

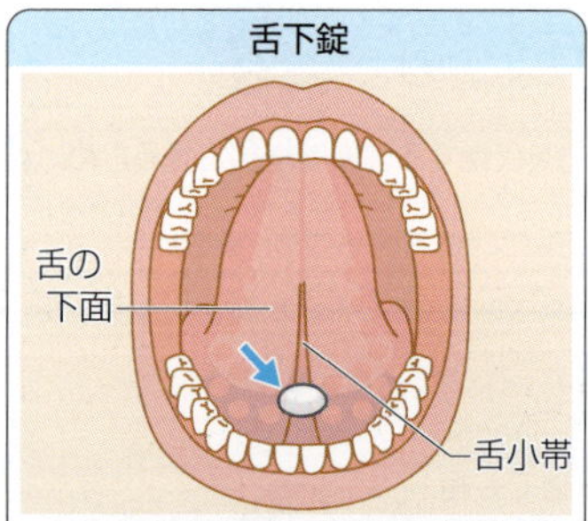

- 舌の下面に置き，溶けるまで保持する．
- 狭心症治療薬のニトログリセリンが代表的．
- 多くの唾液で速やかに溶解させて吸収することを目的として投与する．

トローチ

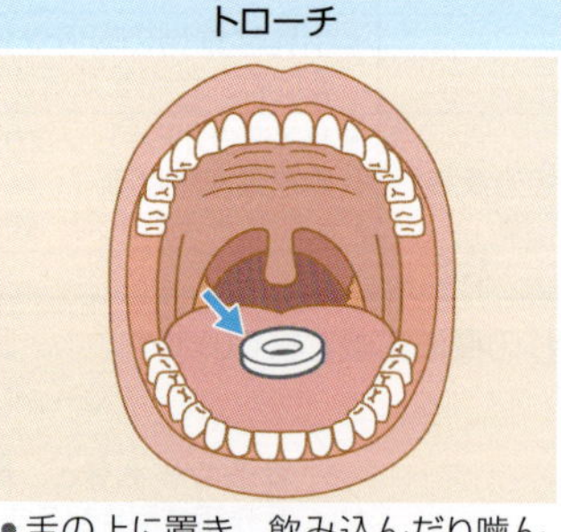

- 舌の上に置き，飲み込んだり噛んだりせず，できるだけ長くなめて徐々に溶かす．
- 口腔，咽頭，扁桃粘膜の抗炎症や殺菌薬として用いられる．

バッカル錠

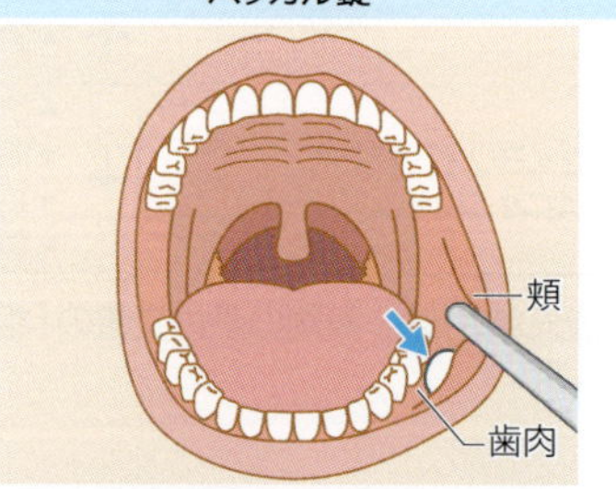

- 歯肉と頬の間に挟み，飲み込んだり噛んだりせずに唾液で自然に溶かす．
- 徐々に溶解させて吸収することを目的として投与する．
- 主に抗炎症酵素薬やホルモン製剤として用いられていた．また，麻薬性鎮痛薬のフェンタニルが日本でも承認された（2013年）．

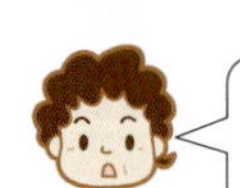

注意

誤って飲み込んだり噛んだりして内服すると，初回通過効果〔p.248〕を受けて薬効がなくなってしまいます．

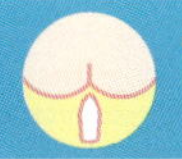

直腸内与薬

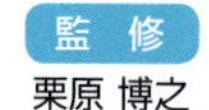

栗原 博之

直腸内与薬とは，直腸内に固形の坐薬を挿入する，あるいは軟膏を注入または肛門周囲に塗布することです．解熱・鎮痛などの全身作用，排便促進などの局所作用をもつ薬剤があります．患者さんに意識障害があるなど，経口与薬が困難な場合にも用いることができます．

代表的な薬剤

- 直腸内投与を行う薬剤は，主に抗炎症・解熱・鎮痛，排便促進を目的に使用されます．

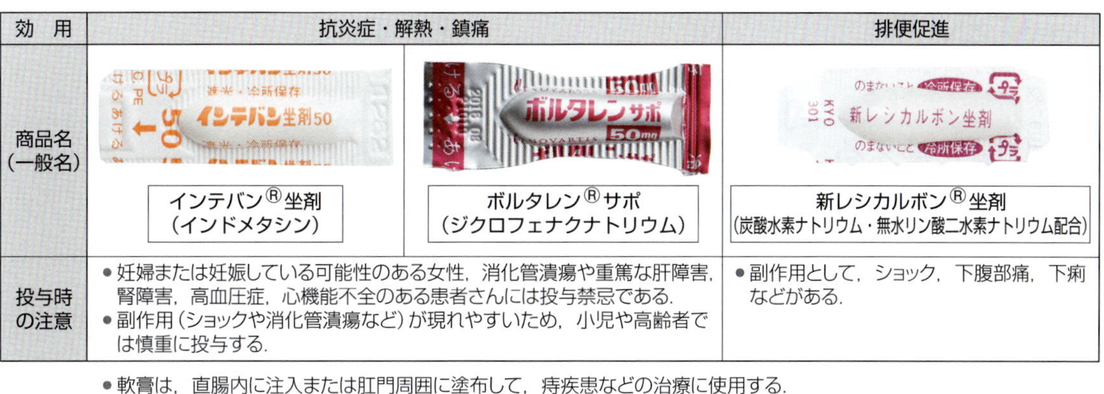

効用	抗炎症・解熱・鎮痛		排便促進
商品名（一般名）	インテバン®坐剤（インドメタシン）	ボルタレン®サポ（ジクロフェナクナトリウム）	新レシカルボン®坐剤（炭酸水素ナトリウム・無水リン酸二水素ナトリウム配合）
投与時の注意	●妊婦または妊娠している可能性のある女性，消化管潰瘍や重篤な肝障害，腎障害，高血圧症，心機能不全のある患者さんには投与禁忌である． ●副作用（ショックや消化管潰瘍など）が現れやすいため，小児や高齢者では慎重に投与する．		●副作用として，ショック，下腹部痛，下痢などがある．

- 軟膏は，直腸内に注入または肛門周囲に塗布して，痔疾患などの治療に使用する．

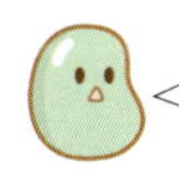

豆知識

坐薬は有効成分を含む主剤と体内で溶けやすくするための基剤からなります．基剤には体温で溶ける油脂性のものと，体液で溶ける水溶性のものがあります．基剤が溶けることで主剤が放出されます．

坐薬は溶けないよう，冷蔵庫に保管しましょう．

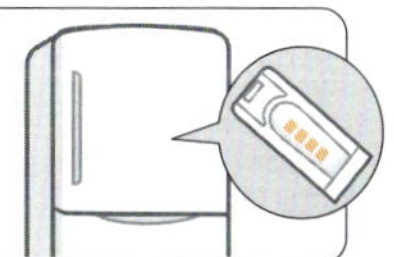

必要物品　直腸内与薬

指示書

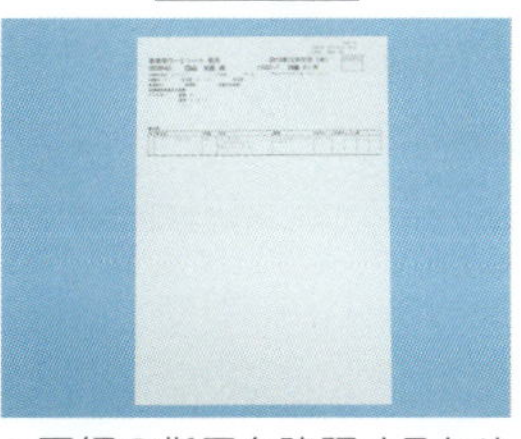

- 医師の指示を確認するために用いる．

坐薬

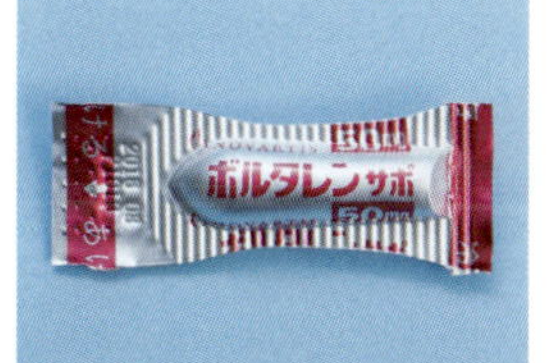

- 指示された薬剤を用意する．

ガーゼ

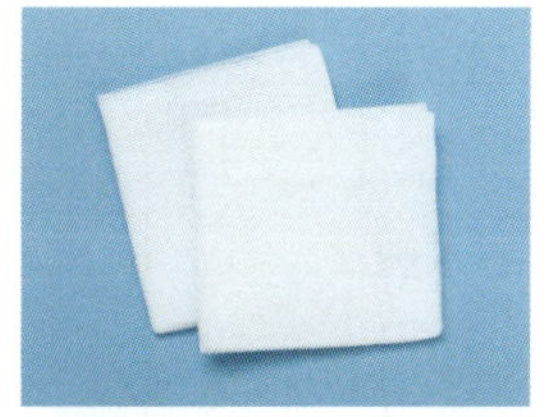

- 潤滑剤を出すときや，坐薬挿入後に肛門を押さえるときに用いる．

潤滑剤

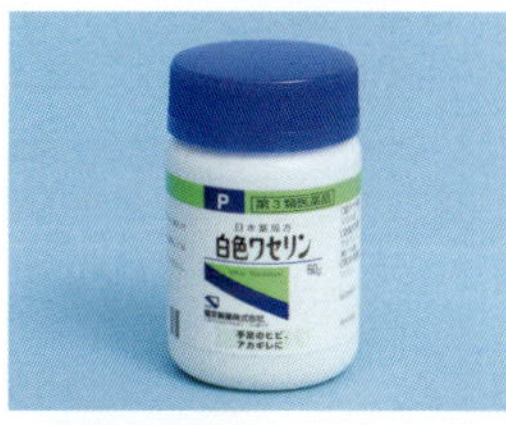

- 坐薬に付けすべりをよくし，挿入しやすくする．ワセリンやカカオ脂を用いる．

バスタオル

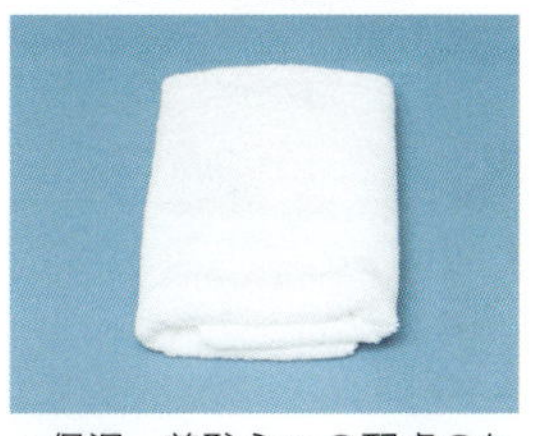

- 保温，羞恥心への配慮のために用いる．

トレイ

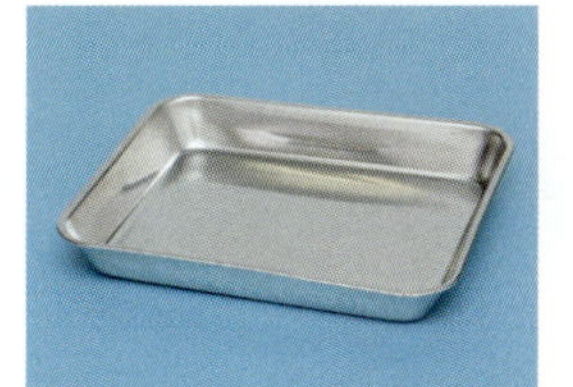

- 清潔，安全のために物品はトレイにまとめておく．

手袋

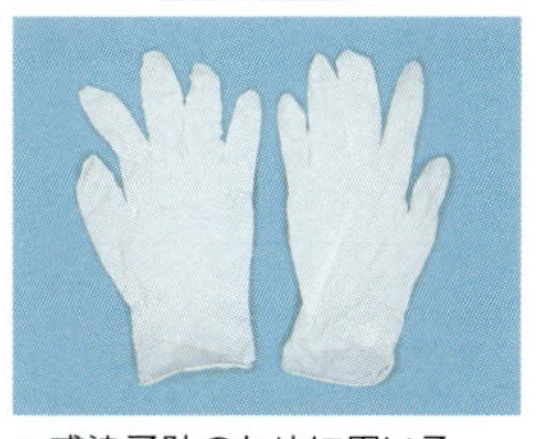

- 感染予防のために用いる．

廃棄物入れ

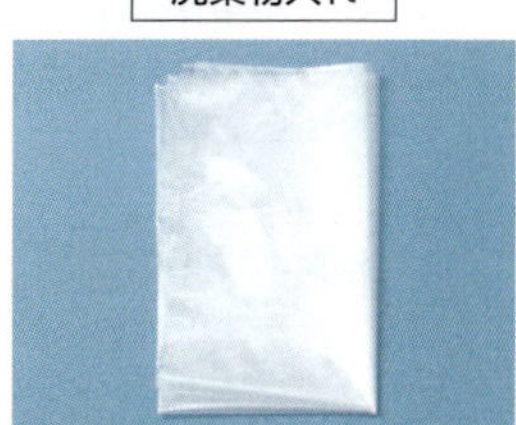

- ビニール袋や膿盆を用いる．

手順 直腸内与薬

● まず，経口与薬手順2〔p.255〕と同様に，患者さんのアセスメントを行う．

1 準備をする

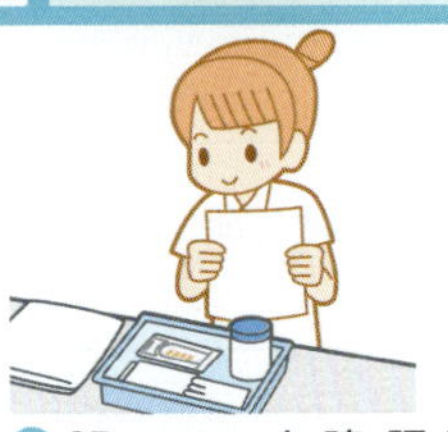

❶ 6R〔p.252〕を確認し，必要物品を準備する．

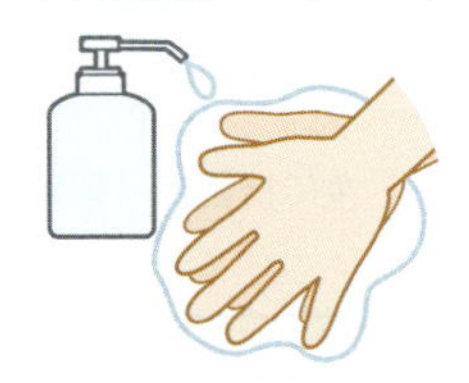

❷ 衛生学的手洗い〔p.15, 16〕をする．

お名前を教えてください
○山×郎です
これから，おしりからお薬を入れますね

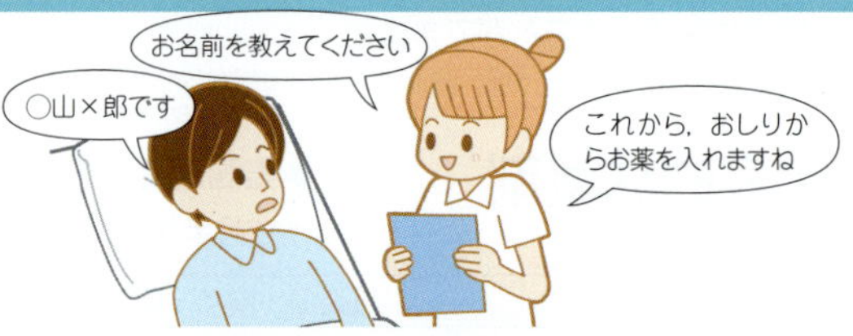

❸ 患者さんの本人確認を行い，直腸内与薬の目的と方法を説明する．

2 環境を整える

● カーテンやスクリーンを使用し，患者さんのプライバシーに配慮する．

● 便意を確認する．便意があれば，排便をすませてもらう*．

* なぜなら 坐薬を挿入する刺激で排便が誘発されることがあるからです．

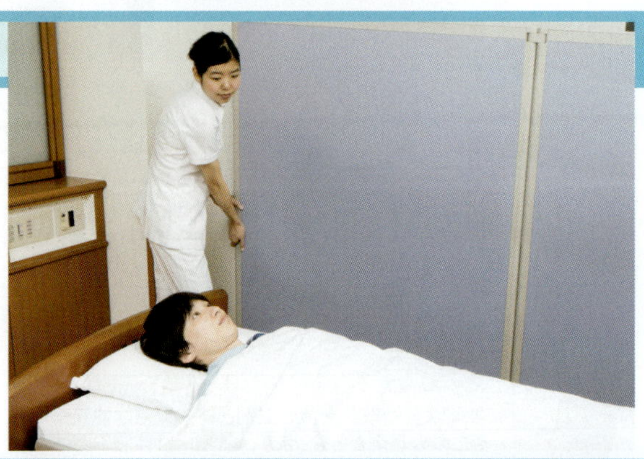

3 姿勢を整える

● 手袋を装着し，患者さんに側臥位になってもらい，膝関節，股関節を屈曲*させる．

* なぜなら 膝関節を曲げると腹圧がかからず，挿入しやすくなるからです．

● 下着をおろす．バスタオルなどを使って不必要な露出は避ける．

ポイント

直腸内への挿入深度は浣腸よりも浅く，直腸壁を損傷する可能性は低いため，仰臥位や立位でも問題なく挿入できます．

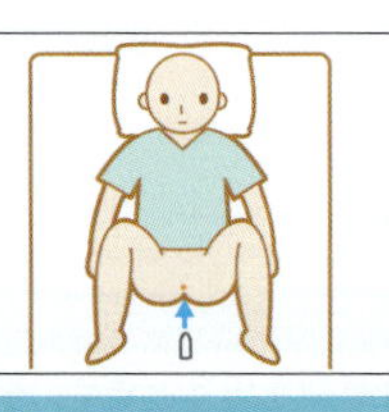

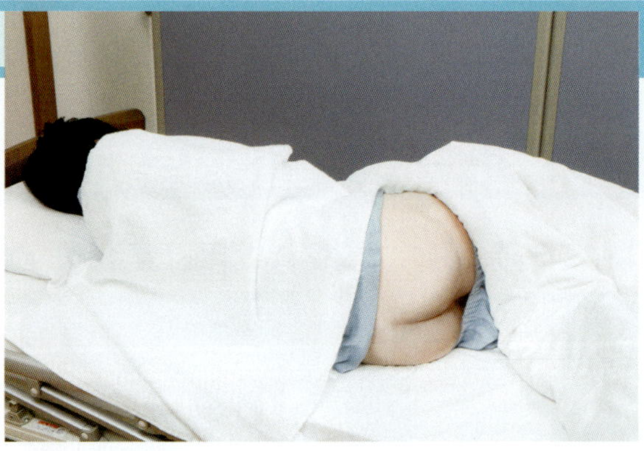

4 潤滑剤を付ける

● ガーゼに潤滑剤を出し，坐薬の先端に付ける*．

* なぜなら 潤滑剤を付けるとすべりがよくなり，スムーズに挿入できるからです．

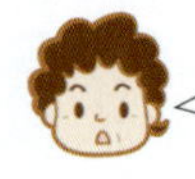

注意

油脂性基剤の坐薬は体温で溶ける可能性があるため，素手で持たないようにしましょう．

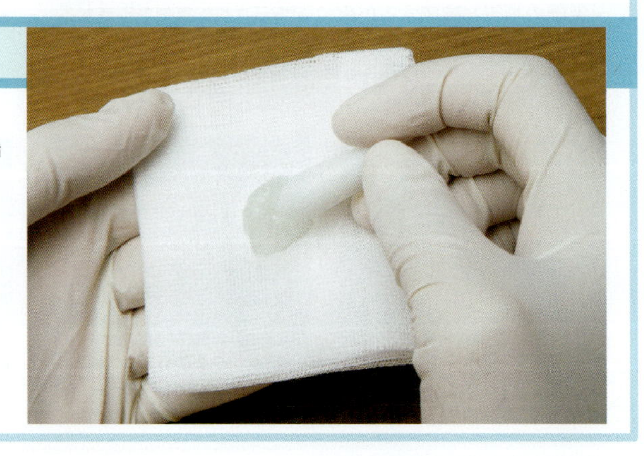

5 坐薬を挿入する

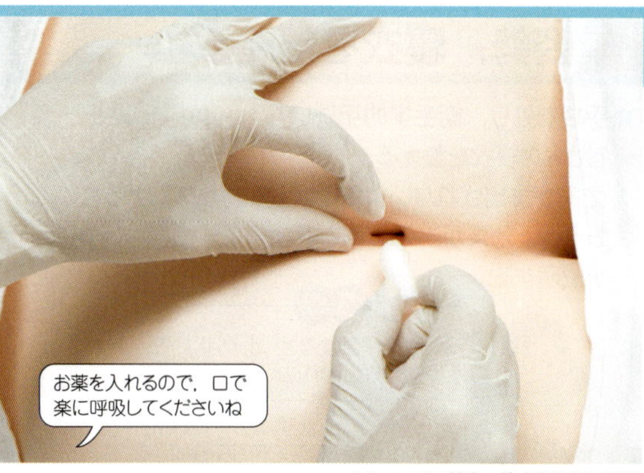

シミュレーター協力：株式会社京都科学

- 患者さんに口呼吸を促し*，力まないようにしてもらう．

*なぜなら 口呼吸により肛門括約筋が弛緩し，腹圧がかかりにくくなるからです．

- 片手で肛門を開き，もう片方の手で坐薬を持つ．

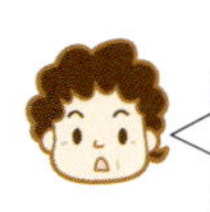

注意
患者さんが女性の場合，坐薬を誤って腟に挿入しないよう注意しましょう．

- 患者さんに息を吐いてもらい，呼気に合わせて坐薬を尖った方から4～5 cm（示指の第二関節まで）挿入する**．

**なぜなら 挿入が肛門括約筋よりも浅いと，坐薬が出てしまうおそれがあるからです．

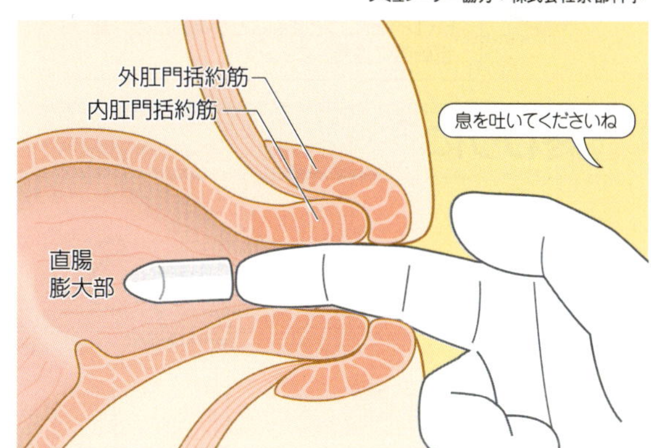

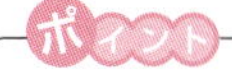

ポイント
坐薬を2種類以上使用する場合は，緊急性や基剤の種類によって投与順序や間隔が異なるため，確認してから投与しましょう．

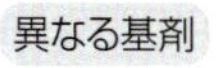
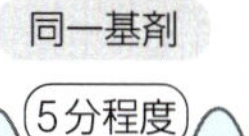
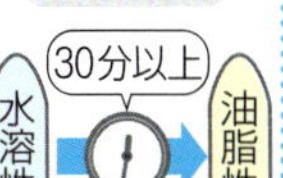
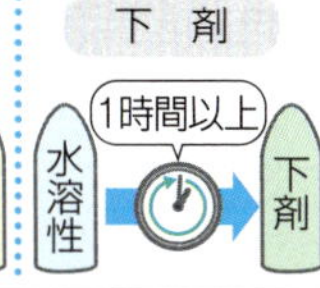

同一基剤	異なる基剤	下　剤
水溶性 →（5分程度）→ 水溶性	水溶性 →（30分以上）→ 油脂性	水溶性 →（1時間以上）→ 下剤

患者さんが自己挿入する場合

- 患者さんの状態や希望に応じて，自己挿入時の体位を考えます．

立位の場合

- 中腰の姿勢で坐薬を半分以上挿入し，立ち上がる*．

*なぜなら 立ち上がることで肛門括約筋が収縮し，坐薬が排出されにくくなるためです．

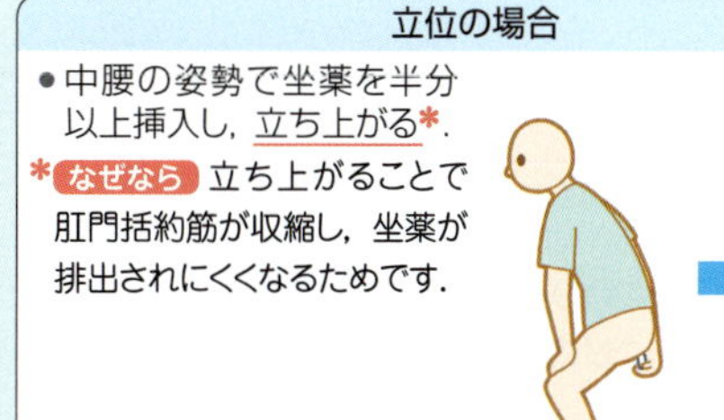

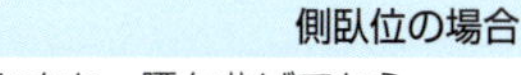

側臥位の場合

- 横になり，腰を曲げてからきき手で坐薬を挿入する．

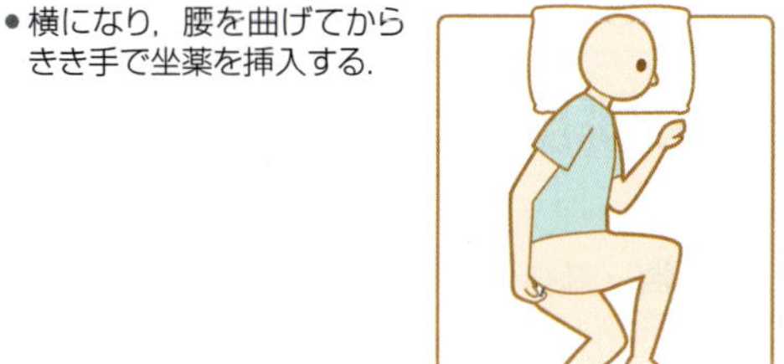

6 肛門を押さえる

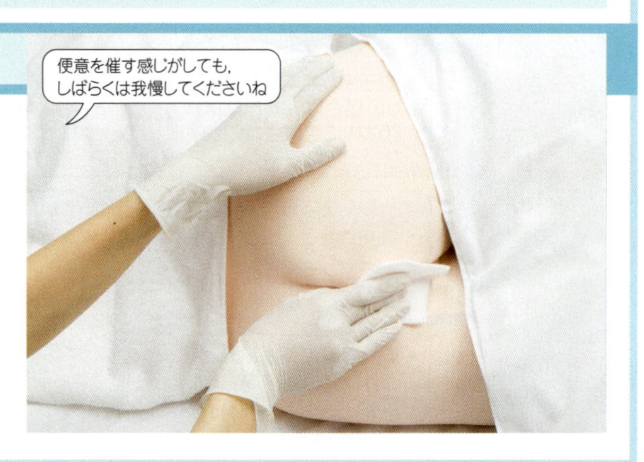

- 坐薬が出てこないように，ガーゼで肛門を2～3分押さえる．
- 便意を催した場合は，我慢するよう伝える．

ポイント
坐薬の溶解に伴い便意がおさまることがあるので，しばらく我慢するように説明し，もし我慢できずに坐薬が排出されてしまったら，すぐに看護師を呼ぶよう伝えましょう．

7 姿勢，寝衣を整える

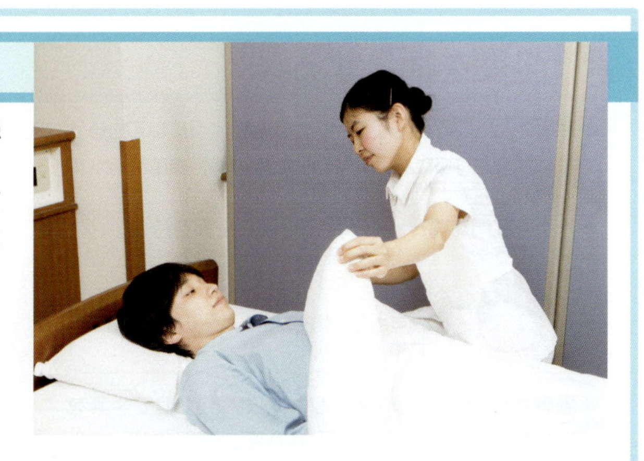

- 手袋を外し，衛生学的手洗い〔p.15，16〕をしたら，患者さんの寝衣を整える．
- 坐薬が排出されないようしばらく動かないようにしてもらう．効果が出るまでに20～30分程度かかることを説明する．

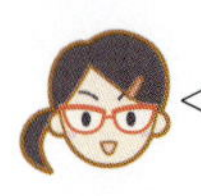

手技のコツ
下肢を伸展すると，肛門括約筋が収縮し，坐薬が排出されにくくなります．

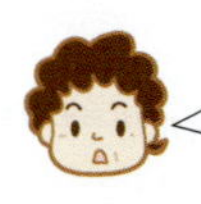

注意
下剤の投与後は，急な便意により慌ててトイレへ行こうとすることがあるため，転倒転落に注意しましょう．

8 終わりに

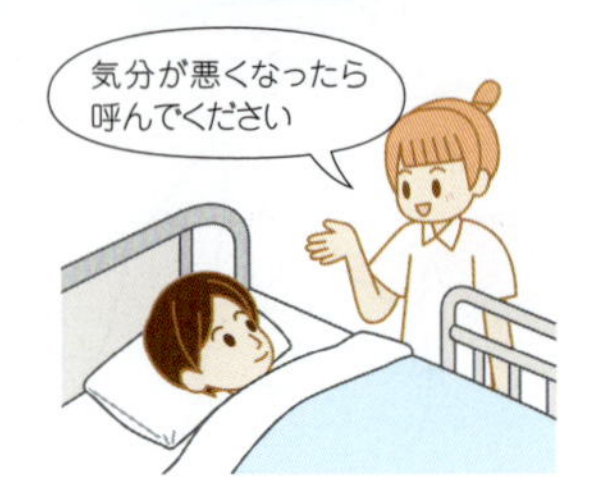

❶ 患者さんに終了したことを伝え，患者さんの状態や副作用の有無などを確認する．

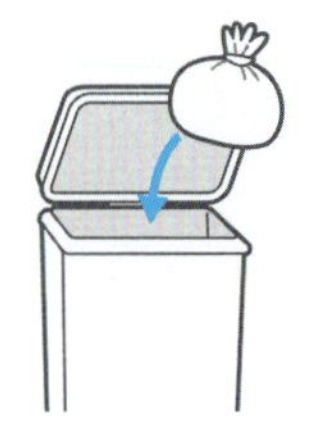

❷ 物品をもとの場所に戻し，ゴミは決められた方法で廃棄する．

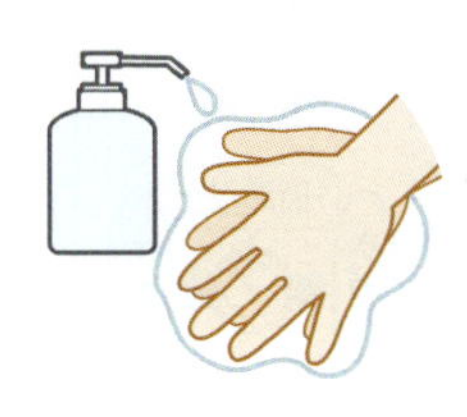

❸ 衛生学的手洗い〔p.15，16〕をする．

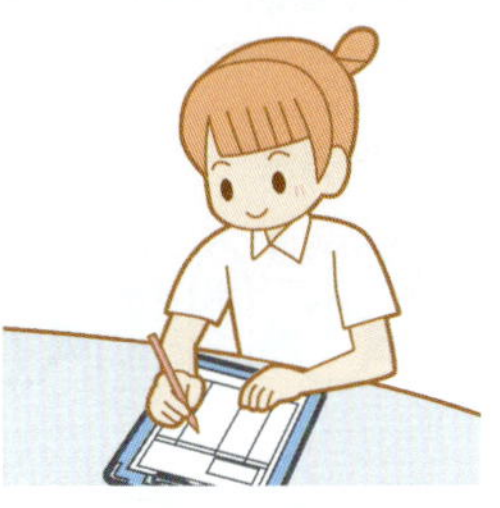

❹ 指示書の実施欄にサインをし，実施記録を残す．

坐薬が排出されたときの対応

- 排便促進を目的とした坐薬が排出された場合は，結果的に排便がみられればよいので経過を観察します．
- 抗炎症・解熱・鎮痛を目的とした坐薬が排出されてしまった場合，次のように対応を考えます．

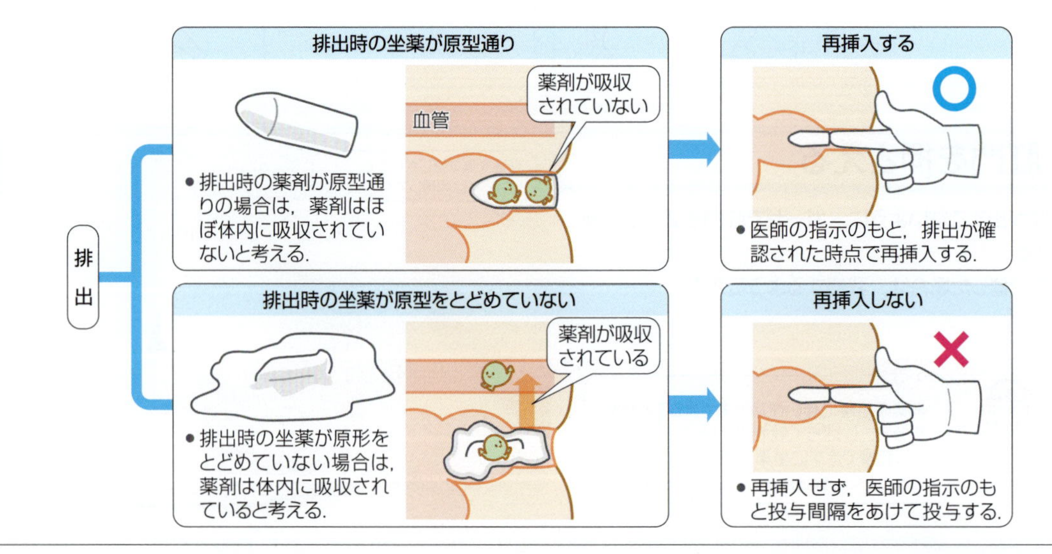

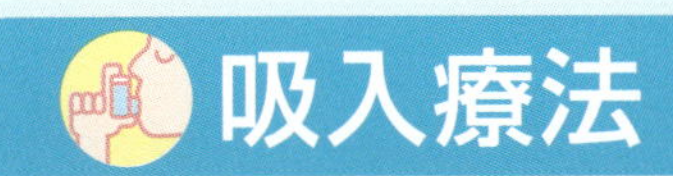

吸入療法

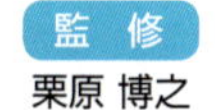

監 修
栗原 博之

吸入療法は，主に呼吸器疾患の患者さんの去痰や気管支拡張などの目的で用いられ，経口与薬より速やかな作用が期待できます．吸入器の構造は複雑で，使用方法が難しいものもあります．十分な効果を得られるよう，医療者は正しい使用方法を身につけるとともに，患者さんが安全かつ効果的に吸入療法を行えるように指導することも重要です．

吸入器の種類

- 吸入療法は，吸入器によって薬剤をエアロゾルの形で気道に運び，作用させる与薬方法です．病変部である気道や肺胞に薬剤が直接到達するので，経口与薬よりも効果の発現が早く，薬剤量も少なくてすみます．
- 吸入療法に使用される吸入器（ネブライザー）には大きく分けて次の4種類があります．

	超音波ネブライザー	ジェットネブライザー	MDI	DPI
外観・しくみ	●超音波振動により薬液を分散させ，エアロゾルを発生させる．	●ジェット気流を発生させ，薬液を吸い上げ，エアロゾルを発生させる．	●薬剤を液化ガスと混合し，噴霧することでエアロゾルを発生させる．	●粉末化した薬剤を使用者の吸気によりエアロゾル化して吸入させる．
発生する粒子の大きさ	1～5 μm	5～15 μm	3～8 μm	5～10 μm
利 点	●比較的小さな粒子を発生させる． ●音が静か．	●構造が簡単で衛生管理が容易． ●各種の薬剤が投与可能．	●携帯可能． ●弱い吸気でも吸入しやすい．	●MDIのように薬剤噴霧と吸気を同調させる必要がない． ●携帯可能． ●残量がわかりやすい．
欠 点	●構造が複雑で衛生管理が煩雑． ●超音波振動により効果が損なわれる薬剤がある．	●音の大きな製品がある．	●口腔内への薬剤の沈着率が高い． ●薬剤噴霧と吸気を同調させる必要がある．うまく行えない場合は補助具（スペーサー）を使用する．	●強い吸気を要するため，肺活量の少ない小児や高齢者では十分に吸入できないことがある．

- 吸入薬には，ステロイド，気管支拡張薬，抗コリン薬などがあり，主に気管支喘息の治療薬として用いられています．また，超音波ネブライザーやジェットネブライザーでは去痰薬も使用されます．

用語　エアロゾル
液体が微粒子となって空気中を浮遊する状態となったもの．

発生する粒子の大きさと沈着部位の違い

- 粒子の大きさによって到達する部位が異なります．作用させたい部位に応じて吸入器の種類を選択します．

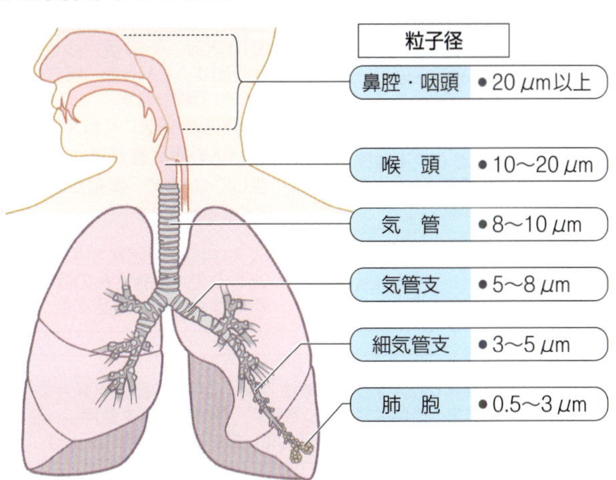

●定量噴霧吸入器（MDI）：metered-dose inhaler　●ドライパウダー吸入器（DPI）：dry powder inhaler

超音波ネブライザーとジェットネブライザー

● 超音波ネブライザーとジェットネブライザーの構造，使用時の注意点を理解し，吸入療法を安全に行えるようにしましょう．

ネブライザーの構造と原理

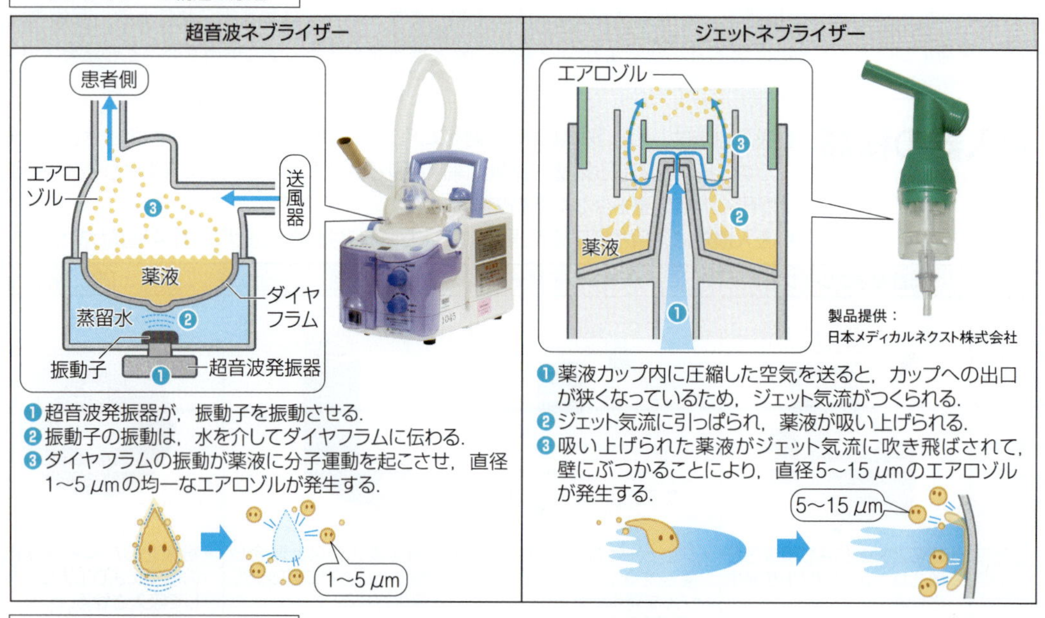

超音波ネブライザー

❶超音波発振器が，振動子を振動させる．
❷振動子の振動は，水を介してダイヤフラムに伝わる．
❸ダイヤフラムの振動が薬液に分子運動を起こさせ，直径1～5 μmの均一なエアロゾルが発生する．

ジェットネブライザー

❶薬液カップ内に圧縮した空気を送ると，カップへの出口が狭くなっているため，ジェット気流がつくられる．
❷ジェット気流に引っぱられ，薬液が吸い上げられる．
❸吸い上げられた薬液がジェット気流に吹き飛ばされて，壁にぶつかることにより，直径5～15 μmのエアロゾルが発生する．

ネブライザー使用時の注意点

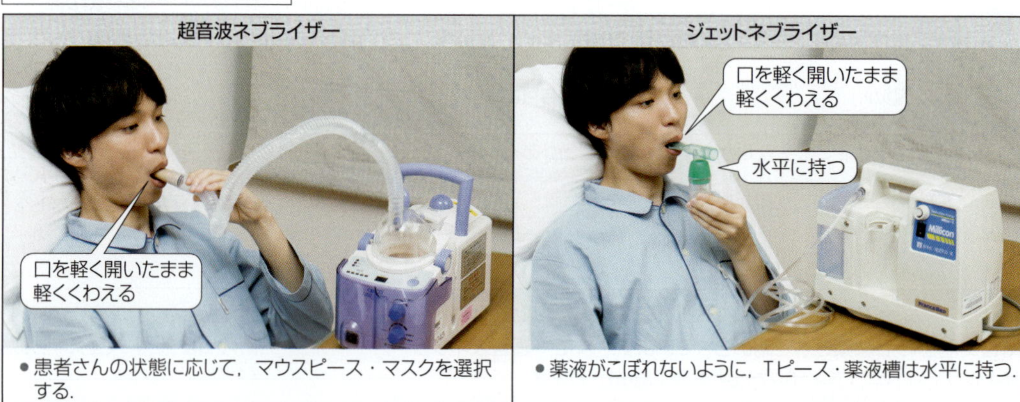

超音波ネブライザー

- 患者さんの状態に応じて，マウスピース・マスクを選択する．

ジェットネブライザー

- 薬液がこぼれないように，Tピース・薬液槽は水平に持つ．

吸入前

- 患者さんの状態に合わせて，坐位またはファウラー位にする*1．

*1 なぜなら 横隔膜が下がり，胸郭が広がるので吸入しやすいからです．

ポイント
薬剤の味や刺激で悪心や不快感を引き起こすことがあります．食事前後の吸入は避けましょう．

吸入中

- 口を軽く開いたまま*2くわえる．噴霧された薬剤を口からゆっくりと吸い込み，その後，ゆっくり息を吐き出す．これらを，腹式呼吸〔フィジp.93〕で繰り返す．

*2 なぜなら 完全にくわえてしまうと，吸い込む空気量が減り，気流が発生しにくいため，薬剤が吸入されにくくなるからです．

- 吸入中に呼吸困難が生じることがあるので，患者さんの呼吸状態や痰の状態は常に確認する．

吸入後

- 含嗽を行う*3．

*3 なぜなら 副作用を予防するためです．吸入時，薬剤の多くが口腔内に沈着するため，これを洗い流します．

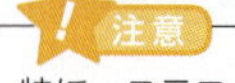

特に，ステロイド吸入薬は，口腔カンジダ症や嗄声（させい）などの副作用を引き起こすことがあります．

- 使用後は部品を取り外し，部品ごとに決められた方法で，洗浄・消毒・滅菌を行い，保管する．

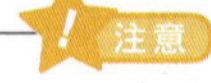

エアロゾルを末梢気道まで吸入する吸入療法では，使用する器具や薬液などの汚染により，容易に感染症を引き起こします．器具は使い回しをせず，清潔なものを使用し，使用後は洗浄・消毒・滅菌〔p.25〕を適切に行いましょう．また，薬液の取り扱いは清潔操作で行いましょう．

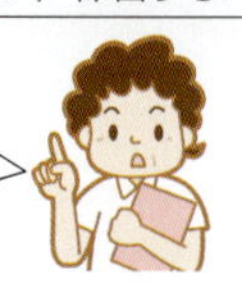

定量噴霧吸入器（MDI）とドライパウダー吸入器（DPI）

● MDIとDPIは携帯可能な吸入器です．使用方法や注意点について，薬剤の添付文書や説明書を確認して正確に行いましょう．

MDI使用時の注意点

吸入前

- 容器内の薬剤が均一に混ざるようによく振る．
- 初めて使用するときや使用期間があいたときは，空噴霧して薬剤が噴霧できるか確認する．
- 坐位をとり，背筋を伸ばし，顔を正面に向ける．

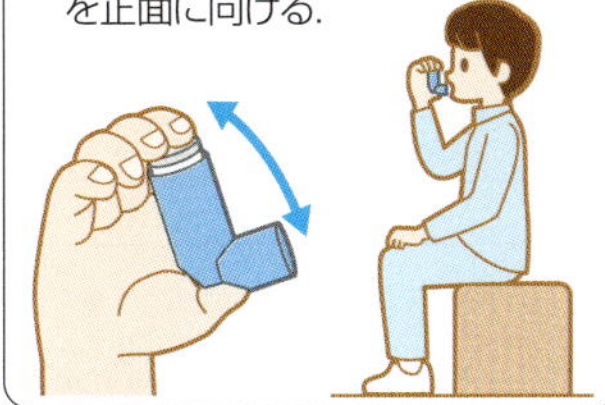

吸入中

- 軽く息を吐き出し，舌を下げて喉を広げた状態にしてから吸入する．
- 吸入はゆっくりと行う．
- 薬剤を沈着させるため，5～10秒ほど息を止めた後，ゆっくり吐き出す．

ポイント
ゆっくり吸入することで薬剤が肺に沈着します．

吸入後

- 含嗽を行う*．

*なぜなら 副作用を予防するためです．吸入時，薬剤の多くが口腔内に沈着するため，これを洗い流します．

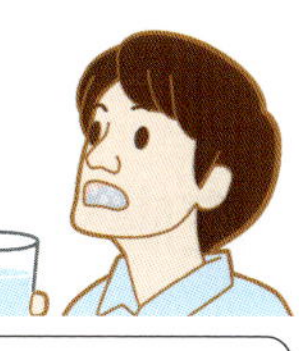

注意
特に，ステロイド吸入薬は，口腔カンジダ症や嗄声などの副作用を引き起こすことがあります．

- MDIはガスとアルコールを含むため，火気・直射日光を避けて保管する．

MDIの吸入方法

オープンマウス法

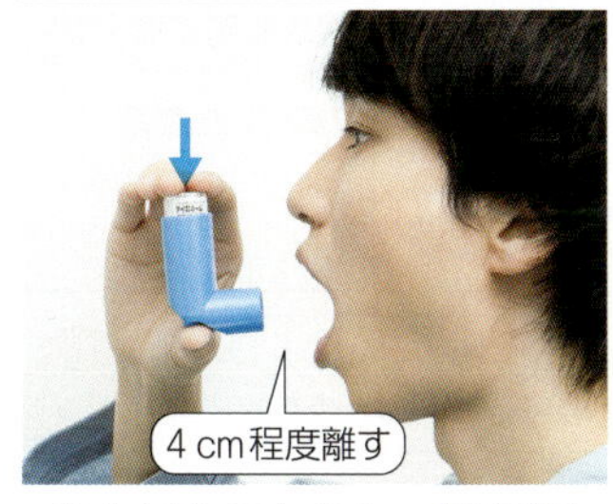

- 吸入口を口から4 cm程度離し，息をゆっくり吸い込みながらボンベの底を強く押して吸入する．

クローズドマウス法

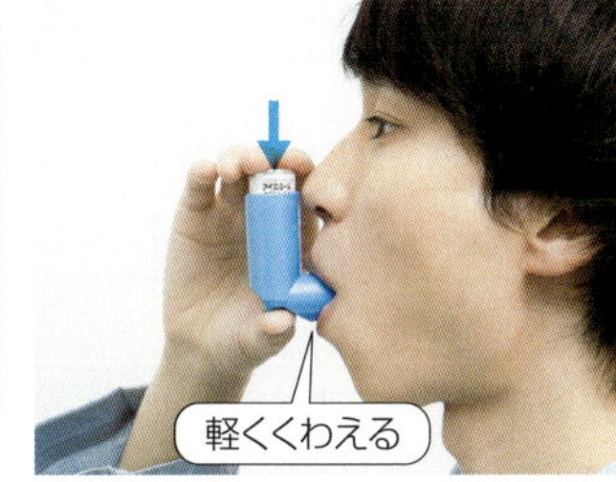

- 吸入口を唇または歯で軽くくわえて，息をゆっくり吸い込みながらボンベの底を押して吸入する．

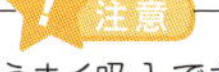
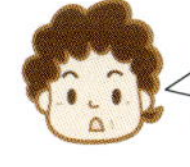
注意
うまく吸入できないと肺に入る薬の量が減ってしまうため，噴霧と吸気のタイミングを合わせる必要があります．

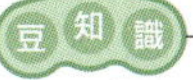
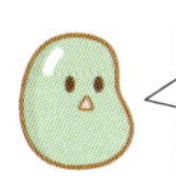
豆知識
クローズドマウス法よりオープンマウス法が，近年では推奨されています．オープンマウス法の方が噴霧される粒子が小さくなり，肺に届きやすいといわれています．

スペーサー使用時

- 噴霧のタイミングを合わせるのが難しい場合は，スペーサーを使用する．

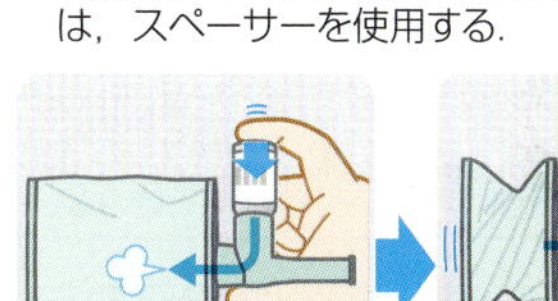
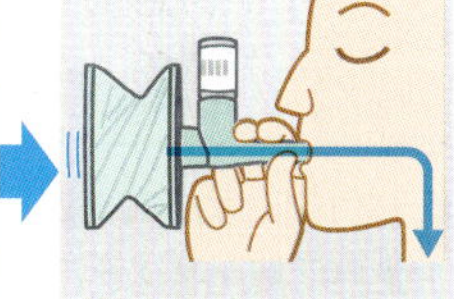

- スペーサーに1回分の薬剤を噴霧する．息をはき，マウスピースをくわえてスペーサーがしぼむまでゆっくり吸入する．

ポイント
スペーサーを使用すると，肺に到達しない大きな粒子がスペーサーの内壁に吸着するため，薬剤の口腔内への沈着を減らすことができます．

DPI使用時の注意点

● DPIには，様々なタイプがあります．ここではアドエア®ディスカス®を例に注意点を説明します．

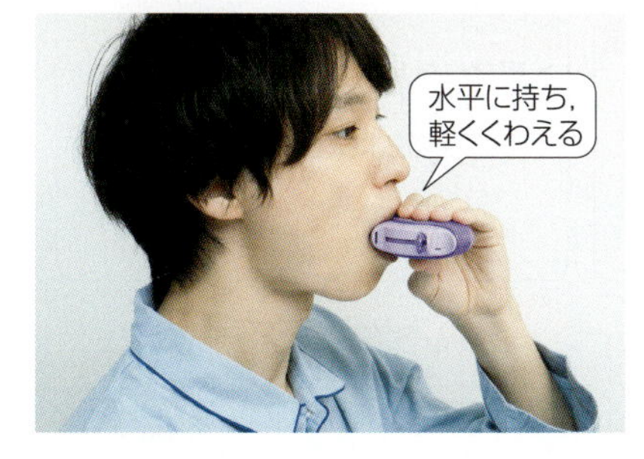

- 息を吐いた後，DPIを水平に持ち，軽くくわえて口から息を速く深く吸い込む．
- 薬を沈着させるため，5～10秒ほど息を止めた後，ゆっくり吐き出す．

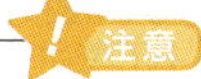
注意
すばやく吸入することでエアロゾルを発生させるため，小児や高齢者では吸入がうまくできない可能性があります．

ポイント
吸入前に姿勢を整えること，吸入後に含嗽することは，MDIと同じです．

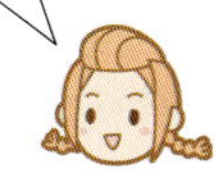

●定量噴霧吸入器（MDI）：metered-dose inhaler　●ドライパウダー吸入器（DPI）：dry powder inhaler

与薬　吸入療法

経皮与薬

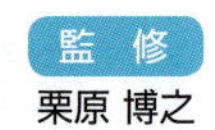

栗原 博之

経皮与薬とは，薬剤を皮膚から吸収させる与薬方法で，塗布や貼付により投与できるため簡便です．これらには，局所作用を期待するものと全身作用を期待するものがあります．局所作用の薬剤は効果発現が早く，副作用が少ない一方，全身作用の薬剤は効果発現までに時間がかかりますが，長時間効果が持続するものが多いです．塗布の量や貼付部位を誤ると，重大な副作用を引き起こすものもあるため，注意が必要です．

皮膚外用薬の種類

● 経皮与薬に用いる皮膚外用薬には次のような種類があります．主に基剤，主剤（配合剤），添加物からなります．

	塗布剤			貼付剤	
	軟膏剤	クリーム剤	ローション剤	パップ剤	テープ剤
種　類					
特　徴	●油脂性や水溶性の基剤に有効成分を溶解，または分散させた製剤. ●油脂性は皮膚刺激性が弱く，皮膚保護作用が強い.	●水と油に有効成分を加え，界面活性剤で乳化させた製剤. ●皮膚透過性が高い. ●皮膚刺激性が強いため，湿潤面には使用できない.	●有効成分を水性の溶液に溶解，乳化，分散させた製剤. ●よくのびるため，広範囲や塗りにくい頭部などに使用しやすい.	●水を含む基剤に有効成分を混和し，布などにのばした製剤.	●ほとんど水を含まない基剤に有効成分を混和し，テープにのばした製剤.

● 貼付剤には，抗炎症・鎮痛や局所麻酔を目的とした局所作用製剤と，全身に薬剤を送ることができる経皮吸収型（TTS）製剤があります．

上記の他，ゲル剤，スプレー剤，粉末剤などもあります．

塗布剤の使用方法

● 塗布剤は，塗布部位や皮疹の状態によって塗布方法が異なります．

単純塗布

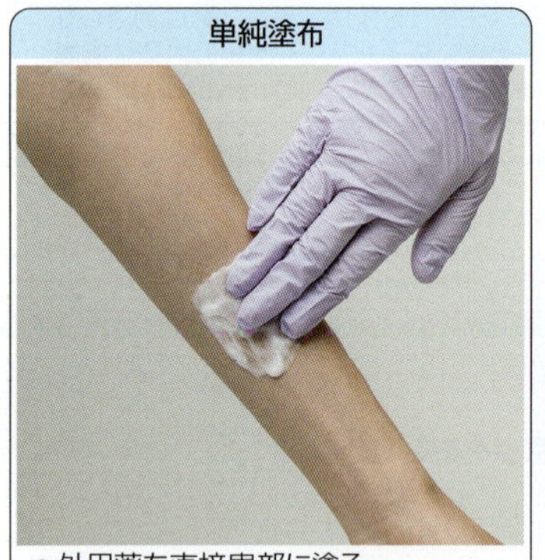

●外用薬を直接患部に塗る.
●感染性の病変がある場合は，周囲から感染部位に向かって塗る.

重層貼付法

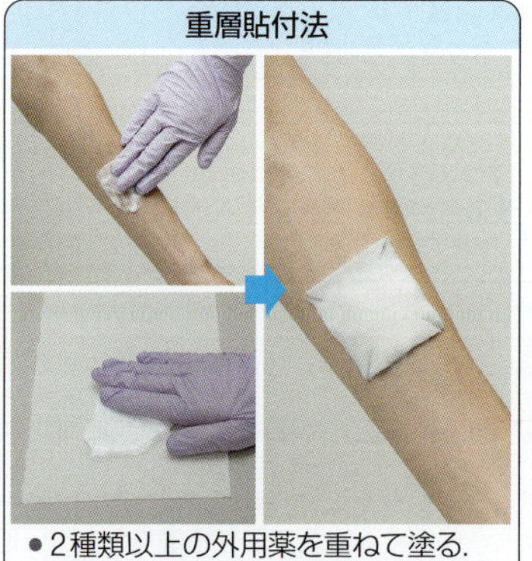

●2種類以上の外用薬を重ねて塗る.
●患部に外用薬の一種を塗り，その上に別の外用薬を薄く塗ったガーゼやリント布を貼る．リント布は，軟膏を薄く塗ったあとで5 cm四方に切り，四隅に切れめを入れて使用する.

密封包帯法

●患部に外用薬を塗り，その上にポリエチレンフィルムをかぶせて密封する.
●重層貼付法より経皮吸収率が高い.

● 優しくのばして塗る方法は塗布，擦り込んで塗る方法は塗擦といいます．
● 1種類の外用薬を塗ったガーゼやリント布を貼る方法は貼付法といいます．

前回塗った外用薬はしっかり拭き取ってから塗布しましょう.

●経皮吸収型（TTS）製剤：transdermal therapeutic system 製剤

経皮吸収型（TTS）製剤の貼付方法

- 経皮吸収型（TTS）製剤は，全身作用を目的としてつくられたテープ剤の一種です．
- 胸部，上腕部，腹部，背部，大腿部の体毛が少ない部位であれば，どこに貼付しても同じ効果が得られます．ただし，放射線照射部位，創傷部位，粘膜への貼付は，皮膚への刺激が強いため避ける必要があります．
- はがさずにそのまま入浴することも可能です．薬剤によっては，血管が拡張することによりふらつきなどの症状が出ることがあるので注意しましょう．

❶古い貼付剤を除去する

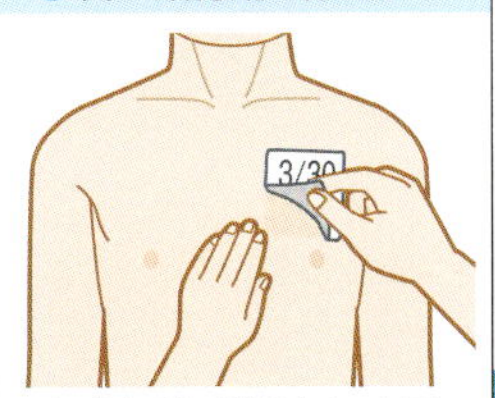

- 皮膚を引っぱらないように，貼付剤をはがし，かゆみ，発赤，発疹の有無などの観察を行う．
- はがした薬剤は，粘着面を合わせて破棄する．麻薬性鎮痛薬の場合は，薬剤部に返却する．

❷貼付部位を清拭する

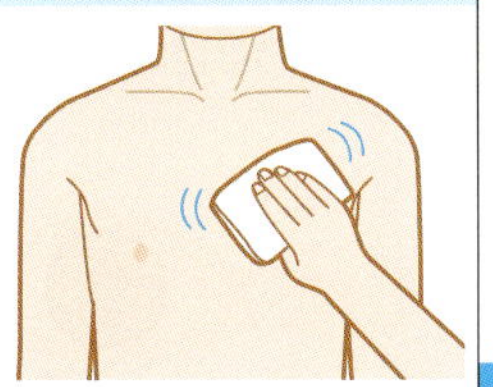

- 皮膚の汚れや皮脂，汗をタオルなどで十分に拭き取る*1．

*1 なぜなら 貼付剤がはがれやすくなり，一度はがれると十分な薬効を得られなくなる可能性があるからです．

❸開封し，日時を記入する

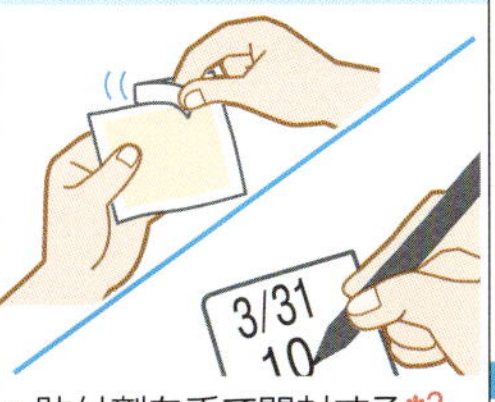

- 貼付剤を手で開封する*2．

*2 なぜなら ハサミなどで開封すると，誤って薬剤を破損してしまうことがあるからです．

- 油性ペンで貼付剤に日時を記入する*3．

*3 なぜなら 貼り忘れやはがし忘れを予防するためです．

❹新しい貼付剤を貼る

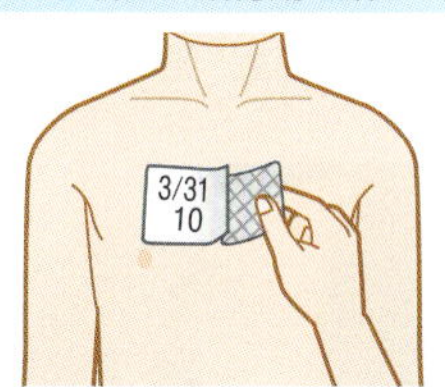

- 粘着面に触れずに，前回の貼付部位とは異なる場所へ貼付する*4．創傷や発赤，瘙痒感のある部位は避ける．

*4 なぜなら 同一部位に貼付すると皮膚トラブルを生じやすくなるからです．

- 手で押さえて，しっかりと皮膚に密着させる．

- 全身性の経皮吸収型（TTS）製剤には「経口投与が不可能な患者さんにも使用可能」，「与薬方法が簡便」，「肝臓での初回通過効果を受けない」，「貼付中は一定の血中濃度を維持できる」，「作用時間が長く与薬回数を少なくできる」，「はがすとすぐに投与を中止できる」などの利点があります．

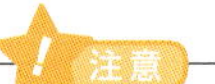

アルミニウム箔が使用されているTTS製剤は，MRI検査時や電気的除細動（AEDなど）使用時にやけどをすることがあります．検査前には必ずはがしましょう．

主なTTS製剤の種類

- TTS製剤には，次のような種類が存在します．薬剤によって推奨される貼付部位が異なるため，事前に添付文書を確認しましょう．

一般名（商品名）	効能または効果	貼付部位
ニトログリセリン（ニトロダーム®TTS®）	・狭心症の治療	・胸部，腰部，上腕部
ツロブテロール（ホクナリン®テープ）	・気管支喘息，急性気管支炎，慢性気管支炎，肺気腫の気道閉塞性障害に基づく呼吸困難などの緩和	・胸部，背部，上腕部
硝酸イソソルビド（フランドル®テープ）	・狭心症，心筋梗塞（急性期を除く），その他の虚血性心疾患の治療	・胸部，背部，上腕部
エストラジオール（エストラーナ®テープ）	・女性ホルモンの補充，更年期障害の治療	・下腹部，殿部
フェンタニル（フェントス®テープ，デュロテップ®MTパッチ）	・癌性疼痛や慢性疼痛の緩和	・胸部，腹部，上腕部，大腿部など
ニコチン（ニコチネル®TTS®）	・禁煙の補助	・腹部，上腕部，腰背部
リバスチグミン（イクセロン®パッチ，リバスタッチ®パッチ）	・アルツハイマー型認知症の進行抑制	・胸部，背部，上腕部

●磁気共鳴画像（MRI）：magnetic resonance imaging

点眼

監 修
栗原 博之

点眼とは，薬剤を眼瞼結膜に滴下投与することです．主に眼の治療や検査に使用されます．使用方法を誤ると感染を起こす可能性があるため，適切な使用方法や管理方法を身につけましょう．

目的と適応

- 点眼薬には，眼の治療や検査，局所麻酔のための薬剤があり，次のような目的があります．

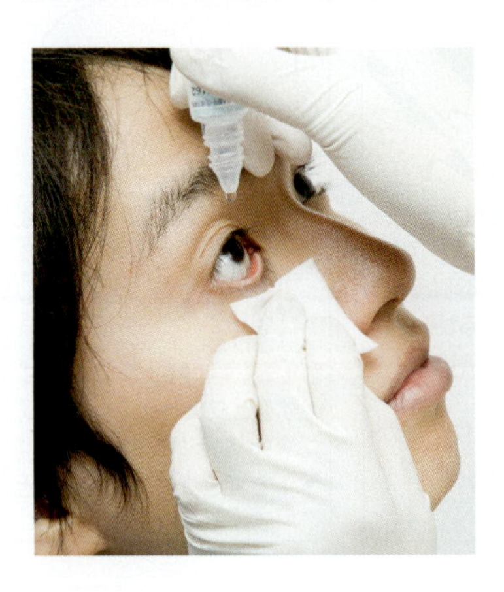

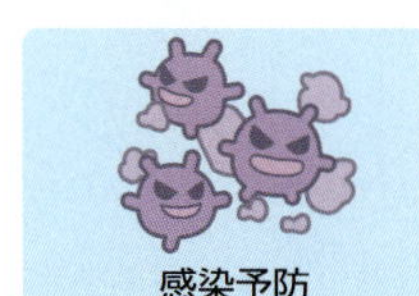

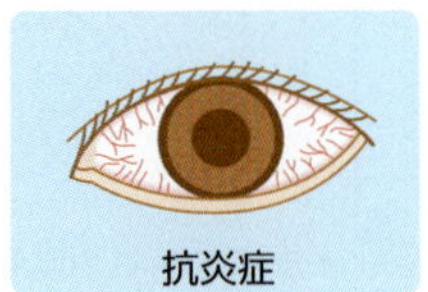

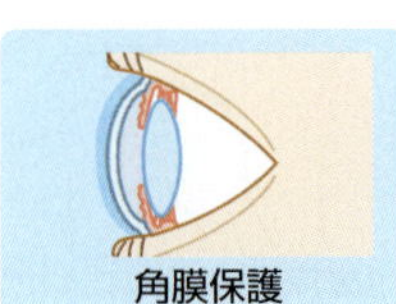

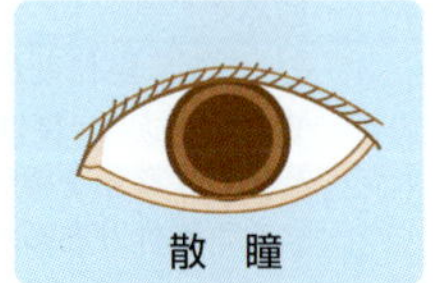

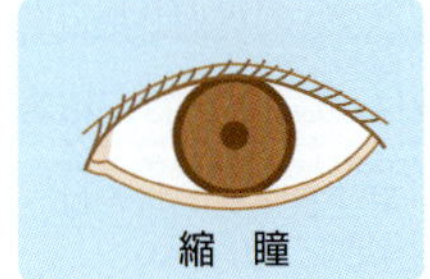

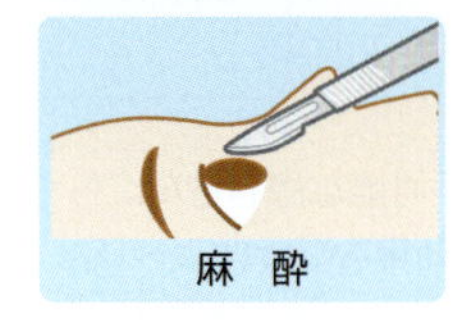

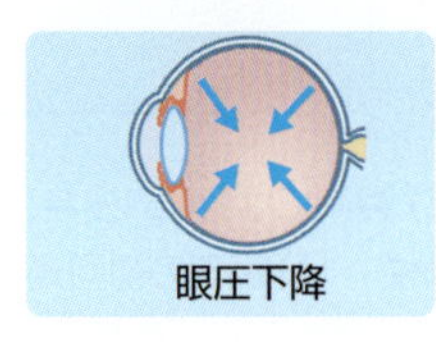

など

注意すべき点眼薬

- 次の点眼薬を使用する場合には，副作用や禁忌に注意しましょう．

抗コリン薬・交感神経刺激薬

- 散瞳薬として使用する抗コリン薬（アトロピン硫酸塩水和物など）や交感神経刺激薬（ジピベフリン塩酸塩など）は，急性緑内障発作を引き起こすおそれがあります．

副作用

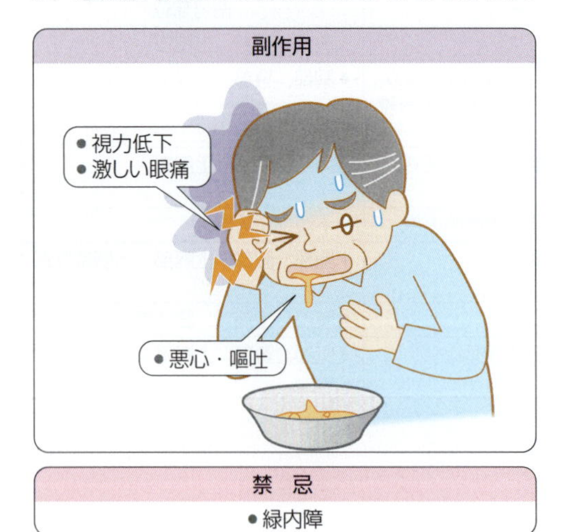

禁 忌

- 緑内障

β遮断薬

- 緑内障の治療で使用するβ遮断薬（チモロールマレイン酸塩）は，眼だけでなく，気道や心臓にも有害な作用を引き起こすおそれがあります．

副作用

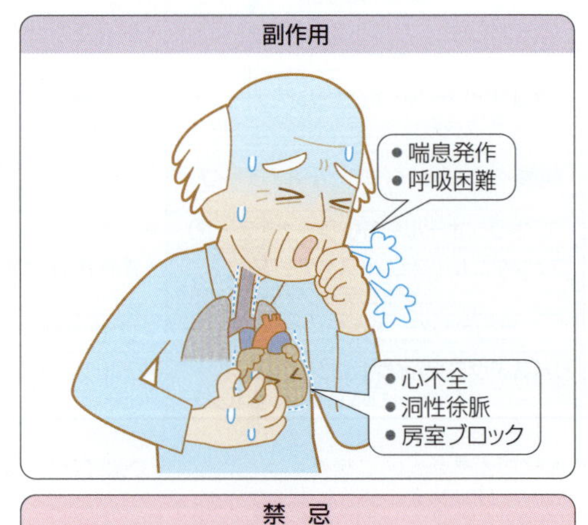

禁 忌

- 気管支喘息
- 慢性閉塞性肺疾患
- 重篤な心不全

接触皮膚炎を起こしやすい点眼薬

- 点眼薬の中には，接触皮膚炎を起こしやすい成分が含まれているものがあります．
- 滴下後にあふれた点眼薬は拭き取り，接触皮膚炎を予防します．

点眼薬の種類	接触皮膚炎を起こす原因となる成分
緑内障治療点眼薬	• フェニレフリン塩酸塩（ネオシネジン®，ミドリン®P） • 硫酸アトロピン（ミニムス®）
抗アレルギー点眼薬	• フマル酸ケトチファン（ザジテン®） • クロモグリク酸ナトリウム（インタール®） • アンレキサノクス（エリックス®）
抗菌薬含有点眼薬	• トブラマイシン（トブラシン®点眼） • 硫酸ジベカシン（パニマイシン®点眼） • 硫酸シソマイシン（シセプチン®点眼）
β遮断薬	• チモロールマレイン酸塩（チモプトール®） • ニプラジロール（ハイパジール®）

必要物品 点眼

指示書

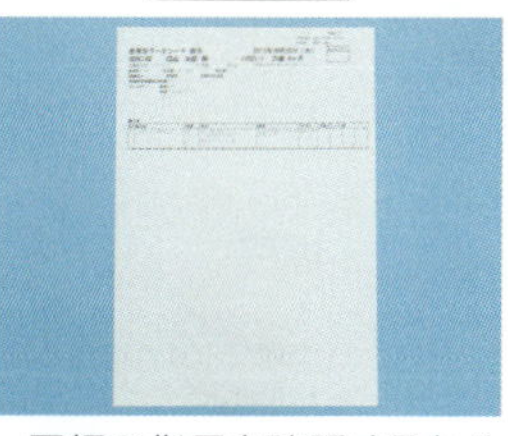

• 医師の指示を確認するために用いる．

点眼薬

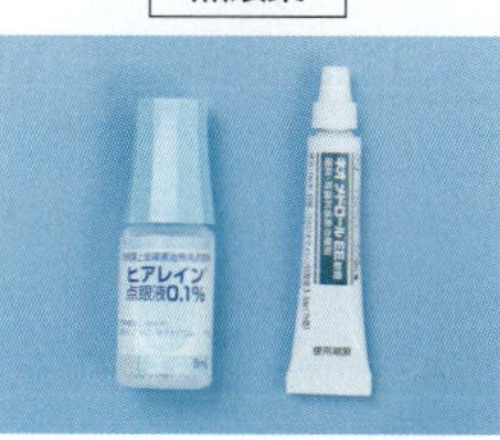

• 指示された薬剤を用意する．

拭き綿

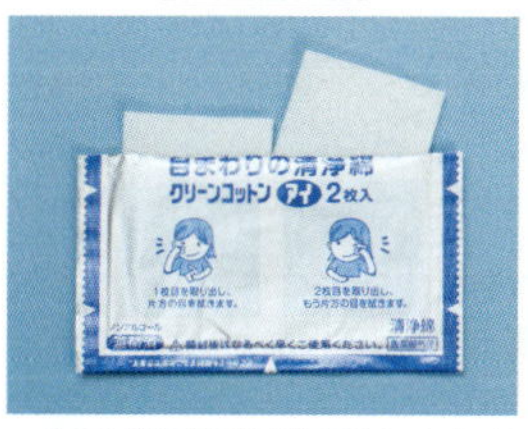

• 眼の分泌物を拭き取ったりするために用いる．

トレイ

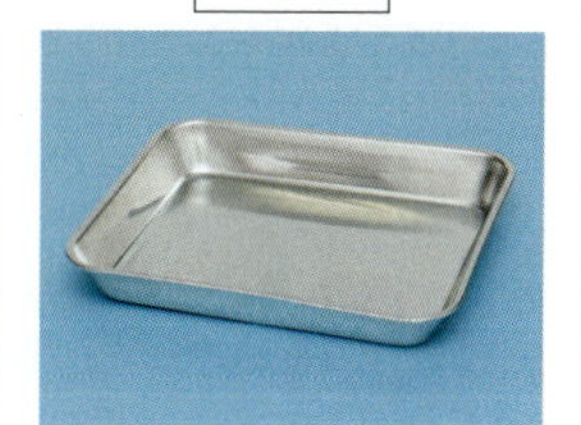

• 清潔，安全のために物品はトレイにまとめておく．

手　袋

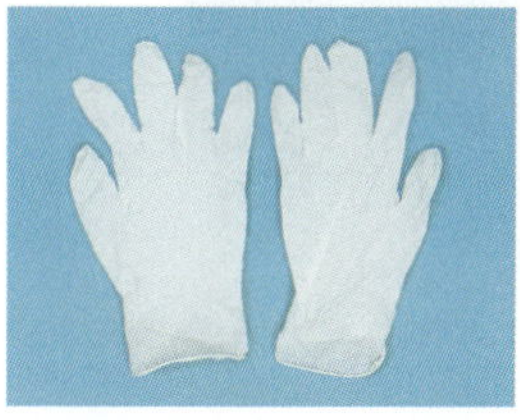

• 看護師が患者さんに点眼を行う場合は，感染予防のために用いる．

廃棄物入れ

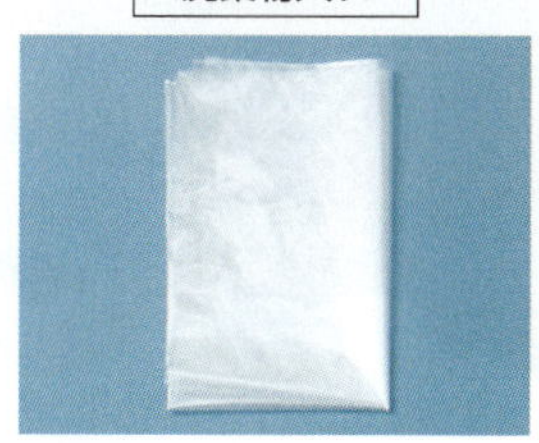

• ビニール袋や膿盆を用いる．

注意

眼の周囲や粘膜に消毒綿は使用できないので注意しましょう．

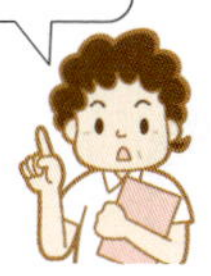

手順 点眼

コンタクトレンズは，薬剤の吸収やレンズの性状に影響を及ぼす可能性があるため，外しましょう．

- まず，経口与薬手順 2 〔p.255〕と同様に，患者さんのアセスメントを行う．

1 準備をする

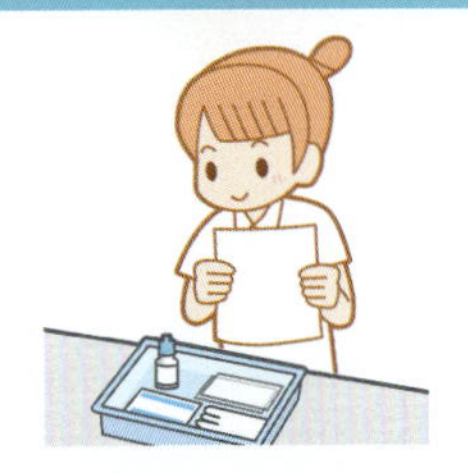

❶ 6R〔p.252〕を確認し，必要物品を準備する．

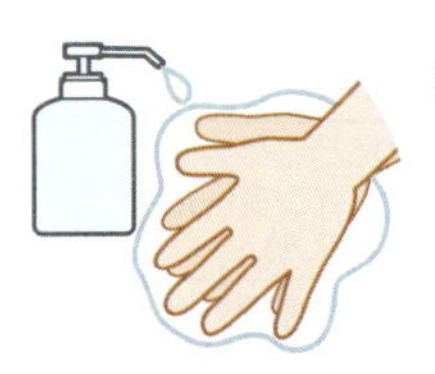

❷ 衛生学的手洗い〔p.15，16〕をする．

お名前を教えてください
○山×郎です
これから，目薬をさしますね

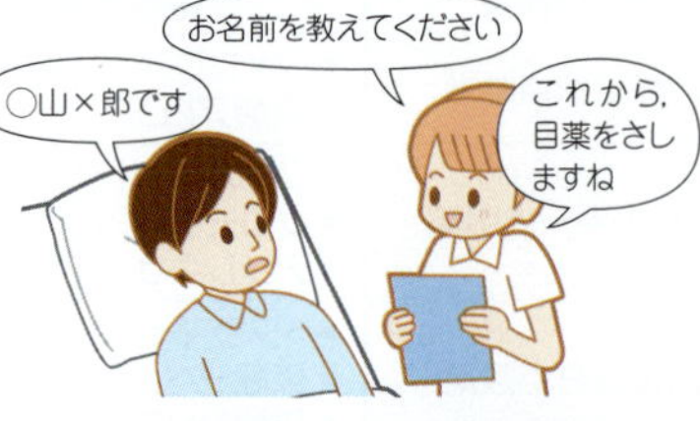

❸ 患者さんの本人確認を行い，点眼の目的と方法を説明する．

注意
散瞳薬の点眼後は，しばらく視界がぼやけて，まぶしくなります．転倒に注意すること，車の運転は避けることなどを，患者さんに伝えましょう．

2 姿勢を整える

- 坐位または仰臥位で顔を上向きにしてもらう．

顔を上に向けてください

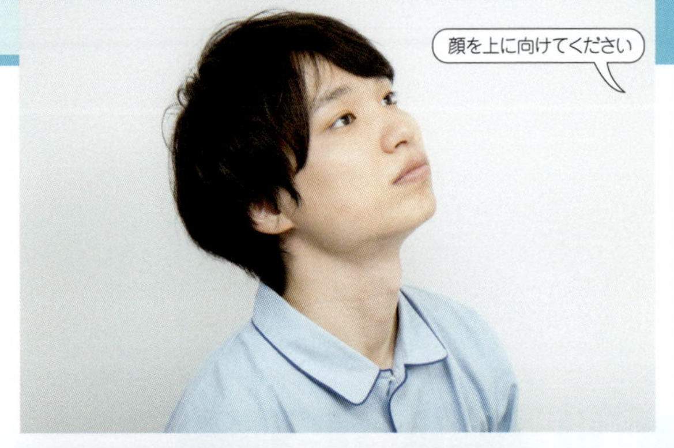

3 眼脂を拭き取る

- 手袋を装着し，眼脂がある場合は，拭き綿で拭き取る*．両眼を拭く場合は，拭き綿を交換する．

* なぜなら 汚れを取り，薬液の吸収をよくするため，また涙嚢〔p.275〕への感染を防ぐためです．

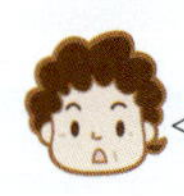

注意
分泌物が涙嚢に詰まってしまわないように，目頭から目尻に向かって拭きましょう．

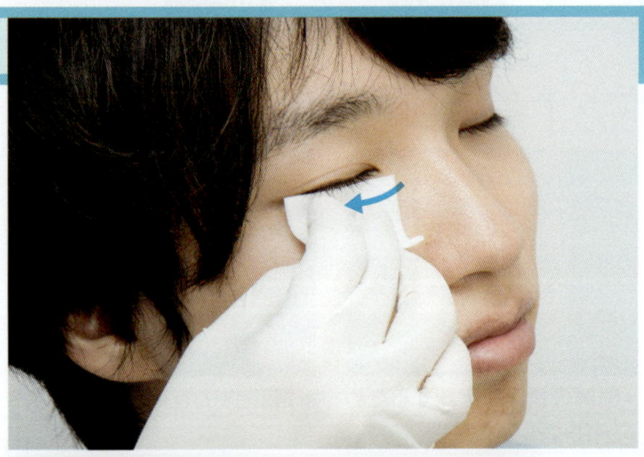

4 眼瞼結膜を露出する

- 患者さんに開眼してもらい，新しい拭き綿を当て下眼瞼を下方に引く．

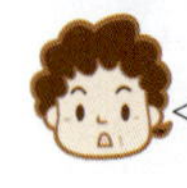

注意
左右で点眼する薬が違う場合は，点眼する方の眼を間違えないように注意しましょう．

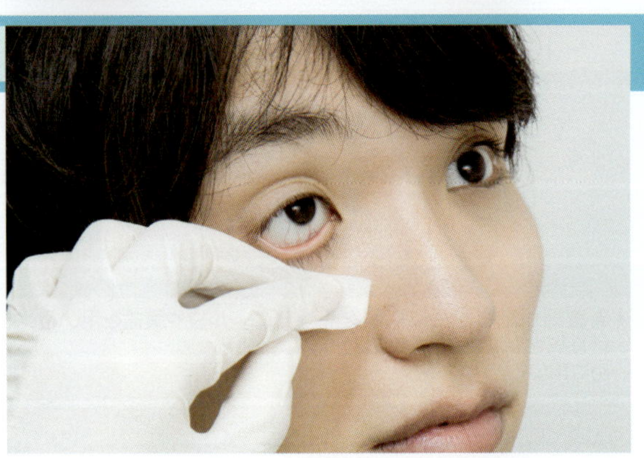

5 点眼する

- 患者さんに上を見てもらい，指示量（通常は1滴*1）を下眼瞼の結膜嚢内に滴下する．両眼に点眼する場合は，感染のリスクが低い眼から滴下する．

*1 なぜなら 2滴以上点眼しても，結膜嚢内からあふれてしまうからです．通常，点眼びんから1滴の用量は40～50 μLですが，そのうちの20～30 μLしか結膜嚢内には入りません．

下眼瞼結膜

上を見ていてください．目薬をさしますね

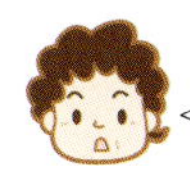
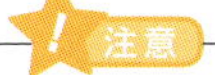

点眼薬は無菌製剤であるため，容器の先端が患部やまつ毛に触れると細菌が点眼薬に入る可能性があります．患部やまつ毛に触れないように滴下しましょう．

ポイント

懸濁性点眼薬は，よく振って粒子を均等にしてから点眼しましょう．

- 滴下後，あふれた点眼薬は拭き取る*2．約1分間閉眼してもらい，薬剤が涙嚢へ入らないように拭き綿で涙嚢部を押さえる*3．

*2 なぜなら 薬液を残したままにすると，接触皮膚炎が生じるおそれがあるからです．

*3 なぜなら 薬液が涙小管を通じて涙嚢，鼻腔に流れ，鼻粘膜などから吸収されて，全身性の副作用を引き起こす可能性があるからです．

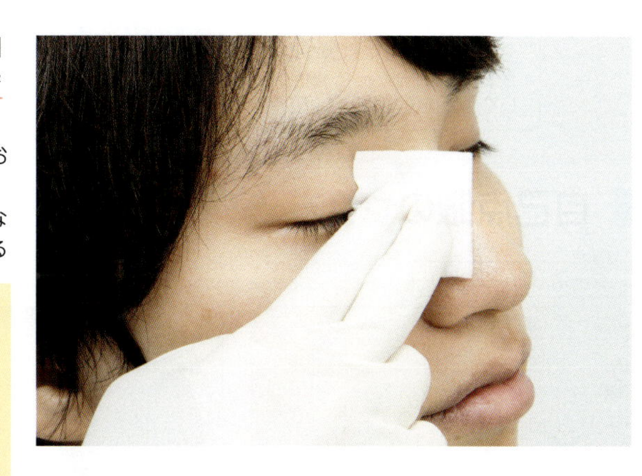

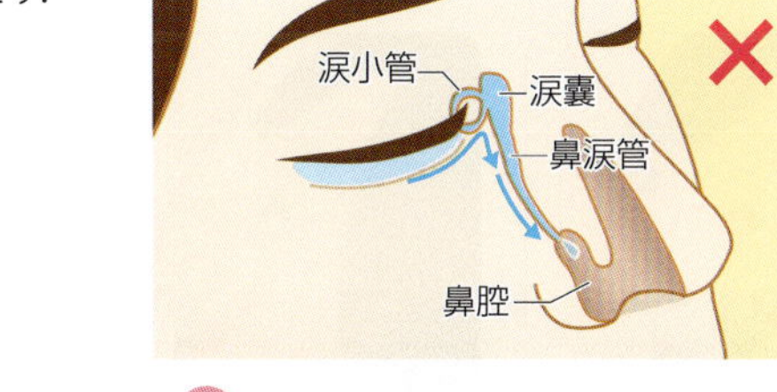

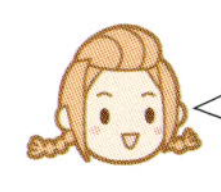

ポイント

点眼後のまばたきが必要以上に多いのも，薬液が鼻涙管に流れやすくなってしまう原因の1つです．

6 終わりに

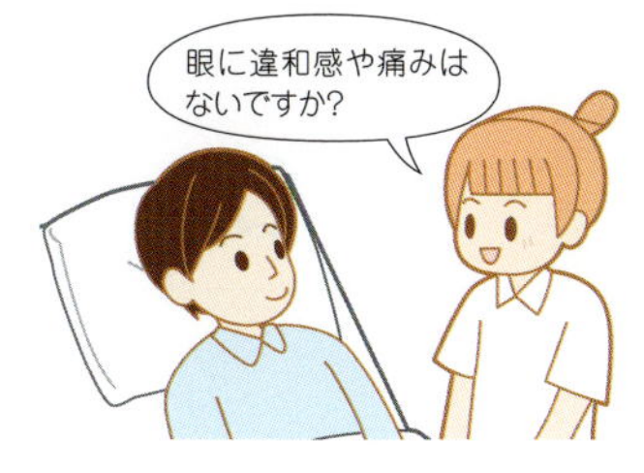

❶ 患者さんに終了したことを伝え，患者さんの状態や副作用の有無などを確認する．

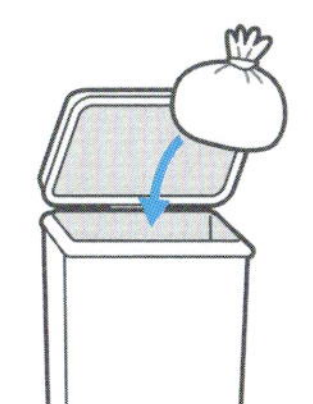

❷ 物品をもとの場所に戻し，ゴミは決められた方法で廃棄する．

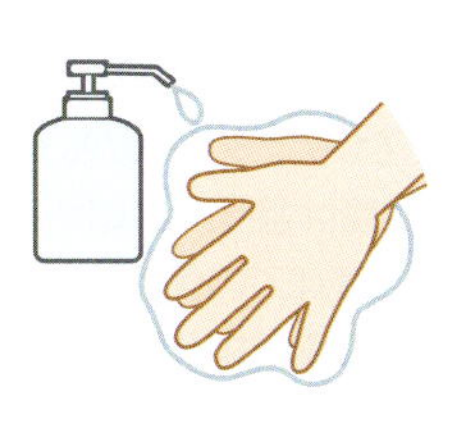

❸ 衛生学的手洗い〔p.15，16〕をする．

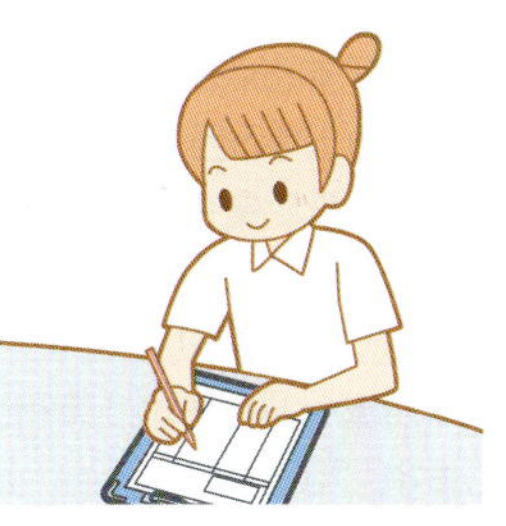

❹ 指示書の実施欄にサインをし，実施記録を残す．

複数の点眼をする場合

- 2種類以上の薬剤を点眼する場合は，最初の点眼から5分間隔で次の点眼を行います*.

*なぜなら 先に滴下した薬剤が吸収される前に次の薬剤を滴下すると，薬剤が混ざり合ってしまい効果が発揮されないことがあるからです．

- 併用薬の性質が違う場合は，水性点眼薬，懸濁性点眼薬，非水性点眼薬の順に投与します．

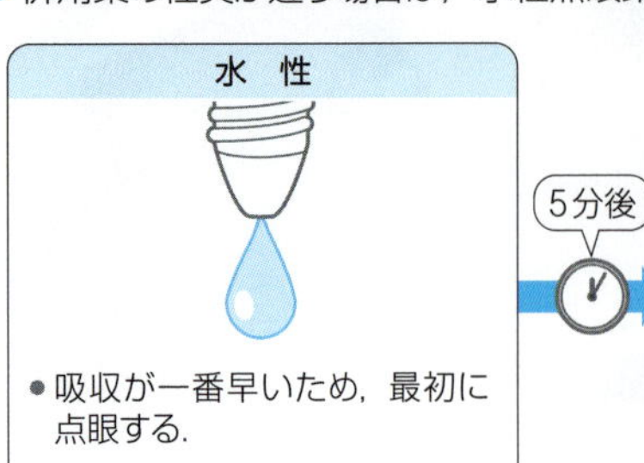

水　性

- 吸収が一番早いため，最初に点眼する．

5分後

懸濁性

- 水に溶けにくく，吸収が遅いため水性の次に点眼する．

5分後

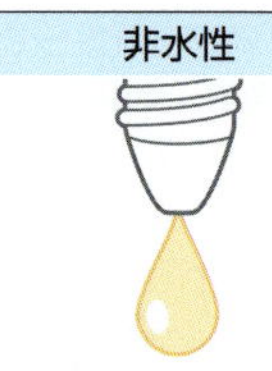

非水性

- 発現効果がゆるやかで長いこと，後から水性点眼薬を滴下するとはじいて吸収できないことから最後に点眼する．

ポイント

しみる点眼薬と持続性点眼薬は，最後に点眼しましょう．しみる点眼薬は涙腺を刺激して涙液が過剰に産生され，その後に点眼する薬剤を流出させるおそれがあります．また，持続性点眼薬は点眼後にゲル化して他の点眼薬の吸収を阻害するおそれがあります．

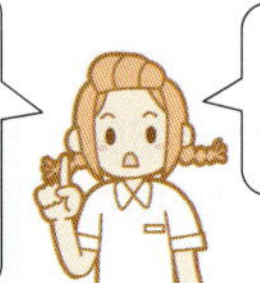

薬剤の性質は，添付文書の「性状」の項目で確認しましょう．

自己点眼のやり方

- 患者さんが自分で点眼する方法としては，グー法（げんこつ法）が有名です．

グー法（げんこつ法）

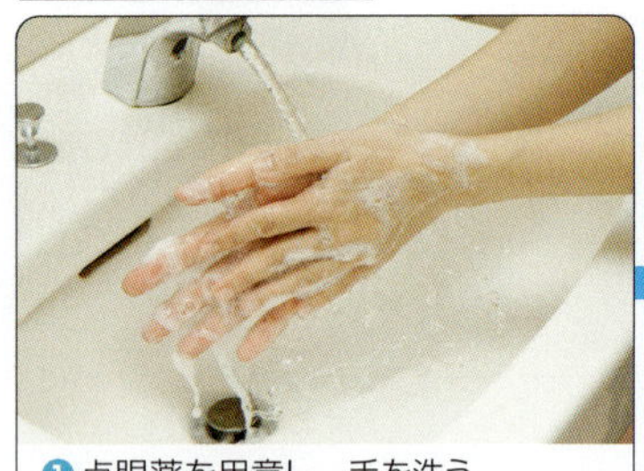

❶点眼薬を用意し，手を洗う．

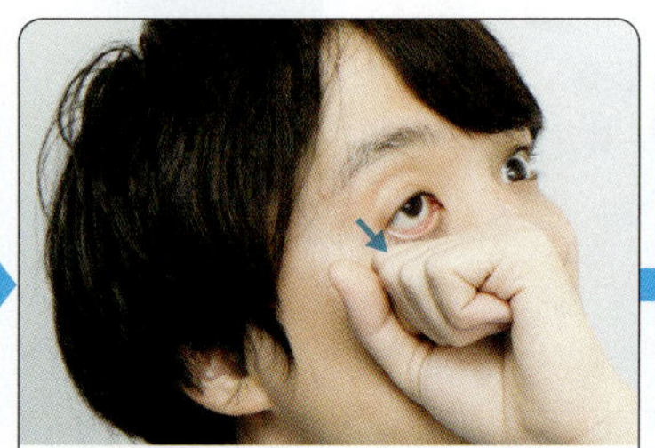

❷げんこつの示指で下眼瞼を下に引く．

点眼薬を持った手をげんこつの上にのせると安定する

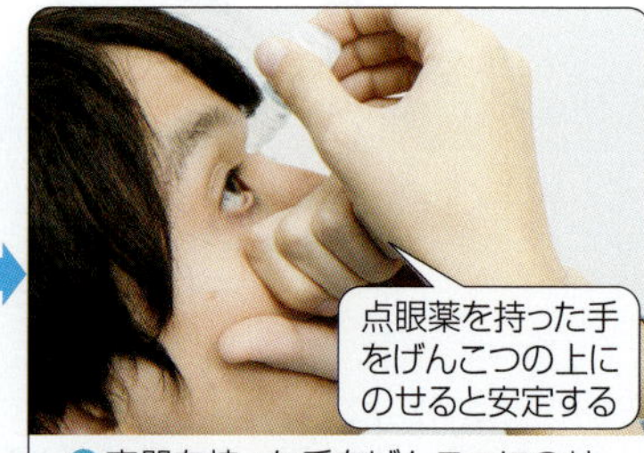

❸容器を持った手をげんこつにのせ，安定させた状態で点眼する．

- 点眼をより安全で正確に行うための補助具もあります．

点眼薬の保管

- 反復使用する点眼薬は汚染されるリスクが高いので，細菌繁殖を防止する目的で防腐剤や添加剤が入っています．
- 温度により変質しやすい成分を含んでいるため，暖かい場所や，直射日光の当たる場所での保管は避け，冷暗所で保管するのが望ましいです．また，冷蔵庫での保管が必要な点眼薬もあります．添付文書に従い適切な場所で保管します．
- 光により変質しやすい成分を含んでいる場合は，添付の遮光袋に入れて保管します．

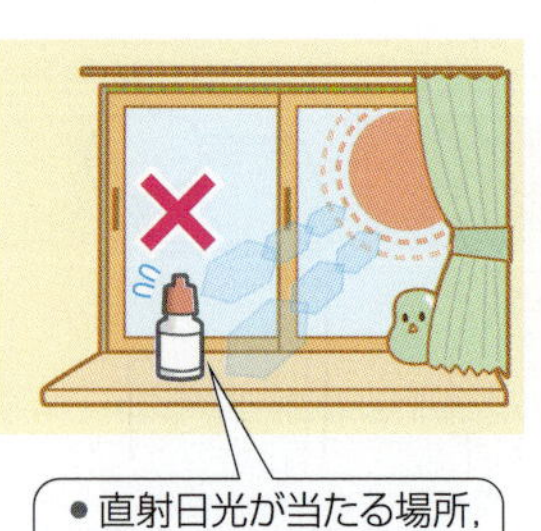

- 直射日光が当たる場所，暖かい場所を避ける．

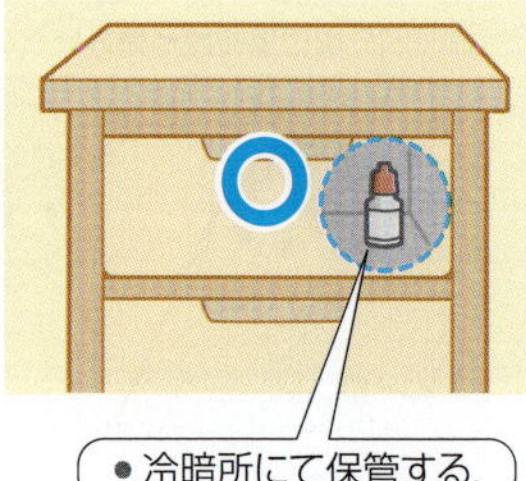

- 冷暗所にて保管する．

ポイント

点眼薬のラベルや箱に記載されているのは，未開封状態での使用期限です．開封時には開封日を記載し，各薬剤の添付文書などを参考に，開封後は速やかに使用するようにしましょう．

手順 眼軟膏

- 眼軟膏とは，薬剤と基剤を無菌的に調製した薬剤で，結膜囊内に塗布します．点眼薬に比べ結膜囊内での滞留時間が長いので，効果の持続が期待できます．
- まず，経口与薬手順 2 〔p.255〕と同様に，患者さんのアセスメントを行う．

1 準備をする ～ 4 眼瞼結膜を露出する

- 点眼手順 1 ～ 4 と同様．

5 塗布する

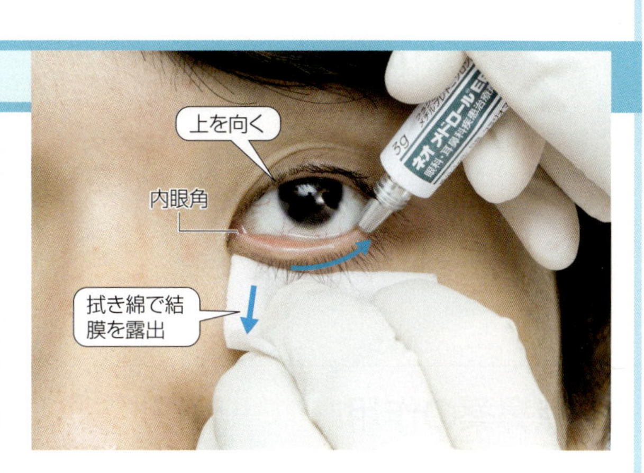

- 患者さんに上方を向いてもらい，露出させた下眼瞼結膜の内眼角から外側に向かって*，指示量の眼軟膏を直接塗布する．

* なぜなら 涙嚢に細菌が入らないようにするためです．

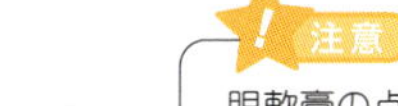
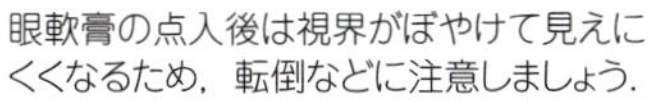

注意

眼軟膏の点入後は視界がぼやけて見えにくくなるため，転倒などに注意しましょう．

眼軟膏は無菌製剤であるため，チューブの先が眼球に触れないように気をつけましょう．また，使用後はチューブの先を清潔なガーゼで拭きましょう．

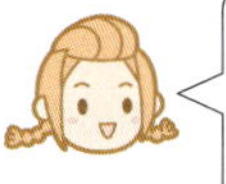

以前は，眼軟膏を塗布する際に，ガラス棒を使用することもありましたが，今ではほとんど使われていません．その代用として，ディスポーザブル綿棒を使用することもありますが，綿棒の繊維が眼に入ってしまう可能性もあり，直接塗布することが多いです．

6 眼軟膏を結膜囊全体に広げる

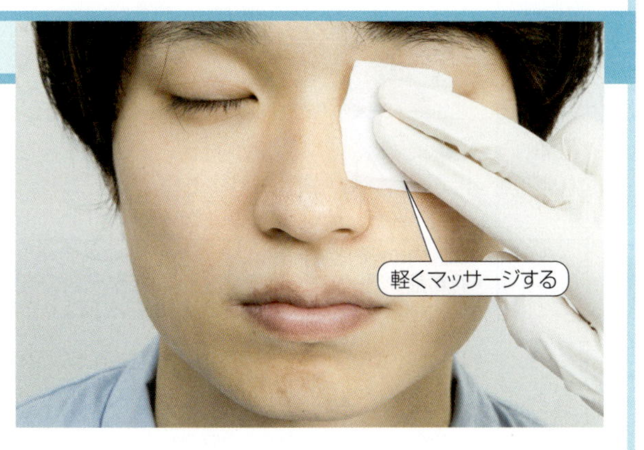

- 塗布後は眼を閉じてもらい，拭き綿を当てて軽くマッサージし，眼軟膏が全体に広がるようにする．手術後で眼に傷があるときは，マッサージをせずに眼を閉じて全体に広がるようにする．
- あふれた眼軟膏は内眼角から外側に向かって拭き取る．

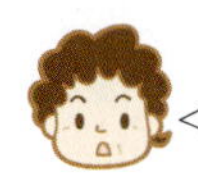

注意

拭き綿は左右で交換し清潔なものを使用しましょう．また，眼球を圧迫しないように気をつけましょう．

ポイント

点眼と塗布を同時に行う場合は，まず点眼から行い，点眼薬と眼軟膏の混合を防ぎます．

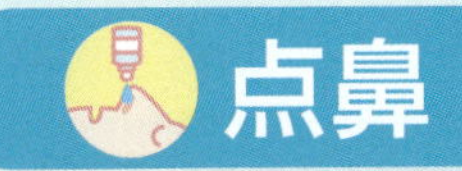

点鼻

監修
栗原 博之

点鼻とは，鼻腔内への薬剤投与のことです．投与する薬剤に応じて噴霧や滴下などの投与方法があります．点鼻薬には，鼻腔内に局所的に作用するものと，鼻粘膜から静脈に入り全身に作用するものがあります．

投与方法による点鼻薬の分類

- 点鼻薬の種類を投与方法で分類すると，噴霧型と滴下型に分けることができます．適切に投与できるよう，事前に添付文書を確認しましょう．
- この他にも，鼻腔用軟膏があります．鼻腔用軟膏には，鼻腔内のメチシリン耐性黄色ブドウ球菌（MRSA）を除菌することができるバクトロバン® 鼻腔用軟膏などがあります．

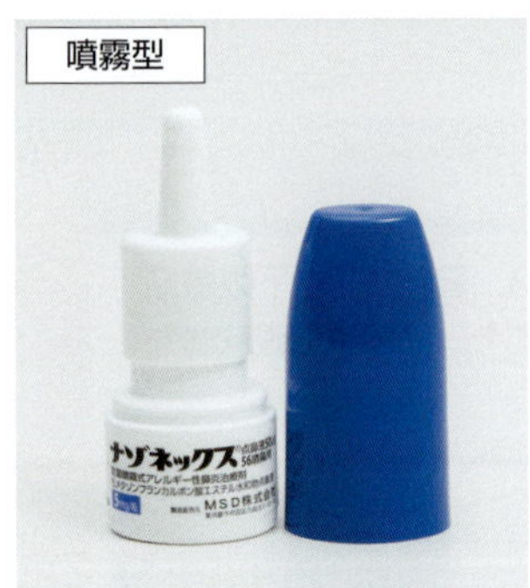

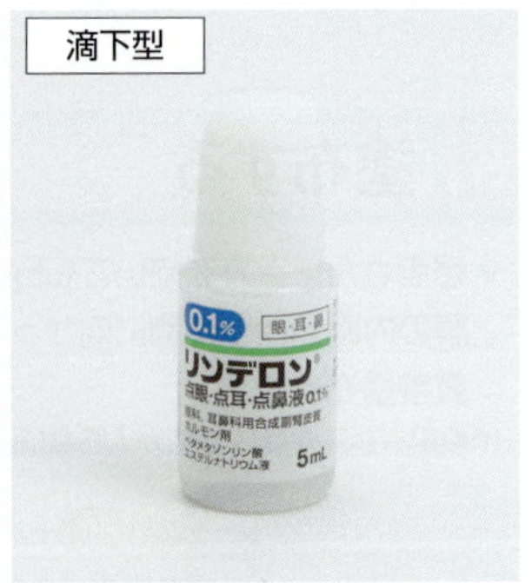

点鼻薬の作用

- 点鼻薬の作用には，鼻腔内に直接作用する局所作用と，鼻粘膜から吸収され標的とする部位に作用する全身作用の2つがあります．

	局所作用	全身作用
作用		それぞれの作用部位 （例）脳下垂体 （例）子宮 など
特徴	● 鼻腔内の標的とする部位に直接働き，局所的に作用する． ● 花粉症やアレルギー性鼻炎などによる鼻粘膜の炎症を抑える薬剤や，鼻や上気道の充血などを抑える薬剤がある． ● 鼻粘膜への刺激以外に，重篤な副作用はほとんどない． **注意** 花粉症などに使用される血管収縮薬は，鼻粘膜の充血・腫脹を抑え，数分で鼻閉が改善し即効性があります．しかし，医師の指示を守らずに頻回に使用したり長期に使用したりすると，かえって効果が短くなり，粘膜が肥厚し鼻閉が悪化する場合があります．	● 鼻粘膜下の毛細血管から速やかに吸収され，全身を循環し，標的とする部位に作用する． ● 初回通過効果〔p.248〕を受けず，内服薬と比べて生物学的利用率〔p.248〕が高い．そのため，用法や用量を間違えると，重篤な副作用が発現する可能性がある． ● ホルモン製剤として，中枢性尿崩症の治療薬（デスモプレシン酢酸塩水和物）や子宮内膜症などの治療薬（ブセレリン酢酸塩）がある．
代表的な薬剤	● 抗アレルギー薬 ● 副腎皮質ステロイド ● 血管収縮薬 ● 抗菌薬　　など	● ホルモン製剤 ● 片頭痛治療薬　　など

● メチシリン耐性黄色ブドウ球菌（MRSA）：Methicillin-resistant *Staphylococcus aureus*

必要物品 点鼻

指示書

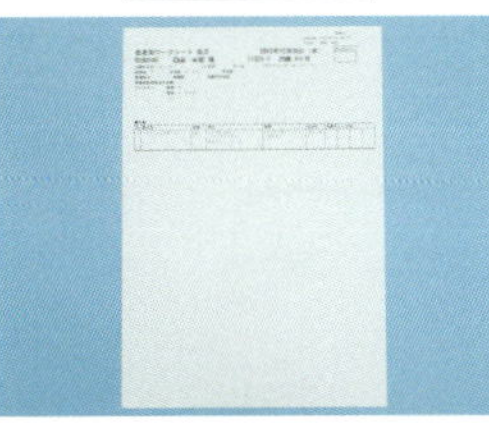

- 医師の指示を確認するために用いる.

点鼻薬

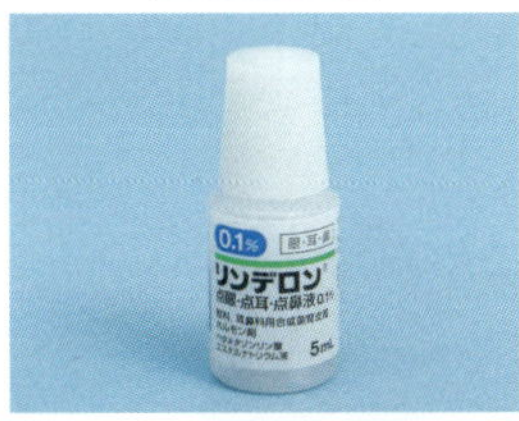

- 指示された薬剤を用意する.

ティッシュペーパー

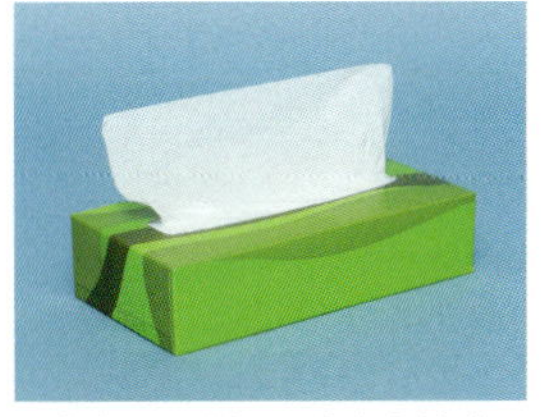

- 鼻をかんだり，鼻から流出した薬剤を拭き取ったりするために用いる.

タオル

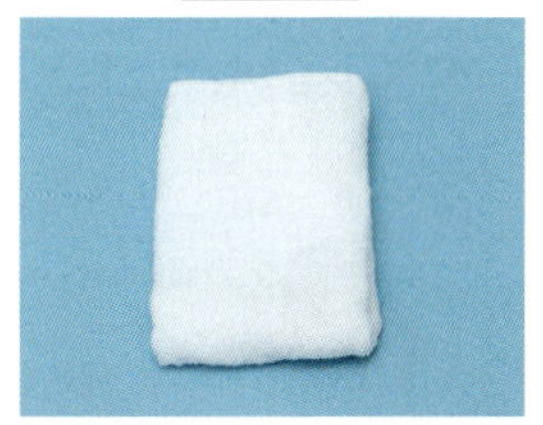

- 頭部を安定させるために用いる.

トレイ

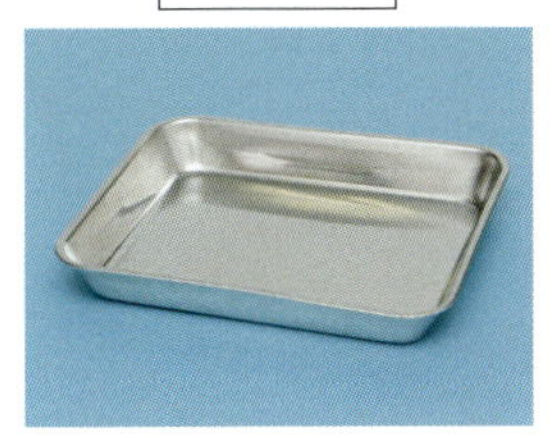

- 清潔，安全のために物品はトレイにまとめておく.

手　袋

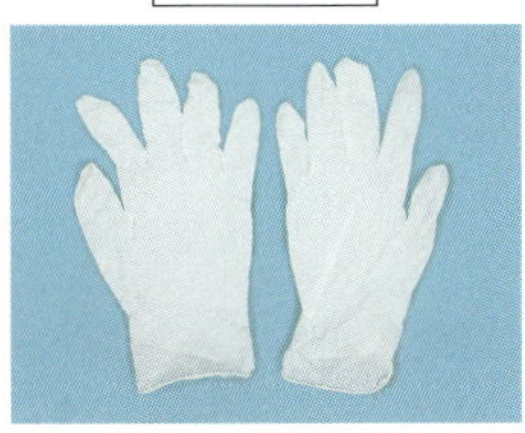

- 看護師が患者さんに点鼻を行う場合は，感染予防のために用いる.

廃棄物入れ

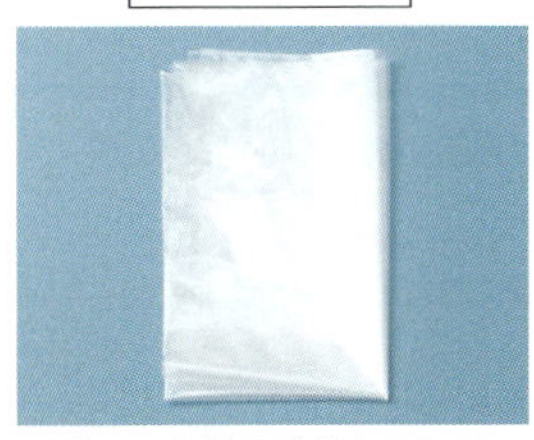

- ビニール袋や膿盆を用いる.

手順 点鼻

ここでは滴下型の点鼻薬の手順を説明します.

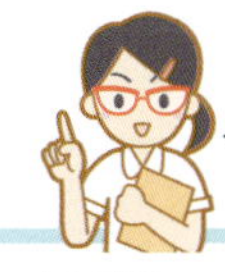

- まず，経口与薬手順 2 〔p.255〕と同様に，患者さんのアセスメントを行う.

1 準備をする

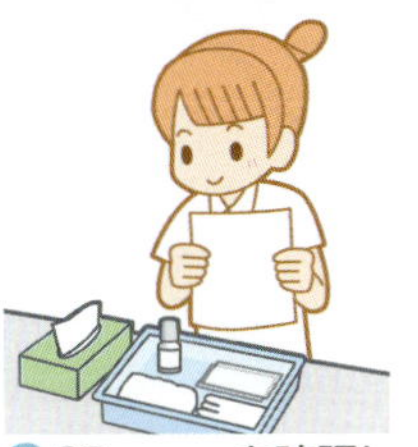

❶ 6R〔p.252〕を確認し，必要物品を準備する.

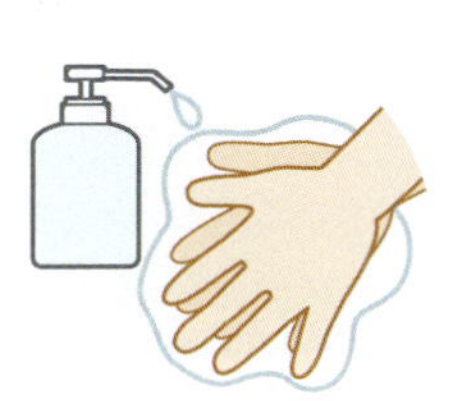

❷ 衛生学的手洗い〔p.15, 16〕を行う.

お名前を教えてください
○山×郎です
これから鼻にお薬を入れますね

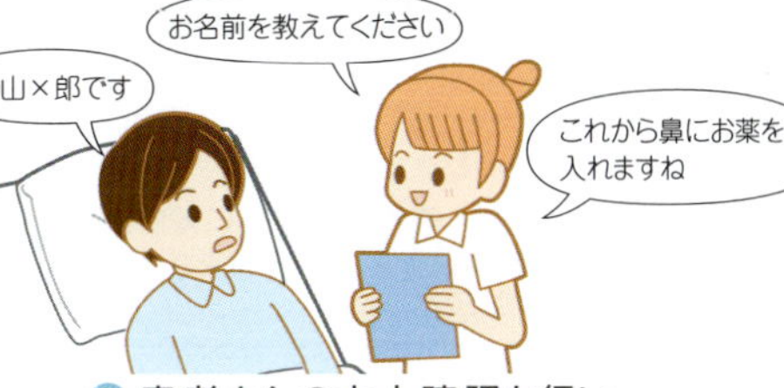

❸ 患者さんの本人確認を行い，点鼻の目的と方法を説明する.

2 鼻腔の通りを確認する

- 鼻腔の通りを確認し，悪い場合には鼻を優しくかんでもらう*.

* なぜなら 鼻汁があると薬剤の粘膜吸収を阻害するからです.

- 自分で鼻をかめない場合は，鼻腔吸引〔看②p.185〕を行う.

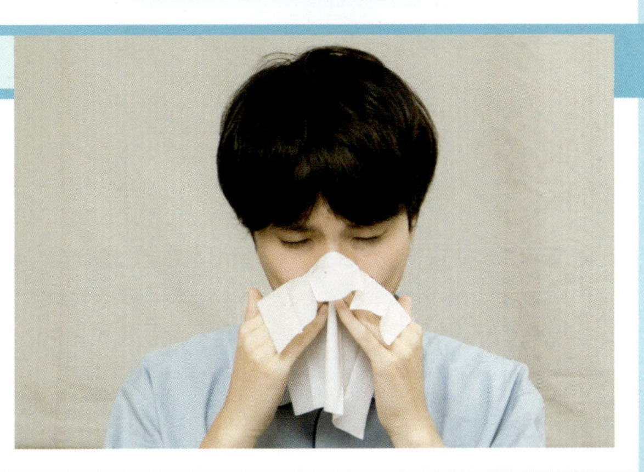

3 姿勢を整える

● 仰臥位または坐位になり，頭を後屈し鼻孔が上に向くようにしてもらう．

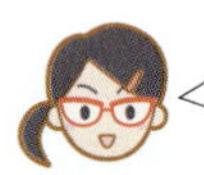

手技のコツ
後頸部から肩部に枕やタオルを当てると，姿勢が安定し，鼻孔が上向きになり鼻腔内に薬剤を滴下しやすくなります．

鼻孔は上向き

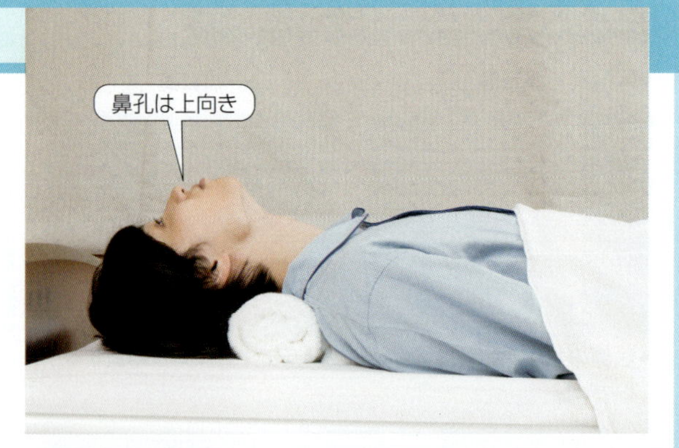

4 点鼻する

● 手袋を装着し，容器の先端が鼻に触れないように*，薬剤を滴下する．

* なぜなら 容器の先端が，鼻粘膜に触れて汚染するのを防ぐためです．

注意
薬剤によっては点眼・点耳にも使用されます．投与方法によって滴下数が異なるため，添付文書や説明書を確認しましょう．

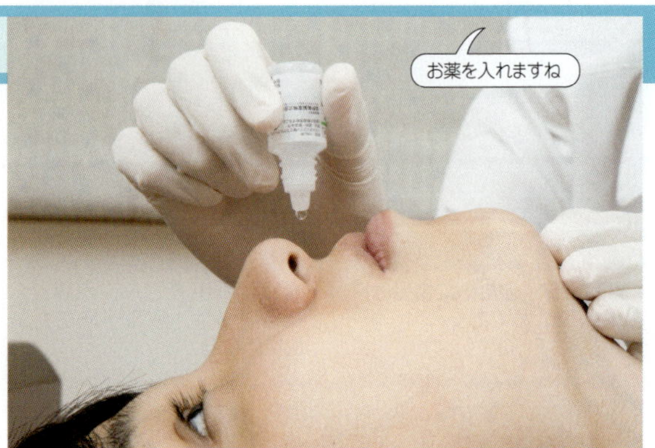

5 点鼻薬を浸透させる

● 点鼻薬を浸透させるため，2～3分ほど，そのまま姿勢を保ってもらう．

● 垂れた薬剤は拭き取る*．

* なぜなら 薬剤が皮膚に付着していると，接触性皮膚炎の原因になるからです．

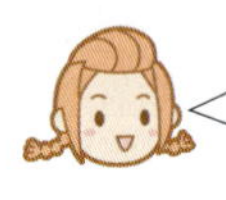

ポイント
点鼻後は，薬剤が鼻腔内に留まるよう，なるべく鼻汁をすすったり鼻をかんだりしないようにしましょう．

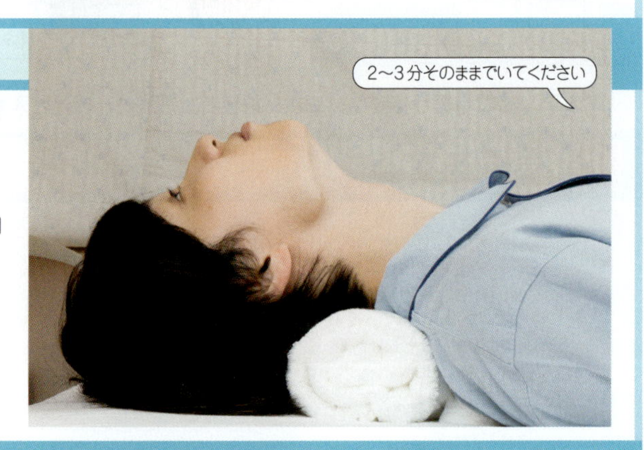

2～3分そのままでいてください

6 終わりに

鼻に刺激など感じませんか?

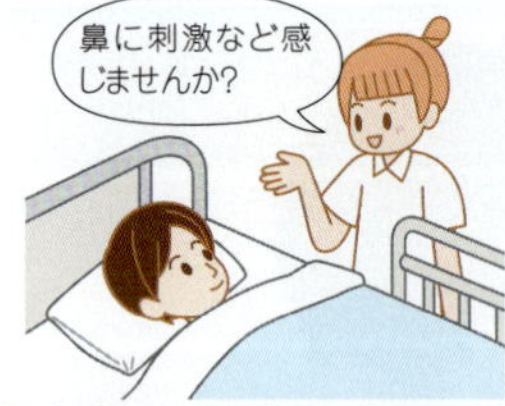

❶ 患者さんに終了したことを伝え，体位を整える．患者さんの状態や副作用の有無などを確認する．

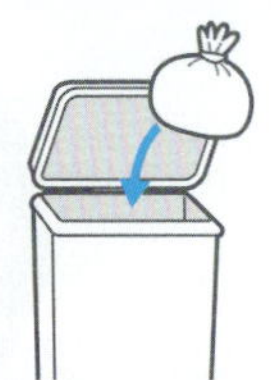

❷ 物品をもとの場所に戻し，ゴミは決められた方法で廃棄する．

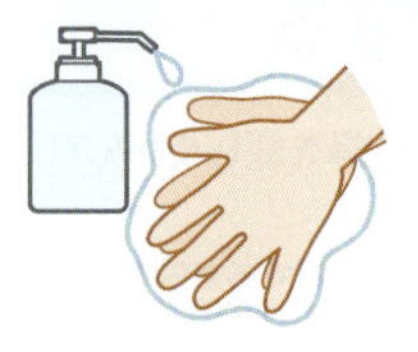

❸ 衛生学的手洗い〔p.15，16〕を行う．

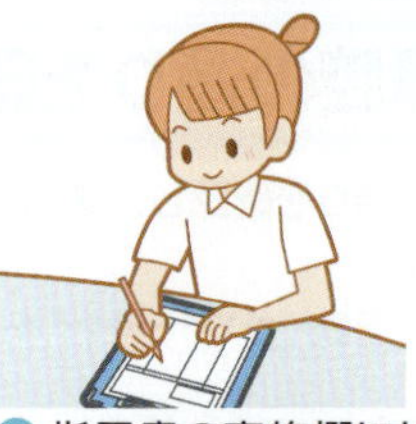

❹ 指示書の実施欄にサインをし，実施記録を残す．

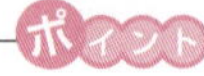

ポイント
点鼻薬には，遮光が必要なものがあります．また，デスモプレシンは凍結を避けて10℃以下で保管します．保管方法に注意しましょう．

噴霧型の薬剤の場合

- 噴霧型の薬剤は，滴下型の薬剤と投与方法が異なります．様々なタイプの薬剤があるため，使用時の注意点について代表的なものを例に説明します．
- 薬剤の準備や，噴霧時・噴霧後の呼吸の仕方などは薬剤によって異なる場合があります．事前に添付文書や説明書を確認しましょう．

薬剤の準備

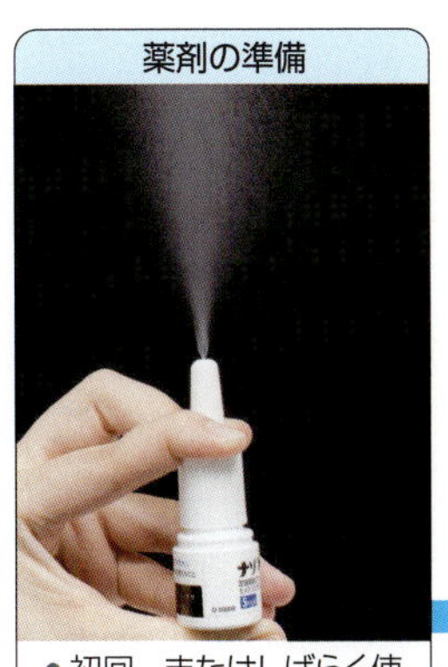

- 初回，またはしばらく使用していない場合には，噴霧を確認する．
- 混和が必要な場合は，容器をしっかり振る．

噴霧時の姿勢

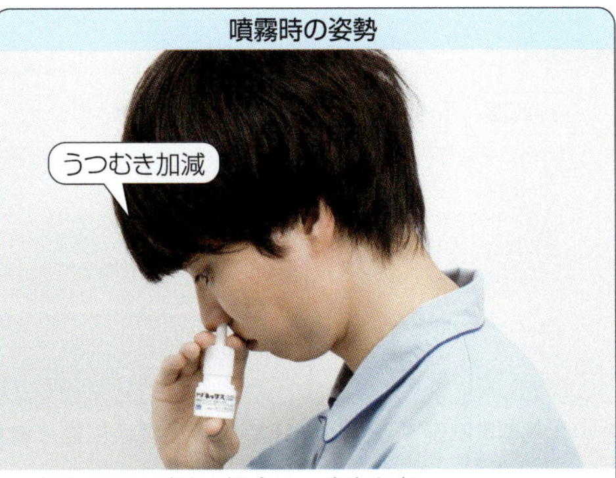

- 鼻腔の通りが悪い場合は，鼻をかむ．
- 少しうつむき*，縦に容器を挿入し，鼻腔内に噴霧する．

*なぜなら うつむくことで，薬剤を鼻腔の奥まで投与することができるからです．うつむかないと上鼻甲介に当たってしまい，奥まで投与できません．

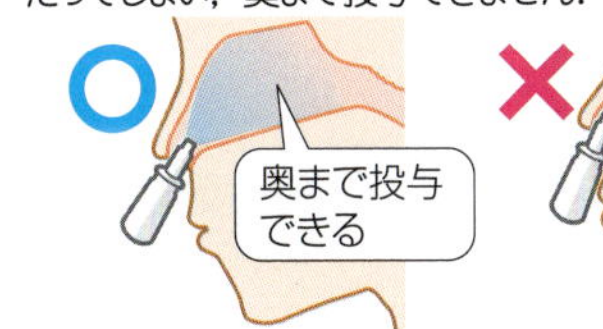

噴霧後の姿勢

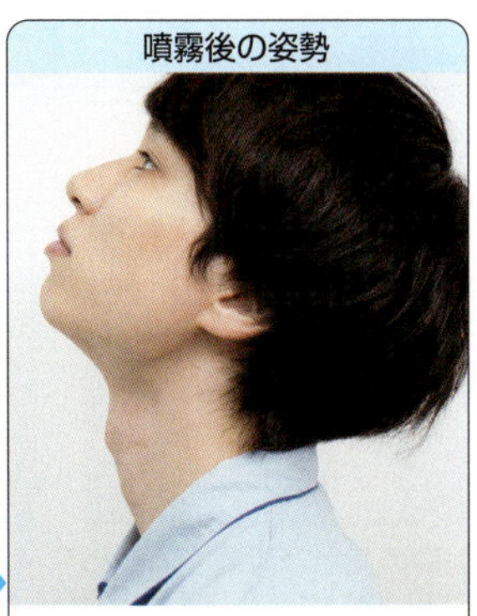

- 点鼻薬を浸透させるため，噴霧後は頭を後ろにかたむけ，数秒間鼻でゆっくり呼吸してもらう．

ポイント

使用後はノズルの先端をしっかり拭いてからキャップをしましょう．

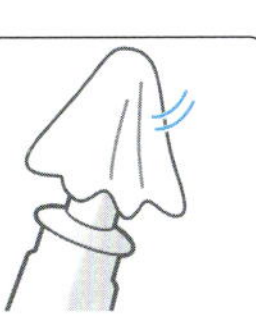

注意

噴霧回数は薬剤によって異なります．1回量が少なくなっても，追加で噴霧してはいけません．過剰投与により副作用などの症状が出る可能性があります．

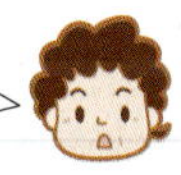

鼻腔用軟膏の場合

- 鼻腔用軟膏を使用する場合は，次のような手順で行います．

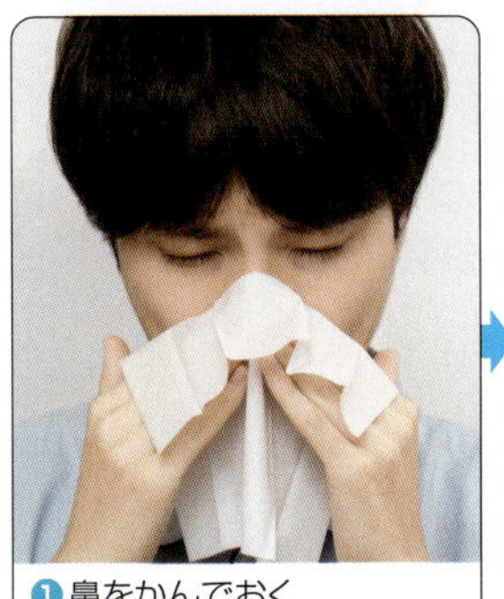

❶鼻をかんでおく．

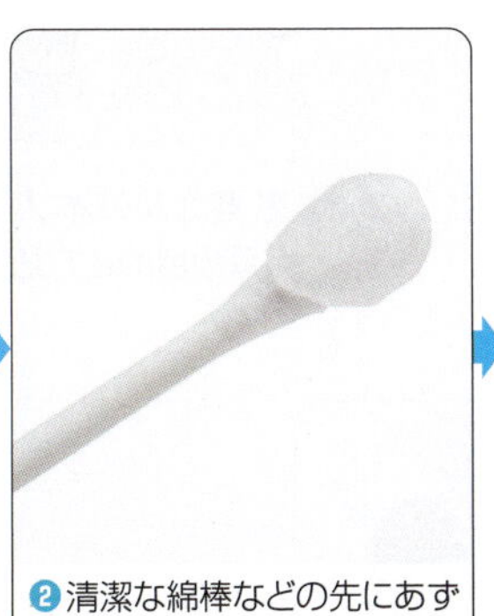

❷清潔な綿棒などの先にあずき大の薬剤を取る．

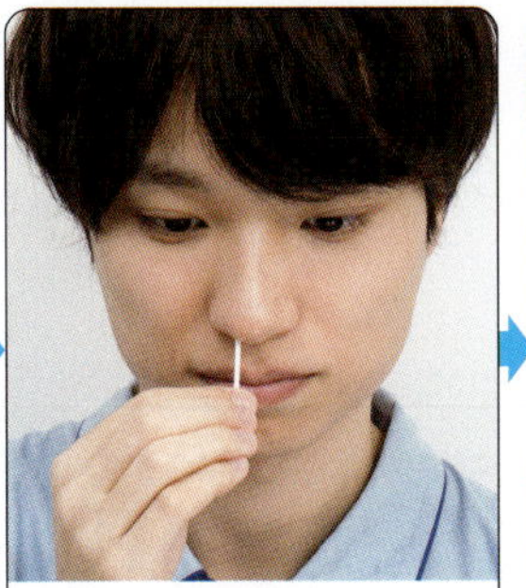

❸鼻粘膜に塗布する．

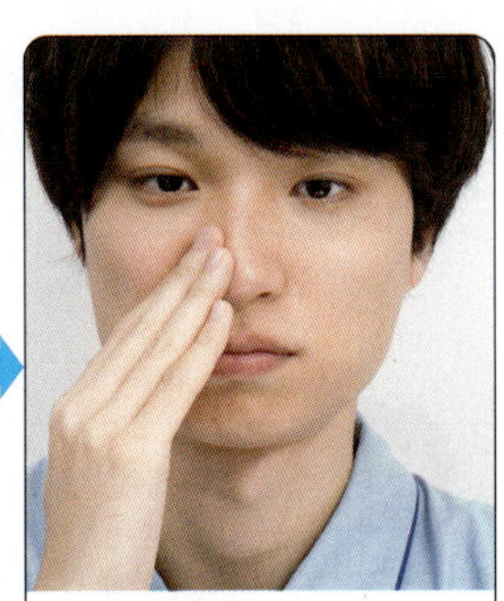

❹鼻翼をマッサージして薬剤を行き渡らせる．

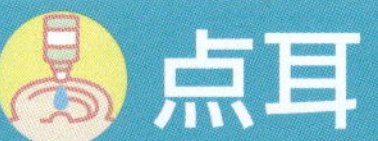

点耳

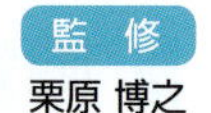

監修
栗原 博之

点耳とは，外耳への薬剤投与のことです．外耳，中耳の感染や炎症の治療，耳垢の軟化，麻酔などを目的とした薬剤を投与します．

必要物品 点耳

指示書

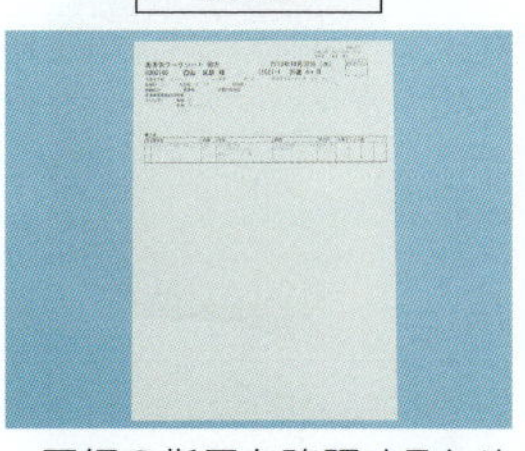

- 医師の指示を確認するために用いる．

点耳薬

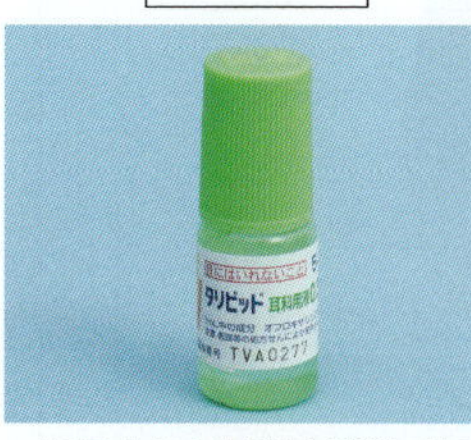

- 指示された薬剤を準備する．

綿　棒

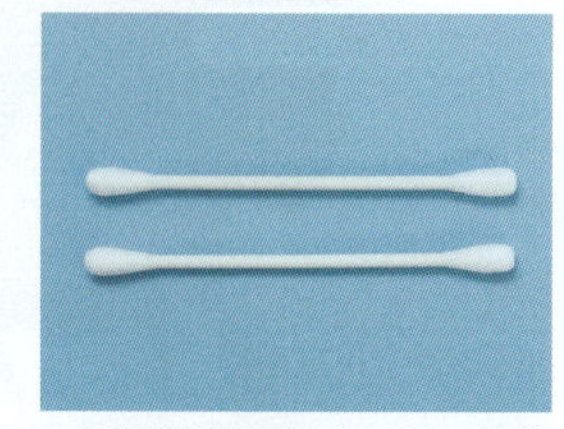

- 耳垢が多い場合には，綿棒で取り除く．

ティッシュペーパー

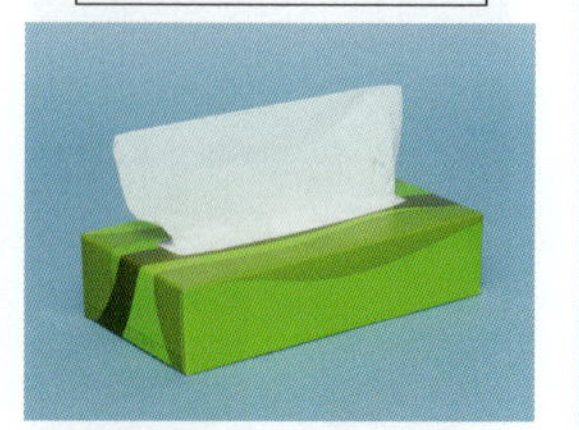

- 滴下した薬剤が耳から流出した際，拭き取るために用いる．

トレイ

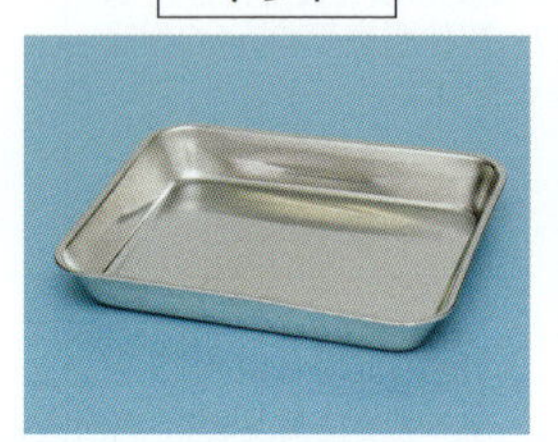

- 清潔，安全のために物品はトレイにまとめておく．

手　袋

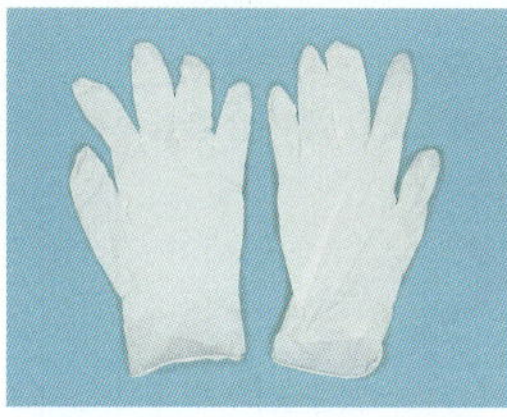

- 感染予防のために用いる．

廃棄物入れ

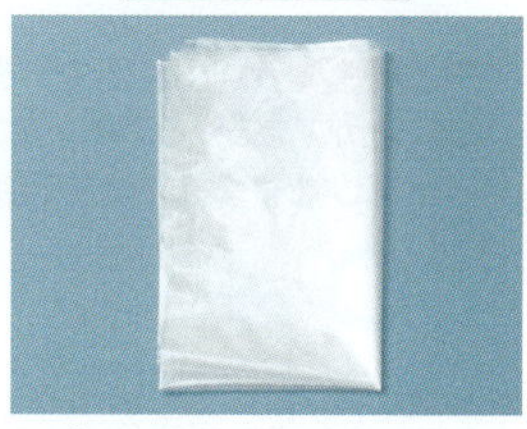

- ビニール袋や膿盆を用いる．

手順 点耳

- まず，経口与薬手順 2 〔p.255〕と同様に，患者さんのアセスメントを行う．

1 準備をする

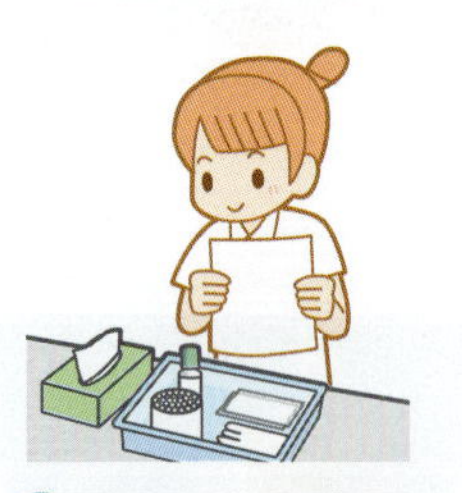

❶ 6R〔p.252〕を確認し，必要物品を準備する．

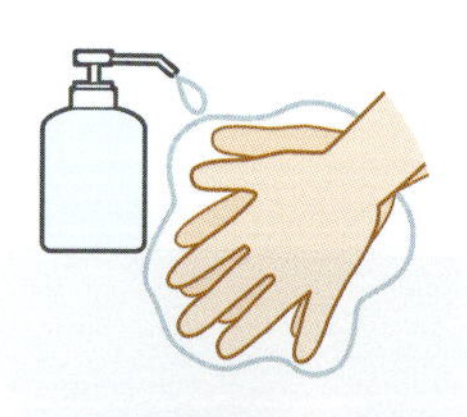

❷ 衛生学的手洗い〔p.15，16〕を行う．

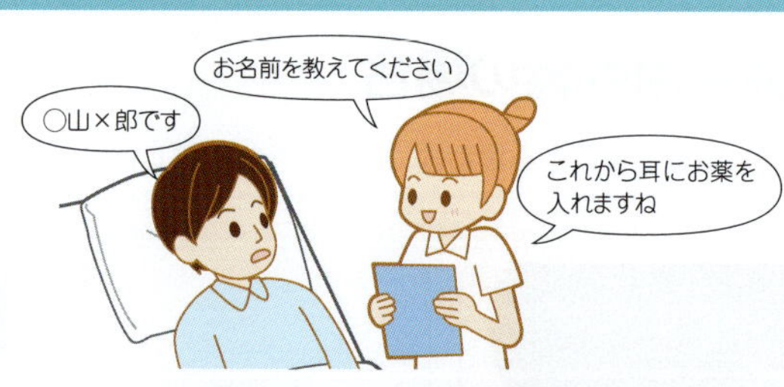

❸ 患者さんの本人確認を行い，点耳の目的と方法を説明する．

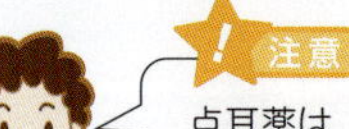

注意

点耳薬は，必ず手で温めて体温と同じくらいにしておきましょう*．

*なぜなら 点耳薬が冷たいと，点耳の際にめまいや吐き気を誘発することがあるからです．

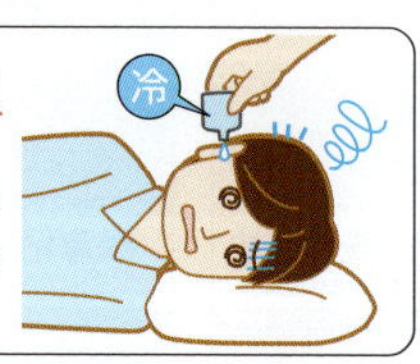

2 姿勢を整える

- 患者さんへの説明を行い，薬剤を滴下する方の耳が上になるように側臥位で寝てもらう．
- 耳垢が多い場合は綿棒で除去する．

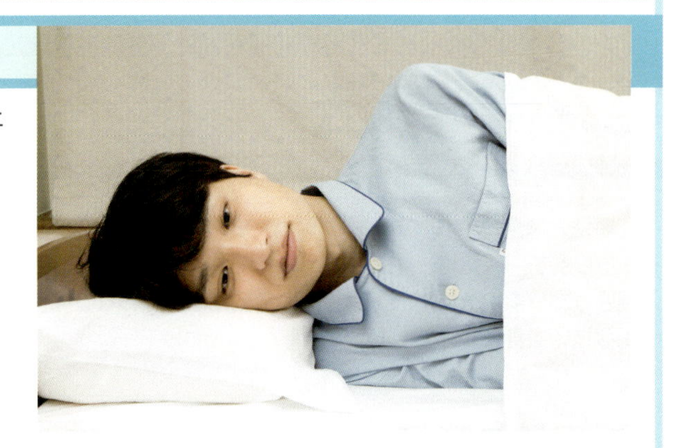

3 滴下する

- 手袋を装着し，耳垂（耳たぶ）を軽く後方へ引っぱる．点耳薬が外耳道を伝わって静かに入るように，指示量を滴下する．
- めまいや不快感がないかどうか確認する．

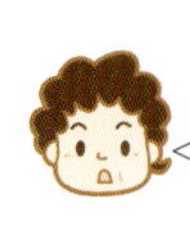

注意
点耳の際，スポイトの先端が耳に直接触れないようにしましょう．感染の原因になるおそれがあります．

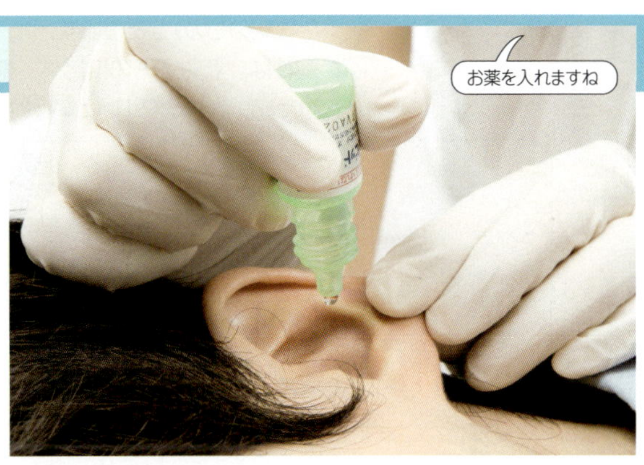

4 点耳薬を浸透させる

- 点耳薬を中耳まで浸透させるために，看護師が耳介を上後方に引っぱったり動かしたり，患者さんに咀嚼運動をしてもらう．
- 点耳した方を上にして，10分程度そのままの姿勢を保ってもらい，薬液を浸透させる（耳浴）．
- 薬剤が流出した場合は拭き取る．

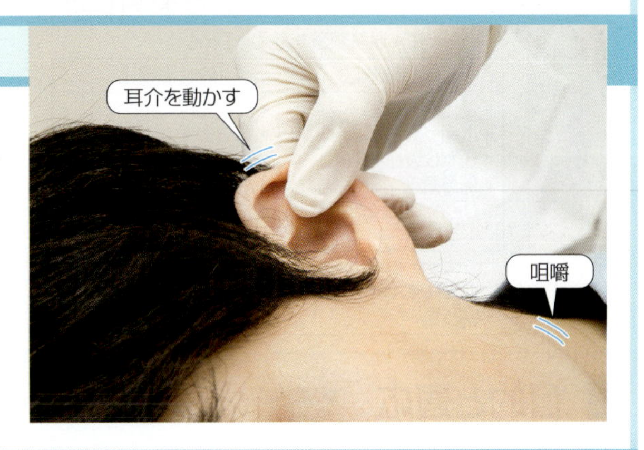

5 終わりに

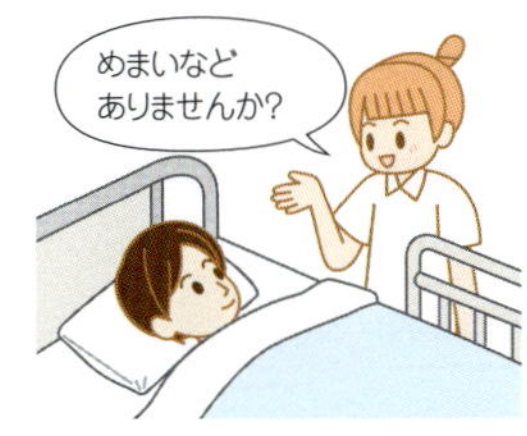

❶ 患者さんに終了したことを伝え，体位を整える．患者さんの状態や副作用の有無などを確認する．

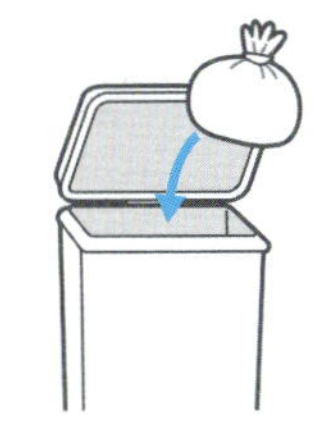

❷ 物品をもとの場所に戻し，ゴミは決められた方法で廃棄する．

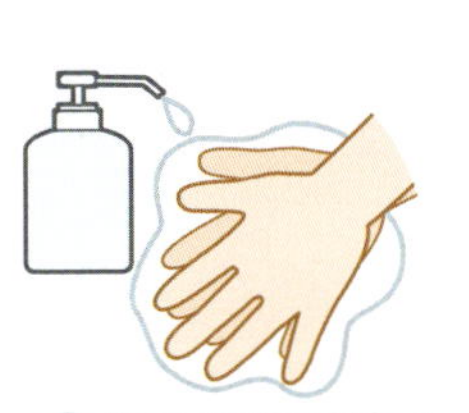

❸ 衛生学的手洗い〔p.15，16〕を行う．

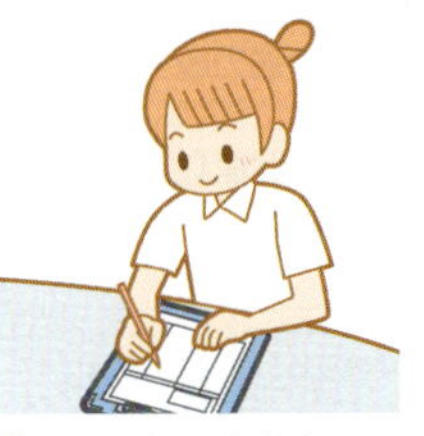

❹ 指示書の実施欄にサインをし，実施記録を残す．

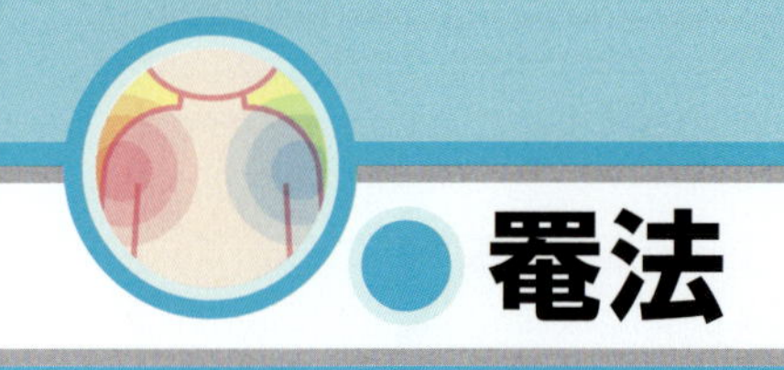

罨法

監 修
渡部 一郎
藤本真記子

罨法とは全身や身体の一部を温めたり冷やしたりする技術であり，その温度刺激が身体的・精神的に様々な効果をもたらします．罨法は，治療として医師の指示のもとで行われる場合と，安楽を図るケアとして看護師の判断で行われる場合があります．また，患者さんの希望により行われる場合もあります．罨法が身体に及ぼす様々な作用を理解し，適切な技術を身につけましょう．

罨法の種類

- 罨法は大きく温罨法と冷罨法に分けられ，それぞれ湿性（湿った状態のもの）と乾性（乾いた状態のもの）があります．
- 湿性は，乾性のものに比べ，熱伝導率が高い（熱を伝えやすい）ため，より温かさあるいは冷たさが伝わりやすいという特徴があります．

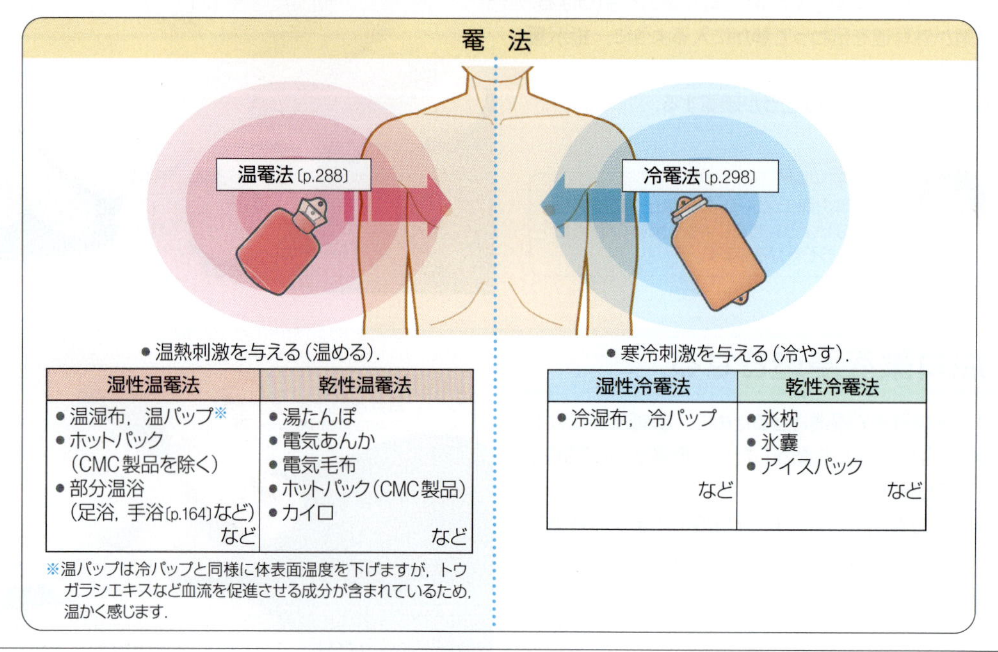

湿性温罨法	乾性温罨法
●温湿布，温パップ※ ●ホットパック（CMC製品を除く） ●部分温浴（足浴，手浴〔p.164〕など） など	●湯たんぽ ●電気あんか ●電気毛布 ●ホットパック（CMC製品） ●カイロ など

※温パップは冷パップと同様に体表面温度を下げますが，トウガラシエキスなど血流を促進させる成分が含まれているため，温かく感じます．

湿性冷罨法	乾性冷罨法
●冷湿布，冷パップ など	●氷枕 ●氷嚢 ●アイスパック など

目的と適応

- 罨法には，次のように，患者さんの症状の改善や身体的・精神的な安楽を図る目的があります．

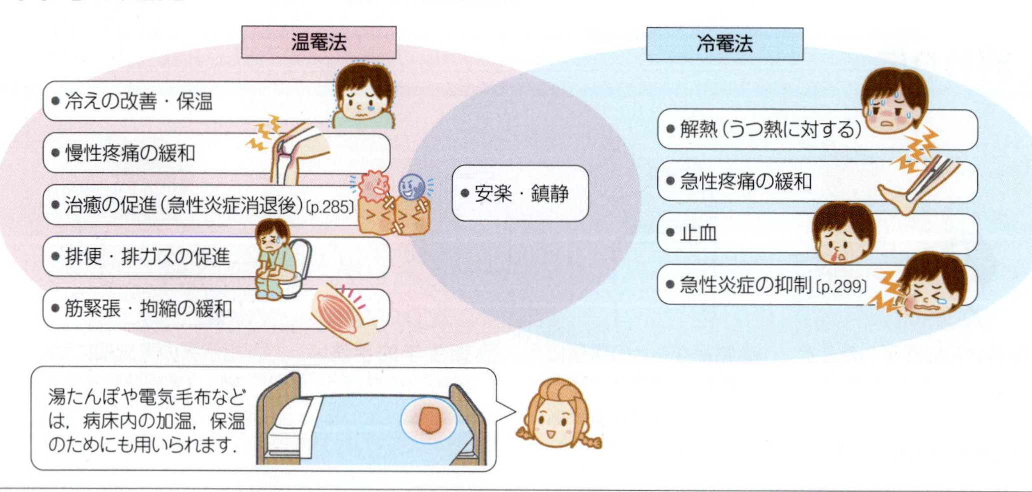

●カルボキシメチルセルロース（CMC）：carboxymethylcellulose

温度刺激による作用と効果

- 罨法は，温熱刺激・寒冷刺激によって，循環器系，筋系，神経系に様々な作用をもたらします．ここではいくつかの生理的な作用を知り，罨法の効果を理解しましょう．

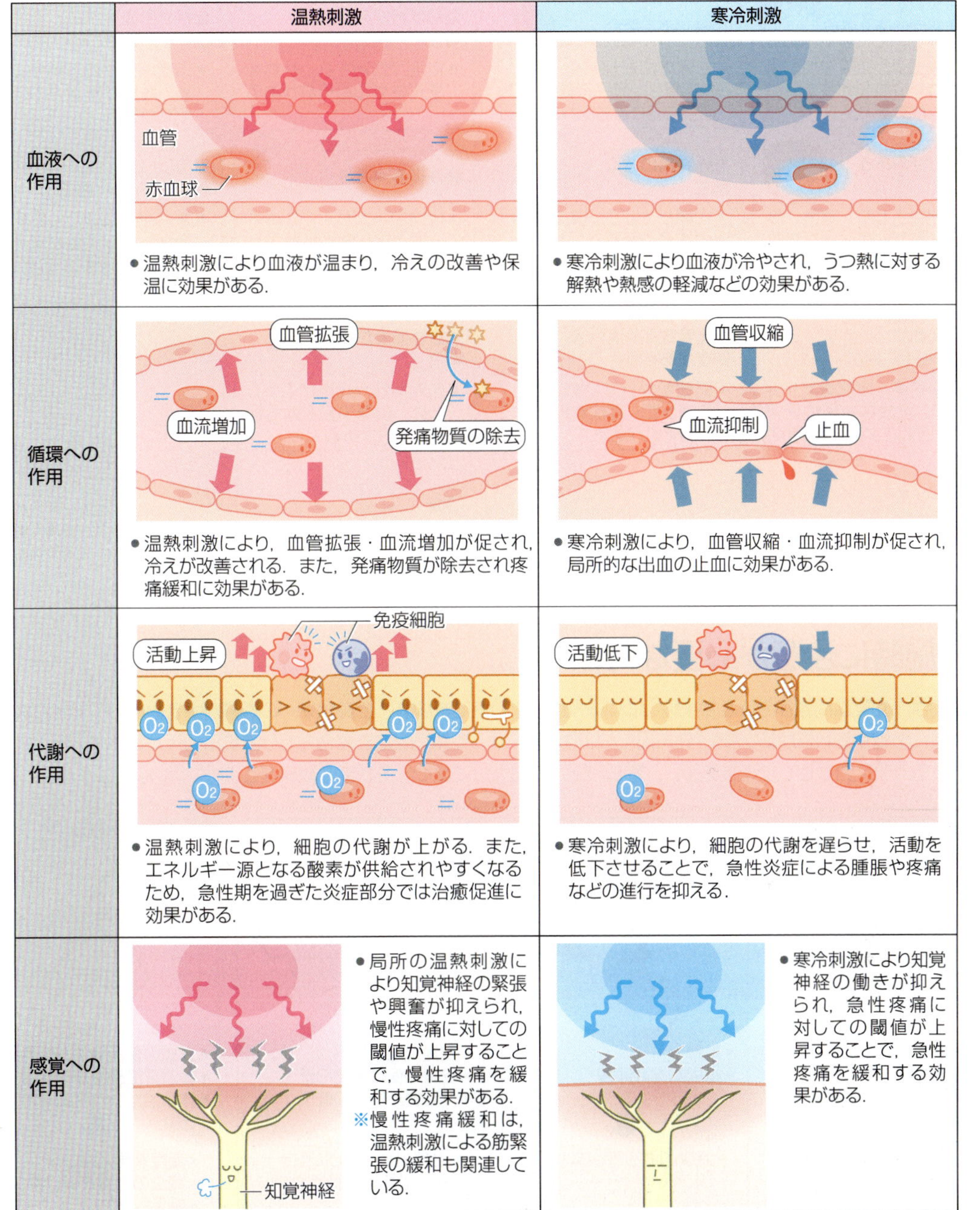

	温熱刺激	寒冷刺激
血液への作用	●温熱刺激により血液が温まり，冷えの改善や保温に効果がある．	●寒冷刺激により血液が冷やされ，うつ熱に対する解熱や熱感の軽減などの効果がある．
循環への作用	●温熱刺激により，血管拡張・血流増加が促され，冷えが改善される．また，発痛物質が除去され疼痛緩和に効果がある．	●寒冷刺激により，血管収縮・血流抑制が促され，局所的な出血の止血に効果がある．
代謝への作用	●温熱刺激により，細胞の代謝が上がる．また，エネルギー源となる酸素が供給されやすくなるため，急性期を過ぎた炎症部分では治癒促進に効果がある．	●寒冷刺激により，細胞の代謝を遅らせ，活動を低下させることで，急性炎症による腫脹や疼痛などの進行を抑える．
感覚への作用	●局所の温熱刺激により知覚神経の緊張や興奮が抑えられ，慢性疼痛に対しての閾値が上昇することで，慢性疼痛を緩和する効果がある． ※慢性疼痛緩和は，温熱刺激による筋緊張の緩和も関連している．	●寒冷刺激により知覚神経の働きが抑えられ，急性疼痛に対しての閾値が上昇することで，急性疼痛を緩和する効果がある．

温罨法によってリラックスすることで，副交感神経が優位に働き，消化管の蠕動運動が亢進されます．これによる排便・排ガスへの効果もあります．

冷罨法の寒冷刺激により神経の伝導速度が遅くなります．特に痛覚を伝達する有髄線維は，その影響を受けやすいため，疼痛抑制に有用です．その一方で感覚が鈍くなった状態で長時間冷罨法を実施すると，最悪の場合は，組織壊死を引き起こす可能性もあります．また，冷罨法によって交感神経が優位に働き，血管収縮・血圧上昇のおそれがあります．

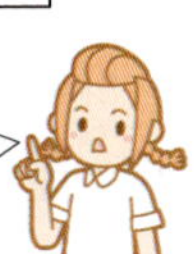

罨法の禁忌

● 罨法は，温熱刺激や寒冷刺激の作用から，次のような場合に禁忌とされています．

温罨法

出血傾向のある場合
● 血管拡張と血流増加が促され，出血を助長するおそれがある．

血栓がある場合
● 血流増加が促され，血栓が遊離し，肺や心臓などの血管に詰まるおそれがある．

急性炎症のある部位
● 代謝が上がり，腫脹・疼痛などの炎症症状が増悪し，治癒を遅らせるおそれがある．

悪性腫瘍のある部位
● 代謝が上がり，腫瘍細胞の増殖や転移を早めるおそれがある．

血圧変動が激しい場合
● 血管拡張と血流増加が促され，急激な血圧の低下を引き起こすおそれがある．

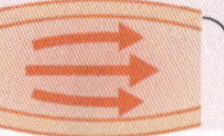

消化管穿孔や消化管閉塞がある場合
● 腸蠕動が亢進されることによって，症状を助長するおそれがある．

冷罨法

循環障害がある場合
● 血流が抑制され，状態を悪化させるおそれがある．

血栓を形成しやすい場合
● 血管収縮と血流抑制のため，血栓が形成されるおそれがある．

急性炎症消退後
● 代謝が下がり，エネルギー源となる酸素供給が十分にできず，治癒を遅らせるおそれがある．

寒冷じんま疹やレイノー現象がみられる場合
● 寒冷刺激により，症状が発現したり状態が悪化したりするおそれがある．

開放性損傷がある場合
● 血流抑制や代謝が下がるため，創傷治癒を遅らせるおそれがある．

用語　レイノー現象
寒冷刺激などにより四肢末端（特に手指）に循環障害が発生し，皮膚が蒼白，続いて紫（チアノーゼ），さらに紅潮してもとに戻る現象．冷感や痛みを伴う場合もある．

実施時に注意が必要な対象

● 罨法では，知覚に問題があり温度を感じにくい・自分で回避できない・全身状態への影響が大きいなど，対象によっては慎重に実施する必要があります（特に湯たんぽは施設によって禁忌となる場合もあります）．
● 実施する対象に合わせて方法を工夫し，罨法の貼用部位だけでなく全身状態の観察をこまめに行いましょう．

意識障害のある患者さん

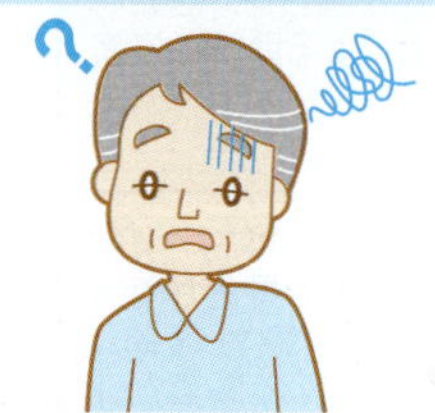

● 意識障害 〔フィジp.217〕
● 麻酔薬使用時
● 鎮静薬・睡眠薬使用時　など

• 温度刺激を感じない・感じにくい
• 温度刺激を避けられない・避けにくい
• 訴えられない

知覚障害のある患者さん

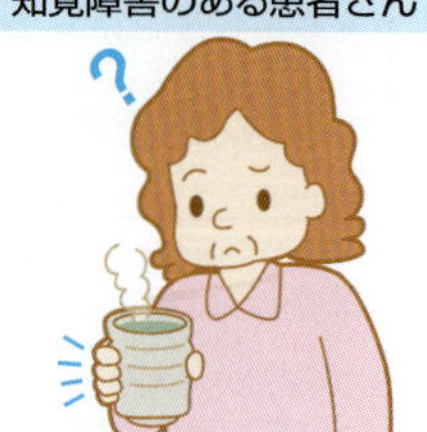

● 麻痺
● 糖尿病神経障害　など

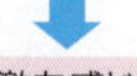

• 温度刺激を感じない・感じにくい

高齢者

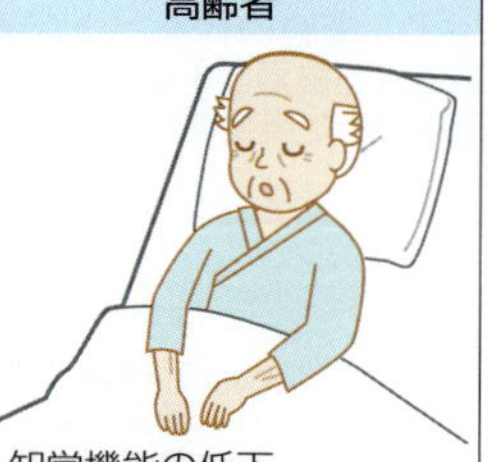

● 知覚機能の低下
● 皮膚の保護機能の低下
● 体温調節機能の低下

• 温度刺激を感じにくい
• 罨法の影響を受けやすい

乳幼児

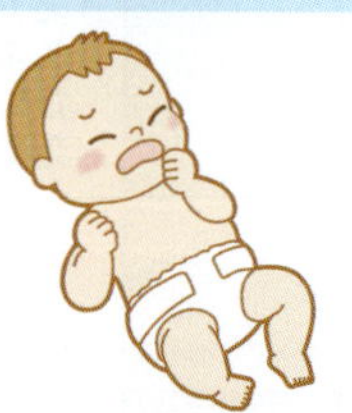

● 皮膚の保護機能が未発達
● 体温調節機能が未発達
● 体重当たりの体表面積が大きい

• 温度刺激に弱い
• 罨法の影響を受けやすい
• 訴えられない

● 浮腫・脱水など，皮膚が脆弱なところに行う場合も注意が必要です．

手技のコツ
これらの患者さんに罨法を行う際，用いる面積を小さくしたり，温罨法では温度を低めに調節し，冷罨法では水枕にしたりするなどの工夫もあります．

発熱と罨法

- 発熱〔フィジp.26〕している患者さんに対して罨法を行う際，段階に応じて温罨法・冷罨法を使い分ける必要があります．次に発熱から解熱までの経過を示し，段階ごとの症状・状態と罨法について説明します．

体温は一定の温度（セットポイント）になるよう，視床下部の体温調節中枢で調節されています．このセットポイントが，発熱物質によって平常時より高い温度に置き換えられると，その温度になるように体温を上げようとして発熱が起こります．

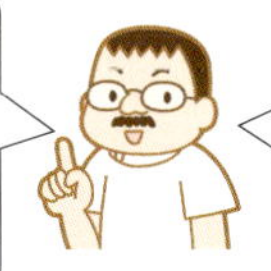

一方で，熱中症のようにセットポイントが変わらない体温の上昇（うつ熱）もあります．うつ熱は発熱とは異なり，冷罨法によって解熱の効果が得られます〔p.298〕．

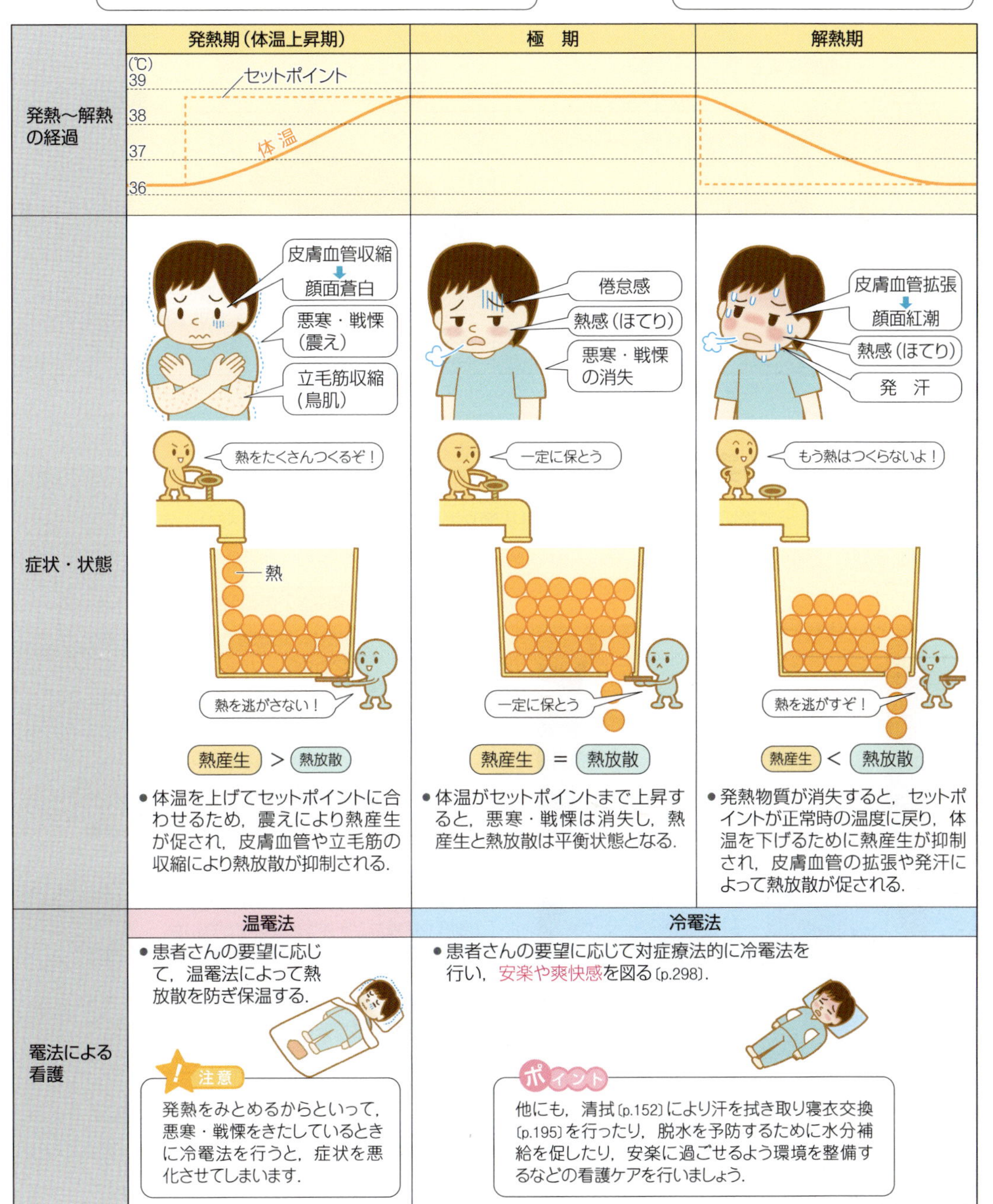

温罨法

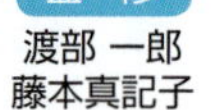

渡部 一郎
藤本真記子

温罨法とは，全身や身体の一部を温める技術です．温熱刺激を加えることで，患者さんの循環改善や疼痛緩和，病床内の加温・保温効果などがあります．一方で，低温熱傷の事故も多く報告されているため，使用時には注意が必要です．

温罨法の種類

- 温罨法には，代表的なものとして次のような種類があります．使用する部位や目的に応じて適切なものを選択しましょう．

湿性温罨法		乾性温罨法	
温湿布〔p.294〕	ホットパック〔p.293〕	湯たんぽ〔p.289〕	電気毛布
• 湯で絞ったタオルを患部に当てて用いる．	• 加温槽やレンジなどで温め，患部に当てて用いる． • 保温性にすぐれた成分を中に含んでいる．	• 湯を入れて用いる．ゴム製，プラスチック製，金属製がある．	• 敷いて用いるものとかけて用いるものがある．

温罨法における実施前の観察項目

- 温罨法が患者さんにとって適切なケアかどうかを，全身状態や患者さんの訴えからアセスメントします．

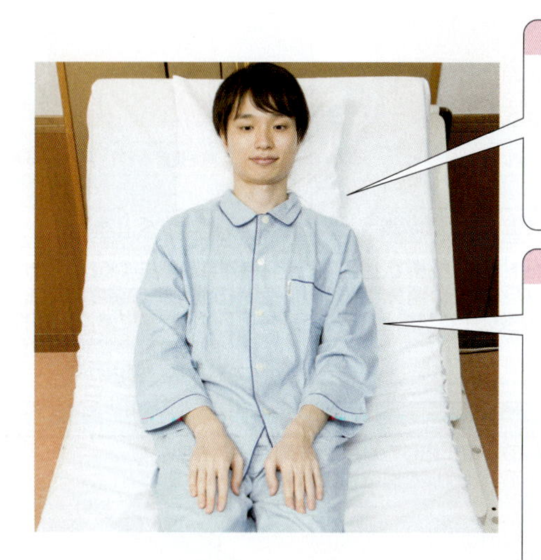

必要なケアかどうか

- □ 冷感，疼痛，不快感などの患者さんの訴えがあるか．
- □ 皮膚温度の低下があるか．
- □ 慢性的な疼痛があるか．
- □ 腹部膨満感があるか．
- □ 筋緊張〔フィジp.269〕や筋拘縮があるか．

実施が可能な状態かどうか

- □ 出血傾向や血圧の変動が激しいといった全身状態ではないか．
- □ 悪性腫瘍のある部位ではないか．
- □ 血栓症ではないか．
- □ 腫脹や疼痛などを伴う急性炎症がないか．
- □ 消化管の穿孔や閉塞といった腸管の器質的疾患がないか．
- □ 意識障害や知覚障害がないか．
- □ 罨法の影響を受けやすい対象（高齢者，乳幼児）ではないか．

ポイント

意識障害〔フィジp.217〕があり，訴えることができない患者さんに対しても，全身状態を観察して実施することがあります．

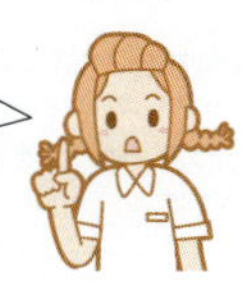

湯たんぽ

必要物品 湯たんぽによる温罨法

湯たんぽ

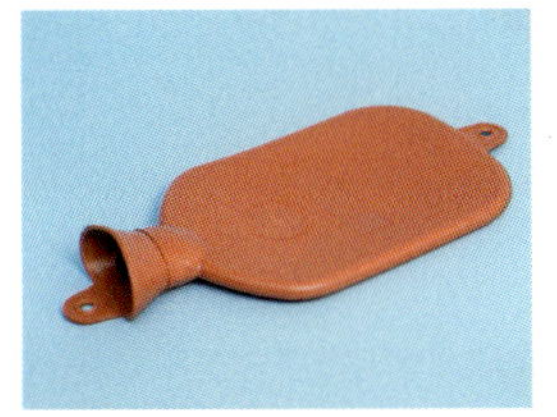

- ゴム製，またはプラスチック製，金属製の湯たんぽを用いる．

湯

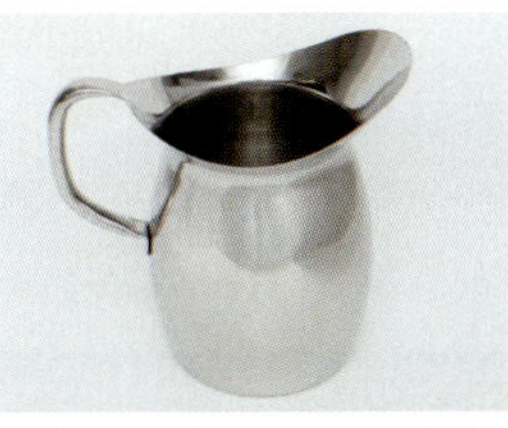

- 湯たんぽに入れて用いる．ピッチャーに準備しておく．

タオル

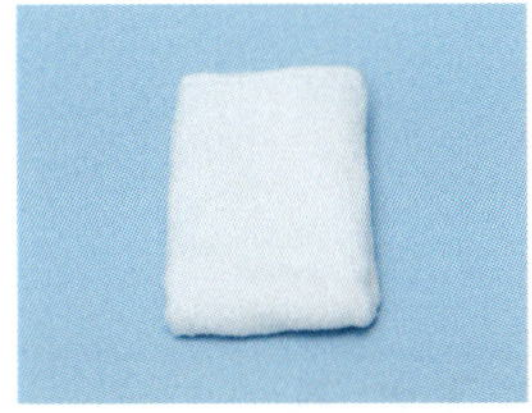

- 湯たんぽの外側や口部分の水滴を拭き取るために用いる．

湯たんぽカバー

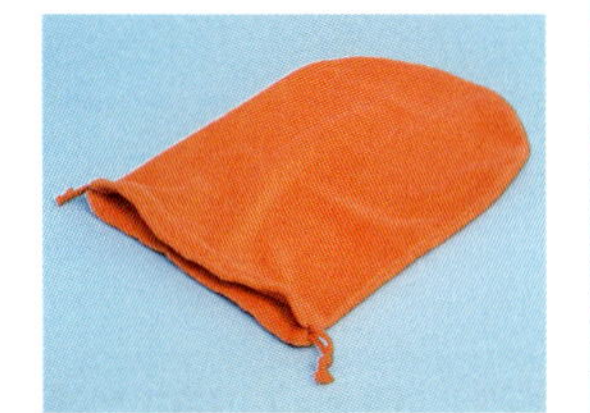

- 厚手のカバーもしくはタオルなどを湯たんぽを覆うために用いる．破れていないことを確認する．

温度計

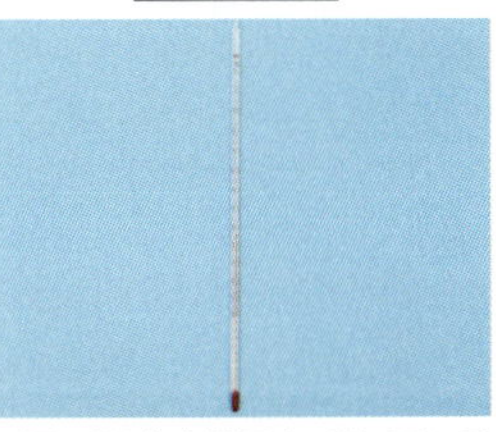

- 湯の温度を測るために用いる．

湯たんぽの破損や劣化を防ぐため，種類に合わせて湯の準備をしましょう．

温度の目安

- ゴム製：60℃程度
- プラスチック製・金属製：70～80℃

手順 湯たんぽによる温罨法

ここでは，患者さんの冷えの改善，病床内の加温・保温などのために用いる湯たんぽ（ゴム製）による温罨法の手順について説明します．

1 準備をする

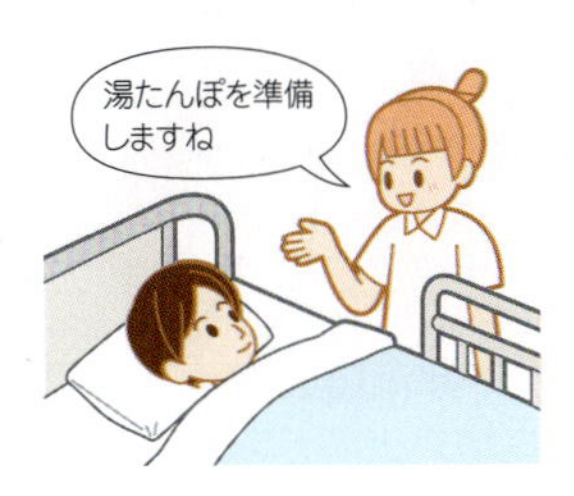

❶患者さんの本人確認を行い，温罨法の目的と方法を説明する．

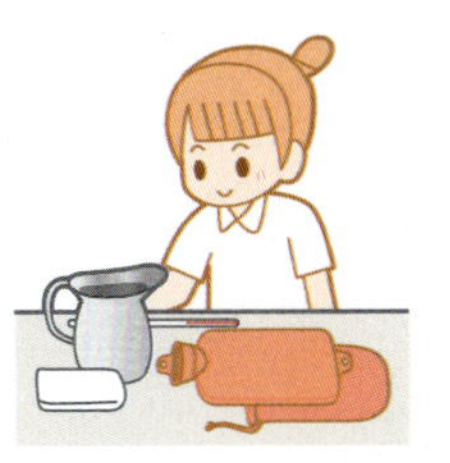

❷必要物品を準備する．

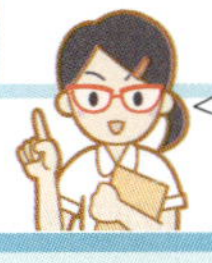

2 破損の有無を確認する

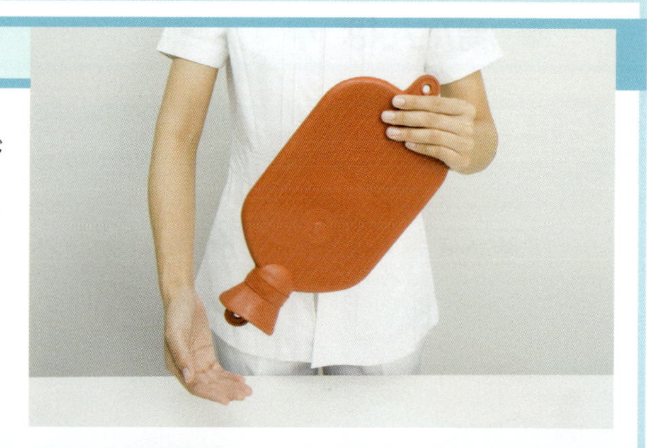

- 湯たんぽや栓に破損がないかを確認する*.

* なぜなら ゴム製の湯たんぽは，劣化や破損，亀裂などが生じやすいからです．

- 湯たんぽに少量の湯を入れ，栓をして逆さにし，湯が漏れていないことを確認して，湯を捨てる．

3 湯たんぽに湯を入れる

- ピッチャーに用意した湯の温度（60℃程度）を確認する．
- 湯たんぽに，湯を2/3程度まで入れる*.

* なぜなら 湯が少ないと冷めやすく，多すぎると形が丸くなり安定しないからです．また，湯が多すぎると湯たんぽ内の空気が膨張し，湯が漏れ出す危険性があるからです．

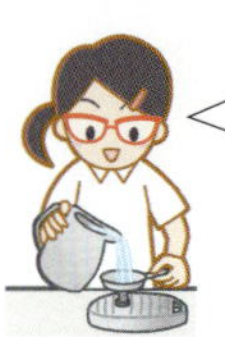

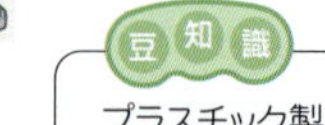

手技のコツ

プラスチック製・金属製の場合は，注入口いっぱいまで湯を入れましょう．注入口は小さいので，じょうごを使うとよいでしょう．

豆知識

プラスチック製・金属製の場合は，容器内に隙間があると，湯気（水蒸気）が溜まってしまいます．湯が冷めてくると，水蒸気は水に戻り，その体積は1/1,700となります．すると内部に陰圧が発生して容器がへこみ，劣化の原因となってしまいます．

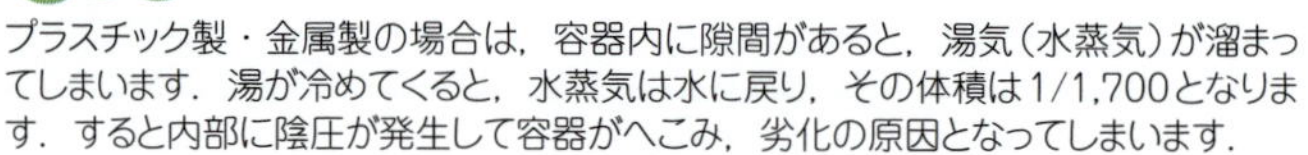

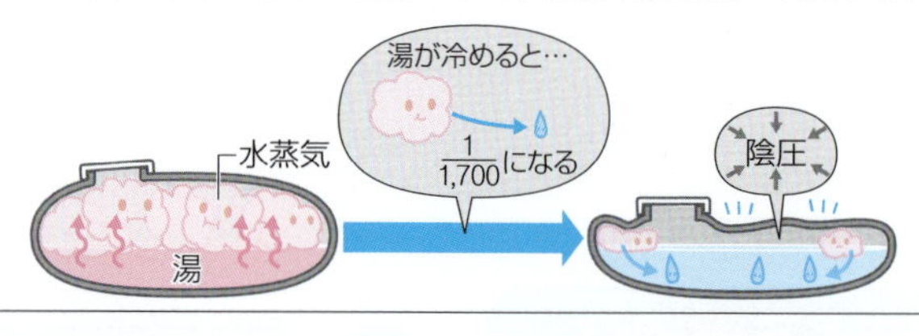

4 空気を抜いて栓をする

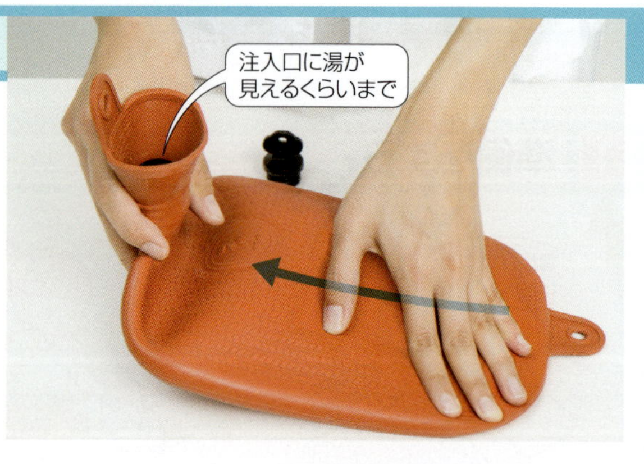

- 底から口の方へ軽く押しながら，湯たんぽ内の空気を十分に抜く*.

* なぜなら 湯たんぽの中に空気が残ることで熱伝導率が下がり，熱が伝わりにくくなるからです．

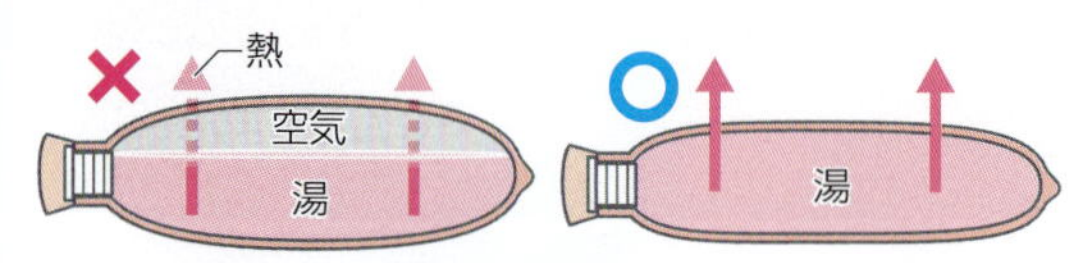

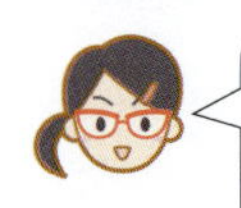

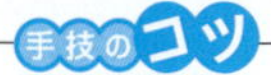

手技のコツ

空気を抜くときは，湯たんぽの口を上向きにして平らなところに置き，底から押し上げるようにすると，うまくできます．

- 空気を抜いたら，栓をする．

5 湯が漏れないことを再度確認する

- 湯たんぽの表面，口部分についた水滴を拭き取る．
- 湯たんぽを逆さにして，湯が漏れないことを確認する．

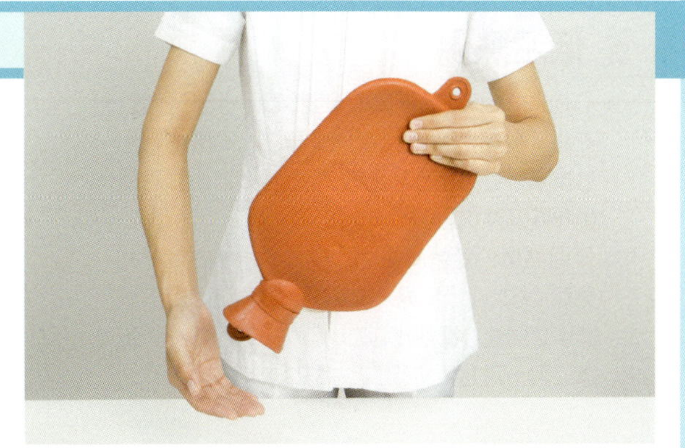

6 湯たんぽをカバーに入れる

- 湯たんぽをカバーに入れ*，露出しないように，しっかりと口を閉じる．

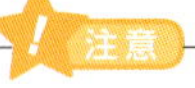

* なぜなら カバーに入れると保温効果が高まり，湯の温度が下がりにくくなるからです．また，湯たんぽが身体に直接当たった場合の熱傷を防ぎます．

- カバーの口ひもは足趾などに引っかからないよう中にしまう．

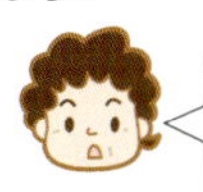

注意
湯たんぽをタオルなどで包む場合，使用中にずれて湯たんぽが露出して熱傷を起こす可能性があるため，しっかりと包むことが必要です．

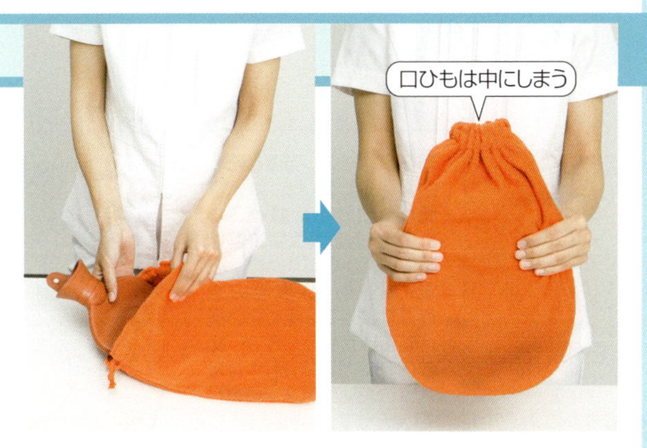

7 湯たんぽを置く

- 必ず離して使用するよう患者さんに伝え，患者さんから10 cmほど離して置き*，掛けものを整える．

* なぜなら 湯たんぽを離して使用すれば，血管の圧迫や熱が皮膚に蓄積するようなことがなく，低温熱傷 [p.292] を防ぐことができるからです．

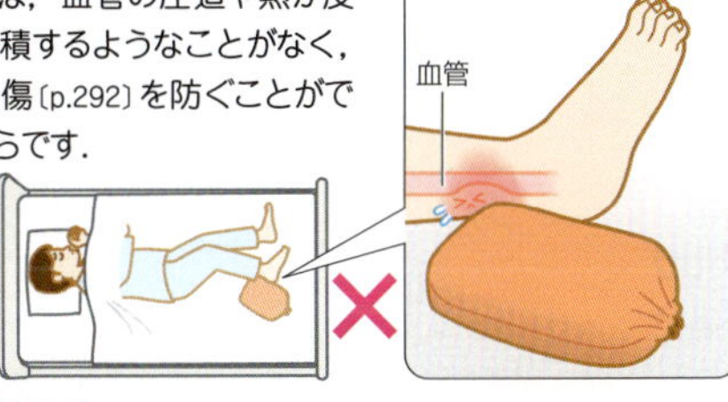
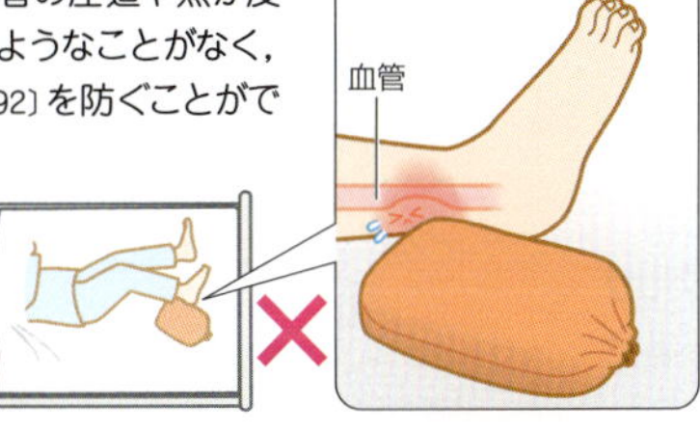

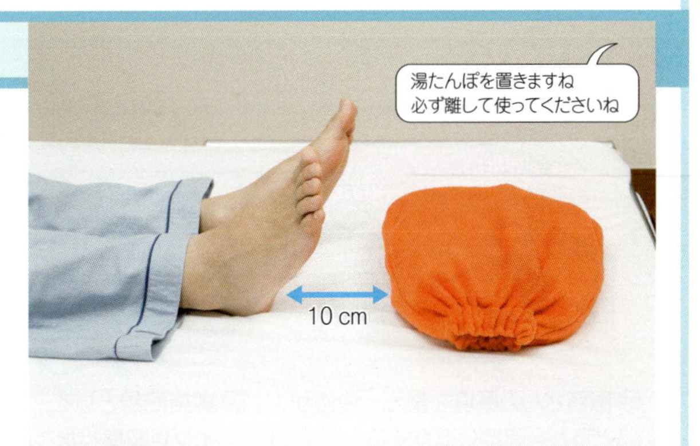

ポイント
カバーをかけていても，湯たんぽが長時間直接当たっていると，低温熱傷を生じる可能性があります．また，離しておいても，患者さんが体勢を変えたり，直接あたろうとしたりすることで湯たんぽと接触する可能性は十分にあります．あらかじめ患者さんにも低温熱傷の危険性を説明し，使用中は十分に観察しましょう．

電気あんかを使用する場合も身体から離して使用します．実施に注意を必要とする患者さん [p.286] が使用する場合は，カバーやタオルなどでしっかりと包むことが必要です．

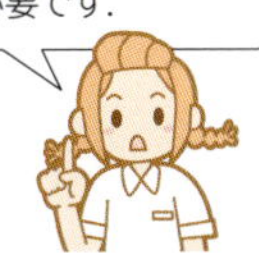

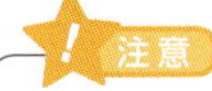

注意
湯が漏れた場合に，患者さんの熱傷を防ぐため，湯たんぽの口を患者さん側に向けないようにしましょう．

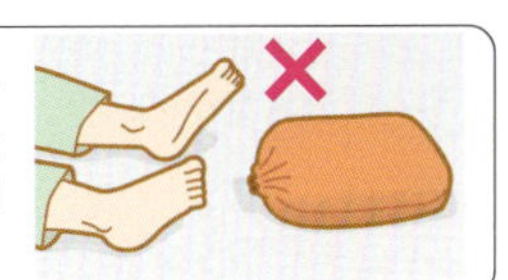

低温熱傷

- 心地よいと感じる程度の温度（43～45℃程度）でも，長時間皮膚に接触することで熱傷を生じます．このような比較的低温度で生じる熱傷を低温熱傷といいます．
- 低温熱傷の受傷直後は，発赤や水疱だけで一見深くないように見えますが，実際には皮下組織まで損傷し重症化しているケースが多く，治療に数ヵ月も要することがあります．

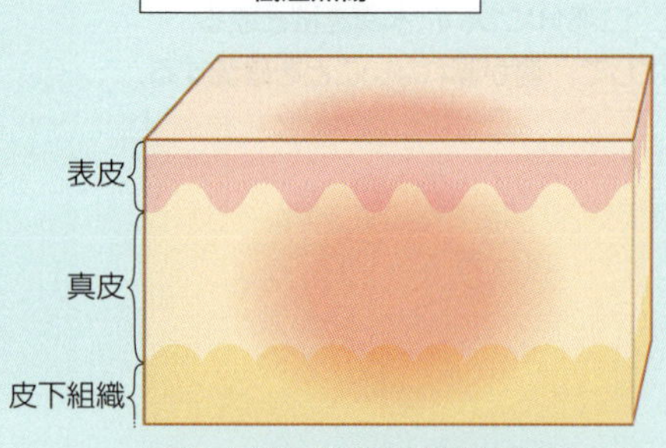

● 湯たんぽなどが長時間接触すると，圧迫により局所的に血流循環が悪化し，熱が蓄積することで低温熱傷が起こる．

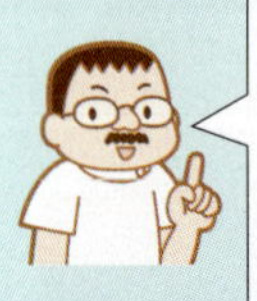

熱傷の深さは，温度と時間が関係します．例えば，沸騰したやかんに触れてしまったときのような熱傷は，瞬間的に手を離すため，高温・短時間で，表面の損傷はひどくても深くない場合も多いです．一方で，比較的低温度でも長時間接触していると深くまで損傷してしまいます．

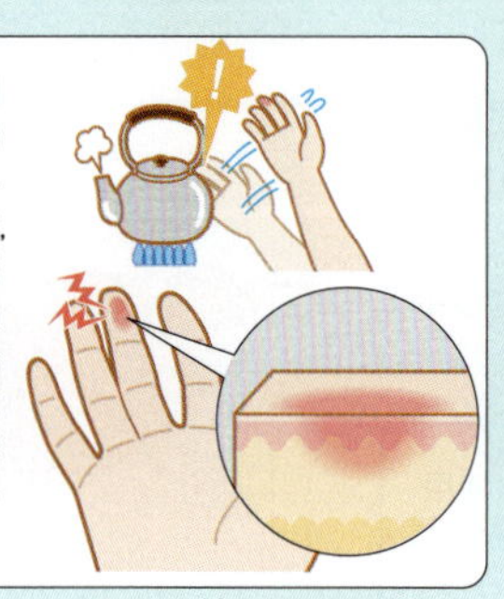

豆知識

熱傷は，深度によりⅠ～Ⅲ度に分類されます．上図のような低温熱傷の場合，一番深いⅢ度に分類されます．

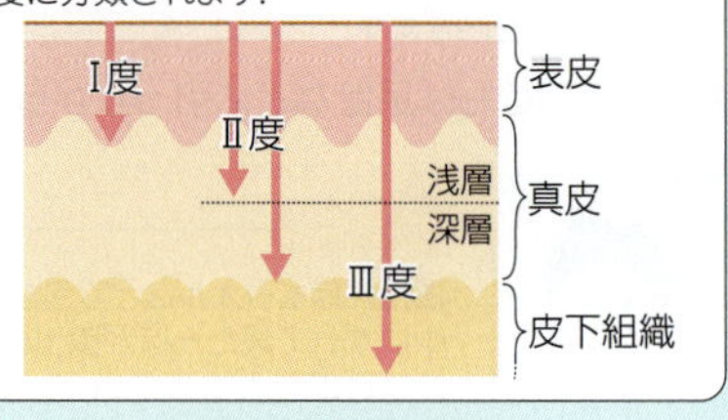

8 終わりに

ご気分はいかがですか？
熱くなったらよんでくださいね

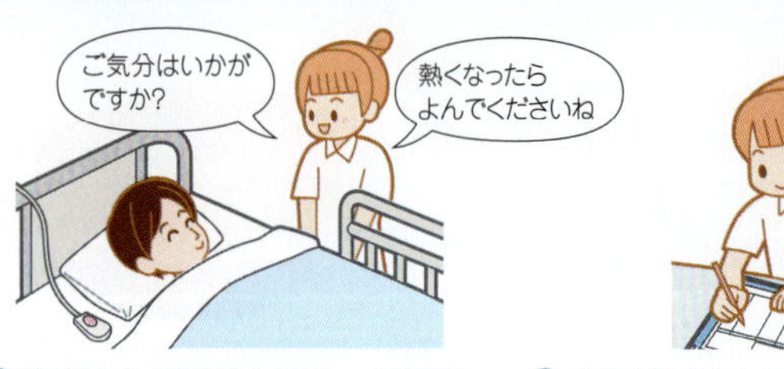

❶ 患者さんの環境を整え，快適かどうかを確認し退室する．

❷ 実施記録として，バイタルサインや観察したこと，患者さんの訴えなどを記録する．

湯たんぽの交換は，患者さんの状態をみて適宜行いましょう．片付ける際は，湯たんぽの湯を捨て逆さにつるし，よく乾燥させ，湿気が少なく直射日光の当たらない場所で保管しましょう．また，ゴム同士がくっつかないように，中にパウダーを塗布して保護しましょう．

注意

入眠中に湯たんぽを使用する場合，患者さんが無意識に動いたときに湯たんぽと接触する可能性があります．低温熱傷の予防のため，入眠後は湯たんぽを掛けものから出すようにしましょう．

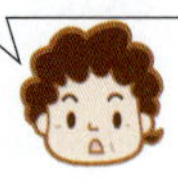

湯たんぽ使用中の観察項目

- 湯たんぽ使用中は，罨法による効果が得られているか，熱傷などのリスクがないかを確認しましょう．また湯たんぽの状態をこまめに確認することも重要です．
- 熱傷の症状がみられた場合は，直ちに使用を中止し，医師に報告しましょう．
- 使用中の観察項目には次のようなものがあります．温度の感じ方や快適さの感覚には個人差があるため，客観的な情報だけでなく，主観的な情報も確認することが大切です．また，使用後にも患者さんの観察を継続して行うことで，湯たんぽの使用による効果を評価できます．

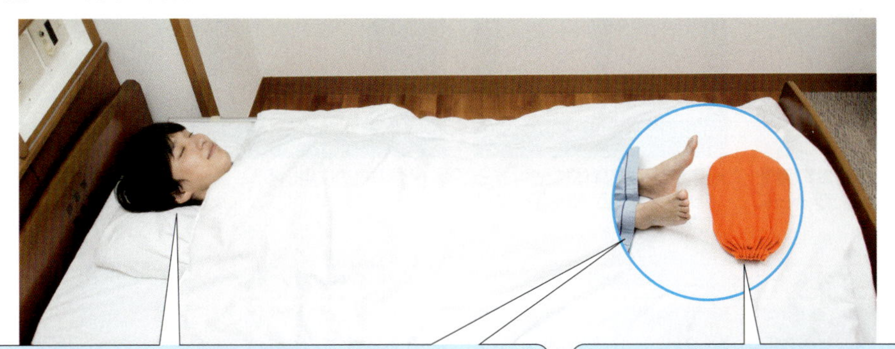

患者さんの観察

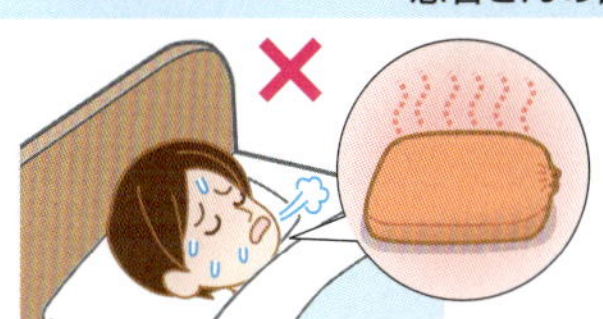

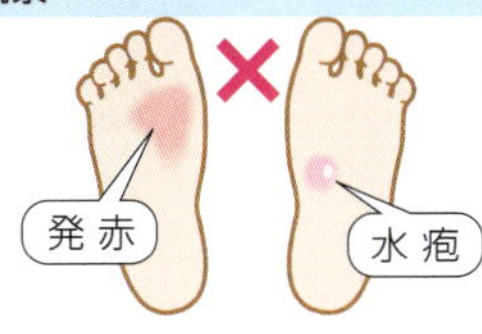

- 効果が得られ症状が緩和されたか．
- 発汗，熱感などの症状がないか．
- 顔色や表情はどうか．
- 病床内の温度などが快適か．
- 貼用部位に発赤，水疱〔フィジp.15〕，疼痛など熱傷の症状がないか．

湯たんぽの確認

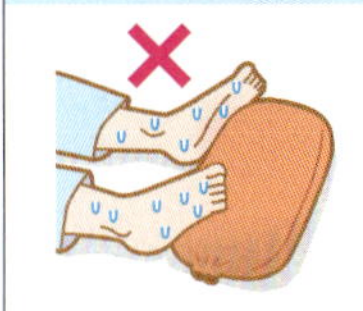

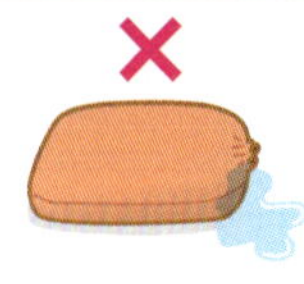

- 患者さんの身体に接触していないか．
- 湯が漏れていないか．
- カバーが取れていないか．
- 熱すぎないか（あるいは冷えていないか）．

注意

自ら訴えることのできない乳幼児や，熱さを感じにくいことが多い高齢者，意識障害のある患者さんには特に注意が必要です〔p.286〕．他にも，電気毛布を使用している小児や高齢者は脱水を起こしやすい*ので気をつけましょう．

*なぜなら 体温調節機能が弱く，不感蒸泄量が増加するからです．

ポイント

発汗量が多い，何となく反応が鈍いなど，患者さんの状態によっては，上記に加え，バイタルサイン〔フィジp.22〕などを確認する必要があります．

ホットパック

- ホットパックには，CMCの成分を含んだ乾性ホットパックと，セラミックビーズや吸水性ポリマーなどの成分を含んだ湿性ホットパックがあります．
- 湯たんぽや電気毛布とは異なり，ホットパックには様々な形状やサイズがあるため，身体によりフィットした状態で貼付部位を温めることができます．

乾性ホットパックの例

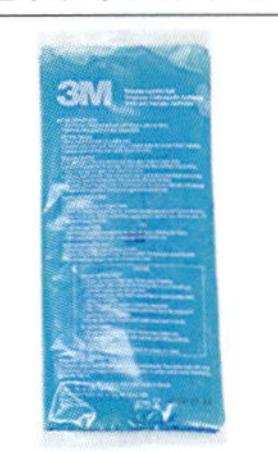

※この製品は，アイスパックとしても使用が可能です．

湿性ホットパックの例

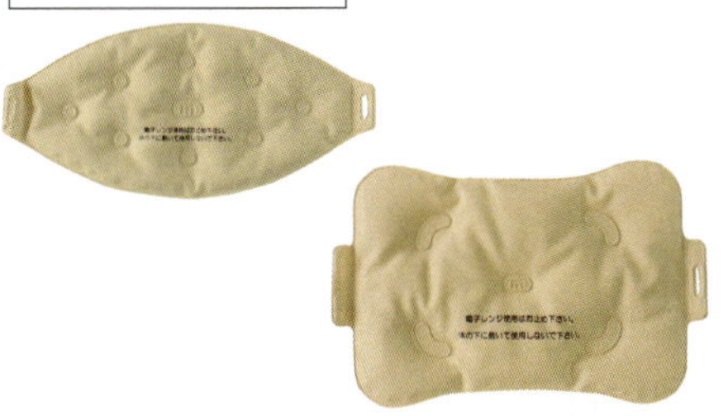

写真提供：三重化学工業株式会社

使用例

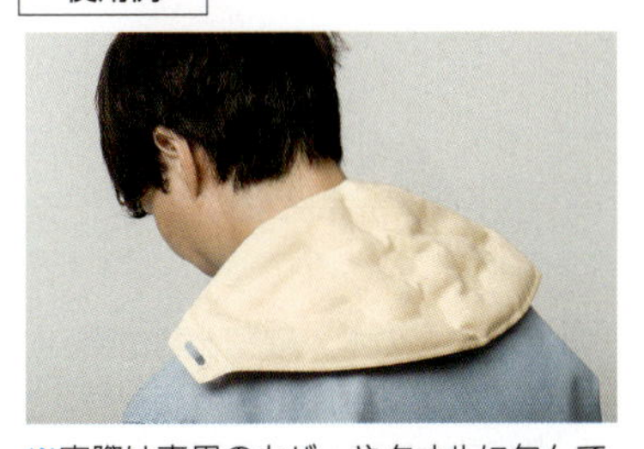

※実際は専用のカバーやタオルに包んで使用します．

●カルボキシメチルセルロース（CMC）：carboxymethylcellulose

罨法　温罨法

● 温湿布 ●

必要物品　温湿布による温罨法

湯

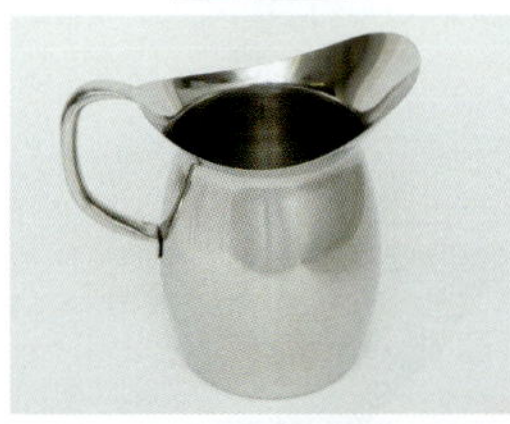

- ベースンに60℃程度の湯を入れて用いる．ピッチャーに準備しておく．

厚手のフェイスタオル

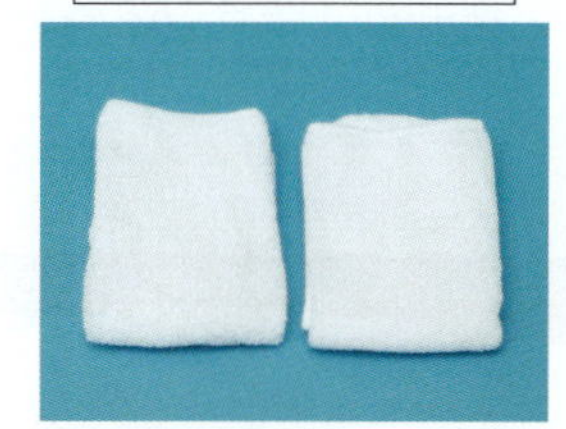

- 湯で温めて身体に貼付するために用いる．2〜3枚準備しておくとよい．

バスタオル

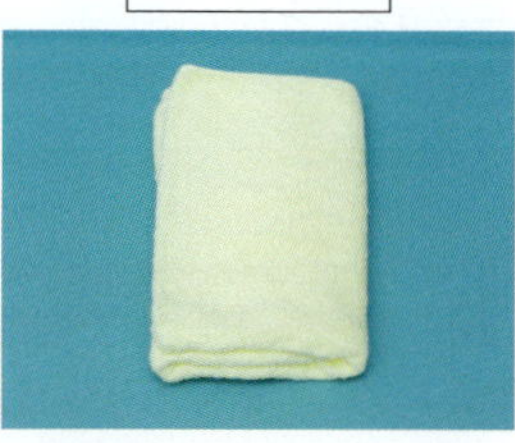

- 保温のために用いる．

ビニール袋

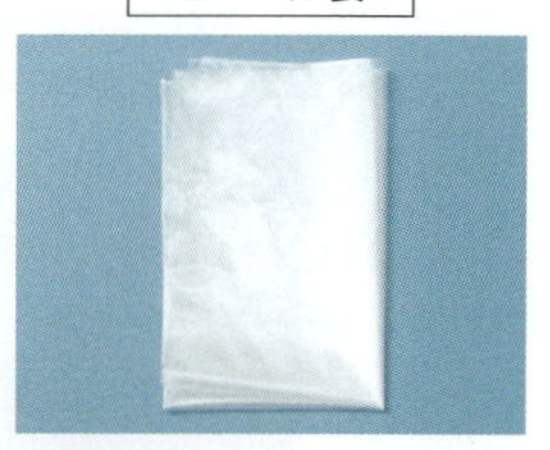

- 保温や防湿，防水のために用いる．

厚手のゴム手袋

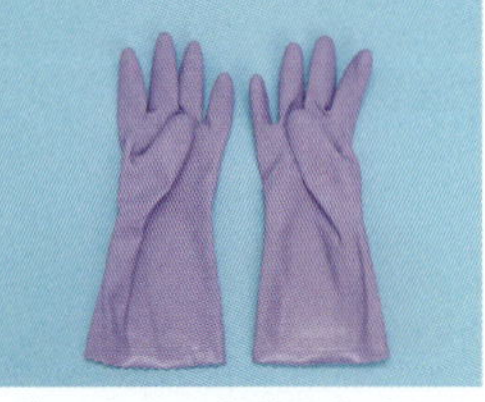

- 熱いタオルを絞るために用いる．

温度計

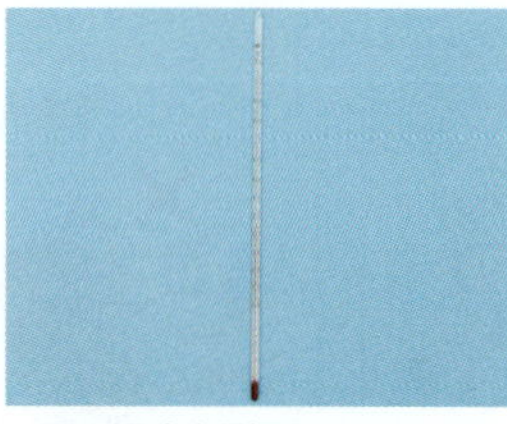

- 湯の温度を測るために用いる．

ベースン

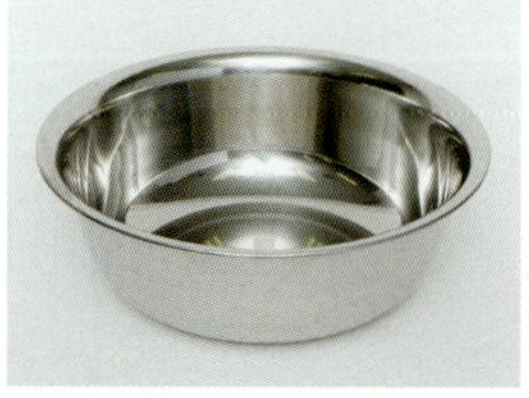

- 60℃程度の湯を入れて用いる．

● 必要に応じてオリーブ油や皮膚保護剤を用意しましょう．

手順　温湿布による温罨法

ここでは腰背部に温湿布を行う場合の手順を示します．

1 準備をする

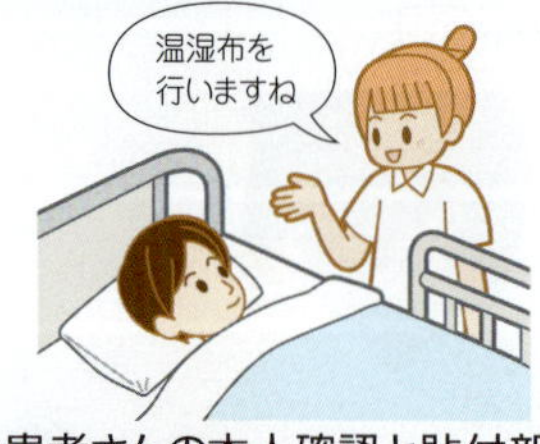

❶ 患者さんの本人確認と貼付部位の確認を行い，温湿布を行う目的と方法を説明する．

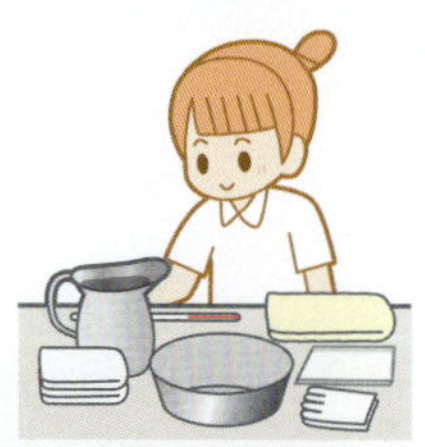

❷ 必要物品を準備する．

2 環境を整備する

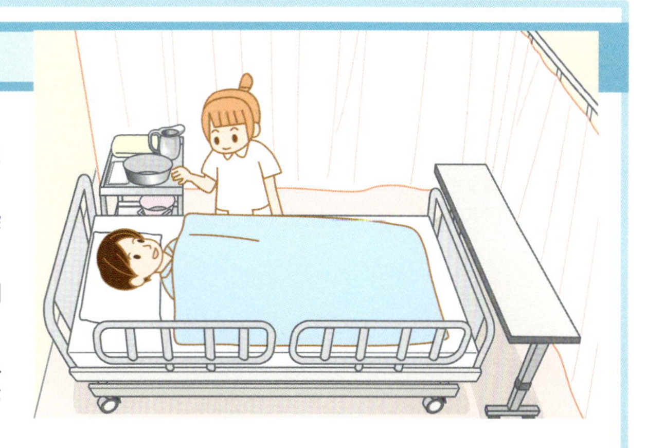

- 室温が24±2℃であることを確認する.
- カーテンやスクリーンを使い患者さんを周囲から見えないようにし，羞恥心に配慮する.
- オーバーテーブルや床頭台などをベッドから離し，作業スペースを確保する.
- ストッパーを確認し，ベッドを看護師の腰の高さに調整する.
- 物品ののったワゴンを，ケア中に患者さんが死角に入らない位置，かつ動線が短くなるようにベッドサイドに配置する.

3 ベースンに湯を準備する

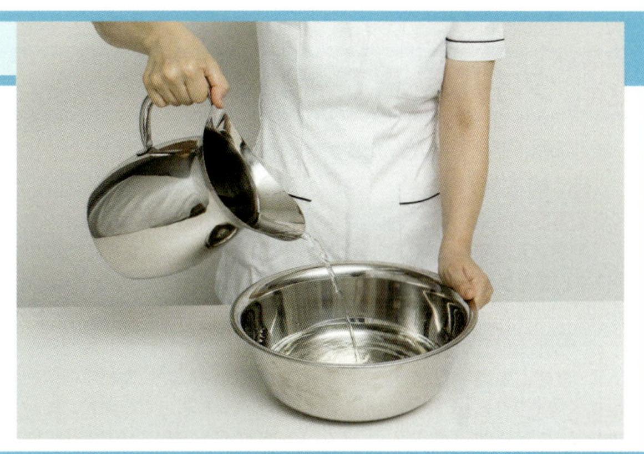

- ベースンに60℃程度の湯をフェイスタオルがひたるくらいまで注ぐ.

4 患者さんの体位を整える

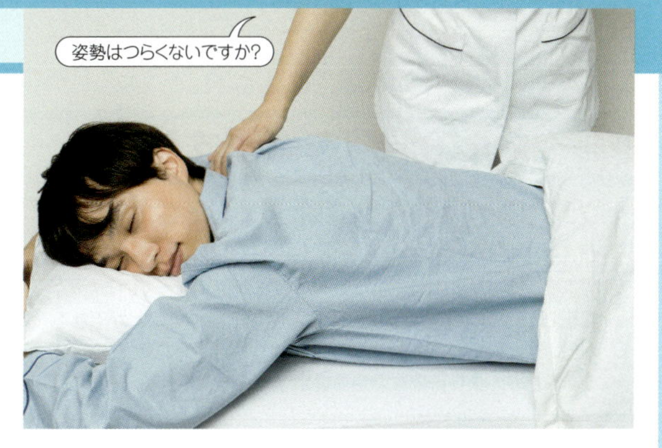

- 貼付時に安楽な姿勢になるように患者さんの体位を整える.
- 自身で体位を変えられない患者さんに対しては，仰臥位か側臥位(p.77)にし，体位を安定させてから実施する.

ポイント

貼付時の姿勢は次のようなものがあります．患者さんと相談しつつ，苦痛を感じない体位で実施しましょう.

腰背部に貼付する場合

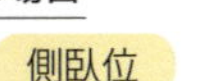
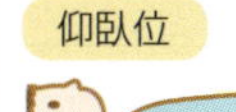

腹臥位　側臥位

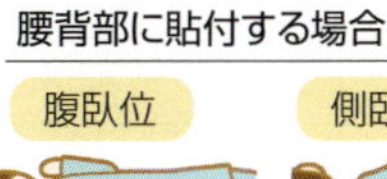
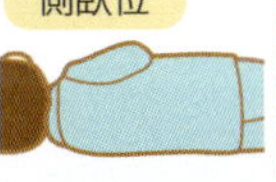

腹部に貼付する場合

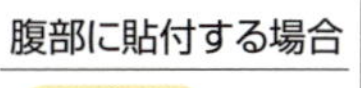

仰臥位

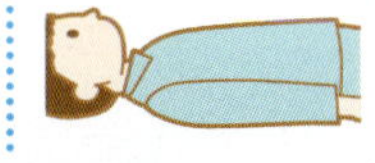

5 貼付部位を露出する

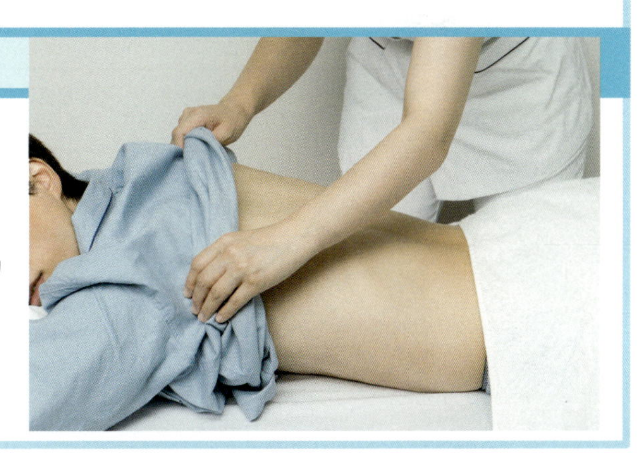

- 貼付部位が露出するように寝衣をまくり上げる.
- 貼付部位以外は寝具やバスタオルをかけて保温する.
- 皮膚の状態を観察し，湿潤によって皮膚障害が起こりうる患者さんには，オリーブ油や皮膚保護剤を塗布する*.

*なぜなら 皮膚の湿潤による皮脂膜のはがれや，皮膚の抵抗力の低下を予防する効果があるからです.

6 タオルを折る

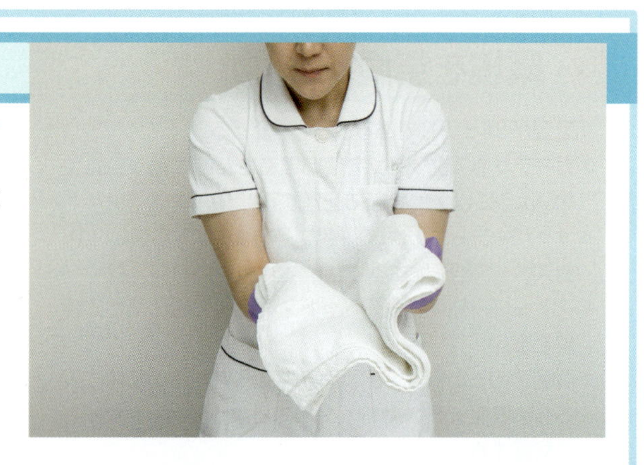

- ゴム手袋を装着し，厚手のフェイスタオル2～3枚*を重ねたまま四つ折りにする．

*なぜなら タオルに厚みをもたせることで，温度が下がりにくくなるからです．

7 タオルを湯で温める

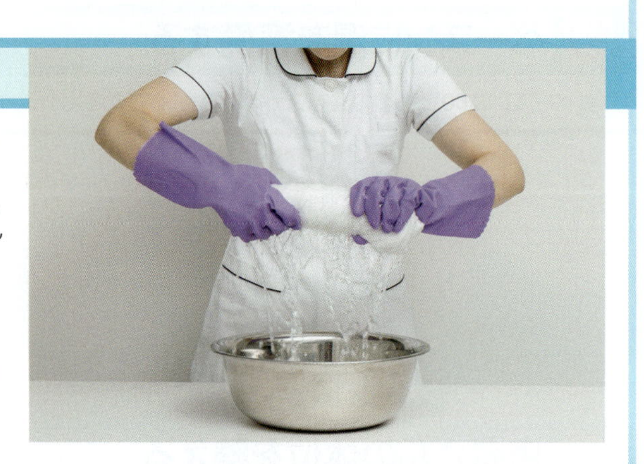

- 手順6で折りたたんだフェイスタオルをお湯にひたし，固く絞る*．

*なぜなら タオルから垂れた水滴によって寝具や寝衣がぬれ，患者さんが寒さを感じてしまうからです．また，水を多く含んでいるとタオルが冷めやすくなるからです．

事前に処置室などで絞ったタオルをビニール袋に入れてベッドサイドまで運び，貼付する方法もあります．その場合，ベッドの周囲で湯を扱う作業がなくなるため，湯でベッドの周囲がぬれる可能性が少なくなります．

8 タオルの温度を確認する

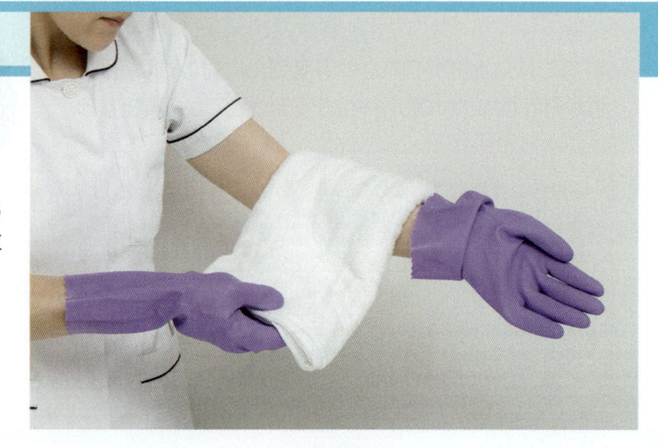

- フェイスタオルを患者さんに貼付する大きさに広げたのち，前腕内側*に当てて温度（45℃程度）を確認する．

*なぜなら 手掌は手袋によって温度感覚が鈍くなっているため，露出している前腕のほうが正確な温度を確認することができるからです．また，前腕は手掌や上腕よりも温かさに敏感な部位であるため，より正確な温度を確認することができるからです．

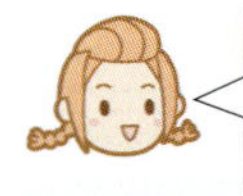

ポイント

タオルの温度（45℃程度）の目安は，おふろの温度よりやや高めと覚えておきましょう．

本手順で紹介している方法以外に，70℃程度のお湯で60℃程度のタオルを作り，貼付する方法もあります．いずれの温度でも皮膚障害を起こす可能性は低い**といわれています．

**なぜなら タオルの温度は外気に触れることで急激に下がるため，高い温度が長い時間持続しないからです．

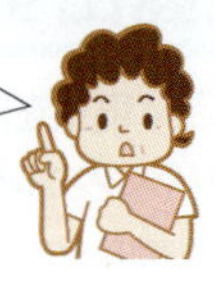

9 貼付部位にタオルを当てる

- 貼付部位に密着するように*フェイスタオルを当てて，患者さんに快適な温度か確認する．

* なぜなら 密着させることでより効果的に温熱刺激を与えることができるからです．

- フェイスタオルの上を，ビニール袋**，バスタオルの順番で覆う．

** なぜなら 熱の放散を防ぎ，保温効果があるからです．

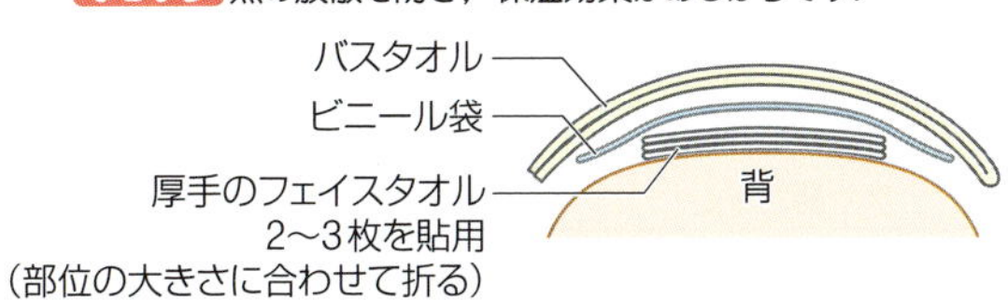

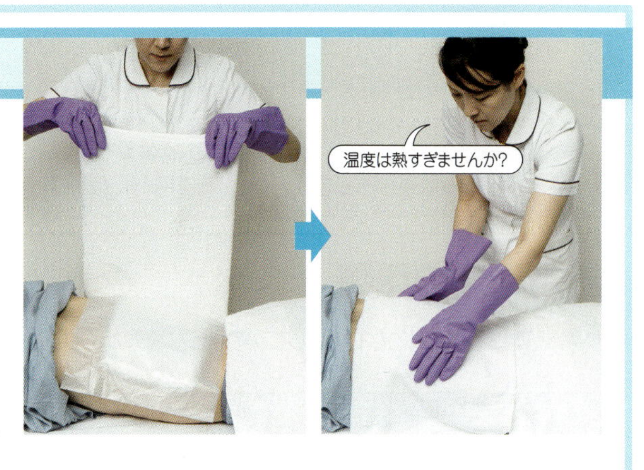

10 タオルを除去する

- フェイスタオルが冷める前，貼付後10分程度*を目安にフェイスタオルを交換または除去する．

* なぜなら 温度が低下すると，寒冷刺激を与える可能性があるからです．

- 除去する場合は，フェイスタオル，ビニール袋，バスタオルの一式ごと取り除く．
- 除去後は湿気を拭き取り**，皮膚の状態を観察する．

** なぜなら 湿気により湿潤していると，皮膚への熱伝導が増し，過度の冷感を与えてしまうからです．また，皮膚の湿潤状態が続くと，皮膚損傷が起こりやすくなるからです．

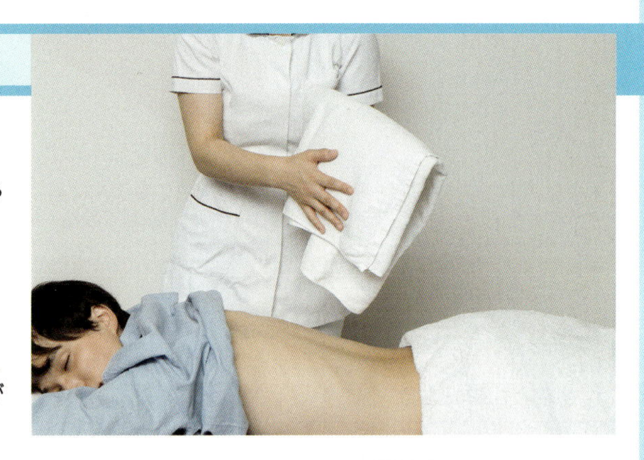

11 寝衣，寝具を整える

- シーツや寝衣の裾がぬれていないことを確認し，患者さんの体位を整える．
- 寝衣，寝具を整える．

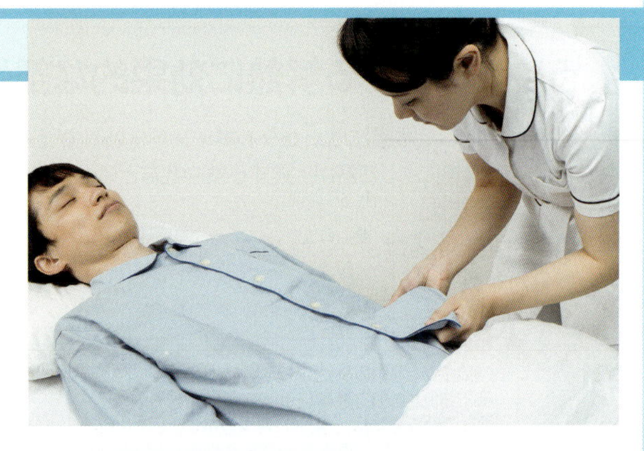

12 終わりに

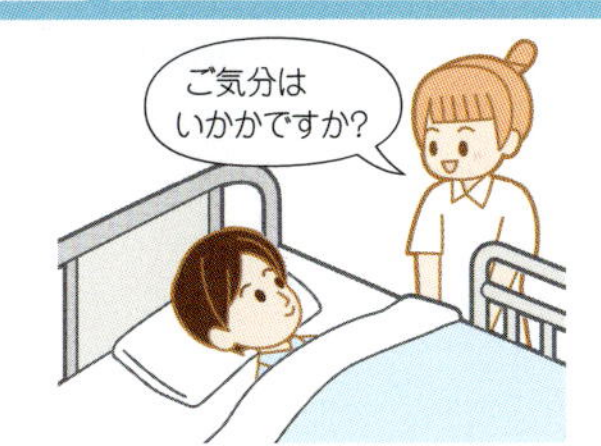

① 患者さんに終了したことを伝え，疲労感や冷感などがないか確認する．

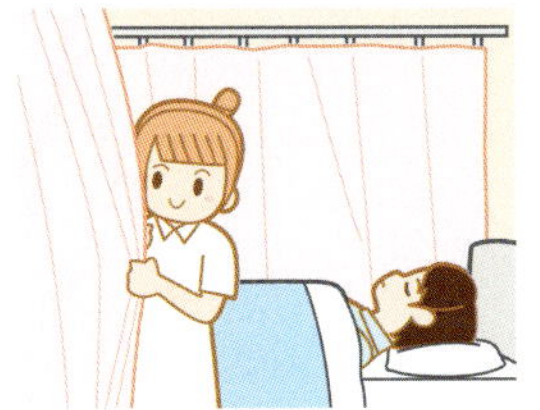

② ベッド周囲を整え，床がぬれていないことを確認し，退出する．

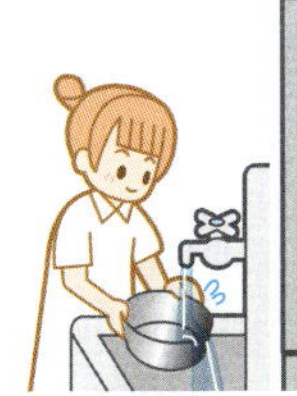

③ 使用した物品を決められた方法で処理し，所定の場所に片付ける．

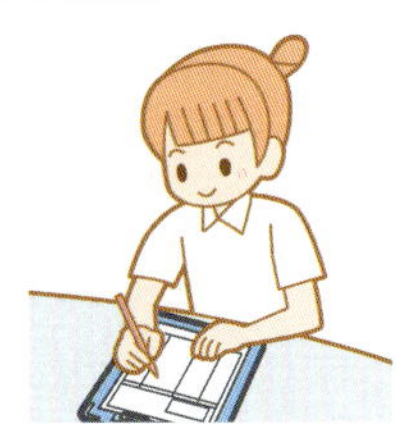

④ 実施記録として，皮膚の状態や観察したことを記録する．

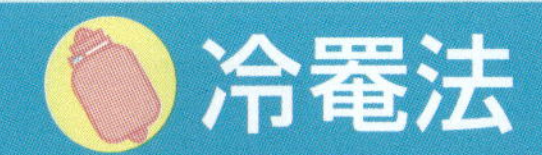

冷罨法

監 修
渡部 一郎
藤本真記子

冷罨法とは，全身や身体の一部を冷やす技術です．寒冷刺激を加えることによって，解熱や急性炎症の抑制，爽快感を与えるなどの効果があります．また，使用時には凍傷や循環障害に注意が必要です．

冷罨法の種類

● 冷罨法には，代表的なものとして次のような種類があります．使用する部位や目的に応じて適切なものを選択しましょう．

湿性冷罨法	乾性冷罨法		
冷湿布・冷パップ	氷　枕〔p.300〕	氷　嚢〔p.305〕	アイスパック〔p.304〕
●冷水・薬剤を含ませたガーゼ，布などをいい，患部に貼付して用いる． ●湿布とパップは同義として使われる場合が多い．厳密にはパップは有効成分を含むが，湿布は有効成分を含まないものを指す．冷水で絞ったタオルなども湿布となる．	●氷と水を入れて後頭部に当てて用いる．ゴム製である．	●氷と水を入れて患部に当てて用いる．布製とゴム製がある． ●球形のものと細長いものがあり，細長いものは主に頸部に使用し，しばしば氷頸とよばれる．	●冷凍庫に入れ冷やして用いる．CMC製品（アイスノン®など）が有名． ●他に，化学反応により冷却効果を発揮するものがある． ●再利用が可能なものが多い．

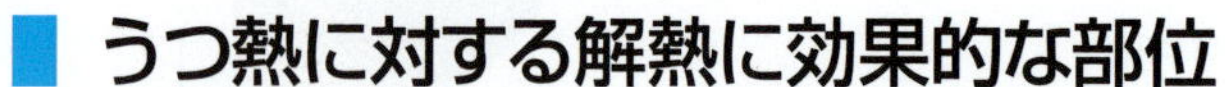

うつ熱に対する解熱に効果的な部位

● 解熱を目的とした冷罨法は，セットポイント〔p.287〕が上昇せず，外的環境によって熱が上昇する熱中症などのうつ熱に対して実施します．

● その場合は，次に示すような太い動脈が表在する部位に行うと効果的です．

ポイント

感染症や脳腫瘍のように，発熱サイトカインや視床下部の物理的障害によってセットポイントが上昇している発熱は，解熱の効果がないといわれています．ただし，患者さんの安楽や爽快感を目的として冷罨法が行われることはあります．発熱の原因を理解して実施しましょう．

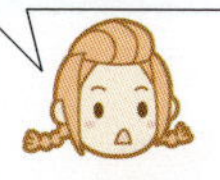

注意

冷罨法中の患者さんに体温測定を行う際，氷枕や氷嚢が当たっていた部位での測定は避けましょう．正確な体温が測れない場合があります．

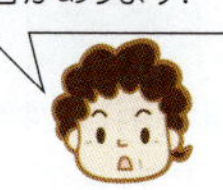

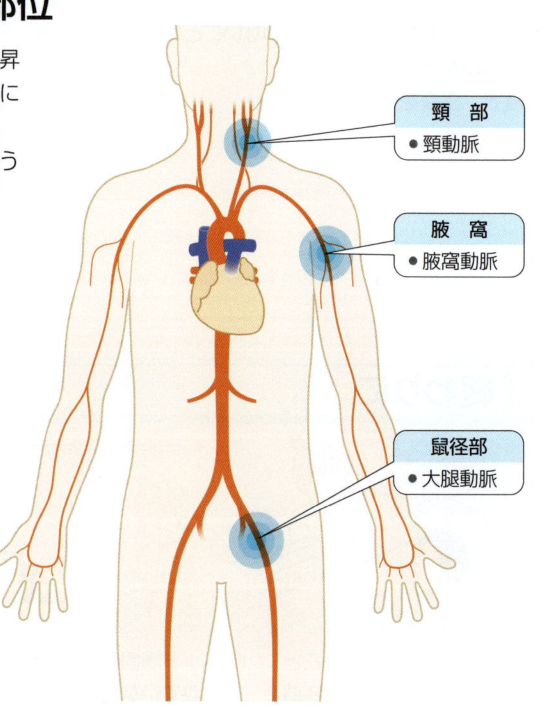

●カルボキシメチルセルロース（CMC）：carboxymethylcellulose

Step Up

冷罨法による急性炎症の抑制

- 炎症とは，感染や外傷による組織傷害に対して，その傷害の原因（傷害因子）を排除し，また傷害された組織を修復するために生じる一連の反応です．
- 炎症部位では免疫細胞が産生したケミカルメディエーター（細胞間の情報伝達を行う物質）によって，血管拡張や血管透過性亢進などが引き起こされます．これらにより発赤，熱感（ほてり），腫脹，疼痛が生じます（炎症の四徴）．
- 冷罨法は組織温度を低下させ，免疫細胞の代謝を低下させることでケミカルメディエーターの産生を抑制し，炎症を抑える作用があります（これ以外にも冷罨法の炎症抑制には様々な機序があると考えられています）．

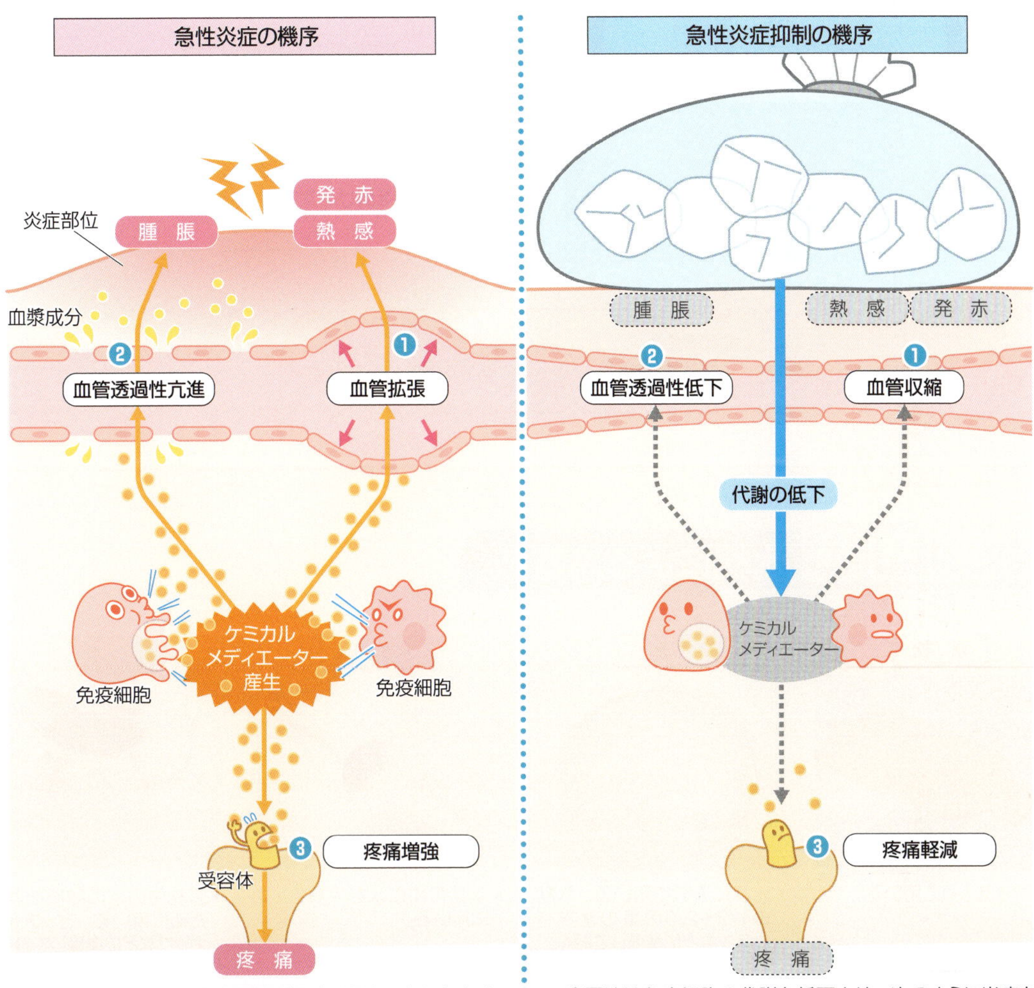

- 組織傷害に対して免疫細胞が反応すると，ケミカルメディエーターが産生され，次のことが起こる．

❶血管が拡張し血流が増加する．➡発赤，熱感

❷血管透過性が亢進し，リンパ球などが炎症部位に滲出する．➡腫脹

❸ケミカルメディエーターが受容体に結合し，疼痛を増強する．➡疼痛

- 冷罨法は免疫細胞の代謝を低下させ，次のように炎症を抑制する．

❶血管が収縮し，血流が低下する．➡発赤，熱感の抑制

❷血管透過性が低下する．➡腫脹の抑制

❸ケミカルメディエーターの産生抑制に加え，組織温度の低下に伴う神経機能（神経伝導速度など）の低下により疼痛が軽減する．➡疼痛の抑制

いわゆる肩・腰・膝痛などは急性疼痛でなく慢性疼痛であり，筋収縮や交感神経緊張に伴い血管収縮が起こっています．このような慢性疼痛には，筋痙縮抑制，血流改善，ケミカルメディエーターの除去などに作用する温罨法が有用です．

冷罨法における実施前の観察項目

- 冷罨法が患者さんにとって適切なケアかどうかを，全身状態や患者さんの訴えからアセスメントします．

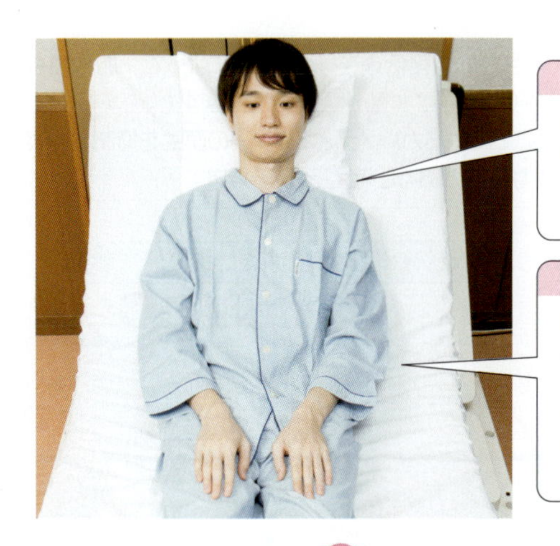

必要なケアかどうか

- □ 熱感，疼痛などの患者さんの訴えがあるか．
- □ 皮膚温や体温の上昇があるか．
- □ 開放性損傷を伴わない出血があるか．
- □ 急性炎症や急性疼痛があるか．

実施が可能な状態かどうか

- □ 易血栓傾向や循環障害などの全身状態ではないか．
- □ 急性炎症が消退した後ではないか．
- □ 寒冷じんま疹やレイノー現象，開放性損傷がないか．
- □ 意識障害や知覚障害がないか．
- □ 罨法の影響を受けやすい対象（高齢者，乳幼児）ではないか．

ポイント

意識障害〔フィジp.217〕があり，訴えることができない患者さんに対しても，全身状態を観察して実施することがあります．

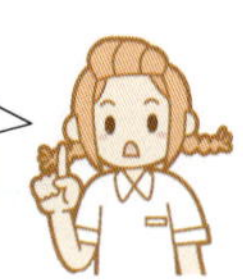

必要物品　氷枕による冷罨法

氷　枕

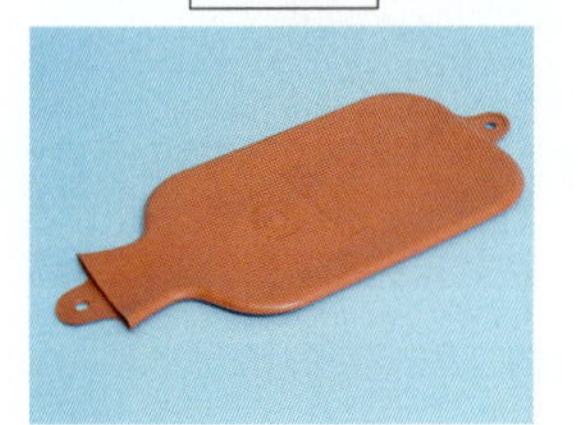

- 氷や水を入れて用いる．

氷

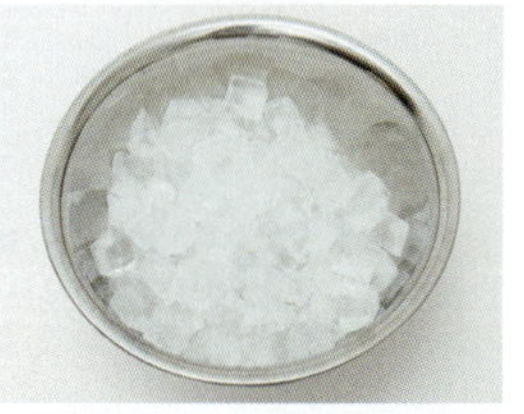

- 氷枕に入れて用いる．氷枕の1/2〜2/3の量の氷をベースンなどに準備しておく．

氷すくい

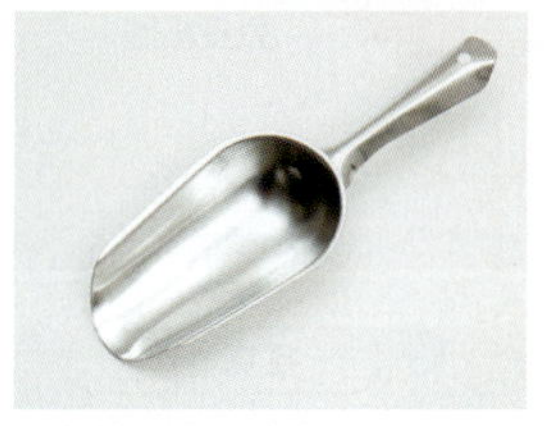

- 氷枕の中に氷を入れるために用いる．

水

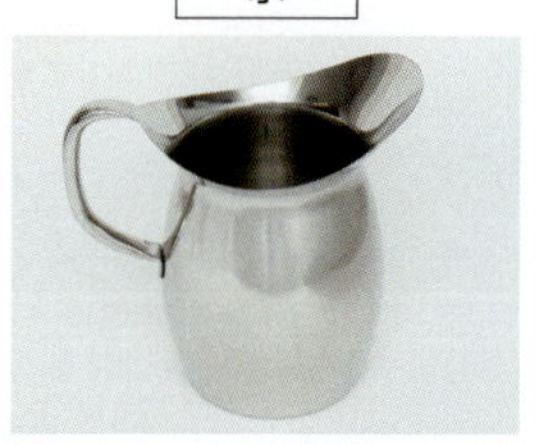

- 氷枕中の氷の隙間を埋めるために用いる．ピッチャーやカップなどに準備しておく．

留め金

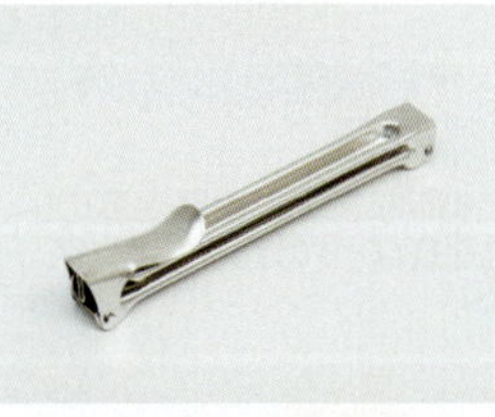

- 氷枕の口を閉じるために用いる．可能なら2本用いる*とよい．

*なぜなら 2本用いると，より水漏れを防げるからです．

タオル

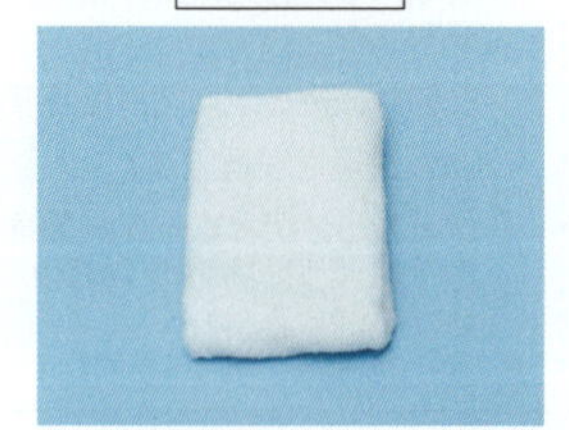

- 氷枕の表面や口部分の水滴を拭き取るために用いる．

氷枕カバー

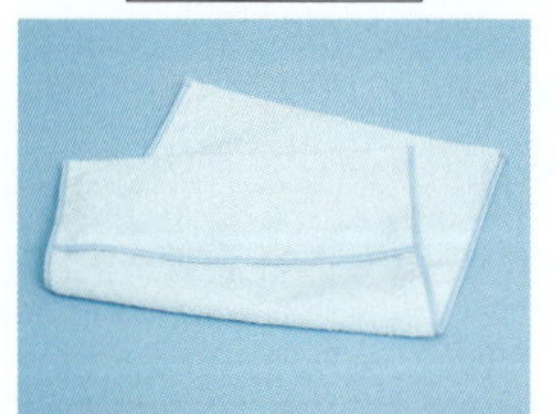

- 氷枕カバーもしくはタオルを氷枕を覆うために用いる．破れていないことを確認する．

ポイント

「水枕がよい」など，患者さんの要望に応じて必要物品を調整しましょう．

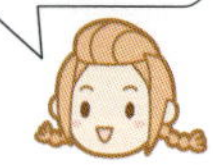

手順 氷枕による冷罨法

1 準備をする

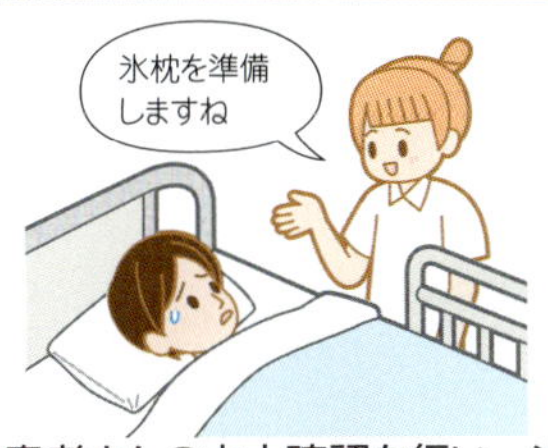

❶患者さんの本人確認を行い，冷罨法の目的と方法を説明する．

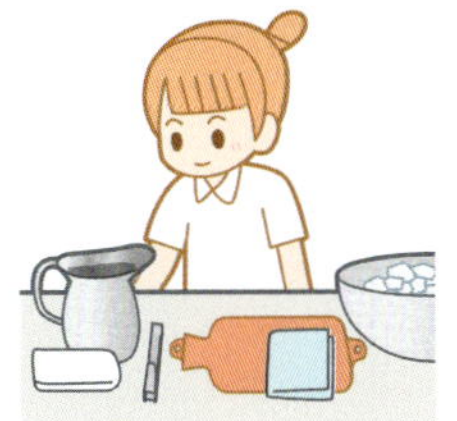

❷必要物品を準備する．

2 破損の有無を確認する

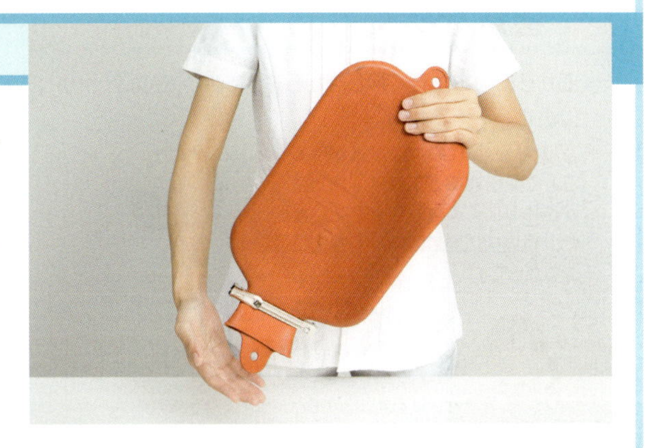

- 氷枕に破損がないかを確認する*．

* なぜなら ゴム製の氷枕は，劣化や破損，亀裂などが生じやすいからです．

- 留め金にゆるみや破損がないかを確認する．
- 氷枕に少量の水を入れ，留め金をして逆さにし，水が漏れていないことを確認して，水を捨てる．

3 氷の角をとる

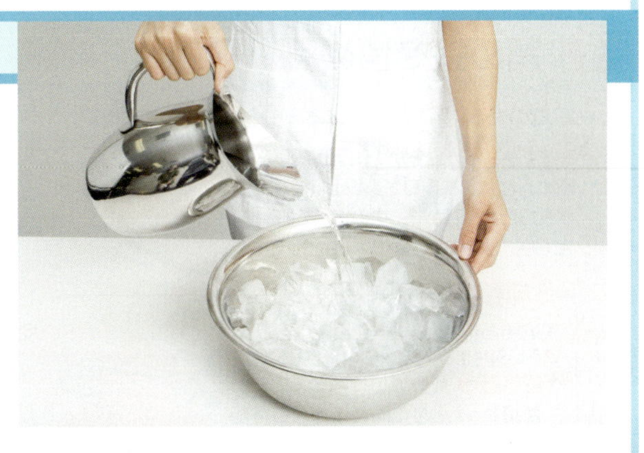

クラッシュアイス（細かく砕かれた氷）を用いる場合には手順4へ

水枕をつくる場合には手順5へ〔p.302〕

- ベースン内の氷に水をかけて氷の角をとる*．

* なぜなら 氷の角で氷枕を破損したり，使用中，感触が悪く患者さんに不快感を与えてしまったりするからです．

4 氷枕に氷を入れる

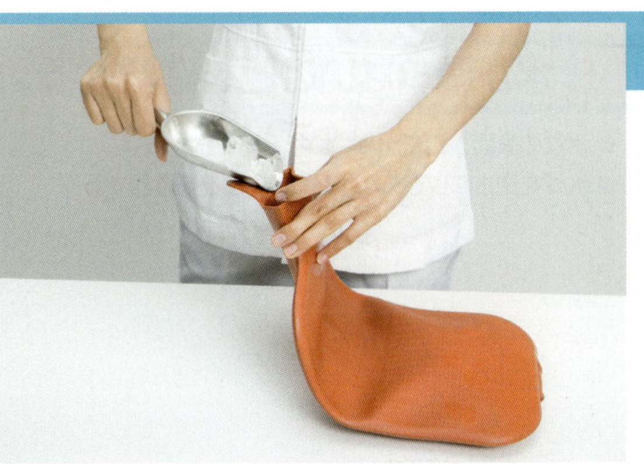

- 氷を氷枕全体の1/2～2/3程度を目安に入れる．

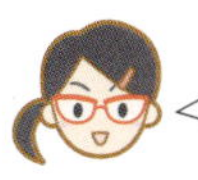

手技のコツ

クラッシュアイスは，通常の氷より小さく溶けやすいです．氷の量を多くし，水の量を少なくすることで氷の融解時間を延ばすことができます．

5 氷枕に水を入れる

● 氷枕の表面に凹凸が出ない程度（コップ1～2杯程度）の水を入れる*．

* なぜなら 水が少なすぎると氷枕の表面に凹凸ができ，患者さんに不快感を与えるからです．

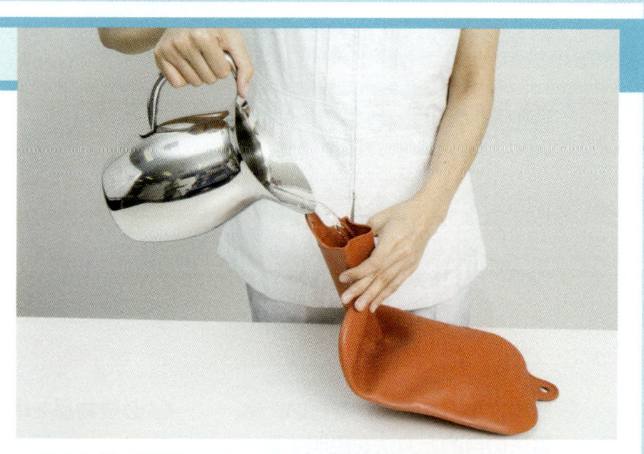

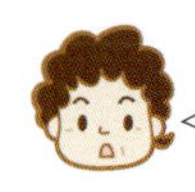

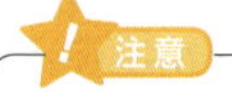

注意

水が多すぎると後頭部に当てた際，不安定になってしまいます．また，氷の融解時間を早め，十分な冷却効果が得られなくなってしまうので注意しましょう．

6 空気を抜く

● 底から口の方へ軽く押しながら，氷枕内の空気を十分に抜く*．

* なぜなら 氷枕の中に空気が残ることで熱伝導率が下がり，冷たさが伝わりにくくなるためです．また，後頭部に当てた際，不安定になるからです．

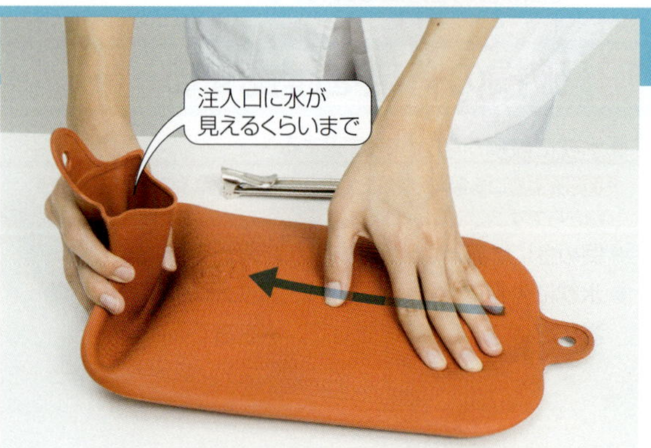

手技のコツ

空気を抜くときは，氷枕の口を上向きにして平らなところに置き，底から押し上げるようにすると，うまくできます．

7 留め金を留める

● 写真のように留め金をかける部分を上*にして留める．

* なぜなら 留め金をかける部分を上にして留めると，氷枕の口が少し上向きになり，氷枕の口から万が一，中の水がにじみ出てきても，寝具をぬらさずにすむためです．

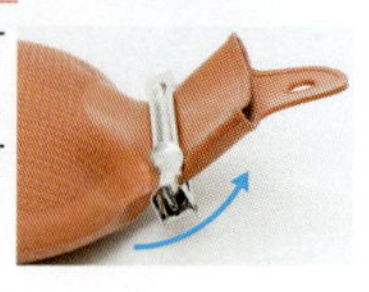

ポイント

可能なら留め金を2本使用し，互い違い**に留めましょう．

** なぜなら 互い違いに留めると，力が加わったときに同時に外れる可能性が低く，水漏れを防げるからです．

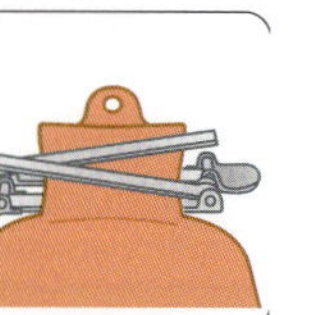

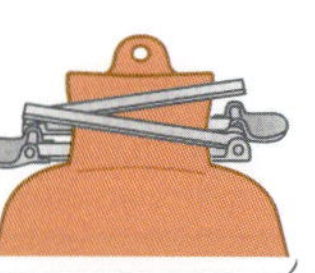

8 水が漏れないことを確認する

● 氷枕の表面，口部分についた水滴を拭き取る．

● 氷枕を逆さにして，水が漏れないことを確認する．

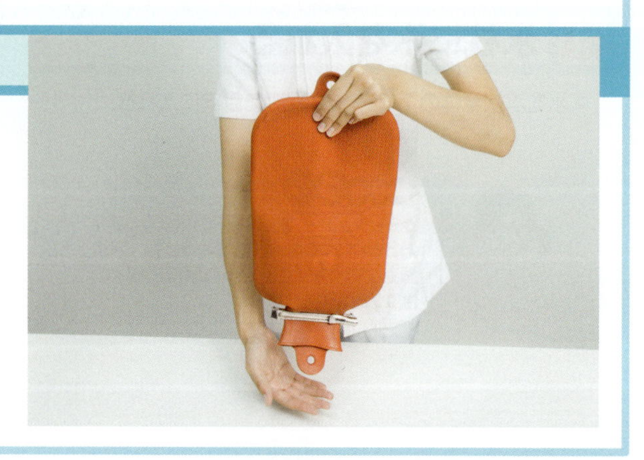

9 氷枕をカバーに入れる

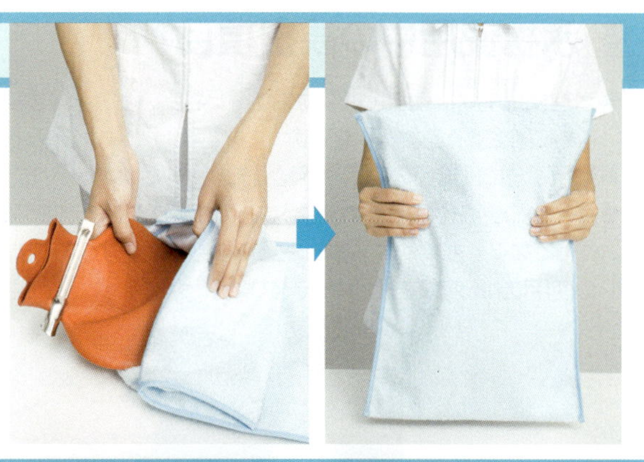

- 氷枕を厚手の専用カバーに入れ*，露出しないように，しっかりと口を閉じる．

* なぜなら 氷枕を直接当てると，過度な寒冷刺激により凍傷や感覚麻痺を起こすおそれがあるためです．

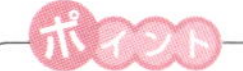

カバーの代わりにタオルを用いる場合は，患者さんの要望に合わせ，過剰に寒冷刺激が伝わらないよう調節しましょう．また，留め金が皮膚に触れないようしっかり覆いましょう．

10 患者さんに氷枕を当てる

- 枕を取り除き，氷枕の中央に患者さんの頭がくるように当てる．このとき，留め金をかける部分が上を向き，床頭台の反対側にくるように置く*．

* なぜなら 患者さんは床頭台側を向くことが多く，留め金は反対側に向けた方が顔に当たるリスクを軽減できるためです．

- また，氷枕が肩に触れないように**する．

** なぜなら 肩に触れると冷たさを感じやすいからです．

- 患者さんの好みに応じて枕やタオルで高さを調節する．

発汗がある場合は，汗を拭き取り，必要に応じて寝衣交換〔p.195〕やシーツ交換〔p.58〕を行いましょう．

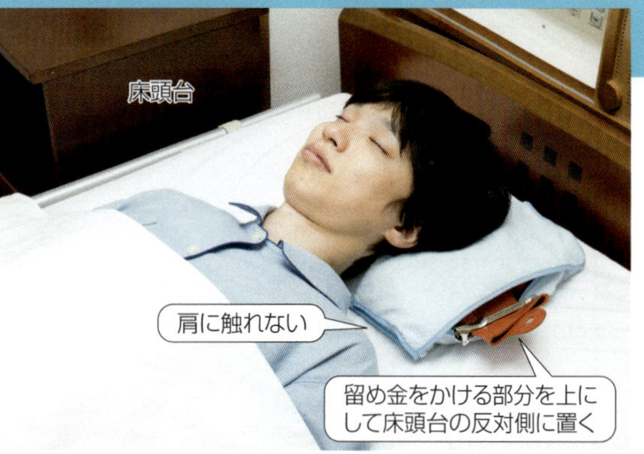

※説明の都合上，留め金が見えていますが，実際は，留め金が露出しないようにカバーをかけます．

11 終わりに

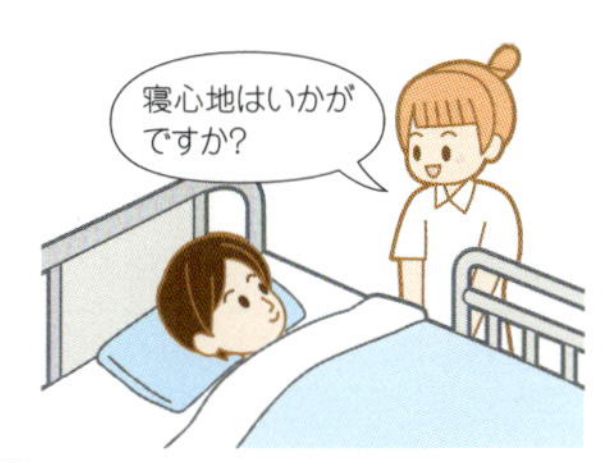

❶ 患者さんの環境を整え，快適かどうかを確認し退室する．

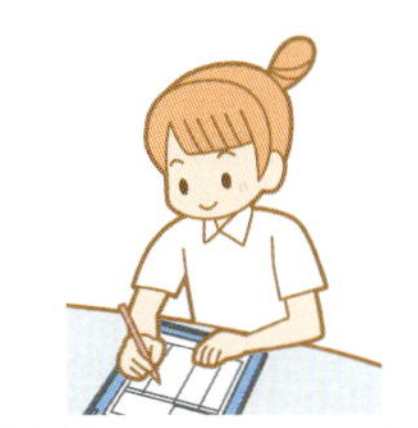

❷ 実施記録として，バイタルサインや観察したこと，患者さんの訴えなどを記録する．

氷枕の交換は，患者さんの状態をみて適宜行いましょう．片付ける際は，氷枕の氷と水を捨て逆さにつるし，よく乾燥させ，湿気が少なく直射日光の当たらない場所で保管しましょう．また，ゴム同士がくっつかないように，中にパウダーを塗布して保護しましょう．

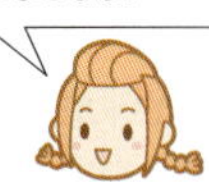

氷枕使用中の観察項目

- 氷枕使用中は，罨法による効果が得られているか，凍傷などのリスクがないかを確認しましょう．また氷枕の状態をこまめに確認することも重要です．
- 貼用部位に皮膚色の変化や感覚消失などの症状がみられた場合は，直ちに使用を中止し，観察を継続しましょう．
- 使用中の観察項目には次のようなものがあります．温度の感じ方や快適さの感覚には個人差があるため，客観的な情報だけでなく，主観的な情報も確認することが大切です．また，使用後にも患者さんの観察を継続して行うことで，氷枕の使用による効果を評価できます．

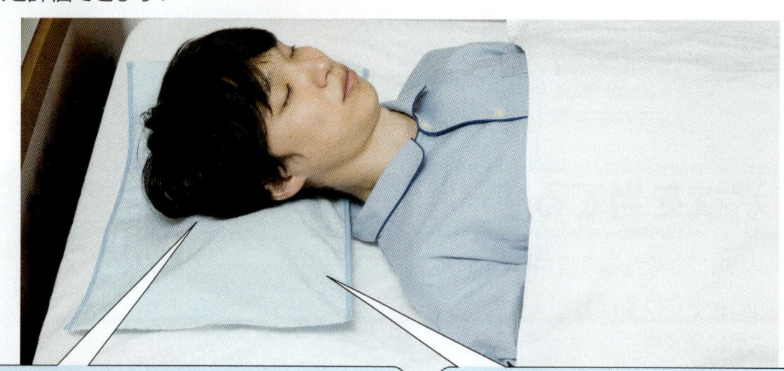

患者さんの観察

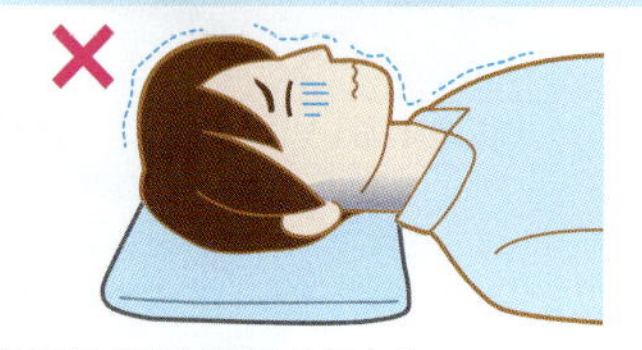

- 効果が得られ症状が緩和されたか．
- 顔色や表情はどうか．
- 氷枕の温度などが快適か．
- 貼用部位に発赤あるいは蒼白がないか，触覚・温度覚といった皮膚感覚の消失の症状がないか*．

*なぜなら 寒冷刺激によって感覚受容器の閾値が上昇し，感覚が鈍くなることにより組織壊死を起こす可能性があるからです．

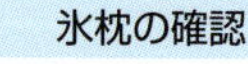

氷枕の確認

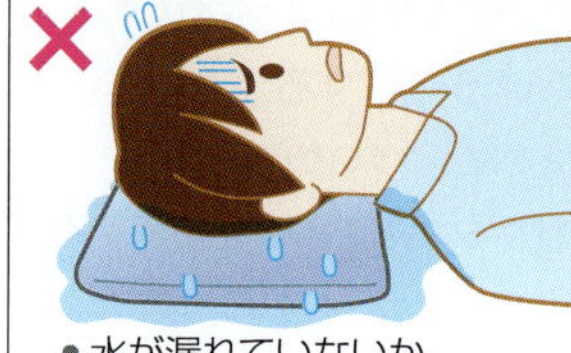

ポイント
カバーや寝具がぬれていたら速やかに交換しましょう．

- 水が漏れていないか．
- カバーがとれていないか．
- 冷たすぎないか（あるいは氷が溶けてぬるくなっていないか）．
- カバー・寝具が湿潤していないか**．

**なぜなら 湿潤すると，熱伝導率が増し，過度の冷感を与えてしまうからです．

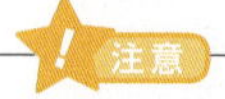

注意
自ら訴えることのできない乳幼児や，冷たさを感じにくいことが多い高齢者，意識障害のある患者さんには特に注意が必要です 〔p.286〕．

ポイント
急激に広範囲への冷却を行うと，血管収縮により血圧上昇を引き起こすことがあります．患者さんの状態によっては上記に加え，バイタルサイン 〔フィジp.22〕などを確認する必要があります．

アイスパック

- アイスパックには，シリカルゲルや食塩水とゼラチンの混合物などの成分が含まれています．
- 氷枕や氷嚢などとは異なり，アイスパックには様々な形状やサイズがあるため，身体によりフィットした状態で貼付部位を冷やすことができます．

アイスパックの例

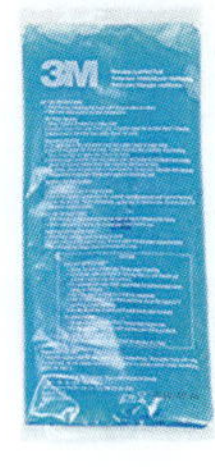

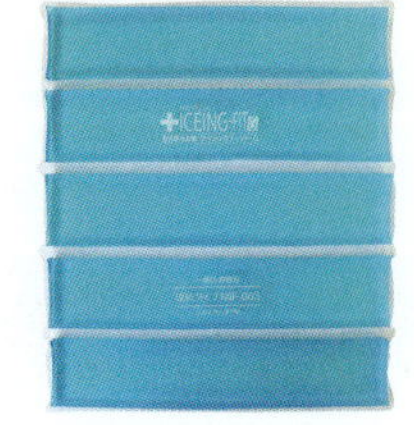

写真提供：三重化学工業株式会社

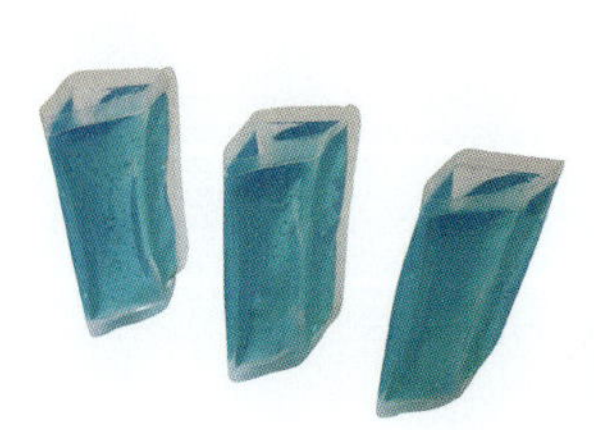

写真提供：三重化学工業株式会社

使用例

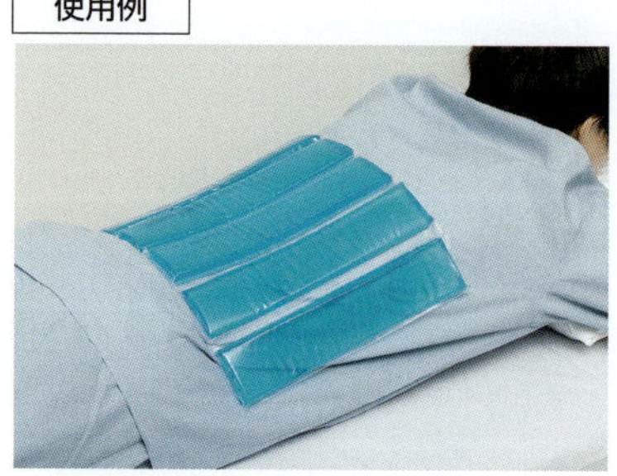

※実際は専用のカバーやタオルなどに包んで使用します．
※この製品は，切り離さずに使用します．

氷嚢（ゴム製）の使い方

- 氷嚢〔p.298〕のつくり方は氷枕と基本的には同じです．次に手順と当て方を示します．

❶

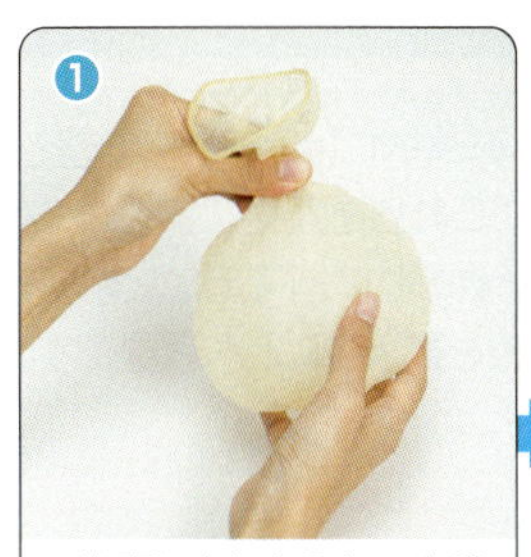

- 氷嚢に空気を入れて穴があいていないかなどを確認する．氷は1～2 cmのクラッシュアイスを用意する（大きいものは水をかけ小さくする）．

❷

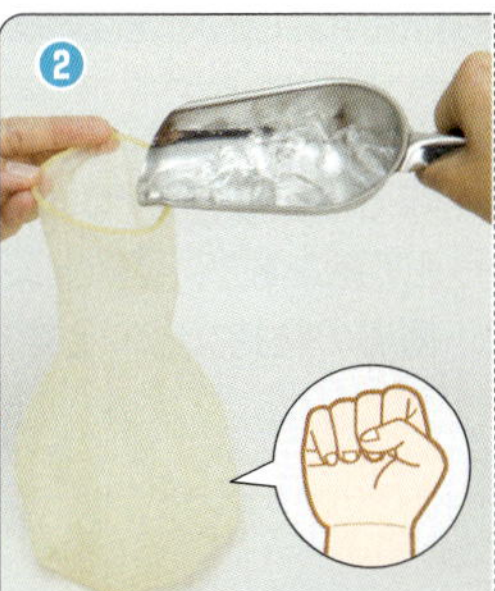

球形のもの

- 手拳大くらいの大きさになるように氷を入れ，隙間を埋めるように水を入れる．

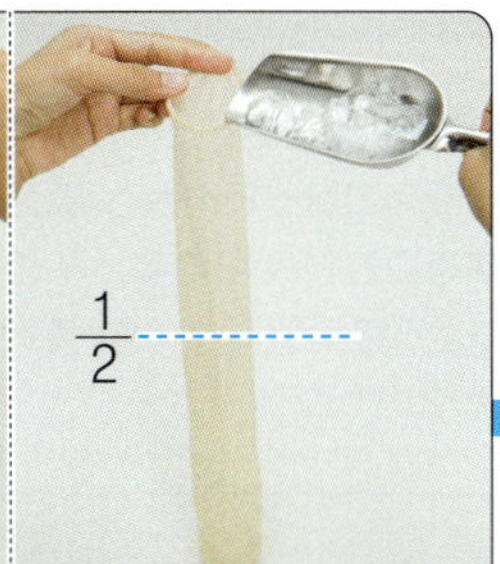

細長いもの（氷頸）

- 1/2程度氷を入れ，隙間を埋めるように水を入れる．

❸

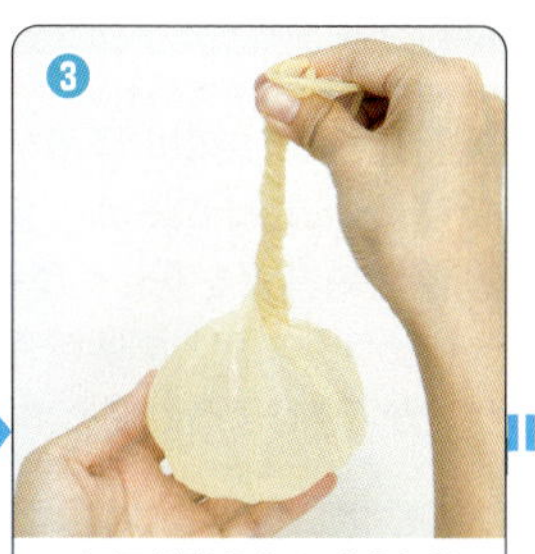

- 空気が残らないように氷嚢をねじる．

❹

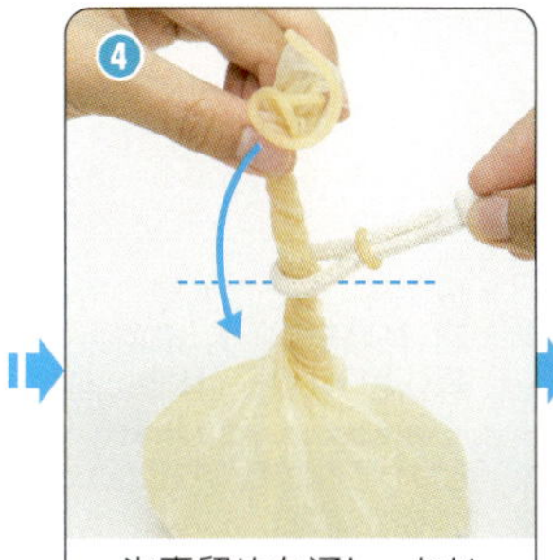

- 氷嚢留めを通し，ねじった部分を半分に折る．

❺

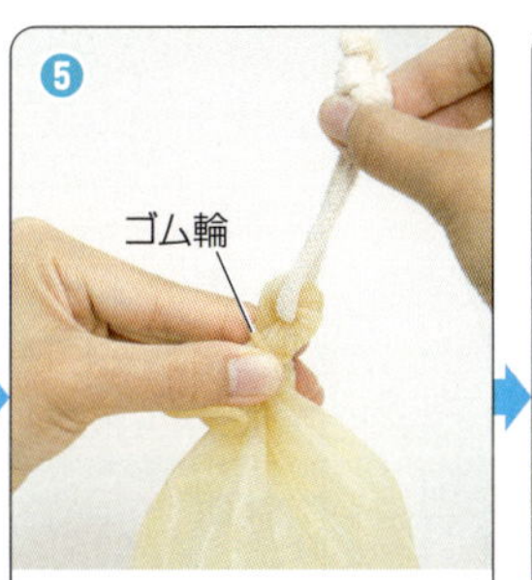

- そのまま，氷嚢留めのゴム輪を移動させ，折った部分に輪を通してとめる．

❻

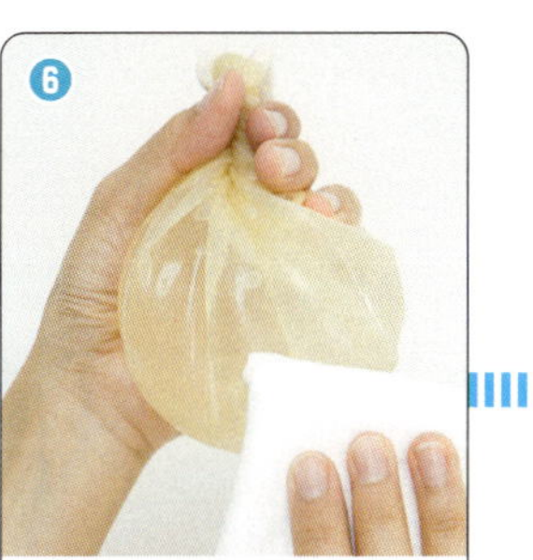

- 表面についた水滴を拭き取り，水が漏れないかを確認する．

❼

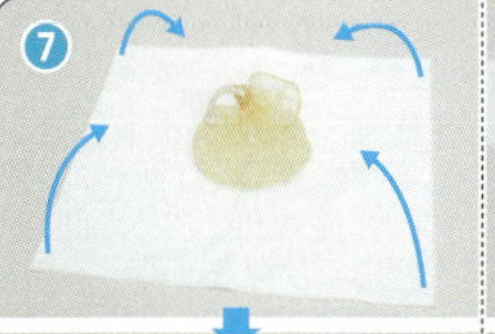

球形のもの

- ガーゼなどの中央にのせ，四隅を縛ってくるむ．つるして使用するとき以外は，氷嚢留めのひもは中にしまう．

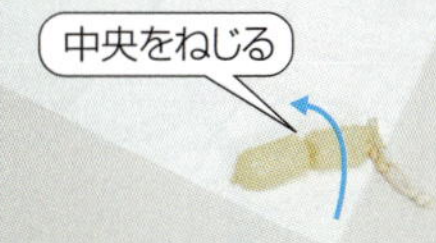

細長いもの（氷頸）

- 中央をひとねじりして*，三角巾などにくるむ．

*なぜなら 貼用部位に密着しやすくするためです．

❽

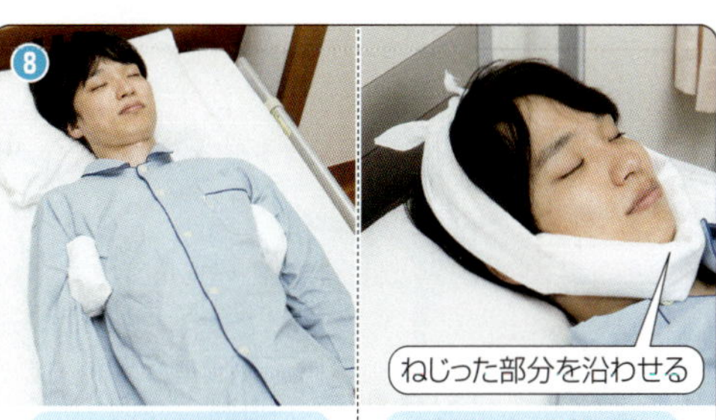

球形のもの

- 貼用部位（腋窩や鼠径部など）に直接当てて用いる．必要であれば，三角巾などで固定する．

細長いもの（氷頸）

- 貼用部位（頸部など）に沿わせ，きつすぎないように縛って固定して用いる．氷嚢や三角巾の結び目は臥床した際に不快にならない場所にする．

ポイント

ガーゼなどがぬれている場合は，速やかに取り替えましょう．また，氷嚢の交換は，患者さんの状態をみて適宜行いましょう．

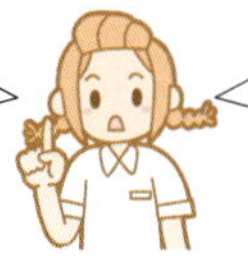

ポイント

使用後は，氷と水を捨て，よく乾燥させて，湿気が少なく直射日光が当たらない場所で保管しましょう．ゴム同士がくっつかないように，パウダーなどを塗布して保護しましょう．

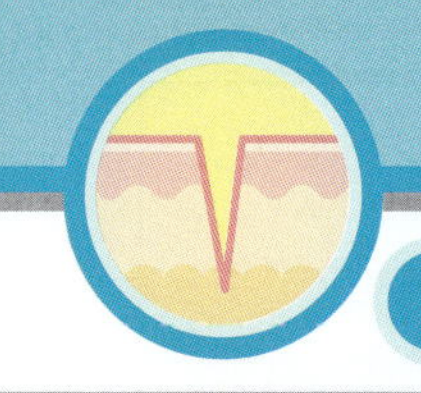

創傷管理

監修
大浦 紀彦
丹波 光子

創傷管理とは，創傷の環境を整え，治癒を促すためのケアとキュア（治療）のことです．具体的には，創部の安静と保護，洗浄，感染のコントロール，滲出液のコントロール，壊死組織の除去などを行います．これらを適切に実施するためには，創傷治癒過程を正しく理解することが大切です．そのうえで創を観察・評価し，それぞれの創に応じた創傷管理を行いましょう．また，創傷管理には，感染管理や栄養管理，循環の維持などの全身状態を整えることも重要です．トータルケアができるように努めましょう．

皮膚の構造

- 皮膚は体表面から表皮，真皮，皮下組織の3層で構成されています．表皮と真皮を貫くように毛包や皮脂腺，汗腺が存在します．

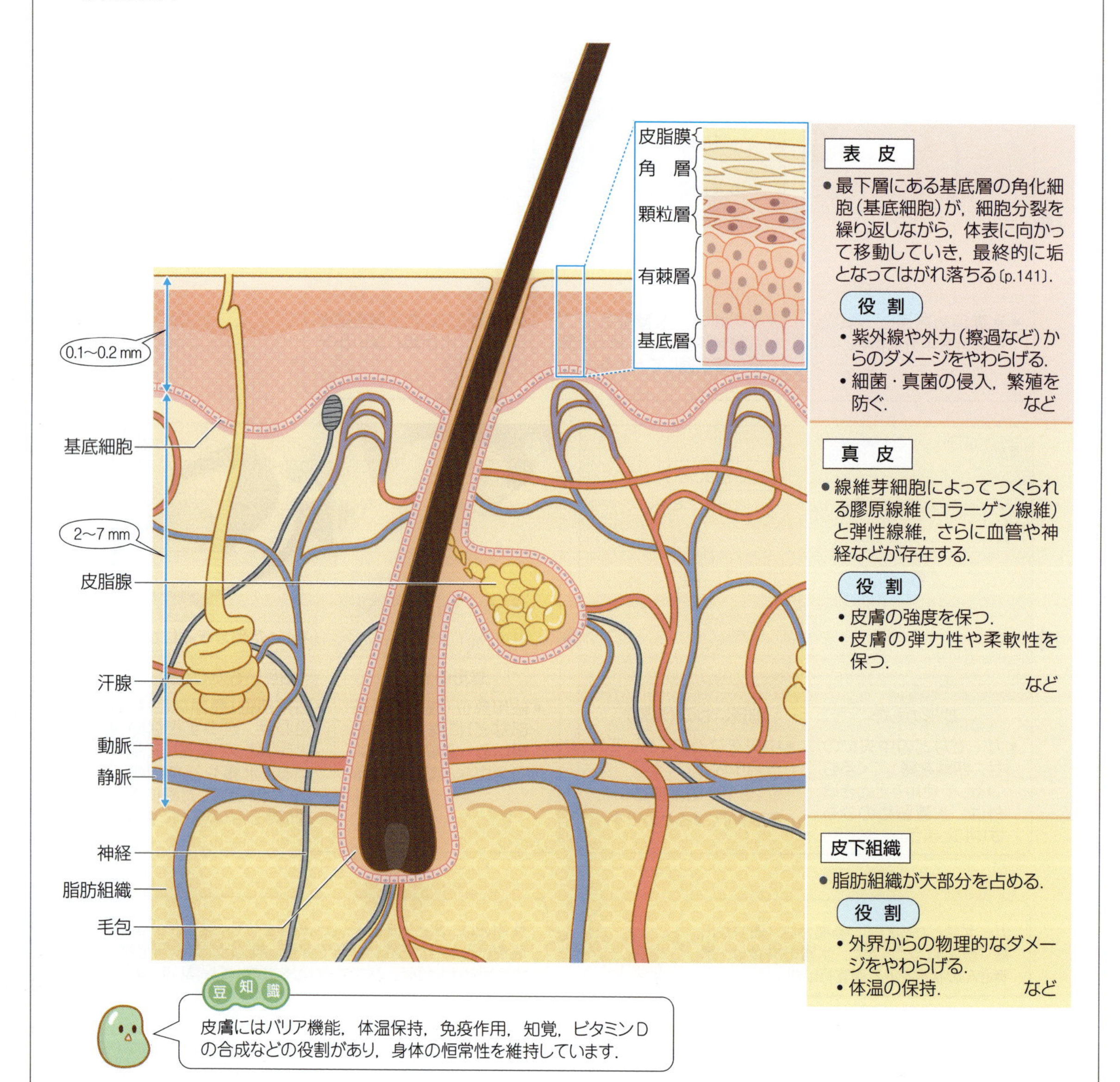

皮膚のバリア機能

- 皮膚には，「水分の喪失を防ぐ」，「物理的・化学的刺激や微生物から身体を守る」といったバリア機能があります．
- このバリア機能において重要な役割を果たしているのは，皮脂膜と角層です．

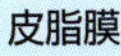

皮脂膜

- 皮脂腺から分泌された皮脂と汗腺から分泌された水分とがほどよく混ざり合ってつくられる弱酸性の薄い膜である．水分の蒸発と微生物の侵入や繁殖を防いでいる．

角　層

- 何重にも積み重なった角化細胞と，その間に分布する角質細胞間脂質からなる．水分保持能，体表面の外力に対する高い防御能をもつ．細胞内にある天然保湿因子も水分を保持する役割を果たす．

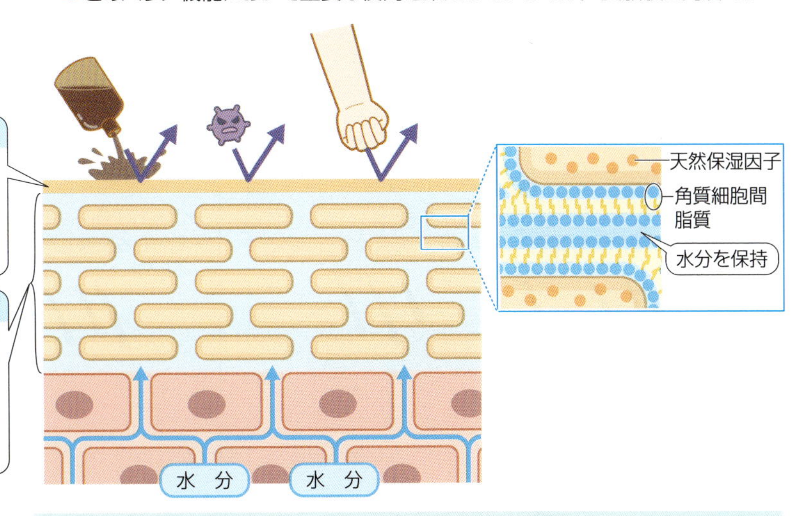

用語　天然保湿因子
角層の角化細胞に含まれ，保水機能をもつ．顆粒層の角化細胞にあるケラトヒアリン顆粒が角層に至る過程で代謝されたもの．アミノ酸を主成分とする．

角質細胞間脂質
角層の細胞間に分布し，生体内外の物質の移行を防御し，角層の働きを支えている．その主成分であるセラミドは，可溶性であり多くの水分を保持している．

創傷

- 創傷とは，外的刺激によって身体組織に起こる損傷や欠損のことです．一般に「創」は正常な組織の連続性が様々な形で断たれた状態をいい，「傷」は連続性が維持されている状態をいいます．
- 創傷には，次のような種類があります．

切創（せっそう）

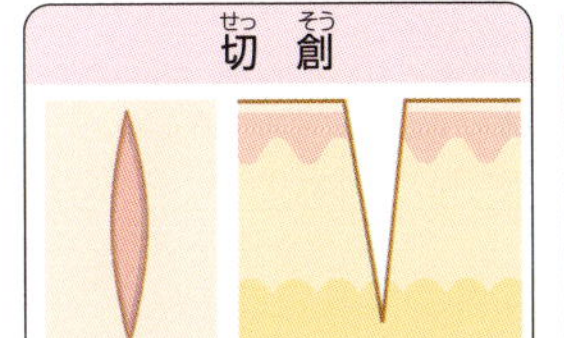

- 鋭利な刃物などにより生じる．
- 創縁が直線状で，周囲組織の挫滅（ざめつ）は少ないことが多い．

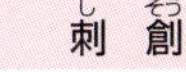

刺創（しそう）

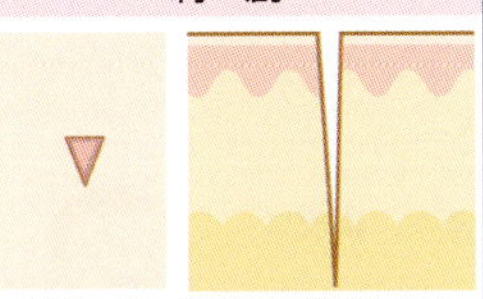

- 細長く，先端の鋭利なもの（針，釘など）が刺さったことにより生じる．
- 創口が小さく，創腔は深い．

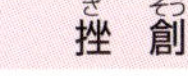

挫創（ざそう）

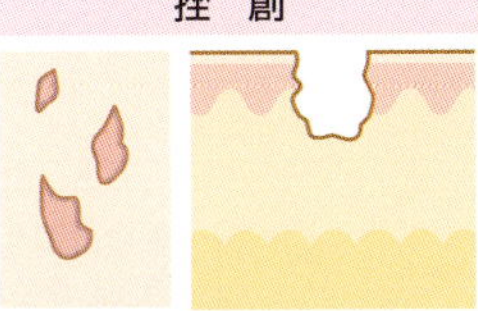

- 鈍的外力（鈍器による打撲，圧迫など）により生じる．
- 創部は挫滅していることが多い．
- 創縁，創腔，創面は不規則・不整である．

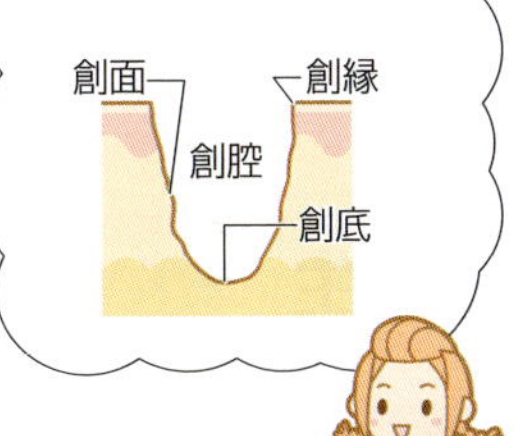

割創（かっそう）

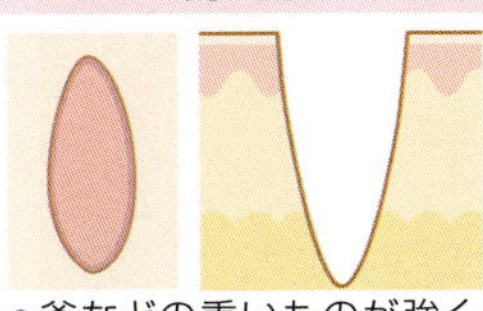

- 斧などの重いものが強くたたきつけられたときに生じる．
- 創腔が深い．

擦過傷（さっかしょう）

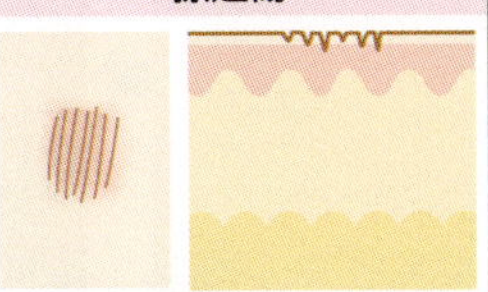

- 粗面をもつ物体によって皮膚がこすられて生じる．
- 転んですりむいたときに生じることが多い．その際に砂や泥が混入して感染の原因となることがある．

咬創（こうそう）

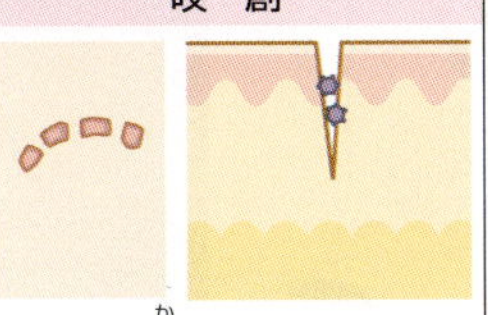

- 動物に噛（か）まれることにより生じる．
- 創口が小さい．
- 口腔内細菌による感染を起こしやすい．

褥瘡（じょくそう） 〔p.324〕

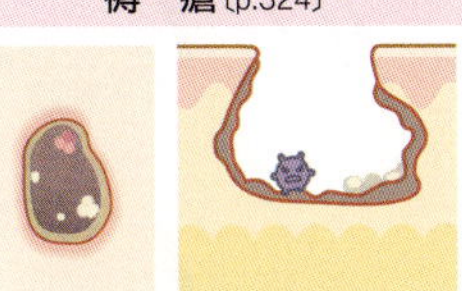

- 持続的に皮膚が圧迫され，血流障害が起こることにより生じる．
- 創面に慢性的に菌が存在する．

用語　挫滅
外部からの強い衝撃や圧迫により，筋肉などの軟部組織がつぶれること．

再生と瘢痕治癒

- 創傷の治癒には，再生と瘢痕治癒があります．
- 浅い創傷では再生，深い創傷では瘢痕治癒が起こります．

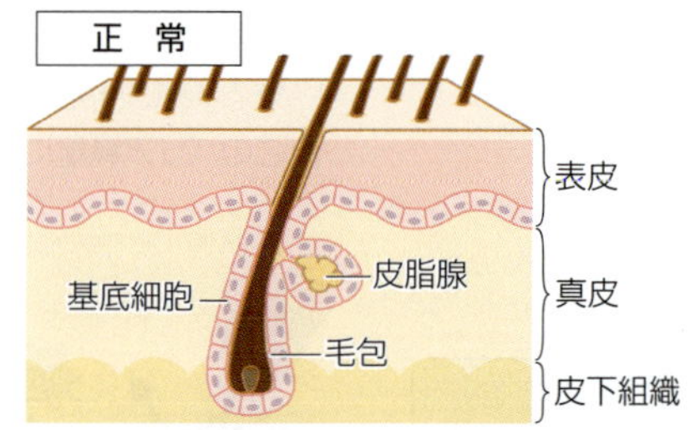

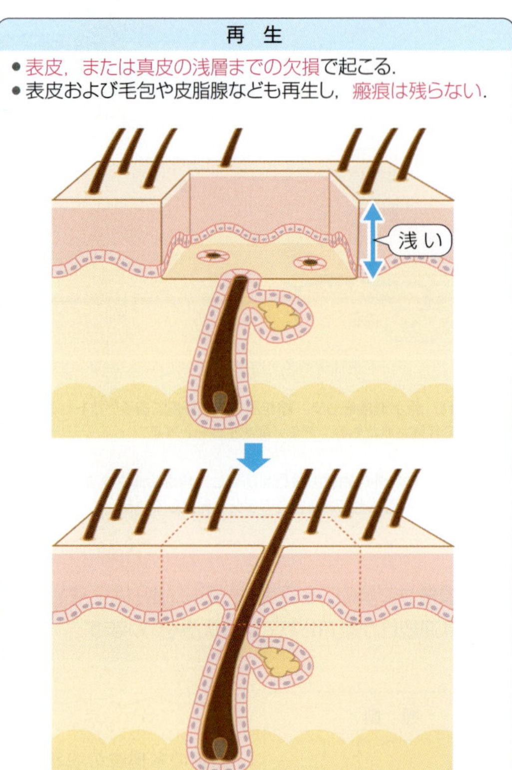

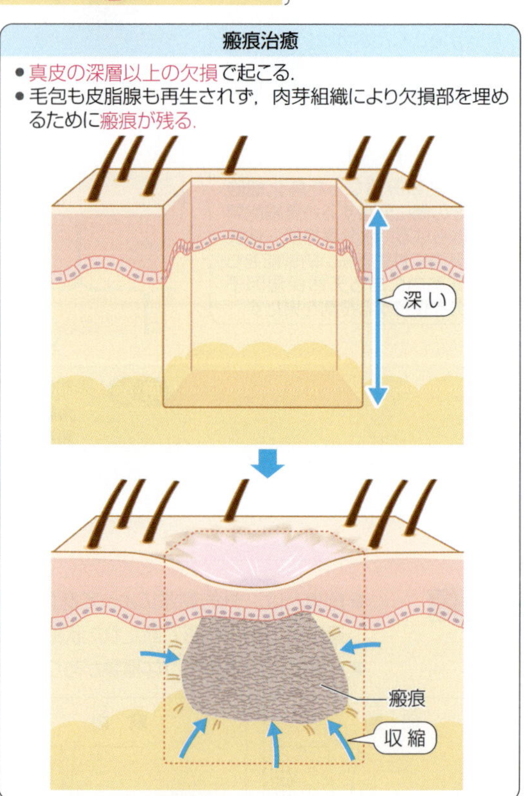

再生

- 浅い創傷では，創縁の周囲にある表皮や毛包，皮脂腺などの基底層から基底細胞が欠損部へと遊走し，島状に増殖することで組織が再生します．

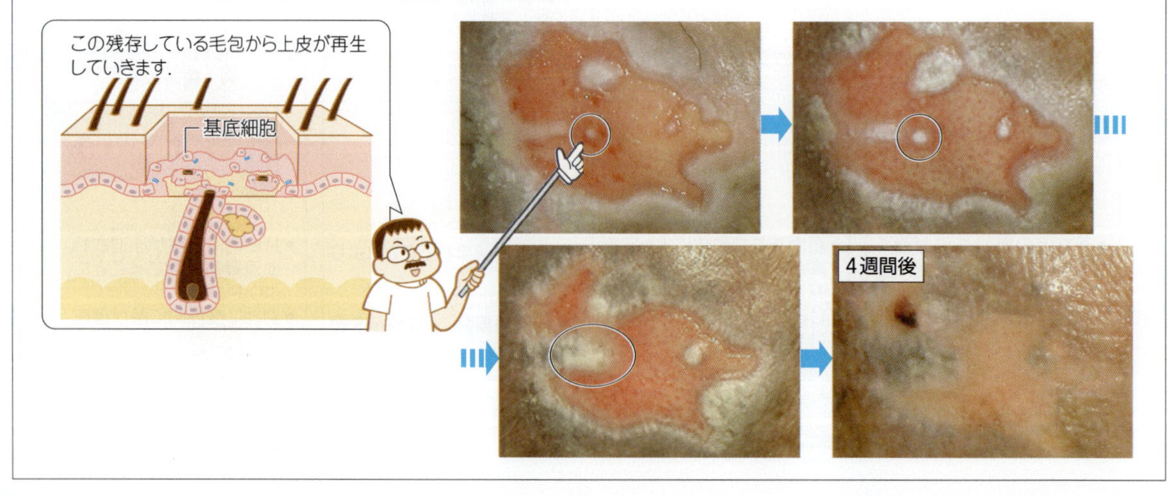

瘢痕治癒

- 瘢痕治癒の過程は，大きく止血期，炎症期，増殖期，成熟期の４つに分けられます．

止血期

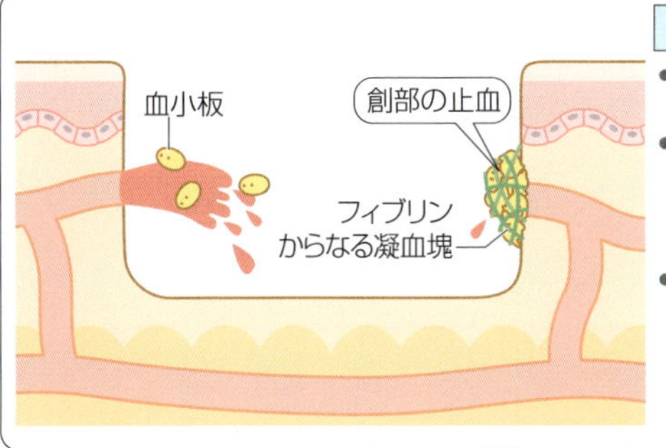

- 破綻した血管から血小板やフィブリノゲンが流出する．
- 流出した血小板は凝集し，その周囲にフィブリンによるネットを形成することで，止血する．
- 血小板が放出するサイトカイン（シグナル）は，好中球やマクロファージといった炎症細胞を創内に誘導する．

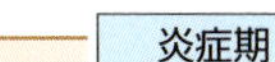

炎症期

創の清浄化
滲出液
壊死組織
細菌
好中球
マクロファージ

- 好中球が創内に浸潤し，壊死組織や細菌を貪食し創を清浄化する．
- その後，マクロファージが創内に浸潤し，好中球に代わって清浄化作用の中心を担う．マクロファージは，創の清浄化だけでなく線維芽細胞の成長因子などの産生も行う．

増殖期

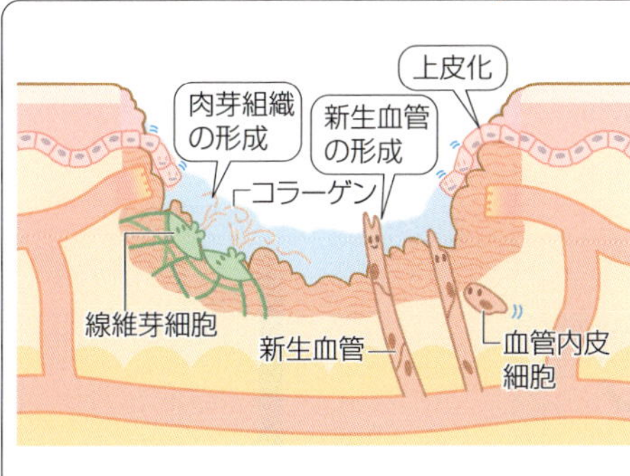

- 炎症期のマクロファージの働きによって，増殖した線維芽細胞がコラーゲンを生成して肉芽組織を形成する．
- 肉芽組織が増殖し，組織の欠損を埋めていく．
- 血管内皮細胞が増殖し，新生血管が形成されることで肉芽組織に栄養や酸素が供給される．
- 表皮細胞が盛んに細胞分裂し，形成された肉芽の上を遊走し，上皮化が起こる．

成熟期

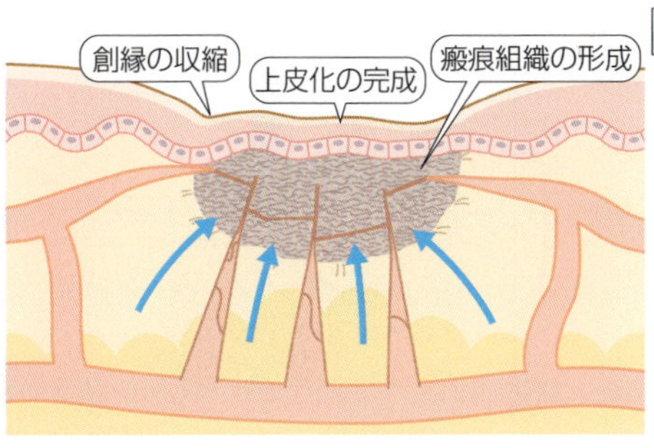

- マクロファージなどの炎症細胞が減少する一方で，コラーゲンが増加し，瘢痕ができる（瘢痕化）．
- 瘢痕化が進むにつれて，創縁は創の中心部に向かって収縮し，引き寄せられる．

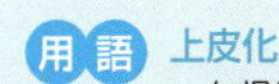

上皮化
欠損した皮膚や粘膜が，治癒過程において上皮すなわち表皮や粘膜上皮で再度被覆されること．

実際の瘢痕治癒過程

- 深い創傷では次のような過程を経て瘢痕治癒します．

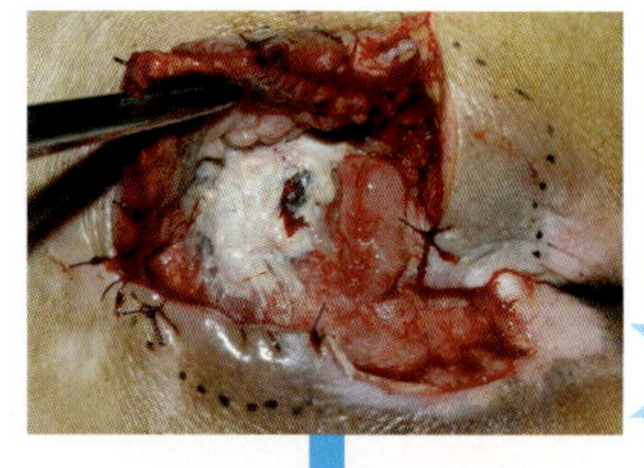

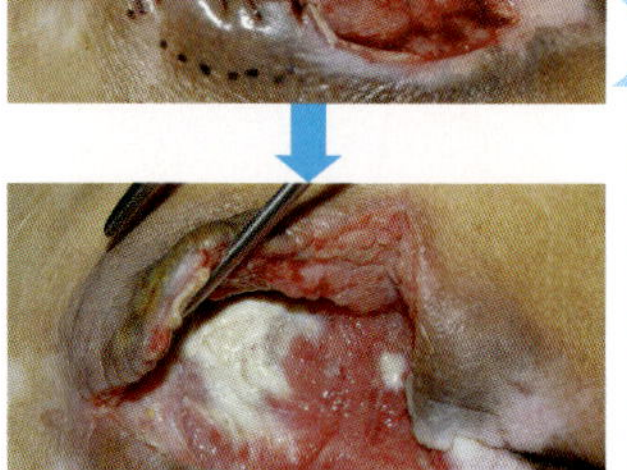

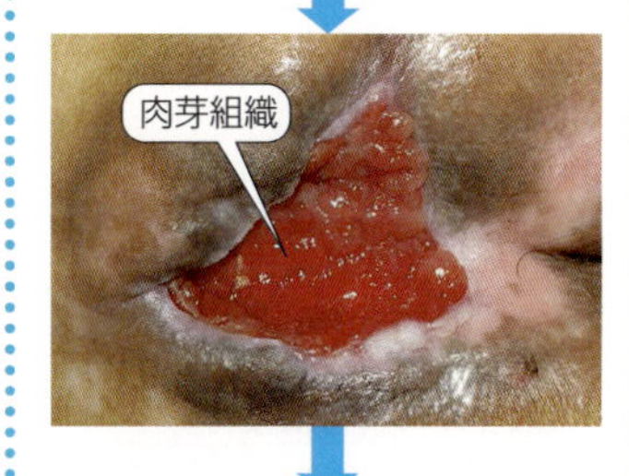

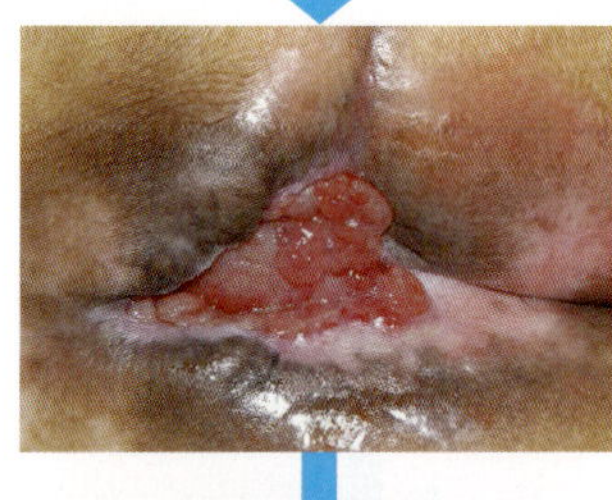

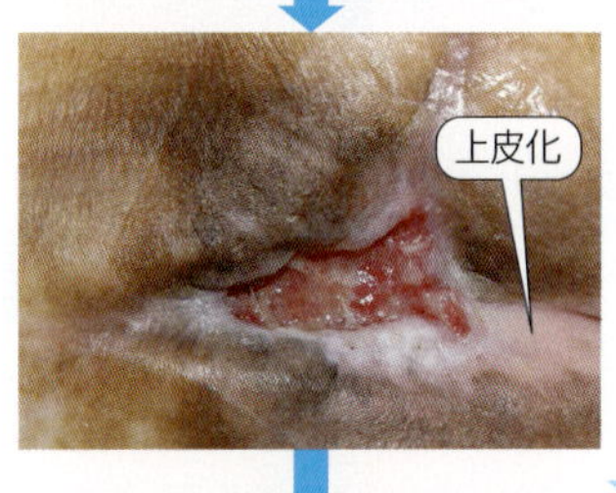

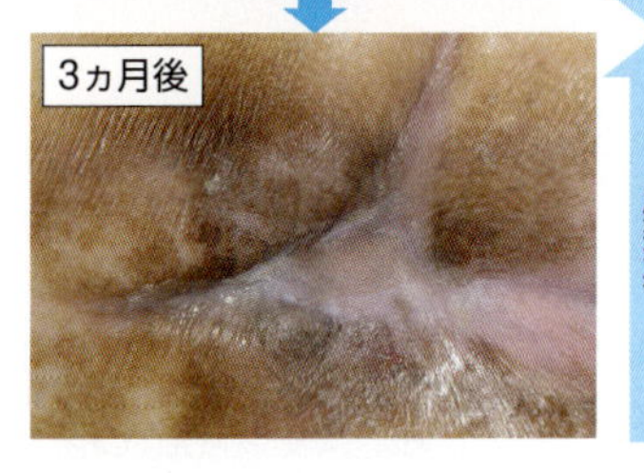

炎症期
増殖期
成熟期

治癒形式

- 創傷の治癒形式は皮膚欠損の有無によって，大きく一次治癒と二次治癒に分けられます．
- 皮膚欠損がない場合は，外科的治療で創縁を密着させて治癒させます．これを一次治癒といいます．
- 皮膚欠損がある場合は，創縁を密着させることができないため，保存的治療を行い，時間をかけて肉芽組織で欠損部を修復し治癒させます．これを二次治癒といいます．
- 皮膚欠損がなくても創が感染しているような場合には，二次治癒と同じように保存的治療を行い，感染コントロールを行った後に外科的治療により治癒させます*．この治癒形式は遅延一次治癒といいます．

* なぜなら 汚染や感染がある場合，縫合すると菌を密閉し感染増悪のリスクがあるからです．

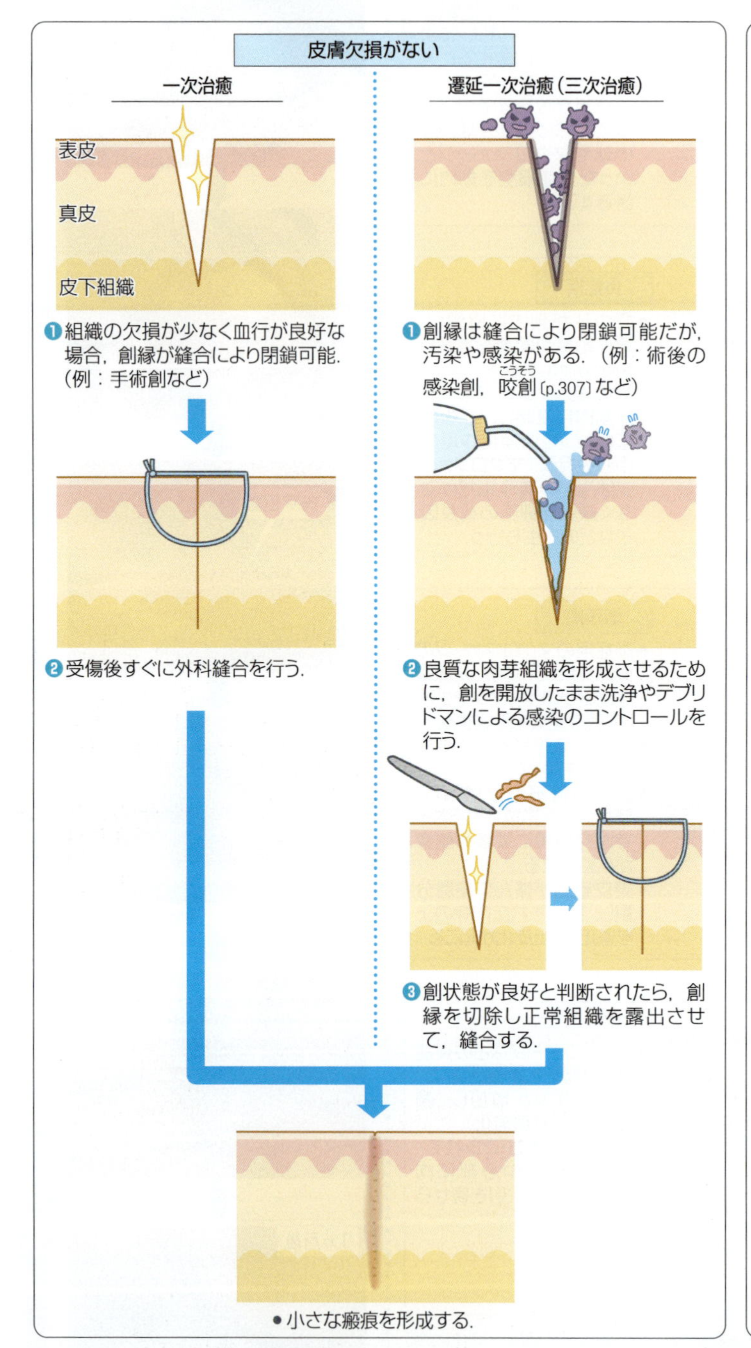

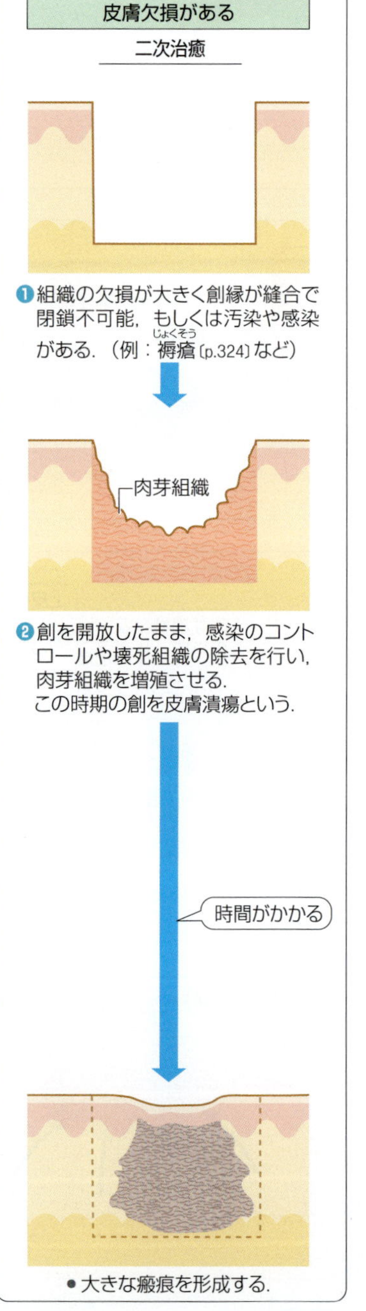

用語 デブリドマン（壊死組織除去）
「死滅した組織」，「成長因子などの創傷治癒促進因子の刺激に応答しなくなった老化した細胞」，「異物」，および「これらに伴う細菌感染巣」を除去して創を清浄化する行為．

創床環境調整（wound bed preparation）

- 創床環境調整とは，創傷治癒を阻害している因子を取り除くことで「治りにくい創傷」を「治りやすい創傷」へと変換する創傷管理の方法です．
- 具体的な阻害因子とそれに対する処置は，4つの項目に分類されており，それぞれの頭文字をとってTIMEとよばれています．

因子	Tissue 壊死組織	Infection 感染または炎症	Moisture 滲出液の不均衡	Edge 病的創縁
処置	●創部の壊死組織や異物を除去する． 例）デブリドマン 壊死組織	●感染や炎症のコントロールを行う． 例）切開，排膿，創洗浄〔p.312〕，抗菌薬投与	●乾燥の予防，過剰な滲出液のコントロールなど，適切な湿潤環境を保つ． 例）適切なドレッシング材〔p.321〕の使用 ドレッシング材	●治癒が遅延している創に対して創辺縁の管理を行う． 例）皮下ポケットの切開，切除 皮下ポケット

- TIMEのような局所的因子だけでなく，低栄養，循環障害，基礎疾患（糖尿病など），薬物療法（抗がん薬，免疫抑制薬など）などの全身的因子も創傷治癒に影響を与えます．

moist wound healing

- 以前は「創傷は乾かして治す」というのが創傷管理の基本的な考え方でした．しかし，1960年代にWinterらにより「moist wound healing」が提唱されてからは，過度な乾燥は創傷治癒を遅延させることがわかりました．
- 現在では，適度な湿潤環境を保ちながら創傷管理を行うことが重要だとされています．

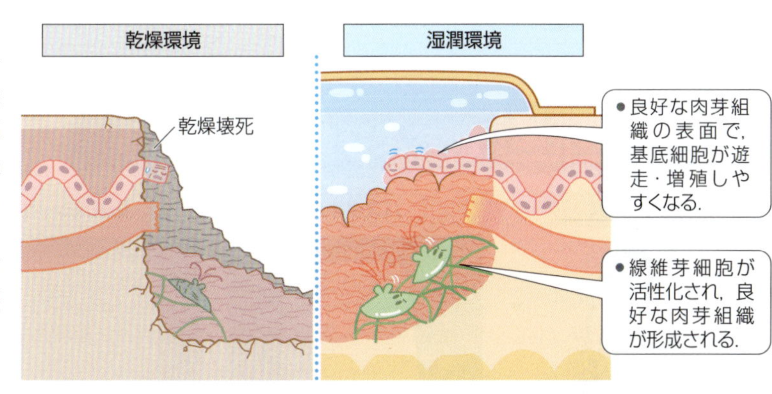

病的創縁

- ポケット形成や，瘢痕化により治癒が遅延している病的創縁では，創辺縁の管理が必要となります．

用語　ポケット

皮膚の欠損部より広い創腔をポケットとよぶ．皮下組織が壊死に陥り自己融解で生じる場合と，持続的な圧迫やずれにより生じる場合がある．

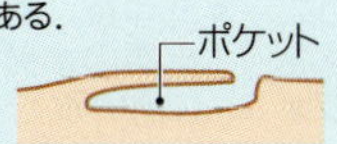

瘢　痕

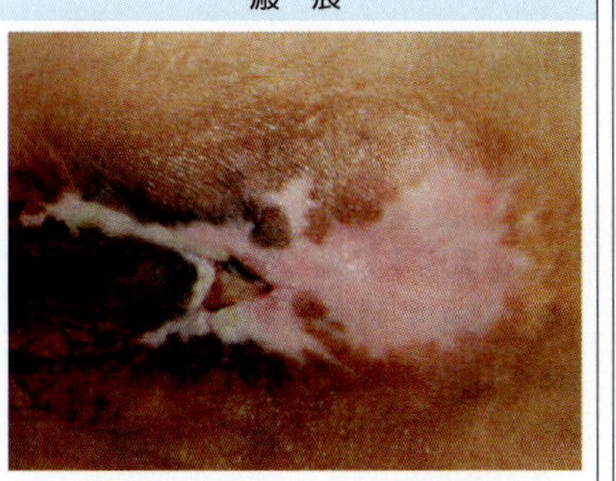

- 一度瘢痕治癒した部位に再び褥瘡ができると，上皮化〔p.309〕が進まず創縁が収縮しない．
- 外科的デブリドマンにより，創縁を新鮮化する．

ポケット

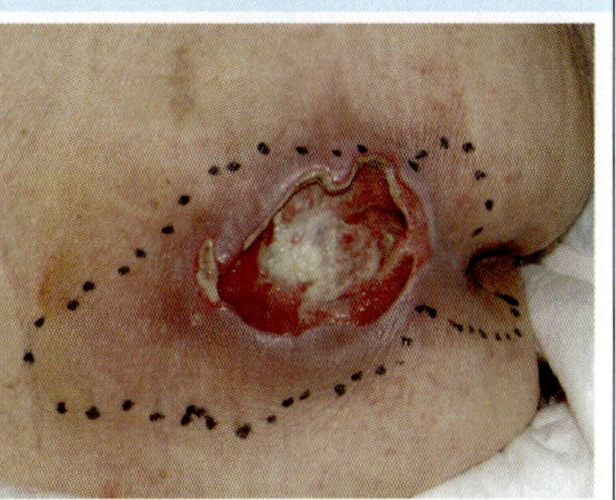

- 創口が創底よりも狭いため，ポケット内部の処置が適切に行えず，治癒が進まない．
- ポケットの切開・切除により処置を行いやすくする．

創傷管理

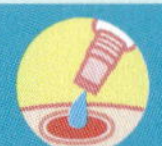

創および創周囲の洗浄

監修
大浦 紀彦
丹波 光子

創および創周囲の洗浄は，創傷管理において重要な処置の１つです．これは，創内の感染・壊死した組織の除去や創周囲の皮膚の清潔保持が，創傷治癒を促進するからです．洗浄に対する不十分な理解や不適切な実施は，二次感染や皮膚障害につながります．正しい洗浄方法を身につけましょう．

目的

- 創および創周囲には，滲出液，膿，細菌，外用薬，溶解したドレッシング材，汗，便など様々なものが付着しており，炎症や感染を引き起こします．
- 炎症や感染は，細胞の増殖や活性化を障害するため，創傷の治癒を遅延する原因となります．そのため，創傷管理において創および創周囲の洗浄は非常に重要となります．

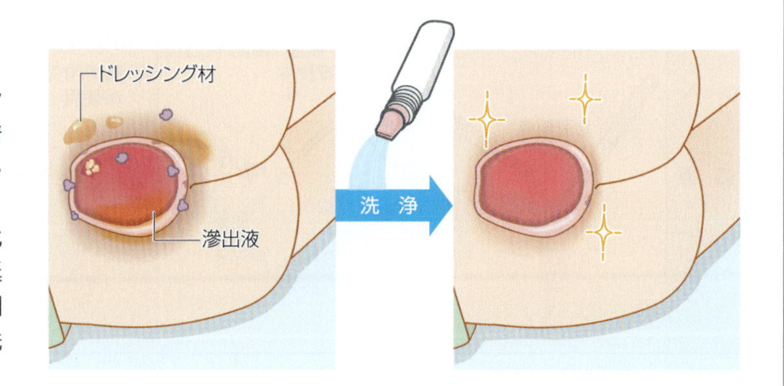

ポイント
創傷治癒に有効な環境をつくるために，1日1回もしくはドレッシング材の交換時 〔p.321〕に，創および創周囲の洗浄を行いましょう．

注意
創傷管理において，基本的に消毒は必要ありません．ただし，明らかな感染創の場合は必要に応じて消毒を行うこともあります．その際は消毒後に消毒薬を生理食塩水でよく洗い流しましょう．

必要物品　創および創周囲の洗浄

個人防護具

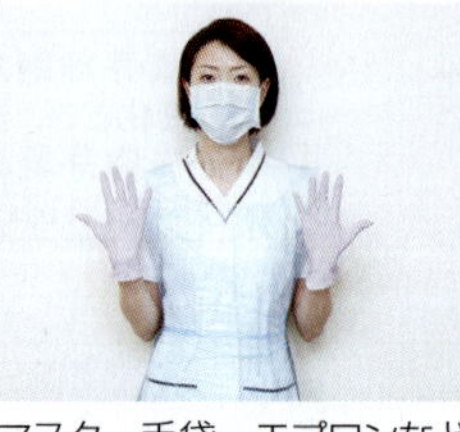

- マスク，手袋，エプロンなどを用意する．手袋は処置中に交換できるよう，何組か用意する．

バスタオル

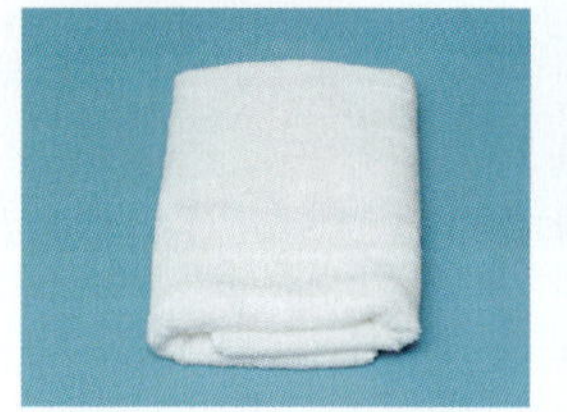

- 保温，羞恥心への配慮のため，バスタオルやタオルケットを用意する．

処置用シーツ

- ベッドの汚染を防ぐために用いる．

吸水パッド

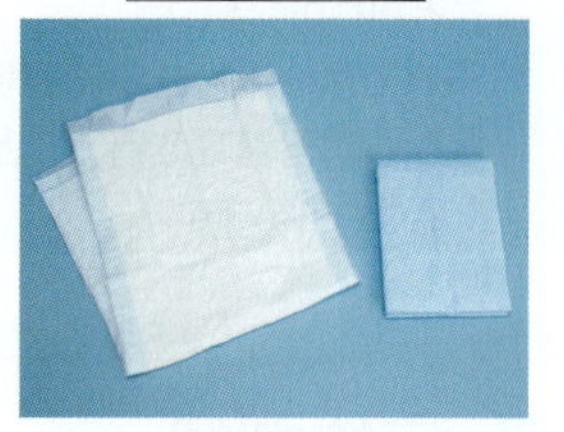

- 洗浄水を吸収させるために用いる．

剥離剤

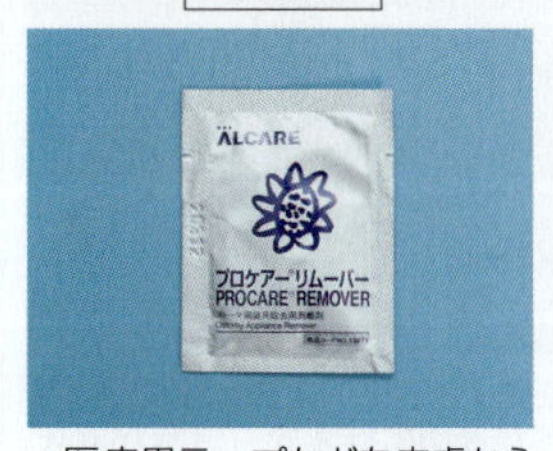

- 医療用テープなどを皮膚からはがしやすくするために必要に応じて用いる．

微温湯

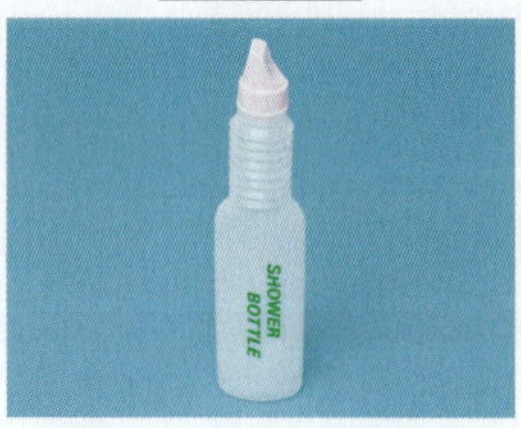

- 創および創周囲の皮膚を洗浄するために，37～38℃の微温湯を入れた洗浄ボトルを用意する．

洗浄剤

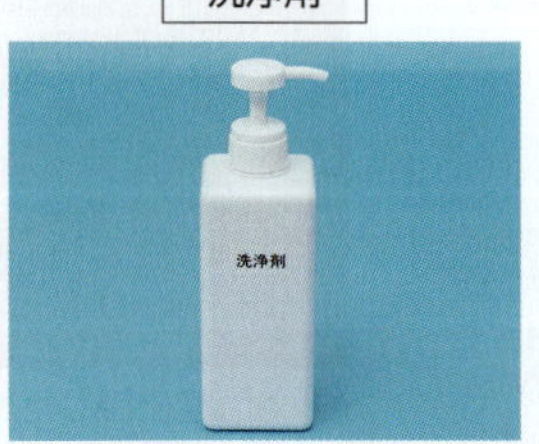

- 皮膚の生理機能を保つために，皮膚の状態に適した弱酸性洗浄剤を準備する．泡状のフォーム洗浄剤が使いやすい．

ガーゼ

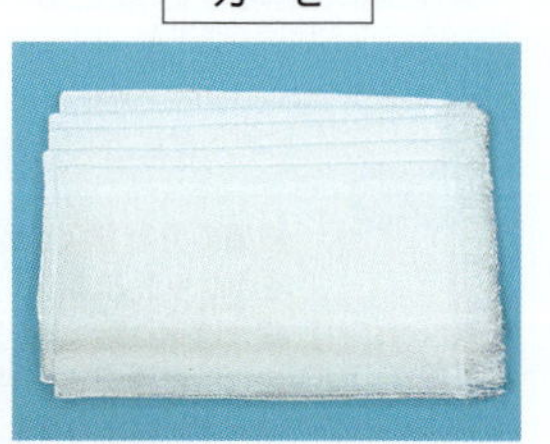

- 洗浄後，創および創周囲の皮膚の水分を拭き取るために用いる．

メジャー／定規

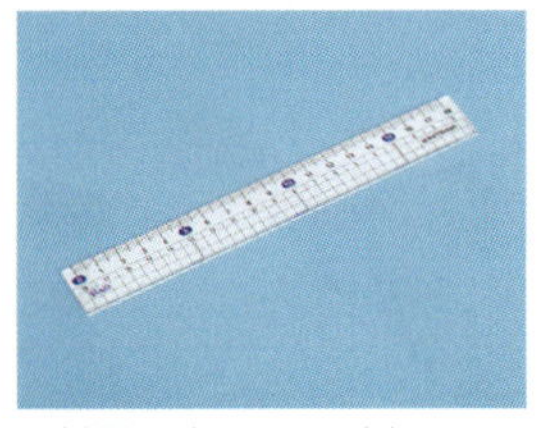

- 創部の大きさを測定するために用いる．

カメラ

- 治癒の経過を記録するために用いる．忘れずに充電とメモリーの確認を行う．

皮膚被膜剤

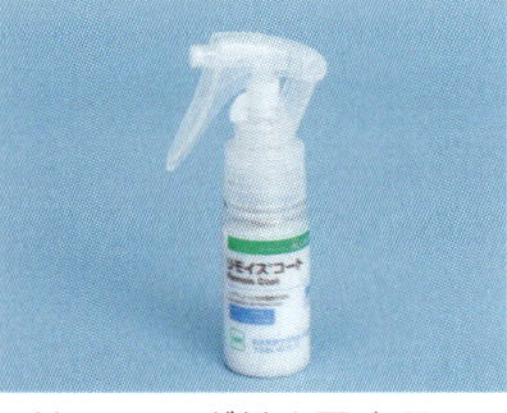

- ドレッシング材や医療用テープなどによる創周囲の皮膚の損傷を防ぐために，必要に応じて用いる．

ドレッシング材

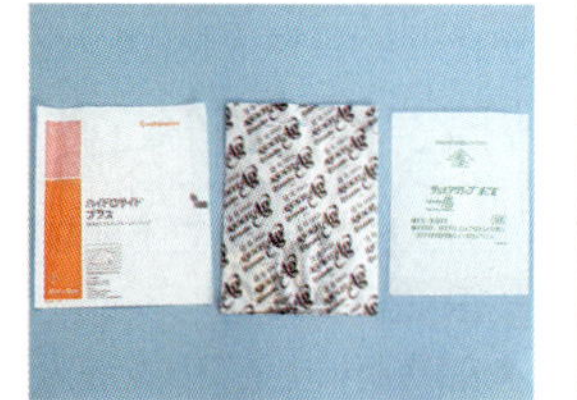

- 創に応じて適切なドレッシング材を用意する〔p.322〕．

外用薬・ガーゼ

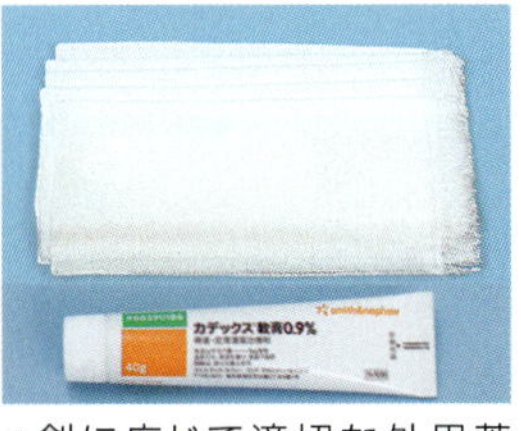

- 創に応じて適切な外用薬〔p.320〕を用意する．

医療用テープ

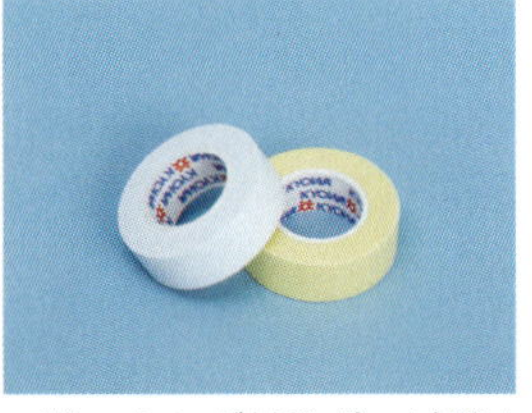

- ドレッシング材やガーゼがはがれないように，必要に応じて用いる．

ハサミ

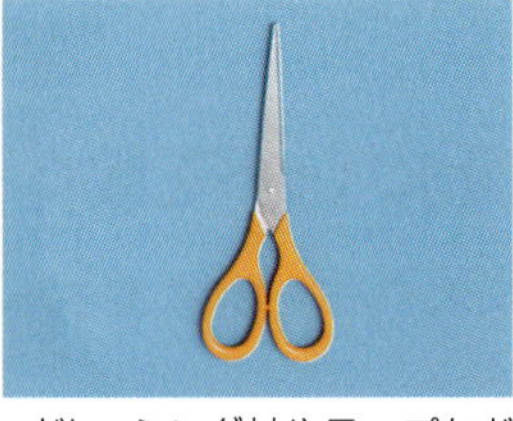

- ドレッシング材やテープなどを適切な形に整えるために用いる．

廃棄物入れ

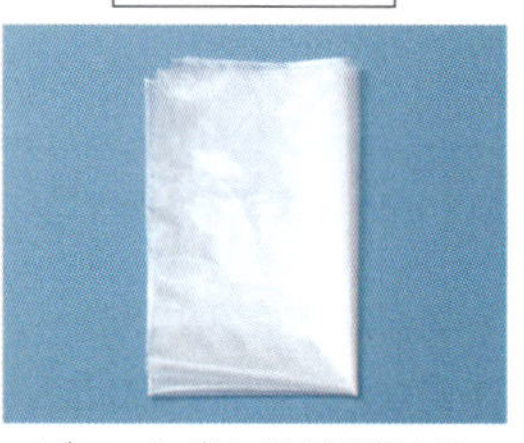

- ビニール袋などを用意する．

手順 創および創周囲の洗浄

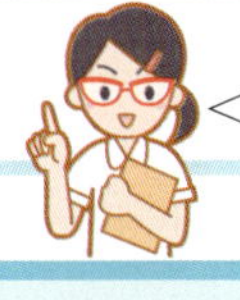

ここでは，仙骨部に褥瘡（じょくそう）がある患者さんの洗浄を説明します．

1 準備をする

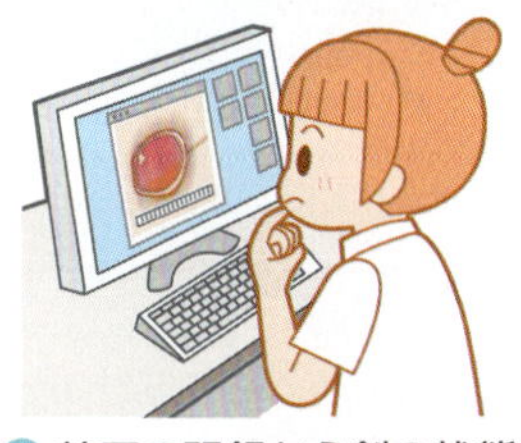

❶ 前回の記録から創の状態や処置内容を確認する．

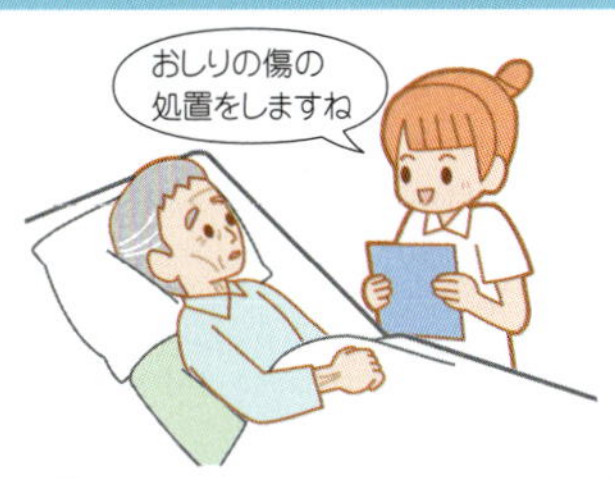

❷ 創および創周囲の洗浄を行う目的，方法を患者さんに説明し，同意を得る．

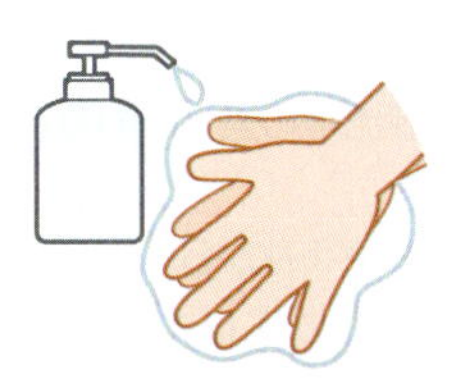

❸ 衛生学的手洗い〔p.15, 16〕を行い，必要物品を準備する．

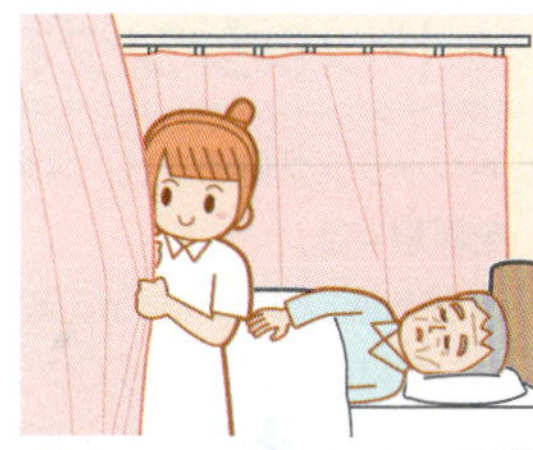

❹ カーテンやスクリーンを使用し，患者さんを周囲から見えないようにする*．

*なぜなら 羞恥心に配慮するためです．

2 体位を整える

- 個人防護具を装着する．
- 患者さんの姿勢を側臥位〔p.77〕に整え，苦痛がないかを患者さんに確認する．
- 姿勢が不安定であれば，ベッド柵をつかんでもらう．または他の看護師に姿勢を保持してもらう．

ポイント

ここでは，仙骨部の処置を行うため側臥位で説明しますが，創傷部位に合わせて安全・安楽な体位を選択しましょう．

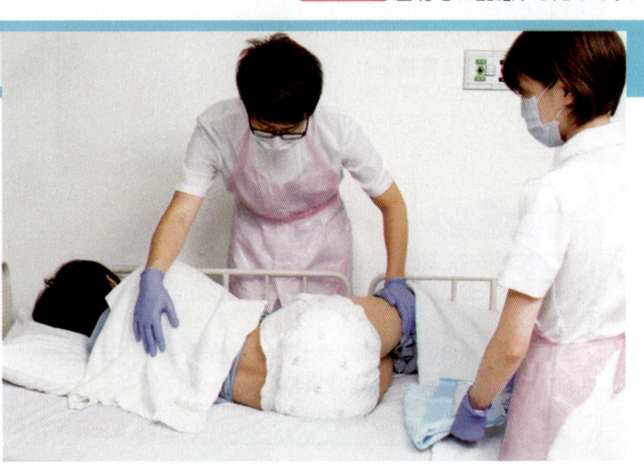

3 創部を露出する

- 処置が行いやすいように，また寝衣や寝具が汚れないように，創部をしっかりと露出する．
- バスタオルなどで不要な露出がないように配慮し，保温に努める．
- 処置時に出るゴミを破棄しやすいよう，適切な位置に廃棄物入れを用意しておく．

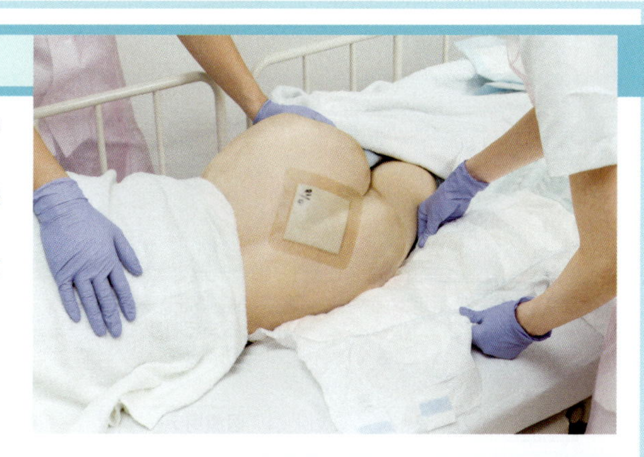

4 処置用シーツ，吸水パッドを敷く

- 殿部の下に処置用シーツ，吸水パッドを順番に敷き，身体の下にしっかりと入れ込む．

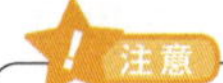

注意

吸水パッドが身体の下にしっかり入っていないと，寝衣・寝具をぬらしてしまいます．

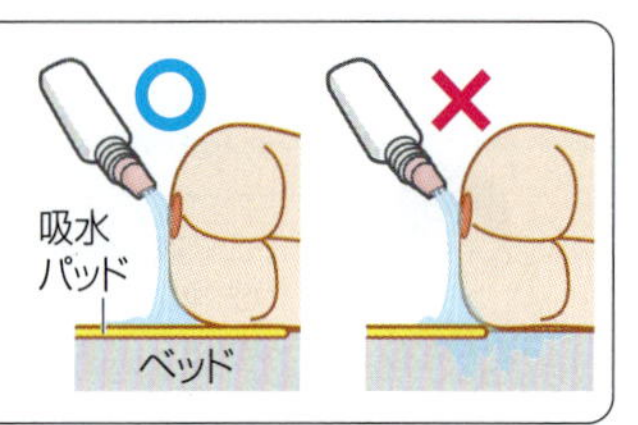

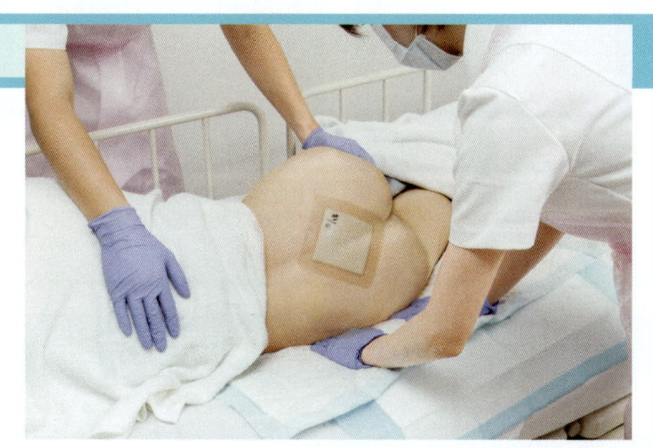

5 ドレッシング材をはがす

- ドレッシング材のずれ，よれ，滲出液の量・漏れなどを観察する．
- 皮膚を傷つけないように皮膚を押さえながら，ドレッシング材の種類に応じてゆっくりとはがす〔p.321〕．
- はがれにくい場合には，剥離剤を使用する〔p.315〕．

ポイント

ずれやよれの様子から，どのような方向からずれの力が加わっていたのかを推察することができます．ずれの力を最小限にできるよう，体位変換〔p.71，329〕やポジショニング〔p.80，330〕，ドレッシング材の貼付〔p.321〕などを工夫しましょう．

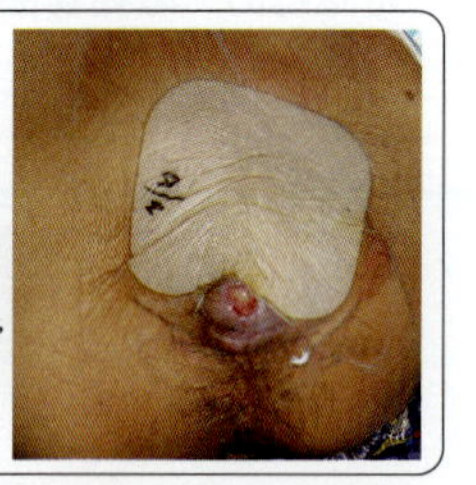

手技のコツ

滲出液が多く，1日1回以上ドレッシング材の交換が必要な場合は，吸水性の高いドレッシング材に変更する必要があります*．

*なぜなら 創周囲の皮膚が滲出液により浸軟〔p.319〕すると，バリア機能が低下し感染や皮膚障害のリスクが高くなるからです．

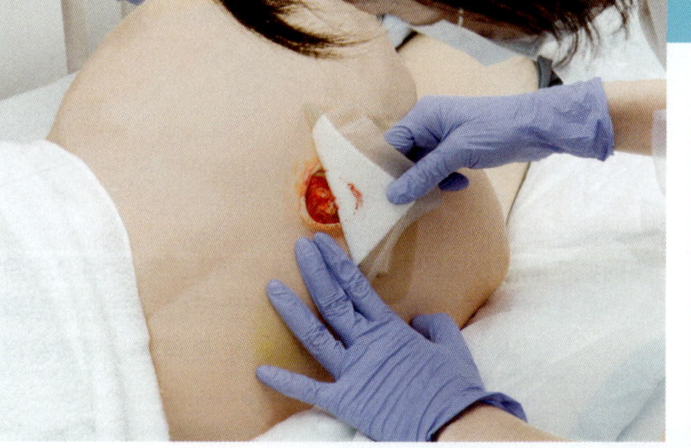

シミュレーター協力：株式会社京都科学

剥離剤の使い方

- ドレッシング材がはがれにくい場合には，剥離剤を使用します．
- はがした後は剥離剤をしっかりと取り除くことが大切です＊．

＊ **なぜなら** 剥離剤が皮膚に残ったままだと，皮膚障害〔フィジp.15〕やドレッシング材の粘着力低下を招くからです．

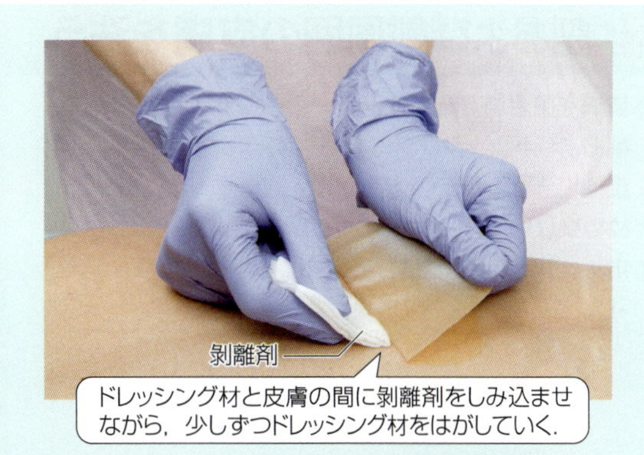

6 観察する

- はがしたドレッシング材に付着している滲出液の性状や量，においを観察する．
- 周囲の皮膚の発赤，発疹，水疱，瘙痒感など，テープによる皮膚障害の有無を観察する．

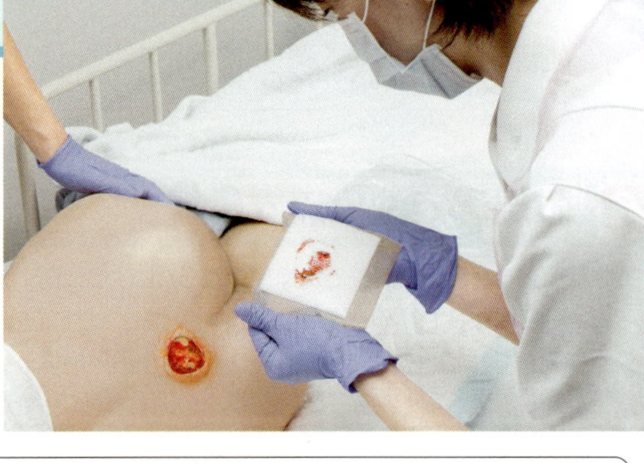

ポイント ここでの観察が適切な外用薬〔p.320〕やドレッシング材〔p.321〕の選択において重要になります．

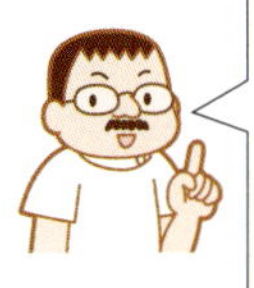

はがしたドレッシング材は，創と同じ形に滲出液が吸収されているかどうかを観察しましょう．ドレッシング材の選択や交換時期を判断する目安になります．例えば，ドレッシング材に付着している滲出液が創の面積よりも大きい場合には，「ドレッシング材の交換時期が遅い」，「適切な吸収力のドレッシング材を選択していない」といった判断ができます．

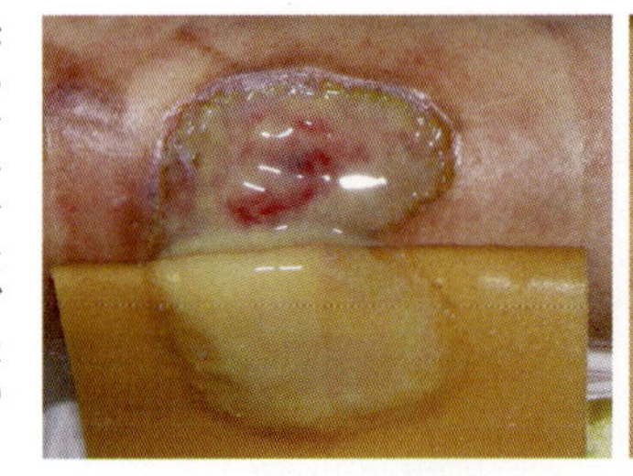

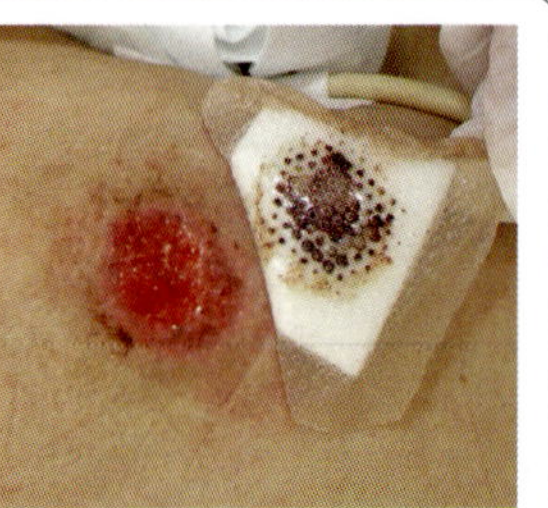

7 洗浄剤を泡立てる

- ガーゼに洗浄剤を取り，微温湯で湿らせてよく泡立てる．

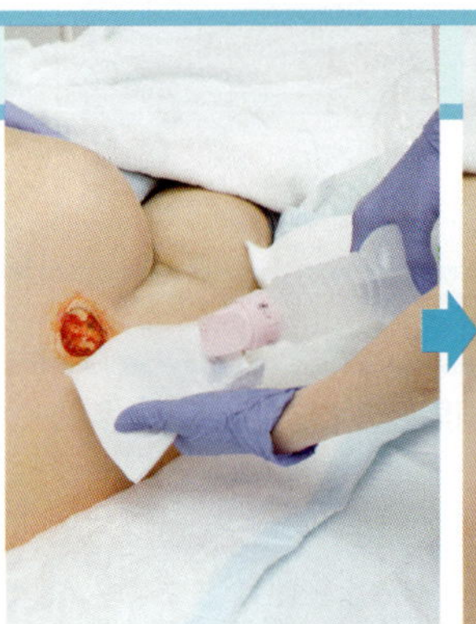

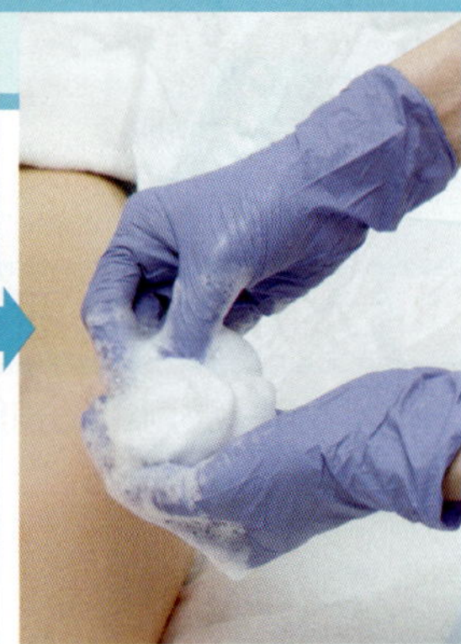

ポイント 洗浄剤をよく泡立てることが，愛護的な洗浄には不可欠です〔p.142〕．

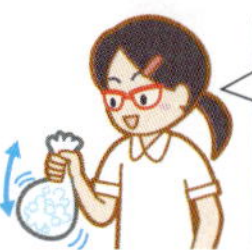

手技のコツ 洗浄剤は少量の水と空気が混ざり合うことによって泡立ちます．ビニール袋に洗浄剤と少量の水，空気を入れて振ると効率よく泡をつくることもできます．

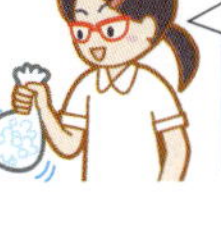

豆知識 泡ポンプタイプの洗浄剤を使えば，泡立てなくてもすむため便利です．

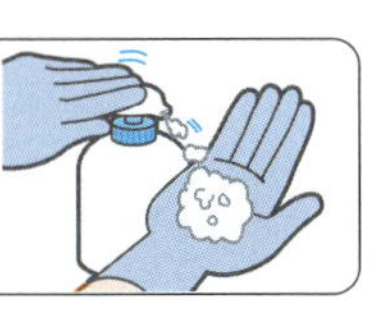

8 創および創周囲の皮膚を洗う

- 皮膚を微温湯で軽くぬらし，十分に泡立てた洗浄剤で創およびドレッシング材を貼付するあたりの皮膚を愛護的に洗う.
- ぬめり（バイオフィルム）が取れるまで洗浄を繰り返す.
- ポケットがある場合は，内部もしっかりと洗う.

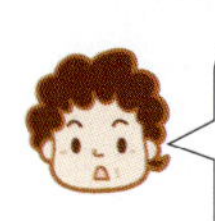

注意
陰部洗浄を行った洗浄用ボトルを用いて洗浄してはいけません*.
* なぜなら 陰部洗浄中にボトルが汚染されている可能性があるからです.

ポイント
軟膏やバイオフィルムは洗浄剤を使用しなければ除去することはできません.

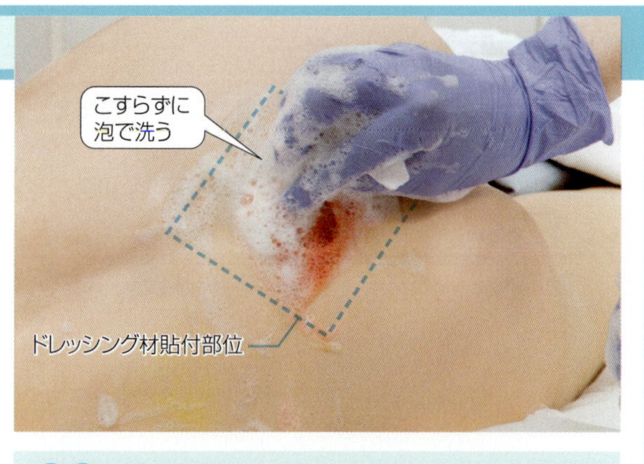

用語 バイオフィルム
微生物が物体の表面に定着・増殖して形成した膜状の凝集塊のこと．バイオフィルム内部の細菌は，この膜によって守られ，抗菌薬や消毒薬が効きにくく，除去が困難である.

9 微温湯で洗い流す

- 37～38℃程度の微温湯で洗浄剤が残らないように創および創周囲を十分洗い流す.
- この際，“腰部から肛門部へ”というように不潔な部位は最後に流すようにする*.

* なぜなら 創部を不潔にしないためです.

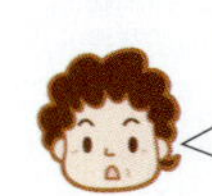

注意
洗浄時に強い水圧をかけると，創傷治癒に必要な上皮細胞や肉芽組織を破壊してしまいます．強い水圧をかけるのではなく，多量の洗浄水と洗浄剤を使用し，不要物を洗い流しましょう.

ポイント
「疼痛がある」場合や「創が体腔に穿通しているなど，洗浄後の水が体内に残る可能性がある」場合には，生理食塩水を使用する方がよいでしょう.

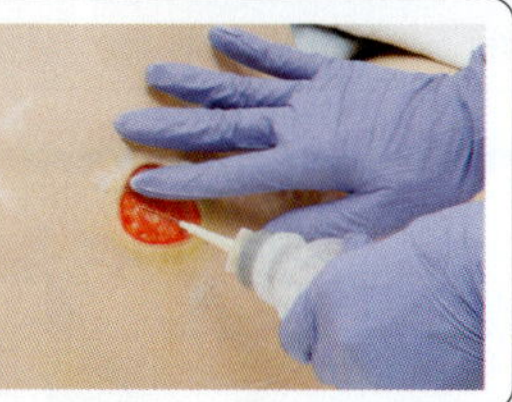

10 水分を拭き取る

- 清潔なガーゼで創および創周囲の水分を軽く押さえ拭きする.

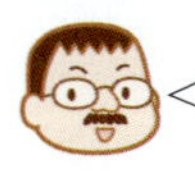

褥瘡（じょくそう）のような開放性創傷は，正常な皮膚よりも細菌数が多く，汚染されているため，滅菌ガーゼを使用する必要はありません.

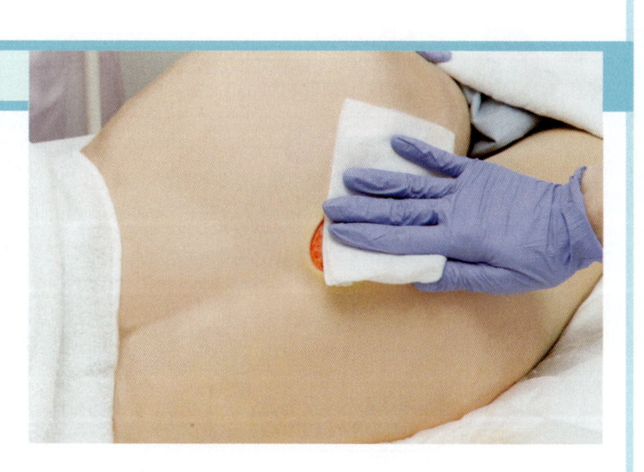

11 創の状態を観察する

● 定規を用いて，創の大きさを測る．

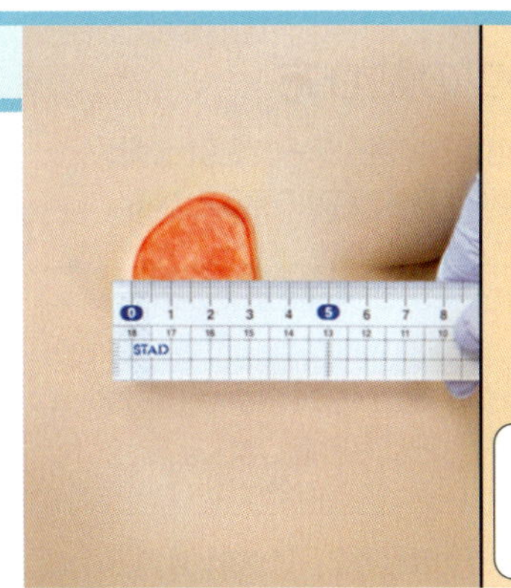

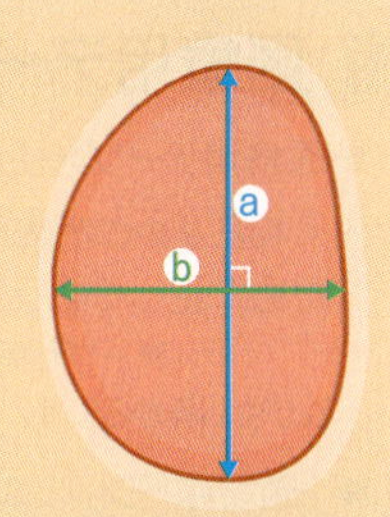

創は，長径a（cm）と，長径と直交する最大径b（cm）を測定し，「a×b」と表記する．

ポイント

創の大きさ以外にも次の点を観察し，治療方針の変更が必要かどうか検討します．

- □ 創周囲の発赤，腫脹，熱感，疼痛の有無
- □ 肉芽の色，形状
- □ 壊死組織の有無，性状
- □ 滲出液の量，性状
- □ ポケットのサイズ，形状（ポケット部分にマーキングを行う）

褥瘡であれば，DESIGN-R〔p.334〕などのスケールを用います．

● メジャーを創の近くに置き，写真を撮って記録する*．

* なぜなら 創の変化を客観的に評価するためです．比較のために毎回同じ条件で撮影するようにしましょう．

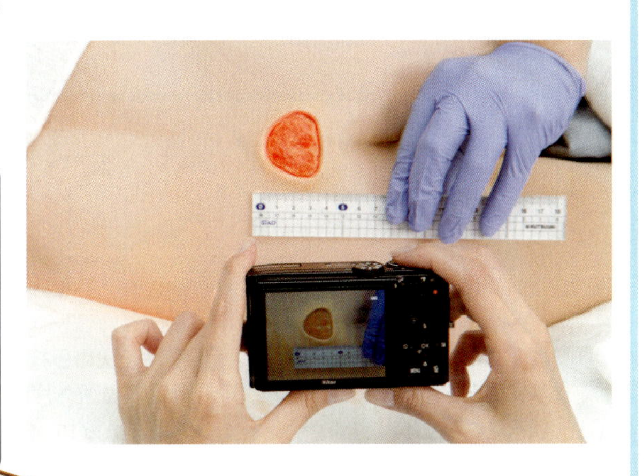

手技のコツ

写真を撮る際には，経過を比較できるように次の点に気をつけましょう．

- □ 創の位置や向きがそろうように，同じ体位で撮影する
- □ 創に対して真正面から撮影する
- □ フラッシュを使用してピントを合わせて撮影する

創面しか写っていない写真ではどの部位なのかわからなくなってしまいます．「創が身体のどこにあるかがわかるように引きで撮った全体の写真」と「創面の様子がわかるように寄りで撮った局部の写真」の2枚を撮影しましょう．

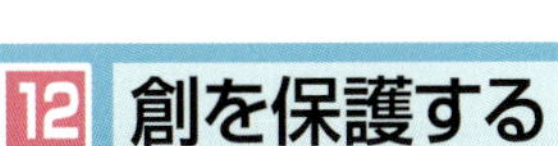

全体の写真　局部の写真

12 創を保護する

● 創の状態に適したドレッシング材〔p.322, 323〕を選択し，貼付する〔p.321〕．

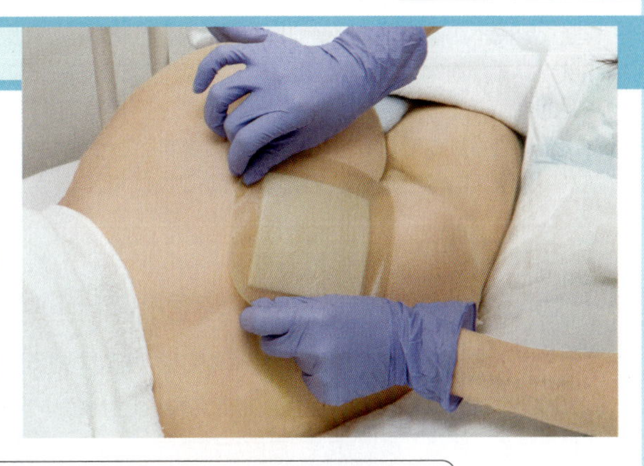

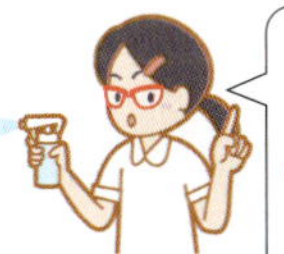

手技のコツ

貼付前に皮膚被膜剤を使用して創周囲の皮膚を保護しましょう*．

* なぜなら 創周囲の皮膚は，ドレッシング材やテープによる剥離刺激によって皮膚障害を生じる可能性があるからです．

ポイント

外用薬〔p.320〕の場合は，ガーゼに適量を出してから，または直接外用薬を塗布してからガーゼで保護して医療用テープで固定します．便で汚染される可能性がある場合には，肛門部側をフィルムドレッシング材で覆うなどの工夫が必要です．

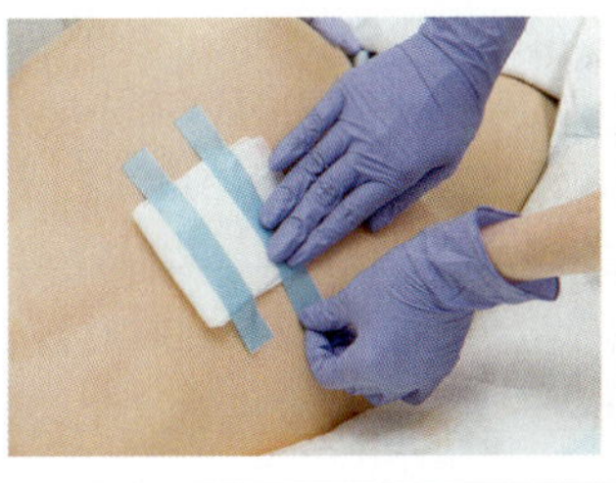

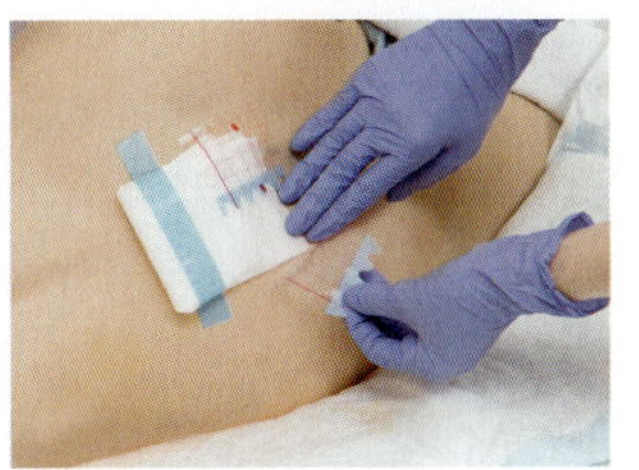

医療用テープの貼り方

- 医療用テープを使用する場合，テープを引っぱって固定すると水疱形成や表皮剥離の原因となる*ため，正しく貼ることが重要です．

* なぜなら テープが縮む力によって表皮と真皮の間にずれが生じるからです．

- 「適切なドレッシング材のはがし方〔p.321〕」，「同一部位を避けた貼付」などにも留意しましょう．

手技のコツ
医療用テープには，低刺激性のテープや通気性のよいテープなど，様々なものがあります．皮膚の状態を観察し，適切なものを使用しましょう．

正しい貼付方法

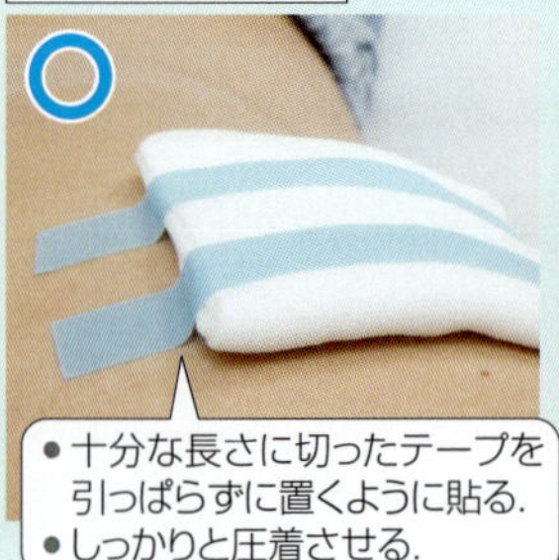

- 十分な長さに切ったテープを引っぱらずに置くように貼る．
- しっかりと圧着させる．

誤った貼付方法

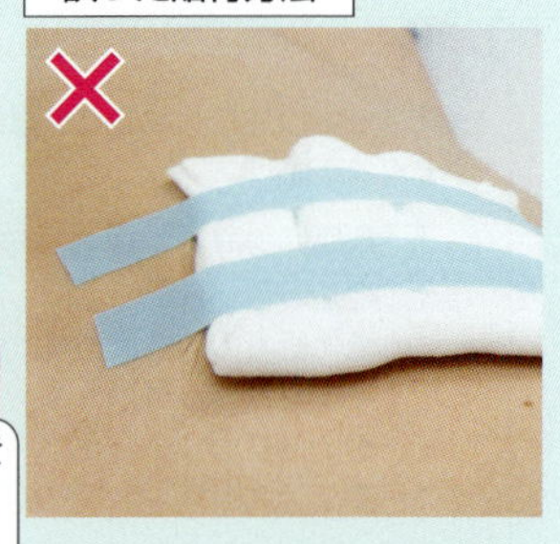

13 終わりに

お疲れさまでした
傷は順調によくなってきていますよ

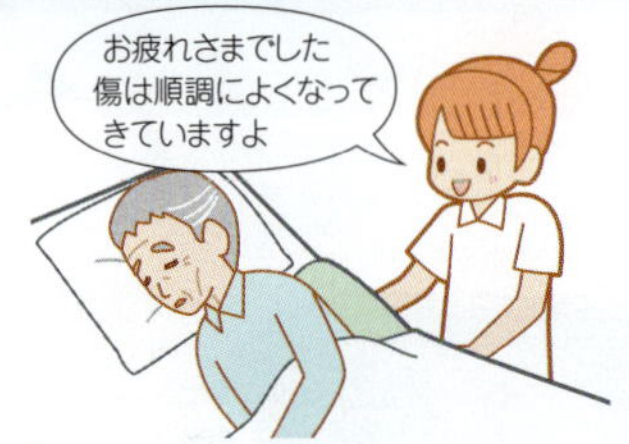

❶ 終了したことを伝え，寝衣や体位を整える．また，創状態を説明する．

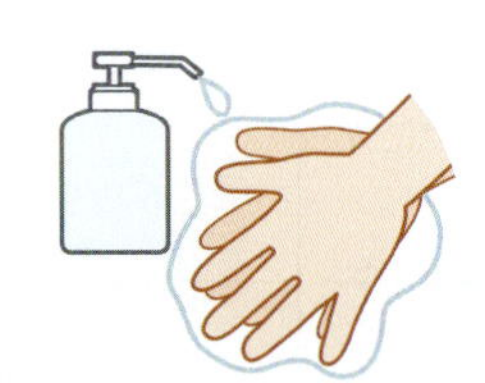

❷ 物品を決められた方法で処理し，所定の場所へ片付ける．衛生学的手洗い〔p.15，16〕を行う．

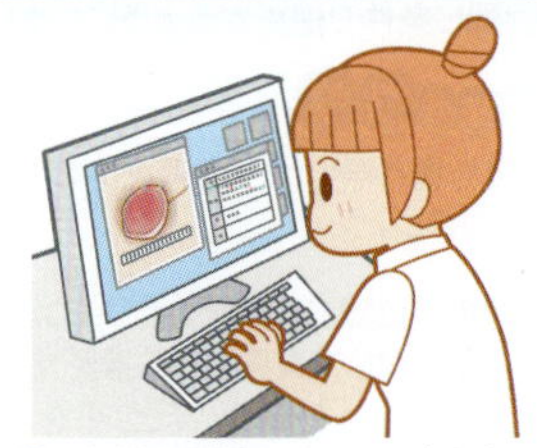

❸ 実施記録として，観察した創および創周囲の状態を記録する．

創傷と入浴

- 入浴〔p.144〕は，創および創周囲の清浄効果はもちろんのこと，血行が促進されることで組織への酸素供給が増加し，細胞の活性化などの効果が期待できます．
- ただし，創が筋肉や腱にまでおよんでいる場合はシャワー浴にとどめましょう．入浴により創が浸漬（しんせき）すると，体腔に湯が侵入して上行性感染するリスクがあるからです．
- また，足浴〔p.164〕でも創傷部の血行が促進することがわかっています．入浴やシャワー浴が困難な場合は足浴を検討してみてもよいでしょう．

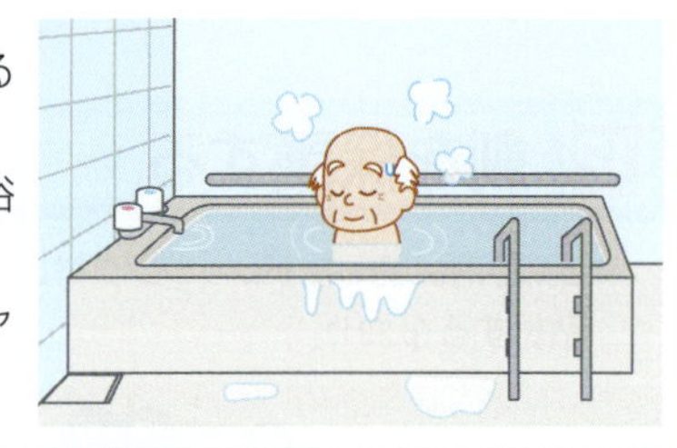

Column　創洗浄に洗浄剤を使用してもいいの？

日本の褥瘡（じょくそう）予防・管理ガイドラインでは，創における洗浄剤の使用の是非について示されていません．しかし，2009年にEPUAPとNPUAPが共同で発表した『褥瘡の予防＆治療　クイックリファレンスガイド』では，「壊死組織の付着，感染，感染疑い，高度な細菌定着が疑われる褥瘡には，界面活性剤や抗菌薬の添加された洗浄液の使用を検討する（エビデンスの強さ＝C）」とあります．

実際，前回の処置に使用した軟膏や粘稠な滲出液，細菌が放出するバイオフィルム〔p.316〕などは創面に強く固着していることが多く，微温湯のみでは取り除くことは困難です．そのような場合は，石けん（界面活性剤）などを使用した方がよいでしょう．また，創と創周囲を別々に洗浄すると説明している書籍もありますが，創を避けて創周囲を洗浄するのは現実的ではありません．最終的にどちらも洗浄するのですから同時に行っても問題ないと考えます．

もちろん，実際に創に対して洗浄剤を使用するかどうかは，創の状況に応じて判断するということが必要です．

大浦 紀彦

●ヨーロッパ褥瘡諮問委員会（EPUAP）：European Pressure Ulcer Advisory Panel　●米国褥瘡諮問委員会（NPUAP）：National Pressure Ulcer Advisory Panel

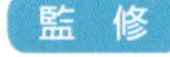

外用薬・ドレッシング材

監修
大浦 紀彦
丹波 光子

外用薬やドレッシング材は，創傷の良好な治癒環境の形成や維持のために用いられます．これらを効果的に使用するためには，各外用薬やドレッシング材の特徴を理解し，適切な種類の選択と使用方法を身につける必要があります．

外用薬・ドレッシング材の使用目的

- 外用薬やドレッシング材は，主に次の目的で使用されます．

外用薬の主な目的

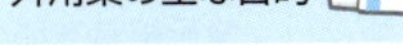

- 感染・炎症のコントロール
- 壊死組織の除去
- 肉芽・上皮形成の促進　など

ドレッシング材の主な目的

- 創面の適切な湿潤環境の保持
- 創周囲皮膚の浸軟予防
- 汚染の予防
- 保護，保温
- 疼痛緩和　など

用語 浸軟
組織，特に角質が水分を吸収して白色に膨潤した状態．皮膚のバリア機能が低下し，びらんや感染を生じやすい．

外用薬とドレッシング材の選択

- 原則として，滲出液が多量で感染を起こしているような炎症期〔p.309〕では，抗菌作用や吸湿作用のある外用薬を選択し，適切な湿潤環境の保持や創面の保護が重要となる増殖期〔p.309〕以降では，ドレッシング材が使用されます．

創傷治癒過程	炎症期	増殖期	成熟期
方　針	壊死組織の除去・感染のコントロール	湿潤環境の保持	創面の保護
外用薬の使用	○	○	△
ドレッシング材の使用	×	○	○

ポイント
創面は一様ではないため，創傷の状態，滲出液の量，患者さんの状態，ADLなどをよく観察し，それぞれの製品の特徴を踏まえたうえで選択する必要があります．

or
ほとんど壊死組織はなくなってきたわ．そろそろ増殖期のケア(ドレッシング材)にうつってもいいかしら…

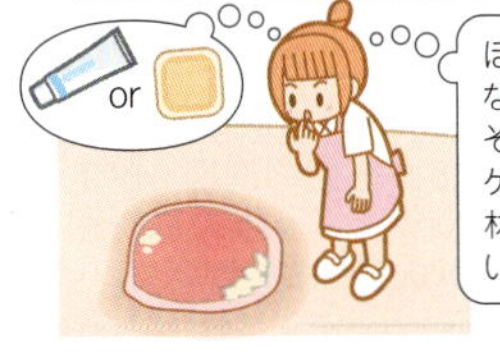

外用薬

ガーゼ使用時の注意点

- ガーゼは吸水性，通気性，速乾性が高いという性質があります．
- そのため，外用薬使用時の創傷被覆材としてガーゼを用いる場合には，創が乾燥しないように注意する必要があります*．

* なぜなら 創の乾燥はガーゼの固着を招き，交換時に創面を傷つけたり，疼痛を与えたりするからです．

- 創の乾燥を防ぐには，適切な量の外用薬を使用し，ポリウレタンフィルムで覆います．それでも創が乾燥してしまう場合には，水分含有量の多い外用薬，またはドレッシング材の使用を検討します．

乾燥によるガーゼの固着

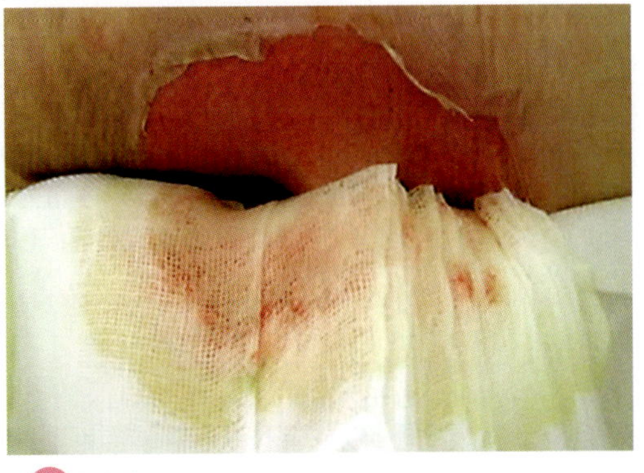

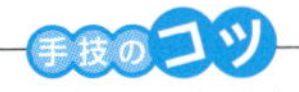

手技のコツ
固着している場合には，微温湯や生理食塩水などで創面を十分に湿らせてから，ゆっくりとガーゼをはがしましょう．

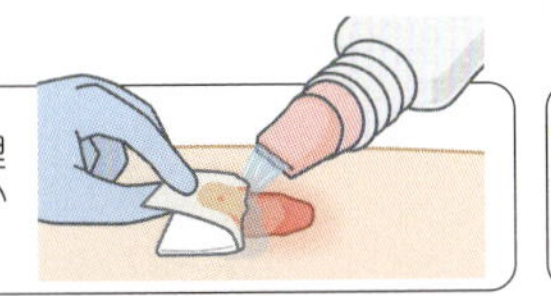

ポイント
ガーゼの使用は数枚にとどめましょう**．

** なぜなら 創を圧迫してしまうからです．

●日常生活活動(ADL)：activities of daily living

外用薬の種類

- 外用薬には次のようなものがあります.

機能	感染・炎症のコントロール			壊死組織の除去
一般名	スルファジアジン銀	ポビドンヨード・シュガー	ヨウ素・カデキソマー	ブロメライン
種類				
効果	●銀イオンによる強い抗菌作用をもつ. ●特に緑膿菌に有効である.	●ポビドンヨードによる抗菌作用をもつ. ●白糖の滲出液吸収作用と浮腫軽減作用をもつ.	●ヨウ素による抗菌作用をもつ. ●デキストリンポリマーは滲出液の吸収作用が強く,滲出液の多い感染創に有効である.	●パイナップルから抽出した蛋白質分解酵素であるブロメラインの作用により,壊死組織をゆっくりと溶解する.
注意点	●滲出液が多い創には適さない. ●健常な皮膚に付着すると皮膚炎を起こす. ●約2～3 mmの厚さで塗布し,創面を十分覆う.	●ヨードアレルギーに注意する. ●固着に注意する.	●創面の乾燥に注意する. ●3 mmの厚さで塗布し,創面を十分覆う.	●健常皮膚に付着すると発赤,びらん,疼痛が出現することがあるため,周囲の皮膚にワセリンを塗布して使用する.
製品名	●ゲーベン®クリーム	●ユーパスタ®コーワ軟膏 ●イソジン®シュガーパスタ軟膏	●カデックス®軟膏 ●カデックス®外用散0.9%	●ブロメライン軟膏

機能	肉芽・上皮形成の促進			
一般名	トレチノイントコフェリル	ブクラデシンナトリウム	アルプロスタジルアルファデクス	トラフェルミン
種類				
効果	●線維芽細胞の増殖・遊走の促進による強力な肉芽形成促進作用をもつ.	●血管拡張作用と上皮形成作用が強い. ●基剤の吸収力が高く,肉芽組織の浮腫軽減効果がある.	●血管拡張作用,血管新生作用により肉芽形成,上皮化を促進する.	●血管新生および線維芽細胞増殖促進作用により新生血管に富んだ良性肉芽を形成する.
注意点	●黄色の軟膏のため,膿と区別しにくい. ●上皮化促進の作用はほとんどない.	●10℃以下で保存する. ●乾燥による疼痛が出現することがあり,創面の乾燥に注意が必要である.	●血管拡張作用による血圧低下を招くおそれがあるため,1日10 g以上の使用は避ける. ●抗凝固薬,血栓溶解薬,抗血小板薬などを使用している患者さんには注意が必要である*.	●溶解後は10℃以下の冷暗所に保存し,2週間以内に使用する. ●湿潤環境保持のために,ドレッシング材との併用が必要である.
製品名	●オルセノン®軟膏	●アクトシン®軟膏	●プロスタンディン®軟膏	●フィブラスト®スプレー

*なぜなら 血小板凝集抑制作用があるからです.

- 外用薬の成分には主剤と基剤があり,前者は薬理作用を,後者は滲出液を調整する作用をもちます.
- 主剤の薬理作用が効果を発揮するためには,適正な湿潤環境が保たれていることが重要です.つまり主剤の薬理作用だけでなく,滲出液の量に応じた正しい基剤の選択も非常に重要です.

スルファジアジン銀は,水分含有率,組織浸透性が高いという基剤特性を利用し,硬くて厚い壊死組織を浸軟させ,外科的デブリドマンを行いやすくするために使用することがあります.

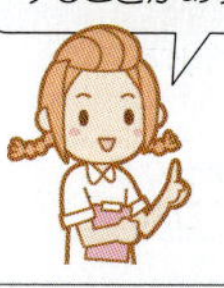

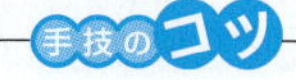

感染・炎症のコントロールを目的とする外用薬は,創からの滲出液の量で使い分けましょう.

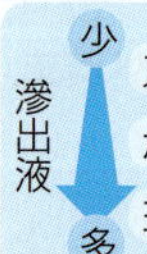

- スルファジアジン銀
- ポビドンヨード・シュガー
- ヨウ素・カデキソマー

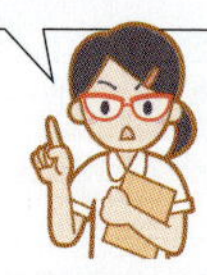

ドレッシング材

ドレッシング材の貼付

- ドレッシング材は，創周囲の健康な皮膚も十分に覆うことができるように，創よりも大きいサイズのものを使用します．
- また，しわや隙間ができないように皮膚を伸展させてしっかりと密着させます．

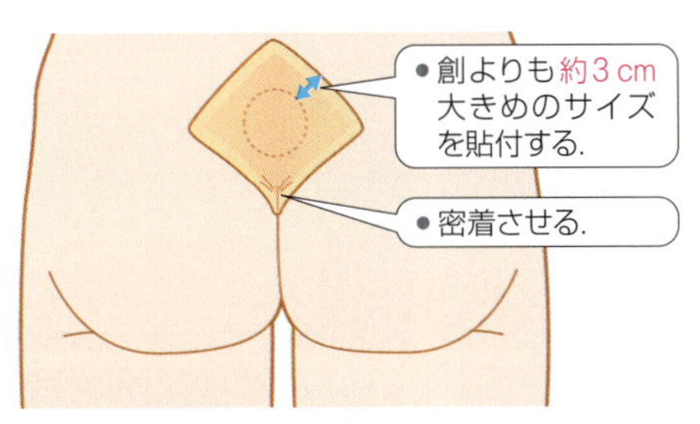

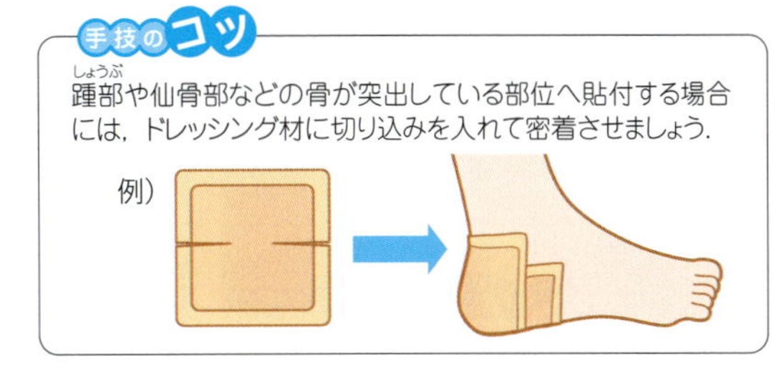

- ドレッシング材がはがれないようにするには，「角を丸くカットする」，「四方をテープで囲う」，「ポリウレタンフィルム〔p.323〕で覆う」，「大きめに貼付する」などの工夫が必要です．

ドレッシング材のはがし方

- ドレッシング材や医療用テープは，その種類に応じて適切にはがしましょう．このとき，創および創周囲の皮膚に負担がかからないような注意が必要です．

ポリウレタンフィルム

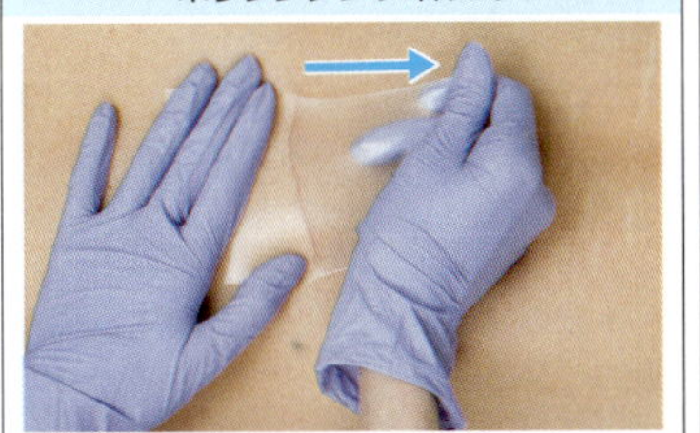

- フィルムの端を少し持ち上げ，もう片方の手で貼付面を軽く押さえながら，創面に対して平行（横方向）に引っぱってはがす．

その他のドレッシング材

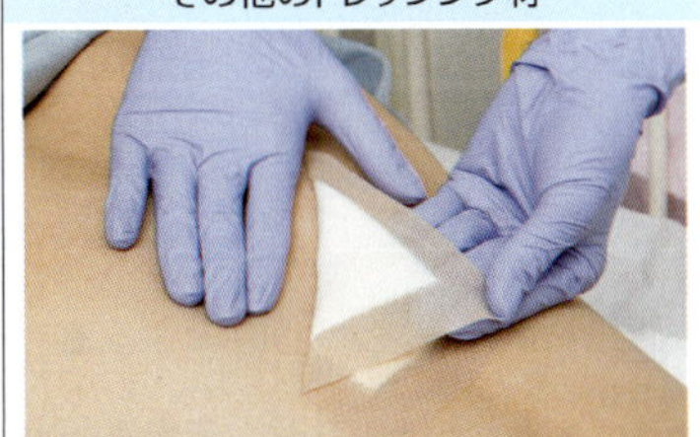

- 皮膚を押さえて，創面に対して180°の方向へテープを引っぱってはがす．

注意

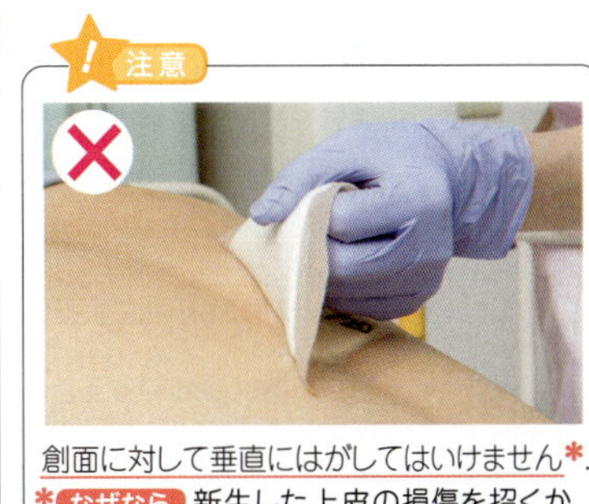

創面に対して垂直にはがしてはいけません*．

*なぜなら 新生した上皮の損傷を招くからです．

- びらんや水疱のある皮膚の場合は，微温湯や生理食塩水を粘着面と皮膚の間に流し入れて粘着力を弱めたり，剥離剤〔p.315〕を使用したりしてはがしましょう．

ドレッシング材交換の目安

- ドレッシング材は，滲出液の量に応じて適切なタイミングで交換する必要があります．滲出液を過剰に含んだドレッシング材が長期間貼付されていると，創周囲が浸軟し，感染や皮膚障害の原因となります．

ドレッシング材交換の目安

- ドレッシング材の背面から滲出液の吸収状況を観察し，交換の目安とします．

注意

滲出液が少ないからといって，同じドレッシング材を貼付し続けてはいけません．添付文書を参考に，定められた最大貼付期間を超えないようにしましょう．

ポリウレタンフォーム

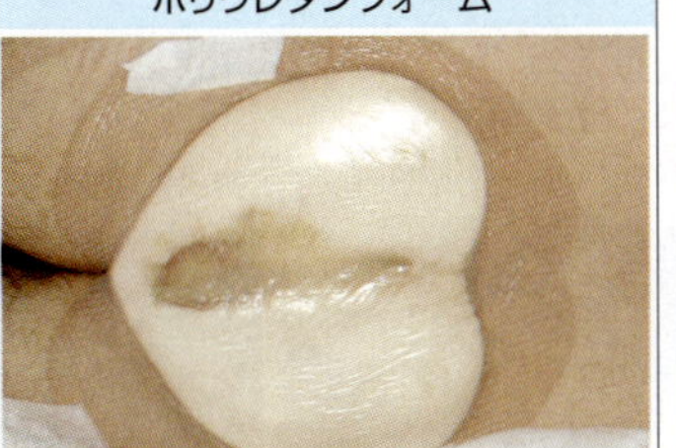

- 滲出液がドレッシング材の端から約1 cm付近まで広がったとき．

ハイドロコロイド

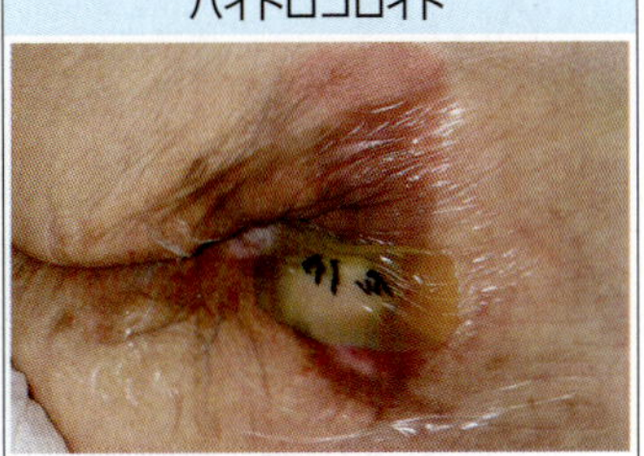

- ゲルが漏れ出す前．

- ドレッシング材のずれやよれ，排泄物によるドレッシング材内部までの汚染がある場合には，速やかに交換します．

ドレッシング材の種類

● 一般的にドレッシング材は次の機能に分類されます．

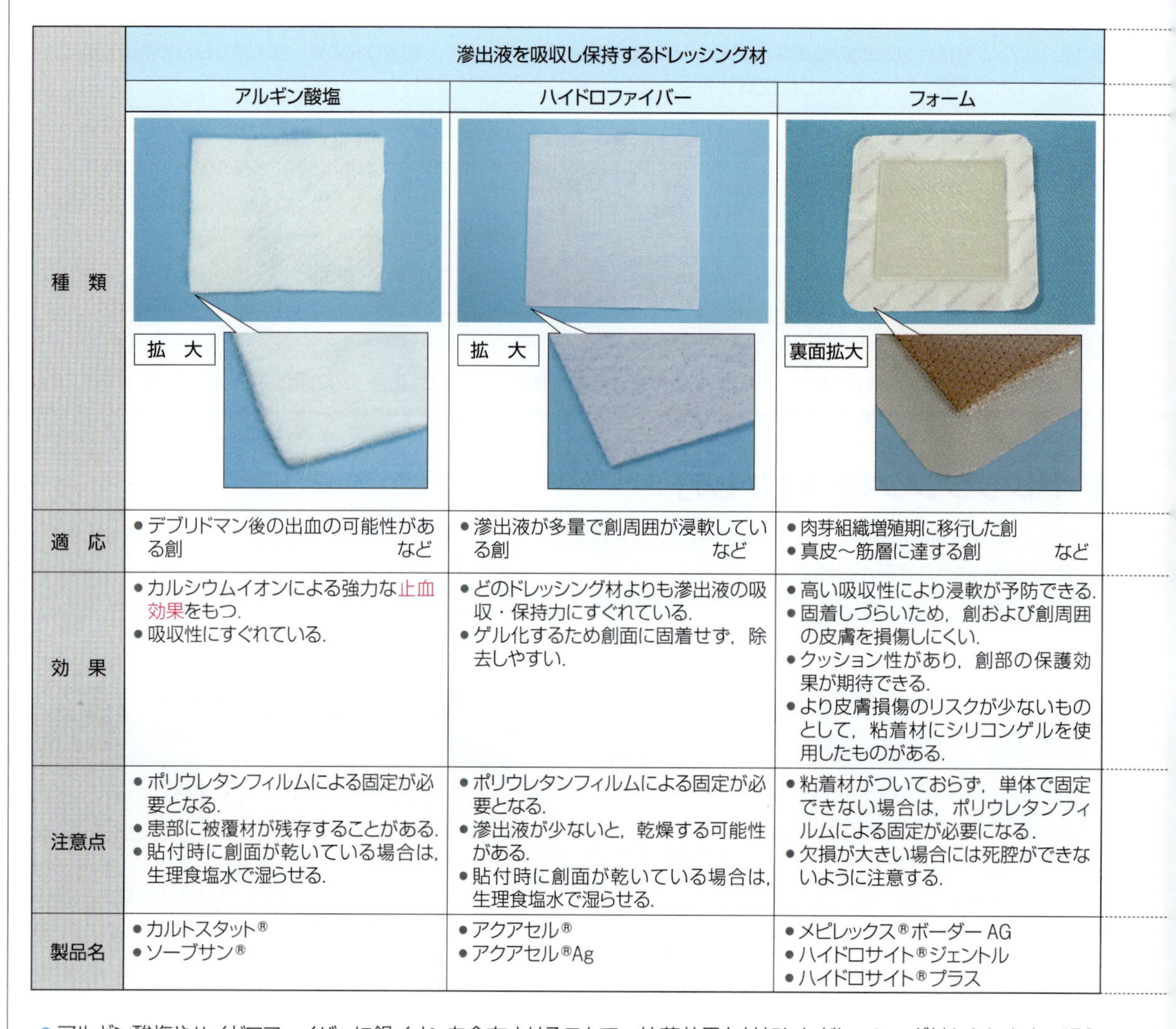

	滲出液を吸収し保持するドレッシング材		
	アルギン酸塩	ハイドロファイバー	フォーム
種　類	拡　大	拡　大	裏面拡大
適　応	●デブリドマン後の出血の可能性がある創　など	●滲出液が多量で創周囲が浸軟している創　など	●肉芽組織増殖期に移行した創 ●真皮〜筋層に達する創　など
効　果	●カルシウムイオンによる強力な止血効果をもつ． ●吸収性にすぐれている．	●どのドレッシング材よりも滲出液の吸収・保持力にすぐれている． ●ゲル化するため創面に固着せず，除去しやすい．	●高い吸収性により浸軟が予防できる． ●固着しづらいため，創および創周囲の皮膚を損傷しにくい． ●クッション性があり，創部の保護効果が期待できる． ●より皮膚損傷のリスクが少ないものとして，粘着材にシリコンゲルを使用したものがある．
注意点	●ポリウレタンフィルムによる固定が必要となる． ●患部に被覆材が残存することがある． ●貼付時に創面が乾いている場合は，生理食塩水で湿らせる．	●ポリウレタンフィルムによる固定が必要となる． ●滲出液が少ないと，乾燥する可能性がある． ●貼付時に創面が乾いている場合は，生理食塩水で湿らせる．	●粘着材がついておらず，単体で固定できない場合は，ポリウレタンフィルムによる固定が必要になる． ●欠損が大きい場合には死腔ができないように注意する．
製品名	●カルトスタット® ●ソーブサン®	●アクアセル® ●アクアセル®Ag	●メピレックス®ボーダー AG ●ハイドロサイト®ジェントル ●ハイドロサイト®プラス

● アルギン酸塩やハイドロファイバーに銀イオンを含有させることで，抗菌効果を付加したドレッシング材もあります．明らかな感染創には外用薬の使用が推奨されますが，クリティカルコロナイゼーション（感染に至る前段階）においてはこの銀イオン含有ドレッシング材の使用は有効です．

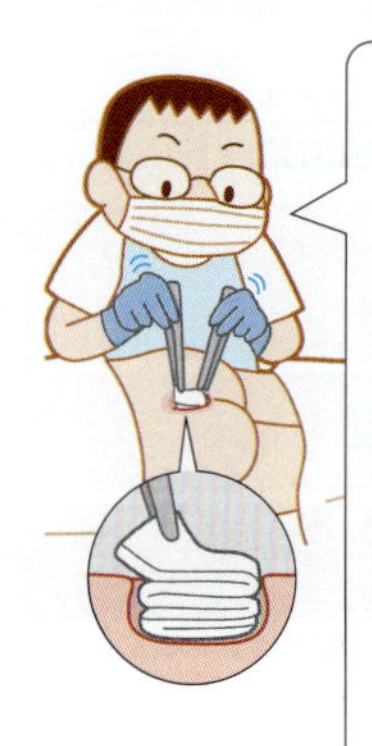

アルギン酸塩やハイドロファイバーは，柔軟性と追従性にすぐれているため，ポケットや深い創に充填して使用することができます．ただし，滲出液を吸収するとゲル化し，膨張するため詰め込みすぎないように注意が必要です．

ゲル化したドレッシング材

アルギン酸塩

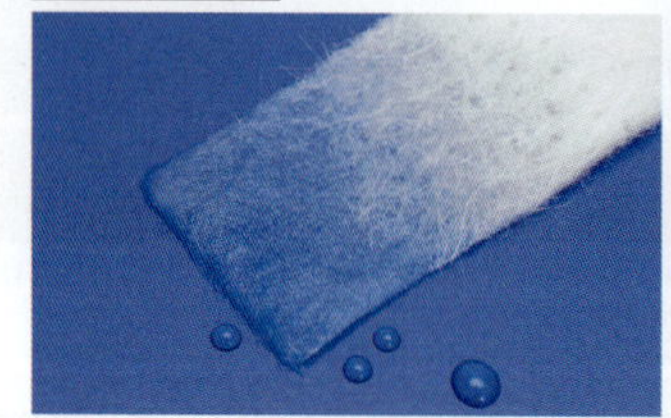

ハイドロファイバー

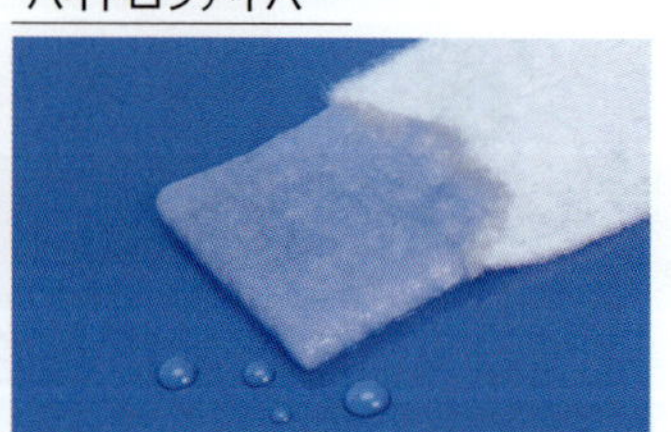

創面を閉鎖し湿潤環境を形成するドレッシング材	その他	
ハイドロコロイド	ハイドロジェル	ポリウレタンフィルム
裏面拡大	使用時	
●滲出液が少なく，真皮～皮下組織までの創　など	●痂皮や乾燥した壊死組織がある創　など	●発赤・水疱，脆弱な皮膚　など
●滲出液を吸収しゲル化することで湿潤環境を維持する． ●創面を低酸素状態に保つことにより血管新生を促進させる． ●汚染物や細菌の侵入を防ぐことができる．	●ジェルに含まれる水分によって痂皮や壊死組織を軟化させ，自己融解を促進させる．	●透明で観察が容易． ●気体は通すが，液体や細菌の侵入は防止する． ●ドレッシング材やガーゼの固定に使用する． ●表面がなめらかなため，摩擦やずれを予防するためにも使用する．
●滲出液の多い創には不向き． ●よれたり，はがれたりすることがある．	●ポリウレタンフィルムによる固定が必要となる．	●皮膚障害を起こすことがある． ●目的に応じて滅菌と未滅菌を使い分ける必要がある．
●デュオアクティブ® ●コムフィール® アルカスドレッシング	●イントラサイト®ジェルシステム ●グラニュゲル®	●オプサイト®ウンド ●パーミロール®

ポイント

ドレッシング材は，滲出液の量と創の形状に合わせて選択しましょう．

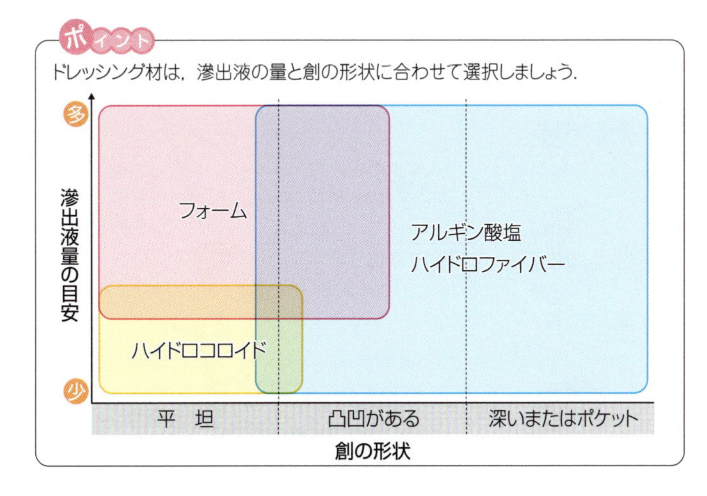

手技のコツ

高齢者の骨突出部位の褥瘡発生予防のために，ポリウレタンフィルムドレッシング材やすべり機能付きドレッシング材，多層構造のシリコン製ドレッシング材の貼付が効果的であると言われています．

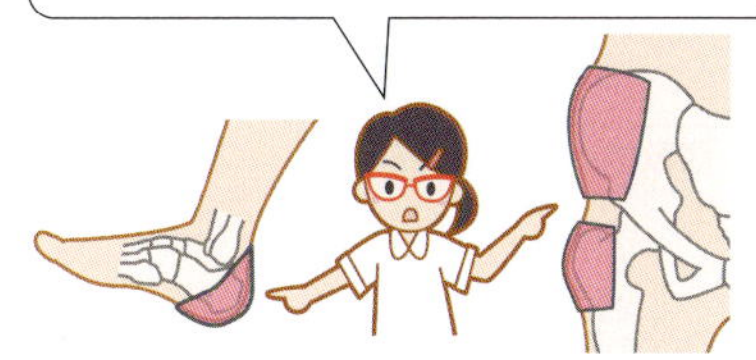

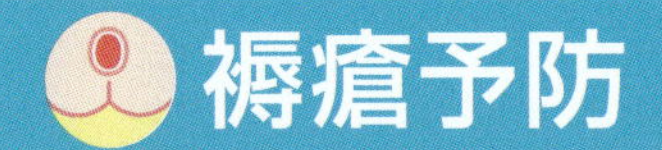

褥瘡予防

監 修
大浦 紀彦
丹波 光子

褥瘡は一度発生すると痛みや感染のリスクが生じ，治癒に時間がかかります．また，原疾患の治療にも支障をきたすなど，患者さんに多大な苦痛を与えることとなります．しっかりとしたリスク管理のもと，皮膚の観察や適切な予防的ケアを行い，褥瘡発生を予防することが大切です．

褥瘡の発生要因

- 褥瘡発生の最大の要因は外力（圧迫，ずれ，摩擦）です．しかし，それだけで褥瘡が発生するわけではありません．
- なぜなら，一定以上の外力を避けようとする「回避能力」と一定の外力に耐えられる「組織耐久性」があるからです．
- これらのいずれか一方でも低下していると，外力の影響をより強く受けることになり，褥瘡発生につながるのです．

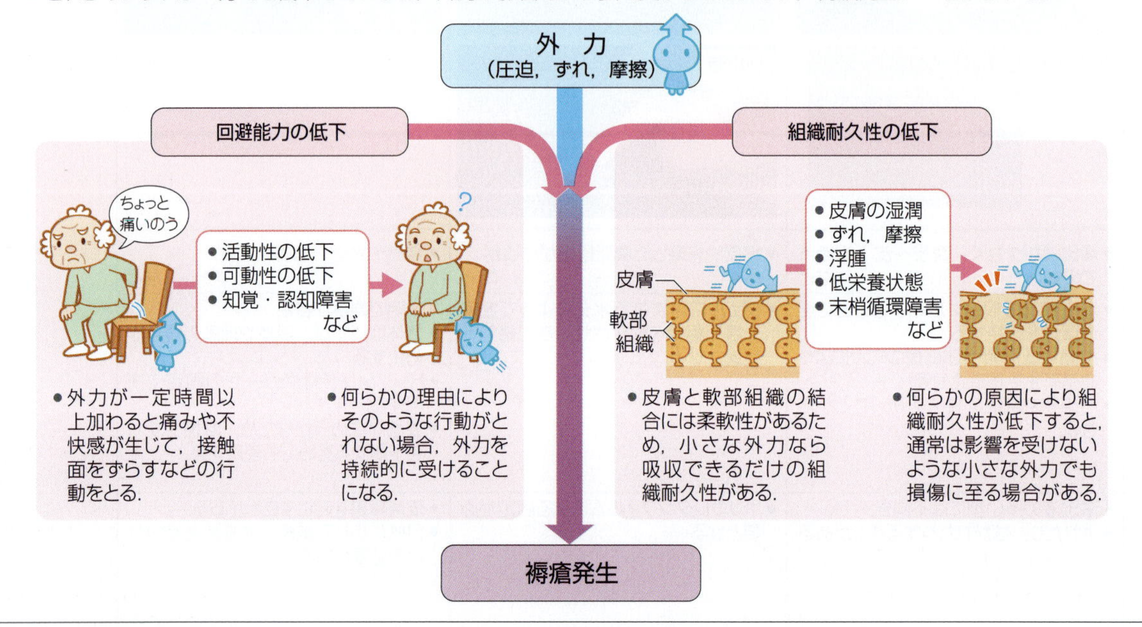

褥瘡好発部位

- 褥瘡は，外力が集中しやすく皮下組織が薄い骨突出部に好発します．

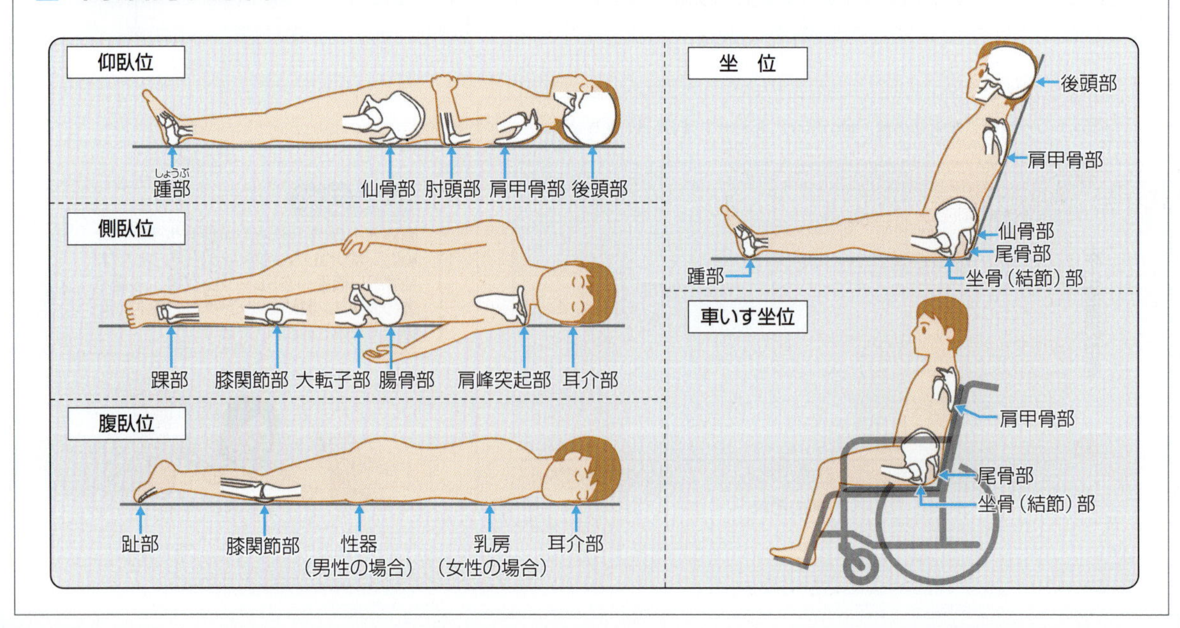

褥瘡管理の全体像

- 褥瘡管理において，まず重要なことは，全身の観察をもとに褥瘡発生のリスクを評価し，その要因を把握することです．
- 褥瘡がない場合は，褥瘡の好発部位の観察に努め，発生要因に応じて作成した計画をもとに褥瘡発生予防に努めます．
- 褥瘡がある場合は，褥瘡の状態に応じたケアを行いながら，新たな褥瘡発生の予防に努めます．

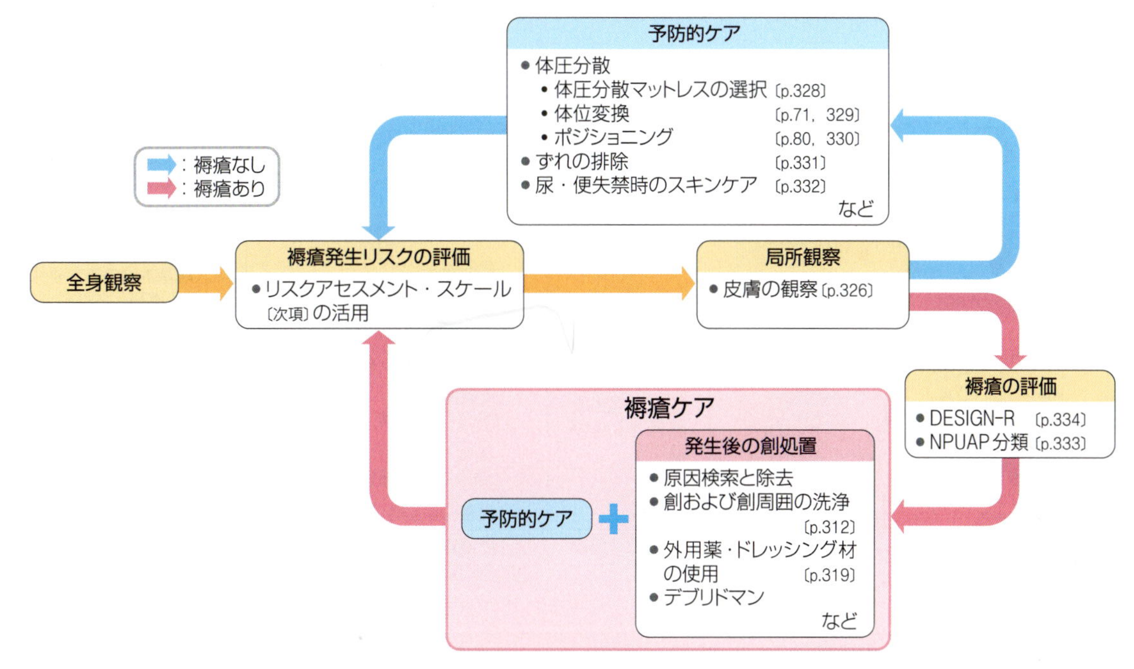

- 低栄養は，褥瘡発生リスクを高めます．また，すでに発生している場合は治癒遅延の原因にもなります．栄養アセスメント〔看②p.230〕をはじめとした栄養管理を行うことも重要です．

● リスクアセスメント・スケール ●

褥瘡発生のリスクアセスメント・スケール

- 褥瘡発生のリスクを評価するツールとして，様々なリスクアセスメント・スケールがあります．
- 患者さんの状態に応じて適切な褥瘡ケアを行うためには，定期的に評価を行うことが重要です．また患者さんの状態が変化したときも再評価を行う必要があります．

名称	厚生労働省危険因子評価	OHスケール	ブレーデンスケール	K式スケール
評価項目	●基本的動作能力（ベッド上，椅子（いす）上） ●病的骨突出 ●関節拘縮 ●栄養状態低下 ●皮膚湿潤（多汗，尿失禁，便失禁） ●浮腫（局所以外の部位）など	●自力体位変換 ●病的骨突出 ●浮腫 ●関節拘縮	●知覚の認知 ●湿潤 ●活動性 ●可動性 ●栄養状態 ●摩擦とずれ	前段階要因 ●自力体位変換不可 ●骨突出あり ●栄養状態悪い 引き金要因 ●体圧 ●湿潤 ●ずれ
特徴	●日常生活自立度を判定し，自立度の低い患者さんに対して褥瘡対策を立てるために作成された．	●寝たきり高齢者，虚弱高齢者を対象として，得られた褥瘡発生危険要因を点数化した．	●褥瘡発生の概念図をもとに，看護師が観察，評価できる6項目を抽出してスケール化した．	●日本語版ブレーデンスケールとして，寝たきり入院高齢者を対象に褥瘡発生時期を予測できるように工夫された．

- 同じ患者さんに毎回違うスケールを使用すると，一貫した評価が行えないので注意が必要です．施設で用いられている統一されたスケールを使用するのがよいでしょう．

●米国褥瘡諮問委員会（NPUAP）：National Pressure Ulcer Advisory Panel

厚生労働省危険因子評価

- 厚生労働省危険因子評価は，「褥瘡対策に関する診療計画書」に含まれており，自立度の低い患者さんや褥瘡（じょくそう）のある患者さんについての診療計画を作成するために必要な評価リストです．
- 「障害高齢者の日常生活自立度（寝たきり度）」を用いて，全ての入院患者さんの自立度を判定し，B1，B2，C1，C2の患者さんを対象に危険因子の評価を行います．危険因子のうち1つでも該当すれば，看護計画を立案する必要があります．

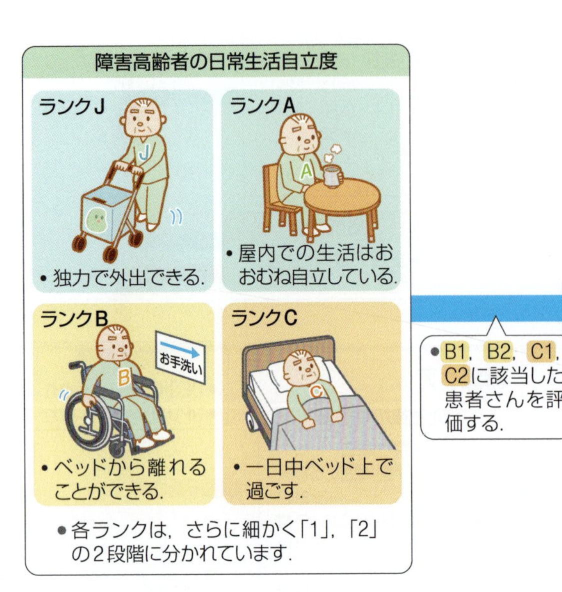

• B1，B2，C1，C2に該当した患者さんを評価する．

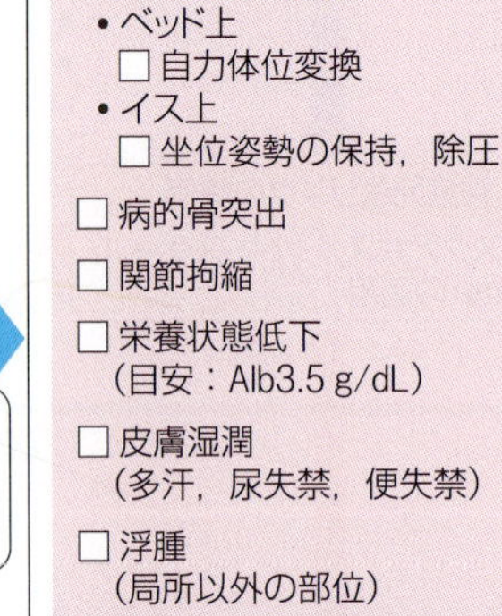

ポイント

2012年度の診療報酬改訂により，自立度が低くて危険因子のある患者さんや褥瘡のある患者さんに対して，「褥瘡対策に関する診療計画書」を作成することが入院基本料の算定要件として義務化されました．

2014年度の診療報酬改定では「在宅患者訪問褥瘡管理指導料」の新設と医療機関における褥瘡対策と発生状況等の報告が義務化されました．

2018年の診療報酬改定では，危険因子の評価項目に「皮膚の脆弱性」が追加されました．

皮膚の観察

発赤の評価法

- 褥瘡発生リスクのある患者さんの場合，最低1日1回は褥瘡好発部位の発赤の有無を観察し，褥瘡の早期発見に努めます．
- 発赤を発見したら，「指押し法」でそれが褥瘡であるかどうかを判断します．

指押し法

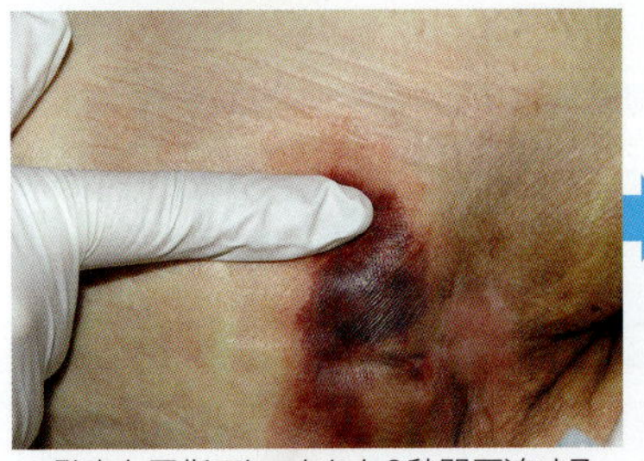

• 発赤を示指でしっかりと3秒間圧迫する．

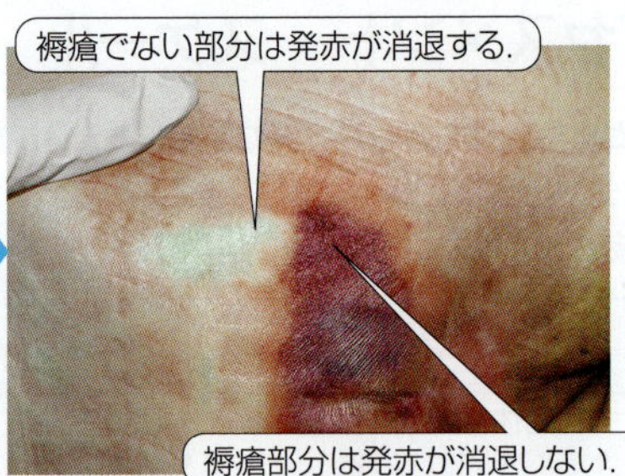

• 指を離す．

ポイント

発赤の評価法には，「ガラス板圧診法」という方法もあります．「指押し法」と同じように透明のガラスまたはプラスチック板でしっかりと3秒間圧迫して発赤の消退の有無を観察します．

- 発赤が生じているということは外力の影響を強く受けている証拠です．褥瘡でなかったとしても積極的な除圧が必要です．

豆知識

発赤には紅斑と紫斑があります．

紅斑：真皮の毛細血管拡張・充血による皮膚発赤．圧迫により一時的に血管が押しつぶされると消退する．

紫斑：真皮の出血による紫色の発赤．そのため圧迫しても消退しない．

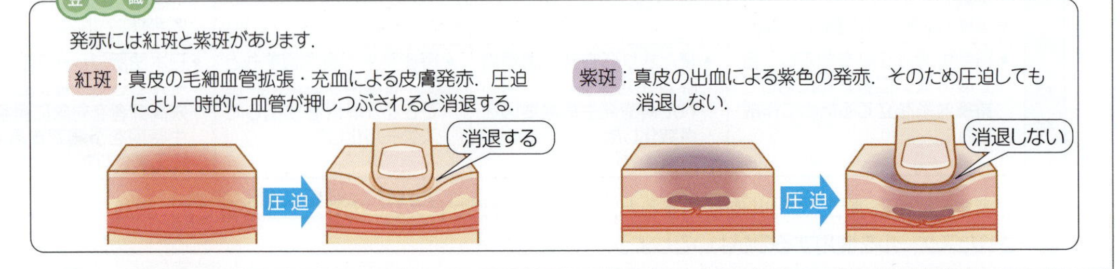

●アルブミン（Alb）：albumin

DTI

- DTI（Deep Tissue Injury／深部損傷褥瘡）とは，一見正常な皮膚や軽度の発赤のように見えても，実際には深部組織が損傷している状態を指します．そのため，時間の経過とともに深い褥瘡であることが明らかになります．
- 外観からは深部組織の損傷の有無は判断できないため，DTIであるかどうかを見極めることは困難です．
- 次のような発赤が観察された場合には，「DTI疑い」として，深部組織の損傷が進行しないように除圧に努めましょう．

DTIを疑う所見

- □骨突出部から離れた部位で持続する発赤
- □発赤の中に濃い発赤や紫斑が存在する二重発赤
- □限局的で欠損していない，紫または栗色の皮膚色変化

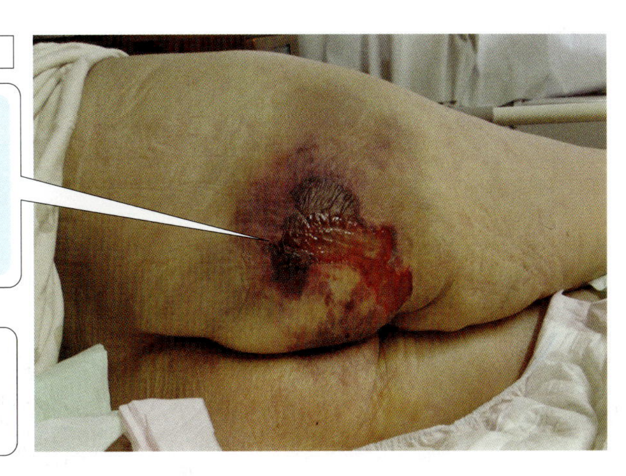

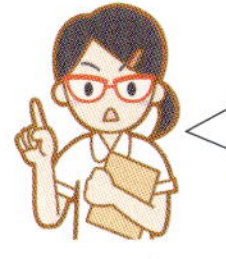

手技のコツ

触診で硬結，疼痛，泥のようなブヨブヨとした浮遊感，皮膚温〔フィジp.150〕の変化がないかなどもあわせて観察してみましょう．

DTIの経時的変化

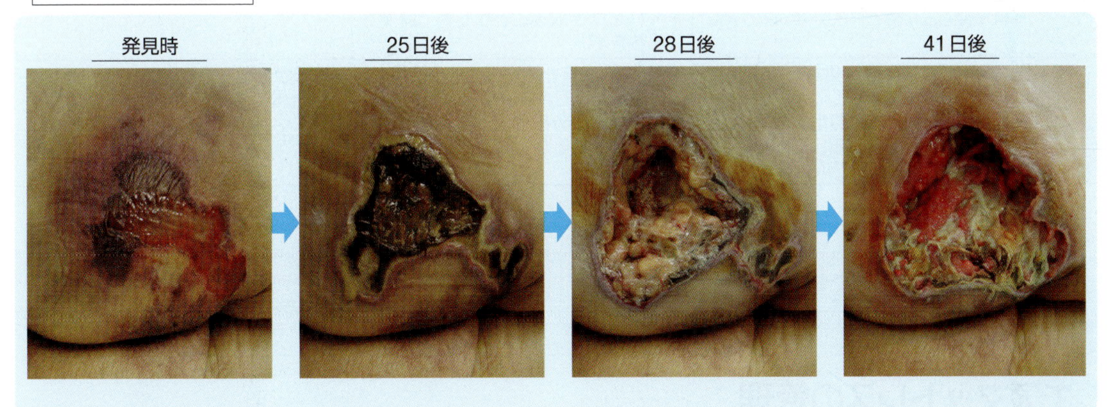

- DTIが疑われる場合には除圧を徹底し，毎日創の状態を観察することが重要です．摩擦やずれなどから皮膚を保護する必要がある場合には，ポリウレタンフィルムドレッシング材などを使用し，創の観察が行えるようにします．

倒れているところを発見されて救急搬送されてきた患者さんはDTIを有しているケースが多くみられます．この場合，入院直後は一見軽度の発赤のように見えても，入院中に深い褥瘡へと変化していくため，入院中の管理責任を問う問題に発展しかねません．初診時に「この褥瘡は後にひどくなる可能性がある」というインフォームドコンセントを医師とともにしっかりと行うことが重要です．

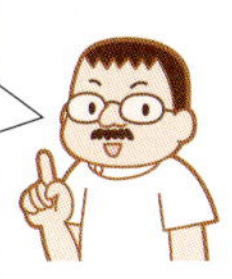

●深部損傷褥瘡（DTI）：deep tissue injury

体圧分散マットレスの種類

- 体圧分散マットレスは，身体を包み込むことで圧を分散する「静止型」と，それに加えて空気の出し入れにより同一部位に圧が加わる時間を短縮する「圧切替型」に大別されます．
- 体圧分散マットレスの使用は，褥瘡（じょくそう）発生率を低下させるために非常に有効です．それぞれの特徴を把握し，適切なマットレスを選択しましょう．

ポイント
基本的には，自力体位変換の可否や行動制限などの活動性と骨突出や関節拘縮の有無などの身体的特徴からマットレスを選択します．

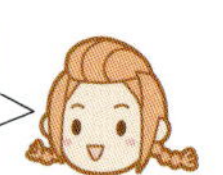

体圧分散マットレスの例

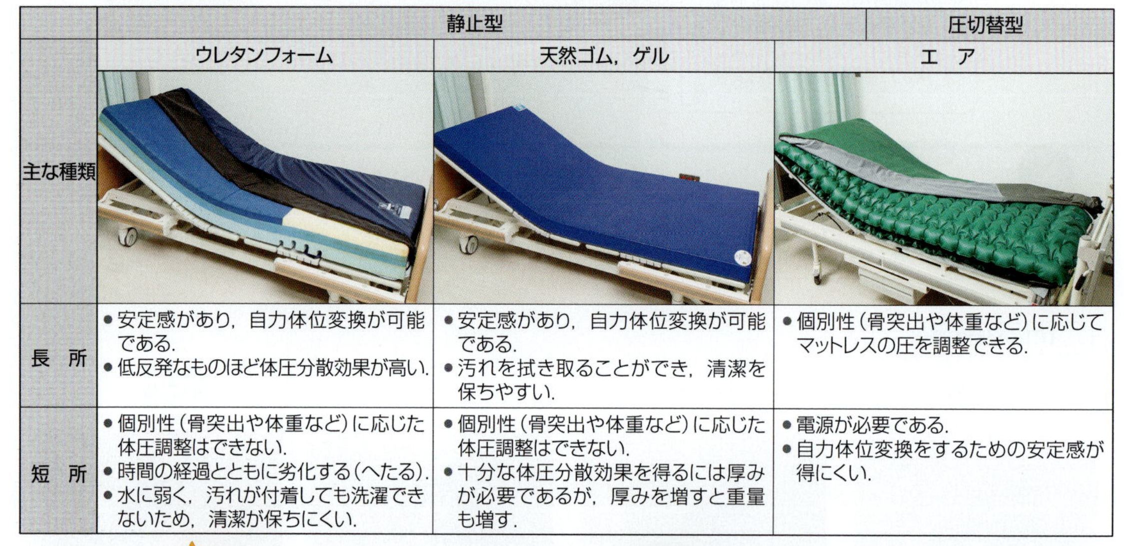

	静止型		圧切替型
	ウレタンフォーム	天然ゴム，ゲル	エ　ア
主な種類			
長　所	●安定感があり，自力体位変換が可能である． ●低反発なものほど体圧分散効果が高い．	●安定感があり，自力体位変換が可能である． ●汚れを拭き取ることができ，清潔を保ちやすい．	●個別性（骨突出や体重など）に応じてマットレスの圧を調整できる．
短　所	●個別性（骨突出や体重など）に応じた体圧調整はできない． ●時間の経過とともに劣化する（へたる）． ●水に弱く，汚れが付着しても洗濯できないため，清潔が保ちにくい．	●個別性（骨突出や体重など）に応じた体圧調整はできない． ●十分な体圧分散効果を得るには厚みが必要であるが，厚みを増すと重量も増す．	●電源が必要である． ●自力体位変換をするための安定感が得にくい．

注意
体圧分散マットレスの使用だけでは褥瘡予防策として不十分です．その他のケアもあわせて行いましょう．

豆知識
エアマットレスには，設定した体位変換を自動で行うもの，身体状況に応じて硬さや厚み，除湿レベルを調整できるものなど多機能なものもあります．

エアマットレスの管理

- エアマットレスは，患者さんの体重やADLによって適切な内圧設定を行うことで，体圧分散効果を得ることができます．
- 設定が正しいかどうかは，コントロールパネルで確認できます．また，1日1回は直接エアマットレスに触れて異常の有無を確認することが必要です．

エアポンプの作動状況

- 巡視時や患者さんのそばを訪れたときには必ず確認する．

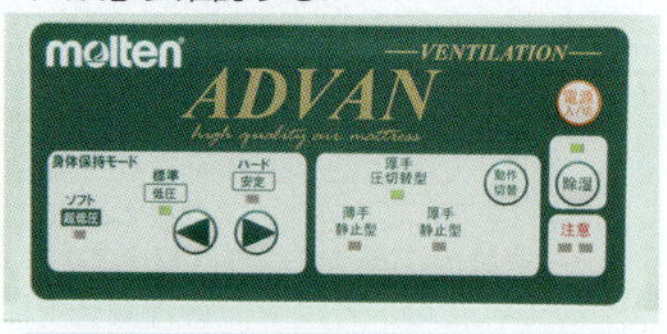

☐ 電源は入っているか
☐ 内圧設定が患者さんの体重やADLに適した設定になっているか
☐ 警報アラームが点滅していないか

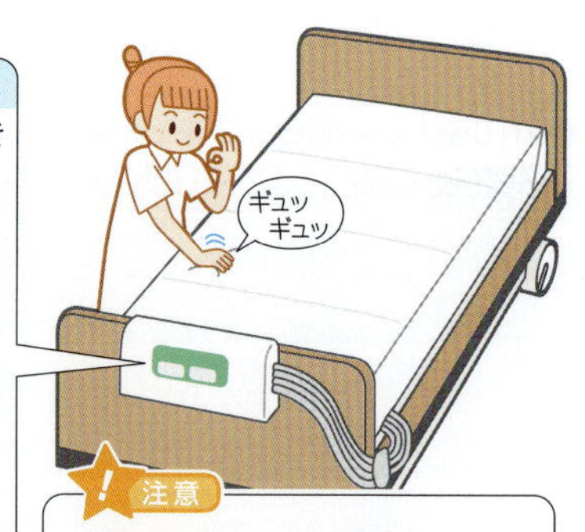

注意
検査などでベッドごと移動した後は，コンセントの差し忘れや電源の入れ忘れに特に注意しましょう．

- 体圧測定器を使用し，適切な内圧管理ができているかを客観的に観察することも必要です．
- 上敷きタイプのエアマットレスの場合は，骨突出部の下にあるエアマットレスと普通のマットレスの間に手を差し入れて底付きの確認を行うこともあります．

●日常生活活動（ADL）：activities of daily living

シーツのかけ方

- 体圧分散マットレスにシーツを強く張るようにかけると，身体が沈み込まないため，骨突出部などの局所への接触面積が減少し，体圧分散マットレスの効果を十分に得ることができません．
- しわにならない程度にゆとりをもたせてシーツをかけることが重要です．

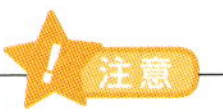

防水シーツやバスタオル，おむつなどを体圧分散マットレスの上に重ねることも，沈み込みを妨げてしまうので注意しましょう．

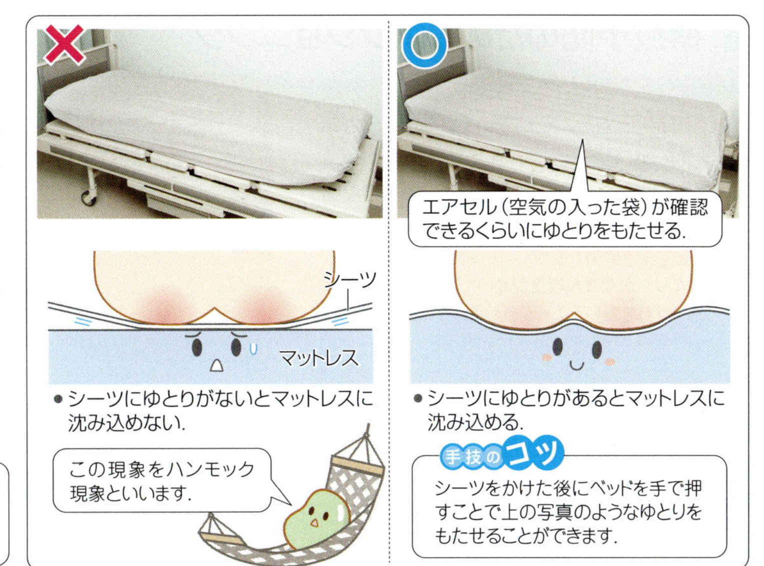

- シーツにゆとりがないとマットレスに沈み込めない．
- シーツにゆとりがあるとマットレスに沈み込める．

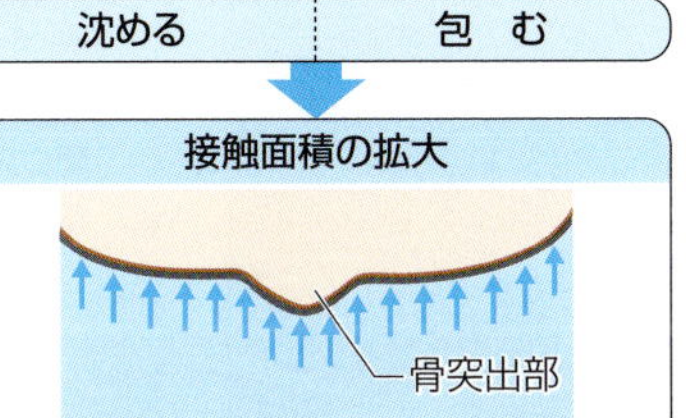

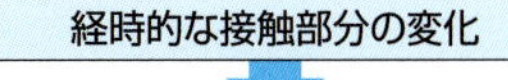

シーツをかけた後にベッドを手で押すことで上の写真のようなゆとりをもたせることができます．

圧再分配

- 圧再分配とは，「沈める」，「包む」，「経時的な接触部分の変化」の3つの働きによって圧力を分配し，1ヵ所に加わる圧力を軽減することです．
- 適切な方法で圧再分配を行えば，外力による阻血障害を予防することができ，褥瘡予防につながります．

沈める｜包　む → 接触面積の拡大

骨突出部

- 身体を沈め包み込むことで接触面積を拡大し，1ヵ所にかかる圧力を分散させる．

経時的な接触部分の変化 → 接触部分の圧力変化

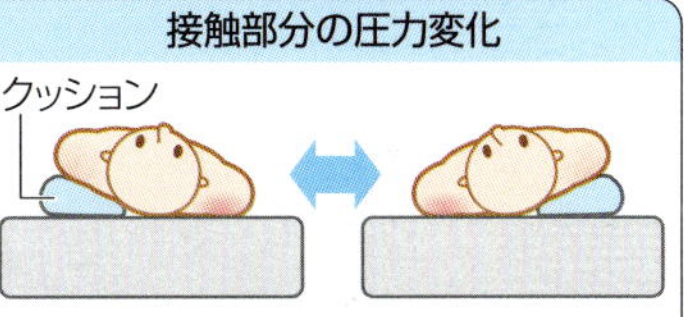

- 一定の時間で接触部分の圧力の大きさを変化させることで，1ヵ所にかかる圧力を分散させる．

- 圧再分配を実現することができるケアには，体圧分散マットレスの使用〔p.328〕，体位変換〔p.71，329〕，ポジショニング〔p.80，330〕，ずれの排除〔p.331〕などがあります．

体位変換

体位変換の間隔

- 体位変換は，局所の持続的圧迫を避けることができますが，患者さんの睡眠や安楽を妨げる原因にもなります．そのため，体位変換を実施する間隔は，次の項目をしっかりとアセスメントし，決める必要があります．

体位変換の間隔を決めるアセスメント項目
□組織耐久性
□皮膚の状態
□活動性
□可動性のレベル
□全身状態
□体圧分散マットレスの種類（体圧分散能力）

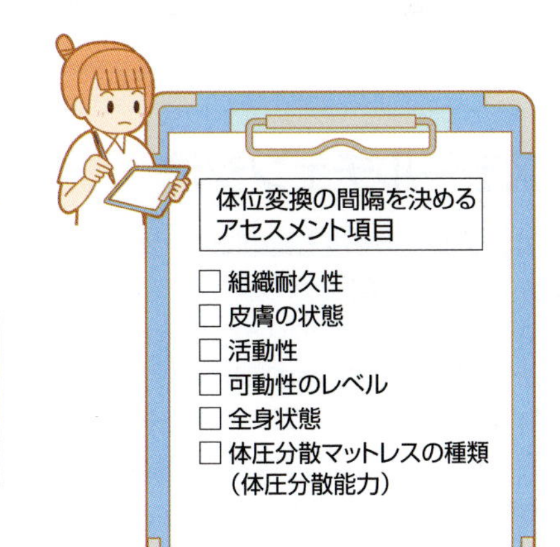

豆知識

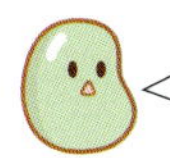

体位変換の間隔については，比較試験などにより，基本的には2時間以内の間隔で行うことや体圧分散マットレスをした場合には4時間以内の間隔で行うことが推奨されています．しかし，患者さんの体格や体位，マットレスの機能などは様々であり，明確な答えが出ていないのが現状です．

注意

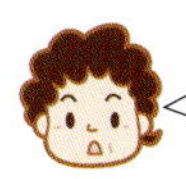

アセスメントをせずに2時間ごとに体位変換を行ってはいけません．

- 体位変換は，患者さん一人一人に合った間隔で行うことが重要です．

褥瘡予防のためのポジショニング

- クッションを用いて，体圧を効果的に分散し，局所圧迫が起こらないようなポジショニング〔p.80〕を行います．また身体が広い面積で支えられて，姿勢が安定している＊ことも重要です．

＊ なぜなら 姿勢が安定していないと，姿勢がくずれたり，患者さん自身が動いたりすることで，摩擦やずれを生じることがあるからです．

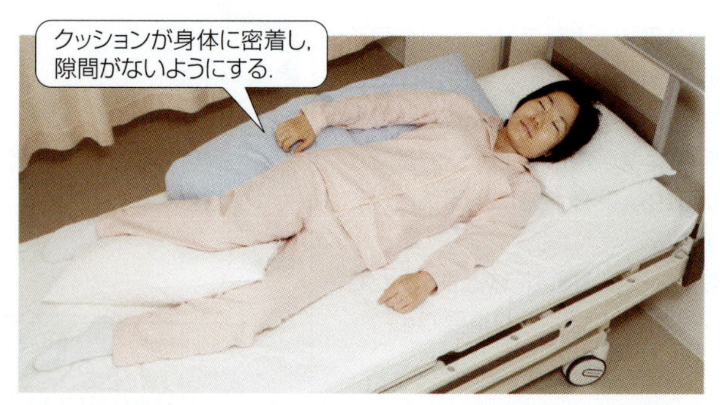

- 30°側臥位は体圧分散に有効であるといわれていますが，体格によってはその限りではありません〔p.83〕．患者さんの骨格や好みなどに合わせて，より適した体位となるように調整しましょう．

踵部の除圧

- 踵部は仙骨部に次いで褥瘡発生頻度の高い部位であるため，適切な除圧を行うことが重要です．
- その際，膝が過伸展にならないように＊1 注意することが必要です．

＊1 なぜなら 下肢の拘縮や疼痛の原因になるからです．

適切な踵部の除圧
踵部がマットレスに接していない．

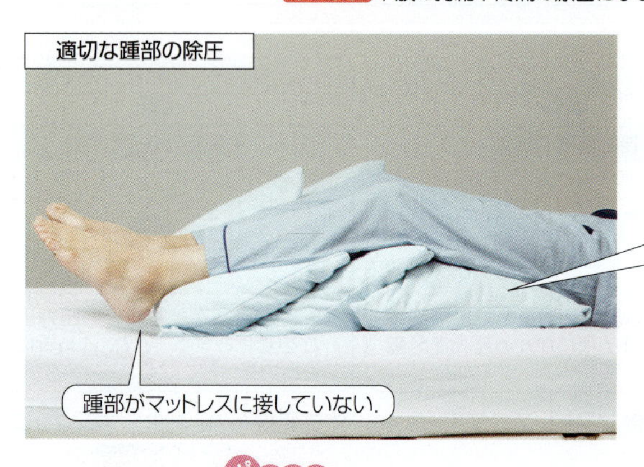

- 隙間がないように，下腿だけでなく下肢全体をクッションで支える＊2．

＊2 なぜなら 下腿のみを支えると大腿とベッドとの間に隙間が生じて，下腿と仙骨部の体圧が高まるからです．

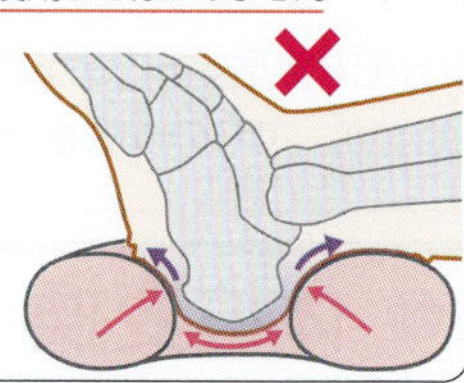

ポイント
踵部はわずかに浮いていれば十分です．踵部を挙上しすぎると，血行障害を招くこともあります．

注意
踵部の除圧に円座を使用してはいけません＊3．

＊3 なぜなら 円座に接触している皮膚は，引っぱられて虚血状態となってしまうからです．

- クッションは幅が狭いものを用いると足がすぐに落ちてしまうので，十分な幅があるものを用いることも重要です．

Step Up

スモールチェンジ法

- 近年，褥瘡を予防するためには，大きく身体を動かす必要がないことがわかってきました．北欧ではその考えに基づいたスモールチェンジ法が褥瘡予防のケアとして行われています．
- 具体的にはマットレスの下に小枕を挿入することで身体に小さな傾斜をつくり，自然な身体の動きを模倣して体圧を変化させます．
- 患者さんのもとを訪れる度に小枕の位置を順番に移動させるという小さな動きを繰り返すことで褥瘡を予防することができるとされています．

スモールチェンジ法

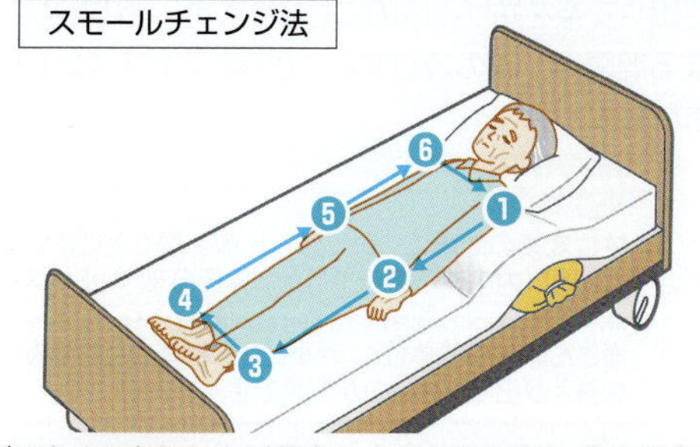

- バスタオルをたたんだ程度の大きさの小枕を，❶から❻の順番に，移動させていく．

ポイント
ただし，安全・安楽なポジショニングができていることが前提です．

ずれの排除

ずれの排除

- 皮膚表面と内部組織にずれが生じると，毛細血管がつぶされて血流が悪くなり，褥瘡発生の原因となります．
- ずれは少し身体を動かすだけでも生じます．そのため，患者さんの身体を引きずらないように体位変換はできるだけ2人で行います．また，体位変換のためにバスタオルを敷いたままにしておくことは，ずれやしわの発生を助長させるのでしてはいけません．

例）ギャッジアップ時のずれの排除

- 特にギャッジアップやギャッジダウンを行ったときにずれが生じやすいため，次の方法でずれを排除することが重要です．

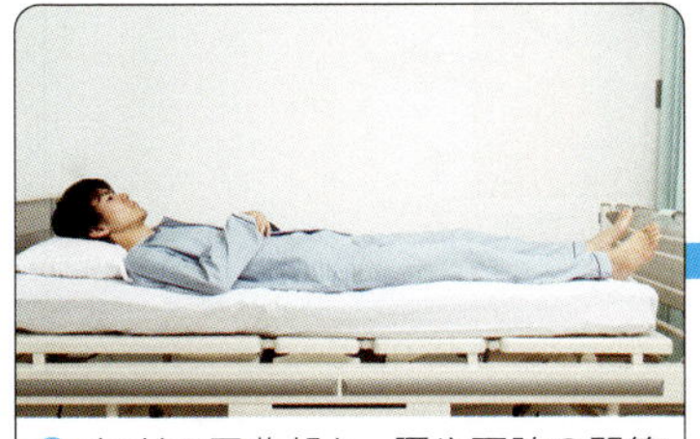

❶ベッドの屈曲部と，腰や下肢の関節部の位置が合っていることを確認する．

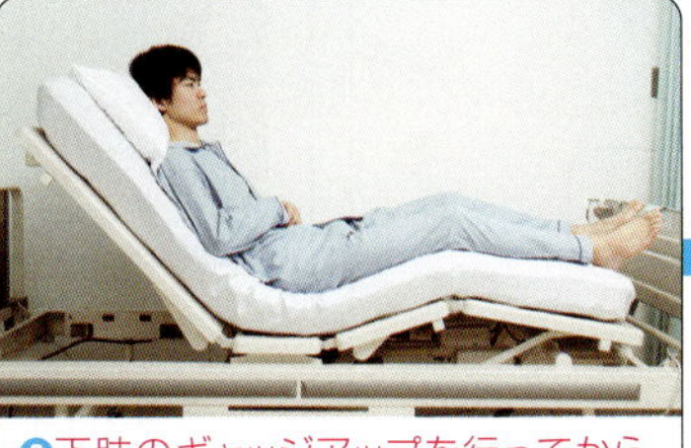

❷下肢のギャッジアップを行ってから，頭部のギャッジアップを行う．

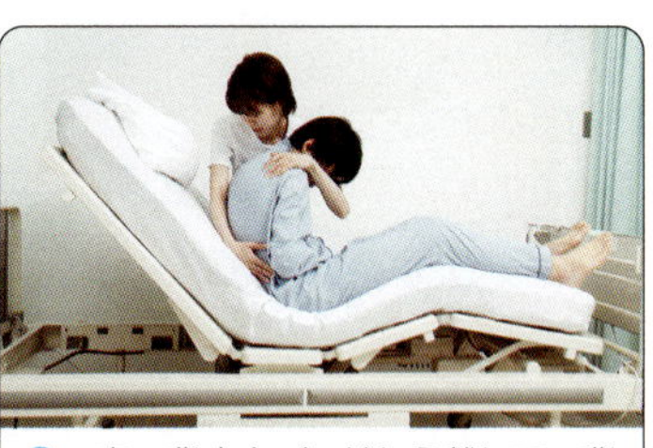

❸一度，背中をベッドから離して，背中にかかる外力を取り除く（背抜き）．

ポイント
❶，❷をしっかりと行うことで，ずれが生じにくくなります．ベッドと身体の大きさが合わない場合には膝下にクッションを入れてベッドの屈曲部と膝関節の位置を調節しましょう．

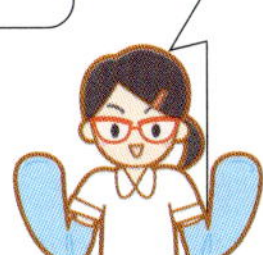

手技のコツ
ギャッジアップやポジショニングの後のずれの排除にはポジショニンググローブの使用が有効です．表面のすべりがよいため身体の下に手をすべり込ませて，簡単にずれを排除することができます．

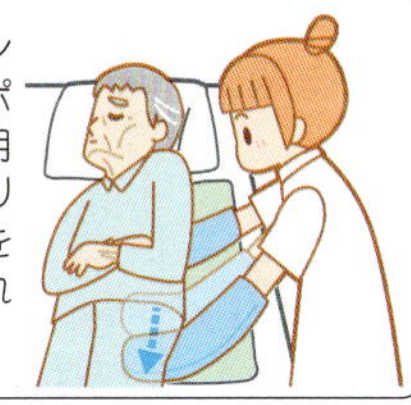

- ギャッジアップは30°以上になるとずれが生じてくるため，安定したポジショニングとずれの排除が特に重要になります．

スキンケア

スキンケア

- スキンケアは，皮膚のバリア機能〔p.307〕を良好に維持する，あるいは向上させるために行うケアです．
- スキンケアの基本は保清，保湿，保護です．これらを適切に実施するためには皮膚をよく観察することが重要になります．

保　清

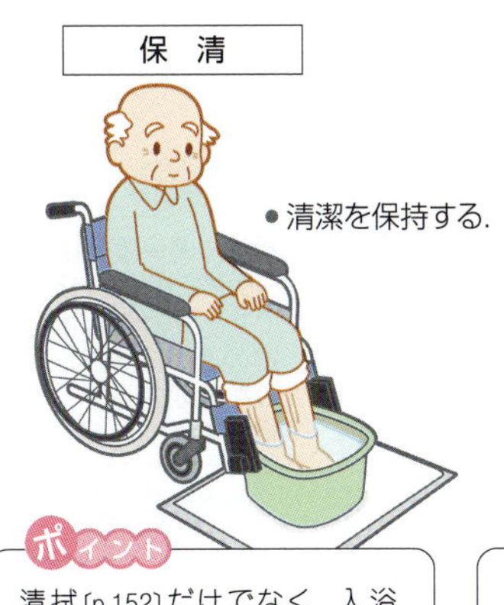

- 清潔を保持する．

保湿・保護

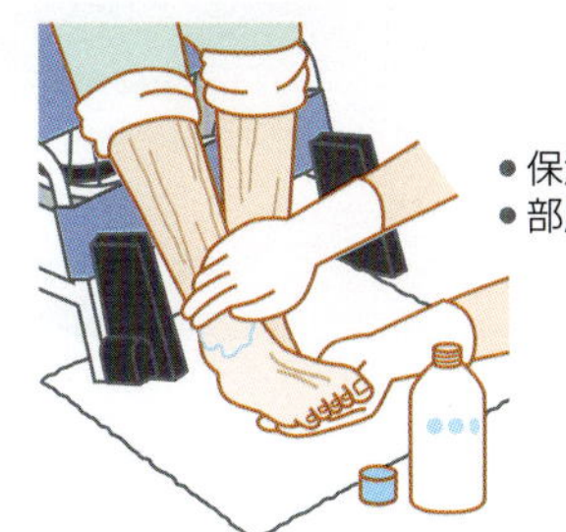

- 保湿剤をこまめに塗る．
- 部屋の湿度を管理する．

ポイント
清拭〔p.152〕だけでなく，入浴〔p.144〕やシャワー浴の機会を設けましょう．

手技のコツ
保湿剤は入浴や清拭を行った直後に，塗布することが重要です*．
*なぜなら 皮脂膜が除去されて，非常に乾燥しやすい状態となっているからです．

創傷管理　褥瘡予防

尿・便失禁時のスキンケア

- 尿・便失禁による皮膚障害〔p.222〕を最小限に抑えるためには，速やかな「汚染の除去」と，「排泄物接触の予防」が重要になります．

汚染の除去

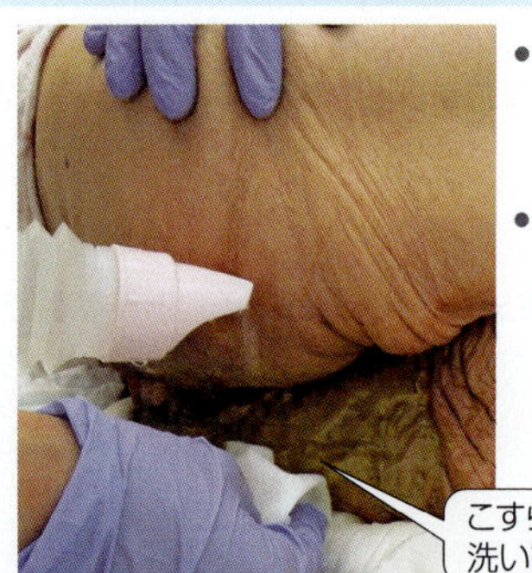

- よく泡立てた弱酸性の洗浄剤で洗浄する．または微温湯のみでよく洗い流す．
- 皮膚への刺激を考慮し，洗浄剤による洗浄は1日1回にとどめる．

注意
洗浄剤による頻繁な洗浄やこすり洗いは皮脂膜を容易にはがしてしまうため，注意が必要です．軟膏が塗布してある場合は，洗浄の度に除去する必要はありません．

排泄物接触の予防

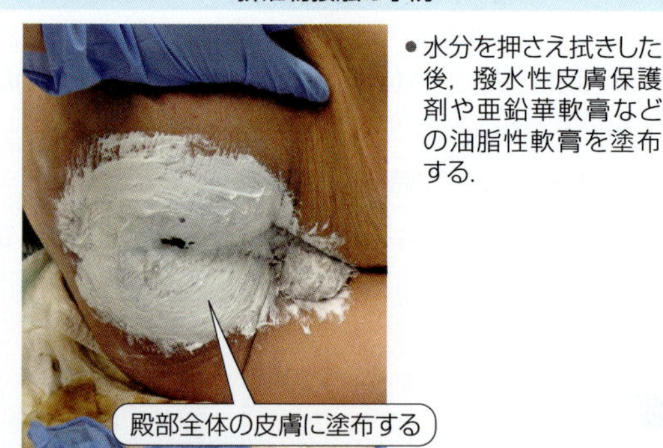

- 水分を押さえ拭きした後，撥水性皮膚保護剤や亜鉛華軟膏などの油脂性軟膏を塗布する．

手技のコツ
皮膚が脆弱で塗布することが物理的刺激になる場合には，スプレータイプの皮膚保護剤を使用するとよいでしょう．

- 水様便の場合には，軟便用パッド〔p.221〕を使用し，便の吸収を早めて皮膚への便付着を軽減することもあります．
- さらに，失禁のコントロールが困難で皮膚障害が生じてしまった場合には，肛門部のパウチングやシリコンチューブによる便失禁管理システムの使用も考慮する必要があります．

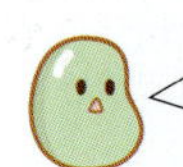

豆知識
アルカリ性である下痢便*で皮膚が汚染されると，正常な弱酸性の皮膚で発揮されていたバリア機能は低下してしまいます．
*なぜなら 下痢便には小腸や大腸からのアルカリ性分泌物が多く含まれているからです．

Step Up

殿部の発赤・びらんへのスキンケア

- 便失禁によってすでに発赤や小さなびらんが生じてしまっている場合，粉状皮膚保護剤（バリアケア®パウダー）や油脂性軟膏（亜鉛華軟膏やアズノール®）を塗布し，創傷部位に直接排泄物が付着しないようなケアを行います．

発赤が生じた殿部に粉状皮膚保護剤を使用した例

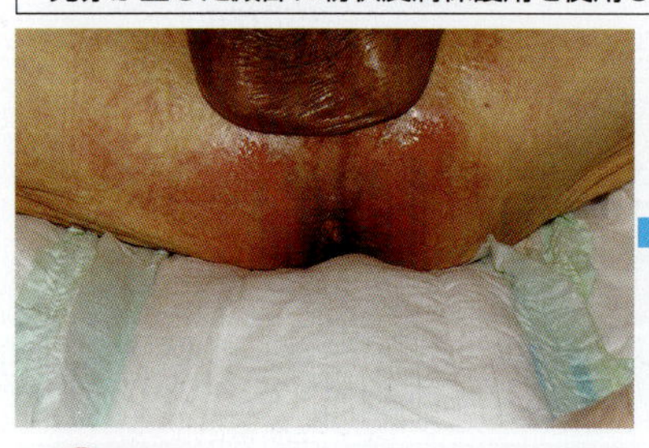

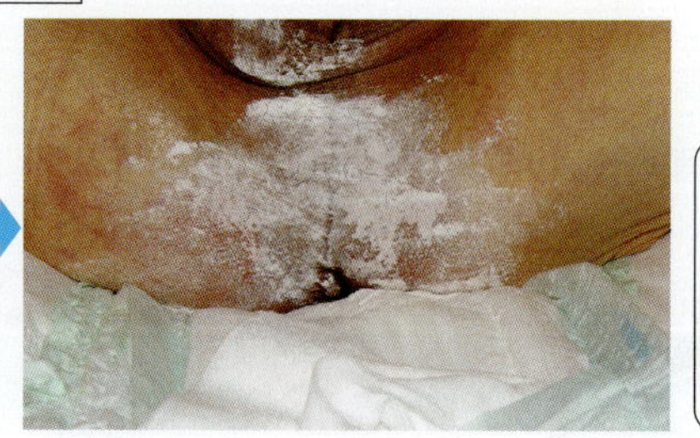

豆知識
粉状皮膚保護剤は，ストーマケアに使用される保護剤です．排泄物の水分や障害のある皮膚からの滲出液を吸収する作用と，pH緩衝作用があります．

ポイント
亜鉛華軟膏やアズノール®などの油脂性軟膏は，びらんがあると皮膚に密着しないため，粉状皮膚保護剤を散布してから，または軟膏と保護剤を7：3で混合してから塗布します．皮膚が見えない厚み（1～3 mm）で塗布しましょう．

ポイント
便で汚染されたら，その部分のみをやさしくつまみ取り，上から軟膏を重ね塗りしましょう．

手技のコツ
状況に応じて軟膏を除去する場合には，オリーブ油を使用すると皮膚への負担を軽減できます．

●水素イオン濃度（pH）：hydrogen ion concentration

褥瘡の評価

NPUAP分類

- NPUAP分類は米国褥瘡(じょくそう)諮問委員会(NPUAP)によって作成された褥瘡の深達度分類で，国際的に使用されています．
- 急性期の褥瘡は深さがわかりにくく，状態が急速に変化するため，以前のNPUAP分類での評価は難しい部分がありました．
- そこで2007年の改訂により，初期の段階では深達度を判定するのが難しい「DTI〔p.327〕疑い」と壊死組織により深達度がわからない「判定不能」のカテゴリーが追加されました．

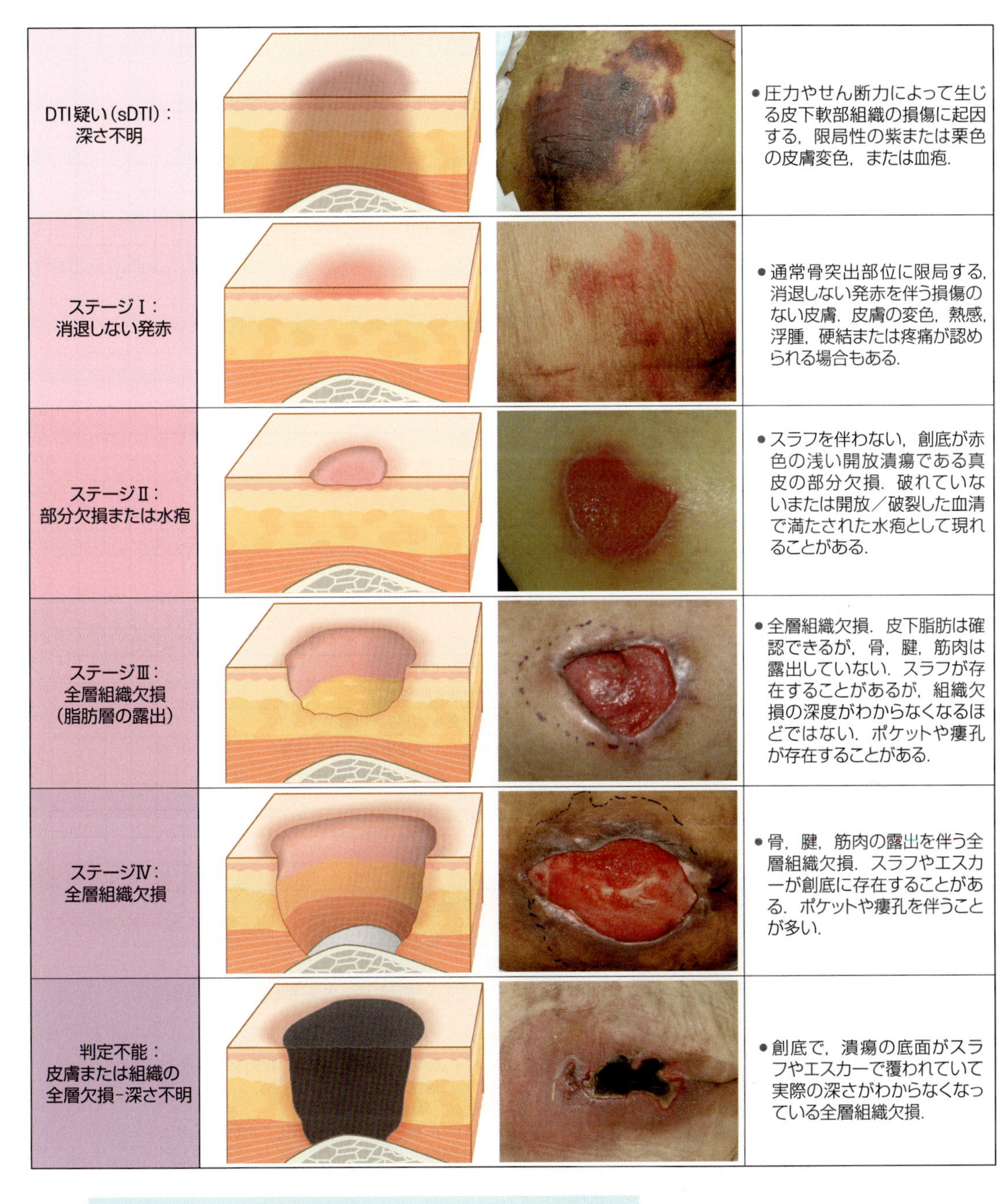

DTI疑い(sDTI)：深さ不明	●圧力やせん断力によって生じる皮下軟部組織の損傷に起因する，限局性の紫または栗色の皮膚変色，または血疱．
ステージⅠ：消退しない発赤	●通常骨突出部位に限局する，消退しない発赤を伴う損傷のない皮膚．皮膚の変色，熱感，浮腫，硬結または疼痛が認められる場合もある．
ステージⅡ：部分欠損または水疱	●スラフを伴わない，創底が赤色の浅い開放潰瘍である真皮の部分欠損．破れていないまたは開放／破裂した血清で満たされた水疱として現れることがある．
ステージⅢ：全層組織欠損（脂肪層の露出）	●全層組織欠損．皮下脂肪は確認できるが，骨，腱，筋肉は露出していない．スラフが存在することがあるが，組織欠損の深度がわからなくなるほどではない．ポケットや瘻孔が存在することがある．
ステージⅣ：全層組織欠損	●骨，腱，筋肉の露出を伴う全層組織欠損．スラフやエスカーが創底に存在することがある．ポケットや瘻孔を伴うことが多い．
判定不能：皮膚または組織の全層欠損-深さ不明	●創底で，潰瘍の底面がスラフやエスカーで覆われていて実際の深さがわからなくなっている全層組織欠損．

用語

スラフ　やわらかく黄色調の壊死組織．

エスカー　硬く黒色調の壊死組織．

●米国褥瘡諮問委員会(NPUAP)：National Pressure Ulcer Advisory Panel　●深部損傷褥瘡(DTI)：deep tissue injury　●深部損傷褥瘡疑い(sDTI)：suspected deep tissue injury

DESIGN-R

- DESIGN-Rは，重症度分類と経過評価ができる褥瘡(じょくそう)状態評価スケールです．2008年にDESIGNから改訂され現在のDESIGN-Rとなりました．
- 以前のDESIGNでは患者間で重症度比較や絶対的評価ができませんでしたが，DESIGN-Rでは，点数配分が変更され各項目に重みづけがなされたことで，これが可能になりました．また，大まかに治癒までの日数を予測することもできるようになりました．

DESIGN-R 褥瘡経過評価票					カルテ番号(　　　) 患者氏名(　　　) 月 日	/	/	/	/	/	/
Depth 深さ 創内の一番深い部分で評価し，改善に伴い創底が浅くなった場合，これと相応の深さとして評価する．											
d	0	皮膚損傷・発赤なし	D	3	皮下組織までの損傷						
				4	皮下組織を越える損傷						
	1	持続する発赤		5	関節腔，体腔に至る損傷						
	2	真皮までの損傷		U	深さ判定が不能の場合						
Exudate 滲出液											
e	0	なし	E	6	多　量：1日2回以上のドレッシング交換を要する						
	1	少　量：毎日のドレッシング交換を要しない									
	3	中等量：1日1回のドレッシング交換を要する									
Size 大きさ 皮膚損傷範囲を測定：[長径(cm)×長径と直交する最大径(cm)]											
s	0	皮膚損傷なし	S	15	100以上						
	3	4未満									
	6	4以上 16未満									
	8	16以上 36未満									
	9	36以上 64未満									
	12	64以上 100未満									
Inflammation/Infection 炎症／感染											
i	0	局所の炎症徴候なし	I	3	局所の明らかな感染徴候あり(炎症徴候，膿，悪臭など)						
	1	局所の炎症徴候あり(創周囲の発赤，腫脹，熱感，疼痛)		9	全身的影響あり(発熱など)						
Granulation 肉芽組織											
g	0	治癒あるいは創が浅いため肉芽形成の評価ができない	G	4	良性肉芽が，創面の10%以上50%未満を占める						
	1	良性肉芽が創面の90%以上を占める		5	良性肉芽が，創面の10%未満を占める						
	3	良性肉芽が創面の50%以上90%未満を占める		6	良性肉芽が全く形成されていない						
Necrotic tissue 壊死組織 混在している場合は全体的に多い病態をもって評価する．											
n	0	壊死組織なし	N	3	柔らかい壊死組織あり						
				6	硬く厚い密着した壊死組織あり						
Pocket ポケット 毎回同じ体位で，ポケット全周(潰瘍面も含め)[長径(cm)×短径(cm)]から潰瘍の大きさを差し引いたもの．											
p	0	ポケットなし	P	6	4未満						
				9	4以上16未満						
				12	16以上36未満						
				24	36以上						
部位[仙骨部，坐骨部，大転子部，踵骨部，その他(　　　)]					合　計						

表記方法

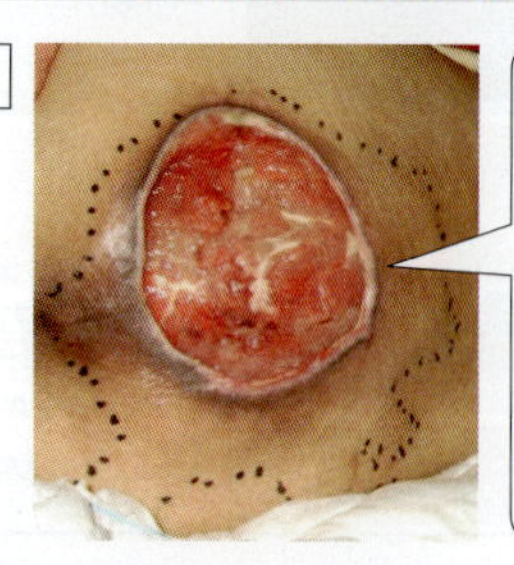

褥瘡重症度分類

- アルファベットの小文字を軽度，大文字を重度として表記する．
  例）DESiGnP

褥瘡経過評価

- DとEの間にハイフン(-)を入れ，褥瘡の経過を数値で表記する．
- 「深さ」は合計点には含めない．
- 判定不能の場合は，「U」と表記する．
- 点数が減少すれば改善，増加すれば悪化と判断する．
  例）D4-E6S15i0G4n0P24：49

- DESIGN-Rは原則として慢性期の褥瘡に対して使用します*．

  *なぜなら 急性期の褥瘡は，変化が早く，多岐にわたり，深さの判定が難しいためです．
- 適切なケアの選択と実施のために，週に1回，または褥瘡の状態が大きく変化したときに採点して治癒過程を評価しましょう．

Step Up

医療関連機器圧迫創傷（MDRPU）

- 医療関連機器圧迫創傷（MDRPU）とは，治療のために使用する医療機器（酸素マスク，ギプスなど）による圧迫が原因となって起こる皮膚損傷のことです．
- 広い意味では褥瘡の範疇に属すため，発生後の重症度や経過評価にはDESIGN-R 〔p.334〕を用いることができます．
- MDRPUの発生には個体要因，機器要因，ケア要因，の3つが関係しています．医療機器に関連して発生するため，医療機器を正しく取り扱うことが重要な予防策となります．

実際のMDRPU

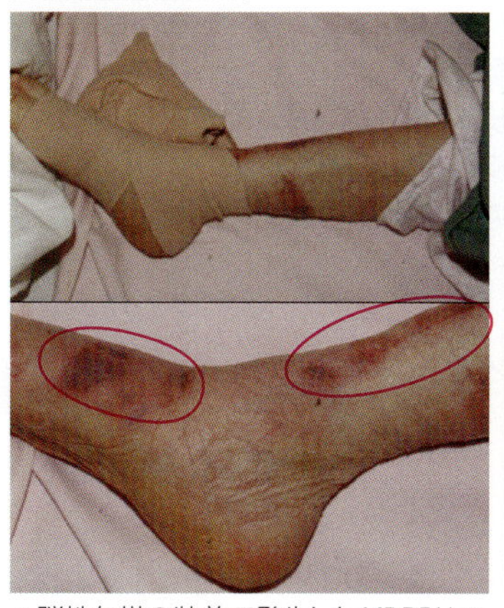

- 弾性包帯の装着で発生したMDRPUである．
- 骨・腱・関節の突出部などに発赤が集中してみられる．

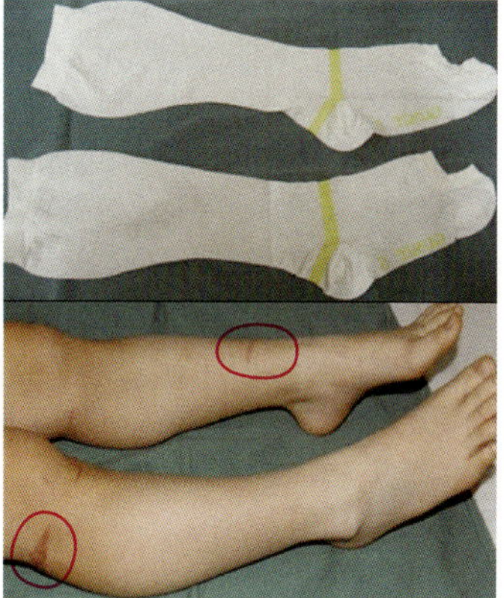

- 弾性ストッキングの装着で発生したMDRPUである．
- 皮膚の軟らかい部分にストッキングの上端・しわ・丸まりなどによる圧が集中し，発赤がみられる．

発生要因

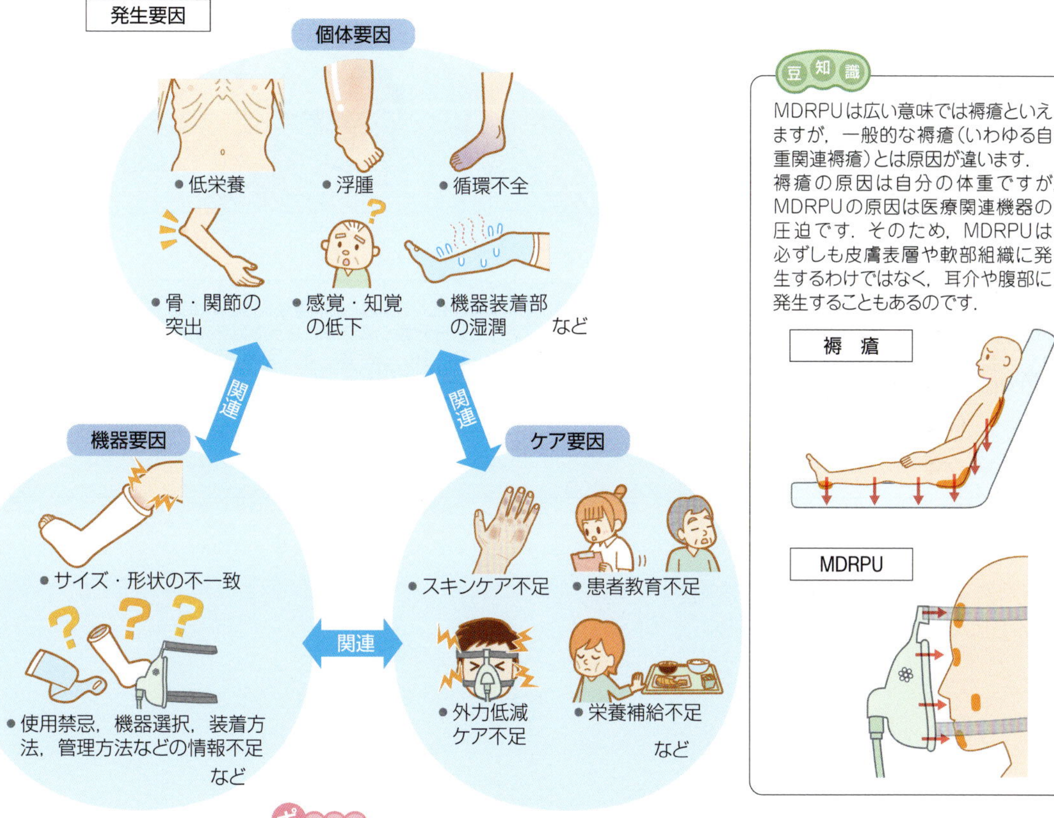

豆知識

MDRPUは広い意味では褥瘡といえますが，一般的な褥瘡（いわゆる自重関連褥瘡）とは原因が違います．褥瘡の原因は自分の体重ですが，MDRPUの原因は医療関連機器の圧迫です．そのため，MDRPUは必ずしも皮膚表層や軟部組織に発生するわけではなく，耳介や腹部に発生することもあるのです．

褥　瘡

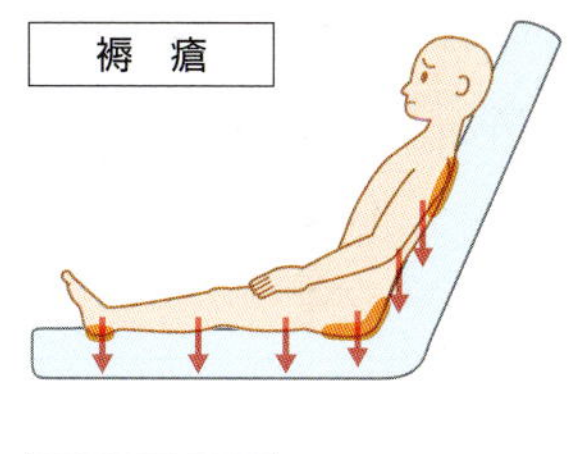

MDRPU

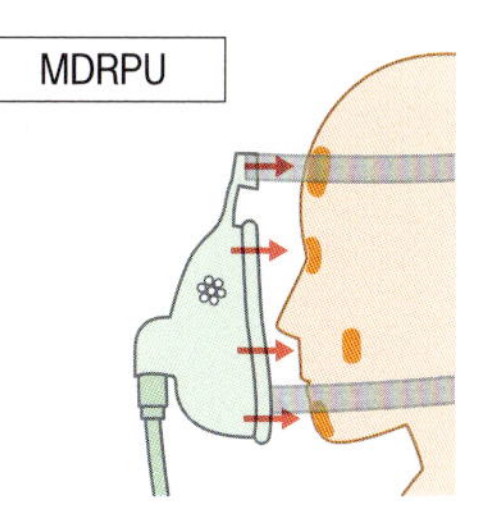

ポイント

2018年の診療報酬改定ではMDRPU対策として，「皮膚に密着させる医療関連機器の長時間持続的な使用が必要であるもの」がケア加算の対象患者に追加されました．

- MDRPUの具体的な予防・治療・ケア方法は，日本褥瘡学会ホームページ内で公開されている「MDRPUベストプラクティス医療関連機器圧迫創傷の予防と管理」に記載されています（2018年現在）．

●医療関連機器圧迫創傷（MDRPU）：Medical Device Related Pressure Ulcer

Step Up

スキン-テア

- スキン - テア（皮膚裂傷）とは、「摩擦・ずれによって皮膚が裂けて生じる真皮深層までの損傷」のことです．持続する圧迫が原因ではないため褥瘡とは異なります．
- 具体的には「テープをはがす際に皮膚が裂けた」「体位変換の際に身体を支持していたら皮膚が裂けた」などの状態を指します．特に高齢者で起こりやすく，疼痛や，医療過誤といった問題が生じます．
- スキン - テアの予防の視点として，「栄養管理」「外力保護ケア」「スキンケア」「医療・介護メンバー教育」「患者・家族教育」の5つが挙げられます．

実際のスキン - テア

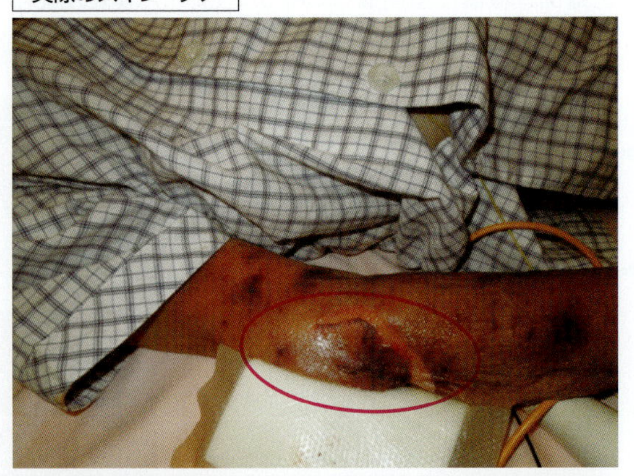

- ベッド柵による損傷で発生したカテゴリー 2bのスキン - テアである．
- ずれた皮膚は元の位置に戻すことができない．また黒ずみもみられる．

スキン - テア予防の視点

栄養管理

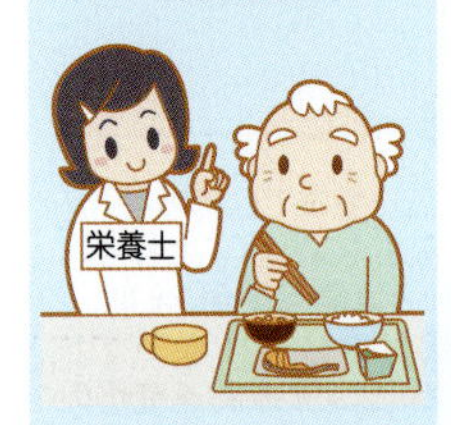

外力保護ケア

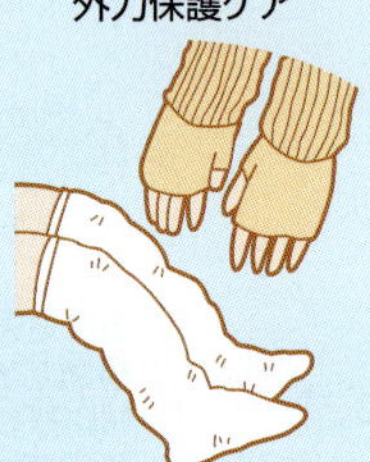

スキンケア

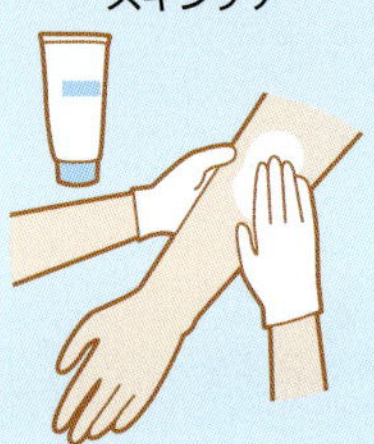

医療・介護メンバー教育

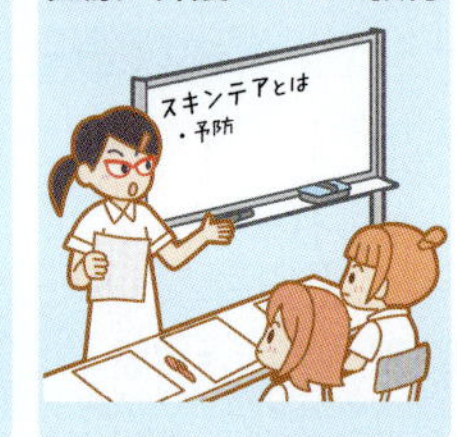

患者・家族教育

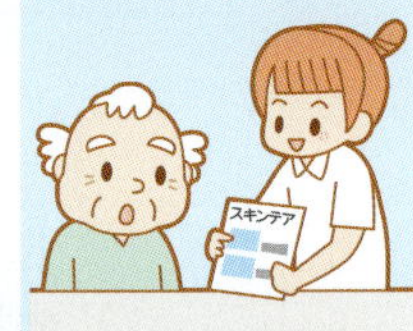

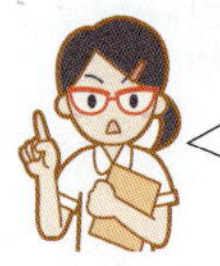

手技のコツ

皮膚が脆弱な場合は，なるべくテープを使わないことが推奨されていますが，使う場合にはゲル粘着剤やシリコン粘着材などの刺激の少ないテープを選択しましょう．

スキン-テアは，日本語版STARスキン-テア分類システムによってカテゴリー 1a，1b，2a，2b，3の5つに分類されます．発生後は，ガイドラインに準じて管理を行います．

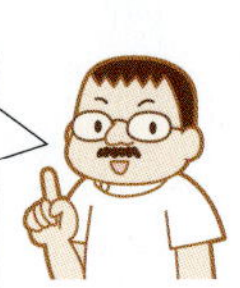

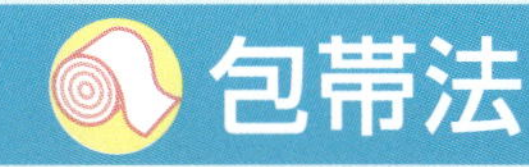

包帯法

監 修
大浦 紀彦
丹波 光子

包帯は創傷の保護や骨折部位の固定などに用いられます．包帯法とは，その装着方法のことをいいます．目的に合わせて適切な包帯を選択し，正しく実施できるようにしましょう．

包帯法の目的

● 包帯法の目的には，次のようなものがあります．

被覆・保護

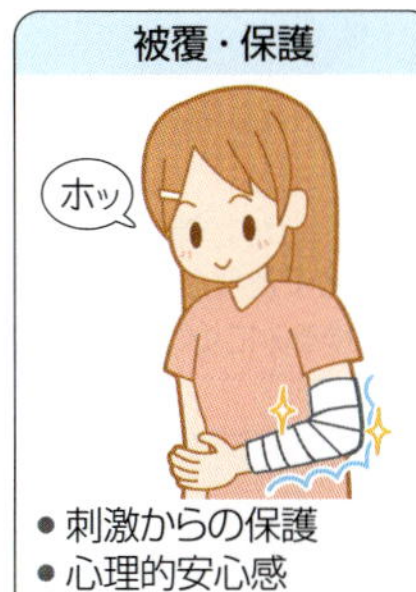

- 刺激からの保護
- 心理的安心感

圧 迫

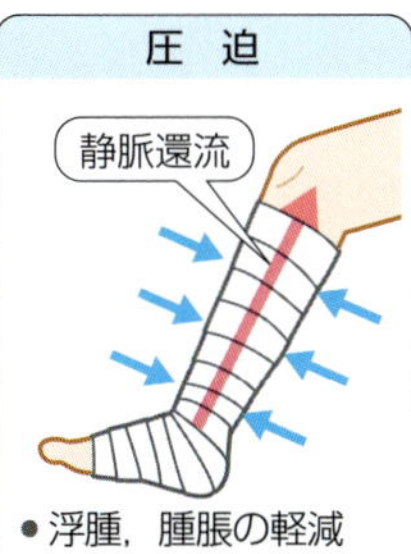

- 浮腫，腫脹の軽減
- 深部静脈血栓症（DVT）の予防

支 持

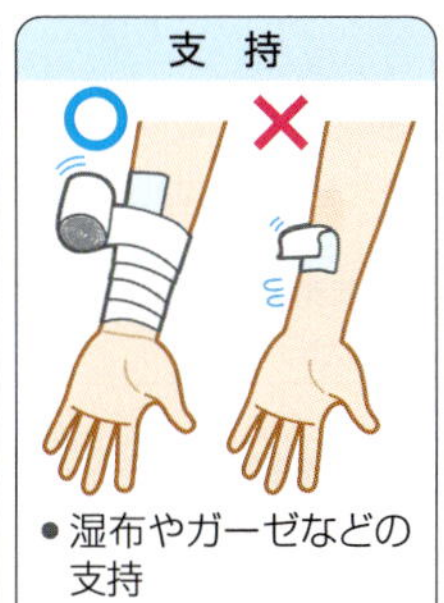

- 湿布やガーゼなどの支持

固定・安静

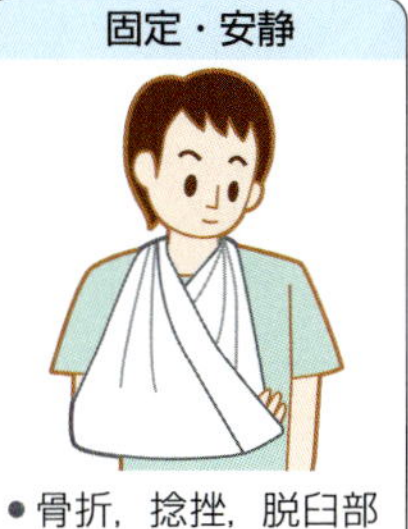

- 骨折，捻挫，脱臼部位の固定
- 運動の制限

牽 引

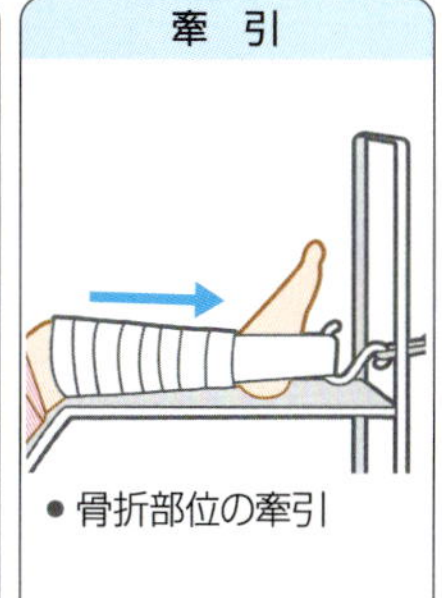

- 骨折部位の牽引

用語　深部静脈血栓症（DVT）
深部静脈に血栓が形成された病態．原因は長期臥床などによる血流のうっ滞であり，主に下肢に生じる．肺血栓塞栓症〔病④ p.272〕の原因となる．予防策として弾性ストッキングの着用が有用であるが，弾性包帯で代用することもできる．

包帯の種類

● 包帯は，目的や部位に適した材質，幅，長さのものを選択しましょう．

種 類		素 材	部 位	特 徴
巻軸包帯	非伸縮性	● 薄手の木綿	● 胸部や背部などの体幹 ➡幅10～15 cm ● 頭部や四肢 ➡幅7～10 cm ● 手指や足指 ➡幅5 cm以下	● 伸縮性がない． ● 屈曲部などでは特に巻きにくく，ゆるみやすい．
	伸縮性	● 薄手の木綿 ● ゴム繊維		● 適度な伸縮性がある． ● 関節部位でも巻きやすく，ゆるみにくい．
	弾性	● 厚手の木綿 ● ゴム繊維		● 弾力性がある． ● 骨折や捻挫の際の固定，また浮腫や下肢静脈瘤の際の圧迫にすぐれる．
布帛（ふはく）包帯	三角巾	● 幅の広い薄手の綿	● 巻軸包帯では巻きにくい頭，肩，腕	● 応急処置や骨折，脱臼の整復後に安静固定するために用いる．
	胸帯・腹帯		● 巻軸包帯では巻きにくい胸，腹	● 術後，創部の安静や圧迫のために用いる．
管状包帯	ネット包帯	● 綿やゴム	● 巻軸包帯では巻きにくい様々な場所	● 必要な量だけ切り取っても伝線やほつれがない． ● 筒状で伸縮性がある．

● 深部静脈血栓症（DVT）：deep vein thrombosis

巻軸包帯の巻き方の注意点

● 巻軸包帯は，様々な場面で使用されます．特に包帯の締めすぎによる循環障害が起こらないように注意して使用しましょう．

持ち方

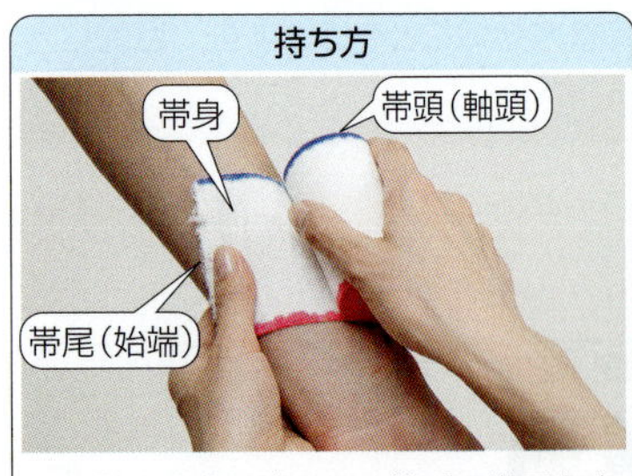

• 包帯を皮膚に当てて，片手で帯尾を支持し，もう片方の手で帯頭を軽く握る．

巻き始め／終わり

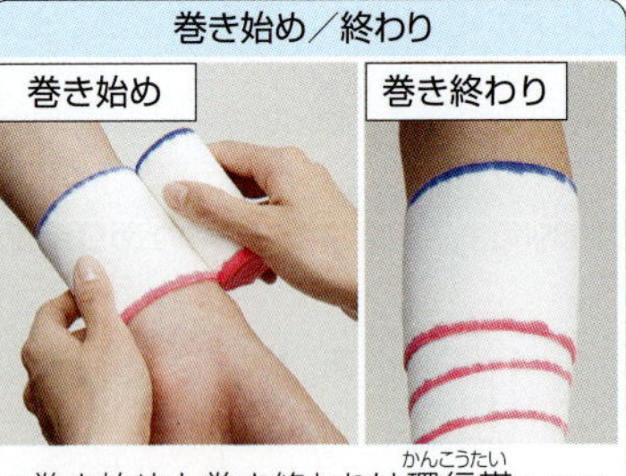

• 巻き始めと巻き終わりは環行帯（かんこうたい）〔p.339〕で巻く*．

* なぜなら 包帯がゆるんだり，ずれたりしにくくなるからです．

巻き方

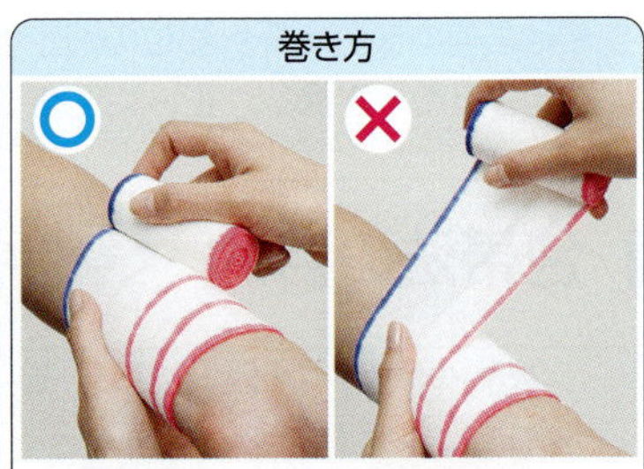

• 圧が均一にかかるように**，皮膚に密着させ，転がすようにして巻く．

** なぜなら そうすることで過度な圧迫が避けられるだけでなく，ゆるみにくくなります．

巻く方向

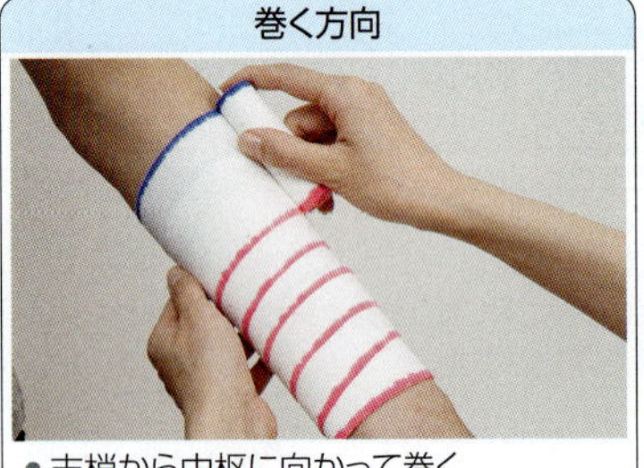

• 末梢から中枢に向かって巻く．

末梢の露出

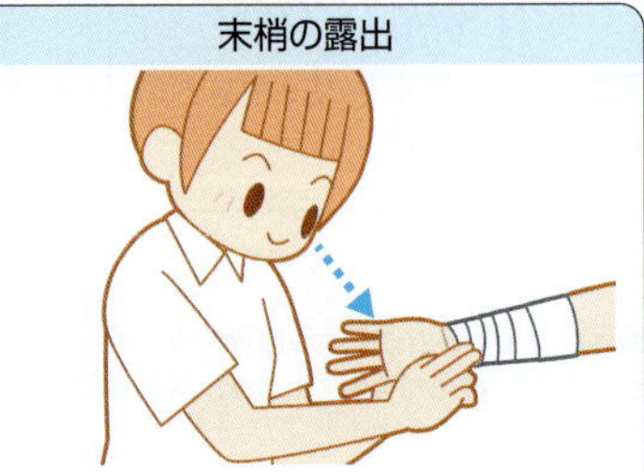

• 観察できるように，末梢は極力露出する．

良肢位の保持

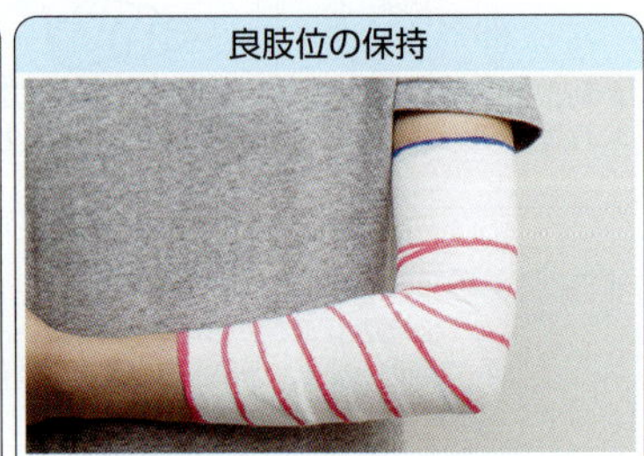

• 関節を含んでいる場合，良肢位〔p.80〕を保持して巻く．

● 皮膚と皮膚が接触したまま固定しなければならない部位には，「ガーゼを挟む」，「別々に巻く」などして皮膚障害が起きないように注意しましょう．

● 包帯を巻いている部位は湿潤しやすく，清潔を保持することが難しいです．包帯交換時に清拭〔p.152〕などを行うと爽快感も得られてよいでしょう．

ポイント

1日に最低1回は次の点を観察して循環障害が起きていないか確認しましょう．

- □ 圧迫感
- □ しびれ
- □ 末梢冷感の有無
- □ チアノーゼの有無〔フィジp.149〕
- □ 浮腫の有無〔フィジp.152〕
- □ 四肢動脈の触知〔フィジp.41，42〕

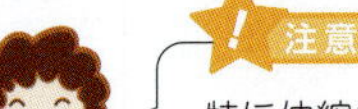

注意

特に伸縮性包帯や弾性包帯を巻いた後は，時間が経ってから循環障害症状が出ることもあるため，こまめに観察する必要があります．少しでも異常がみられたら巻き直しをしましょう．

巻軸包帯の巻き始め

● 巻軸包帯は，ずれないように次のような手順で巻き始めます．

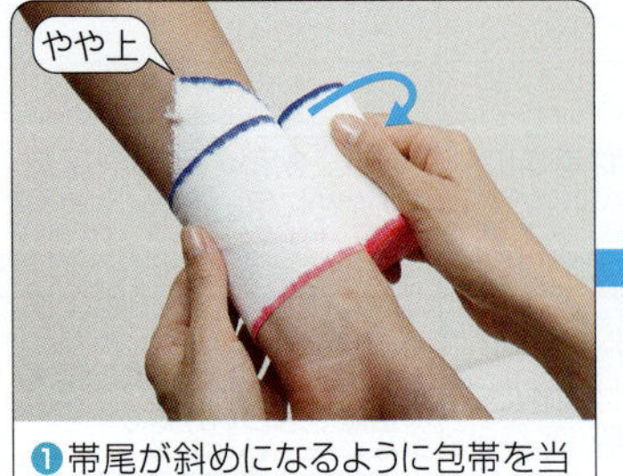

❶ 帯尾が斜めになるように包帯を当て，一周巻く．

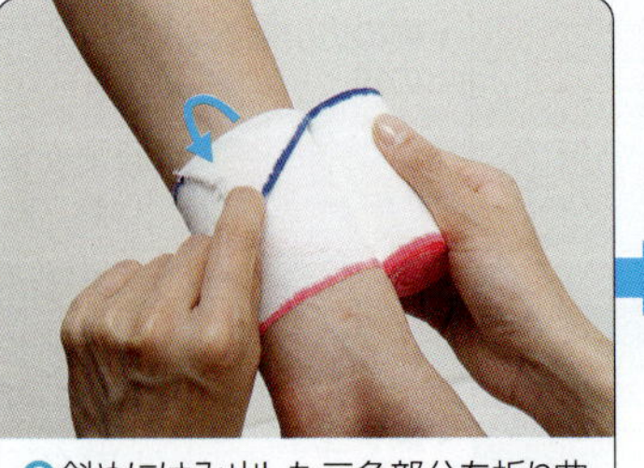

❷ 斜めにはみ出した三角部分を折り曲げる．

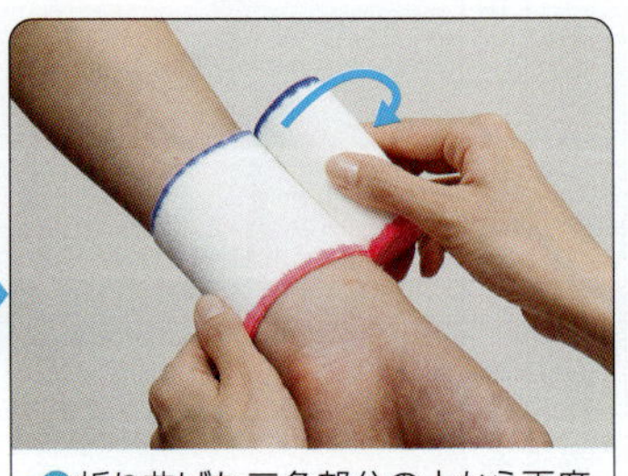

❸ 折り曲げた三角部分の上から再度一周巻く．

巻軸包帯の巻き方の種類

- 巻軸包帯には次のような巻き方があります．

環行帯（かんこうたい）

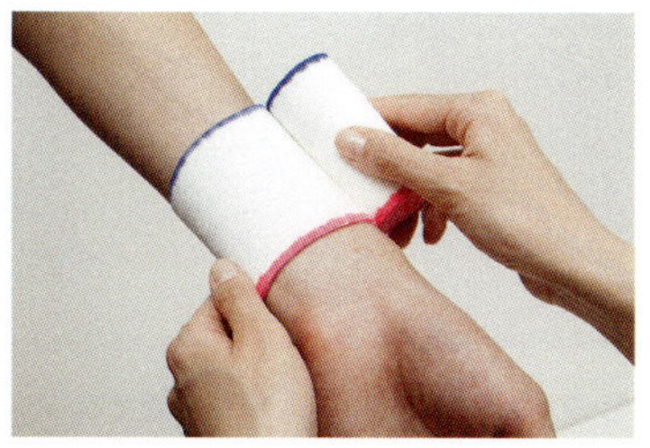

- 同じ位置に重ねて巻く．

螺旋帯（らせんたい）

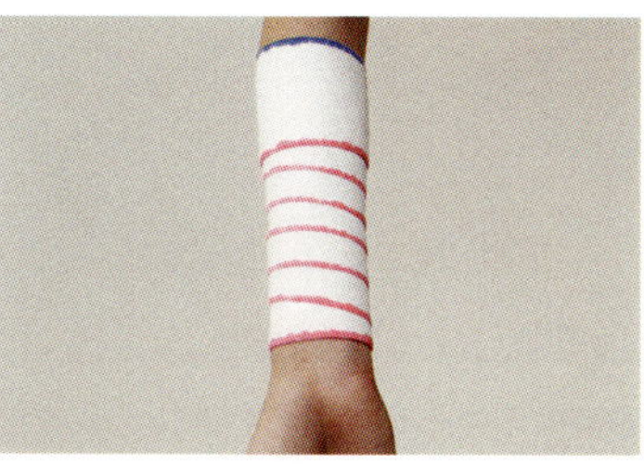

- 先に巻いた包帯に1/2～1/3重なるように，螺旋状に巻く．

蛇行帯（だこうたい）

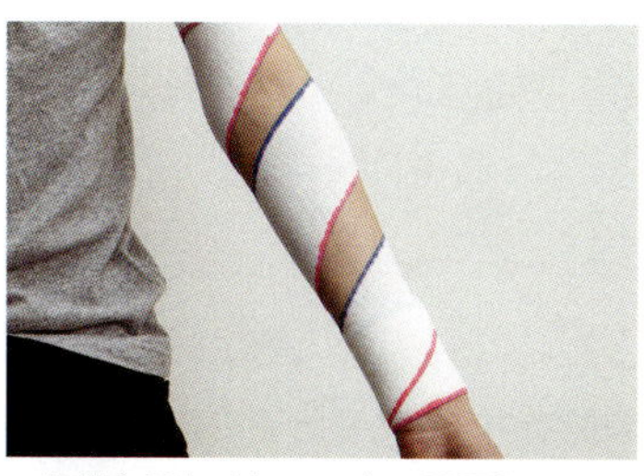

- 包帯を重ねずに，一定の間隔をあけて巻く．

折転帯（せってんたい）

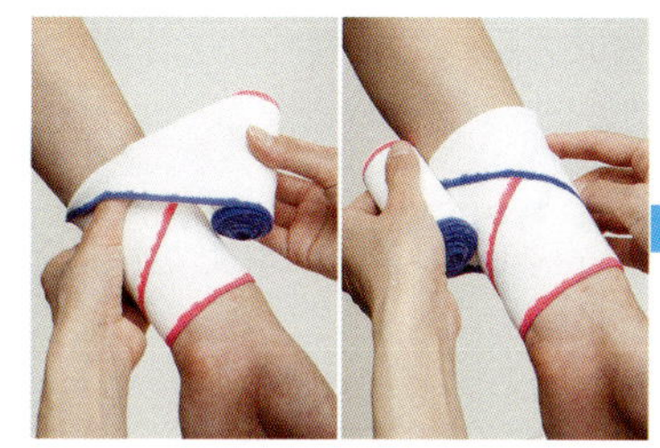

❶包帯上縁を母指で押さえ，押さえた部分を支点にして反対の手で手前に折り返す．

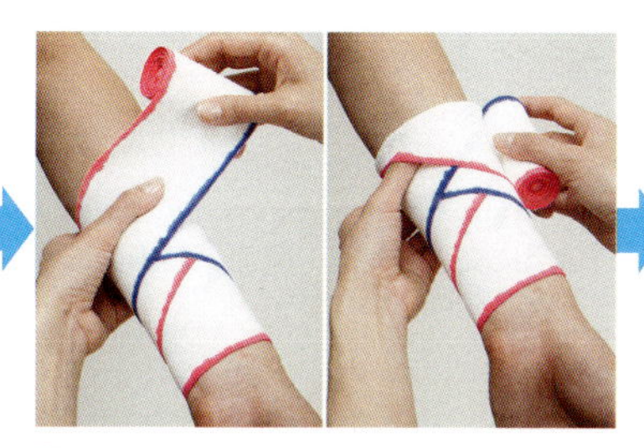

❷先に巻いた包帯の上に，1/2～1/3で重ねて同じように折り返して巻いていく．

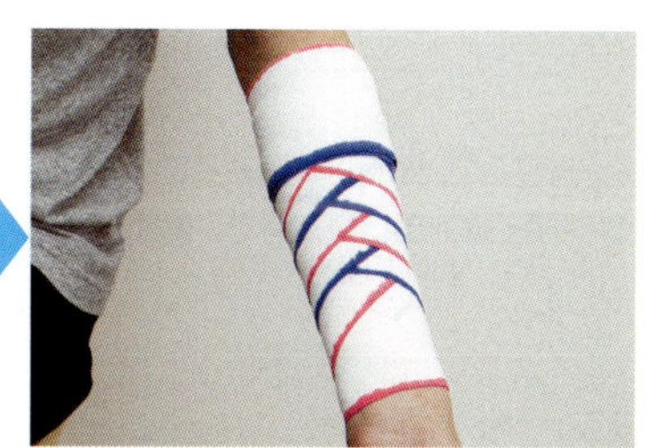

❸環行帯で巻き終える．

麦穂帯（ばくすいたい）

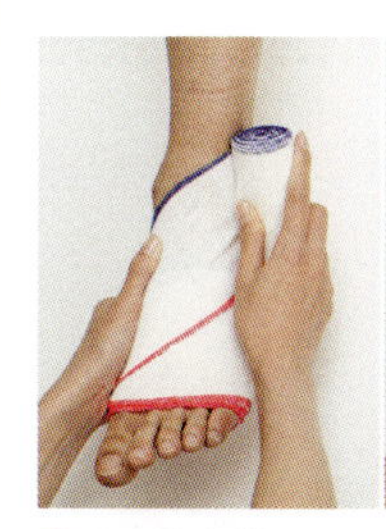

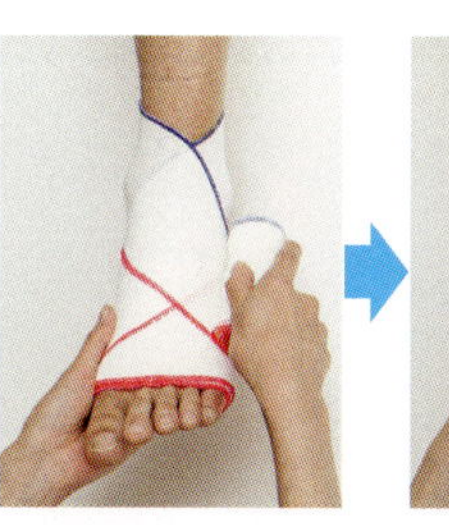

❶八の字を描くように巻く．

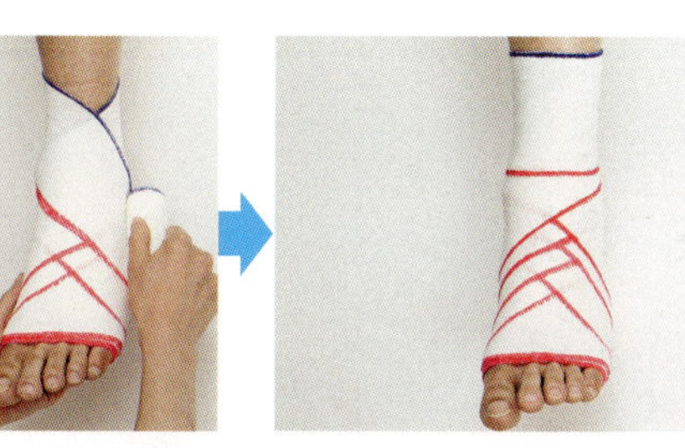

❷先に巻いた包帯に，1/2～1/3重なるように少しずつずらしながら，八の字に巻いていく．

❸環行帯で巻き終える．

亀甲帯

離開亀甲帯

● 離開亀甲帯は関節の中心部から外側に向かって八の字に巻いていきます．

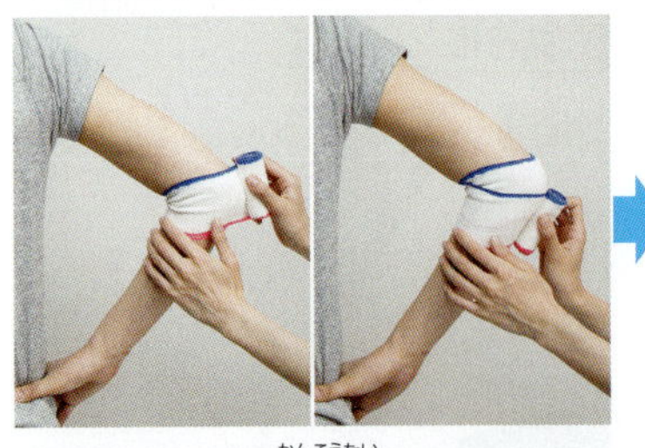

❶関節中心部を環行帯で巻き，1/2～1/3重なるように少しずらして一周巻く．

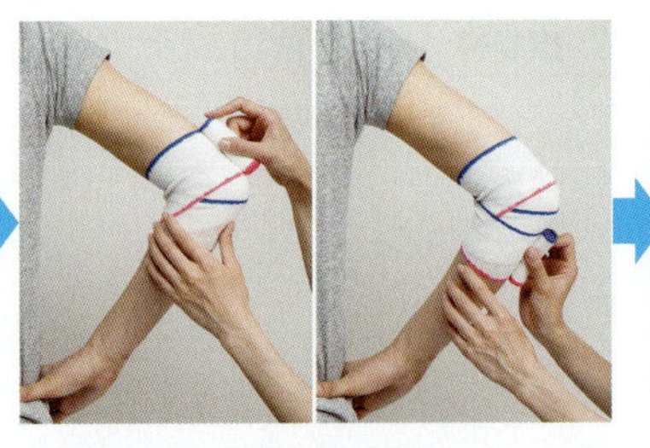

❷関節の中心で八の字を描くように交差させて，ずらして一周巻く．

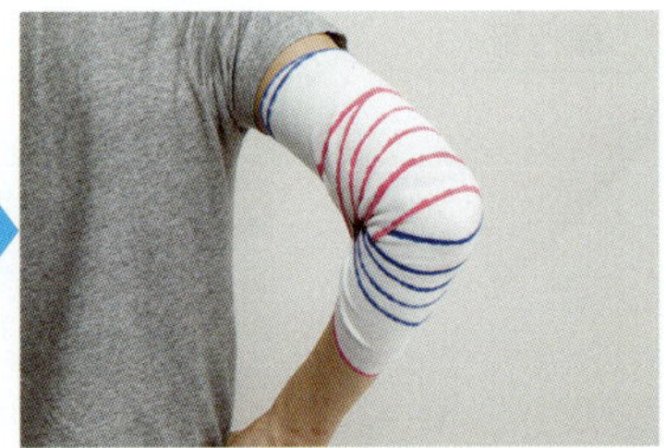

❸❶，❷を繰り返し，八の字を描きながら，少しずつ外側にずらして巻く．

集合亀甲帯

● 集合亀甲帯は外側から関節の中心部に向かって八の字に巻いていきます．

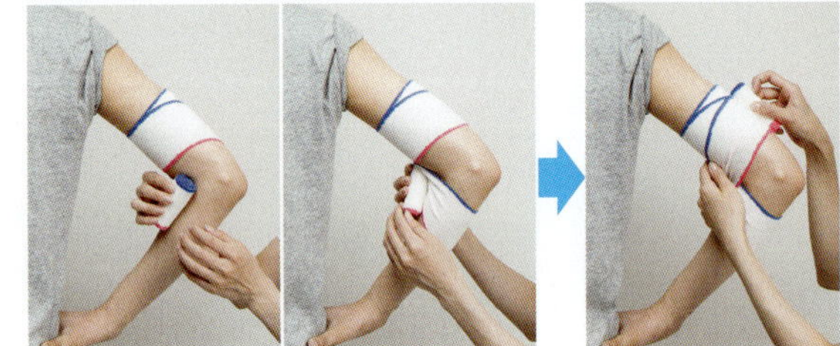

❶関節上部を環行帯で巻き，関節中心部を通り，関節下部を一周巻く．

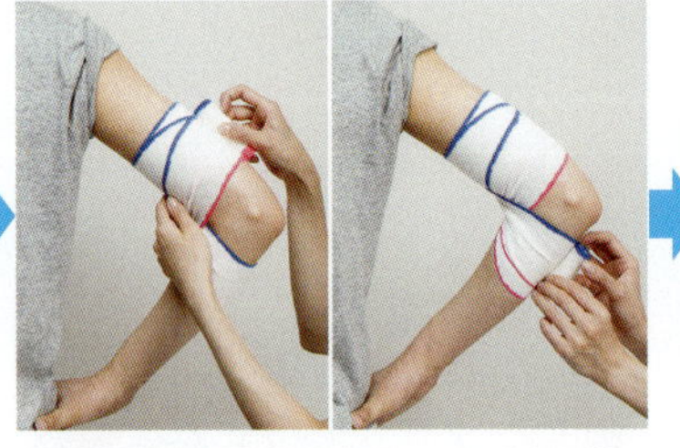

❷そのまま，関節の中心で八の字を描くように交差させて，関節上部の先に巻いた包帯の内側を巻く．

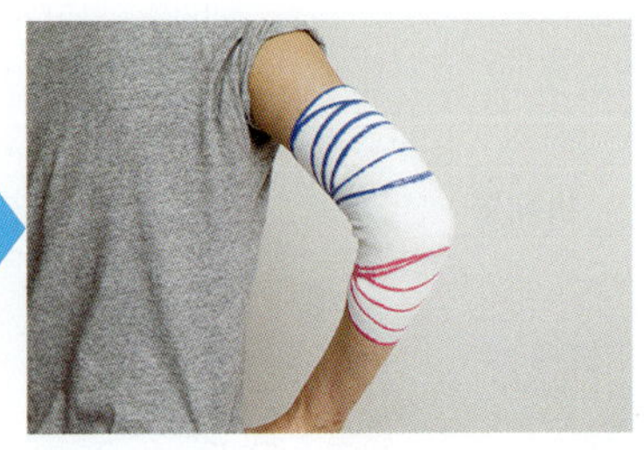

❸❶，❷を繰り返し，八の字を描きながら，少しずつ中心部にずらして巻く．

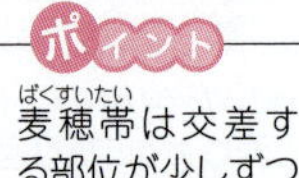

麦穂帯は交差する部位が少しずつずれていきますが，亀甲帯は同じ部位で交差します．

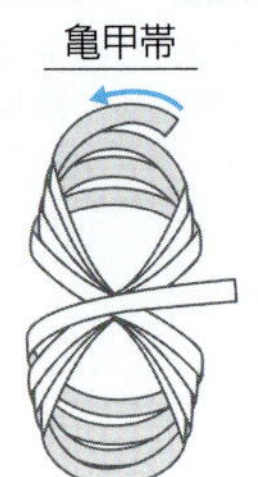

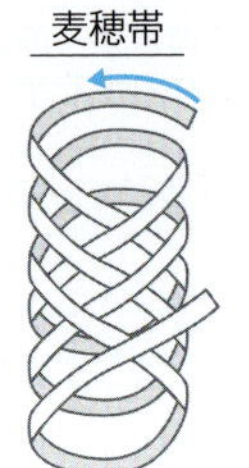

反復帯

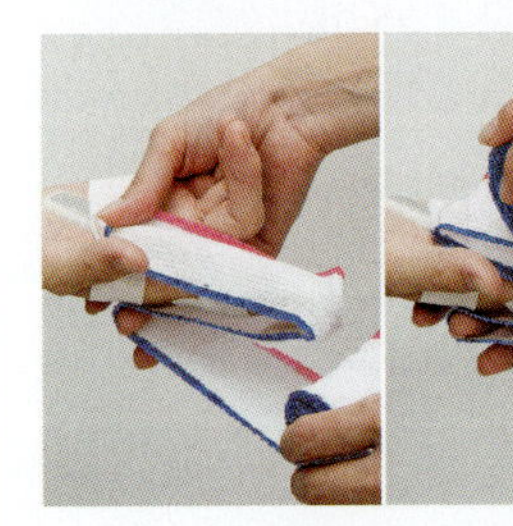

❶包帯を折り重ねて患部を2～3重に覆う．

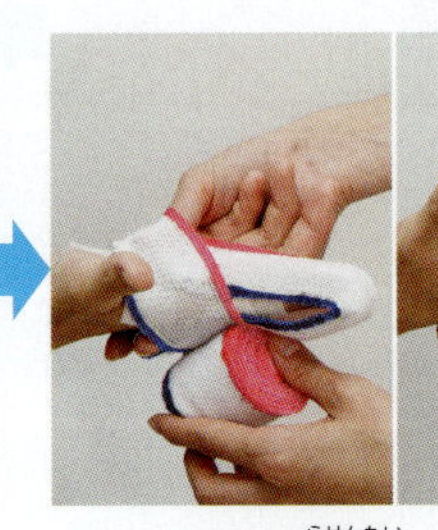

❷覆った患部を螺旋帯または麦穂帯で巻く．

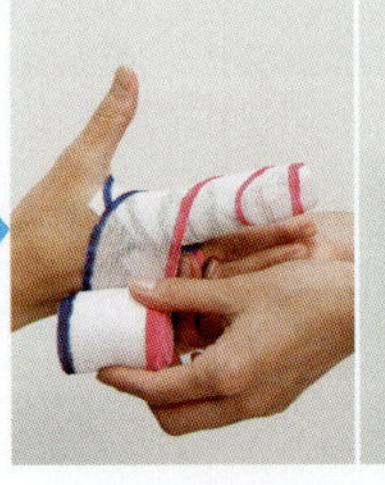
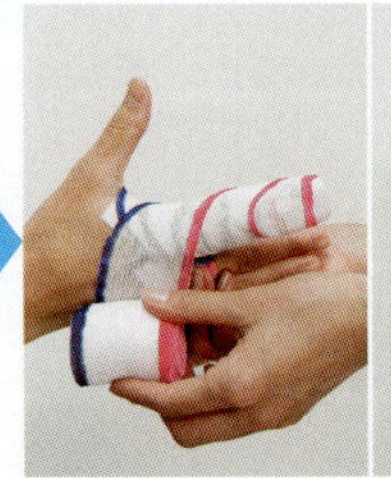

❸包帯がずれないようにするために，手掌を巻き，固定しやすい手首の環行帯で巻き終える．

DVT予防のための弾性包帯の巻き方

- DVT予防のために，弾性ストッキングや弾性包帯を用いて下肢を圧迫する方法があります．圧迫することで静脈の断面積が減少し，静脈うっ滞を防ぐことができます．
- 下肢が細すぎたり，太すぎたりすることで，弾性ストッキングが下肢の形状に合わない場合などに，弾性包帯を用いて次のように巻きます．

DVT予防に使用する包帯

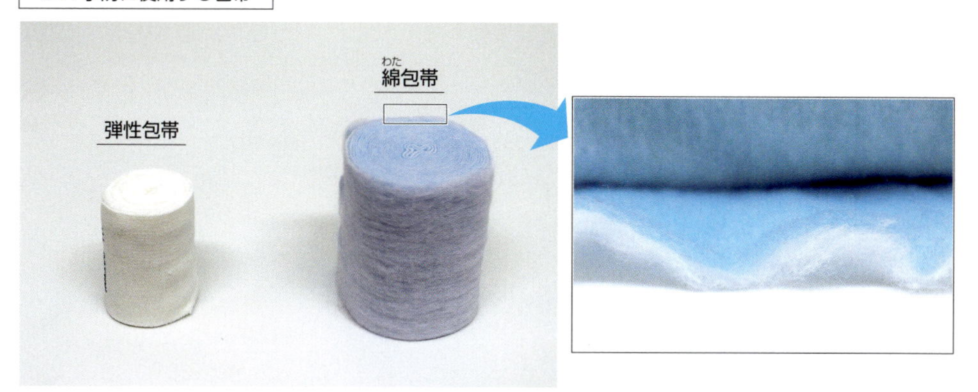

- 綿包帯は柔らかい素材でできており，これを巻くことで皮膚を保護することができる．
- 綿包帯の上から弾性包帯を巻くことで，均一に圧力を加えることができる．

巻き方

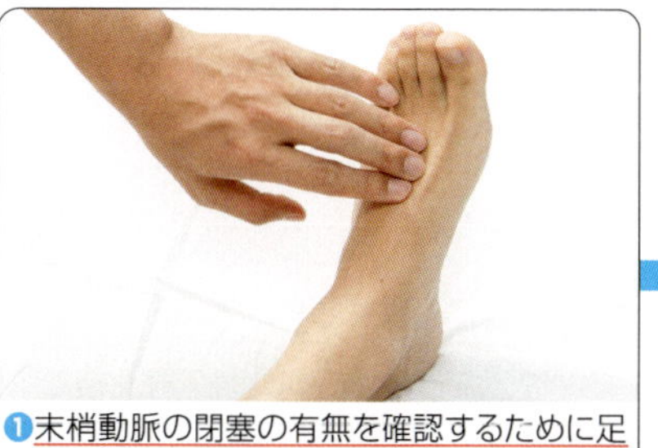

❶末梢動脈の閉塞の有無を確認するために足背動脈が触知可能かどうか〔フィジp.42〕を確かめる*．

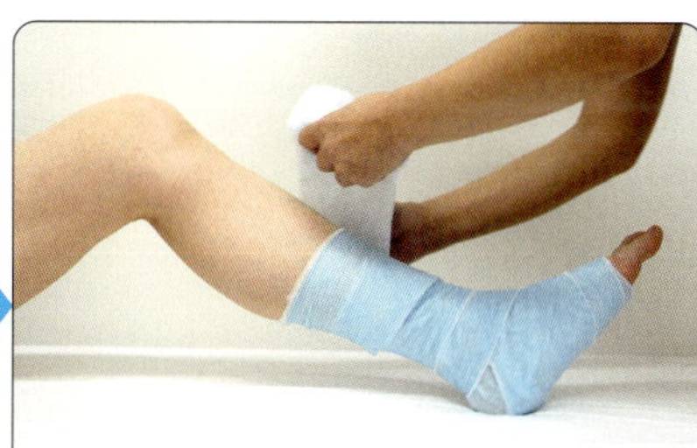

❷足先を90度に保持して，綿包帯をつま先の基底部から膝下まで巻き上げる．

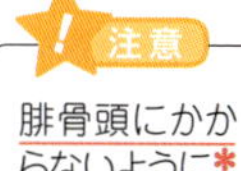

腓骨頭にかからないように*注意して巻きましょう．

* なぜなら 腓骨頭の圧迫により腓骨神経麻痺を生じることがあるからです．

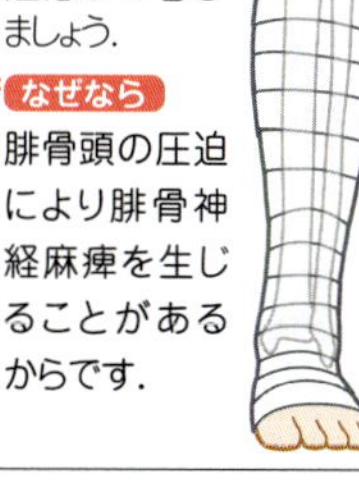

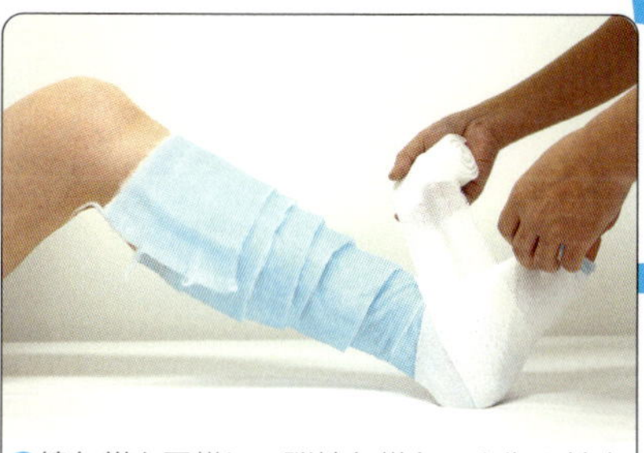

❸綿包帯と同様に，弾性包帯をつま先の基底部から巻く．かかとは緩みやすいので二重に巻く．

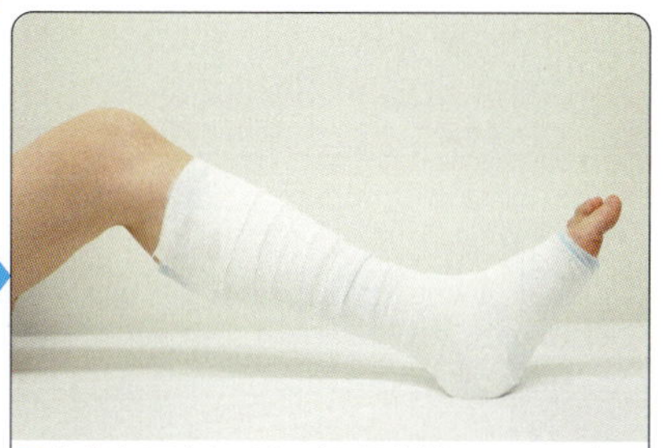

❹均等な圧をかけながら螺旋帯〔p.339〕で膝下まで巻き，余った弾性包帯を切って端をテープでとめる．
しびれや痛み，チアノーゼなど皮膚色の異常がないかを確認する．

DVT予防の基本は早期離床および積極的な運動を行うことですが，リスクが高い患者に対しては，弾性ストッキングや弾性包帯，下肢に巻いたカフに間欠的に空気を送り込む間欠的空気圧迫法，抗凝固療法を行います．

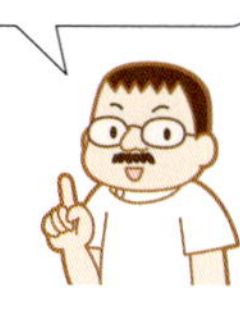

* なぜなら 末梢動脈の閉塞がある場合，下肢を圧迫すると虚血性の壊死などの皮膚障害（MDRPU〔p.335〕）が生じるリスクが高くなるからです．

包帯は時間が経つとゆるみやすいため，1日1回は巻き直しその際に皮膚損傷（MDRPU〔p.335〕）の有無も確認します．

●深部静脈血栓症（DVT）：Deep vein thrombosis　●医療関連機器圧迫創傷（MDRPU）：Medical Device Related Pressure Ulcer

MEMO

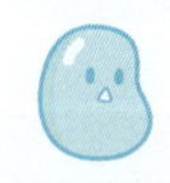
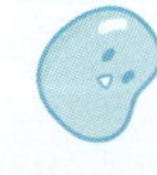
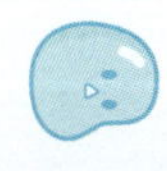
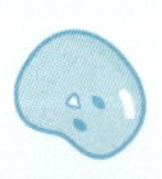
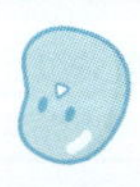
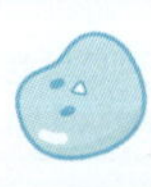
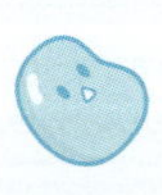
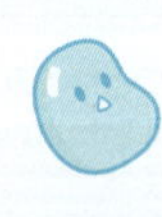
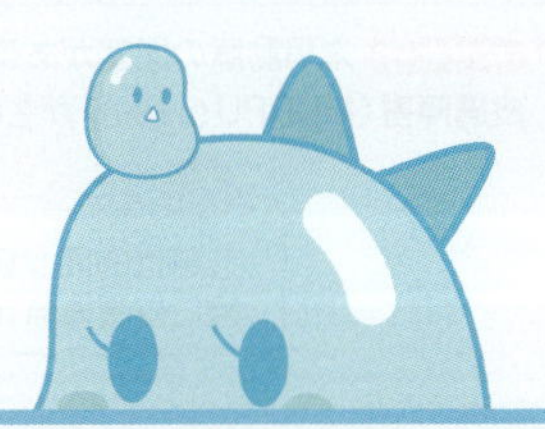

参考文献

看護技術に共通する要素

Joyce Travelbee 著；長谷川浩，藤枝知子訳．トラベルビー 人間対人間の看護．医学書院，1974.
Peplau, Hildegard E. 著；稲田八重子ほか訳．ペプロウ 人間関係の看護論．医学書院，1973.
有田清子ほか．系統看護学講座　専門分野Ⅰ　基礎看護学［2］　基礎看護技術Ⅰ．第 16 版，医学書院，2015.
井手隆文ほか．系統看護学講座　専門分野Ⅱ　成人看護学［7］　脳・神経．第 14 版，医学書院，2016.
大鹿哲郎，丸尾敏夫，平井明美．系統看護学講座　専門分野Ⅱ　成人看護学［13］　眼．第 13 版，医学書院，2017.
岡﨑美智子，角濱春美．根拠がわかる基礎看護技術．メヂカルフレンド社，2008.
茂野香おるほか．系統看護学講座　専門分野Ⅰ　基礎看護学［1］　看護学概論．第 16 版，医学書院，2016.
竹尾惠子．看護技術プラクティス［第 3 版　動画付き］．第 3 版，学研メディカル秀潤社，2015.
田村綾子．ナーシング・グラフィカ　健康の回復と看護④　脳神経・感覚機能障害．第 3 版，メディカ出版，2014.
筒井真優美．看護学テキスト NiCE 看護理論改訂第 2 版 看護理論 20 の理解と実践への応用．改訂第 2 版，南江堂，2015.
筒井真優美．看護理論家の業績と理論評価．医学書院，2015.
藤野彰子，長谷部佳子，間瀬由紀．新訂版 看護技術ベーシックス．第 2 版，サイオ出版，2007.
古田愛子．写真でわかる高齢者ケアアドバンス．インターメディカ，2017.

感染予防

WHO guidelines on hand hygiene in health care．2009.
大久保憲．現場ですぐ使える　洗浄・消毒・滅菌の推奨度別絶対ルール 227 &エビデンス．メディカ出版，2009.
大久保憲，小林寛伊．医療現場における手指衛生のための CDC ガイドライン．メディカ出版，2003.
岡﨑美智子，角濱春美．根拠がわかる基礎看護技術．メヂカルフレンド社，2008.
草次かおり．個人防護具（PPE）の基準と着脱．ナースが知りたい感染管理の基礎知識　臨床看護 10 月臨時増刊号．2009，35 巻，12 号，p1805-1813.
小林寛伊．新版増補版　消毒と滅菌のガイドライン．へるす出版，2015.
篠原久恵．感染経路別予防策．ナースが知りたい感染管理の基礎知識　臨床看護 10 月臨時増刊号．2009，35 巻，12 号，p1797-1804.
高橋陽子．スタンダードプリコーション．ナースが知りたい感染管理の基礎知識　臨床看護 10 月臨時増刊号．2009，35 巻，12 号，p1791-1796.
任和子．専門分野Ⅰ 基礎看護学［3］基礎看護技術Ⅱ．第 17 版，医学書院，2017.
伏見了，島崎豊，吉田葉子．これで解決！洗浄・消毒・滅菌の基本と具体策．ヴァンメディカル，2008.
満田年宏．医療施設における消毒と滅菌のための CDC ガイドライン．ヴァンメディカル，2008.
満田年宏．隔離予防策のための CDC ガイドライン．ヴァンメディカル，2007.
満田年宏．ナースのための院内感染対策　CDC ガイドラインを中心に考える基本と実践．照林社，2008.

環境整備

遠藤真由美，高峰道子．ベッド上生活患者のシーツの汚染度 細菌学的検討．看護学雑誌．1989，53 巻，10 号，p981-987.
小林寛伊．新版増補版 消毒と滅菌のガイドライン．へるす出版，2015.
志自岐康子ほか．ナーシング・グラフィカ　基礎看護学③　基礎看護技術．第 6 版，メディカ出版，2017.
高峰道子ほか．病院における寝具類の交換基準の研究．看護．1994，46 巻，2 号，p203-213.
任和子．系統看護学講座　専門分野Ⅰ　基礎看護学［3］　基礎看護技術Ⅱ．第 17 版，医学書院，2017.
任和子，井川順子，秋山智弥．根拠と事故防止からみた　基礎・臨床看護技術．第 2 版，医学書院，2017.
藤野彰子，長谷部佳子，間瀬由紀．新訂版　看護技術ベーシックス．第 2 版，サイオ出版，2017.
満田年宏．隔離予防策のための CDC ガイドライン 2007．ヴァンメディカル，2007.

活動援助

伊藤利之，江藤文夫．新版 日常生活活動（ADL）一評価と支援の実際．医歯薬出版，2010．
小川鑛一．看護・介護を助ける姿勢と動作．東京電機大学出版局，2010．
曷川元，永谷悦子．呼吸ケアと早期離床ポケットマニュアル．丸善プラネット，2009．
北川公子．系統看護学講座　専門分野Ⅱ　老年看護学．第 9 版，医学書院，2018．
北里大学病院看護部．看護技術実習ポータブル．医学芸術社，2012．
坂本すが，井出尾千代美．完全版ビジュアル臨床看護技術ガイド．第 3 版，照林社，2015．
佐川貢一，角濱春美，長谷川恵子．ストレッチャーの移送法と乗り心地の関係．人間工学．
2010，46 巻，1 号，p23-30．
佐藤和艮．看護学生のための物理学．第 5 版，医学書院，2014．
竹尾惠子．看護技術プラクティス［第 3 版　動画付き］．第 3 版，学研メディカル秀潤社，2015．
武田宜子．系統看護学講座　別巻　リハビリテーション看護．第 6 版，医学書院，2015．
玉木ミヨ子．“なぜ？どうして？”がわかる基礎看護技術．照林社，2005．
中村利孝，松野丈夫．標準整形外科学．第 13 版，医学書院，2016．
日本褥瘡学会．褥瘡ガイドブック．第 2 版，照林社，2015．
野村歡，橋本美芽．OT・PT のための住環境整備論．第 2 版，三輪書店，2012．
菱沼典子，川島みどり．看護技術の科学と検証．第 2 版，日本看護協会出版会，2013．
藤野彰子，長谷部佳子，間瀬由紀．新訂版　看護技術ベーシックス．第 2 版，サイオ出版，2017．
細田多穂．日常生活活動学テキスト．第 2 版，南江堂，2015．
水戸優子．ボディメカニクスでスキルアップ！基礎看護技術ココがポイント．クリニカルスタディ．
2010，31 巻，8 号，p66-72．
吉田みつ子，本庄恵子．写真でわかる実習で使える看護技術アドバンス．インターメディカ，2017．

食事援助

一般社団法人日本口腔ケア学会学術委員会．口腔ケアガイド．文光堂，2012．
小山珠美，芳村直美．実践で身につく！摂食・嚥下障害へのアプローチ　急性期から「食べたい」を支えるケアと技術．
学研メディカル秀潤社，2012．
才藤栄一．プロセスモデルで考える　摂食・嚥下リハビリテーションの臨床　咀嚼嚥下と食機能．医歯薬出版，2013．
寺見雅子．Nursing Mook72　できることから始める　摂食・嚥下リハビリテーション実践ガイド．
学研メディカル秀潤社，2012．
日本口腔ケア学会．口腔ケア基礎知識　口腔ケア 4 級・5 級認定資格基準準拠．創栄図書印刷，2008．
日本摂食・嚥下リハビリテーション学会．日本摂食・嚥下リハビリテーション学会　e ラーニング対応　第 1 分野
摂食・嚥下リハビリテーションの全体像 Ver.2．医歯薬出版，2015．
日本摂食・嚥下リハビリテーション学会．日本摂食・嚥下リハビリテーション学会　e ラーニング対応　第 4 分野
摂食・嚥下リハビリテーションの介入　Ⅰ　口腔ケア・間接訓練 Ver.2．医歯薬出版，2015．
日本摂食・嚥下リハビリテーション学会．日本摂食・嚥下リハビリテーション学会　e ラーニング対応　第 4 分野
摂食・嚥下リハビリテーションの介入　Ⅱ　直接訓練・食事介助・外科治療 Ver.2．医歯薬出版，2015．
ニール・S．ノートン，前田健康．ネッター頭頸部・口腔顎顔面の臨床解剖学アトラス　原著第 1 版．
医歯薬出版，2012．
三鬼達人．“あなた”が始める　摂食・嚥下・口腔ケア．エキスパートナース 11 月臨時増刊号．2011，27 巻，14 号．
三鬼達人．今日からできる！摂食・嚥下・口腔ケア．照林社，2013．
山田好秋．よくわかる　摂食・嚥下のメカニズム．医歯薬出版，2004．

清潔ケア

Kiyoko Kanda. Effects of the Thermal Conditions of the Dressing Room and Bathroom on Physiological Responses during Bathing. Applied Human Science. 1996, Vol.15, No.1, p.19-24.
石田弘子. ナースのためのやさしくわかる基礎看護技術. ナツメ社, 2016.
大塚眞理子. カラー写真で学ぶ 高齢者の看護技術. 医歯薬出版, 2012.
大矢勝. 図解入門よくわかる 最新洗浄・洗剤の基本と仕組み. 秀和システム, 2011.
小澤瀞司, 福田康一郎. 標準生理学. 第 8 版, 医学書院, 2014.
加藤圭子, 深田美香. 頭部の皮脂と洗髪―洗髪による頭皮皮表皮脂の変化―. 臨牀看護. 2000, 26 巻, 3 号, p414-420.
加藤圭子, 深田美香. 頭部の細菌と洗髪―洗髪による頭皮皮表細菌の変化―. 臨牀看護. 2000, 26 巻, 4 号, p573-582.
川口孝泰, 佐藤政枝, 小西美和子. 演習を通して伝えたい 看護援助の基礎のキソ. 医学書院, 2013.
川口孝泰ほか. 清潔の援助技術. 中央法規出版, 2003.
北里大学病院看護部. 看護技術実習ポータブル. 医学芸術社, 2012.
真田弘美ほか. ナースのためのアドバンスド創傷ケア. 照林社, 2012.
竹内修二, 松永保子. 解剖生理の視点でわかる看護技術の根拠 Q & A. 照林社, 2010.
樗木晶子ほか. 入浴の人体に及ぼす生理的影響：安全な入浴をめざして. 九州大学医療技術短期大学部紀要. 2002, 29 巻, p9-15.
富田靖. 標準皮膚科学. 第 10 版, 医学書院, 2013.
西田祐紀子, 工藤せい子, 阿部テル子. 高齢者における清拭・入浴時の皮表 pH. 看護技術. 2002, 48 巻, 9 号, p103-108.
日本温泉気候物理医学会. 新入浴・温泉療養マニュアル. 日本温泉気候物理医学会, 2007.
任和子. 系統看護学講座　専門分野 I　基礎看護学［3］　基礎看護技術 II. 第 17 版, 医学書院, 2017.
任和子, 井川順子, 秋山智弥. 根拠と事故防止からみた　基礎・臨床看護技術. 第 2 版, 医学書院, 2017.
野崎真奈美, 田中美穂, 蜂ヶ崎令子. ザ★清潔. 医学書院, 2010.
藤野彰子, 長谷部佳子, 間瀬由紀. 新訂版　看護技術ベーシックス. 第 2 版, サイオ出版, 2017.
古田愛子. 写真でわかる高齢者ケアアドバンス. インターメディカ, 2017.
柳澤健. 整形外科系理学療法学. メジカルビュー社, 2009.
吉田みつ子, 本庄恵子. 写真でわかる 基礎看護技術アドバンス. インターメディカ, 2016.

排泄ケア（侵襲を伴わない技術）

石田弘子. ナースのためのやさしくわかる基礎看護技術. ナツメ社, 2016.
後藤百万, 渡邉順子. 徹底ガイド排尿ケア Q&A. 総合医学社, 2006.
小林小百合. 根拠と写真で学ぶ看護技術 1　生活行動を支える援助. 中央法規出版, 2011.
塩原哲夫ほか. 今日の皮膚疾患治療指針. 第 4 版, 医学書院, 2012.
竹尾惠子. 看護技術プラクティス［第 3 版　動画付き］. 第 3 版, 学研メディカル秀潤社, 2015.
玉木ミヨ子. "なぜ？どうして？"がわかる基礎看護技術. 照林社, 2005.
豊嶋三枝子. 手順・留意点・根拠で学ぶ実践看護技術 I. 第 2 版, 杏林図書, 2008.
西谷葉子. はじめての排泄ケア. メディカ出版, 2007.
野村敬子. 改訂 人にやさしい介護技術. 中央法規出版, 2012.
林智世. トイレ移動が困難な患者さんのためのポータブルトイレ・尿器の選び方・使い方. 泌尿器ケア. 2012, 17 巻, 12 号, p15-23.
藤野彰子, 長谷部佳子, 間瀬由紀. 新訂版　看護技術ベーシックス. 第 2 版, サイオ出版, 2017.
山口瑞穂子. 新訂版　看護技術講義・演習ノート　上巻. 第 2 版, サイオ出版, 2016.
吉田みつ子, 本庄恵子. 写真でわかる実習で使える看護技術アドバンス. インターメディカ, 2017.

与薬

荒井有美．くすり Nursing Note—安全与薬看護手帳．メディカ出版，2007.
伊賀立二，小瀧一，澤田康文．くすりの地図帳．講談社，2007.
石塚睦子，黒坂知子．わかりやすい与薬．第 5 版，医学評論社，2013.
石田弘子．ナースのためのやさしくわかる基礎看護技術．ナツメ社，2016.
浦部晶夫，島田和幸，川合眞一．今日の治療薬（2018 年版）．第 40 版，南江堂，2018.
畝崎榮，松本有右，竹内裕紀．図解入門　メディカルワークシリーズ　よくわかる服薬指導の基本と要点．第 2 版，秀和システム，2012.
大谷道輝．JJN スペシャル　今日から役立つ剤形別くすりの知識．2007，80 巻.
折井孝男．説明力 UP！臨床で役立つ薬の知識．改訂版，学習研究社，2009.
栗原博之．ナースのための新しい薬の知識．誠文堂新光社，2009.
小松万喜子，三上れつ．演習・実習に役立つ基礎看護技術．第 4 版，ヌーヴェルヒロカワ，2015.
坂本すが，井手尾千代美．完全版　ビジュアル　臨床看護技術ガイド．第 3 版，照林社，2015.
杉山正康．新版　薬の相互作用としくみ．日経 BP 社，2016.
鈴木久美，野澤明子，森一恵．看護学テキスト NiCE 成人看護学　慢性期看護．南江堂，2015.
竹尾惠子．看護技術プラクティス [第 3 版動画付き]．第 3 版，学研メディカル秀潤社，2015.
田中千賀子，加藤隆一．NEW 薬理学．第 7 版，南江堂，2017.
田中良子．薬効別　服薬指導マニュアル．第 8 版，じほう，2015.
中谷晴昭，大橋京一，越前宏俊．実践臨床薬理学．朝倉書店，2010.
西崎統．ここまで知っておきたい　くすりとナーシング Q&A．第 2 版，総合医学社，2014.
西村美智代，前鶴学．すぐ役立つ！介護のための薬の知識．介護労働安定センター，2009.
日本公定書協会．第十七改正日本薬局方．じほう，2016.
任和子．系統看護学講座　専門分野Ⅰ　基礎看護学［3］　基礎看護技術Ⅱ．第 17 版，医学書院，2017.
任和子，井川順子，秋山智弥．根拠と事故防止からみた　基礎・臨床看護技術．第 2 版，医学書院，2017.
野村隆英，石川直久．シンプル薬理学．第 5 版，南江堂，2014.
林正弘，尾関哲也，乾賢一．最新薬剤学．第 10 版，廣川書店，2012.
藤野彰子，長谷部桂子，間瀬由紀．新訂版　看護技術ベーシック．第 2 版，サイオ出版，2017.
本庄恵子，吉田みつ子．写真でわかる　臨床看護技術①アドバンス．インターメディカ，2016.
本庄恵子，吉田みつ子．写真でわかる　臨床看護技術②アドバンス．インターメディカ，2016.

罨法

John, Hall E．ガイトン生理学　原著第 13 版．エルゼビア・ジャパン，2018.
阿曽洋子，井上智子，氏家幸子．基礎看護技術．第 7 版，医学書院，2011.
安藤郁子．根拠と写真で学ぶ看護技術 2　観察・処置を支える援助．中央法規出版，2011.
石田弘子．ナースのためのやさしくわかる基礎看護技術．ナツメ社，2016.
大岡良枝，大谷眞千子．NEW　なぜ？がわかる看護技術　LESSON．学研メディカル秀潤社，2010.
大谷道輝．JJN スペシャル　今日から役立つ剤形別くすりの知識．2007，80 巻.
大塚藤男．皮膚科学．第 10 版，金芳堂，2016.
岡崎美智子，角濱春美．根拠がわかる基礎看護技術．メヂカルフレンド社，2008.
尾野敏明．Nursing Canvas Book11 臨地実習・国試でよく問われる　看護技術“根拠”のポイント．学研メディカル秀潤社，2017.
小松万喜子，三上れつ．演習・実習に役立つ基礎看護技術．第 4 版，ヌーヴェルヒロカワ，2015.
志自岐康子ほか．ナーシング・グラフィカ　基礎看護学③　基礎看護技術．第 6 版，メディカ出版，2017.
竹尾惠子．看護技術プラクティス［第 3 版　動画付き］．第 3 版，学研メディカル秀潤社，2015.
玉木ミヨ子．“なぜ？どうして？”がわかる基礎看護技術．照林社，2005.
出月康男，古瀬彰，杉町圭蔵．NEW 外科学．改訂第 3 版，南江堂，2012.
日本看護技術学会　技術研究成果検討委員会　温罨法班．便秘症状の緩和のための温罨法 Q&A．Ver.3.0，2016.
任和子．系統看護学講座　専門分野Ⅰ　基礎看護学［3］　基礎看護技術Ⅱ．第 17 版，医学書院，2017.
任和子，井川順子，秋山智弥．根拠と事故防止からみた　基礎・臨床看護技術．第 2 版，医学書院，2017.
藤井徹也，佐藤道子．看護学生のための看護技術がよくわかる BOOK．メヂカルフレンド社，2012.
藤野彰子，長谷部佳子，間瀬由紀．新訂版　看護技術ベーシックス．第 2 版，サイオ出版，2017.
藤野智子ほか．基礎のバイタルサイン　臨床のバイタルサイン．Nursing Canvas．2013，1 巻，1 号，p.8-47.
松浦正子．スキルアップパートナーズ　全科看護手順．照林社，2011.
道又元裕，露木菜緒．ナース専科ポケットブックシリーズ③ 753 人のナースが実際に聞かれて困った！日常ケアのエビデンス．エス・エム・エス，2013.
村中陽子，玉木ミヨ子，川西恵美．学ぶ・試す・調べる　看護ケアの根拠と技術．第 2 版，医歯薬出版，2013.
吉田みつ子，本庄恵子．写真でわかる　基礎看護技術アドバンス．インターメディカ，2016.
渡部一郎．EBM 物理療法　原著第 4 版．第 4 版，医歯薬出版，2015.

創傷管理

European Pressure Ulcer Advisory Panel and National Pressure Ulcer Advisory Panel. Prevention and treatment of pressure ulcers: quick reference guide. Washington DC: National Pressure Ulcer Advisory Panel; 2009.
穴澤貞夫．改訂 ドレッシング—新しい創傷管理．第 2 版，へるす出版，2005.
市岡滋，須釜淳子．治りにくい創傷の治療とケア．照林社，2011.
岡田晋吾，水原章浩，岡本泰岳．創がわかれば誰でもできる褥瘡ケア．照林社，2010.
大浦武彦，田中マキ子．TIME の視点による褥瘡ケア　創床環境調整理論に基づくアプローチ．学習研究社，2004.
片山一朗ほか．皮膚科学．文光堂，2006.
真田弘美，宮地良樹．NEW 褥瘡のすべてがわかる．永井書店，2012.
真田弘美ほか．ナースのためのアドバンスド創傷ケア．照林社，2012.
田中秀子．すぐに活かせる！　最新　創傷ケア用品の上手な選び方・使い方．第 2 版，日本看護協会出版会，2010.
田中マキ子．深化した TIME による褥瘡ケーススタディ．照林社，2013.
富田靖．標準皮膚科学．第 10 版，医学書院，2013.
日本褥瘡学会　学術教育委員会　ガイドライン改訂委員会．褥瘡予防・管理ガイドライン（第 4 版）．日本褥瘡学会誌．2015，17 巻，4 号，p487-557.
日本褥瘡学会．褥瘡ガイドブック．第 2 版．照林社，2015.
日本褥瘡学会．ベストプラクティス医療関連機器圧迫創傷の予防と管理．照林社．2016.
日本創傷・オストミー・失禁管理学会．スキンテア（皮膚裂傷）の予防と管理．照林社．2015.

和文索引

き

く

け

こ

と

な

に

ね

の

は

ひ

ふ

へ

ほ

ま

み

む

め

も

や

数字・欧文索引

記号・数字

ギリシャ文字

A

B

C

D

E

F

H

K

L

M

N

O

P

R

T

V

W

STAFF

編集・原案作成

八塚　慧子
竹内　亨
吉村　真治
佐藤　桃子

イラスト・組版

水谷　晃子
多田　昭彦
小美濃　透

イラスト・組版／
カバーイラスト・表紙デザイン

菊地　賢太郎

撮影協力

野中　らいら
藤井　拓
佐藤　愛実
佐々木　将司
竹内　由紀
増田　悠子

スチル撮影

都鳥　圭太

協力

アサヒグループ食品株式会社
株式会社アマノ
アロン化成株式会社
株式会社京都科学
株式会社ケアコム
日進医療器株式会社
日本メディカルネクスト株式会社
株式会社フードケア
三重化学工業株式会社

看護がみえる
vol.1
第1版

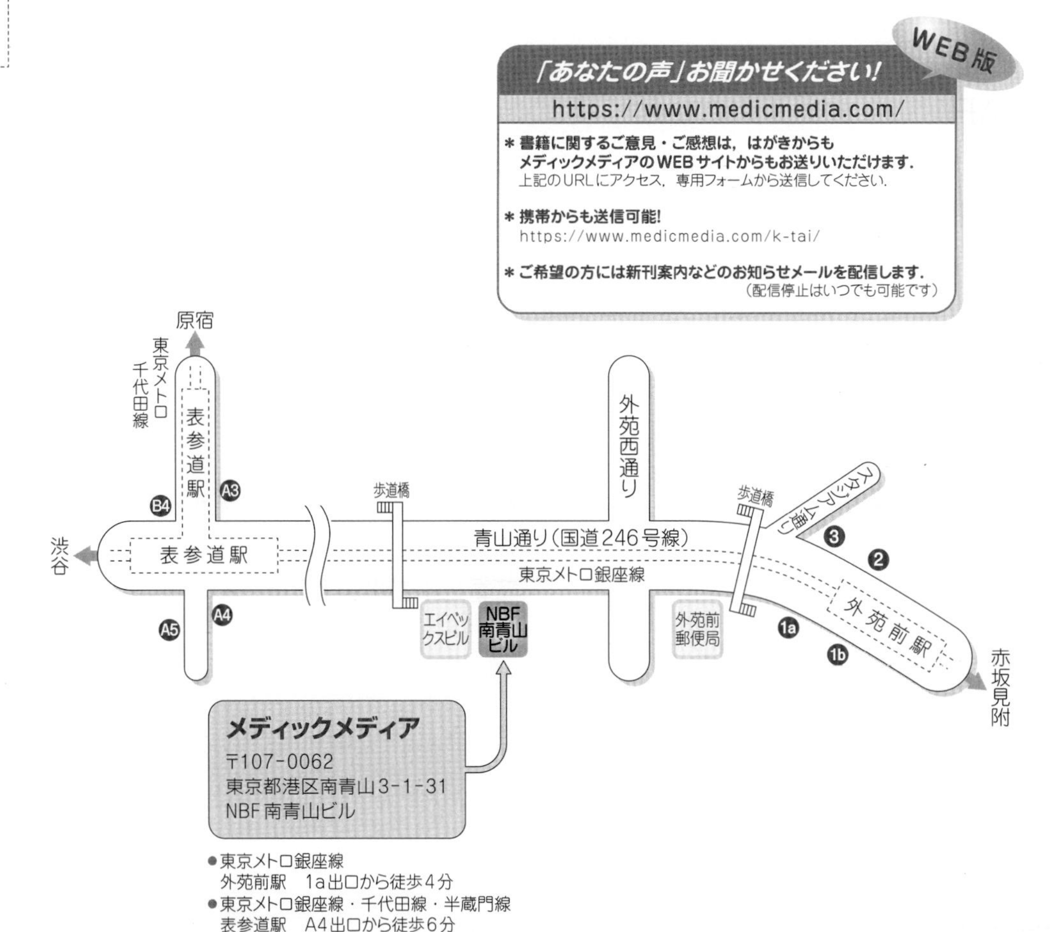

●東京メトロ銀座線
外苑前駅　1a出口から徒歩4分
●東京メトロ銀座線・千代田線・半蔵門線
表参道駅　A4出口から徒歩6分

看護がみえる vol.1
基礎看護技術　第1版

2018年 12月 5日　第1版 第1刷　発行
2021年 3月 2日　第1版 第3刷　発行

編　集　　医療情報科学研究所
発行者　　岡庭　豊
発行所　　株式会社 メディックメディア
〒107-0062 東京都港区南青山3-1-31
NBF南青山ビル
(営業)　TEL　03-3746-0284
FAX　03-5772-8875
(編集)　TEL　03-3746-0282
FAX　03-5772-8873
https://www.medicmedia.com/
印　刷　　大日本印刷株式会社

ISBN978-4-89632-733-5

臨床現場で使える！

基準値早見表

♂：男性　♀：女性

バイタルサイン（成人・目安）　参考1

体温	36.0-37.0 ℃
脈拍数	60-90 回／分
血圧（収縮期）	130 mmHg 未満
（拡張期）	85 mmHg 未満
呼吸数	12-20 回／分
酸素飽和度（S_pO_2）	95 %以上

血液　参考2

項目	基準値
RBC（赤血球数）	♂：435-555 万 /μL ♀：386-492 万 /μL
WBC（白血球数）	3,300-8,600/μL
Hb（ヘモグロビン）	♂：13.7-16.8 g/dL ♀：11.6-14.8 g/dL
Ht（ヘマトクリット値）	♂：40.7-50.1 % ♀：35.1-44.4 %
血小板数	15.8-34.8 万 /μL

炎症反応　参考2

項目	基準値
CRP（C反応性蛋白）	0.14 mg/dL 以下

電解質・金属　参考2

項目	基準値
Na（ナトリウム）	138-145 mmol/L
K（カリウム）	3.6-4.8 mmol/L
Cl（クロール）	101-108 mmol/L
Ca（カルシウム）	8.8-10.1 mg/dL
Pi（無機リン）	2.7-4.6 mg/dL
Fe（鉄）	40-188 μg/dL

動脈血ガス分析　参考3

pH	7.35-7.45
PaO_2（動脈血酸素分圧）	80-100 Torr
$PaCO_2$（動脈血二酸化炭素分圧）	35-45 Torr
HCO_3^-（炭酸水素イオン）	22-26 mmol/L

※施設によって基準値が異なる場合があります．

※参考：
1 医療情報科学研究所 編：看護がみえるvol.3フィジカルアセスメント．第1版，メディックメディア，2019，p.35，81
2 日本臨床検査標準協議会 基準範囲共用化委員会 編：日本における主要な臨床検査項目の共用基準範囲-解説と利用の手引き-，2019
3 医療情報科学研究所 編：看護がみえる vol.2 臨床看護技術．第1版，メディックメディア，2018，p.29
4 金井正光 監：臨床検査法提要34版，金原出版株式会社，2015，p.480，533
5 日本腎臓学会 編：エビデンスに基づくCKD診療ガイドライン2018，東京医学社，2018，p.3

肝機能　参考2，4

項目	基準値
AST（アスパラギン酸アミノトランスフェラーゼ）	13-30 U/L
ALT（アラニンアミノトランスフェラーゼ）	♂：10-42 U/L ♀：7-23 U/L
LDH（乳酸脱水素酵素）	124-222 U/L
ChE（コリンエステラーゼ）	♂：240-486 U/L ♀：201-421 U/L
T-Bil（総ビリルビン）	0.4-1.5 mg/dL
D-Bil（直接ビリルビン）	0.4 mg/dL 以下
I-Bil（間接ビリルビン）	0.8 mg/dL 以下
γ-GT（γ-グルタミルトランスフェラーゼ）	♂：13-64 U/L ♀：9-32 U/L

腎機能　参考2，5

項目	基準値
BUN（血中尿素窒素）	8-20 mg/dL
Cr（クレアチニン）	♂：0.65-1.07 mg/dL ♀：0.46-0.79 mg/dL
UA（尿酸）	♂：3.7-7.8 mg/dL ♀：2.6-5.5 mg/dL
eGFR（推算糸球体濾過量）	90 mL/分/1.73 m² 以上

栄養　参考2

項目	基準値
TP（総蛋白）	6.6-8.1 g/dL
Alb（アルブミン）	4.1-5.1 g/dL
TC（総コレステロール）	142-248 mg/dL
TG（トリグリセリド）	♂：40-234 mg/dL ♀：30-117 mg/dL
HDL-C（HDL-コレステロール）	♂：38-90 mg/dL ♀：48-103 mg/dL
LDL-C（LDL-コレステロール）	65-163 mg/dL

糖　参考2

項目	基準値
BS（グルコース）	73-109 mg/dL（空腹時）
HbA1c	4.9-6.0 %

その他　参考2，4

項目	基準値
CK（クレアチンキナーゼ）	♂：59-248 U/L ♀：41-153 U/L
アミラーゼ	44-132 U/L
ALP（アルカリホスファターゼ）	106-322 U/L
アンモニア	12-66 μg/dL